Lexikon der Ernährung
3

Lexikon der Ernährung

in drei Bänden

Dritter Band

N bis Z

Spektrum Akademischer Verlag Heidelberg · Berlin

Publikation dieses Lexikons mit freundlicher Unterstützung der Vereinten Krankenversicherung AG – Unternehmenskommunikation –, Herausgeber des kostenfreien Gesundheitsratgebers „Essen“ (bundesweite Bestellhotline zum Ortstarif: 01801.11 22 88).

Die in diesem Band gemachten Angaben zu Dosis und Anwendung entsprechen nach sorgfältiger Prüfung durch die Autoren, die Redaktion und den Verlag dem derzeitigen Wissensstand. Dennoch sind gerade ernährungstherapeutische Empfehlungen einem ständigen Wandel unterworfen und teilweise Gegenstand kontroverser Diskussion. Verlag, Autoren und Redaktion haften nicht für Fehler, die trotz sorgfältiger Bearbeitung möglich sind.

Die Deutsche Bibliothek - CIP-Einheitsaufnahme

Lexikon der Ernährung : in drei Bänden / [Red.: Udo Maid-Kohnert]. –
Heidelberg ; Berlin : Spektrum, Akad. Verl.

Bd. 3. N bis Z. - 2002
ISBN 3-8274-0446-0

Redaktion und Projektmanagement: Dr. Udo Maid-Kohnert, mpm Fachmedien und Verlagsdienstleistungen, Pohlheim
Produktion: Ute Amsel
Gesamtgestaltung: WSP Design, Heidelberg
Graphik: Grafische Produktionen J. Neumann, Rimpar und Graphik + Text Studio, Barbing
Satz: mediaTEXT, Jena
Druck und Verarbeitung: Konrad Triltsch, Ochsenfurt

Mitarbeiter des dritten Bandes

Redaktion und Projektmanagement

mpm Fachmedien und Verlagsdienstleistungen, Pohlheim:
Dr. rer. nat. Udo Maid-Kohnert, Dipl. oec.-troph. Claudia Weiß,
Dr. rer. nat. Patricia Falkenburg

Fachberatung

Dr. Karin Schiele, Heilbronn

Autoren und Bildautoren (BA)

Albus, Christian, Dr., Köln
Alexy, Ute, Dr., Witten
Anastassiades, Alkistis, Ravensburg
Berlau, Jens, Dr., Jena
Biesalski, Hans Konrad, Prof. Dr., Stuttgart-Hohenheim
Brombach, Christine, Dr., Gießen
Dietz, Elisabeth, Köln
Dorn, Prof. Dr., Jena
Empen, Klaus, Dr., München
Falkenburg, Patricia, Dr., Pulheim
Finkewirth-Zoller, Uta, Kerpen-Buir
Fresemann, Anne Georga, Dr., Biebertal-Frankenbach
Frenz, Renate, Ratingen
Gehrmann-Gödde, Susanne, Bonn
Geiss, Christian, Dr., München
Glei, Michael, Dr., Jena
Greiner, Ralf, Dr., Karlsruhe
Hahn, Andreas, Dr., Hannover
Heine, Willi, Prof. Dr., Rostock
Hiller, Karl, Prof. Dr., Berlin (BA)
Jäger, Lothar, Prof. Dr., Jena
Just, Margit, Wolfenbüttel
Kersting, Mathilde, Dr., Dortmund
Kirchner, Vanessa, Reiskirchen
Kluthe, Bertil, Dr., Bad Rippoldsau
Kohlenberg-Müller, Kathrin, Prof. Dr., Fulda
Kohnhorst, Marie-Luise, Bonn
Konietzny, Ursula, Dr., Karlsruhe
Krück, Elke, Gießen
Kulzer, Bernd, Bad Mergentheim
Küpper, Claudia, Dr., Köln
Laubach, Ester, Dr., München
Lehmkühler, Stephanie, Gießen
Leonhäuser, Ingrid-Ute, Prof. Dr., Gießen
Lück, Erich, Dr., Bad Soden am Taunus
Lutz, Thomas A., Dr., Zürich
Maid-Kohnert, Udo, Dr., Pohlheim
Maier, Hans Gerhard, Prof. Dr., Braunschweig
Matheis, Günter, Dr., Holzminden (auch BA)
Moch, Klaus-Jürgen, Dr., Gießen
Neuß, Britta, Erftstadt
Niedenthal, Renate, Hannover
Noack, Rudolf, Prof. Dr., Potsdam-Rehbrücke
Öhrig, Edith, Dr., München
Otto, Carsten, Dr., München
Parhofer, K., Dr., München
Petutschnig, Karl, Oberhaching
Pfau, Cornelie, Dr., Karlsruhe
Pfitzner, Inka, Stuttgart-Hohenheim
Pool-Zobel, Beatrice, Prof. Dr., Jena
Pudel, Volker, Prof. Dr., Göttingen
Raatz, Ulrich, Prof. Dr., Düsseldorf
Rauh, Michael, Bad Rippoldsau
Rebscher, Kerstin, Karlsruhe
Roser, Silvia, Karlsruhe
Schek, Alexandra, Dr., Gießen
Schiele, Karin, Dr., Heilbronn
Schmid, Almut, Dr., Paderborn
Schmidt, Sabine, Dr., Gießen
Scholz, Vera, Dr., Langenfeld
Schorr-Neufing, Ulrike, Dr., Berlin
Schwandt, Peter, Prof. Dr., München
Seidl, Gabriele, Eppelborn
Sendtko, Andreas, Dr., Gundelfingen
Stehle, Peter, Prof. Dr., Bonn
Stein, Jürgen, Prof. Dr. Dr., Frankfurt
Steinmüller, Rolf, Dr., Biebertal
Stremmel, Helga, Bad Rippoldsau
Ulbricht, Gottfried, Dr., Potsdam-Rehbrücke
Vieths, Stephan, Dr., Langen (auch BA)
Wächtershäuser, Astrid, Frankfurt
Wahrburg, Ursel, Prof. Dr., Münster
Weiß, Claudia, Karlsruhe
Wienken, Elisabeth, Neuss
Wisker, Elisabeth, Dr., Kiel
Wolfram, Günther, Prof. Dr., Freising-Weihenstephan
Wolter, Freya, Frankfurt
Wolters, Maike, Dr., Hannover
Zunft, Hans-Joachim F., Prof. Dr., Potsdam-Rehbrücke

Die Redaktion dankt all den hier nicht Aufgeführten, die das Werk durch Tipps, Anregungen und konstruktive Kritik möglich gemacht haben.

Bildnachweis

Öko-Prüfzeichen GmbH, Bonn, (Farbtafel IXX, unten)
Arbeitskreis Ernährungs- & Vitamin-Information e.V.,
Frankfurt, (Farbtafel XX, links oben)
Dialog-Esslingen (Farbtafel XX, links unten)
Dr. Marcus GmbH, Geesthacht, (Schutzumschlag-Rücken)
Quellenangaben zu Abbildungen aus Publikationen in den Abbilduungslegenden.

Hinweise für den Benutzer

Alphabetisierung und Schreibweisen:

Die Stichwörter wurden in alphabetischer Reihenfolge unter Vernachlässigung etwaiger Vorsilben bzw. vorangestellter Zahlen aufgenommen, z.B. finden Sie „all-*trans*-Retinal" unter R und nicht unter A. In Ausnahmefällen wurde von dieser Regel abgewichen, wenn der vorangestellte Wortteil für den Begriff entscheidend ist: **A-Zellen** finden Sie unter A, nicht unter Z. Die Umlaute wurden nach ihren Stammvokalen eingeordnet. **Anämie** steht also z.B. zwischen *analytische Studien* und *Ananas*.
Generell wurde die dem englischen nahestehende C-Schreibweise bevorzugt (**Calcium**). Begriffe, die Sie unter K bzw. Z nicht finden, stehen also möglicherweise unter C. Die Schreibweise folgt den Regeln der neuen deutschen Rechtschreibung (z.B. **Diarrhö**).
Bei zusammengesetzten Begriffen wurde zwischen mit Bindestrich verbundenen Wortteilen und ohne Bindestrich aufeinander folgenden Worten unterschieden. Grundsätzlich wurde bei zusammengehörigen Begriffen das Adjektiv vorangestellt und entsprechend alphabetisiert – **sekundäre Botenstoffe** finden Sie also unter S. Mit Bindestrich verbundene Begriffe wurden behandelt, als ob es sich um zusammenhängende Worte handele.

Aufbau der Stichworttexte

Dem Schlagwort folgen ggf. kennzeichnende Nummern (E-Nr., EC-Nr.), danach die kursiv gesetzten Synonyme gefolgt von der/den engl. Übersetzung/en. Nach einer Kurzdefinition werden Detailinformationen – bei längeren Stichworttexten nach Themenbereichen gegliedert – gegeben. Die Legenden der Abbildungen und Tabellen wurden bewusst knapp gehalten, Erläuterungen finden sich jeweils im Stichworttext.

Abkürzungen, Einheiten, mathematische Operatoren

Eingeführte Abkürzungen von im Text angesprochenen Begriffen werden im Text erläutert und sind als Verweisstichworte mit entsprechender Erläuterung aufgeführt. In Formeln wurde zur besseren Lesbarkeit teilweise das Malkreuz (×) verwendet. Weitere Einheiten und Abkürzungen, soweit diese nicht dem allgemeinen Sprachgebrauch entsprechen, sind nachfolgend aufgelistet:

a	Jahre
Abb.	Abbildung
Abk.	Abkürzung
am.	amerikanisch (bei engl. Begriffen)
arab.	arabisch
bot.	botanisch
br.	britisch (bei engl. Begriffen)
°C	Grad Celsius
d	Tage
E	englisch
frz.	französich
gr.	griechisch
h	Stunde
k.e.B.	kein eigenständiger Begriff (in einer anderen Sprache)
KG	Körpergewicht
lat.	lateinisch
Mio.	Million
M_r	relative Molekülmasse
Mrd.	Milliarde
Mz.	Mehrzahl
region.	regional(e Bezeichnung)
ssp.	Subspecies
Syn.	Synonym
Tab.	Tabelle
Tsnd.	Tausend
veralt.	veraltet
zool.	zoologisch

Englische Übersetzungen

beziehen sich auf das Hauptstichwort, sind jedoch teilweise auch für die Synonyme angegeben. Im Falle lateinischer Begriffe (z.B. botanische Bezeichnungen) ist keine engl. „Übersetzung" angegeben, da diese wortgleich wäre. Fehlt eine eigenständige englische Übersetzung, weil der Begriff im anglo-amerikanischen Raum nicht gebräuchlich ist oder der deutsche Ausdruck verwendet wird, so steht: (E k.e.B.). Soweit die englischen Bezeichnungen auch im deutschen Sprachraum häufig an Stelle der deutschen Entsprechung eingesetzt werden (z.B. *body mass index*), wurden diese als Stichwörter aufgenommen. Generell wurden jedoch die deutschen Begriffe bevorzugt (z.B. sekundärer Botenstoff an Stelle von *second messenger*).

Griechische Buchstaben

wurden weitgehend als solche geschrieben: **ω-3-Fettsäuren** (unter Fettsäuren!). Ausnahmen wurden hauptsächlich dann gemacht, wenn die griechischen Buchstaben in der Mitte zusammengesetzter Begriffe stehen: **Dysbetalipoproteinämie**. Die alternativen Schreibweisen Omega-3-Fettsäuren bzw. Dys-β-lipoproteinämie wurden i.d.R.nicht als Synonyme aufgenommen.

Internetadressen und Kontakte

der im jeweiligen Band berücksichtigten Organisationen sind im Nachspann zusammengestellt. Das http:// wurde den Adressen nur dann vorangestellt, wenn diese von der häufigeren Schreibweise abweichen (z.B. ohne www.)

Nomenklatur

Nach Möglichkeit wurde die korrekte IUPAC-Nomenklatur chemischer Sunstanzen (zumindest als Synonym bzw. Verweisstichwort) wiedergegeben, allerdings wurde als Hauptstichwort oft der gebräuchlichere Trivialname gewählt (z.B. bei den Fettsäuren). In diesen Fällen wurde letzterer nicht als veraltet (veralt.) bezeichnet. Das Attribut veralt. wurde solchen Begriffen vorbehalten, die generell nicht mehr verwendet werden sollten und nur noch in älterer Literatur zu finden sind: **Ferment**, veralt. für ↗ *Enzym*; **Parodontose**, *Parodontosis*, Ⓔ *parodontosis*, veralt. Bezeichnung für (nichtentzündliche) Erkrankungen des Zahnhalteapparates bzw. Zahnbetts. ↗ *Parodontalerkrankungen, Paradontitis*. Die Silbe „bis" für zwei wurde generell durch „di" ersetzt: Fructose-1,6-bisphosphatase finden Sie also unter Fructose-1,6-diphosphatase.

EC-Nummern der Enzyme entsprechen den Empfehlungen des *Nomenclature Committee of the International Union of Biochemistry and Molecular Biology* bzw. wurden den Web-Seiten der *ExPASy Enzyme nomenclature database* entnommen.

ADI-Werte für Lebensmittelzusatzstoffe sind in mg (pro kg KG) angegeben; fehlende Angaben bedeuten, dass (noch) keine ADI-Werte vorliegen bzw. die Substanz als unbedenklich gilt.

Synonyme

wurden möglichst vollständig mit Verweis auf das Hauptstichwort aufgenommen, um dem oft unterschiedlichen Sprachgebrauch in den Einzeldisziplinen des Ernährungssektors gerecht zu werden. Allerdings wurde aus Gründen der Übersichtlichkeit auf Synonyme, die sich aus unterschiedlichen chemischen Nomenklaturen ergeben, häufig verzichtet. So werden bei **Chaulmoograsäure** zwar *Cyclopentensäure* und *1,3-Cyclopentenyl-δ-2,3-Tridecansäure* als korrekte Bezeichnung (Synonym) angegeben, es taucht aber lediglich die häufiger als Synonym gebrauchte *Cyclopentensäure* als Verweisstichwort auf. Im Falle der Sterine wurden die Synonyme zwar beim Hauptstichwort erwähnt (Cholesterin, Cholesterol), die Synonyme aber i.d.R. nicht als Verweisstichwort aufgenommen. Würden mehrere Synonyme, z.B. aufgrund leicht variierender Schreibweisen im Lexikon unmittelbar aufeinander folgen, so wurden diese unter dem Eintrag des gebräuchlichsten Synonyms gruppiert: **Coenurosis**, *Coenurose*, *Coenuriasis*.

Die Thematik bringt es mit sich, dass sehr viele der Stichwörter sich auch in Zusammensetzungen mit „Lebensmittel-" bzw. „Nahrungsmittel-" in Gebrauch befinden. Der Übersichtlichkeit halber wurden viele dieser Zusammensetzungen nicht aufgenommen: So finden Sie die Stichwörter Zusatzstoffe, Farbstoffe usw. entsprechend unter Z bzw. F, ohne dass die Begriffe Lebensmittelzusatzstoffe bzw. Lebensmittelfarbstoffe als Synonym aufgenommen wurden.

Um die Anzahl der Stichwörter sinnvoll zu begrenzen, wurden außerdem Synonyme, die sich lediglich in der **lateinischen Endung** unterscheiden, nicht getrennt aufgeführt. *Carbutamid(um)* bedeutet also, die Substanz wird sowohl als *Carbutamid* als als auch als *Carbutamidum* bezeichnet.

Zusammengesetzte Begriffe, zu deren Wortbestandteilen wiederum Synonyme gehören, wurden nicht in allen Kombinationsmöglichkeiten aufgenommen. Wird ein zusammengesetztes Wort wie z.B. *Nahrungsmittelhilfe* nicht gefunden, so steht der Eintrag i.d.R. unter der Zusammensetzung mit dem synonymen Wortbestandteil, in diesem Fall unter *Lebensmittelhilfe*.

Krankheiten werden unter dem charakterisierenden Namen (also *Crohn-Krankheit*, nicht Morbus Crohn), rechtliche Vorschriften unter dem charakterisierenden Begriff, also *Fertigpackungsverordnung* anstelle von *Verordnung über Fertigpackungen, FPackVO*, geführt (wobei letztere als Synonyme im Stichworttext aufgeführt werden).

Im Falle der **Nutzpflanzen** ist die Zahl der – teilweise nur regional gebräuchlichen – Synonyme so groß, dass hier nur die gebräuchlichsten deutschen Bezeichnungen aufgenommen wurden. Das Stichwort wird unter dem deutschen Begriff erläutert, die botanische Bezeichnung taucht als Verweisstichwort auf. Nutzpflanzen wurden teilweise zu Gruppen zusammengefasst, wenn sie in der Verwendung und/oder ihren Inhaltsstoffen vergleichbar sind. Generell wurden die Nutzpflanzen aufgenommen, die von großer wirtschaftlicher Bedeutung sind oder deren Inhaltsstoffe besondere Beachtung unter Ernährungsaspekten finden.

Verweissystem

Zwei unterschiedliche Verweissymbole erschließen den Text: Der ↗ *ausgehende Verweis* führt zu vertiefenden Stichworten, die eng an die Thematik der Textstelle anschließen bzw. mehr Details bieten. So führen ausgehende Verweise vom Begriff „Zusatzstoffe“ zu einzelnen Zusatzstoffgruppen (z.B. Farbstoffe) und von diesen zu konkreten Substanzen (z.B. Azorubin). Ausgehende Verweise führen auch immer von einem Synonym zum Stichwort mit dem erläuternden Text. Umgekehrt signalisieren • *eingehene Verweise*, dass auf die Textstelle unter einem anderen Stichwort(zusammenhang) verwiesen wird. Im obigen Beispiel also führen eingehende Verweise von der konkreten Substanz über die Zusatzstoffgruppen zum Stichwort Zusatzstoffe.

Verzeichnis der Essays in diesem Band

N

N, in der Einbuchstabenschreibweise der Aminosäuren Abk. für ↗ *L-Asparagin*.

NÄ, Abk. für Niacinäquivalente, ↗ *Niacin* (Abschnitt Bedarf).

Nachahmungslernen, *Imitationslernen, Lernen am Modell*, Ⓔ *learning by imitation*, Form des Lernens (• *Lernpsychologie*), bei der die Verhaltensänderung durch Übernahme beobachteter Verhaltensweisen erfolgt. Besonders bei Kindern ist offensichtlich, dass sie viele Verhaltensweisen ihrer Eltern, aber auch der Geschwister, Spielkameraden oder anderer Bezugspersonen nachahmen. Bevorzugt werden Modelle imitiert, die soziale Macht (z.B. Lehrer) oder Prestige (z.B. bestimmte Berufe) besitzen, aber auch Personen, die als attraktiv und sympathisch empfunden werden (z.B. die • *peergroup*) oder die Bedürfnisse des Lernenden befriedigen (Eltern). Durch Imitation werden nicht nur neue Verhaltensweisen erlernt, sondern auch erlernte verstärkt. N. beeinflusst das Ernährungsverhalten bzw. die ↗ *Ernährungserziehung* erheblich. Die Übernahme der Esskultur (↗ *Tischsitten*) und der Speisenzubereitung erfolgt im Wesentlichen durch N. Die Vorbildfunktion besitzt eine stärkere Wirkung als Informationsvermittlung, wobei auch riskantes Ernährungsverhalten übernommen wird, sodass der Erfolg ernährungserzieherischer Maßnahmen erheblich vom Ernährungsverhalten der Bezugspersonen abhängt.

Nachahmungsmagersucht, *me-too-Anorexie*, ↗ *Anorexia nervosa*.

nachgemachtes Lebensmittel, Ⓔ *copied food*, ein Erzeugnis, das dem handelsüblichen ursprünglichen ↗ *Lebensmittel* dem äußeren Schein nach gleicht, jedoch nicht in den dafür wertbestimmenden Eigenschaften. Das n.L. kann deshalb mit dem ursprünglichen Produkt verwechselt werden.

Nachgeruch, *Ausklang*, Ⓔ *afterodo(u)r*, ↗ *Geruch*.

Nachgeschmack, *Ausklang*, Ⓔ *aftertaste*, ↗ *Geschmack*.

Nachtblindheit, Ⓔ *night blindness*, selten: *Tagsichtigkeit*, stark vermindertes Dämmerungssehen (Dunkeladaptation) durch Unterfunktion/Schädigung des Stäbchensystems. Als ernährungsbedingte Ursache kommt Vitamin-A-Mangel in Frage. Der Synonym gebrauchte Begriff *Hemeralopie* bezeichnet sprachlich korrekt die Tagblindheit.

Nachtkerzenöl, Ⓔ *evening primrose oil*, Öl aus den Samen der Nachtkerze (*Oenothera biennis*) mit hohem Gehalt an ↗ *γ-Linolensäure*. Als Nahrungssupplement fördert N. die Bildung von ↗ *Dihomo-γ-Linolensäure* und ihrer Metaboliten Prostaglandin E_1 und 15-HETE, hierauf beruht der therapeutische Einsatz u.a. bei atopischem Ekzem und Multipler Sklerose sowie diabetischer Neuro- bzw. Retinopathie.

Nachtschattengewächse, bot. *Solanaceae*, Ⓔ *solanaceae*, aus ca. 2.300 Arten bestehende, in gemäßigten Breiten und den Tropen (v.a. Mittel- und Südamerika) verbreitete Pflanzenfamilie, zu der die ernährungsphysiologisch und wirtschaftlich wichtige ↗ *Kartoffel* sowie ↗ *Tomate*, ↗ *Paprika* und ↗ *Aubergine* zählen.
Typisch für N. ist ihr Gehalt an ↗ *Alkaloiden* mit ausgeprägter pharmakologischer Wirkung, v.a. Tropan-Alkaloide (z.B. Atropin der Tollkirsche), Pyridinalkaloide (z.B. Nicotin in Tabak) und Steroidalkaloide (z.B. Solanin in Kartoffeln). Die Nahrungspflanzen aus der Familie der N. sind allerdings i.d.R. ungefährlich, weil die Alkaloide entweder nur in geringer Menge aufgenommen werden, durch die Zubereitung (Erhitzen) des Lebensmittels zerstört werden oder nur alkaloidarme Pflanzenteile verwendet werden. Nach dem Verzehr von grünen Tomaten, grünen Kartoffeln und Kartoffelkeimen kann es jedoch zu Vergiftungserscheinungen kommen (↗ *Solanin*).
In der • *makrobiotischen Ernährung* sind die Knollen/Früchte der N. verboten; die Anthroposophie beurteilt sie kritisch. Kartoffeln sollen das verstandesmäßige Denken fördern zulasten der Kreativität (Rudolf Steiner). In der • *anthroposophischen Ernährung* wird die Kartoffel deshalb weitgehend durch Getreideprodukte ersetzt. Auch Tomaten werden nur bedingt empfohlen.

Nachwettkampfernährung, Ⓔ *food intake after competition*, Flüssigkeits- und Nahrungsaufnahme in der Erholungsphase nach einem sportlichen Wettkampf. Im Anschluss an eine sportliche Betätigung mit Wettkampfcharakter, aber auch nach intensivem Training, ist die Flüssigkeitszufuhr zum Ausgleich der Schweißverluste vorrangig. Isotonische Getränke sind hierfür nicht erforderlich. Auf Alkohol sollte verzichtet werden. An zweiter Stelle steht die Wiederauffüllung der ↗ *Glycogenspeicher* durch Kohlenhydrate. Bei Wettkämpfen oder Trainingseinheiten, die länger als 90 min dauern, ist es ratsam, auch bei nicht bestehendem Hungergefühl innerhalb der ersten zwei Stunden nach Belastungsende 100 g Kohlenhydrate in Form von zucker- und/oder stärkehaltigen Produkten zuzuführen, um die zu Beginn der Erholungsphase erhöhte Aktivität der Glycogen-Synthase (↗ *Glycogenstoffwechsel*) auszunutzen. Eine Fortsetzung des Wettkampfs am darauffolgenden Tag erfordert die Zufuhr von 10 g Kohlenhydraten/kg Körpergewicht innerhalb von 24h. Nach Möglichkeit sind stärkehaltige Lebensmittel stark zuckerhaltigen vorzuziehen. Da intensive Ausdauerleistungen wegen der Verwendung glucogener Aminosäuren als Energiequelle den Bedarf an Proteinen erhöhen, gilt für Wettkampftage ein Richtwert für die Proteinzufuhr von 1,3g/kg Körpergewicht. Auf eine Substitution der Vitamine und Mineralstoffe, die im Schweiß und im Urin ausgeschieden werden, kann verzichtet werden, wenn der zusätzliche Energiebedarf für die sportliche Leistung (↗ *Leistungsumsatz*) in Form einer ausgewogenen und vielseitigen Kost gedeckt wird. Bei Einhaltung der empfohlenen Nährstoffdichte werden die Mikronährstoffverluste mit Sicherheit kompensiert. Natrium, welches in den Schweißdrüsen nicht rückresorbiert wird, kann bei sehr starken Schweißverlusten, z.B. in feucht-heißer Umgebung, eine Ausnahme bilden. In solchen Fällen bewährt sich ein Nachsalzen der Speisen.

NAD, Abk. für ↗ *Nicotinsäureamid-adenin-dinucleotid*. NAD^+ entspricht der oxidierten Form, NADH $(+H^+)$ der reduzierten Form des Pyridinteils im Coenzym.

NAD^+/NADH-Quotient, Ⓔ *NAD^+/NADH-ratio*, das zelluläre Verhältnis zwischen der oxidierten und reduzierten Form des Nicotinsäureamid-adenin-dinucleotids, das für die Regulation des Stoffwechsels von Bedeutung ist. ↗ *Redoxpotenzial*.

NADH-Dehydrogenase, *NADH-Q-Reductase*, *NADH-Ubichinon-Reductase*, Ⓔ *NADH dehydrogenase*, der erste Enzymkomplex der ↗ *Atmungskette* (Komplex I) in der inneren Mitochondrienmembran. Die N. (M_r 880kDa) besteht aus mindestens 34 Untereinheiten und enthält als prosthetische Gruppe Flavinmononucleotid (FMN). Die Elektronen werden von NADH auf FMN übertragen, wobei FMN unter Bildung eines intermediären Semichinons nur ein Elektron aufnehmen kann. Vom Semichinonradikal wird das zweite Elektron unter Bildung von FMH_2 übernommen. Mehrere Eisen-Schwefel-Proteine sind am weiteren Transfer der Elektronen auf das Coenzym Q beteiligt. Die Elektronenübertragung innerhalb der N. kann durch Rotenon oder Amytal spezifisch inhibiert werden. Die N. wird sowohl vom Zellkern- als auch vom Mitochondriengenom codiert.

NADP, Abk. für ↗ *Nicotinsäureamid-adenin-dinucleotidphosphat*. $NADP^+$ entspricht der oxidierten, NADPH $(+H^+)$ der reduzierten Form des Pyridinteils im Coenzym.

Na^+-Glucose-Symport, der Mechanismus der Glucose-Resorption durch den SGLT1-Transporter (Ⓔ *sodium dependent glucose transporter*), ↗ *Transportsysteme*.

Na^+/H^+-Austauscher, *Natrium-Protonen Austauscher*, Ⓔ *sodium-proton exchanger*, ein an der Zellmembran lokalisiertes Transportsystem, das für die Regulation des intrazellulären pH-Wertes und des osmotischen Drucks verantwortlich ist (↗ *Säure-Basen-Haushalt*). Im Austausch gegen Natrium-Ionen wandern Protonen (H^+) aktiv aus der Zelle heraus und verbinden sich z.B. im renalen Tubulus mit ↗ *Hydrogencarbonat* zu Kohlensäure (H_2CO_3), die zu CO_2 und H_2O dissoziiert.

Nährbier, Syn. für alkoholarmes (Alkoholgehalt 0,5–1,5%) Malzbier. ↗ *Bier*.

Nährmedium, Ⓔ *culture medium*, in der Mikrobzw. Zellbiologie Milieu zur Kultivierung von Mikroorganismen, Zell-, Gewebe- und Organkulturen. N. sind flüssig (Nährlösung) oder fest (Nährboden). Nährböden erhält man, indem man dem flüssigen N. ein geeignetes Verfestigungsmittel hinzusetzt, z.B. Gelatine, Kieselgel oder Agar-Agar. Ein N. enthält Mineralstoffe in größerer Menge und ausbalanciertem Verhältnis, sowie Spurenelemente, die oft in den Nährsalzen als Verunreinigungen enthalten sind.
Ein komplexes N. ist in seiner Zusammensetzung mehr oder weniger schlecht definiert. Es kann Zusätze enthalten wie Hefe- oder Fleischextrakt, Pepton, Kokosnussmilch u.a. Bevorzugt werden jedoch synthetische N. (hergestellt durch Mischung definierter chemischer Verbindungen bekannter Reinheit) oder Minimalmedien (synthetische Medien, mit bekannter Zusammensetzung, die nur diejenigen Komponenten enthalten, die zum Wachstum unbedingt erforderlich sind). Höhere Ansprüche können durch Zusatz von Wachstumsfaktoren gedeckt werden. In synthetischen N. dient meist Glucose als Kohlenstoff- und Energiequelle. Als Stickstoffquelle wird eine anorganische Stickstoffverbindung, wie Nitrat, ein Ammoniumsalz, oder eine organische Stickstoffverbindung, z.B. Harnstoff, hinzugesetzt. Weiterhin können definierte Vitamin- und Spurenelementlösungen (z.B. A-Z-Lösung nach Hoogland) zugegeben werden.

Nährmittel, Ⓔ *cereal products*, Getreide- und Stärkeprodukte (vgl. • *Getreideerzeugnisse*), aus denen weder Brot noch Backwaren hergestellt werden und die im Wesentlichen durch Mahl- und Schälverfahren sowie Quetschen aus Getreide hergestellt werden. Die klassischen Nährmittel sind in der Tabelle aufegführt. Der Begriff N. wird häufig weiter gefasst, dann werden Erzeugnisse aus Hülsenfrüchten (Hülsenfruchtnährmittel) und Stärken (z.B. Instant-Soßenpulver, Suppenpulver) sowie Teigwaren eingeschlossen.

Nährsalze, hauptsächlich in der Pflanzenernährung/-physiologie und Mikrobiologie gebrauchtes Syn. für ↗ *Mineralstoffe*.

Nährschäden, durch unausgewogene Zusammensetzung der Nährstoffe in der Nahrung verursachte chronische Gedeihstörung im Säuglings- und Kleinkindalter. Beispiele: ↗ *Milchnährschaden*, ↗ *Mehlnährschaden*, ↗ *Kwashiorkor*.

Nährmittel. Tab. Ausgewählte Nährmittel im Vergleich.

Nährmittel	Ausgangsprodukt	Bearbeitung
Grieß	Weichweizen, Hartweizen	Körner zerkleinert, von Mehl und Schalen befreit
Grütze	Hafer, Gerste, Buchweizen, Roggen	Körner enthülst, in grobe Stücke gebrochen
Graupen	Gerste, Mais	Körner geschält, kugelig geschliffen
Flocken	Hafer, Mais	Körner gedämpft, feucht gewalzt und getrocknet
Stärke	Weizen, Reis, Kartoffeln, Mais	Getreide zerkleinert und Stärke mit Wasser ausgewaschen

Nährstoffanalyse, Syn. für ↗ *Nährstoffbestimmung*.

Nährstoffanreicherung, Ⓔ *nutrient fortification/enrichment*, ↗ *Lebensmittelanreicherung*.

Nährstoffbedarf, Ⓔ *nutrient requirement*, die physiologisch durch den Stoffwechsel begründete Notwendigkeit der Zufuhr von Nährstoffen mit der Nahrung. Bezogen auf den einzelnen Nährstoff wird der N. als die Menge definiert, die für die Aufrechterhaltung aller Körperfunktionen, der optimalen Gesundheit und Leistungsfähigkeit benötigt wird.
Aus methodischen und ethischen Gründen ist die • *Bedarfsermittlung* prinzipiell nicht für jedes Individuum und jeden Lebensabschnitt bzw. jede Lebenssituation exakt möglich (↗ *Nährstoffbilanz*). Daher haben sich verschiedene Bedarfsbegriffe etabliert:
Der *minimale Nährstoffbedarf* bzw. *Mindestbedarf* (Ⓔ *minimum requirement*) ist nach WHO-Definition die niedrigste Nährstoffzufuhr, bei der keine (durch klinische Symptome oder Messparameter erfassbaren) Mangelerscheinungen auftreten.
Der • *Grundbedarf* (Ⓔ *basal requirement*) entspricht dieser Definition. Aufgrund der interindividuell und für jeden Nährstoff unterschiedlichen Speicherfähigkeit können jedoch bereits bei einer kurzfristigen Unterschreitung dieser Zufuhr Mangelerscheinungen auftreten.
Der • *Bedarf zur Gewährleistung ausreichender Speicher* (Ⓔ • *normative storage requirement*), berücksichtigt dies und soll Körperreserven gewährleisten. Allerdings sind die entsprechenden Zuschläge zum Grundbedarf Gegenstand intensiver Diskussion.
Der (geschätzte) • *Durchschnittsbedarf* (Ⓔ *[estimated] average requirement, EAR*) legt eine normalverteilte Schwankungsbreite des N. innerhalb der Bevölkerung zu Grunde. Bei einer Zufuhr in Höhe des Durchschnittsbedarfs werden 50% der Bevölkerung ausreichend versorgt. Bei der Nahrungsenergie ist dieser Wert zugleich Richtwert, bei allen anderen Nährstoffen ist der Durchschnittsbedarf der Basiswert, auf den Zuschläge gemacht werden.
Der • *Gruppenbedarf* (Ⓔ *group requirement*) berechnet sich aus dem Durchschnittsbedarf plus zwei Standardabweichungen, er soll bei 97,5% der Gesamtpopulation den Bedarf decken. Der Wert entspricht der • *Bevölkerungsreferenzzufuhr*.
Für ↗ *Zufuhrempfehlungen* bzw. ↗ *Referenzwerte* werden den Bedarfswerten Sicherheitszuschläge aufgeschlagen, um individuelle Schwankungen, Unsicherheiten bei der • *Bedarfsermittlung*, Zubereitungsverluste usw. zu berücksichtigen. Generell gelten diese Werte für gesunde Personen, bei besonderen Indikationen sind daher weitere Zuschläge nötig.

Nährstoffbestimmung, *Nährstoffanalyse*, Methoden zur Ermittlung der Nährstoff-Zusammensetzung eines Lebensmittels oder einer Mahlzeit.
Bei der *direkten Nährstoffbestimmung* wird die Nahrungssubstanz(-probe) durch eine Abfolge von analytischen Schritten (↗ *Analysenmethoden*) in unterschiedliche Fraktionen zerlegt, um ihre Nährstoffzusammensetzung zu bestimmen, bzw. einzelne Komponenten zu erfassen. Eine mögliche Kombination von Analysenschritten zeigt die Abb. Moderne Verfahren der Analytik/Biochemie (HPLC, GC usw.) erlauben die Bestimmung spezieller Nährstoffe (↗ *Ballaststoffbestimmungsmethoden*, ↗ *Kohlenhydrate* [Abschnitt Bestimmung in Lebensmitteln], ↗ *Vitamine*, ↗ *Proteine*).
Die *indirekte Nährstoffbestimmung* ermittelt bestimmte Stoffgruppen durch Differenzbildung bereits ermittelter Fraktionen, z.B. Organische Bestandteile = Trockensubstanz – Rohasche, Nicht-Protein-Stickstoff(NPN)-Verbindungen = Rohprotein – Reinprotein. Fehlerquellen hierbei sind die fehlende oder doppelte Erfassung einzelner Komponenten, z.B. stickstoffhaltige Phosphatide bzw. Sphingolipide.

Nährstoffbilanz, Ⓔ *nutrient balance*, die Differenz aus Zufuhr (mit der Nahrung) und Ausscheidung (ggf. in Form von Metaboliten) eines bestimmten Nährstoffs (Abb.). Die N. wird dabei u.a. von der Absorptionsrate, der Retention und der Sekretionsrate bestimmt und dient zur Abschätzung des • *Nährstoffbedarfs* (Zufuhr zur Erreichung einer ausgeglichenen N.). Die methodischen Einschränkungen der Messungen der N. sind unter dem Stichwort ↗ *Bilanzuntersuchungen* beschrieben. Für eine ausgeglichene N. einzelner Nährstoffe unter Beachtung der ↗ *Energiebilanz* ist die Kenntnis der Nährstoffdichte der Lebensmittel wichtig.

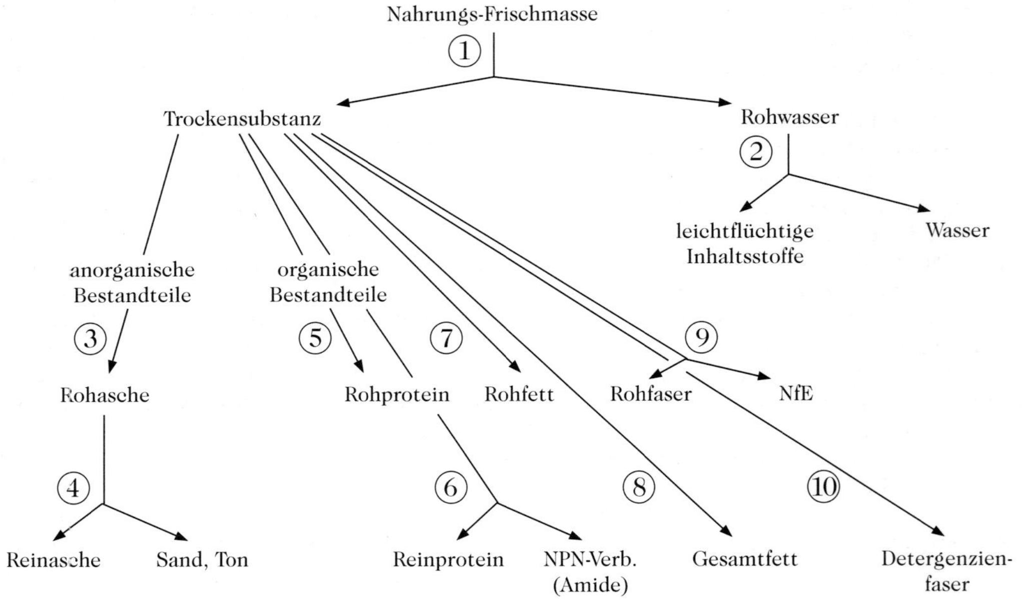

Nährstoffbestimmung. Beispiel einer Abfolge von Schritten zur direkten Nährstoffbestimmung. 1 = Trocknung, 4 h bei 103 °C, Rückstand entspricht der Trockensubstanz, die verflüssigten Dämpfe bilden das Rohwasser. 2 = Destillation und Titration des Rohwassers, leichtflüchtige Inhaltsstoffe werden abgetrennt, um diesen Wert muss die Trockensubstanz berichtigt werden. 3 = Veraschung, 6 h bei 555 °C, alle Kohlenstoffverbindungen (organische Substanz) zersetzen sich, Rückstand ist die Rohasche (anorganische Substanz). 4 = Nach Zugabe von heißer Salzsäure zur Rohasche geht die Reinasche in Lösung, als Rückstand verbleiben Sand und Ton. 5 = Kjehldahl-Methode zur Bestimmung des Rohproteins aus dem Stickstoffgehalt. 6 = Bestimmung der Nicht-Protein-Stickstoffvervindungen (NPN). 7 = Bestimmung des Rohfettgehalts z. B. nach der Weibull-Stoldt-Methode. 8 = Soxhlett-Henkel-Methode zur Bestimmung des Gesamtfettgehalts. 9 = Fraktionierung von Rohfaser, stickstofffreien Extraktstoffen (NfE) bzw. 10 = Ermittlung der Detergenzienfaser. [aus A. Schek, *Ernährungslehre kompakt*, Umschau Zeitschriftenverlag, Frankfurt 1998, m. frdl. Genehm.]

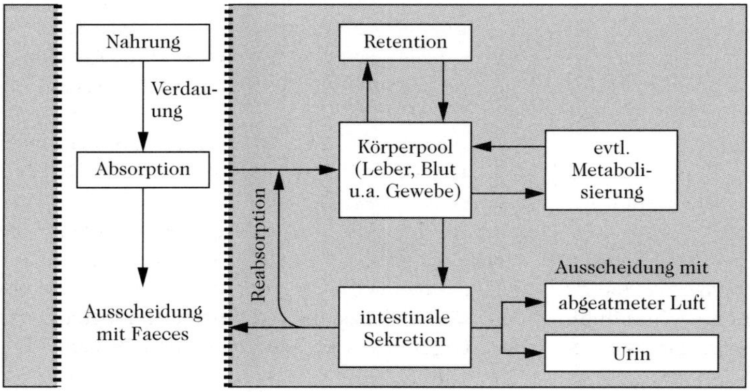

Nährstoffbilanz. Schema der Einflussgrößen auf die Nährstoffbilanz. (veränd. n. I. Elmadfa u. C. Leitzmann, *Ernährung des Menschen*, 3. Aufl. Ulmer, Stuttgart 1998]

nährstoffdefinierte Diät, *NDD*, Ⓔ *standard isotonic polymeric formulations*, Untergruppe der • *bilanzierten Diäten*. NDD enthält niedermolekulare und hochmolekulare Nährstoffe (Stärke, Protein, Fett), ggf. auch Ballaststoffe sowie Vitamine und Mineralstoffe in bedarfsdeckender Menge. Die Zusammensetzung entspricht weitgehend der einer optimalen Mischkost, adaptiert an das Alter des Patienten und ggf. spezielle Diäterfordernisse. NDD wird als ↗ *Trinknahrung* und/oder ↗ *Sondennahrung* angeboten, auch zur enteralen Applikation, wenn der Patient nicht ausreichend essen kann, darf oder will und Verdauung und Resorption nicht/nur wenig beeinträchtigt sind. NDD kann als ausschließliche Ernährung oder als Zusatzkost verwendet werden; sie ist physiologischer und kosten-

günstiger, oft auch sensorisch ansprechender als • *chemisch definierte Diät* und deshalb bei ausreichender Verdauungsleistung Letzterer vorzuziehen.
Diätformen in traditioneller Darreichungsform, bei denen einzelne Nährstoffe indikationsbezogen nach Art und Menge „definiert" sind (↗ *eiweißdefinierte Diät*, ↗ *elektrolytdefinierte Diät*), sind definitionsgemäß *keine* NDD.

Nährstoffdefizit, Syn. für ↗ *Nährstoffmangel*.

Nährstoffdichte, E *nutrient density*, Begriff der die Beziehung zwischen dem Energiegehalt (Brennwert) pro Gewichtseinheit (z.B. 100 g) eines Lebensmittels und dem Gehalt eines bestimmten Nährstoffs ausdrückt (Abb.). Die N. ist in bestimmten Lebensabschnitten (Wachstum, Schwangerschaft, höheres Alter [vgl. • *Senioren-Ernährung*]) von besonderer Bedeutung, wo weniger die Energiezufuhr als die ausreichende Versorgung mit kritischen Nährstoffen zu beachten ist. Vgl. • *Energiedichte*.

$$\text{Nährstoffdichte} = \frac{\text{Gehalt eines Nährstoffs im Lebensmittel [mg]}}{\text{Energiegehalt des Lebensmittels [MJ]}}$$

Nährstoffdichte. Berechnungsformel.

Nährstoffe, E *nutrients*, Lebensmittelinhaltsstoffe (• *Inhaltsstoffe*), die im Rahmen des Stoffwechsels dem Aufbau und der Erhaltung von Körpersubstanz dienen, physiologisch verwertbare Energie liefern und/oder Anteil an biochemischen Funktionen haben. Teilweise wird der Begriff Nährwert als Synonym gebraucht (Nähwertkennzeichnung), teilweise jedoch nur auf Hauptnährstoffe inklusive des daraus berechneten ↗ *Brennwerts* und die Ballaststoffe bezogen.
N. können nach funktionellen Aspekten unterteilt werden in ↗ *Hauptnährstoffe* (= *Grundnährstoffe*: Protein, Kohlenhydrate und Fett), *Baustoffe* (Proteine/Aminosäuren, Mineralstoffe, Wasser), Brennstoffe (Fette, Kohlenhydrate) und *Wirkstoffe* (einige Mineralstoffe, Spurenelemente, Vitamine). Diese Einteilungen sind nicht immer ganz zutreffend, da Fette in Form der Strukturlipide auch „Baustoffe" und Proteine (bzw. glucoplastische Aminosäuren über die Gluconeogenese) auch „Brennstoff" sein können. Abhängig davon, ob der Körper die N. synthetisieren kann oder nicht, unterscheidet man ↗ *essenzielle Nährstoffe*, bedingt essenzielle (nur bei bestimmten Stoffwechselsituationen) und nicht essenzielle Nährstoffe. Der Nährstoffgehalt bzw. die Nährstoffdichte ist ein Charakteristikum eines Lebensmittels (↗ *Nährstoffbestimmung*, ↗ *Nähwerttabellen*), kann jedoch durch externe Faktoren beeinflusst werden (• *Lebensmittelanreicherung*, • *Zubereitungsverluste*).

Nährstoffempfehlungen, *Nährstoffzufuhrempfehlungen*, E *nutrient goals*, ↗ *Referenzwerte für die Nährstoffzufuhr*.

Nährstoffgehalt, *Nährwert*, E *nutrient content*, der Gehalt eines Lebensmittels an einem bestimmten Nährstoff. Die N. von Lebensmitteln können – mit absteigender Genauigkeit – analytisch bestimmt (↗ *Nährstoffbestimmung*), aus der Rezeptur und den N. der Zutaten berechnet oder über Analogieschlüsse aus vergleichbaren Lebensmitteln hergleitet bzw. geschätzt werden. Die in • *Nährwerttabellen* zusammengestellten N. sind Durchschnittswerte, sie entstammen oft heterogenen Datenquellen, die außerdem noch auf unterschiedlichen Bestimmungsmethoden beruhen. Zu berücksichtigen ist außerdem, dass der N. eines Lebensmittels sich, je nach Erntezeit, Herkunft, Anbaumethode oder Herstellungsverfahren erheblich unterscheiden kann. Schließlich ist wichtig, ob die Angaben zum N. sich auf das unverarbeitete Produkt oder den essbaren bzw. verzehrfertigen Anteil eines Lebensmittels beziehen. Die Kenntnis des N. ist wichtig zum Vergleich der Nährstoffdichte unterschiedlicher Lebensmittel, wenn bestimmte Nährstoffe im Rahmen einer diätetischen Indikation besonders zu beachten sind und zur ↗ *Nährwertkennzeichnung*.

Nährstoffkonzentrat, *Nährstoffpräparat*, isolierter oder chemisch synthetisierter ↗ *Nährstoff* oder eine Mischung verschiedener Nährstoffe zur Nahrungsergänzung, wenn die Nährstoffversorgung mit konventionellen Lebensmitteln allein nicht ausreicht. N. werden als Pulver, Granulat, Komprimat oder in Tablettenform angeboten, ggf. unter Zusatz von Trägersubstanzen. Rechtlich können N. Lebensmittel des allgemeinen Verzehrs, diätetische Lebensmittel, Nahrungsergänzungsmittel oder Arzneimittel sein (↗ *Nahrungssupplement*; ↗ *orthomolekulare Ernährung*).

Nährstoffmangel, *Nährstoffdefizit*, E *nutrient deficiency*, längerfristige Unterschreitung des Bedarfs an einem oder mehreren Nährstoffen. Für jeden Nährstoff besteht ein bestimmter Bedarf, der dem Organismus täglich zugeführt werden sollte. Dieser Bedarf ist teilweise wissenschaftlich bewiesen, teilweise beruht er auf Erfahrungswerten und wird als Richtwert für die Nährstoffzufuhr empfohlen (↗ *Referenzwerte für die Nährstoffzufuhr*). Bei einigen Nährstoffen existieren nur Schätzwerte über die wünschenswerte Zufuhrmenge. Wird über längere Zeit diese Zufuhrmenge unterschritten, ist mit dem Eintritt unspezifischer und später auch spezifischer Mangelerscheinungen zu rechnen, da der Mangel zu metabolischen Veränderungen führt. Dabei kommt es zuerst zum Entleeren der köpereigenen Speicher. Liegt ein Vitamin im Mangel vor, so spricht man von einer Avitaminose bzw. einer ↗ *Vitaminmangelkrankheit*. Allgemeiner Protein- und Energiemangel führt zur ↗ *Unterernährung* und in schweren Fällen zum Krankheitsbild der ↗ *Protein-Energie-Mangelsyndrome*. Mikronährstoffmängel aufgrund unzureichender Aufnahme von Mengen- oder Spurenelementen führen zu den einzelnen Formen der ↗ *Mangelernährung*. N. kann seine Ursache in allgemeinem Nahrungsmangel (z.B. in Entwicklungsländern, ↗ *Welternährunglage*) haben, aber auch durch einseitige Fehlernährung entstehen, wenn z.B. unsachgemäße Kostformen aufgrund von Nahrungstabus oder dem Wunsch nach schneller Gewichtsreduktion gewählt werden, oder besondere physiologische Situationen (Schwangerschaft, konsumierende Erkrankungen) bei der Ernährung nicht berücksichtigt werden.

Nährstoffpräparat, Syn. für ↗ *Nährstoffkonzentrat*.

Nährstoffreferenzwert, E *nutrient reference value*, ↗ *Referenzwerte für die Nährstoffzufuhr*.

Nährstoffresorption, E *nutrient absorption*, ↗ *Absorption*.

Nährstoffsupplement, ↗ *Nahrungssupplement*.

Nährstoffüberangebot, E *abundant nutrient supply*, ↗ *Nahrungsüberangebot*.

Nährstoffumsatz, E *nutrient turnover*, die Gesamtheit aller Stoffwechselreaktionen, an denen ein bestimmter Nährstoff beteiligt ist. Neben Absorption und Exkretion bestimmt der N. wesentlich die ↗ *Nährstoffbilanz* und damit den Nährstoffbedarf. Zu beachten ist, dass der Umsatz eines Nährstoffs deutlich über der Zufuhr liegen kann (durch Wiederverwendung von Aminosäuren im Stoffwechsel wird etwa das 2,5fache der täglichen Zufuhr an Stickstoff umgesetzt; ↗ *Fließgleichgewicht*).

Nährstoffverluste, E *loss of nutrients*, Verluste an Nährstoffen, die bei der haushaltsmäßigen oder industriellen • *Lebensmittelverarbeitung*, Lagerung und Zubereitung von Lebensmitteln auftreten. Obwohl es bei der Zubereitung von Lebensmitteln auch zu Verlusten an Hauptnährstoffen z.B. durch Auslaugen von Eiweiß, Kohlenhydraten und Fett, durch Oxidation von ungesättigten Fettsäuren, Oxidation schwefelhaltiger Aminosäuren und Maillard-Reaktion zwischen reduzierenden Zuckern und Aminosäuren kommen kann, spielen diese ernährungsphysiologisch eine eher geringere Rolle. Man versteht unter N. vielmehr meist die Verluste an Vitaminen und Mineralstoffen. In letzter Zeit wird auch der Einfluss der Lebensmittelverarbeitung auf verschiedene sekundäre Pflanzenstoffe (z.B. Lycopin) untersucht.
Bei der Beurteilung der Nährstoffversorgung müssen die N. bei Lagerung und Zubereitung von Lebensmitteln mit berücksichtigt werden. Die in Nährwerttabellen angegebenen Werte beziehen sich üblicherweise auf den verzehrbaren Anteil der eingekauften Rohwaren, neuere Datensammlungen wie z.B. der Bundeslebensmittelschlüssel (BLS) enthalten aber auch bereits Angaben zu zubereiteten Speisen.
Verluste bei Lagerung: Verluste an Vitaminen, vorwiegend an Vitamin C, können sowohl bei der Aufbewahrung frischer Lebensmittel bis zur Zubereitung als auch bei der Aufbewahrung haltbar gemachter Erzeugnisse oder bereits zubereiteter Speisen auftreten. So können beispielsweise Vitamin-C-Verluste bei unsachgemäßer Bevorratung frischer Gemüse im Haushalt z.T so groß sein (bis zu 79% bei zweitägiger Lagerung von Spinat bei Zimmertemperatur), dass die Verwendung von Tiefkühlgemüse ernährungsphysiologisch günstiger wäre. Erhebliche Verluste an Vitamin C, B_1 und B_2 treten auch beim länger als 1–2 Stunden dauernden Warmhalten zubereiteter Speisen auf.
Verluste bei Zubereitung: ↗ *Zubereitsungsverluste*.

Nährstoffversorgung, ↗ *Nährstoffzufuhr*.

Nährstoffzufuhr, 1) *Nährstoffaufnahme*, E *nutrient intake*, die Versorgung des Organismus durch die Nahrung; 2) E *nutrient supply*, die Versorgung einzelner Organe mit Nährstoffen, z.B. durch den Blutkreislauf. Sie kann vom Organismus sowohl über das Ausmaß der Bereitstellung (z.B. verstärkte Glycolyse zur Bereitstellung von Glucose) als auch der Aufnahme in die Zellen (z.B. Sekretion von Insulin) reguliert werden.

Nährstoffzufuhrempfehlungen, *Nährstoffempfehlungen*, E *nutrient goals*, ↗ *Referenzwerte für die Nährstoffzufuhr*.

Nahrung, E *food*, Substanzen, die ein lebender Organismus zur Energiegewinnung und als Bau- und Wirkstoffe zur Erhaltung des Lebens, für Wachstum und Fortpflanzung benötigt. Die damit verbundenen Vorgänge bezeichnet man als ↗ *Ernährung*. Der Mensch nimmt die N. üblicherweise oral auf, im Pränatalstadium diaplazentar über die Mutter, bei Störungen der oralen N.-aufnahme enteral oder parenteral.

Nahrungsaufnahme, *Nahrungszufuhr*, E *food intake*, die Zufuhr von Nahrung, primär zum Zwecke der Deckung des körperlichen Nährstoffbedarfs. Sie erfolgt i.d.R. durch den Mund (oral; ↗ *enterale Ernährung*; ↗ *parenterale Ernährung*).
Regulation: (E *regulation of food intake*) Die Regulation der N. bildet zusammen mit der Regulation der Energieabgabe die beiden Hauptbestandteile im Regelwerk zur Steuerung der Körperenergiebilanz und damit des Körpergewichts. Die Regulation der N. findet einmal auf der Stufe einzelner Mahlzeiten statt, zweitens muss sie aber auch lang-

fristig in die Regulation und Konstanthaltung des Körpergewichts eingebunden sein.
Nahrung wird meist in Form diskreter Mahlzeiten aufgenommen, deren Größe und Abstand schließlich die gesamte N. bestimmt. Sowohl Mahlzeitengrösse als auch der Abstand zwischen einzelnen Mahlzeiten werden durch verschiedene Signale beeinflusst, die präabsorptiver (aus Mund, Magen oder Darm) sowie postabsorptiver Natur (aus Leber, über ↗ *Sättigungshormone*) sein können (↗ *Sättigungsphasen*). Während Signale aus der Mundhöhle oft einen positiven, verstärkenden Effekt auf die Nahrungsaufnahme ausüben, sind Signale aus dem Magen (↗ *Dehnungsrezeptoren*) und Darm (Chemosensoren für Nährstoffe) meist hemmender Natur. Diese Signale sowie die im Gefolge der Nahrungsaufnahme von verschiedenen endokrinen Zellen freigesetzten Sättigungshormone beeinflussen primär die Mahlzeitengrösse. Die Kombination dieser inhibitorischen Signale führt zu der Beendigung einer Mahlzeit, während deren Verschwinden zu erneuter N. führt.
Der Abstand verschiedener Mahlzeiten, das sog. *Zwischenmahlzeitenintervall*, wird aber auch von metabolischen Signalen beeinflusst, die von der Nährstoffverstoffwechselung und dem Energiehaushalt in der Leber und im Pfortadergebiet abhängen. Vor allem Signale aus der Verstoffwechselung von Fettsäuren und der Fettsäurenoxidation sowie der Glucoseverstoffwechselung (↗ *glucostatische Sättigungstheorie*) scheinen bei diesen Mechanismen involviert zu sein.
Die genannten Signale, die auf neuronalem und humoralem Weg das zentrale Nervensystem erreichen, um dort die N. zu beeinflussen, werden auch zusammengefasst unter der Bezeichnung der direkten Kontrolle von Mahlzeitengrösse und -abstand. Diese direkten Signale stehen unter dem modulierenden Einfluss indirekter, langfristig wirkender Signale (z.B. ↗ *Leptin*, ↗ *Insulin*), die eine langfristige Ausrichtung des Energiehaushalts hinsichtlich einer Konstanthaltung der Körperfettreserven und damit des Körpergewichts gewährleisten sollen (↗ *lipostatische Sättigungstheorie*).
Die letztliche Kontrolle der N. obliegt dem zentralen Nervensystem, wobei Strukturen des Hirnstamms (Area postrema, Nucleus tractus solitarii) eng mit dem übergeordneten Kontrollzentrum des ↗ *Hypothalamus* sowie dem limbischen System verschaltet sind (• *„Hungerzentrum“*, • *„Sättigungszentrum“*). Die Regulation der N. geschieht also durch ein extrem komplexes Regelwerk für eine einfache Verhaltenssequenz.

Nahrungs- und Arzneimittelaufsicht, Ⓔ *Food and Drug Administration*, *FDA*, Lebensmittelbehörde, die dem amerikanischen Gesundheitsministerium untersteht und mit anderen Behörden und Ministerien für die Lebensmittelsicherheit in den USA zuständig ist. Die FDA findet ihren Ursprung in dem 1862 gegründeten *Bureau of Chemistry* (Behörde für Chemie), das 1927 umorganisiert und geteilt wurde in die Nahrungs-, Arzneimittel- und Insektizidaufsicht und die Behörde für Chemie und Futtermittel. 1930 wurde der Name auf Nahrungs- und Arzneimittelaufsicht (FDA) gekürzt. Die FDA hat ca. 9.000 Mitarbeiter, davon ca. 2.100 Wissenschaftler (Stand 12/1999).
Nahrungsmittel in den USA gelten als die sichersten der Welt, was hauptsächlich auf ein ineinandergreifendes Überwachungssystem zurückzuführen ist, mit dem Nahrungsmittelproduktion und -vertrieb auf allen Ebenen kontrolliert werden – regional, auf bundesstaatlicher Ebene und landesweit. Diese ständige Überwachung obliegt Nahrungsmittelkontrolleuren, Mikrobiologen, Epidemiologen und Lebensmittelchemikern, die für die Gesundheitsbehörden, die bundesstaatlichen Gesundheitsämter sowie für verschiedene Bundesbehörden und Bundesministerien arbeiten. Die genauen Aufgaben dieser Überwachungsteams werden in kommunalen, bundesstaatlichen und landesweiten Gesetzen, Verordnungen und anderen Richtlinien festgelegt. Die Überwachungsbereiche der FDA sind alle inländischen und importierten Nahrungsmittel, die im Handel zwischen den Bundesstaaten verkauft werden, einschließlich Eier in ihrer Schale, nicht aber Fleisch und Geflügel, Wasser in Flaschen und Weingetränke mit einem Alkoholanteil von weniger als 7%. ↗ *Internetadressen und Kontakte*.

Nahrungsauswahl, *Lebensmittelauswahl*, Ⓔ *food choice*, Entscheidung für den Verzehr bestimmter Lebensmittel. Sie wird im Wesentlichen von • *Nahrungsvorlieben*, • *Nahrungsabneigungen*, rationalen Überlegungen und Lebensmittelverfügbarkeit beeinflusst. Diese Einflussbereiche können in eine Fülle möglicher Motive für die N. unterteilt werden, die individuell unterschiedlich gewichtet in den Entscheidungsprozess eingehen. Solche Motive bzw. Einflussfaktoren sind z.B. Sensorik (z.B. Geruch, Geschmack, Aussehen), Hunger, kulturelle Einflüsse, Lebensmittelangebot und -preis, Verträglichkeit, Neugier, Gesundheitsüberlegungen und andere. Die N. stellt eine subjektiv optimierte Ernährungsentscheidung dar, die unter Abwägung aller für die betreffende Person relevanten Vor- und Nachteile erfolgt. In der Ernährungsberatung ist es daher wichtig, die Motive der N. zu analysieren und ggf. zu modifizieren, um auf diese Weise eine Verhaltensänderung zu bewirken. ↗ *Nahrungstabus*.

Nahrungsaversion, Ⓔ *food aversion*, Abneigung gegen bestimmte Speisen/Nahrungsmittel. Nahrungsmittel werden abgelehnt, wenn sie einen unangenehmen Geschmack haben, ekelerregend sind, für die menschliche Ernährung ungeeignet oder sogar giftig sind. N. können durch direkten und/oder indirekten Kontakt mit anderen Menschen oder aufgrund negativer Erfahrungen mit einem Lebensmittel entstehen. Die Aversion gegen Bittergeschmack ist angeboren und stellte in der Evolution einen Schutz vor der Aufnahme gefährdender Nahrungsmittel dar (Pflanzen mit giftigen Alkaloiden schmecken häufig bitter). N. entstehen auch, wenn die Nahrungsaufnahme zeitgleich oder zeitnah mit der Entstehung einer Krankheit verbunden ist. Bei einer Magen-Darm-Erkrankung wird das betreffende Lebensmittel im Folgenden meist als unangenehm schmeckend bewertet, bei Kopplung mit anderen Krankheiten wird es in der Regel als gefährlich eingestuft, wobei der Geschmack nicht negativ beurteilt wird. N. werden – wie auch • *Nahrungsvorlieben* – stark durch soziokulturelle Lernprozesse bestimmt, v.a. Geschmacksbeurteilung und Ekelgefühl (• *Esskultur*; • *Geschmackskonservatismus*). Das zeigt sich in der zum Teil extrem unterschiedlichen ↗ *Nahrungsauswahl* in verschiedenen Kulturen.

Nahrungsbilanzen, Ⓔ *food balances*, Bestandteile der volkswirtschaftlichen Bilanzierung zum Leistungsnachweis beim Aufkommen und bei der Verteilung von Nahrungsgütern. N. existieren als separate Produkt- bzw. Produktgruppenbilanzen (Fett-, Getreide-, Zucker-, Milch-, Fleisch-, Getränkebilanzen usw. (↗ *Lebensmittelverbrauch*) und als hoch aggregierte Nahrungsinhaltsstoffbilanzen (z.B. für Energie, Eiweiß, Fett und Kohlenhydrate; ↗ *Pro-Kopf-Verbrauch*). Sie dokumentieren die Versorgungssituation der Bevölkerung mit Lebensmitteln und Nahrungsinhaltsstoffen, wie dies bei den „*food balance sheets*" der FAO der Fall ist, und überschneiden sich teilweise mit den Ernährungsbilanzen, die auf indirekten Methoden der Erfassung der Nahrungsaufnahme beruhen.

Nahrungsergänzungsmittel, Ⓔ *food supplements*, ↗ *Lebensmittel*, aus Konzentraten von Nährstoffen oder anderen Substanzen mit ernährungsphysiologischer Wirkung, z.B. größere Mengen an ↗ *Vitaminen*, ↗ *Mineralstoffen*, ↗ *Aminosäuren* und/oder Pflanzenauszügen bestehen, in dosierter Form in den Verkehr gebracht werden und dazu bestimmt sind, die Zufuhr dieser Stoffe im Rahmen der normalen Ernährung zu ergänzen (vgl. den auch synonym gebrauchten Begriff • *Nahrungssupplemente*). „In dosierter Form" bedeutet z.B. in Form von Kapseln, Tabletten, Pillen, Pulverbeuteln, Flüssigampullen, Flaschen mit Tropfeinsätzen und ähnlichen Formen von Flüssigkeiten oder Pulvern, die dazu bestimmt sind, in abgemessenen kleinen Mengen eingenommen zu werden. Als N. werden auch eine Reihe von Präparaten angeboten, deren Wirksamkeit generell oder bei bestimmten Indikationen (noch) nicht allgemein anerkannt ist (↗ *Grapefruitkernextrakt*; ↗ *Fischöl*; ↗ *konjugierte Linolsäuren*). Sowohl auf EU-Ebene als auch im Codex Alimentarius (↗ *Codex Alimentarius Kommission*) wird an einer lebensmittelrechtlichen Definition von Nahrungsergänzungen und deren Abgrenzung zu ↗ *Pharmaka* gearbeitet. Vgl. • *Zusatznahrung*; • *Verzehrprodukte*.

Nahrungserzeugung, Ⓔ *food production*, 1) Stufenprozess der Herstellung bzw. Be- und Verarbeitung von • *Nahrungsgütern* unter Nutzung natürlicher Ressourcen der assimilierenden Land- und Meerespflanzen mit dem Ziel, dem Handel und schließlich dem Endverbraucher ausreichend pflanzliche und tierische Lebensmittel in bedarfsgerechter Qualität zur Verfügung zu stellen. Dies erfordert bei zunehmender Weltbevölkerung eine immer effektivere Gestaltung der Stoff- und Energieverwertungsprozesse von der Urproduktion bis zum Endverbrauch. Derzeit ist jedoch mit steigenden Ernährungsbedürfnissen insbesondere in den industriell entwickelten Ländern der Energieeinsatz zur N. je Verbrauchereinheit im letzten Jahrhundert um ein Vielfaches angestiegen, auf Kosten der natürlichen Ressourcen wie fossile Energieträger. Nachwachsende Rohstoffe könnten sowohl aus energieökonomischen als auch ökologischen Gründen zur Lösung des Problems beitragen.
2) Produktionsbranchen, die die Herstellung bzw. Be- und Verarbeitung von Nahrungsgütern unter wirtschaftlichen Aspekten betreiben. Dazu gehören die Land- und Fischwirtschaft als Branchen der Urproduktion sowie die industrielle und handwerkliche Be- und Verarbeitung von Nahrungsgütern vorwiegend als Produktveredler. Die betriebswirtschaftliche Rentabilität ist für die Existenzerhaltung dieser Branchen von herausragender Bedeutung. Deshalb sind moderne Wirtschaftsformen wie Marketing unter Einschluss von Spezialisierung und Qualitätsmanagement in diesem Stufenprozess inzwischen unerlässlich.

Nahrungsfasern, Ⓔ *dietary fibers (am.)*, *dietary fibres* (br.), ↗ *Ballaststoffe*.

Nahrungsfette, Ⓔ *edible fats*, ↗ *Fette*, die in der menschlichen Ernährung vorkommen (↗ *sichtbares Fett* und ↗ *verstecktes Fett*); meistens wird der Begriff als Syn. für ↗ *Speisefette und -öle* gebraucht, gelegentlich auch für das Gesamtfett.

Nahrungsgüter, Ⓔ *foodstuffs and raw material*, Sammelbegriff für Erzeugnisse, die direkt verzehrt werden können (Lebensmittel) oder als Rohstoff aus der land- und fischwirtschaftlichen Urproduktion zur Herstellung von Lebensmitteln (↗ *Nahrungserzeugung*) verwendet werden. N. unterliegen von ihrer Entstehung bis zu ihrem Verzehr oft einem vielfältigen Formenwandel durch mehrfache Be- und Verarbeitung.

Nahrungsgütermarkt, Ⓔ *foodstuff market*, der Teil des Sachgütermarktes, der einerseits den Handel mit Lebensmitteln (Nahrungs- und Genussmittelmarkt) und andererseits mit Lebensmittelrohstoffen (Markt für Erzeugnisse der land- und fischwirtschaftlichen Urproduktion) betrifft. Beide Märkte unterliegen zwar gleichen marktwirtschaftlichen Gesetzmäßigkeiten, werden aber sehr unterschiedlich geführt.
Der *Lebensmittelmarkt* ist ein weitgehend offener Markt, bestehend aus Groß- und Einzelhandel sowie Direktvermarktung, bei dem Angebot und Nachfrage entweder ohne oder mit Bindung an Ort und Zeit zusammentreffen. Bei den meisten Produkten beherrschen viele wirtschaftlich annähernd gleich starke Marktteilnehmer (sowohl Anbieter als auch Nachfrager) den Markt (freie Konkurrenzwirtschaft). Das führt bei der Marktpreisbildung der Produkte (↗ *Lebensmittelpreise*) zu einem Wettbewerbs- bzw. Konkurrenzpreis und bei Konkurrenzdruck der Anbieter in einigen Fällen auch zu Dumpingpreisen. Dies wiederum löst einen erheblichen Existenzdruck auf die Anbieter aus, der bis zu den Urproduzenten (↗ *Landwirtschaft*) wirkt.
Der zweite Teil des Nahrungsgütermarktes, der die *landwirtschaftlichen Produkte als Lebensmittelrohstoffe* betrifft, wird in der EU durch zahlreiche Interventionsmaßnahmen gestützt. Marktinterventionen, wie sie in der ↗ *Agenda 2000* festgelegt sind, garantieren den Erzeugern Einkommen, die über einen freien Markt nicht mehr realisiert werden können. Mit solchen Interventionen verliert jedoch der Marktpreis seine Koordinierungsfunktion, indem er Angebot und Nachfrage nicht mehr ins Gleichgewicht bringen kann. Angebotsüberschüsse auf dem Nahrungsgütermarkt der EU sind eine häufig auftretende Folge (vgl. Essay: • *Ernährungspolitik*).

Nahrungsgüterpreise, Ⓔ *prices of foods/food stuff*, Preise von Lebensmitteln (↗ *Lebensmittelpreise*) und Rohstoffen der Lebensmittelherstellung (z.B. Agrargüter). N. sind ein wichtiger Gegenstand der Ernährungs- und der Agrarpolitik.

Nahrungsgüterproduktion, ↗ *Nahrungsgütermarkt*.

Nahrungshilfe, Ⓔ *food aid*, Syn. für ↗ *Lebensmittelhilfe*.

Nahrungsinhaltsstoffe, Ⓔ *food components*, ↗ *Inhaltsstoffe*.

Nahrungskarenz, Ⓔ *fasting, alimentary abstinence*, medizinischer Begriff für totales ↗ *Fasten*, z.B. präoperative N.

Nahrungskette, Ⓔ *food chain*, 1) in der Ernährungssoziologie neben der ↗ *Ernährungskette* Teil des Verlaufsmodells des Ernährungsgeschehens (von T. Kutsch, 1989). Die N. besteht aus den Elementen Ackerbau/Viehzucht, Ernährungsindustrie, Großhandel/Großmärkte und Einzelhandel, die noch weiter differenziert werden können z.B. bei pflanzlichen Lebensmitteln in Saat, Ernte, Lagerung, Veredelung, Transport, Großhandel und Einzelhandel.
2) In der Ökologie die ernährungsbedingte Abhängigkeitsfolge voneinander unabhängiger Organismen. Beispiel: einzellige Alge – Wasserfloh – räuberischer Kleinkrebs – junger Fisch – Friedfisch – Raubfisch – Mensch. Sie stellt ein Modell für Teile des Stoff- und Energieflusses in Ökosystemen dar. Am Anfang einer N. stehen *(Primär-)Produzenten* wie grüne Pflanzen, phototrophe und chemolithotrophe Bakterien. Sie bauen aus anorganischen Stoffen organische Substanzen (↗ *Biomasse*) auf, indem sie die dazu nötige Energie aus dem Sonnenlicht (↗ *Photosynthese*) bzw. aus der Oxidation anorganischer Substrate beziehen. An zweiter Stelle stehen die *Primär-Konsumenten*, die sich aus Herbivoren (Pflanzenfressern) und Parasiten zusammensetzen. Als nächstes folgen die *Sekundär- und Folgekonsumenten*, die sich aus Carnivoren (Fleischfressern, fleischfressende Pflanzen) zusammensetzen. Zwischen den ausgesprochenen Herbivoren und den ausschließlichen Carnivoren stehen die als Konsumenten an verschiedenen Stellen der N. einstufbaren ↗ *Omnivoren* (Allesfresser). Geschlossen wird die N. mit den *Destruenten* oder Saprophagen (Bestandsabfallfresser). Dazu zählen heterotrophe Bakterien, Pilze (Saprophyten) und viele bodenbewohnende Tiere (Saprozoen). Sie zersetzen den von den Primärproduzenten und Konsumenten gebildeten organischen Bestand-Abfall wie Laub, Exsudate, Kadaver und Kot zu anorganischer Substanz, die wieder von den Primärproduzenten zur Herstellung von Biomasse genutzt werden kann. Da die Destruenten neben der Nutzbarmachung des Bestandabfalls durch Mineralisation auch Biomasse bilden, werden sie als Sekundärproduzenten bezeichnet.
Innerhalb der N. werden mit der Biomasse auch Biozide von Ebene zu Ebene weitergegeben, so dass diese sich in den Endgliedern (also auch dem Menschen) einer N. anreichern (↗ *Biomagnifikation*).

Nahrungsmangel, Ⓔ *food shortage*, eine ungenügende Versorgung der Bevölkerung mit Nahrungsmitteln. N. ist ein Zeichen von mangelnder ↗ *Nahrungssicherheit*. Ein andauernder N. kann zu einer Hungersnot führen. Auf Ebene des Individuums kommt es zur Unterernährung. N. kommt heute fast ausschließlich in ↗ *Entwicklungsländern* vor.

Nahrungsmenge, 1) *verbrauchte* N., Lebensmittelmenge, die von einer Einzelperson oder einer Personengruppe erworben wird. Diese Angabe umschließt die verzehrte N., Zubereitungsverluste sowie anderweitig (z.B. als Tierfutter) verwendete Lebensmittelanteile. Die v.N. lässt sich mit einer *indirekten* Methode zur ↗ *Ernährungserhebung* ermitteln (↗ *Lebensmittelverbrauch*). 2) *verzehrte* N., Lebensmittelmenge, die von einer Einzelperson aufgenommen und schließlich metabolisch verwertet wird. Die v.N. gibt also Aufschluss über die individuelle Energie- und Nährstoffaufnahme. Sie lässt sich mit *direkten* Methoden zur Ernährungserhebung ermitteln (↗ *Verzehrserhebung*).

Nahrungsmittel, Ⓔ *food, foodstuff*, Syn. für ↗ *Lebensmittel*.

Nahrungsmittelallergie, Syn. für ↗ *Lebensmittelallergie*.

Nahrungsmittelanalytik, Syn. für ↗ *Lebensmittelanalytik*.

Nahrungsmittelauswahl, ↗ *Nahrungsauswahl*.

Nahrungsmittelintoleranz, Syn. für ↗ *Lebensmittelintoleranz*.

Nahrungsmittelprotokoll, Ⓔ *food protocol*, ↗ *Verzehrsprotokoll*.

Nahrungsmittelpseudoallergie, ↗ *Lebensmittelintoleranzen*; ↗ *Pseudoallergie*.

Nahrungspräferenzen, Syn. für ↗ *Nahrungsvorlieben*.

Nahrungssicherheit, Ⓔ *food safety*, gemäß einer Definition der Weltbank ein Zustand, bei dem alle Menschen einer Bevölkerung jederzeit Zugang zu der für ein aktives und gesundes Leben notwendigen Nahrung haben. Der Begriff ↗ *Ernährungssicherheit* schließt darüber hinaus u.a. auch die gesundheitliche Versorgung v.a. von Frauen und Kindern und Umweltfaktoren mit ein. (Vgl. Essay und Stichwort: • *Entwicklungsländer*). N. ist nicht zu Verwechseln mit ↗ *Lebensmittelsicherheit*.

Nahrungssupplement, Ⓔ *food/nutritional supplement*, Zusatz zur ↗ *Basisernährung* bei über der Norm liegendem Bedarf an Energie und/oder essenziellen Nährstoffen (Hochleistungssportler, Schwerstarbeiter, Patienten mit konsumierenden Erkrankungen) und bei qualitativ und/oder quantitativ unzureichender Basisernährung (Nahrungsmangel, krankheitsbedingt einseitige Diät, z.B. bei Aminosäurestoffwechselstörungen). N. werden als • *Nährstoffkonzentrate* oder als angereicherte Lebensmittel angeboten, z.B. proteinreiche Kekse oder angereicherte Säuglingsnahrung (z.B. bei Hungersnot; ↗ *Protein-Energie-Mangel-Syndrome*). In Industrieländern werden Vitamine und Mineralstoffe vermehrt als N. verwendet, um der tatsächlich oder vermeintlich unzureichenden Versorgung über konventionelle Lebensmittel entgegenzuwirken und/oder zur Krankheitsprophylaxe in höherer Dosierung (dann Synonym für ↗ *Nahrungsergänzungsmittel*; ↗ *orthomolekulare Ernährung*).

Nahrungstabus, *Ernährungstabus*, *Speiseverbote*, Ⓔ *food taboos, food fads*, Verhaltensprinzipien in einer sozio-kulturell oder religiös definierten Gemeinschaft, wonach bestimmte Produkte, die aus ernährungsphysiologischer Sicht als Lebensmittel für den Menschen infrage kommen, grundsätzlich oder zeitweise oder von bestimmten Mitgliedern der Gemeinschaft nicht verzehrt werden (Tab.; ↗ *religiöse Ernährungsvorschriften*).

Nahrungstabus. Tab. Beispiele für Nahrungstabus.

tabuisierte Lebensmittel	Personengruppe/Region
Fleisch von Pferd, Hund, Katze, Affe, Nagetieren, Insekten	Europäer, Nordamerikaner (Pferdefleisch in Teilen Europas akzeptiert)
Schweinefleisch	Muslime, Juden (religiöse Ernährungsvorschriften)
grüne Blattgemüse (Vitamin A-Quelle)	Teile Südostasiens (Bangladesh, Malaysia)
alkoholische/berauschende Getränke	Islam u.a. Religionen; teilweise zeremoniell eingesetzt (christliches Abendmahl)
Eier/Hühnerfleisch	Frauen in Teilen Afrikas; soll zu Unfruchtbarkeit führen

Für die Entstehung von N. sind die folgenden Erklärungsansätze entwickelt worden: 1) *Rationalistische Erklärungen* gehen von einer materiellen Ursache aus (optimale Nutzung des begrenzten Nahrungsspielraumes). Beispielsweise wird die jüdische Einteilung von Fleisch in rein und unrein darauf zurückgeführt, dass wiederkäuende Tiere von cellulosereicher Nahrung ernährt werden, die für den Menschen nicht verwertbar ist, das Schwein dagegen Nahrung frisst, die auch der Mensch verzehren könnte. Schweine haben zudem keinen weiteren Nutzen (wie Leder, Wolle, Milch, Einsatz als Zugtier) und sind deshalb insgesamt als ungünstiger anzusehen. 2) *Funktionalistische Erklärungen* gehen dagegen davon aus, dass N. die soziale Ordnung aufrechterhalten. Danach entstand das Schweinefleischverbot im Judentum, weil sich das Volk von den mächtigeren Nachbarn, die eine Bedrohung darstellten, abgrenzen und eine kollektive Identität fördern wollte. 3) Im Gegensatz dazu spiegeln N. nach *strukturalistischer Auffassung* grundlegende Ordnungschemata und Denkmodelle einer Gesellschaft wider. Bei den jüdischen Speisegesetzen steht die Einteilung in heilig und unheilig bzw. rein und unrein im Mittelpunkt und zeichnet sich durch ein eindeutiges Klassifizierungssystem aus. Für alle Tiergruppen wurden spezifische Regeln aufgestellt, die sie zu erfüllen hatten. So mussten Landtiere paarzehige, wiederkäuende Huftiere sein, um als rein zu gelten. 4) Die *kommunikationstheoretische Erklärung* erkennt in N. dagegen

generelle soziale Normen und Moral einer Gesellschaft. Sie sieht im Schweinfleischverbot die grundlegenden gesellschaftlichen Regelungen zum Töten. Nur unter kontrollierten und gerechtfertigten Bedingungen darf getötet werden. Die Regelung, dass nur pflanzenfressende Tiere vom Menschen verzehrt werden dürfen, schließt das Schwein aus, da es als Allesfresser indirekt am Töten beteiligt sein kann.
N. sind Teil der • *Esskultur*, sie können die Versorgung mit Lebensmitteln – z.B. in ↗ *Entwicklungsländern* – erschweren. Wichtig ist die Berücksichtigung von N. in der Gemeinschaftsverpflegung für Personengruppen unterschiedlicher kultureller und religiöser Herkunft, z.B. in Krankenhäusern, und bei der Planung von Ernährungsprogrammen für Krisengebiete.

Nahrungsüberangebot, E *food surplus*, eine über dem Bedarf liegende Versorgung der Bevölkerung mit Nahrungsmitteln , wie sie v.a. in den industrialisierten Ländern vorliegt. Wenn auch ein reichliches Angebot und eine vielfältige Auswahl insbesondere von gesundheitsfördernden Lebensmitteln die Grundlage einer ausgewogenen gesunden Ernährung ist, führt übermäßige Nährstoffzufuhr in Kombination mit mangelnder körperlicher Betätigung in diesen Gesellschaften zur ↗ *Überernährung* und zum Auftreten zahlreicher sog. Zivilisationskrankheiten.

Nahrungsverweigerung, 1) ↗ *Anorexia nervosa*, 2) ↗ *Zwangsernährung*.

Nahrungsvorlieben, *Nahrungspräferenzen*, *Lebensmittelpräferenzen*, E *food preferencees*, Bevorzugung bestimmter Nahrungsmittel. N. werden durch genetische Faktoren und Umwelteinflüsse bestimmt. Die Vorliebe für Süßes ist stark genetisch determiniert (• *Süßpräferenz*). Allerdings ist es in vielen Kulturen üblich, Säuglingen schon sehr früh eine zuckerhaltige Flüssigkeit anzubieten (z.B. 5%ige Glucoselösung). Diese ist deutlich süßer als Mutter- oder Kuhmilch und führt zu einem Prägungsphänomen. Eine Verstärkung der Vorliebe für Süßes erfolgt weiterhin durch Umweltzusammenhänge, wenn z.B. süße Lebensmittel als Belohnung gegeben werden oder mit Aufmerksamkeitszuwendung verbunden sind. Auch die Präferenz für Salziges scheint weitgehend vererbt zu sein, während bei der Vorliebe für Milch und Milchprodukte der genetische Einfluss weniger deutlich ist, aber dennoch vorhanden zu sein scheint.
Die angeborenen Nahrungspräferenzen und -aversionen stellten während der Evolution einen Vorteil dar: süße Nahrungsmittel stellen meist gute Energiequellen dar, Bittergeschmack, gegen den eine angeborene Aversion vorliegt, ist dagegen oft mit riskanten Lebensmitteln verbunden (↗ *Nahrungsaversionen*). Wesentlich für die Ausbildung von N. ist der soziokulturelle Lernprozess, der sich durch große Verhaltenskontinuität über Generationen auszeichnet. Eine mehr oder minder ausgeprägte Geschmackspräferenz wird dabei allein durch das häufige Vorsetzen einer Speise erreicht (E *mere exposure effect*). Dadurch werden kulturelle und regionale Verzehrsgewohnheiten an Folgegenerationen weitergegeben (• *Esskultur*; • *Geschmackskonservatismus*). Auch individuelle N. werden von Bezugspersonen an Kinder übertragen, wobei die Übereinstimmung zwischen Eltern und Kindern bei Präferenzen deutlich geringer ist als bei Aversionen.

Nahrungszubereitung, *Bromatik*, E *food preparation*, 1) Sammelbezeichnung für die verschiedenen Schritte der Aufbereitung von Primär-Lebensmitteln zu Speisen und Gerichten. 2) Bromatik: Fachbegriff für die wissenschaftlich untermauerte Kunst der N. unter Einbeziehung von Aspekten der Kochkunst, der Lebensmittel- und der Ernährungswissenschaft.

Nahrungszufuhr, Syn. für ↗ *Nahrungsaufnahme*.

Nahrungszusammensetzung, E *food composition*, 1) ↗ *Nährstoffbestimmung*; 2) ↗ *Lebensmittelanalytik*.

Nährwert, E *nutritive value*, Sammelbegriff für Energiegehalt (↗ *Brennwert*) und ↗ *Nährstoffgehalt*.

Nährwertbestimmung, E *evaluation of the nutritive value*, Ermittlung des Energie- und Nährstoffgehaltes eines Lebensmittels durch Analysen und/

Nährwertbestimmung. Tab. Begriffsbestimmungen für Nährstoffe nach der Nährwertkennzeichnungsverordnung.

Eiweiß	Gesamtstickstoff nach Kjeldahl × 6,25
Kohlenhydrat	jedes Kohlenhydrat, das im menschl. Körper umgesetzt wird, einschließl. mehrwertiger Alkohole
Zucker	alle Mono- und Disaccharide, außer mehrwertige Alkohole
Fett	alle Lipide, einschließlich Phospholipide
gesättigte Fettsäuren	Fettsäuren ohne Doppelbindung
einfach ungesättigte Fettsäuren	Fettsäuren mit einer *cis*-Doppelbindung
mehrfach ungesättigte Fettsäuren	Fettsäuren mit durch *cis-cis*-Methylgruppen unterbrochenen Doppelbindungen
Nahrungsfasern (Ballaststoffe)	überwiegend pflanzl. Substanzen, nicht hydrolisierbar durch endogene Enzyme des Verdauungstraktes, teilweise mikrobiell vergärbar im Dickdarm

oder Berechnungen. Für die Nährwertkennzeichnung auf Lebensmitteln sind Bestimmungsmethoden durch ↗ *Nährwertkennzeichnungsverordnung* (NKV) und ↗ *Nährwertverordnung* (NwV) geregelt. Nach der NKV darf die N. aufgrund von Lebensmittelanalysen, durch Berechnung auf Grundlage der Werte der verwendeten Zutaten oder durch Berechnung aufgrund generell akzeptierter und nachgewiesener Daten (↗ *Nährwerttabelle*) erfolgen. NKV und NwV schreiben weiterhin Umrechnungsfaktoren für die Berechnung des Energiegehaltes aus dem Nährstoffgehalt vor und regeln über Begriffsbestimmungen die Ermittlung der Nährstoffgehalte (Tab.).

Nährwert-bezogene Angabe, Ⓔ *nutrition claim*, jede Aussage oder Darstellung, die beim Vertrieb eines Lebensmittels oder in der Werbung erklärt, suggeriert oder direkt zum Ausdruck bringt, dass das Erzeugnis besondere Nährwerteigenschaften aufweist. Die Aussagen können sich auf einzelne Nährstoffe oder auf den ↗ *Brennwert* beziehen. Hierzu gehören z.B. Aussagen wie *„cholesterinfrei"*, *„glutenfrei"*, aber auch *„reich an ungesättigten Fettsäuren"*, *„reich an Ballaststoffen"*. N.A. lösen lebensmittelrechtlich eine entsprechende ↗ *Nährwertkennzeichnung* aus, d.h. die Mengen der jeweils genannten Stoffe müssen angegeben werden.

Nährwert-bezogene Werbeaussage, Ⓔ *nutrition advertising claim*, Werbeaussagen zu Nährstoffen oder zum ↗ *Brennwert*. N.W. dürfen sich nur auf die in der ↗ *Nährwertkennzeichnungsverordnung* genannten Nährstoffe, Nährstoffgruppen bzw. deren Bestandteile beziehen. Dies sind neben den Grundnährstoffen Eiweiß, Kohlenhydrate und Fett diverse Vitamine und Mineralstoffe. Werbung zu zweifelhaften Nährstoffen ist somit direkt untersagt.

Nährwert-Datenbank, Ⓔ *nutrient data bank*, Datenbank mit Angaben zu Nährstoffgehalten von Lebensmitteln und -zubereitungen, die analytisch bestimmt oder durch Analogieschlüsse aus vergleichbaren Lebensmitteln berechnet bzw. geschätzt wurden. N. sind die Basis der EDV-gestützten Auswertung von ernährungsepidemiologischen Untersuchungen und liegen auch Computerprogrammen zur Auswertung des Verzehrs zu Grunde. Bekanntes Beispiel ist der ↗ *Bundeslebensmittelschlüssel*. N. müssen, entsprechend den sich ändernden Verzehrsgewohnheiten und Herstellungsverfahren laufend aktualisiert und hinsichtlich der Berechnungsalgorithmen überprüft werden. Praktisch in allen N. sind Inhaltsstoffangaben aus unterschiedlichen Qellen (also auch basierend auf unterschiedlichen Verfahren) vereint. Die einzelnen Werte stellen somit Näherungswerte für statistische Zwecke dar ↗ *Nährwerttabellen*.

Nährwertdeklaration, Syn. für ↗ *Nährwertkennzeichnung*, Ⓔ *labelling of nutritional data*.

Nährwertkennzeichnung, *Nährwertdeklaration*, Ⓔ *labelling of nutritional data*, die Angabe von Nährwerten auf der Verpackung. Die N. ist freiwillig, werden jedoch auf der Verpackung oder in der Werbung • *Nährwert-bezogene Angaben* gemacht, so ist eine N. erforderlich. Der Umfang der Angaben richtet sich nach den Nährwert-bezogenen Aussagen. Werden Nährwerte auf der Verpackung angeben, so umfassen diese mindestens Angaben zu ↗ *Brennwert*, Eiweiß, Kohlenhydraten und Fett (*„big four"*). Werden werbende Aussagen zu • *Nährstoffen* wie ↗ *Ballaststoffen* gemacht, so müssen die so genannten *„big eight"* angegeben werden: Brennwert, Eiweiß, Kohlenhydrate, davon Zucker, Fett, davon gesättigte Fettsäuren, Ballaststoffe, Natrium. Auch für beworbene Vitamine und Mineralstoffe sind entsprechende Angaben erforderlich. Diese Bestimmungen finden sich in der • *Nährwertkennzeichnungsverordnung*.

Nährwertkennzeichnungsverordnung, *NKV*, *Verordnung über Nährwertangaben bei Lebensmitteln*, regelt in Deutschland die Angabe der Nährwerte auf Verpackungen. Die deutsche Verordnung ist die Umsetzung der europäischen Richtlinie zur Nährwertkennzeichnung. Sie beeinhaltet neben Regelungen zur ↗ *Nährwertkennzeichnung* und Nährwert-bezogenen Werbeaussagen (z.B. Angaben zu ↗ *gesättigten Fettsäuren*) die ↗ *Energieberechnungsfaktoren* und Vorschriften zu • *kalorienreduzierten Lebensmitteln* („• *brennwertvermindert*") und natriumarmen Lebensmitteln. Die entsprechende schweizer Richtlinie ist die • *Nährwertverordnung*.

Nährwerttabellen, Ⓔ *food composition table*, Datensammlung zum ↗ *Nährstoffgehalt* von Lebensmitteln. N. werden heute in Form von Nährwertdatenbanken gepflegt und in gedruckter Form für unterschiedliche Zwecke veröffentlicht. N. gibt es für „Laien", die Angaben zu relvanten Nährstoffen und Energiegehalt sowie meist BE-Werten weniger Lebensmittel enthalten. Sie ermöglichen eine grobe Beurteilung der persönlichen Verzehrsgewohnheiten, wobei bei Laien meist das Problem der Fehlerabschätzung bzw. zu großer Zahlengläubigkeit besteht (die Angaben sind Durchschnittsangaben). N. für Fachanwender, z.B. das von Heinrich • *Kraut* begründete Standardwerk „Die Zusammensetzung der Lebensmittel" (Souci-Fachmann-Kraut) stellen laufend aktualisierte Analysenergebnisse zu Lebensmitteln zusammen, und ermöglichen so den Vergleich von Inhaltsstoffgehalten verschiedener Lebensmittel. Sie sind die Basis von Menüplänen mit definiertem Nährstoffgehalt.

Nährwertverordnung, regelt in der Schweiz die Kennzeichnung von Nährwerten. Die Verordnung ist in ihren Regelungen an die europäische Nährwertkennzeichnungsrichtlinie angelehnt (↗ *Nährwertkennzeichnungsverordnung*).

Nährzucker, Ⓔ *nutritive sugar*, durch Stärkehydrolyse gewonnenes Gemisch aus Dextrinen (↗ *Maltodextrine*) und Maltose, das wegen seines guten Lösungsverhaltens und seiner leichten Verdaulichkeit als Bestandteil von Säuglingsnahrungen der Stufen 1 und 2 sowie in ↗ *Heilnahrungen* Verwendung findet.

Na^+-K^+-ATPase, *Natrium-Kalium-Pumpe*, Ⓔ *Na^+-K^+-ATPase*, eine ATP-getriebene Natrium-Kalium-Pumpe tierischer Zellen mit besonderer Bedeutung für die Aufrechterhaltung des Zellvolumens und der Ionenzusammensetzung innerhalb der Zelle. Im Verhältnis zum äußeren Medium haben die meisten tierischen Zellen hohe Kalium- und niedrige Natriumkonzentrationen. Der aktive Transport von Natrium- und Kaliumionen (pro Reaktionszyklus drei Na^+ nach außen und zwei K^+ nach innen) erzeugt einen Ionengradienten von eminenter physiologischer Bedeutung auch für die elektrische Erregbarkeit von Nerven- und Muskelzellen sowie für den aktiven Transport von Aminosäuren und Zuckern (↗ *Membranpotenzial*). Die N. benötigt mehr als ein Drittel des im Ruhezustand verbrauchten ATP.

Nangka, Syn. für ↗ *Jackfrucht*.

Naphtholrot S, Ⓔ *naphthol red S*, Syn. für ↗ *Amaranth*.

Naringenin, Ⓔ *naringenin*, ↗ *Naringin*.

Naringeninsäure, Syn. für ↗ *p-Cumarsäure*.

Naringin, *Naringenin-5-rhamnosidoglucosid*, Ⓔ *naringin*, ein bitter schmeckendes • *Flavanon* aus • *Citrusfrüchten*. N. wirkt im Tierversuch als ↗ *Anticancerogen*. Das geschmacklose Aglycon • *Naringenin* wird u.a. für unerwünschte starke Wechselwirkungen oraler Medikamente und Grapefruitsaft (Essay: ↗ *Lebensmittel-Medikamenten-Interaktionen*) verantwortlich gemacht.

Naringinase, gelegentlich auch *Hersperinidase*, Ⓔ *naringinase*, (*hesperinidase*), Enzymgemisch aus α-L-Rhamnosidase (EC 3.2.1.40) und β-Glucosidase (EC 3.2.1.21), das aus Pflanzenmaterial, aber auch Mikroorganismen (z.B. *Aspergillus niger*) gewonnen werden kann. Die N. spaltet das bitter schmeckende ↗ *Naringin* (Naringenin-5-rhamnosidoglucosid) in die nicht bitteren Bestandteile Rhamnose und Prunin. Letzteres wird nachfolgend in Glucose und das ebenfalls geschmacklose Naringenin gespalten. N. dient zur Entbitterung von Obstkonzentraten, insbesondere von Grapefruit.

nasaler Geruch, *direkter Geruch*, Ⓔ *nasal odo(u)r, direct odo(u)r*, ↗ *Geruch*.

nasal-trigeminale Wahrnehmung, Ⓔ *nasal trigeminal perception*, ↗ *Mundgefühl*.

Nase, Ⓔ *nose*, Sinnesorgan für Geruchseindrücke (olfaktorische Eindrücke). ↗ *Geruch*, ↗ *Sinne*.

Nashi, asiatische ↗ *Birne*, bot. Artname *Pyrus pyrifolia*.

Natamycin, *Pimaricin*, (E235, ADI –), Ⓔ *natamycin, pimaricin*, ein • *Antibiotikum* (Abb.) aus Kulturen von *Streptomyces natalensis*. N. wirkt fungistatisch und dringt wegen seiner geringen Löslichkeit kaum in damit behandelte Lebensmittel ein. Es wird als • *Konservierungsstoff* für die Oberfläche von Hartkäse und Hartwurst verwendet.

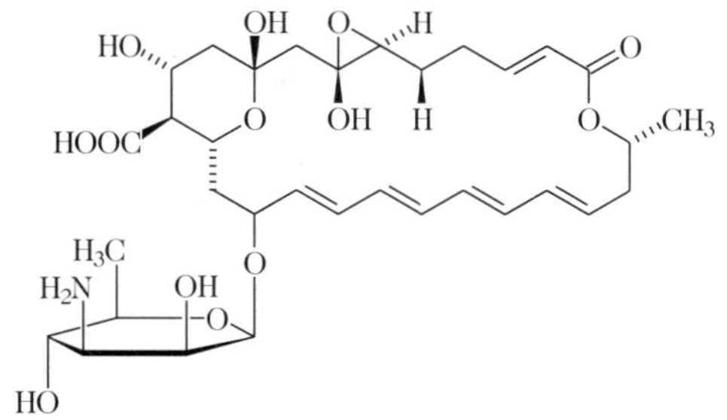

Natamycin

Nationale Kontakt- und Informationsstelle zur Anregung und Unterstützung von Selbsthilfegruppen, *NAKOS*, überregionale Einrichtung zum Aufbau und zur Unterstützung von Selbsthilfegruppen in Deutschland. ↗ *Internetadressen und Kontakte*.

Nationale Verzehrsstudie, *NVS*, repräsentative Querschnittsstudie zur Erhebung der Verzehrsgewohnheiten, der körperlichen Aktivität, des Rauchverhaltens, vorliegender Erkrankungen und der soziodemographischen Merkmale in der Bevölkerung der Bundesrepublik Deutschland inkl. West-Berlin 1985–1988. Aus der Grundgesamtheit aller Privathaushalte wurde in 20 Regionen eine Zufallsstichprobe gezogen. 24.632 Personen aus 11.141 Haushalten erklärten sich zur Teilnahme bereit (= Teilnahmequote ca. 71%). Zur ↗ *Ernährungserhebung* dienten zwei voneinander unabhängige Methoden:
1) Eine zufällig pro Haushalt ausgewählte Zielperson (älter als 14 Jahre) machte in einem Fragebogen Angaben zu soziodemographischen Merkmalen aller Haushaltsmitglieder, zu persönlichen Essgewohnheiten, Lebensmitteleinkauf, Freizeitaktivitäten, Einstellungen zur gesunden Ernährung, Rauchverhalten, Medikamentenkonsum und Krankheitssituation.
2) Alle Studienteilnehmer führten über 7 d ein Verzehrsprotokoll sowie ein Protokoll der körperlichen Aktivität. Dazu standen ihnen standardisierte Schablonen und Abbildungen sowie eine Liste haushaltsüblicher Maße zur Verfügung. Außerdem wurden Daten zum Ernährungsverhalten sowie soziodemographische Variablen erfasst.
Die Umsetzung der Verzehrsprotokolle in die individuelle Energie- und Nährstoffaufnahme basierte auf dem ↗ *Bundeslebensmittelschlüssel*. Etwa 2.000 Teilnehmer (älter als 18 Jahre) der NVS dienten 1987–1989 auch als Klientel der ↗ *VERA-Studie*. Die NVS wurde von der Universität Gießen ko-

ordiniert. Ihre Ergebnisse wurden in einer gesonderten Schriftenreihe sowie im deutschen • *Ernährungsbericht* publiziert. Hervorzuheben sind folgende Resultate:
39% der Männer und 47% der Frauen waren übergewichtig; der Verzehr an Eiweiß und Fett lag mit 14 bzw. 40% der gesamten aufgenommenen Energie (Energie-%) oberhalb, der von Kohlenhydraten (46 Energie-%) unterhalb der Empfehlungen der DGE (10 Energie-% Eiweiß, 30 Energie-% Fett, 60 Energie-% Kohlenhydrat); die Vitamin- und Mineralstoffversorgung entsprach weitgehend den Empfehlungen, lediglich die Gruppe junger Frauen im Alter zwischen 15 und 35 Jahren fiel durch Unterversorgung bei einigen Nährstoffen auf; das Ernährungswissen der Bevölkerung war unzureichend; als Hauptquelle glaubwürdiger Ernährungsinformation galten der Hausarzt und das Fernsehen.

native Stärke, E *native starch*, • *Stärke*, deren in der Herkunftspflanze vorliegende Struktur nicht verändert ist. So enthält sie an Nichtkohlenhydraten bis zu 1% Mineralstoffe, darunter Phosphorsäure, verestert als Glucose-6-phosphat (Kartoffelstärke) oder als Phosphatiden (Weizenstärke), Lipide und Rohprotein.

Natrium, chem. *Na*, E *sodium*, • *Mengenelement*, welches als einwertiges Na^+-Kation das wichtigste Kation in der extrazellulären Flüssigkeit (die wichtigsten Anionen sind hier ↗ *Hydrogencarbonat* und • *Chlorid*) und zu 95% für ihre Osmolarität verantwortlich ist. Die extrazelluläre Na-konzentration beträgt 135–145 mmol/l, die intrazelluläre nur 10 mmol/l. Der Konzentrationsgradient zwischen extra- und intrazellulärem Raum wird durch die Aktivität der membrangebundenen *Natrium-Kalium-ATPase* aufrechterhalten, die einströmende Na-Ionen im Austausch mit ↗ *Kalium*-Ionen aus der Zelle pumpt. Dieser aktive, energieverbrauchende Transport von Na und Kalium durch die Zellmembran gewährleistet die Aufrechterhaltung des ↗ *Membranpotenzials* und die neuromuskuläre Impulsleitung.

Natrium. Tab. Schätzwerte für die minimale Zufuhr. [DACH, *Referenzwerte für die Nährstoffzufuhr*, Umschau-Braus Verlag, Frankfurt, 2000.]

Altersgruppe	[mg/d]
bis 4 Monate	100
4–12 Monate	180
1–4 Jahre	300
4–7 Jahre	410
7–10 Jahre	460
10–13 Jahre	510
13–15 Jahre	550
15 Jahre und älter	550

Aufnahme und Resorption: Oral aufgenommenes Na wird zu 100% intestinal resorbiert. Etwa 70% des Gesamtkörpernatriums sind schnell austauschbar, die restlichen 30% befinden sich im Knochen- und Knorpelgewebe. Die Regulation des Na-Haushaltes ist komplex und bezieht nicht nur die Bilanz zwischen Aufnahme und Ausscheidung, sondern auch den Wasserhaushalt und die Regulation der Osmolalität des Extrazellulärraumes mit ein (Abb.). Die wichtigsten Hormone zur Regulation des Na-Haushaltes sind das ↗ *Aldosteron* und das ↗ *antidiuretische Hormon* (ADH).
Der Bestand an Na beträgt beim Neugeborenen 5,5 g, beim Erwachsenen zwischen 70 und 100 g. Schätzwerte aus obligatorischen Verlusten über Urin, Stuhl und Haut, die unterschiedliche Klimaeinflüsse und körperliche Aktivität berücksichtigen, ergeben eine minimale Zufuhr von 550 mg (=24 mmol) Na/d für Erwachsene (Tab.).
• ***Natriummangel*** infolge verminderter Zufuhr ist kaum möglich, da die Nieren in der Lage sind, einen praktisch salzfreien Urin auszuscheiden. Starkes Schwitzen kann jedoch zu Verlusten bis zu 0,5 g Na/l Schweiß führen. Auch intestinale Verlus-

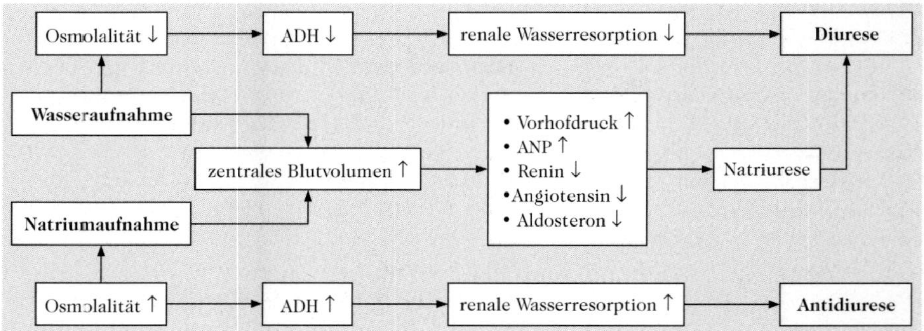

Natrium. Regulation des Natrium- und Wasserhaushaltes. [Nach Biesalksi et al. (Hrsg.), *Ernährungsmedizin*. 2. Aufl. 1999, Thieme, Stuttgart].

te durch Erbrechen oder Diarrhö, sowie renale Verluste bei verschiedenen Erkrankungen (z.B. ↗ *Addison-Krankheit*, ↗ *Natriumverlustsyndrom*) können die Na-Homöostase stören. Da ein Na-Verlust immer mit Wasserverlust einhergeht (1l Wasser pro 150 mmol Na), kommt es gleichzeitig zur Abnahme des Körperwassers (Dehydratation).
Die Na-Aufnahme kann in Abhängigkeit der Ernährungsgewohnheiten stark schwanken. Sie erfolgt im Wesentlichen in Form von ↗ *Kochsalz* (Natriumchlorid). In Deutschland wird eine Zufuhr von 2,4g Na (= 6g NaCl; vgl. • *Chlorid*) als ausreichend angesehen. Eine erhöhte Kochsalzzufuhr kann bei prädisponierten Personen zur Blutdruckerhöhung und eventuell zur Entstehung der Hypertonie beitragen (↗ *Salzsensitivität*). Neben der Na-Aufnahme sind jedoch viele andere Mineralstoffe für die Blutdruckregulation verantwortlich (u.a. ↗ *Kalium*, und ↗ *Calcium*). Insbesondere das Verhältnis zwischen Na- und Kaliumaufnahme ist entscheidend (↗ *Natrium/Kalium-Verhältnis*).

Natriumacetat (E262), 🄴 *sodium acetate*, das Natriumsalz der ↗ *Essigsäure*, dient als • *Säureregulator*.

Natriumadipat (E356, ADI 5,0mg), 🄴 *sodium adipate*, das Natriumsalz der ↗ *Adipinsäure*, dient als • *Säureregulator*.

Natriumalginat (E401), 🄴 *sodium alginate*, das Natriumsalz der ↗ *Alginsäure*, dient als • *Verdickungsmittel*.

Natriumaluminiumsilikat (E554, ADI 1,0mg), 🄴 *sodium aluminium silicate*, ein ↗ *Füllstoff* und Rieselhilfsmittel, ↗ *Siliciumdioxid*.

Natriumaluminiumsulfat (E521, ADI 1,0mg), 🄴 *sodium aluminium sulphate*, ein Flockungsmittel, ↗ *Aluminiumsulfate*.

natriumarm, unpräzise auch: *kochsalzarm*, 🄴 *low sodium*. Lebensmittel, die einen geringen Gehalt an Natrium bzw. Kochsalz aufweisen, werden als n. bezeichnet. Im Rahmen von Rechtsvorschriften sind für Lebensmittel allgemein ein Höchstwert an Natrium von 120mg/100g, bei Getränken von 2mg/100ml, festgelegt. Streng n. Lebensmittel dürfen in der Schweiz nur 40mg Natrium/100g verzehrsfertiges Lebensmittel enthalten.

natriumarme Diät, *kochsalzarme Diät*, 🄴 *sodium-restricted diet, low-sodium diet*, eine • *elektrolytdefinierte Diät*, die insbesondere in der Therapie der Hypertonie angewendet wird. Zahlreiche Studien, belegen eine blutdrucksenkende Wirkung einer kochsalzarmen Kost (• *Kochsalzrestriktion*) bei Patienten mit Hypertonie. Man unterscheidet *streng natriumarme* bzw. streng kochsalzarme Diät mit 0,4g Natrium (1g NaCl) von der *natriumarmen* bzw. kochsalzarmen Kost mit 1,2g Natrium (3g NaCl). Die Indikation zur streng natriumarmen Kost (↗ *Kempnersche Reisdiät*) wird jedoch heute bei der Hypertonie kaum noch gestellt, da sie in der Praxis kaum durchführbar ist. Auch die Einhaltung der natriumarmen Kost verlangt eine möglichst vollständige Vermeidung von Lebensmitteln mit hohem Kochsalzgehalt, wie z.B. gesalzene und gepökelte oder geräucherte Fleisch- und Wursterzeugnisse, Käse, Brotsorten, Gemüsekonserven, Fertiggerichte, Fertigsuppen, Fertigsoßen und salzhaltige Würzmittel. Diese können z.T. durch spezielle natriumarme diätetische Lebensmittel ersetzt werden (vgl. • *Kochsalzersatz[mittel]*).
Zu beachten ist die erhöhte Rückresorption von ↗ *Lithium* bei n.D.

Natrium-L-ascorbat (E301, ADI –), 🄴 *sodium ascorbate*, das Natriumsalz der Ascorbinsäure, dient als Antioxidationsmittel.

Natriumbenzoat, (vorläufiger ADI 5,0mg), ↗ *Benzoesäure und Benzoate*.

Natriumbicarbonat, *Natron*, Syn. für ↗ *Natriumhydrogencarbonat*.

Natriumborat, *Natriumtetraborat-Decahydrat*, ↗ *Borsäure*.

Natriumcarbonat, *Soda*, 🄴 *sodium carbonate*, zusammen mit ↗ *Natriumhydrogencarbonat* (Natron) mit der Zusatzstoffnummer E500 bezeichnet, ↗ *Carbonate*.

Natriumcarboxymethylcellulose, ↗ *Carboxymethylcellulose*.

Natriumchlorid, 🄴 *sodium chloride*, chem. *NaCl*, chemische Bezeichnung für • *Kochsalz*. Chemisch reines NaCl besteht aus 40% ↗ *Natrium* und 60% ↗ *Chlorid*. In Kochsalz sind bis zu 1,5% anderer Salze enthalten.
Eine Zufuhr von 6g/d NaCl als Speisesalz wird für Erwachsene in Mitteleuropa als ausreichend angesehen, um die Versorgung mit Na^+ als wichtigstem Kation und Cl^- als wichtigstem Anion des Extrazellulärraumes (hohe Konzentrationen z.B. in der Salzsäure des Magens) mengenmäßig und im richtigen molaren Verhältnis zu sichern. Bei höherer Zufuhr steigt mit der erhöhten Natrium-Ausscheidung auch die Ausscheidung von Calcium (↗ *Osteoporose*); bei entsprechend disponierten Personen steigt das Hypertonie-Risiko (↗ *Natriumsensitivität*).

Natriumcitrate (E331), 🄴 *sodium citrates*, Natriumsalze der ↗ *Citronensäure*, die als Säureregulatoren, Komplexbildner und Schmelzsalze eingesetzt werden.

Natriumcyclamat (E952, vorläufiger ADI 11,0mg), 🄴 *sodium cyclamate*, ein Süßstoff, ↗ *Cyclamate*.

natriumdefinierte Diät, ↗ *natriumarme Diät*.

Natriumdiphosphate (E450, ADI 70mg), 🄴 *sodium diphosphates*, ↗ *Diphosphate*.

Natrium-ethyl-*p*-hydroxybenzoat (E215, ADI [vorläufig] 10mg), 🄴 *sodium ethyl p-hydroxyben-*

zoate, ein Konservierungsstoff, ↗ *Ester der p-Hydroxybenzoesäure*.

Natriumferrocyanid, *Natriumhexacyanoferrat* (II) (E535), E *sodium ferrocyanide*, ein Fällungsmittel, ↗ *Ferrocyanide*.

Natriumgluconat (E576), E *sodium gluconate*, dient als Säureregulator, ↗ *Gluconsäure*.

Natriumglutamat (E621), E *sodium glutamate*, ein Geschmacksverstärker, ↗ *Glutaminsäure*. N. wurde ursprünglich aus natürlichen Quellen isoliert. Heute wird der Hauptbedarf fermentativ durch Mikroorganismen erzeugt (*Corynebacterium* und *Brevibacterium*).

Natriumhexacyanoferrat (II), *Natriumferrocyanid* (E535), E *sodium ferrocyanide*, ein Fällungsmittel, ↗ *Ferrocyanide*.

Natriumhydrogencarbonat, veralt. *Natriumbicarbonat*, *Natron*, *doppelt kohlensaures Natron*, E *sodium hydrogen carbonate*, Verbindung, die häufig in ↗ *Mineralwässern* und ↗ *Heilwässern* vorkommt („Hydrogencarbonat-Säuerling"). Studien belegen, dass N. im Gegensatz zu Natriumchlorid (Kochsalz) nicht blutdrucksteigernd wirkt und darüber hinaus positive Auswirkungen auf den Säure-Basen-Haushalt hat. Orale Gaben von N. wirken einer Hyperkaliämie entgegen und vermindern die Calciumausscheidung über den Urin. N. kann auch die Leistungsfähigkeit bei sportlicher Aktivität steigern, da ↗ *Hydrogencarbonat* der Lactatacidose im Muskel (Übersäuerung des Muskels) entgegenwirkt.
Lebensmitteltechnologische Verwendung: N. und Natriumcarbonat (E500) sind Bestandteil von Backpulver (↗ *Carbonate*).

Natriumhydrogensulfat, *primäres/saures Natriumsulfat*, veralt. *Natriumbisulfat*, $NaHSO_4$, in wässriger Lösung sauer reagierendes Natriumsalz, welches beim Erhitzen in ↗ *Natriumsulfat* übergeht.

Natriumhydrogensulfit (E222, ADI 0,7mg), E *sodium hydrogen sulphite*, ein Konservierungsstoff, ↗ *Schwefeldioxid*.

Natriumhydroxid, *Ätznatron*, (E524), E *sodium hydroxide*, dient als Säureregulator für Trinkwasser, bei der Saccharoseinversion, Stärke- und Eiweißhydrolyse sowie als Aufschlussmittel für Rohkakao und Milcheiweiß. Wässrige Lösungen (= Natronlauge) werden zur Herstellung von Laugenbrezeln benutzt, wobei das bei der Gärung entstehende Kohlendioxid zu Natriumcarbonat reagiert.

Natriumisoascorbat (E316, ADI 6,0mg), E *sodium isoascorbate*, ein Antioxidans, ↗ *Isoascorbinsäure*.

Natrium-Kalium-Pumpe, Syn. für ↗ *Na^+-K^+-ATPase*.

Natriumkaliumtartrat (E337, ADI 30,0mg), E *sodium potassium tartrate*, ein Säureregulator, ↗ *Weinsäure*.

Natrium/Kalium-Verhältnis, *Natrium-Kalium-Quotient*, E *sodium/potassium ratio*, Quotient aus im Harn ausgeschiedenem Natrium zu Kalium. Normalerweise liegt der N. bei 1,0 bis 2,0. Er ist verringert u.a. bei natriumarmer Kost und Natriumretention mit Ödembildung, erhöht u.a. bei chronischen Durchfällen, akutem Nierenversagen, Addison-Krankheit.

Natriumlactat, Natriumsalz der ↗ *Milchsäure*.

Natriummalate (E350), E *sodium malates*, Natriumsalze der ↗ *Äpfelsäure*, sie dienen als Säuerungsmittel.

Natriummangel, E *sodium deficiency*, Unterversorgung des Körpers mit ↗ *Natrium*. Da die Nieren in der Lage sind, die Natriumausscheidung bis auf Null einzuschränken, tritt N. in der Regel nicht durch eine defizitäre Natriumzufuhr auf, sondern durch abnorme Natriumverluste:
1) *Exzessives Schwitzen* (bis zu 15l pro Tag). Obwohl der Schweiß hypoton ist, können bei einer Natriumkonzentration von 50mmol/l erhebliche Verluste auftreten. Unter normalen Bedingungen betragen Verluste über den Schweiß etwa 20–80mmol/d.
2) *Verlust von Intestinalflüssigkeit*. Pro Tag werden beim Gesunden 10l Intestinalflüssigkeit reabsorbiert. Bei Diarrhöen ist die Absorption vermindert und häufig die Sekretion erhöht. Da die Intestinalflüssigkeit isoton ist, treten erhebliche Natrium- und Wasserverluste auf (z.B. bei Cholera bis zu 18l/d).
3) *Andere Erkrankungen*. Bei verschiedenen Erkrankungen treten hohe Verluste über die Niere auf: Bei der ↗ *Addison-Krankheit* (primäre Nebennierenrindeninsuffizienz) ist die Aldosteronproduktion eingeschränkt und damit die natriumkonservierende Funktion der Niere. Auch die Einnahme von Diuretika oder eine osmotische Diurese infolge ↗ *Ketoacidose* können zum N. führen.
Zustände mit N. aus renaler oder extrarenaler Ursache werden zusammenfassend als Natrium-Verlust-Syndrom bezeichnet. Da gleichzeitig mit dem N. Wasser dem Körper verloren geht, treten klinische Zeichen einer Dehydratation auf, bis hin zum Dehydratationsschock. Zur Therapie werden isotone Kochsalzlösungen zum Ausgleich des N. und Wasserdefizits appliziert.

Natriummetabisulfit (E223, ADI 0,7mg), E *sodium metabisulphite*, ein Konservierungsstoff, ↗ *Schwefeldioxid*.

Natriumnitrat (E251, ADI 5,0mg [in Überprüfung]), E *sodium nitrate*, dient als Konservierungsstoff, Umrötemittel und als Farbstabilisator, ↗ *Nitrate*.

Natriumnitrit (E250, ADI 0,1mg [in Überprüfung]), E *sodium nitrite*, dient als Konservierungsstoff, Umrötemittel und als Farbstabilisator, ↗ *Nitrite*.

Natriumorthophenylphenolat, ↗ *Orthophenylphenol*.

Natriumorthophosphate (E339, ADI 70,0mg), Ⓔ *sodium orthophosphates*, Mono- (E339a), Di- (E339b) und Tri-N. (E339c) dienen als Säureregulatoren und Schmelzsalze, ↗ *Orthophosphate*.

Natriumphosphate, Ⓔ *sodium phosphates*, 1) Natriumorthophosphate: ↗ *Orthophosphate*; 2) Natriumdiphosphate: ↗ *Diphosphate*; 3) Natriumtriphosphate: ↗ *Triphosphate*; 4) Natriumpolyphosphate: ↗ *Polyphosphate*.

Natriumpolyphosphate (E452, ADI 70,0mg), Ⓔ *sodium polyphosphates*, werden als Stabilisatoren und Schmelzsalze eingesetzt, ↗ *Polyphosphate*.

Natriumpropionat (E281), Ⓔ *sodium propionate*, ein Konservierungsstoff, ↗ *Propionsäure*.

Natrium-propyl-*p*-hydroxybenzoat (E217, ADI [vorläufig] 10,0mg), Ⓔ *sodium propyl p-hydroxybenzoate*, ein Konservierungsstoff, ↗ *Ester der p-Hydroxybenzoesäure*.

Natrium-Protonen-Austauscher, Syn. für ↗ *Na^+/H^+-Austauscher*.

Natrium-Pumpe, Ⓔ *sodium pump*, Syn. für ↗ *Na^+-K^+-ATPase*.

natriumreduziert, *kochsalzreduziert*, Ⓔ *reduced sodium content*, Bezeichnung für Lebensmittel, die gegenüber Produkten des normalen täglichen Bedarfs einen reduzierten Gehalt an Natrium bzw. Kochsalz aufweisen. Hier sind in Rechtsvorschriften maximale Obergrenzen für verschiedene Lebensmittelgruppen festgelegt. Der Maximalwert liegt z.B. für Brot, Brühen, Suppen und Fertiggerichte bei 250mg/100g verzehrfertiges Produkt, bei Kochwürsten bei 400mg/100g. ↗ *natriumarm*.

natriumreiche Diät, *kochsalzreiche Diät*, Ⓔ *high-salt diet*, im Gegensatz zur ↗ *natriumdefinierten Diät*, deren Ziel es ist, die Natrium- bzw. Kochsalzaufnahme einzuschränken, gibt es keine Definition und keine Indikation für eine n.D. Unter den gegebenen Ernährungsgewohnheiten in Deutschland wird der Natriumbedarf bei weitem gedeckt. Mangelsituationen treten normalerweise nicht alimentär sondern krankheitsbedingt auf und müssen entsprechend medikamentös behandelt werden (↗ *Natriummangel*).

Natriumrestriktion, *Kochsalzrestriktion*, Ⓔ *dietary salt restriction, sodium-restricted diet*, eine Einschränkung der Natriumaufnahme mit der Nahrung. Da ↗ *Natrium* hauptsächlich in Verbindung mit Chlorid als Kochsalz (Natriumchlorid) mit der Nahrung aufgenommen wird, entspricht die N. der Kochsalzrestriktion. Wichtigstes Anwendungsgebiet der N. ist die essenzielle Hypertonie. Da Studien belegen, dass andere Natriumsalze außer Natriumchlorid keine blutdrucksteigernde Wirkung haben (↗ *Natriumsensitivität*), ist die Bezeichnung N. eigentlich falsch und irreführend. In den letzten Jahren hat sich daher der Begriff Kochsalzrestriktion mehr und mehr durchgesetzt.

Natrium-Saccharin, ↗ *Saccharin*.

Natrium-, Kalium- und Calciumsalze von Speisefettsäuren (E470a), Ⓔ *sodium, potassium and calcium salts of fatty acids*, werden als Emulgatoren vor allem bei der Herstellung von Zwieback nach holländischer Art eingesetzt. Vgl. • *Salze der Speisefettsäuren*.

Natriumsensitivität, auch *Kochsalzsensitivität*, Ⓔ *sodium sensitivity*, Bezeichnung für Empfindlichkeit des Hypertonikers (↗ *Hypertonie*), der auf eine Einschränkung der Natriumzufuhr mit Blutdruckabfall reagiert. Die Beobachtung, dass eine alimentäre Kochsalzrestriktion nur bei einem Teil der Hypertoniker eine Abnahme des Blutdrucks bewirkt, führte zu den Begriffen der Natrium- oder *Salzsensitivität* bzw. Natrium- oder Salzresistenz. Bislang ist unbekannt, welche Faktoren eine Natriumsensitivität bedingen, es gibt jedoch Hinweise auf einen genetischen Ursprung, wobei vermutlich verschiedene Gene beteiligt sind. Auch der Anteil an natriumsensitiven Personen unter Hypertonikern bzw. in der Allgemeinbevölkerung kann derzeit nicht beziffert werden.

Natriumsesquicarbonat, Ⓔ *sodium sesqui carbonate*, *Natriumcarbonat* (Na_2CO_3), *Soda*. ↗ *Carbonate*.

Natriumstearoyl-2-lactylat (E481, ADI 20,0mg), Ⓔ *sodium stearoyl lactylate*, ein Emulgator, ↗ *Stearoyl-2-lactylat*.

Natriumsulfate (E514), Ⓔ *sodium sulphates*, nutzt man als Füll- und Trägerstoffe, sie können in hohen Konzentrationen abführend wirken. Das N.-Decahydrat (↗ *Glaubersalz*) wird als Laxans eingesetzt.

Natriumsulfit (E221, ADI 0,7mg), Ⓔ *sodium sulphite*, ein Konservierungsstoff, ↗ *Schwefeldioxid*.

Natriumtartrate (E335, ADI 30,0mg), Ⓔ *sodium tartrates*, Mono- und Di-N., als Säureregulatoren eingesetzte Salze der ↗ *Weinsäure*.

Natriumtetraborat-Decahydrat, Syn. für ↗ *Borax*.

Natriumthiosulfat, Ⓔ *sodium thiosulphate*, reagiert mit elementarem Chlor zu Natriumhydrogensulfat und Salzsäure und wird deshalb zur Entfernung von überschüssigem Chlor aus Trinkwasser benutzt. In der Fotografie dient N. als Fixiersalz (es bildet mit Silber-Ionen stabile Komplexe).

Natriumtriphosphate (E451, ADI 70,0mg), Ⓔ *sodium triphosphates*, ↗ *Triphosphate*, die als Stabilisatoren und Kutterhilfsmittel eingesetzt werden.

Natriumverlustsyndrom, Ⓔ *sodium loss syndrome*, durch Verminderung des zirkulierenden Blutvolumens gekennzeichnete Störungen des Natrium-Haushalts (• *Natrium*). Der Natriumverlust kann dabei durch Nierenerkrankungen (↗ *Nephropathien*), Störungen des Hormonhaushaltes (z.B.

↗ *Addison*-Krankheit) oder auch durch starke Schweißverluste, Erbrechen oder Diarrhö verursacht werden. ↗ *Salzverlustsyndrom.*

natriuretische Peptide, E *natriuretic petides*, eine Gruppe von Peptidhormonen mit harntreibender, natriuretischer (Na^+-Ionen-ausschwemmender) und blutdrucksenkender Wirkung. Zu diesen für die Regulation des Elektrolythaushalts und des Blutdrucks wichtigen Peptiden zählen das ↗ *atrionatriuretische Peptid* (ANP), das ↗ *gehirnnatriuretische Peptid* (BNP) und das ↗ *C-Typ-natriuretische Peptid* (CNP). Die biologischen Wirkungen der n. P. werden über spezifische natriuretische Peptidrezeptoren auf den Oberflächen der Zielzellen vermittelt. Die biologischen Funktionen von ANP und BNP sind sehr ähnlich. Während ANP normalerweise in hohen Konzentrationen im Atrium vorkommt, ist BNP vorrangig in den Ventrikeln lokalisiert. CNP findet man dagegen im ZNS. ANP und BNP besitzen potenzielle Bedeutung als Therapeutika. [G. McDowell et al., *Eur. J. Clin. Invest* 25 (1995) 291]

natriuretisches Hormon, Syn. für ↗ *atrionatriuretisches Peptid* (ANP).

C-Typ-natriuretisches Peptid, *CNP*, E *c-type natriuretic peptide*, H-Gly^1-Leu-Ser-Lys-Gly^5-Cys-Phe-Gly-Leu-Lys^{10}-Leu-Asp-Arg-Ile-Gly^{15}-Ser-Met-Ser-Gly-Leu^{20}-Gly-Cys-OH (Disulfidbrücke: Cys^6-Cys^{22}), ein 22AS-Peptid, das zur Familie der • *natriuretischen Peptide* zählt. Die natriuretischen Aktivitäten von CNP sind im Vergleich zu den anderen beiden natriuretischen Peptiden ANP und BNP geringer. Es verursacht eine signifikante Erniedrigung des arteriellen Blutdrucks. CNP wurde erstmalig 1990 aus dem Schweinegehirn isoliert. Im Gegensatz zu ANP und BNP hat man es im Blutkreislauf praktisch nicht nachweisen können, dagegen ist es in anderen Geweben, wie im vaskulären Endothel, Niere, Intestinaltrakt, Cerebrospinalflüssigkeit vorhanden, wo es regionale autokrine Funktionen erfüllt.

Natural with other natural flavo(u)rs, *WONF*, Begriff aus der US-Gesetzgebung. Bezeichnung für natürliche Aromen, deren aromatisierende Bestandteile sowohl aus dem namensgebenden Lebensmittel als auch aus anderen Quellen stammen. Beispiel: *Natural strawberry flavo(u)ring with other natural flavo(u)rs* oder *natural strawberry flavo(u)ring* WONF.

Naturfarbstoffe, *Biochrome*, E *natural dyes*, Sammelbegriff für gefärbte Verbindungen, die in der Natur vorkommen. Nicht nur die ↗ *Pflanzenfarbstoffe* sondern auch Farbstoffe aus tierischen Organismen zählen zu den N. Darunter finden sich Verbindungen wie das gelbe Riboflavin (Vitamin B_2) oder das rote Cochenille (↗ *Karmin*), die als Lebensmittelfarbstoffe zugelassen sind. Auch der rote Farbstoff Purpur, gewonnen aus Purpurschnecken (lat.: *Murex brandaris*, *Murex trunculus*, *Purpura haemastoma* und *Purpura lapillus*), diente früher zum Färben. Pilze enthalten einige Chinonfarbstoffe, das Blut von Mollusken und Arthropoden ist mit Hämocyaninen (kupferhaltige Pyrrolfarbstoffe) gefärbt. Auch im menschlichen Organismus finden sich N. wie z.B. die Pyrrolfarbstoffe Coproporphyrin und Protoporphyrin im Fäzes, Uroporphyrin im Harn und die eisenhaltigen, roten Pyrrolfarbstoffe Hämoglobin in den roten Blutkörperchen und Myoglobin im Muskel. Zu den N. der Gallenflüssigkeit zählen die Pyrrolfarbstoffe Bilirubin (rot) und Biliverdin (grün).
Natürliche (und auch synthetische) Farbstoffe organischer Herkunft sind ungesättigte Verbindungen mit einem System konjugierter Doppelbindungen. Als chromophore Gruppen (Chromophore) bezeichnet man Strukturelemente wie -CH=CH-, =CO, -N=O oder -N=N-; sie bedingen das Auftreten von Absorptionsbanden im sichtbaren Bereich. Auxochrome Gruppen (Auxochrome), z.B. $-NR_2$, $-NH_2$, -OH, rufen selbst keine Farbigkeit hervor, verstärken jedoch die Intensität eines vorhandenen Chromophors. Bathochrome und Hypochrome bewirken eine Verschiebung der Absorption in lang- bzw. kurzwelligere Bereiche und rufen eine Veränderung des sichtbaren Farbtons hervor.

Naturheilkunde, E *naturopathy*, die Lehre von den Naturheilverfahren und Naturheilmitteln, wobei als Naturheilmittel die der natürlichen Umwelt entnommenen Substanzen (z.B. Heilpflanzen, Nahrungsbestandteile bzw. besondere Ernährungsformen und Heilquellen) und physikalischen Bedingungen (z.B. klimatische und geografische Bedingungen, Wärme, Kälte, UV-Licht) verstanden werden, die auch von der naturwissenschaftlich geprägten Schulmedizin im Wesentlichen anerkannt werden [M. Bühring in: *Naturheilverfahren*, 01.01, Springer-Verlag, Heidelberg, 1993]. Naturheilkunde kann von *Fachärzten für Naturheilkunde* und von • *Heilpraktikern* praktiziert werden.
Als ernährungstherapeutische Maßnahmen kommen in der N. v.a. die ↗ *Vollwert-Ernährung*, ↗ *Lacto-Vegetarismus*, die ↗ *Mayr-Kur*, die ↗ *Schroth-Kur*, Ernährungsempfehlungen nach ↗ *Bircher-Benner* sowie Formen des ↗ *Heilfastens* (z.B. die ↗ *Molke-Trinkkur*) zum Einsatz.

naturidentisch, E *nature identical*, Bezeichnung für Produkte, die natürlichen Erzeugnissen künstlich „nachgebaut" (synthetisiert) sind, jedoch den natürlichen Produkten entsprechen. Dieser Begriff findet insbesondere Anwendung im Bereich von Aromastoffen. So ist z.B. in vielen Erzeugnissen, die nach Vanille schmecken, ↗ *Vanillin* enthalten. Vanillin ist die Hauptaromakomponente der Vanilleschote, wird jedoch industriell als n. Aromastoff synthetisiert.

naturidentischer Aromastoff, Ⓔ *nature-identical flavo(u)ring substance*, Begriff aus der • *EU-Aromenrichtlinie* für einen • *Aromastoff*, der durch chemische Synthese oder Isolierung mit chemischen Verfahren gewonnen wird (vgl. • *künstliche Aromastoffe*). Er muss chemisch identisch sein mit einem Stoff, der in einem pflanzlichen oder tierischen Material vorkommt, das nachweislich vom Menschen verzehrt wird. Beispiel: ↗ *Vanillin*.

Naturkost, Sammelbezeichnung für Lebensmittel, die nach ökologischen und sozial-ethischen Prinzipien gewonnen und vermarktet werden. Der Begriff N. ist nicht verbindlich definiert; er umfasst im Wesentlichen Lebensmittel aus dem ↗ *ökologischen Landbau*.

Naturland-Verband für naturgemäßen Landbau e.V., 1982 gegründete, drittgrößte Organisation des anerkannt ökologischen Landbaus, ein Zusammenschluss von 1.273 Betrieben, die ca. 69.173 ha bewirtschaften (Stand 1/2000). Ziel des Verbandes ist die Verbreitung des anerkannt ökologischen Landbaus, die Entwicklung konsequenter Richtlinien für alle Bereiche, die Aus- und Fortbildung der Mitglieder und die Förderung der Forschung und der Entwicklung im ökologischen Landbau. Mit regelmäßigen Publikationen sowie Serviceangeboten wie Direktvermarkterlisten werden Verbraucher direkt und umfassend zu aktuellen Fragen des ökologischen Landbaus informiert. Der N. engagierte sich 1989 erstmals im Ausland, der Impuls dazu kam von der ↗ *Gesellschaft zur Förderung der Partnerschaft mit der Dritten Welt (gepa)*, die für ihre Projekte in Entwicklungsländern eine seriöse Kontroll- und Zertifizierungsorganisation suchte und sich für Naturland entschied. Heute wird ein erheblicher Teil des weltweit erzeugten Öko-Kaffees und Öko-Tees von Naturland zertifiziert. In ca. 60 Auslandsprojekten betreut Naturland mehr als 17.942 Bauern, die eine Fläche von 44.710 ha bewirtschaften und Kakao, Gewürze, Quinoa und andere exotische Lebensmittel erzeugen. Der N. ist Mitglied der ↗ *Arbeitsgemeinschaft ökologischer Landbau in Deutschland (AGÖL)* und im Weltdachverband ↗ *Internationale Vereinigung biologischer Landbaubewegungen (IFOAM)*. Als erster Verband des anerkannt ökologischen Landbaus in Deutschland hat Naturland das unabhängige Prüfverfahren durch die IFOAM erfolgreich durchlaufen. Außerdem ist Naturland Mitglied des DNR (Deutscher Naturschutzring), kooperiert mit dem Bund für Umwelt und Naturschutz (BUND), dem Naturschutzbund Deutschland (NABU) und Greenpeace. ↗ *Internetadressen und Kontakte*.

natürlicher Aromastoff, Ⓔ *natural flavo(u)ring substance*, Begriff aus der • *EU-Aromenrichtlinie* und der US-amerikanischen Gesetzgebung. Gemäß EU-Aromenrichtlinie handelt es sich dabei um einen • *Aromastoff*, der durch physikalische Verfahren (z.B. Destillation, Extraktion) oder mikrobiologische Verfahren (z.B. Fermentation) aus Ausgangsmaterial gewonnen wird, das der Mensch nachweislich verzehrt. Beispiel: Eugenol aus Gewürznelkenöl. Die US-amerikanische Definition von N. deckt sich weitgehend hiermit.

Nausea, Ⓔ *nausea*, Syn. für ↗ *Übelkeit*.

NDD, Abk. für ↗ *Nährstoff-definierte Diät*.

NDF, Abk. für Ⓔ *neutral detergent fiber*, ↗ *Neutraldetergenzienfaser*.

NDPER, Abk. für Ⓔ ↗ *net dietary protein energy ratio*.

NDPV, Abk. für Ⓔ ↗ *net dietary protein value*.

Nebennieren, *Glandulae suprarenalis*, Ⓔ *adrenal glands*, paarige, jeweils dem oberen Nierenpol aufgelagerte endokrine Drüsen. Im Schnittbild lassen sich zwei – histologisch noch weiter differenzierbare – Bereiche unterscheiden (Farbtafel XVIII), die Syntheseort wichtiger Hormone für die Stoffwechselregulation sind:

1) Die *Nebennierenrinde* ist der Bildungsort der ↗ *Nebennierenrindenhormone*.

2) Das *Nebennierenmark* ist der Bildungsort der ↗ *Catecholamine*.

Nebennierenrindenhormone, *Adrenocorticosteroidhormone*, *Adrenocorticoide*, *Corticosteroide*, *Corticoide*, eine Gruppe von • *Steroidhormonen*, die unter Einwirkung des adrenocorticotropen Hormons in der Nebennierenrinde (vgl. • *Nebenniere*) gebildet werden. Von den über 40 Steroiden, die in der Nebennierenrinde gebildet werden, kommt nur einigen Hormonwirkung zu. Biogenetische Vorstufe der N. ist Progesteron. Nach ihrer Hauptwirkung auf den Mineral- oder Kohlenhydratstoffwechsel nimmt man eine Einteilung in • *Mineral(o)corticoide* und • *Glucocorticoide* vor. In der Nebennierenrinde werden außerdem Hormone mit androgener Wirkung (↗ *Androgene*) gebildet.

Mineralcorticoide steuern die Plasmakonzentration von Natrium- und Kalium-Ionen im Sinne einer erhöhten Kaliumausscheidung und Natriumretention einschließlich der Retention von Wasser. Therapeutisch als Mineralcorticoid zur Behandlung der • *Addison-Krankheit* wird z.B. ↗ *Aldosteron* eingesetzt.

Glucocorticoide bewirken über eine Förderung des Proteinabbaus und der Bereitstellung von Aminosäuren für die Gluconeogenese eine Erhöhung des Blutzuckerspiegels und eine vermehrte Glycogenbildung in der Leber. Auch sie werden zur Substitutionstherapie bei Nebennierenrindeninsuffizienz verwendet. Von größerer Bedeutung ist ihre therapeutische Verwendung wegen ihres antiphlogistischen, antiallergischen, antiexsudativen und immunsuppressiven Effekts. Glucocorticoide werden deshalb systemisch zur Behandlung von rheumatischen Erkrankungen (↗ *Autoimmunerkrankungen*) und von Asthma sowie topisch bei verschiedenen Hauterkrankungen angewendet. Die wichtigsten natürlich vorkommenden Glucocorticoide sind Cortison und Hydrocortison (Cortisol). Entsprechend der zentralen Bedeutung der N. für die Stoffwechselregulation und Ausprägung der Geschlechtsmerkmale äußern sich angeborene (z. B. *Nebennierenhyperplasien* = Nebennierenrindenhyperplasien, erbliche Stoffwechselerkrankungen mit fehlerhaften Enzymen der Cortisol-Biosynthese) oder erworbene (z. B. erworbene Formen der *Nebennierenrindeninsuffizienz*) Erkrankungen der Nebennieren in teilweise massiven bis lebensbedrohlichen Störungen des Elektrolyt- und Wasserhaushalts, es können Hypoglycämie, Hyponatriämie, Hyperkalämie, Acidose, Hypertonie, Pseudohermaphroditismus, in anderen Fällen Virilisierung bei beiden Geschlechtern auftreten.

Nebenwirkung, E *side effect*, in der Medizin bzw. Pharmakologie eine unerwünschte (nicht im Sinne der Therapie) Arzneimittelwirkung. Essay: ↗ *Lebensmittel-Medikamenten-Interaktion*.

Nebenzellen, E *mucous neck cells*, Zelltyp im Halsbereich der Magendrüsen, deren schleimiges Sekret (↗ *Mucine*) die • *Magenschleimhaut* vor Schädigung/Selbstverdauung durch Salzsäure und Pepsin schützt.

Nekrose, E *necrosis*, morphologische Veränderungen einer Zelle oder eines Gewebes im lebenden Organismus, die nach irreversiblem Ausfall der Zellfunktionen auftreten. N. ist ein pathologischer Prozess und kann die Folge von örtlichen Stoffwechselstörungen (z. B. durch Sauerstoffmangel), von chemischen, physikalischen (Strahlen, Wärme, Kälte) oder traumatischen (Verletzungen) Ursachen sein. N. ist gekennzeichnet durch eine frühzeitige Schädigung der Cytoplasmamembran, was zu einem Einstrom von Ionen und Wasser und damit zum Anschwellen führt. Durch Zelllyse freigesetzte Enzyme und Stoffwechselmetabolite führen zu lokalen Entzündungsreaktionen.
Wichtige Formen der N. sind: *Koagulationsnekrose* v. a. infolge lokaler Durchblutungsstörungen (nach Infarkt, vgl. • *arterielle Verschlusskrankheiten*) von Herz, Leber oder Nieren; *verkäsende Nekrose,* bei der es zur Ausbildung einer amorphen Masse, z. B. nach Infektionen (v. a. bei Tuberkulose) kommt; *Kolliquationsnekrose* (Erweichungsnekrose) die mit einer Verflüssigung der nekrotischen Zellen, v. a. in Gehirn und Rückenmark nach Schlaganfall einhergeht.
Der Nachweis des nekrotischen Zelluntergangs kann mittels Ausschlussfärbung, Chrom-Release-Assay, Lactat-Dehydrogenase-Release-Assay oder über den Nachweis der metabolischen Aktivität erfolgen.

Nektar, ↗ *Fruchtnektar*.

Nektarine, bot. *Prunus persica var. nucipersica*, E *nectarine*, glattschalige Varietät des Pfirsichs mit aromatischem, festem, saftigen Fruchtfleisch. Noch nicht eindeutig geklärt ist, ob die N. eine Mutation des Pfirsichs darstellt oder aus einer Kreuzung von Pflaume und Pfirsich entstanden ist. Die Hauptanbauländer sind Italien, Frankreich, Spanien, Griechenland, Kalifornien, Chile und Südafrika. Da sie leicht verderben, werden N. vor der Vollreife – teilweise unreif – gepflückt. Da sie nur wenig nachreifen, ist der Erntezeitpunkt entscheidend für das Aroma. N. sind reich an Kalium, β-Carotin und Vitamin C. Sie werden überwiegend frisch verzehrt oder zu Quark, Jogurt, Obstsalat, Eiscreme, Konfitüre und Kuchenbelag verarbeitet. Der Nährwert ist vergleichbar mit dem des Pfirsichs.

NEL, Abk. für E ↗ *no-effect-level*.

Nelke, E *clove*, Syn. für ↗ *Gewürznelke*.

Nelkenöl, E ↗ *clove oil*, ↗ *etherisches Öl* aus Knospen, Stielen oder Blättern von ↗ *Gewürznelken*, das als Hauptbestandteil (ca. 80%) das Phenol Eugenol enthält. Daneben wurden die Terpene β-Caryophyllen und Humulen sowie das für den Nelkengeruch charakteristische Eugenolacetat nachgewiesen. N. findet v. a. in der Aromaindustrie und bei der Herstellung von Likören und Branntweinen Verwendung. Es wird aufgrund seiner bakteriziden und anästhesierenden Wirkung in der Zahnmedizin und der Mundpflege eingesetzt und dient darüber hinaus der Gewinnung reinen Eugenols und der Synthese von ↗ *Vanillin*.

Nemathelminthes, E *nemathelminths*, ↗ *Helminthen*, Tab.

Nematoda, Syn. für ↗ *Nematoden*.

Nematoden, *Nematoda*, *Fadenwürmer*, *Rundwürmer*, E *nematodes, threadworms*, Klasse der • *Helminthen* mit vielen Tausend Arten, darunter auch Verursacher • *parasitärer Infektionen* des Menschen. Ein lang gestreckter, meist kreisrunder Körper (Rundwürmer) ist von einer Cuticula bedeckt. An der darunter liegenden Haut setzt die Längsmuskulatur an, die die typische schlängelnde Bewegung der N. ermöglicht. N. besitzen Mund und After. Beim Entwicklungszyklus parasitischer N. unterscheidet man eine direkte Entwicklung ohne Zwischenwirt mit einer entweder oral oder percutan stattfindenden Infektion. Die indirekte Entwicklung verläuft unter Einschaltung von Zwischenwirten (Insekten). Entwicklungsbiologisch sind die Nematoden von Interesse, da bei Ihnen – im Gegensatz zu anderen vielzelligen Organismen – die Zellzahl des erwachsenen Organismus in engen Grenzen festgelgt ist (*Eutelie*). Viele N. haben als Parasiten lebensmittelhygienische Bedeutung (Tab.). Daneben sind viele N. Pflanzenschädlinge oder am Verderb von Lebensmitteln beteiligt.

Nematoden. Tab. Beispiele für Nematoden-Ordnungen mit parasitischen Vertretern.

Ordnung	Familie	Vertreter und ihre Bedeutung
Ascaridida Parasiten im Darm von Wirbeltieren mit der lebensmittelhygienisch bedeutsamen Familie Anisakidae. Würmer mit spindelförmigem Körper, die als adulte Stadien eine Länge bis zu 50 mm erreichen können.	 Anisakidae	↗ *Ascaris lumbricoides* (Erreger der ↗ *Ascariasis*) ↗ *Anisakis* spec. (Erreger der ↗ *Anisakiasis*)
Enoplida	Trichinellidae Trichuridae	↗ *Trichinella* ↗ *Capillaria* (Erreger der ↗ *Capillariasis*)
Spirurida Haben als Zwischenwirte immer Arthropoden, die Männchen sind oft wesentlich kleiner als die Weibchen.	Dracunculidae Gnathostomatidae	↗ *Dracunculus medinensis* (Erreger der Dracunculose) ↗ *Gnathostoma* (Erreger der ↗ *Gnathostomiasis*)
Strongylylida Parasiten von Säugetieren und Vögeln mit unterschiedlicher Größe, die vor allem im Darm, seltener im Atmungstrakt, lokalisiert sind. Die Würmer sind zumeist ovipar. Die Ordnung umfasst eine Vielzahl von Arten.	Angiostrongylidae	*Angiostrongylus* spec. (Erreger der ↗ *Angiostrongylose*)

Nennfüllmenge, die im Mittel in einer ↗ *Fertigpackung* enthaltene ↗ *Füllmenge*. Sie wird in der Füllmengenverordnung festgelegt.

Neohesperidin, Ⓔ *neohesperidin*, ein bitter schmeckender sekundärer Pflanzenstoff aus der Gruppe der • *Flavanone*, das Glycosid von Hesperidin. N. kommt in Pomeranzen (Bitterorangen) und in Grapefruits vor.

Lebensmitteltechnologische Bedeutung: Neohesperidin-DC (E959, ADI 5,0 mg, Abb.), Ⓔ *neohesperidin dihydrochalcone*, ist ein Süßstoff, der ca. 600 mal süßer ist als Saccharose. Die Süße setzt verzögert ein und ist von einem mentholartigen Beigeschmack begleitet. N. wird in Kombination mit anderen Süßungsmitteln in Getränken, Desserts, zuckerfreien Süßwaren und Kaugummi verwendet. ↗ *Flavor-modifizierende Substanzen* (Tab.).

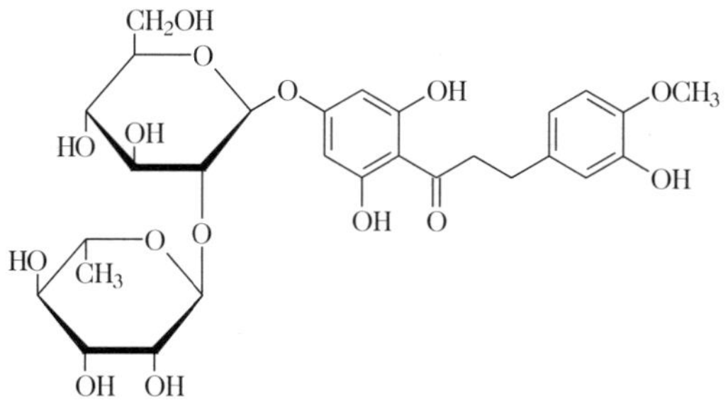

Neohesperidin. Neohesperidin DC.

Neonatalperiode, Ⓔ *neonatal period*, Zeitraum von der Geburt bis zum 28. Lebenstag.

Neonatal-Screening, Ⓔ *neonatal screening*, Syn. für ↗ *Neugeborenen-Screening*.

Neoplasma, Ⓔ *neoplasm*, ↗ *Tumor*.

Nephritis, *Nierenentzündung*, Ⓔ *nephritis*, akute oder chronische Entzündung der Nieren. Je nachdem, welche Regionen betroffen sind, unterscheidet man zwischen der ↗ *Glomerulonephritis* (Entzündung der Nierenkörperchen), der *interstitiellen N.* (Entzündung des Nierenzwischenraums, z.B. bei Analgetika-Nephropathie) und der ↗ *Pyelonephritis* (Entzündung des Nierenbeckens).

Nephrocalcinose, Ⓔ *nephrocalcinosis*, Einlagerung von Kalksalzen in das Nierengewebe. Die häufigsten Ursachen der primären N. sind erhöhte Serumcalciumwerte, eine verstärkte renale Calciumausscheidung und Malignome mit Skelettbeteiligung. Sekundäre N. bilden sich als Folge degenerativer Veränderungen des Nierengewebes (z.B. Nekrosen, Schmerzmittelmissbrauch). Die Symptome sind von der auslösenden Grunderkrankung abhängig. Häufig liegen bei der N. keine akuten Beschwerden vor. Je nach Ausmaß der Erkrankung kann sich aus der N. eine ↗ *Niereninsuffizienz* entwickeln.

Nephrolithiasis, *Nierensteinkrankheit*, Ⓔ *nephrolithiasis*, ↗ *Harnsteine*.

Nephropathia gravidarium, *Schwangerschaftsniere*, Ⓔ *nephritis gravidarum*, *nephritis of pregnancy*, Oberbegriff für alle Nierenerkrankungen, die während der Schwangerschaft auftreten. Die häufigste Form der N. g. stellt die so genannte EPH-Gestose (↗ *hypertensive Schwangerschaftserkrankungen*) dar, die durch Ödeme (Ⓔ *edema*),

Eiweißausscheidung mit dem Urin (Proteinurie) und Bluthochdruck (Hypertonie) gekennzeichnet ist. Die Therapie besteht in einer kochsalzarmen und kaliumreichen Ernährung mit normalem Eiweißgehalt. Zur Vorbeugung der häufig ab der zweiten Schwangerschaftshälfte auftretenden Nierenentzündungen empfiehlt sich eine Flüssigkeitszufuhr von mindestens 1,5 l pro Tag.

Nephropathien, Ⓔ *nephropathies*, Syn. für ↗ *Nierenerkrankungen*.

Nephropathie-Taubheits-Syndrom, Syn. für ↗ *Alport-Syndrom*.

Nephrosklerose, Ⓔ *nephrosclerosis*, arteriosklerotische Veränderungen an den Nierengefäßen, die zu Störungen der Nierenfunktion führen können. Es werden zwei Formen unterschieden:
Die ***benigne (gutartige) N.*** ist Folge einer allgemeinen • *Arteriosklerose* oder wird durch Bluthochdruck ausgelöst. Sie führt zu einer langsam fortschreitenden Verhärtung der Nierenarteriolen, wobei die Nierenfunktion fast immer erhalten bleibt.
Bei der ***malignen (bösartigen) N.*** kommt es zu rasch fortschreitenden und schweren Veränderungen der Gefäßwände mit Stenosierungen, Nekrosen und Thrombosen sowie Veränderungen des Nierengewebes, die zu ↗ *Niereninsuffizienz* führen. Pathogenetisch spielt bei letzterer eine vorbestehende schwere • *Hypertonie* (diastolische Werte über 120 mm Hg) eine ausschlaggebende Rolle, als manifestationsfördernde Faktoren sind weiterhin • *Nicotin* und bei Frauen • *Ovulationshemmer* von Bedeutung.

nephrotisches Syndrom, Ⓔ *nephrotic syndrome*, Symptomenkomplex, der durch eine renale Eiweißausscheidung und eine veränderte Serumkonzentration von bestimmten Bluteiweißfraktionen gekennzeichnet ist. Während z.B. die α_2- und die β-Fraktion erhöht sind, ist der Gehalt an • *Albuminen* vermindert, was häufig zu Wassereinlagerungen (↗ *Lungenödem*; ↗ *Hungerödem*) und/oder Ascites führt. Die Ursache liegt in einer erhöhten Durchlässigkeit der Nierenkörperchen für bestimmte Proteine als Folge von chronischen Entzündungen, Infektionen o.ä. Als Folge des n.S. kann daher auch ein • *Immunglobulinmangel* auftreten. Weiteres Symptom ist ↗ *Lipurie*.
Bei der Therapie steht die Normalisierung der Bluteiweißkonzentration im Vordergrund. Hierfür sind etwa 1,3–1,5 g hochwertiges Eiweiß pro kg Körpergewicht erforderlich. Die Kochsalzzufuhr sollte aufgrund der meist vorliegenden Wassereinlagerungen auf täglich 6 g reduziert werden. Die Flüssigkeitszufuhr richtet sich nach dem Ausmaß der Ödeme. Bei einer Verschlechterung der Nierenfunktion muss die Proteinzufuhr reduziert werden. Eiweißzulagen richten sich nach der Höhe der Proteinausscheidung.

Nephrozirrhose, Ⓔ *nephrocirrhosis*, *chronic interstitial nephritis*, Syn. für ↗ *Schrumpfniere*.

Neral, das *cis*-Isomer des ↗ *Citrals*.

Nervenwachstumsfaktor, Ⓔ *nerve growth factor*, *NGF*, der Prototyp der Proteinfamilie der Neurotrophine. NGF stimuliert die Proliferation und Differenzierung von Zellen ektodermaler und mesodermaler Herkunft und wurde in einer breiten Vielfalt von Geweben nachgewiesen.
NGF befindet sich für die Behandlung der diabetischen peripheren Neuropathie (↗ *autonome diabetische Neuropathie*; ↗ *periphere Neuropathie*) in klinischer Prüfung und könnte auch therapeutischen Nutzen bei anderen neurodegenerativen Erkrankungen haben. Die Tyrosin-Kinase A, die als Marker für verschiedene Krebserkrankungen diskutiert wird, ist ein wichtiger Rezeptor für den NGF. [R.A. Bradshaw et al., *Protein Sci.* 3 (1994) 1.901; L. LeSanteur et al., *Nature Biotechnol.* 14 (1996) 1.120]

Nervenzellen, Syn. für ↗ *Neuronen*.

Nervonsäure, *Selacholeinsäure*, *cΔ15-Tetracosensäure*, C24:1,ω9, Ⓔ *nervonic acid*, *selacholeic acid*, *cΔ15-tetracosenoic acid*, langkettige, • *einfach ungesättigte Fettsäure*. N. ist Bestandteil der ↗ *Cerebroside* und kommt, auch in freier Form, in Fischölen und in kleinen Mengen (<0,5%) in einigen Pflanzenölen vor.

Nervus vagus, der 10. Hirnnerv, wichtigster Nerv des parasympathischen Nervensystems (↗ *Parasympathicus*). Sein Versorgungsgebiet umfasst sowohl Hirnbereiche des Hinterkopfs als auch Kehlkopf, Rachen, Luftröhre, Speiseröhre, Schilddrüse, Organe des Brust- (u.a. Herz, Lunge) und Bauchraumes (u.a. Magen, Darm) sowie die Nieren. Im Bereich des Darmes liegt die Grenze zwischen den Versorgungsgebieten des N.v. (mundwärts) und dem sakralen Parasympathicus im Bereich des Colon transversum (sog. Cannon-Böhm-Punkt).
Eine Übererregbarkeit des N.v. (*Vagotonie*) äußert sich u.a. in einer Zunahme der Darmperistaltik. Zur Verminderung der Salzsäure-Sekretion des Magens bei Magengeschwüren kann eine totale oder bereichsweise Durchtrennung der N.v.-Äste, welche den Magen versorgen (↗ *Vagotomie*), erfolgen.

Nesidioblastose, *Nesidioblastom*, selten auftretende diffuse Wucherung von insulinproduzierenden β-Zellen der ↗ *Langerhans-Inseln* entlang der Bauchspeicheldrüsengänge und als Mikroadenome im Bauchspeicheldrüsengewebe. Die N. kommt vor allem bei Neugeborenen vor. Symptome sind u.a. Hyperinsulinismus und Abfall des Blutzuckerspiegels. Zur Diagnose werden im nüchternen Zustand Insulin- und Zuckerkonzentration des Serums bestimmt. Die Therapie besteht aus der chirurgischen Entfernung des Tumors.

Nesselsucht, Syn. für ↗ *Urticaria*.

net dietary protein energy ratio, *NDPER*, Parameter zur ernährungsphysiologischen Beurteilung der Proteinqualität. Die NDPER berechnet sich als Quotient aus der Proteinenergie zur Energieaufnahme, multipliziert mit der jeweiligen Netto-Proteinverwertung (E ↗ *net protein utilisation*). Formel: ↗ *Proteinqualität*.

net dietary protein value, *NDPV*, Parameter zur ernährungsphysiologischen Beurteilung der Proteinqualität. Die NDPV berechnet sich als Produkt der Stickstoffaufnahme multipliziert mit dem Faktor 6,25 und der jeweiligen Netto-Proteinverwertung (E ↗ *net protein utilisation*). Formel: ↗ *Proteinqualität*.

net protein utilisation, *NPU*, *Netto-Proteinverwertung*, Parameter zur ernährungsphysiologischen Beurteilung der Proteinqualität. Die NPU berechnet sich als Quotient aus der retinierten Stickstoffmenge und der Stickstoffaufnahme multipliziert mit 100. Formel: ↗ *Proteinqualität*.

Netto-Proteinverwertung, ↗ *net protein utilisation*. Für die Parameter zur Beurteilung der Proteinqualität sind die englischen Bezeichnungen gebräuchlich.

neuartige Lebensmittel, E *novel foods*, nach der Novel-Food-Verordnung gelten als n. L. und Lebensmittelzutaten Produkte, die bisher nicht oder nur in geringem Umfang in der Europäischen Union verzehrt wurden und die unter nachstehende Gruppen von Erzeugnissen fallen:

1) Lebensmittel und Lebensmittelzutaten die vermehrungsfähige GVO (gentechnisch veränderte Organismen; ↗ *transgene Organismen*) enthalten oder aus solchen bestehen;
2) Lebensmittel und Lebensmittelzutaten, die aus GVO hergestellt wurden, diese jedoch nicht mehr enthalten;
3) Lebensmittel und Lebensmittelzutaten mit neuer oder gezielt modifizierter primärer Molekülstruktur;
4) Lebensmittel und Lebensmittelzutaten, die aus Mikroorganismen, Pilzen oder Algen bestehen oder aus diesen isoliert wurden;
5) Lebensmittel und -zutaten, die aus Pflanzen bestehen oder aus Pflanzen isoliert wurden, und aus Tieren isolierte Zutaten, außer Lebensmitteln oder Zutaten, die mit herkömmlichen Vermehrungs- oder Zuchtmethoden gewonnen wurden und die erfahrungsgemäß als unbedenkliche Lebensmittel gelten können;
6) Lebensmittel und Lebensmittelzutaten, bei deren Herstellung ein nicht übliches Verfahren angewandt wurde und bei denen dieses Verfahren eine bedeutende Veränderung der Zusammensetzung oder der Struktur der Lebensmittel oder der Lebensmittelzutaten bewirkt hat, die sich auf den Nährwert, den Stoffwechsel oder auf die Menge unerwünschter Stoffe im Lebensmittel auswirkt.

Folglich erstreckt sich der Anwendungsbereich der Novel-Food-Verordnung nicht nur auf Produkte, die mit Hilfe der Gentechnik hergestellt wurden (Essay: ↗ *Gentechnik und Lebensmittel*), sondern z.B. auch auf Produkte, bei denen kein übliches Verfahren der Lebensmittelherstellung angewandt wurde, wie beispielweise die Hochdrucksterilisation oder die ohmsche Widerstandsheizung zur Entkeimung von Lebensmitteln. N. L. sind demnach auch Einzellerproteine, synthetische Fettersatzstoffe, exotische Früchte und exotisches Gemüse (vgl. • *Lebensmittelsortiment*).

Neubergester, veralt. für ↗ *Fructose-6-phosphat*.

Neugeborene, E *newborns, neonates*, lebendgeborene Kinder, die nach dem Grad ihrer Reife in folgende Gruppen unterteilt werden:

1) *Reife N.* (Geburt in der vollendeten 37.–41. Schwangerschaftswoche, Gestationsalter 260–293 Tage),
2) *Frühgeborene* (Geburt vor der 37. Schwangerschaftswoche, Gestationsalter <260 Tage) und
3) *Übertragene N.* (Geburt nach der 42. Schwangerschaftswoche, Gestationsalter >293 Tage).

Nach den Percentilenkurven wird unterschieden zwischen:

1) *eutrophen N.* (Geburtsgewicht zwischen der 10. und 90. Percentile),
2) *hypotrophen N.* (Geburtsgewicht unter der 10. Percentile) und
3) *hypertrophen N.* (Geburtsgewicht über der 90. Percentile).

Nach dem Geburtsgewicht ergibt sich folgende Unterteilung:

1) *Reife N.* (Geburtsgewicht > 2.500 g),
2) *Untergewichtige N.* (Geburtsgewicht < 2.500 g),
3) *Sehr untergewichtige N.* (Geburtsgewicht < 1.500 g) und
4) *Übergewichtige N.* (Geburtsgewicht > 4.200 g; ↗ *Neugeborenenübergewicht*).

Neugeborenen-Ernährung, E *feeding of the newborn*, Ernährung des Kindes in der Neonatalperiode. Die *natürliche Ernährungsform* für Neugeborene ist das Stillen. Das „Einschießen" der Milch wird durch Anlegen des Neugeborenen an die mütterliche Brust unmittelbar nach der Geburt gefördert. Mit der Erstmilch, dem ↗ *Kolostrum*, nimmt das Neugeborene wertvolle, gegen Infektionserreger gerichtete Schutzstoffe (v.a. sekretorisches Immunglobulin A) auf. Mit dem häufigen Anlegen an die mütterliche Brust oder bei entsprechenden Zeichen des Hungers seitens des Neugeborenen (Füttern nach Bedarf, ad libidum – E *self demand feeding*) steigt die durch Nachwiegen ermittelte Trinkmenge kontinuierlich um 70–80 ml pro Tag an. Sie erreicht zwischen dem 9. und 10. Lebenstag

ein bedarfsdeckendes Volumen, das einem Sechstel bis einem Fünftel des kindlichen Körpergewichts entspricht. Ein gesundes Neugeborenes benötigt in dieser Phase keinerlei zusätzliche Nahrung. Eine Zufütterung würde die Ingangsetzung des Stillvorgangs negativ beeinflussen und möglicherweise allergische Reaktionen auf Fremdproteine initiieren.
Bei *künstlicher Ernährung* des Neugeborenen werden industriell hergestellte Säuglingsanfangsnahrungen mit der Kennzeichnung „Pre“ oder „1“ verwendet. Die Nahrungsmenge wird täglich analog zu den Steigerungsraten des gestillten Neugeborenen erhöht und erreicht nach Ende der Neugeborenenperiode bedarfsdeckende Werte. Die Nahrungszufuhr kann ad libidum oder über sechs bis fünf Mahlzeiten am Tag verteilt erfolgen. Für kranke Neugeborene und Frühgeborene muss der Nahrungsaufbau an die verminderte Toleranz angepasst werden. ↗ *Frühgeborenenernährung*.

Neugeborenengelbsucht, Syn. für ↗ *Neugeborenenikterus*.

Neugeborenen-Ikterus, *Neugeborenengelbsucht, Icterus neonatorum*, Ⓔ *neonatal jaundice*, bei ca. 50% der Säuglinge (vgl. • *Frühgeborenenikterus*) entstehende physiologische • *Hyperbilirubinämie* am 3.–6. Lebenstag auf 6–12 mg%, die sich innerhalb von 8–14 d wieder normalisiert. Ursache ist die Unreife der Leber des Neugeborenen, die das aus dem vermehrten Abbau von Erythrocyten nach der Geburt freiwerdende Bilirubin nicht vollständig an Glucuronsäure binden kann (Mangel an Glucuronyl-Transferase), sodass die Bilirubinkonzentration im Serum steigt. Bei gestillten Kindern liegen die Serumbilirubinkonzentrationen im Durchschnitt höher als bei Kindern, die mit Säuglingsnahrung ernährt werden (↗ *Muttermilchikterus*). Durch UV-Bestrahlung kann der Abbau von in der Haut abgelagertem Bilirubin beschleunigt werden.
Von der physiologischen Neugeborenengelbsucht sind pathologische Formen zu unterscheiden, bei denen die Hyperbilirubinämie entweder von Geburt aus besteht und/oder Bilirubinwerte über 12 bis 14 mg/dl erreicht. Diese treten vor allem bei Morbus haemolyticus neonatorum (Blutgruppenunverträglichkeit), Geburtsverletzungen oder Infektionen des Neugeborenen auf.

Neugeborenenkrämpfe, ↗ *Hypocalcämie*.

Neugeborenen-Screening, *Neonatal-Screening*, Suchtests nach • *erblichen Stoffwechselerkrankungen* und Endokrinopathien, die einer diätetischen oder medikamentösen Behandlung zugänglich sind. In den meisten sozioökonomisch entwickelten Ländern gehört N.-S. zu den Standard-Vorsorgemaßnahmen des Gesundheitswesens. Verlässliche Verfahren, die diese Bedingungen erfüllen, sind:

1) ↗ *Hypothyreodismus-Screening:* Nachweis erhöhter Werte des hypophysären Thyreoidea stimulierenden Hormons (TSH) aus wenigen Tropfen Blut auf Filterpapier. Pathologisch: TSH-Konzentrationen >100 mE/l. Häufigkeit der Hypothyreose 1:4.000.
2) *Phenylketonurie-Screening:* Nachweis erhöhter Phenylalaninkonzentrationen im Blut durch ein mit Bluttropfen getränktes Filterpapierblättchen. Dieses wird auf eine mit *Bacterium subtilis* beimpfte Agarplatte aufgebracht, die eine Hemmkonzentration des Phenylalaninantagonisten Betaethylalanin enthält (↗ *Guthrie-Test*). Hohe Phenylalaninkonzentrationen in der Blutprobe heben die Hemmung des *Bacterium-subtilis*-Wachstums auf und werden so für den Untersucher erkennbar. Die Probe wird erst nach ausreichender Nahrungszufuhr positiv (ab 4.–5. Lebenstag). Falsch negative Ergebnisse können unter Antibiotikabehandlung entstehen. Die Bestätigung erhöhter Werte erfolgt durch die quantitative Bestimmung des Phenylalanins in der Blutprobe mittels säulenchromatographischer, fluorometrischer oder enzymatischer Methoden. Die Stoffwechselprodukte des gestörten Phenylalaninabbaus (Phenylbrenztraubensäure, Phenylmilchsäure, Phenylessigsäure) geben mit Eisen-III-Chlorid eine Grünfärbung (Föllingsche Probe). Häufigkeit der Phenylketonurie 1:7.000.
3) *Galactosämie-Screening:* Der Nachweis erhöhter Galactose und Galactose-1-Phosphat-Werte im Blut erfolgt mit einem dem ↗ *Guthrie-Test* analogen Verfahren. Die Probe wird erst positiv, wenn größere Mengen von Milchzucker unter Ernährung mit Frauenmilch oder Formelnahrungen auf Kuhmilchbasis zugeführt werden. Die kurze Verweildauer von Mutter und Kind in der Entbindungsklinik kann dabei zum Problem werden. Der qualitative Nachweis der Galactose-1-Phosphaturidyltransferase aus Erythrozytenhämolysat sichert die Diagnose. Häufigkeit der Galactosämie 1:50.000:
4) *Ahornsirupkrankheit-Screening:* Die Abbaustörung der verzweigtkettigen Aminosäuren Leucin, Isoleucin und Valin kann durch die mikrobiologische Bestimmung der erhöhten Leucinwerte im Blut mit einem dem Guthrie-Test analogen Verfahren erfasst werden. Im Verdachtsfall ist jedoch die säulenchromatographische Serumanalyse der verzweigtkettigen Aminosäuren im Aminosäurenanalysator vorzuziehen. Häufigkeit der Ahornsirupkrankheit 1:200.000.
Der klassische Guthrie-Test wird neuerdings durch präzisere Bestimmungsmethoden ersetzt, wobei sich die Electrospray-Tandemmassenspektrometrie (ETMS) durchzusetzen scheint.

Neugeborenenübergewicht, Neugeborene mit einem Geburtsgewicht von > 4.200 g gelten als übergewichtig (Ⓔ *heavy for date newborns*). Als Ursache des Übergewichts kommen genetische Faktoren, eine verlängerte Tragzeit, die Geburtenfolge (durchschnittliche Differenz zwischen Erst- und Zweitgeborenen: 100g), Überernährung in der Schwangerschaft und ein unzureichend eingestellter mütterlicher Diabetes mellitus in Frage.

Neugeborenenunreife, Ⓔ *immaturity of the newborn*, Zeichen der Unreife von Neugeborenen,welche bei der klinischen Untersuchung eine Zuordnung zum aktuellen Gestationsalter ermöglichen. So fehlen vor der *24. Gestationswoche* die Brustdrüsenkörper, die Warzenvorhöfe, die Brustwarzen und das Fußsohlenrelief. Die Ohrmuscheln sind flach, unmodelliert und unelastisch. Das Scrotum ist klein und glatt, die Testes nicht abgestiegen. Die großen Labien sind schwach entwickelt, die Klitoris ist prominent. Der gesamte Körper ist mit Lanugohaaren bedeckt, das Kopfhaar ist fein und wollig. Beginnend mit der *28. Gestationswoche* ist das Gesicht frei von Lanugobehaarung. In der *30. Gestationswoche* sind die Testes im Leistenkanal tastbar, das Scrotum ist gering gefältelt. Die Brustwarzen sind erstmalig in der *32. Gestationswoche* gut erkennbar, der Warzenvorhof ist noch flach, im Fußsohlenrelief tritt die erste Querfalte auf. In der *34. Gestationswoche* misst der Brustdrüsenkörper 1–2mm. Der Nachweis von zwei Querfalten im Fußsohlenrelief, die beginnende Randfaltenbildung der Ohrmuschel und ihre langsame Aufrichtung sind Unreifezeichen der *35. Gestationswoche*. Veränderungen wie die Erhebung des Warzenvorhofs über die Hautoberfläche, das Tiefertreten der Testes und die stärkere Fältelung des Scrotums fallen in die *36. Gestationswoche*. In der *37. Gestationswoche* misst der Brustdrüsenkörper 4mm, das Kopfhaar ist seidig und kräftig entwickelt, die Lanugobehaarung verschwunden. Der Durchmesser des Brustdrüsenkörpers nimmt in der *39. Gestationswoche* auf 7mm zu, das Fußsohlenrelief erstreckt sich auf die Ferse, die Ohrmuschel bleibt aufgerichtet, die Testes sind descendiert, die Fältelung des Scrotums ist ausgeprägt, die kleinen Labien und die Klitoris sind unsichtbar.

Neuralrohrdefekte, *Dyspathien*, Ⓔ *neural tube defects*, embryonale Störung des Neuralrohrschlusses zwischen dem 15. und 28. Tag nach der Empfängnis mit Fehlbildungen des Zentralnervensystems (Gehirn und Rückenmark); es werden versch. Formen unterschieden:
Spina bifida occulta: Minimalvariante mit Spaltung der Wirbelbögen.
Meningocele: Cystische, mit Liquor gefüllte Vorwölbung meist im Lumbosacralbereich.
Myelomeningocele: Cyste mit eingelagerten Anteilen von Rückenmarkgewebe und Nervenwurzeln, meist begleitet von schlaffen Lähmungen, Lähmungsklumpfüßen, Sensibilitätsstörungen der Beine sowie Blasen- und Darminkontinenz.
Myelocele: Schwerste Form mit frei liegender Neuralplatte.
Die Häufigkeit der N. liegt bei 0,3–2,5‰.
Ätiologie: Multifaktoriell, genetische und exogene Risiken (Folsäuremangel, Schädigung durch Valproinsäure als Antiepileptikum).
Prävention: Durch tägliche Verabreichung von 4mg ↗ *Folsäure*, optimal schon vor dem Schwangerschaftsbeginn, lässt sich das Risiko von N. um 60–75% reduzieren. Dies gilt vor allem dann, wenn vorangegangene Schwangerschaften mit N. belastet waren. Generell wird für Frauen im gebärfähigen Alter eine zusätzliche Folsäurezufuhr von 0,4g/Tag empfohlen. Zufuhrraten in dieser Höhe sind allein mit folsäurehaltigen Lebensmitteln (Blattgemüse, Leber, Hefe, Milch) nicht erreichbar.

Neuraminidase-Mangel, *Sialidose*, Ⓔ *sialidosis*, eine ↗ *Oligosaccharidose*.

Neuraminsäure, Ⓔ *neuraminic acid*, Aminozucker aus Mannosamin und ↗ *Pyruvat*, der in acetylierter Form (N-Acetyl-Neuraminsäure) als Bestandteil von Glycoproteinen und Glycolipiden am Aufbau der Zellmembran beteiligt ist (• *Ganglioside*). N. ist Bestandteil der Glycocalyx und bestimmter Membranrezeptoren. Sie stellt außerdem einen Schutzfaktor der • *Muttermilch* dar, da sie antibakteriell, besonders gegen Colibakterien und Staphylokokken sowie möglicherweise gegen Influenza-Viren wirkt.

Neurodermitis atopica, Syn. für ↗ *atopisches Ekzem*.

Neurohormone, Ⓔ *neurohormones*, ↗ *Hormone*.

neurohypophysäre Hormone, Ⓔ *neurohypophysial hormones*, die in den großzelligen Kernen des Hypothalamus gebildeten Peptidhormone Vasopressin (↗ *antidiuretisches Hormon*) und ↗ *Oxytocin*, die durch axonalen Transport über die neurosekretorische Bahn als Neurosekret zur Neurohypophyse (Hypophysenhinterlappen, HHL) gelangen und dort in sekretorischen Vesikeln gespeichert werden. Das Wirkungsspektrum reicht von der Beeinflussung der glatten Muskulatur des Uterus, der Brustdrüse und der Blutgefäße bis zur Veränderung der Permeabilität der Haut, der Harnblase und der Tubuli der Niere.

neurolinguistisches Programmieren, *NLP*, Ⓔ *neurolinguistic programming*, Kommunikationsmethode zur Veränderung menschlichen Verhaltens, entwickelt von den Amerikanern John Grinder und Richard Bandler. Die Methode soll Menschen befähigen, neue, positive Denk- und Verhaltensstrategien zu entwickeln. „Neuro“ bezieht sich auf die individuelle Wahrnehmung der Welt mit den fünf Sinne: Sehen, Hören, Fühlen, Riechen und Schmecken, „Linguistisch“ beinhaltet die Art der Sprache, mit der die Wahrnehmungen benannt werden und „Programmierung" umfasst den Prozess des Lernens und der gesamten erlernten Denk- und Verhaltensweisen, die z.B. durch Lernerfahrung, Erziehung, und Kultur beeinflusst werden. Ziel des NLP ist, dem Klienten konstruktive Verhaltens- und Denkmuster aufzuzeigen bzw. zu ermöglichen. Im Rahmen des NLP werden in Abhängigkeit vom Anwendungsgebiet (z.B. Wirtschaft, Pädagogik, Gesundheitsförderung, Therapie) verschiedene Techniken eingesetzt, um auf den genannten Ebenen positive Veränderungen zu erzielen. Eine wichtige Technik ist z.B. die Visualisierung von Zielbildern, d.h. von dem erwünschten Zustand, der erreicht werden soll. Eine zentrale Bedeutung nehmen so genannte „Glaubenssätze" ein. Typische, einschränkende Glaubenssätze, wie z.B. „Das schaffe ich sowieso nicht" oder „Ich darf keinen Fehler machen, sonst ist wieder alles umsonst", werden im NLP als wesentliches Hindernis für den Beratungserfolg angesehen und müssen entsprechend „entschärft" werden. Auch in der Ernährungsberatung wird NLP oder einzelne Techniken daraus eingesetzt, z.B. um einen Beratungsprozess zu strukturieren oder um Störungen abzuschwächen/aufzulösen, die eine Verhaltensänderung erschweren. Die Methode ist umstritten.

neuronaler Regulationsmechanismus, E *neuronal regulatory mechanism*, ein auf Nervenvermittlung basierender Regulationsmechanismus. Unter diesem Begriff können alle die Regulationsmechanismen zusammengefasst werden, bei denen afferente Nervenfasern (von den Organen zum Zentralnervensystem), gewisse Reize verarbeitende Neurone oder efferente Nervenfasern (vom Zentralnervensystem zu den Organen) beteiligt sind. Viele n.R. sind in Rückkopplungssysteme eingebunden, die der Aufrechterhaltung bzw. Konstanthaltung physiologischer Körperfunktionen dienen (neuro-neuronale Regelkreise, neuro-humorale Regelkreise, humoro-neuronale Regelkreise, etc.).

Neuronen, *Nervenzellen, Ganglienzellen*, E *neuron(e)s, neurocytes*, wichtigster Zelltyp des Nervensystems mit charakteristischem Aufbau: Ein Zellkörper/leib (Pericaryon, Soma), von dem eine teilweise sehr lange Nervenfaser (Neurit, Axon), die in synaptische Endknöpfe endet, ausgeht. Die Nervenfaser kann von einer Markscheide aus ↗ *Myelin* umgeben sein. Die Nervenfaser leitet Informationen zu anderen Zellen weiter. Vom Zellleib ausgehende kürzere Fortsätze werden als Dendriten bezeichnet. Sie dienen der Aufnahme von Information von anderen Zellen. Dieser Grundaufbau kann abhängig von der Nervenzellfunktion zahlreichen Abwandlungen unterliegen (↗ *Sinneszellen*). *Nerven* sind Bündel von Axonen zahlreicher N.
Für die Funktion der N. zentral ist die Fähigkeit zur Weiterleitung von lokal begrenzten Änderungen des ↗ *Membranpotenzials* als sog. Aktionspotenzial entlang des Axons. Innerhalb des Axons ist außerdem ein Stofftransport in beide Richtungen möglich. Neben physiologischen Funktionen (Transport von Stoffwechsel-Intermediaten, Neurotransmittern) spielt dieser auch bei der Ausbreitung von Krankheitserregern (z.B. Poliviren) oder Giften (z.B. Tetanustoxin) eine Rolle.
N. sind auf Glucose als Energielieferant angewiesen. In längeren Fastenperioden können Ketonkörper umgesetzt werden (↗ *Gehirnstoffwechsel*). Mangelversorgung z.B. durch beeinträchtigte Blutzirkulation führt zu Schädigungen der Myelinscheiden und Axondegeneration, die bei schwerer Ausprägung zum irreversiblen Funktionsaufall der N. führen (↗ *autonome diabetische Neuropathie*; ↗ *periphere Neuropathie*; ↗ *Schlaganfall*).

Neuropathien, *Nervenerkrankungen*, E *neuropathies*, im Ernährungszusammenhang sind von besonderer Bedeutung die zwei Formen der diabetischen N. 1) ↗ *periphere diabetische Neuropathie* und 2) ↗ *autonome diabetische Neuropathie* (vgl. • *diabetische Folgeerkrankungen*; • *advanced glycation end products*) sowie N. infolge von Alkoholismus, Fehl-/Unterernährung bzw. Malabsorption (↗ *Polyneuropathie*).

Neuropeptid Y, *NPY*, E *neuropeptide Y*, ein erstmals aus Schweinehirn isoliertes 36-AS-Peptidamid, welches im • *Hypothalamus* gebildet wird. Der Name bezieht sich auf die beiden terminalen Tyrosinreste. NPY gehört neben dem Pankreatischen Polypeptid (PP), dem Polypeptid YY sowie dem Neuropeptid F zur pankreatischen Polypeptid-PYY-NPX-Gruppe. Bisher wurden vier NPY-Rezeptorsubtypen (Y_1, Y_2, Y_4/PP_1, Y_5) im Menschen und ein zusätzlicher Y_6-Rezeptor in der Maus auf DNA-Ebene charakterisiert. NPY ist im zentralen und peripheren Nervensystem weit verbreitet und wird aus dem 97-Prä-Pro-NPY durch Prozessierung freigesetzt. Neben weiteren Wirkungen soll NPY über den Y_5-Rezeptor den • *Appetit* (v.a. den • *Kohlenhydrathunger*) stark anregen (vgl. Essay: • *Genetische Ursachen der Adipositas*). L. Grundemar u. S. Bloon (Hrsg.), *Neuropeptide Y and Drug Developments*, Academic Press Ltd., 1997]

Neurotensin, *NT*, E *neurotensin*, Tyr^1-Leu-Tyr-Glu-Asn^5-Lys-Pro-Arg-Arg-Pro^{10}-Tyr-Ile-Leu-OH, ein 13-AS-Peptid, das 1973 erstmalig aus Rinder-Hypothalamus isoliert wurde. Später wurde immunreaktives N. auch im Gastrointestinaltrakt gefunden. Neben den typischen Kininwirkungen, wie Blutdrucksenkung, Erhöhung der Kapillarpermeabilität, Kontraktion der glatten Muskulatur an Uterus, Darm und Bronchien, zeigt N. hyperglycämische Aktivität und eine Reihe weiterer biologischer Wirkungen. Für die Inhibierung der durch Pentagastrin stimulierten Sekretion von Magensäure und Pepsin ist die komplette Sequenz erforderlich, ebenso für den Motilitäts-inhibierenden Effekt. [M. Mogard et al. *Gastroenterology* 86 (1984) Pt. 2, 1.186]

Neurotoxine, Ⓔ *neurotoxins*, auf das Nervengewebe toxisch wirkende Substanzen. N. können zerstörend (v.a. bakterielle Exotoxine: Demyelinisierung), narkotisierend (Alkohol, CO, Narkotika) oder krampfinduzierend (z.B. Mutterkornalkaloide) wirken.

Neurotoxizität, Ⓔ *neurotoxicity*, Effekte von Giften (↗ *Neurotoxine*) am Nervensystem. Neurotoxische Auswirkungen können sensorische Störungen, wie Seh- und Hörstörungen, Veränderungen des Temperatur-, Tast- und Schmerzempfindens sowie sonstige Missempfindungen, motorische Störungen, wie Muskelschwäche und Lähmungen, Gangunsicherheiten durch visuell-motorische Integrationsprobleme sowie integrative Störungen der Lern- und Gedächtnisfunktionen sein.

Neurotransmitter, Ⓔ *neurotransmitters*, kleine, diffusionsfähige Moleküle, wie Acetylcholin, Noradrenalin, Aminosäurederivate und auch Peptide (Substanz P, Encephaline u.a.), die an Nervenenden, Synapsen und motorischen Endplatten durch eine elektrische Erregung aus synaptischen Vesikeln freigesetzt werden. Sie fungieren als Aktionssubstanzen, die auf chemischem Weg die Erregung, d.h. die Information, von einer Nervenzelle auf eine andere oder das Erfolgsorgan übertragen. Adrenerge Neurotransmitter, wie Noradrenalin und Adrenalin (↗ *Catecholamine*), sind an sympathischen, postganglionären Synapsen zu finden, cholinerge Neurotransmitter, wie ↗ *Acetylcholin*, an prä- und postganglionären Synapsen des parasympathischen Nervensystems. Im Zentralnervensystem gibt es zusätzliche N., die erregend – wie L-Glutaminsäure und L-Aspartat – und hemmend - wie ↗ *γ-Aminobuttersäure* – wirken oder beide Effekte zeigen, z.B. Dopamin und Serotonin. Die enge Kopplung von • *Gehirnstoffwechsel* und Ernährung wird auch auf der Ebene der N. deutlich, so haben die Catecholamine erheblichen Anteil an der Appetitregulation, die euphorisierende Wirkung des • *Fastens* beruht u.a. auf erhöhter Serotonin-Freisetzung.

neurotrop, Ⓔ *neurotropic*, auf die Nerven gerichtet, auf das Nervensystem wirkend.

Neutraldetergenzienfaser, Ⓔ *neutral detergent fiber*, *NDF*, die Bestandteile pflanzlicher Zellen, die nach einstündigem Kochen mit 3% Natriumlaurylsulfatlösung und Subtraktion der Asche als unlöslicher Rückstand verbleiben. NDF besteht aus Cellulose, einem Teil der Hemicellulosen und Lignin, bei stärkehaltigen Lebensmitteln kann der Rückstand auch Stärke enthalten. Pektine und in Detergenzien lösliche Hemicellulosen werden mit der NDF-Methode nicht erfasst. Die NDF-Methode ist eine • *Ballaststoffbestimmungsmethode*, die wie die Methoden zur Ermittlung der • *Detergenzienfaser* bzw. der • *Säuredetergenzienfaser* für die Analytik von Futtergräsern entwickelt wurde, für die Analyse von Lebensmitteln ist sie nicht geeignet.

Neutralfette, Ⓔ k.e.B., Begriff wird verwendet für Fette, die im Wesentlichen aus Triglyceriden bestehen (= Triglyceride + Fettbegleitstoffe), gelegentlich auch als Syn. für ↗ *Triglyceride*.

Nexus, Syn. für ↗ *gap-junction*.

NFV, Abk. für ↗ *Novel-Food-Verordnung*.

NGF, Abk. für Ⓔ *nerve growth factor*, ↗ *Nervenwachstumsfaktor*.

Ni, chem. Symbol für ↗ *Nickel*.

Niacin, *Antipellagravitamin*, *Pellagraschutzfaktor* (als socher von • *Funk* beschrieben), *Vitamin PP*, *PP-Faktor*, Ⓔ *niacin*, *nicotinic acid/nicotinamid*, Sammelbezeichnung für • *Nicotinsäure* (Pyridin-3-carbonsäure) und die Derivate des • *Nicotinsäureamids* mit der biologischen Aktivität (Abb. 1) der Nicotinsäure.

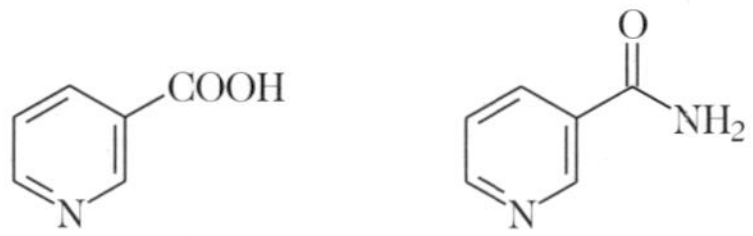

Nicotinsäure Nicotinsäureamid

Niacin. Abb. 1. Nicotinsäure (Pyridin-3-carbonsäure) und Niacinamid.

Eigenschaften: das • *wasserlösliche Vitamin* N. ist kristallin eine farblose Substanz. Es bildet stabile Verbindungen. Die Coenzymformen • *Nicotinsäureamid-adenin-dinucleotid* (NAD) bzw. • *Nicotinsäureamid-adenin-dinucleotidphosphat* (NADP) können Protonen aufnehmen und abgeben (Abb. 2), wobei sich das Absorptionsmaximum ändert (λ_{max} der oxidierten Form bei 260nm, der reduzierten Form bei 259nm und 340nm), was für biochemische Untersuchungen (optischer Test) genutzt wird.

Vorkommen: Nicotinsäureamid kommt vor allem in tierischen Produkten vor, überwiegend in der Coenzymform. Pflanzen enthalten hauptsächlich Nicotinsäure, jedoch mit einem geringeren Gehalt. Einen hohen Gehalt findet man in Fleisch (4–6mgNÄ), Leber (15mgNÄ), Fisch (4–7mgNÄ), Getreideprodukten (1–4mgNÄ), Nüssen (2–4mgNÄ) und Pilzen (4–5mgNÄ). Mittlere Gehalte haben div. Gemüse (bis 1mgNÄ), Obst (bis 1mgNÄ), Milch und Milchprodukte (bis 1mgNÄ), Hülsenfrüchte (2–3mgNÄ), Sonnenblumenkerne (4mgNÄ) und Kartoffeln (1mgNÄ), Angaben jeweils bezogen auf

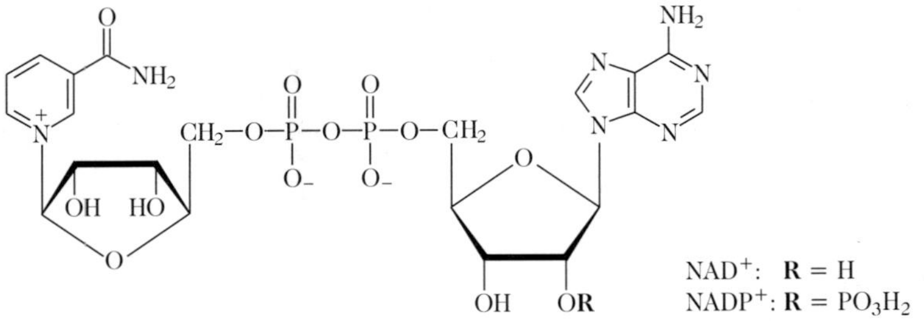

Niacin. Abb. 2. NADH und NADPH als Wasserstoffüberträger in wichtigen Stoffwechselreaktionen.

100g Lebensmittel. ↗ *Trigonellin* (z.B. im Bockshornklee und in Kaffeebohnen) wird beim Röstprozess in N. umgewandelt. In Süd- und Zentralamerika ist Kaffee eine wichtige Nahrungsquelle für N. Die *Zubereitungsverluste* betragen durchschnittlich weniger als 10%, die *körpereigenen Reserven* reichen für wenige Tage bis Wochen.

Bedarf (nach DGE): Der Bedarf für Erwachsene liegt bei 13–17mgNÄ/d. In der Schwangerschaft wird eine Zulage von 2mg/d, in der Stillzeit von 4mg/d empfohlen. Da der Bedarf nicht nur über die Zufuhr mit der Nahrung sondern auch durch körpereigene Synthese aus der essenziellen Aminosäure Tryptophan in Leber und Niere erfolgt (aus 60mg Tryptophan kann 1mg N. gebildet werden), erfolgt die Angabe von Gehalten bzw. Zufuhrmengen in • *Niacinäquivalenten (NÄ):* 1NÄ = 1mg Niacin = 60mg Tryptophan. Nach Vorschlag von WHO und FAO sollen die Zufuhrempfehlungen auf der Basis der Energiezufuhr erfolgen: 1,6mg/MJ (6,7mg/kcal).

Resorption, Metabolismus: Nicotinsäure und Nicotinsäureamid, die entweder in freier Form oder bei der Verdauung durch Aufspaltung der Coenzyme entstehen, werden im Magen und v.a. im oberen Dünndarm resorbiert. Im Darm wird das Amid hydrolysiert, so dass hauptsächlich Nicotinsäure in das Portalblut gelangt, von der Leber aufgenommen und zu NAD(P) umgewandelt wird. Die Leber reguliert den NAD^+-Haushalt, indem sie NAD^+ zu Nicotinsäureamid aufspaltet, das auf dem Blutweg transportiert wird und zur Versorgung der anderen Gewebe dient. Für die Synthese von NAD^+ gibt es drei Wege:

1. *Preiss-Handler-Weg*, ausgehend von Nicotinsäure in Leber und Niere,
2. Synthese ausgehend von Nicotinsäureamid und
3. Synthese aus L-Tryptophan in Leber und Niere.

N. wird in Form verschiedener Metabolite über den Urin ausgeschieden. Man findet hauptsächlich 1-Methylnicotinsäureamid und 1-Methyl-6-pyridon-3-carboxamid.

Niacin-Antagonisten: Verschieden substituierte Pyridine wirken antagonistisch zu N., z.B. • *Isonicotin-säurehydrazid* (ein Tuberculostatikum) oder Nicotinsäurediethylamid (ein Herzmittel).

Biochemische Funktionen: N. ist im Körper wirksam in Form des Nicotinsäureamid-Adenin-Dinucleotids (NAD^+) und des Nicotinsäureamid-Adenin-Dinuleotid-Phosphats ($NADP^+$). Letzteres entsteht aus NAD durch Phosphorylierung (katalysiert von NAD-Kinase unter ATP-Verbrauch). Zahlreiche Dehydrogenasen arbeiten mit NAD^+ und $NADP^+$ als Wasserstoffüberträger (Abb. 2).

Mangel: Niacinmangel mit dem klassischen Bild der *Pellagra* findet man in bestimmten Teilen Afrikas und in Ländern des Fernen Ostens, in denen in erster Linie Mais (geringe Menge und Verfügbarkeit an N. bei gleichzeitig hohem Leucin- und geringem Tryptophangehalt) und Jowar verzehrt werden. Die klassischen Symptome eines ausgeprägten Niacinmangels betreffen Haut, Verdauungstrakt und das Nervensystem. Klinische Symptome sind vorwiegend neurologisch und Pellagra (mit Dermatitis, Diarrhö und Demenz – DDD). Suboptimale Versorgung äußert sich uncharakteristisch, mit körperlicher Schwäche und Appetitverlust.

Überdosierung und therapeutische Anwendung: Ernährungsbedingt ist Überdosierung nicht möglich, auch in höheren Dosen wirkt N. nicht toxisch. Hohe N.-dosierungen in Form von Nahrungsergänzungsmitteln können allerdings Gefäßerweiterungen und Magenschleimhautentzün-dungen bewirken. In der medizinischen Therapie verwendet man üblicherweise Nicotinsäureamid, die therapeutischen Dosen liegen bei 50–250mg/d.

Statusbestimmung: Als Test für die Beurteilung der Versorgung wird die Ausscheidung von Niacinmetaboliten im Harn verwendet.

Niacinamid, *Nicotinsäureamid*, E *niacin amid*, *nicotinamid*, ↗ *Niacin*.

Niacinäquivalent, *NÄ*, ↗ *Niacin* (Abschnitt Bedarf).

nicht alkoholische Getränke, Syn. für *alkoholfreie Getränke*.

nicht direktive Psychotherapie, Syn. für ↗ *klientenzentrierte Beratung*.

nicht enzymatische Bräunung, E *non-enzymatic browning*, ↗ *Karamellisierung*, ↗ *Maillard-Reaktion*.

nicht essenzielle Aminosäuren, *entbehrliche Aminosäuren*, Ⓔ *non essential amino acids*, ↗ *Aminosäuren*.

nicht insulinabhängiger Diabetes mellitus, *nicht insulinpflichtiger Diabetes mellitus, NIDDM*, von Ⓔ *non insulin-dependent diabetes mellitus*, Diabetes mellitus, bei dem eine Therapie mit ↗ *Diabetesdiät* und/oder oralen ↗ *Antidiabetika*, aber (noch) keine ↗ *Insulintherapie* erforderlich ist. Veralt. Syn. für ↗ *Diabetes mellitus* Typ 2.

nicht ketotische Hyperglycinämie, Ⓔ *nonketotic hyperglycinaemia*, ↗ *Hyperglycinämien*.

nicht reduzierende Zucker, Ⓔ *non-reducing sugars*, Zucker, die keine Reduktionswirkung zeigen, da die glycosidischen OH-Gruppen beider Monosaccharideinheiten miteinander reagiert haben. Nichtreduzierende Disaccharide sind z. B. die Trehalosen und die ↗ *Saccharose*.

nicht verseifbare Lipide, ↗ *Lipide*.

nicht verwertbare Kohlenhydrate, ↗ *Ballaststoffe*.

Nicht-Häm-Eisen, ↗ *Eisen* (Abschnitt Resorption).

Nicht-Kohlenhydrat-Ballaststoffe, Ⓔ *noncarbohydrate dietary fibers* (am.)/*fibres* (br.), nicht eindeutig definierter Begriff. Meistens werden nur die Pflanzenbestandteile ↗ *Lignin*, Cutin und ↗ *Suberin* zu den N. gezählt. Einige Autoren rechnen auch unverdauliche Glycoproteine der Pflanzenzellwand sowie andere unverdauliche Proteine zu den N. ↗ *Ballaststoffe*.

Nichtnährstoffe, Ⓔ *nonnutrients*, in der Nahrung enthaltene Substanzen, die für den Aufbau des Körpers und die Funktion des Stoffwechsels nicht lebensnotwendig sind und keine Energie liefern. Zu den N. gehören ↗ *sekundäre Pflanzenstoffe*. Da ↗ *Ballaststoffe* im Dünndarm nicht verdaut und in Form ihrer Bausteine resorbiert werden, wurden sie früher fälschlicherweise als N. bezeichnet. Dieses ist nicht gerechtfertigt, denn Ballaststoffe liefern einen gewissen Energiebetrag in Form von kurzkettigen Fettsäuren, die bei der Fermentation im Dickdarm produziert werden.

Nicht-Protein-Stickstoff, Ⓔ *non protein nitrogen*, ↗ *Nährstoffanalyse*.

Nicht-Stärke-Polysaccharide, *NSP*, Polysaccharide, die sich durch die Art der Zuckerbausteine und/oder die Art der Verknüpfung der Bausteine von Stärke unterscheiden. NSP werden von menschlichen Verdauungsenzymen nicht gespalten und sind die wichtigsten Komponenten der • *Ballaststoffe*. Zu den NSP gehören Zellwandpolysaccharide (z. B. in • *Kleie*), einige Speicherkohlenhydrate, Pflanzenschleime und Pflanzengummen (Tab.). NSP können sowohl als ↗ *lösliche Ballaststoffe* als auch als nicht lösliche Ballastoffe vorliegen, diese Einteilung beruht jedoch auf dem Verhalten bei bestimmten • *Ballaststoffbestimmungsmethoden* und muss nicht mit der Löslichkeit unter physiologischen Bedingungen übereinstimmen.

Nicht-Stärke-Polysaccharide. Tab. Beispiele.

Herkunft/ Funktion	Substanzklasse	Beispiele
Zellwandbestandteile	Glucane Hemicellulosen	↗ *Cellulose* ↗ *Arabane*, ↗ *Galactane*, ↗ *β-Glucane* ↗ *Pektine*
	Algenpolysaccharide	
Speicherkohlenhydrate	• *Galactomannane* Fructane/Glucofructane	↗ *Guar* ↗ *Inulin* ↗ *Oligofructose*
Pflanzenschleime		
Pflanzengummen		

Nickel, chem. *Ni*, Ⓔ *nickel*, ein Schwermetall, das mit einem Anteil von 0,015% an der oberen Erdkruste in der Häufigkeitsliste der Elemente auf Platz 22 steht. Der menschliche Körper enthält ca. 10 mg Ni, sodass es zu den Spurenelementen gerechnet wird, wobei die Essenzialität umstritten ist.

Aufnahme und Resorption: Trinkwasser ist mit weniger als 20 µg/l Ni-arm, sodass die Hauptquelle der Ni-Aufnahme andere Nahrungsmittel (<0,5 mg/kg Frischgewicht) sind. Kakao, Nüsse, Leguminosen gelten als Ni-reich. Wichtige Ni-Quelle ist auch das Rauchen. Der Schätzwert für eine angemessene Zufuhr liegt bei 25–30 µg/d. Bei gemischter Kost übersteigt der Nickelverzehr mit 100–300 µg/d diese Menge um ein Vielfaches.

Ni wird im Dünndarm teils aktiv, teils durch Diffusion resorbiert. Bei Eisenmangel steigt die aktive Resorption, durch alimentäres Eisen und Cobalt wird sie gestört. Die Bioverfügbarkeit schwankt zwischen 1–30% in Abhängigkeit von luminalen Interaktionen. Ni akkumuliert v. a. in der Haut, sowie Leber, Nieren und endokrinen Drüsen. Die Ausscheidung erfolgt zu 60–90% renal, aber auch über Schweiß, Galle und Speichel und v. a. in der Muttermilch.

Funktionen: Ni ist in der Lage, *in vitro* einige Enzyme zu aktivieren, z. B. Desoxyribonuclease, Acetyl-CoA-Synthetase und Phosphoglucomutase. Ein Ni-Mangel ruft Veränderungen in der Ultrastruktur der Leber und des Cholesterinspiegels in der Lebermembran hervor. Wahrscheinlich ist Ni für die Regulierung von Prolactin wichtig. Mangelerscheinungen sind – außer bei parenteraler Ernährung – wegen des bedarfsdeckenden Vorkommens in der Nahrung bisher nicht bekannt. Im Tierversuch führt Ni-Mangel zu einer Störung der Fe-Verwertung sowie der Blutbildung.

Toxikologische Bedeutung: Ni in Form von atembaren Stäuben/Aerosolen von Nickelmetall, Ni-sulfid und sulfidischen Erzen, Ni-Oxid und Ni-Carbonat, wie sie bei der Herstellung und Verarbeitung auftreten können, sind ↗ *krebserzeugend* Kategorie 1. Viele Ni-Verbindungen weisen ein allergenes Potenzial auf und können sensibilisierend wirken. Etwa 10–20% der weiblichen und etwa 1% der männlichen Population gelten als Ni-sensitiv und neigen zur Ausbildung von Ni-bedingten Kontaktdermatiden (Schmuck, Knöpfe etc.). Eine Auslösung durch orale Zufuhr (Ni-reich sind v.a. Getreide, Hülsenfrüchte, Eier) ist umstritten, bei z.B. durch Provokationstest nachgewiesener oraler Sensibilität sollten die genannten Nahrungsmittel gemieden werden (nickelarme Diät).

Lebensmitteltechnologische Bedeutung: Ni auf oxidischem Trägermaterial ist ein wichtiger • *Katalysator* für Hydrierungen (↗ *Fetthärtung*).

Nicotin, Ⓔ *nicotin*, der Hauptvertreter der Nicotiana-Alkaloide. N. ist in allen Teilen der Tabakpflanze (*Nicotiana tabacum*) enthalten. Außer beim Tabak findet es sich auch in einer Reihe von Pflanzen anderer Familien.

N. ist ein physiologisch sehr vielseitig wirkendes • *Alkaloid*, das aufgrund seiner Giftigkeit kaum therapeutisch angewendet wird. Symptome einer Vergiftung sind Erbrechen, Durchfall, Kreislaufkollaps, Krämpfe und Atemlähmung. Es ist das am weitesten verbreitete Suchtmittel. Bereits 50–100 mg N. (der Gehalt einer halben Zigarette) führen beim Menschen zum Tod durch Atemlähmung. Im Blutplasma von Rauchern liegt eine Nicotinkonzentration von 5–50 ng/ml vor. Beim oxidativen Abbau geht N. in Nicotinsäure über (↗ *Niacin*).

Nicotin geht unmittelbar in die Muttermilch über. Daher wird stillenden Frauen dringend empfohlen, nicht zu rauchen (↗ *Stillzeit*). Neben den anderen gesundheitlichen Risiken des ↗ *Rauchens* stellt N. einen eigenen Risikofaktor dar. Es erhöht z.B. das Risiko der Entstehung einer ↗ *Nephrosklerose* und für ↗ *Schlaganfall*.

Nicotinamid, *Nicotinsäureamid*, *Niacinamid*, ↗ *Niacin*.

Nicotinentwöhnung, ↗ *Rauchen*.

Nicotinsäureamid, *Nicotinamid*, *Niacinamid*, ↗ *Niacin*.

Nicotin(säure)amid-adenin-dinucleotid, *NAD*, *Diphosphopyridinnucleotid (DPN)*, *Codehydrogenase I*, *Coenzym* I, *Cozymase*, *Coenzymform des Vitamins* ↗ *Niacin* (Abb. 2).

Nicotin(säure)amid-adenin-dinucleotidphosphat, *NADP*, *Triphosphopyridinnucleotid (TPN)*, *Codehydrogenase II*, *Coenzym II*, *Coenzymform des Vitamins* ↗ *Niacin* (Abb. 2).

Nicotinsäureäquivalent, *Niacinäquivalent*, *NÄ*, Ⓔ *niacin equivalent*, ↗ *Niacin* (Abschnitt Bedarf).

NIDDM, Abk. für Ⓔ *non-insulin-dependent diabetes mellitus*, nicht insulinpflichtiger Diabetes mellitus, ↗ *Diabetes mellitus* Typ 2.

niedrig kalorische Kost, Ⓔ *low calorie diet*, *LCD*, • *Reduktionskost* mit mind. 700kcal/d (für Fertigprodukte, die im Handel angeboten werden, mind. 800 kcal/d).

niedrigste Zufuhrschwelle, *NZS*, Ⓔ *lowest threshold intake*, *LTA*, Begriff zur Abschätzung des ↗ *Nährstoffbedarfs* innerhalb einer Population ↗ *Durchschnittsbedarf* (Abb.). Bei einer Nährstoffzufuhr unterhalb der NZS treten praktisch bei allen Personen einer Population Mangelsymptome auf.

Niemann-Pick-Krankheit, *Sphingomyelin-Lipidose*, *Sphingomyelinose*, Ⓔ *Niemann-Pick disease, sphingomyelin-lipidosis*, eine ↗ *Sphingolipidose*.

Niere, *Ren*, *Nephros*, Ⓔ *kidney*, 1) paariges vorwiegend der Ausscheidungsfunktion dienendes Organ; 2) Lebensmittel: ↗ *Innereien*.

ad 1) Die paarige N. (je ca. 150g beim Erwachsenen) ist mit Bändern an der hinteren Wand der Bauchhöhle befestigt und von einer Fettkapsel umgeben. Mit ihrem oberen Pol berühren die N. das Zwerchfell, in diesem Bereich sind auch die ↗ *Nebennieren* angelagert. Makroskopisch sind im Längsschnitt der N. eine *Rindenschicht* und eine zentrale *Markschicht* zu erkennen. Aus der Markschicht münden die sog. Nierenkelche in das Nierenbecken, welches in den Harnleiter übergeht.

Funktionelle Einheit der N. ist das *Nephron* (Nierenkörperchen): Ein arterielles Kapillarknäuel (Glomerulus) wird von der sog. Bowmann-Kapsel umschlossen. Das aus dieser abgehende Nierenkanälchen (Tubulus) bildet nach einigen Windungen die vom peritubulären Kapillarnetz umgebene Henle-Schleife, welche bis ins Nierenmark reicht, um dann nach weiteren Windungen über das sog. Sammelrohr in den Nierenkelch zu münden (Farbtafel XVII). Die Anzahl der Nephrone je Niere liegt bei ca. 1 Mio.

Aus den Glomerulus-Kapillaren tritt Flüssigkeit durch Druckfiltration in die Bowmann-Kapsel über (• *glomeruläre Filtration*) und bildet den Primärharn (bis zu 180l/d), der in den nachfolgenden Tubulus-Abschnitten – v.a. in der Henle-Schleife nach dem Gegenstromprinzip und mittels zahlreicher Transportmechanismen – durch Rückresorption von Wasser und gelösten Substanzen zum Endharn wird und ausgeschieden wird (0,5–2l/d).

• *Nierenfunktion:* (Ⓔ *renal function*). Die N. haben ein zentrale Funktion in der Konstanthaltung des Milieus der extrazellulären Flüssigkeit und wirken darüber hinaus als endokrines Organ.

Wasser- und Elektrolythaushalt: Die N. des Erwachsenen wird pro Minute von ca. 1.200ml Blut durchströmt, damit passiert das gesamte Blutvolumen des Körpers in 4–5 Minuten einmal die Niere. Die gesamte extrazelluläre Flüssigkeit (bei Erwachsenen etwa 17l) passiert rund 50mal pro Tag die Nieren. Die Mengen an Wasser bzw. anderen Bestandteilen des Primärharns (Elektrolyte, Glucose, Aminosäuren), die für die Aufrechterhaltung der Körperfunktionen notwendig sind, werden in den Nierentubuli rückresorbiert und dem Blutkreislauf erneut zugeführt. Die Wasser- bzw. Elektrolytmengen, die im Überschuss mit der Nahrung aufgenommen werden sowie alle ↗ *harnpflichtigen Substanzen* werden – bei normaler Nierenfunktion – mit dem Endharn ausgeschieden. Einige Bestandteile des Blutplasmas, deren Konzentration besonders exakt sein muss (Wasserstoff- und Kaliumionen), können direkt aus dem Blut in die Tubulusflüssigkeit gelangen, um Konzentrationsschwankungen schnell ausgleichen zu können.

Säure-Basen-Haushalt: An der Aufrechterhaltung des Blut-pH-Wertes sind neben den Puffersystemen des Blutes (z. B. Hämoglobinpuffer) die Lunge (durch CO_2-Abgabe), die Leber und die Niere beteiligt. Bei normaler Mischkost müssen täglich etwa 60–80 mmol an sauren Valenzen eliminiert werden. Fallen im Stoffwechsel vermehrt „fixe" Säuren (z. B. Milchsäure, Ketonkörper) an, die nicht über die Lunge abgeatmet werden können, werden H^+-Ionen gebunden an Ammoniak als NH_4^+ (ca. 40 mmol/d) und an Phosphat als $H_2PO_4^-$ (ca. 20 mmol/d) über die Niere ausgeschieden, wobei gleichzeitig Hydrogencarbonat (HCO_3^-) rückresorbiert wird. Nur etwa 0,05% der sauren Valenzen werden als freie Protonen ausgeschieden. Je nach Stoffwechsellage (Acidose/Alkalose) können die Nieren über eine gezielte Ausscheidung bzw. Zurückhaltung von H^+ bzw. HCO_3^- den pH-Wert des Blutes konstant halten.

Endokrine Funktion: Die Niere ist Bildungsort für eine Reihe wichtiger Hormone. Dazu zählt z. B. das an der Blutbildung beteiligte Erythropoetin (EPO). So ist bei einer chronischen ↗ *Niereninsuffizienz* (Kreatinin >3,5 mg/dl) die Bildung der roten Blutkörperchen (Erythrocyten) reduziert, was zur Ausbildung einer renalen Anämie führen kann. In der Niere erfolgt die Umwandlung von ↗ *Vitamin D* in die aktive Hormonform (Calcitriol, 1,25-Dihydroxycholecalciferol), die für die Resorption von Calcium und Phosphat und damit für die Mineralisation der Knochen verantwortlich ist. Bei Niereninsuffizienten werden daher häufig Anzeichen eines Vitamin-D-Mangels festgestellt. Dies begünstigt die Entstehung einer ↗ *Osteoporose* bzw. einer so genannten ↗ *renalen Osteodystrophie*.

Weitere in der Niere gebildete Hormone sind u. a. Renin, Angiotensin II sowie einige Eicosanoide. Zu den Hormonen, die außerhalb der Niere gebildet werden, jedoch die N. beeinflussen, zählen Adiuretin, Aldosteron und Parathormon. Bei eingeschränkter N. werden häufig verminderte Konzentrationen des männlichen Geschlechtshormons Testosteron beobachtet, die zu einer Abnahme der Potenz resp. der Libido führen können.

Nierenfunktionstests: Die *Ausscheidungsfunktion* der Nieren kann durch die Ermittlung der • *glomerulären Filtration* überprüft werden. Hierfür werden die Clearanceraten (↗ *Clearance*) für endogene (Kreatinin) oder exogene Substanzen (Inulin) ermittelt. Aussagen über die *Nierendurchblutung* bzw. den *renalen Plasmafluss* (RPF) erhält man durch die Bestimmung der so genannten PAH-Clearance (Formel: ↗ *Clearance*). PAH (Para-Aminohippursäure) ist eine Substanz, die nahezu vollständig (93%) aus dem Blutplasma eliminiert wird. Daher kann man von der PAH-Ausscheidung auf die Nierendurchblutung schließen, welche beim Gesunden etwa 1,2 l/min beträgt. Die *Konzentrations- und Verdünnungsleistung* erhält man durch die Ermittlung der Urinosmolarität, die zwischen 855 und 1.335 mosmol/kg liegt. Anlass für die Bestimmung geben Symptome, die mit einer erhöhten Flüssigkeitszufuhr und/oder -ausscheidung einhergehen.

Nierencysten, E *renal cysts*, in sich geschlossene Geschwulstbildungen im Nierengewebe, deren Häufigkeit mit steigendem Lebensalter zunimmt. N. können symptomfrei sein, eine Therapie ist dann meist nicht erforderlich. In der extremen Ausprägung der Cystenniere kann die eingeschränkte Nierenfunktion eine ↗ *eiweißarme Diät* und Dialyse notwendig machen.

Nierenentzündung, Syn. für ↗ *Nephritis*.

Nierenerkrankungen, *Nephropathien*, E *nephropathies*, *renal diseases*, Gesamtheit aller entzündlichen und funktionseinschränkenden Erkrankungen der ↗ *Nieren*.

Einteilung: Sie ist möglich nach betroffenen Nierenabschnitten (Glomerulo- oder Tubulopathie), auslösenden Grunderkrankungen (erblich bzw. erworben, z. B. ↗ *Alport-Syndrom*, ↗ *Debré-de Toni-Fanconi-Syndrom*, diabetische Nephropathie, ↗ *Nephropathia gravidarum*) sowie nach bestimmten äußeren Einflüssen, die eine N. hervorrufen können (↗ *Analgetika-Nephropathie*, Antibiotika-Nephropathie). Weiterhin sind akute Formen (↗ *Crush-Syndrom*) von chronisch verlaufenden N. (chronische ↗ *Niereninsuffizienz*,) sowie entzündliche (z. B. ↗ *Nephritis*, ↗ *Pyelonephritis*) von nicht-entzündlichen N. (z. B. ↗ *Nierencysten*) zu unterscheiden.

Bedeutung: Extreme Verlaufsformen aller chronischen N. führen zum vollständigen Verlust der Nierenfunktion und der Umwandlung von funktionsfähigem Nierengewebe in Bindegewebe (↗ *Schrumpf-*

Niere). Die daraus resultierende Niereninsuffizienz macht im Endstadium eine kostenintensive Dialysebehandlung erforderlich. Insgesamt belaufen sich die Kosten der ↗ *Dialyse* pro Jahr und Patient auf etwa 100.000 DM. Durch eine frühzeitige Ernährungsintervention (eiweißarme Ernährung) ließe sich die Dialysetherapie um mindestens ein Jahr verzögern. Bei den in Deutschland geschätzten 80.000 Dialysepatienten könnten so über 800 Mio DM pro Jahr eingespart werden. Hier wird die Bedeutung der Ernährungsmedizin bei der Therapie von N. deutlich.

(Ernährungs)therapie: Die Behandlung von auslösenden bzw. Begleiterkrankungen nimmt eine zentrale Rolle ein. Zu den letzteren zählen v.a. ↗ *Diabetes mellitus* und ↗ *Hypertonie*. Durch eine Senkung des Blutdrucks durch eine kochsalzarme Diät bzw. eine optimale Blutzuckereinstellung kann die Progression einer chronischen N. verlangsamt werden. Für beide Indikationen ist eine Reduktion des Körpergewichts hilfreich. Allerdings muss im Stadium der terminalen Niereninsuffizienz darauf geachtet werden, dass das Fortschreiten durch die hierdurch induzierte Katabolie (und Acidose) nicht negativ beeinflusst wird. Durch eine gezielte diätetische Behandlung (↗ *eiweißarme Diät*, ↗ *natriumarme Diät*, Blutzuckereinstellung, Gewichtsreduktion) kann das Fortschreiten von N. um den Faktor 2–4 verlangsamt werden.

Nierenfunktion, Ⓔ *renal function*, ↗ *Niere*.

Niereninsuffizienz, Ⓔ *renal failure*, *renal insufficiency*, Funktionseinschränkung der ↗ *Nieren*, die durch eine gestörte Ausscheidung und den daraus resultierenden Anstieg ↗ *harnpflichtiger Substanzen* im Blutserum charakterisiert ist.

Akute N. (akutes Nierenversagen): Hierbei handelt es sich um den plötzlichen Verlust der Ausscheidungsfunktion der Nieren. Die akute N. ist durch eine Abnahme der ↗ *glomerulären Filtration* (glomeruläre Filtrationsrate = GFR), eine ↗ *Oligurie* (bei 75–80% der Fälle) sowie einen Anstieg harnpflichtiger Substanzen charakterisiert. In der so genannten polyurischen Phase kommt es dann zu einer reaktiv erhöhten Ausscheidung der zuvor angehäuften Substanzen, was eine ausreichende Flüssigkeits- und Kaliumzufuhr notwendig macht. Bei etwa 50% der Betroffenen tritt die akute N. als Folge eines Kreislaufschocks auf, bei dem es aufgrund der Mangeldurchblutung der Nierenkörperchen zu einer Abnahme der GFR kommt. Weitere Ursachen sind entzündliche Erkrankungen der Nieren, Toxine (z.B. Antibiotika, Chemotherapeutika) sowie Obstruktionen der Nierentubuli (z.B. durch Hämoglobin, Myoglobin).

Bei der Therapie steht zunächst die Behandlung der auslösenden Ursache im Vordergrund. Während der Funktionseinschränkung der Nieren kommt die ↗ *Dialyse* zum Einsatz, um die Symptome einer ↗ *Urämie* zu vermeiden. in der Regel kann eine (meist) vollständige Remission erreicht werden. Die Sterblichkeit ist durch verbesserte intensivmedizinische Maßnahmen gesunken.

Chronische N.: Sie stellt eine langsam fortschreitende (irreversible) Einschränkung der Nierenfunktion aufgrund eines zunehmenden Untergangs von Nierengewebe dar (↗ *Schrumpfniere*). Die chronische N. verläuft anfangs meist symptomfrei bzw. -arm, anschließend kommt es zu einer Abnahme der ↗ *glomerulären Filtration* (GFR), einem sukzessiven Anstieg harnpflichtiger Substanzen (↗ *Urämie*), Störungen in der Verdünnungs- und Konzentrationsfähigkeit sowie des Hormonstoffwechsels.

Es gibt es Vielzahl von Erkrankungen, die eine N. zur Folge haben können. Dazu zählen z.B. chronische Nierenentzündungen (↗ *Glomerulonephritis*, ↗ *Pyelonephritis*), der Missbrauch von Schmerzmitteln (↗ *Analgetika-Nephropathie*) sowie ↗ *Diabetes mellitus*. Rund 30% der Diabetiker (Typ 1 und 2) entwickeln letztendlich eine terminale N. infolge der so genannten diabetischen Nephropathie.

Die Einteilung der chronischen N. in verschiedene Stadien kann anhand der glomerulären Filtrationsrate und der Serum-Kreatinin-Werte erfolgen (Tab.) In *Stadium I* ist die Konzentrationsfähigkeit der Nieren bereits eingeschränkt und es kommt zu nächtlichem Harndrang. *Stadium II* ist charakterisiert durch den Anstieg harnpflichtiger Substanzen wie Kreatinin und Harnstoff und einer Abnahme der ↗ *Erythropo(i)ese* (Blutbildung). Deutliche Symptome treten erstmals in *Stadium III* auf. Dazu zählen u.a. Bluthochdruck, metabolische (renale) Acidose, Impotenz und erhöhte Phosphatwerte im Blut. Das *terminale Stadium* der N. ist gekennzeichnet durch Übelkeit, Erbrechen, Blutungsneigung, Lungenödem, Hirnschäden, Koma etc.

(Ernährungs)therapie: Sie ist abhängig vom Stadium, in dem die N. diagnostiziert wurde. Das Mittel der Wahl ist die Reduktion der Eiweißzufuhr (↗ *eiweißarme Diät*), um einen Anstieg harnpflichtiger Substanzen zu verhindern bzw. zu verzögern. Die Proteinmenge richtet sich nach dem Stadium der N. (↗ *eiweißarme Ernährung*). Das Fortschreiten der N. kann durch eine proteinarme Ernährung verzögert werden. Kommt es zu einem Anstieg von Phosphat (↗ *Hyperphosphatämie*) und Kalium im Blut, so ist die Zufuhr dieser Mineralstoffe mit der Nahrung zu begrenzen (↗ *kaliumarme Diät* bzw. ↗ *phosphatarme Diät*). Regelmäßige Untersuchungen entsprechender Laborparameter sind für die Therapie besonders wichtig. Reichen diätetische Maßnahmen nicht mehr aus (Urämie), so ist eine Dialysebehandlung erforderlich. Unter diesen

Niereninsuffizienz. Tab. Einteilung der chronischen Niereninsuffizienz in verschiedene Stadien. GFR = glomeruläre Filtrationsrate.

Stadium	GFR [ml/min]	Serum-Kreatinin [mg/dl]
I: volle Kompensation	ab ca. 50	normal
II: kompensierte Retention	<50	1,5–6
III: dekompensierte Retention/Präurämie	<30	6–12
IV: terminale Niereninsuffizienz/Urämie	<15	>12

Bedingungen muss die Ernährung entsprechend angepasst werden (↗ *Dialysediät*). Ferner müssen die bei N. in unzureichendem Maße gebildeten Hormone substituiert werden. Dies trifft v.a. auf Erythropoetin und Calcitriol (↗ *Niere*, Abschnitt endokrine Funktion; ↗ *Osteomalazie*; ↗ *renale Osteopathie*; ↗ *Rachitis*) zu.

Nierenschwelle, Ⓔ *renal threshold*, maximale Rückresorptionskapazität der Niere für eine bestimmte Substanz. Übersteigt die Konzentration einer Substanz die N., dann tritt sie in den Endharn über.
Beispiel: Beim Nicht-Diabetiker wird Glucose zunächst glomerulär filtriert und dann zu 100% tubulär rückresorbiert. Erst wenn der Blutzucker über ca. 180 mg/dl (10 mmol/l) ansteigt, kann der Zucker nicht mehr vollständig rückresorbiert werden und tritt in den Urin über (• *Glucosurie*). Die Blutzuckerkonzentration, bei der die Zuckerausscheidung mit dem Urin beginnt, also die N. für Glucose, ist bei jedem Menschen unterschiedlich und kann sich im Laufe des Lebens verändern. So ist sie z.B. in der Schwangerschaft und bei Kindern niedriger, während sie im höherem Lebensalter ansteigt. Auch Medikamente können die N. beeinflussen. Die Ausscheidung von Zucker mit den Urin macht man sich bei der • *Harnzucker-Selbstkontrolle* zunutze.

Nierensteine, Ⓔ *kidney stones*, *renal calculi*, *nephroliths*, Syn. für ↗ *Harnsteine*.

Nierensteinkrankheit, *Nephrolithiasis*, ↗ *Harnsteine*.

Nierentransplantation, Ⓔ *renal transplantation*, Einpflanzung einer geeigneten Spenderniere. Die N. kommt bei langjähriger Niereninsuffizienz und anderen irreversiblen Nierenerkrankungen zum Einsatz. Die postoperative Ernährung ist von den jeweiligen Serumkreatininwerten abhängig. Die möglichen Komplikationen einer N. wie z.B. ↗ *Hypertonie*, ↗ *Hyperuricämie* und ↗ *Hyperlipoproteinämie* sollten bei der Ernährungstherapie ebenfalls berücksichtigt werden. Übergewichtige weisen eine höhere peri- und postoperative Sterblichkeit auf. Bei der Transplantation von niereninsuffizienten Diabetikern wird der Glucosestoffwechsel durch den Einsatz immunsuppressiver Medikamente (z.B. Cyclosporin, Tacrolimus) ungünstig beeinflusst. Dies ist vor allem auf erhöhte Glucocorticoidspiegel zurückzuführen. Regelmäßige Bewegung wirkt blutzuckersenkend und verringert den glucocorticoidbedingten Muskelabbau.

Nierentubulus, Ⓔ *renal tubule*, ↗ *Niere* (Abb. Farbtafel XVII).

Nierenversagen, Ⓔ *renal failure*, Syn. für akute ↗ *Niereninsuffizienz*.

Ninhydrin-Assay, Ⓔ *ninhydrin assay*, eine Nachweismethode für freie Aminogruppen von α-Aminosäuren. Mit dem Aminosäurereagens Ninhydrin (Hydrindantin) reagieren primäre und sekundäre Amine quantitativ bei 100–130 °C unter Bildung des blauvioletten Farbstoffs Ruhemansches Purpurrot, der bei 570 nm spektralphotometrisch vermessen werden kann. Mit Prolin und Hydroxyprolin entsteht in einer anderen Reaktionsabfolge ein gelblicher Farbstoff mit einem Absorptionsmaximum bei 440 nm.

Nisin (E234, ADI 0,13 mg), Ⓔ *nisin*, ist ein Polypeptid- • *Antibiotikum* aus Kulturen von *Streptococcus lactis*. Es hemmt das Auskeimen von grampositiven Bakterien und Clostridien u.a. in Schmelzkäse. Bei Konserven ermöglicht der Zusatz von N. die Anwendung milderer Sterilisationsbedingungen. In der Humanmedizin wird N. nicht als Antibiotikum eingesetzt. Es gilt als gesundheitlich unbedenklich. N. wird im Magen- und Darmtrakt proteolytisch vollständig abgebaut und schädigt die gramnegativen Bakterien der Darmflora nicht. [K. Rayman u.a. Hurst, in E.J. Vandamme (Hrsg.): *Biotechnology of Industrial Antibiotics*, Dekker, New York 1984, S. 607]

Nitratbelastung, Ⓔ *nitrate burden*, zu den • *Verunreinigungen* zählende, unerwünschte Anreicherung von Nitrat in Lebensmitteln (v.a. während der Erzeugung). ↗ *Nitrate* und die daraus entstehenden Nitrite und Nitrosamine in Lebensmitteln sind ursächlich auf einen gewissen natürlichen Nitratgehalt im Boden, vorwiegend aber auf das Ausbringen von organischen oder anorganischen Düngern zurückzuführen. Das wasserlösliche Nitrat wird über die Pflanzenwurzeln aufgenommen, zur Bildung von Potein verbraucht bzw. überschüssiges in den Pflanzen abgelagert. Die N. pflanzlicher Lebensmittel variiert sehr stark. Als sehr nitratreich gelten Rote Bete und Spinat sowie weitere blattreiche Gemüsearten. Zur N. des Menschen trägt auch die Verwendung von nitrat- bzw. nitrithaltigem Pökelsalz bei der Fleischverarbeitung sowie Nitrat im Trinkwasser bei. ↗ *Nitratvergiftung*.

Nitrate, E *nitrates*, NO_3^-, maximal oxidierte Verbindungen des Stickstoffs bzw. die Salze der • *Salpetersäure*.

Vorkommen: N. werden im Boden aus organischer Materie über Ammoniumverbindungen (reduzierte Stickstoffverbindung) unter dem Einfluss von Mikroorganismen gebildet. N. sind für die Pflanze kein Schadstoff, sondern unentbehrliche Stickstoffquelle (Nitratassimilation) und werden z.B. als Mineraldünger dem Boden zugeführt. Überdüngung führt daher zur Belastung des ↗ *Grundwassers* und zur Anreicherung in Nutzpflanzen.

N. können im Dünndarm zu giftigen ↗ *Nitriten* reduziert werden, welche durch Bildung von Methämoglobin den Sauerstofftransport in den Erythrocyten hemmt (• *Cyanose* als Symptom der Methämoglobinämie). Im sauren Magenmilieu kann es nach Aufnahme nitrathaltiger Lebensmittel zusammen mit sekundären Aminen zur Entstehung cancerogener Nitrosamine/Nitroamide kommen. Diese können z.T. bereits in Lebensmitteln vorhanden sein. ↗ *Ascorbinsäure* und ↗ *Tocopherole* hemmen, Chlorogensäure aus Kaffee stimuliert Nitrosierungen im Körper des Menschen.

Lebensmitteltechnologische Verwendung: N. werden als Konservierungsstoff und Antioxidans in der Lebensmittelherstellung eingesetzt (Natriumnitrat E251, Kaliumnitrat E252, ADI 5,0mg [in Überprüfung]). Kaliumnitrat (Salpeter) und Nitritpökelsalz werden sowohl zur Konservierung als auch zur Verbesserung der Farbe (vgl. • *Farbstabilisatoren*) und des Geschmacks von Fleischerzeugnissen wie Rohwürsten oder Schinken verwendet. Nitritpökelsalz ist ein Gemisch von Kochsalz mit höchstens 0,5% Natriumnitrit, das für Schnellpökelverfahren verwendet wird. Nitrit wirkt bakterizid, und verhindert die braungraue Verfärbung von Fleisch- und Wurstwaren, in dem es mit dem Fleischfarbstoff Myoglobin einen stabilen dunkelroten Komplex eingeht (Umrötung). Kaliumnitrat (Trocken- oder Nasspökelverfahren) wirkt ähnlich wie Nitritpökelsalz, da N. bei der Pökelung in Nitrit verwandelt wird. Da Nitrit bislang der einzige Wirkstoff ist, der das Wachstum von *Chlostridium botulinum* hemmt, ist der umstrittene Zusatzstoff noch erlaubt.

Die Umwandlung von Nitrat in das wesentlich giftigere Nitrit kann im Lebensmittel selbst (Reduktion durch Enzyme oder Bakterien) oder erst im menschlichen Körper erfolgen. Die Menge an Natriumnitrit, die im Fleisch enthalten sein darf, wurde auf 15mg/100g begrenzt. 0,5–1g Nitrit führen beim Menschen zu leichten, 1–2g zu schweren und 4g zu tödlichen Vergiftungen.

Nitratvergiftung, E *nitrate poisoning*, mögliche Folge übermäßiger Aufnahme von ↗ *Nitrat*, wobei das Risiko bei normaler Mischkost als gering einzustufen ist. Quellen für Nitrat sind hauptsächlich pflanzliche Lebensmittel, in denen es v.a. nach Düngung akkumulieren kann und/oder in das Grundwasser ausgewaschen wird, so dass es im Trinkwasser erscheint. Eine weitere Quelle sind Fleischprodukte und Käse, denen es v.a. zur Konservierung zugesetzt wird. Durch Einführung von Höchstmengen für Gemüse ist die • *Nitratbelastung* weiter zurückgegangen, sodass die von der WHO empfohlenen Werte der Duldbaren Täglichen Aufnahmemenge (DTA) von 5mg $NaNO_3$/kg KG i.d.R. nicht ausgeschöpft wird. Kurzfristige Überschreitungen sind allerdings nicht auszuschließen. Da von der Mundhöhle bis zum Dickdarm eine Reduktion des Nitrats zum Nitrit stattfindet und dieses mit sekundären Aminen und Amiden zu cancerogenen Nitrosaminen/-amiden reagieren kann, könnten unter ungünstigen Bedingungen beide Substanzen zur Krebsentstehung beitragen. Ein weiterer Effekt ist die Bildung von Methämoglobin (↗ *Methämoglobinämie*).

Nitrite (E249, E250, ADI 0,1mg [in Überprüfung]), E *nitrites*, Salze (bzw. Ester) der salpetrigen Säure. Lebensmitteltechnologisch werden N. mehr und mehr gegenüber ↗ *Nitraten* bevorzugt, weil man sie exakter anwenden kann. Man verwendet Natriumnitrit (E250) und Kaliumnitrit (E249) in Form von ↗ *Nitritpökelsalz* in Pökelwaren als Konservierungsstoffe, Farbstabilisatoren und Antioxidanzien. Die antimikrobielle Wirkung richtet sich hauptsächlich gegen Bakterien, vorzugsweise Streptokokken und Clostridien (und damit gegen die Bildung von Botulinumtoxinen).

N. lagern sich an den roten Muskelfarbstoff Myoglobin an und bilden dabei Nitrosomyoglobin, das die weitgehend licht-, luft- und kochbeständige rote Farbe von gepökeltem Fleisch ausmacht, ein Vorgang, den man als • *Umrötung* bezeichnet. Daneben bildet sich das typische Pökelaroma aus. N. haben darüber hinaus eine antioxidative Wirkung auf das Fett des Fleisches. Wegen der möglichen Bildung teilweise cancerogener Nitrosamine (z.B. Dimethylnitrosamin) beim Erhitzen von Pökelwaren ist die Verwendung von N. weltweit streng limitiert. Vollwertige Ersatzstoffe sind bisher nicht gefunden worden.

Nitritpökelsalz, *Pökelsalz*, E *nitrite curing salt*, ist nach deutschem Lebensmittelrecht eine Mischung aus 0,4–0,5% • *Nitriten* (zur lebensmitteltechnologischen Verwendung s. dort) und 99,5–99,6% Kochsalz. Durch diese Verdünnung soll eine Überdosierung von Nitriten in Lebensmitteln sicher verhütet werden. Darüber hinaus wird jedoch außerdem der Zusatz von Nitrit und der Restgehalt an Nitrit in den Lebensmitteln limitiert, weil die Zusammensetzung des N. nicht in allen Ländern festgelegt ist.

Nitroaromaten, Ⓔ *nitroaromatic compounds*, Sammelbezeichnung für ein- oder mehrfach nitrierte aromatische Kohlenwasserstoffe wie Nitrobenzol, Nitrotoluol oder Nitrobiphenyl. Die Giftwirkung von N. beruht in erster Linie auf der endogenen Umwandlung in Amine oder deren primäre Metabolite und gleicht der der ↗ *aromatischen Amine*, d.h. sie resultiert aus der Reduktion der Nitrogruppe zur Amino- oder N-Hydroxylaminogruppe. Dies kann durch Darmbakterien oder enzymatisch v.a. in der Leber erfolgen. Neben der Verwendung in Sprengstoffen finden N. v.a. als Lösungsmittel und in der Herstellung von Farben oder Pflanzenschutzmitteln Anwendung. N. werden über den Gastrointestinaltrakt, die Atemwege und die Haut sehr gut resorbiert, im ganzen Körper verteilt und teilweise im Fettgewebe gespeichert. Die Ausscheidung erfolgt erst nach Metabolisierung hauptsächlich über die Nieren. Die akute Giftwirkung der N. beruht v.a. auf deren Fähigkeit zur Methämoglobinbildung (↗ *Methämoglobinämie*). Außerdem weisen sie eine starke Reizwirkung auf (Dermatitis, Magenkoliken, Konjunktivitis). Chronische Vergiftungen führen zu dystrophischen Leberschäden. Charakteristisch ist die Gelbfärbung der Haut und der Nägel sowie eine braunrote Verfärbung der Haare. Fast alle N. sind mutagen. Die Cancerogenität ist bisher nur im Tierversuch eindeutig nachgewiesen, wobei sich die Zielorgane (v.a. Harnblase, aber auch Leber, Milz, Haut) entfernt vom Applikationsort befinden. Viele N. sind für den Menschen als ↗ *krebserzeugend* Kategorie 2 oder 3 eingestuft.

Nitrocobalamin, ↗ *Cobalamin*.

Nitrosamide, Ⓔ *nitrosamides*, neben den ↗ *Nitrosaminen* eine der zwei großen Hauptgruppen der • *N-Nitrosoverbindungen* (Abb.), Stoffe mit hohem cancerogenem Potenzial (↗ *krebserzeugend* Kategorie 2). Während Nitrosamine N-Nitrosoderivate sekundärer Amine, bei denen R_1 und R_2 Alkyl- oder Arylreste sind, weisen N. einen Acylrest auf. N. reagieren spontan (zerfallen in wässriger Lösung und sind daher sofort wirksam), Nitrosamine erst nach enzymatischer Oxidation. N. erzeugen i.d.R. direkt am Applikationsort Tumore (orale Verabreichung induziert Magentumore), nach i.v. Injektion von N-Nitroso-methylurethan können aber auch Lungentumore und durch N-Nitroso-N-methylharnstoff maligne Tumore des Nervensystems beobachtet werden. N. kommen sowohl natürlich als auch als synthetische Bestandteile von Lösungsmitteln, Lebensmitteln und Zigarettenrauch vor.

Nitrosamine, Ⓔ *nitrosoamines*, • *N-Nitrosoverbindungen* mit der allgemeinen Formel $R^1R^2N{-}N{=}O$ (wobei R^1 und R^2 Alkyl- oder Arylreste sind), die aus der chemischen Reaktion von Nitrit mit sekundären Aminen entstehen. Die Verbindungen sind stark ↗ *carcinogen*. Die chronische Behandlung von Mäusen und Ratten mit diesen Substanzen führte v.a. zur Tumorbildung in Leber, Speiseröhre, Magen und Niere. Zudem wirken N. ↗ *cytotoxisch*, was in Leber und anderen Organen zu Nekrosen führt. Die Verbindungen kommen in vielen Lebensmitteln (z.B. in gebratenem und geräuchertem Fleisch und Wurstwaren), Kosmetika, Pestiziden und im Tabakrauch vor. Da durch bakterielle Reduktion im Speichel aus Nitrat (z.B. in Gemüse) Nitrit entstehen kann, wird davon ausgegangen, dass im Magen mit endogen zugeführten sekundären Aminen N. enstehen können. Die Bedeutung der Nitrosaminaufnahme für die Carcinogenese beim Menschen ist jedoch bislang unklar. Die Aktivierung der N. findet v.a. in der Leber durch Cytochrom-P450-abhängige Monooxygenasen statt. Die Entgiftung erfolgt durch eine oxidative Demethylierung bis zum CO_2.

Nitrosierung, *Nitrosierungsreaktion*, Ⓔ *nitroxylation*, Einführung der Nitroso-Gruppe in organische Verbindungen, wodurch Nitroso-Verbindungen entstehen (Abb.). Bei der N. von Aminen werden die cancerogenen ↗ *Nitrosamine* gebildet. Dies erfolgt auch endogen im Magen oder Darm aus sekundären Aminen, die beim Kochen und Braten aus Proteinen entstehen und der Umsetzung mit Nitrit, welches säurekatalytisch im Magen oder bakteriell im Darm aus Nitrat gebildet wird oder Bestandteil von Pökelware ist. Diese Reaktion ist durch Vitamin C hemmbar. Als allgemeines Nitrosierungsreagenz dient v.a. salpetrige Säure, wobei hohe Temperaturen und ein niedriger pH-Wert (3–4) die Reaktion fördern.

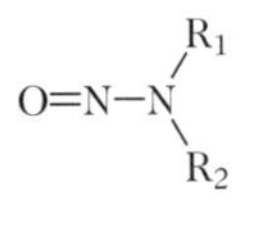

Nitrosamide. Algemeine Formel. Mindestens einer der beiden Reste ist eine Acylgruppe.

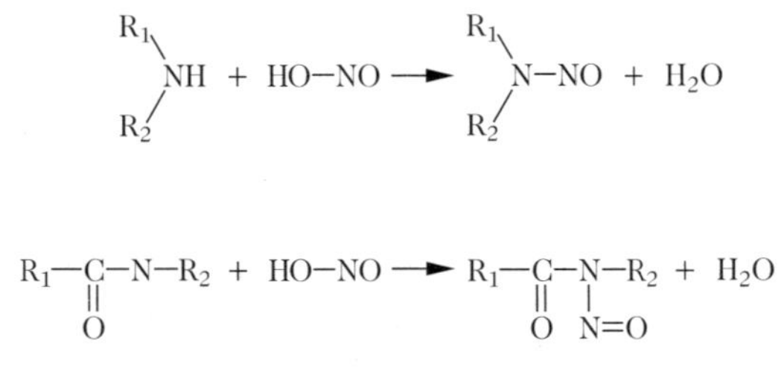

Nitrosierung. Formaler Ablauf von Nitrosierungsreaktionen.

N-Nitroso-Dimethylamin, [E] *N-nitrosodimethylamine*, Syn. für ↗ *Dimethylnitrosamin*. ↗ *N-Nitroso-Verbindungen*.

N-Nitrosopyrrolidin, *NPYR*, [E] *N-nitrosopyrrolidine*, ↗ *N-Nitroso-Verbindungen*.

N-Nitrosothiazolidine, [E] *N-nitrosothiazolidines*, ↗ *N-Nitroso-Verbindungen*.

N-Nitroso-Verbindungen, [E] *N-nitroso compounds*, Verbindungen mit der Nitrosogruppe an einem Stickstoffatom (ON–N; Abb.). Zu den N. zählen die ↗ *Nitrosamide* (z.B. N-Nitroso-Methylurethan, N-Nitroso-N-Methylharnstoff) und die ↗ *Nitrosamine* (z.B. N-Nitrosodimethylamin [=↗ *Dimethylnitrosamin*], N-Nitrosopyrrolidin, N-Nitrosothiazolidine). N. kommen in geringen Mengen in Nahrungsmitteln vor, können aber auch im Magen aus sekundären und tertiären Aminen und Nitrat bzw. Nitrit gebildet werden (↗ *Nitrosierung*). Darüber hinaus kommen sie auch im Tabakrauch (v.a. im Nebenstrom, vgl. • *Rauchen*) vor. N. sind wirksame • *Biozide*, sie wirken cancerogen und induzieren Tumore in jeder Spezies die bisher untersucht wurde. N. weisen eine hohe Organotropie auf, die von der Applikationsart und der Dosis abhängt. So erzeugen symmetrische Dialkylnitrosamine, bei chronischer Applikation kleiner Mengen Lebertumoren, bei einmalig hoher Dosis dagegen Nierentumore. Welche spezifische Rolle die Aufnahme von N. oder ihre endogene Bildung für die Entstehung menschlicher Tumore spielt, kann gegenwärtig noch nicht abgeschätzt werden.

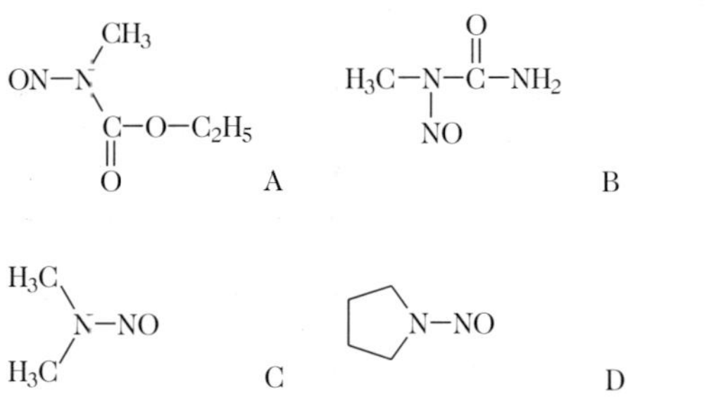

N-Nitroso-Verbindungen. Beispiele und Wirkungsort (Applikation). A = N-Nitroso-Methylurethan: Magen (oral); Lunge (i.v.); B = N-Nitroso-N-Methylharnstoff: Magen (oral); Gehirn (i.v.); C = Dimethyl-Nitrosamin = N-Nitrosodimethylamin: Leber (oral); D = N-Nitrosopyrrolidin: Leber (oral).

NKV, Abk. für ↗ *Nährwertkennzeichnungsverordnung*.

no effect level, *NEL*, die Konzentration eines Fremdstoffes, bei dem nachteilige Einflüsse auf die untersuchten Organismen oder biologischen Objekte nicht mehr nachweisbar sind.

no observed effect level, *NOEL*, die höchste Dosierung eines Stoffes, bei der innerhalb eines Versuchszeitraumes gegenüber den Kontrollen keine statistisch nachweisbare Veränderung einer definierten Messgröße (z.B. Verhalten, Krankheitssymptome) beobachtet wird. Zur experimentellen Bestimmung des NOEL wird i.d.R. die sensitivste Spezies und das empfindlichste Geschlecht nach lebenslanger Stoffapplikation herangezogen. Der NOEL dient unter Verwendung von Sicherheitsfaktoren zur Ermittlung der akzeptablen täglichen Stoffaufnahme (↗ *vertretbare Tagesdosis*) für den Menschen.

Nobiletin, ↗ *Tangeretin*.

NOEL, Abk. für [E] ↗ *no observed effect level*.

Noma, *Wangenbrand*, *Wasserkrebs*, [E] *noma*, extreme Verlaufsform einer Entzündung der Wangenschleimhaut. N. tritt als Sekundärinfektion bei Kindern mit Störungen der Immunabwehr (Erreger *Borrelia* spec., Fusobakterien) in Folge von Infektionskrankheiten auf. Als Folge von Mangelernährung und schlechter medizinischer Versorgung tritt N. heute vor allem in Entwicklungsländern auf.

Nomogramm, [E] *nomogram*, grafische Darstellung der Beziehung dreier Variablen einer mathematischen Funktion in der Weise, dass durch die Verbindung der Werte zweier Variablen durch eine Gerade der Wert der dritten ermittelt werden kann (z.B. Ermittlung des ↗ *body mass index* aus den Werten für Körpergewicht und Körpergröße).

Nonansäure, [E] *nonanoic acid*, Syn. für ↗ *Pelargonsäure*.

nonverbale Kommunikation, [E] *nonverbal communication*, nicht-sprachliche Mitteilungsarten der zwischenmenschlichen ↗ *Kommunikation*. Elemente der n.K. sind: a) stimmliche Merkmale, b) Sprech-Pausen-Verhalten, c) paralinguistische Merkmale (z.B. Lachen), d) Mimik, e) Blickverhalten, f) Gestik, g) Körperhaltung, Körperbewegung, h) räumliche Aspekte (z.B. Körperkontakt, Distanz). In einer Beratungssituation ist es wichtig, dass der Berater nonverbale Elemente der Kommunikation bewusst wahrnimmt, da sie häufig Gefühle, Stimmungen oder unausgesprochene Gedanken des Ratsuchenden ausdrücken. Der Berater kann seinerseits durch bewusste n.K. den Kontakt zum Ratsuchenden erheblich verbessern, z.B. durch häufigen Blickkontakt, aufmerksamen, interessierten Gesichtsausdruck, dem Ratsuchenden zugewandte Körperhaltung.

Noradrenalin, *Arterenol*, *Norepinephrin*, L-2-(3,4-Dihydroxyphenyl)-2-hydroxyethylamin, [E] *noradrenalin*, *norepinephrin*, ein biogenes Amin aus der Gruppe der • *Catecholamine*. Es wirkt als Hormon mit Wirkung auf das Nerven- und Herz-Kreislauf-System und im Sympathicus als adrenerger Neurotransmitter mit verzehrsteigerndem Effekt (• *Appetitregulation*). Die Blutgefäße werden – mit Ausnahme der Herzkranzgefäße –

durch N.-wirkung kontrahiert; dadurch kommt es zu einer Erhöhung des peripheren Widerstands und einem Blutdruckanstieg. Ein Vergleich der Wirkungen von N. und ↗ *Adrenalin* führte zu einer Einteilung der postsynaptischen Rezeptoren in α- und β-Rezeptoren. Die α-Rezeptoren reagieren stärker auf Adrenalin und wirken im Allgemeinen anregend (nicht auf glatte Darmmuskulatur). Die β-Rezeptoren reagieren auf N. und wirken generell hemmend.
N. wird neben dem Adrenalin im Nebennierenmark und in den adrenergen Neuronen im Nervensystem aus Tyrosin über Dopa (↗ *Dopamin*) gebildet. Der Abbau entspricht dem von Adrenalin.

Norbixin, *Bixin*, Ⓔ *norbixin*, Syn. für den Farbstoff ↗ *An(n)atto* (E160b).

Nordihydroguajaretsäure, *NDGA*, Ⓔ *nordihydroguajaretic acid*, sekundärer Pflanzenstoff aus der Gruppe der ↗ *Lignane* (Abb.). N. kommt in vielen Pflanzenharzen vor, unter anderem in Guajakharz (↗ *Guajak*) und in den Blättern der Kreosot-Sträucher. Es wurde früher als Antioxidans in der Lebensmittelindustrie eingesetzt, vor allem bei Fetten und fetthaltigen Lebensmitteln. Wegen toxischer Effekte bei Ratten wird N. mittlerweile nicht mehr als Lebensmittelzusatzstoff verwendet.

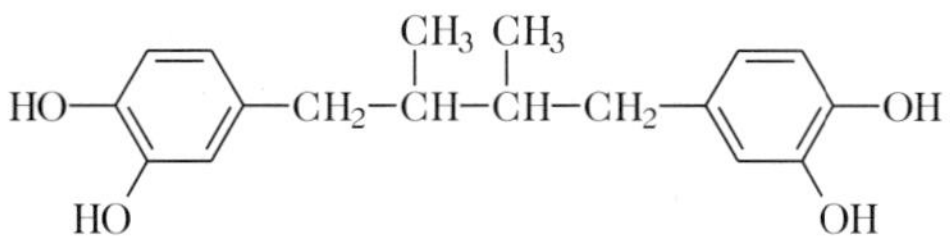

Nordihydroguajaretsäure (NDGA)

L-Norepinephrin, Syn. für ↗ *Noradrenalin*.

Norleucin, Ⓔ *norleucine*, im menschlichen Stoffwechsel nicht vorkommende, strukturell mit ↗ *L-Leucin* verwandte Aminosäure. N. wird häufig als interner Standard in der Aminosäurenanalytik eingesetzt.

Normalgewicht, Ⓔ *normal/standard weight*, ein empirisch ermittelter, bevölkerungsbezogener Wert für definierte Alters-, Geschlechts- und ggf. auch Konstitutionsgruppen, der mit maximaler Lebenserwartung bzw. geringstem gewichtsabhängigen Erkrankungsrisiko verbunden ist. Die Bezeichnung Idealgewicht wurde/wird teilweise synonym verwendet, auch das *„Healthy Weight“* (vgl. • *Körpergewicht*) ist weitgehend identisch mit dem N. Frühere Angaben zum N. beruhten auf dem • *Broca-Index* oder auf dem N. nach Lorentz, jetzt hat sich international ein ↗ *Body Mass Index* (BMI) von 20–25 kg/m^2 als N.-bereich für Männer und Frauen durchgesetzt. Für Kinder wird die 50. Perzentile als N. angegeben.

Normalinsulin, *Altinsulin, Bolus-Insulin*, schnell wirkendes, ohne Zusatz von Verzögerungsstoffen als Medikament verabreichtes Insulinpräparat. Die Wirkung des N. setzt nach 10–15 min ein, sein Wirkungsmaximum erreicht es etwa nach ein bis zwei Stunden. Die Wirkdauer liegt zwischen vier und sechs Stunden und ist abhängig von Insulinmenge und Injektionsort. Der empfohlene Injektionsbereich für das N. ist das Unterhautfettgewebe des Bauches, da hier die Resorption schneller als beispielsweise am Oberschenkel erfolgt (↗ *Insulin Aspart/Insulin Lispro*). N. wird zur Abdeckung des erhöhten Insulinbedarfs für die Mahlzeiten und zur Korrektur des Blutzuckers benötigt (vgl. • *Basis-Bolus-Therapie*; • *konventionelle Insulintherapie*; • *BE-Faktor*).

Normalkost, Ⓔ *normal nutrition*, in einer Bevölkerung unter Normalbedingungen vorherrschende Ernährungsweise. N. ist nicht gleichbedeutend mit ernährungsphysiologisch optimaler Kost. In vielen westlichen Industrieländern zeichnet sich die N. durch überhöhten Energie- und Fettgehalt bei vergleichsweise geringem Volumen aus; in Entwicklungsländern ist sie vielfach defizitär. ↗ *Vollkost*; vgl. • *alternative Ernährungsformen*.

Normalverteilung, *Gauss-Verteilung*, Ⓔ *normal distribution*, kontinuierliche, symmetrische Häufigkeitsverteilung, deren Form („Glockenkurve“) durch die Parameter arithmetischer ↗ *Mittelwert* und ↗ *Standardabweichung* vollständig bestimmt wird. Zahlreiche ↗ *statistische Tests* setzen N. voraus.

normative storage requirement, Ⓔ für Bedarf zur Gewährleistung ausreichender Speicher, ↗ *Nährstoffbedarf*.

Normen, Ⓔ *norms*, (psycholog.) allgemeingültige Verhaltensregeln innerhalb einer Gesellschaft, deren Einhaltung von den Mitgliedern der Gesellschaft erwartet und sanktioniert wird. Die aus Wertvorstellungen resultierenden N. dienen als Orientierungshilfe für das persönliche Handeln. ↗ *Ernährungsnormen*.

Norum-Krankheit, eine angeborene Stoffwechselstörung, Mangel an ↗ *Lecitin-Cholesterin-Acyl-Transferase*.

novel foods, Ⓔ für ↗ *neuartige Lebensmittel*.

Novel-Food-Verordnung, *NFV*, Ⓔ *novel food directive*, die Verordnung (EG) Nr. 258/97, welche am 15. Mai 1997 in Kraft trat. Sie regelt sowohl das ↗ *Inverkehrbringen* von ↗ *neuartigen Lebensmitteln* und Lebensmittelzutaten (↗ *Zutaten*) als auch ihre Kennzeichnung in der Europäischen Union einheitlich. Die NFV soll die gesundheitliche Unbedenklichkeit neuartiger Lebensmittel und Lebensmittelzutaten durch einheitliche Bewertungskriterien sichern, einen hohen vorbeugenden Verbraucherschutz bewahren und einen freien Warenverkehr ohne Wettbewerbsverzerrungen innerhalb der Europäischen Union gewährleisten. Lebensmittel und Lebensmittelzutaten, die unter die NFV fallen und erstmalig in der Europäischen Union in den Verkehr gebracht werden sollen, müssen unbedenklich für den Verbraucher sein, dürfen keine Täuschung des Verbrauchers bewirken und dürfen keine solchen Unterschiede zu vergleichbaren Lebensmitteln oder Lebensmittelzutaten aufweisen, dass ihr normaler Verzehr zu Ernährungsmängeln führt. Neuartige Lebensmittel und Lebensmittelzutaten dürfen nur mit Genehmigung der Europäischen Kommission in Verkehr gebracht werden, wobei zwischen Anmelde- und Zulassungsverfahren unterschieden wird. Für diese Produkte sind entsprechende eigene Richtlinien geplant oder existieren bereits. Nach der NFV müssen aller Erzeugnisse gekennzeichnet werden, die sich analytisch nachweisbar von vergleichbaren traditionellen Lebensmitteln unterscheiden. Beispielweise gilt schon das Auffinden von DNA-Sequenzen (↗ *Polymerase-Kettenreaktion*), die charakterisitisch für eine gentechnische Veränderung sind (↗ *transgene Organismen*), als ein solcher Unterschied.

Die NFV gilt nicht für Lebensmittelzusatzstoffe, für Aromen und Extraktionslösungsmittel sowie für mit ionisierenden Strahlen behandelte Produkte (↗ *Lebensmittelbestrahlung*). Lebensmittel und Lebensmittelzutaten, die mittels transgener Organismen hergestellte Aromen oder Zusatzstoffe enthalten (vgl. Essay: • *Gentechnik und Lebensmittel*), müssen aber ab April 2000 entsprechend gekennzeichnet werden (Verordnung [EG] Nr. 50/2000).

Note, Ⓔ *note*, Begriff aus der Sprache der ↗ *Flavoristen* für ↗ *Geruch* (• *Geruchsnote*) und ↗ *Geschmack* (• *Geschmacksnote*).

Notration, ↗ *Überlebensration*.

Notvorrat, ↗ *Überlebensration*.

Noxen, ↗ *Schadstoffe*.

Nozizeptoren, Ⓔ *nociceptors*, spezifisch erregbare Rezeptoren in der Haut und inneren Organen, die der Aufnahme von schädigenden Reizen (Wirkung von Noxen) dienen. Dabei handelt es sich um so genannte freie Nervenendigungen, d.h. die peripheren Fortsätze dieser Neurone enden ohne spezielle Endorgane im Gewebe. N. sind empfindlich gegenüber mechanischen, chemischen oder thermischen Reizen. Diese werden in elektrische Impulse umgewandelt und zum Rückenmark weitergeleitet. Wenn die N. eine Schmerzempfindung herbeiführen, sind sie mit den Schmerzrezeptoren identisch.

NSP, Abk. für ↗ *Nicht-Stärke-Polysaccharide*.

NPH, Abk. für *Neutral-Protamin Hagedorn*, Substanz, die ↗ *Verzögerungsinsulinen* zugesetzt wurde, um eine längere Wirkungsdauer zu erzielen. NPH-Insuline zeichnen sich durch ihre gute Mischbarkeit mit ↗ *Normalinsulin* aus.

NPU, Abk. für Ⓔ ↗ *net protein utilisation*.

NPY, Abk. für ↗ *Neuropeptid Y*.

NPYR, Abk. für N-Nitrosopyrrolidin, ↗ *N-Nitroso-Verbindungen*.

nüchtern, Ⓔ *fasting*, in der klinischen Diagnostik der Zustand nach einer Nahrungskarenz von 12h.

Nüchtern-Plasma-Glucose, Ⓔ *fasting blood-sugar level*, Glucosekonzentration im Blutplasma im nüchternen Zustand. Die N.-Bestimmung wird in der Diagnostik des Diabetes mellitus zur Abgrenzung vom Normalbefund, • *gestörter Glucose-Homöostase* und manifestem Diabetes mellitus verwendet. Referenzbereich: < 125mg/dl (< 7,0mmol/l). Bei der Bestimmung des Blutzuckerspiegels im Vollblut werden um 10–15mg/dl niedrigere Richtwerte gesetzt (< 110 mg/dl). Bei grenzwertigen Befunden sollte ein oraler Glucosetoleranztest (↗ *Blutzuckerbelastungstest*) durchgeführt werden.

Nucit, Syn. für *myo*-Inositol, ↗ *Inositole*.

Nucleasen, Ⓔ *nucleases*, zu den Hydrolasen gehörende nucleinsäurespaltende Enzyme. Sie werden unterschieden in Endo- (spalten innerhalb des Moleküls) und Exonucleasen (spalten vom 3' bzw. 5'-Ende des Moleküls her) sowie nach dem Substrat in Ribonucleasen (RNasen) und Desoxyribonucleasen (DNasen). Alle N. sind Phosphodiesterasen, da sie die Hydrolyse entweder der 3'- oder der 5'-Bindung der 3',5'-Phosphodiesterbindung katalysieren.

N. spielen eine Rolle als Verdauungsenzyme für die Spaltung mit der Nahrung zugeführter ↗ *Nucleinsäuren* und als intrazelluläre Enzyme für den Zellabbau. Außerdem enthalten verschiedene Mikroorganismen N., die aufgrund ihrer hohen Spaltungsspezifität in der Gentechnologie genutzt werden.

Nucleinsäuren, *Polynucleotide*, Ⓔ *nucleic acids*, aus ↗ *Nucleotiden* aufgebaute • *Biopolymere* (Polynucleotide mit M_r zwischen 20kDa und 10^6kDa), die zu den wichtigsten Bestandteilen aller lebenden Zellen (sowie Viren und Bakteriophagen) gehören. N. wurden erstmals 1869 von Miescher aus Eiterzellen isoliert und als „Nuclein" bezeichnet. Den Begriff N. prägte Altmann 1889 aufgrund ihrer sauren Eigenschaften. Die zwei Hauptklassen der N. ergeben sich vor allem aus der unterschiedlichen Kohlenhydratkomponente: ↗ *Ribonucleinsäure* (RNA) enthält Ribose und ↗ *Desoxyribonucleinsäure* (DNA) 2-Desoxy-D-ribose. Beide Typen haben wesentliche strukturelle Gemeinsamkeiten, unterscheiden sich aber in ihrer Funktion. DNA dient der Speicherung der genetischen Information in Form der spezifischen Reihenfolge der Nucleotide, die durch identische Replikation der DNA-Moleküle im Zuge der Zellteilung an die Tochterzellen weitergegeben wird. RNA vermittelt die Übertragung und Realisierung der genetischen Information in der Zelle bei der Synthese spezifischer Proteine (Proteinbiosynthese) und ist auch struktureller Bestandteil etwa der Ribosomen. Allerdings kann auch die RNA alleine Träger der genetischen Information sein, wie bei einer ganzen Reihe von Viren. Die am Abbau der mit der Nahrung aufgenommenen beteiligten Enzyme zeigt die Abb. Die Abbauprodukte werden auf der Stufe der Nucleoside und z.T. der Nucleobasen von der Dünndarmschleimhaut absorbiert.

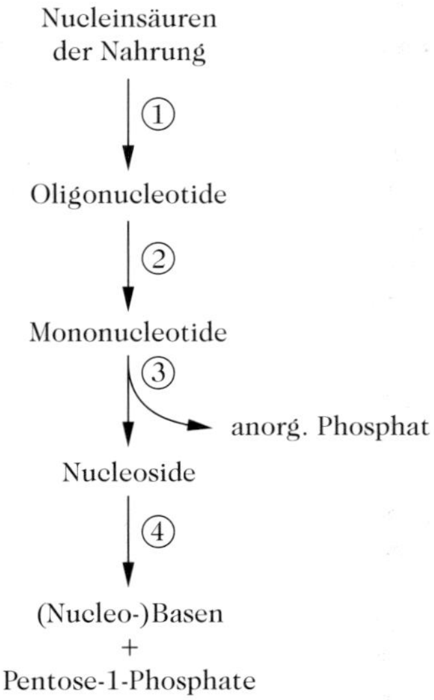

Nucleinsäuren. Schritte des Abbaus von N. im Laufe der Verdauung. 1 = Ribo- und Desoxyribo-Endonucleasen aus Pankreassekret. 2 = 3´-Phosphodiesterasen (Exonucleasen) im Sekret der Dünndarmschleimhaut. 3 = 5´-Monoesterasen (Nucleotidasen) im Sekret der Dünndarmschleimhaut. 4 = Phosphorylasen (Nucleosidasen) in den Zellen der Dünndarmmucosa.

Molekularbiologische Verfahren zur gezielten Spaltung und Wiederverknüpfung von N. (Rekombination), zur Untersuchung der Nucleotidsequenz (Sequenzierung), zur präparativen Vermehrung kleinster N.-Mengen (↗ *Polymerase-Kettenreaktion*) sowie zur Übetragung von N. zwischen unterschiedlichen Organismen (↗ *transgene Organismen*) – um die wichtigsten der • *gentechnischen Methoden* zu nennen – verhelfen einerseits zu immer tieferem Verständnis der Regulation von (patho-)physiologischen Vorgängen im Körper (↗ *erbliche Stoffwechselerkrankungen*) und sind andererseits die Grundlage neuer Verfahren der medizinischen Therapie oder zur Herstellung ↗ *neuartiger Lebensmittel*.

Nucleosidasen, Ⓔ *nucleosidases*, Enzyme, die im Verlauf der Verdauung von ↗ *Nucleinsäuren* Nucleoside in (Nucleo-)Basen und Pentose-1-Phosphate spalten.

Nucleosiddiphosphatzucker, *Nucleotidzucker*, Ⓔ *nucleoside diphosphate sugars*, energiereiche Nucleotidderivate der Monosaccharide. Die aktivierende Gruppe ist ein Nucleosiddiphosphat, das die Funktion eines Coenzyms ausübt (• *Nucleotidcoenzyme*). Allgemeine Bedeutung hat Uridindiphosphat, an das Glucose gebunden wird (↗ *Uridindiphosphatglucose*, „aktive Glucose", UDP-Glucose, UDPG).
In dieser aktivierten Form haben die Zuckermoleküle und die entsprechenden Derivate verschiedene Reaktionsmöglichkeiten. Von besonderer Bedeutung ist ihre Übertragung auf andere Moleküle mit OH-Gruppen, z.B. die Aktivierung von Glucose durch Adenosindiphosphat während der Synthese von Stärke bei Pflanzen oder durch Uridindiphosphat während der ↗ *Glycogensynthese* sowie die Aktivierung von Galactose ebenfalls durch Uridindiphosphat im ↗ *Galactose-Stoffwechsel*.

Nucleoside, Ⓔ *nucleosides*, N-Glycoside heterozyklischer Stickstoffbasen und als Bestandteile der ↗ *Nucleotide* (= Nucleosidphosphate) u.a. Bausteine der Nucleinsäuren. Besondere Bedeutung haben Verbindungen von Purin- und Pyrimidinbasen mit den Pentosen Ribose bzw. Desoxyribose (↗ *Adenosin*, ↗ *Cytidin*, ↗ *Guanosin*, ↗ *Inosin*, ↗ *Uridin*).

Nucleosidphosphate, Syn. für ↗ *Nucleotide*.

Nucleosid-Phosphorylase-Mangel, Ⓔ *purine/inosine nucleoside phosphorylase deficiency*, autosomal-rezessiv erbliche Stoffwechselerkrankung mit Mangel des Enzyms Nucleosidphosphorylase (NP; EC 2.4.2.5). Der Defekt beruht auf mehreren Punktmutationen des NP-Gens auf Chromosom 14. Die NP katalysiert drei Reaktionen beim ↗ *Purinabbau*: Die Umwandlung von Inosin zu Hypoxanthin, von Xanthosin zu Xanthin und von Guanosin zu Guanin. Folglich führt ein NP-Mangel zu einem starken Anstieg der Substrate (v.a. Inosin, Guanosin und deren reduzierte Derivate), deren Akkumulation in den T-Zellen vermutlich für den zellulären Immundefekt verantwortlich ist. Ferner kommt es zu einem Defekt der Harnsäure-Synthese mit Plasmaharnsäurewerten unter 1 mg/dl und stark verminderter renaler Harnsäureausscheidung. Der N. manifestiert sich meist am Ende des ersten Lebensjahres oder im 5.–6. Lebensjahr mit rezidivierenden Infektionen. Es liegt ein zellulärer Immundefekt mit einer verminderten Anzahl der T-Zellen sowie eine gestörte Funktion der B-Lymphocyten zugrunde. Ferner weist ein Drittel der Patienten eine Anämie auf, zwei Drittel zeigen neurologische Symptome mit Spastik, Koordinationsstörungen und Zittern. Die Therapie erfolgt mit Knochenmarktransplantationen und häufigen Infusionen mit Erythrocyten.

Nucleotidasen, E *nucleotidases*, Enzyme, die im Verlauf der Verdauung von ↗ *Nucleinsäuren* Nucleotide in Nucleoside und anorganisches Phosphat spalten.

Nucleotidcoenzyme, E *nucleotide coenzymes*, ↗ *Coenzyme*, die eine Nucleotidstruktur enthalten. N. sind die ↗ *Pyridinnucleotidcoenzyme*, die Nucleosiddiphosphate (↗ *Nucleosiddiphosphatzucker*) und das ↗ *Coenzym A*. Als N. werden auch die Flavinnucleotide bezeichnet, obwohl strenggenommen das Flavinmononucleotid (FMN) kein Nucleotid ist.

Nucleotide, *Nucleosidphosphate*, E *nucleotides*, Phosphorsäureester der • *Nucleoside* mit der allgemeinen Struktur (Nucleo-)Base–Pentose–Phosphat (Abb.).
Struktur und Funktion: Die *o*-Phosphorsäure ist esterartig an eine der freien OH-Gruppen im Zuckeranteil – bei den *Ribonucleotiden* Ribose, bei den *Desoxyribonucleotiden* 2-Desoxy-D-ribose – gebunden. N. können als mono-, di- und triphosphorylierte Derivate vorliegen, bei denen Phosphorsäure, Pyrophosphorsäure bzw. Triphosphorsäure an die CH_2OH-Gruppe des Zuckers gebunden ist, z.B. Guanosinmonophosphat, Cytidindiphosphat und Adenosintriphosphat, der wichtigste Energieüberträger im Stoffwechsel. Von großer regulatorischer Bedeutung im Stoffwechsel sind die zyklischen N., z.B. cAMP (↗ *Adenosinphosphate*). N. und Desoxynucleotide sind die monomeren Bausteine der Oligonucleotide und Polynucleotide (Nucleinsäuren, z.B. ↗ *Desoxyribonucleinsäure*).
N. werden durch 5'-Nucleotidasen oder 3'-Nucleotidasen hydrolytisch zu den Nucleosiden abgebaut. Nucleotidpyrophosphorylasen bauen die N. pyrophosphatabhängig zu den freien Basen und Phosphoribosylpyrophosphat ab (Quelle von ↗ *Purinen*). In freier Form sind N. Bestandteile von bestimmten Coenzymen (Nucleotidcoenzyme). Adenosin-2',5'-diphosphat und Adenosin-3',5'-diphosphat sind im $NADP^+$ bzw. Coenzym A enthalten. N., besonders Adenosintriphosphat, dienen als Energiespeicher und -überträger in allen lebenden Zellen.
Lebensmitteltechnologische Bedeutung: Geschmacksverstärkende Wirkung haben nur ↗ *Purin-5'-Ribonucleotide*, und zwar Inosinmonophosphat (↗ *Inosinphophate*), Guanosinmonophosphat (↗ *Guanosinphosphate*) und, wenn auch nur schwach, Adenosinmonophosphat (↗ *Adenosinphosphate*).

Nucleus, E *nucleus*, 1) Kern(gebiet), eine umschriebene Hirnregion, z.B. der ↗ *Nucleus paraventricularis*; 2) Syn. für ↗ *Zellkern*.

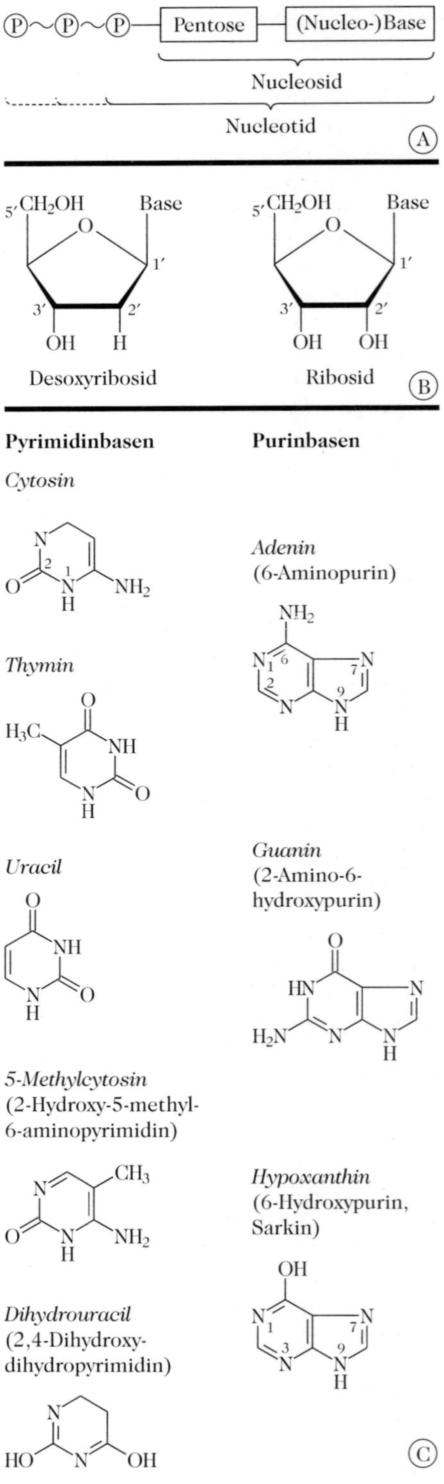

Nucleotide. A = Allgemeine Struktur als Nucleosid-mono-/di-/triphosphat. B = in Position 1 veresterte Ribose bzw. Desoxyribose als Pentoseanteil der Nucleoside. C = die Pyrimidin- bzw. Purinbasen.

Nucleus paraventricularis, an der Regulation der Nahrungsaufnahme beteiligte Region des ↗ *Hypothalamus*.

Nudeln, ↗ *Teigwaren*.

Nulldiät, umgangssprachlich für *totales Fasten* (vgl. • *Fasten*, • *Reduktionskost*) mit dem Ziel der raschen Gewichtsreduktion. Flüssigkeit wird reichlich aufgenommen, ggf. auch Vitamin- und Mineralstoffpräparate aber keine energieliefernden Nährstoffe (↗ *Teefasten*). N. sollte aus Sicherheitsgründen nur stationär unter ärztlicher Überwachung durchgeführt werden.

Nurses Health Study, eine seit 1976 laufende ↗ *Kohortenstudie* an etwa 95.000 Krankenschwestern in den USA. Ziel ist, die Rolle der Ernährung bei der Entstehung und Verhütung chronischer Krankheiten zu charakterisieren. Dazu sollen krankheitsauslösende bzw. protektive Effekte von Nahrungsfaktoren sowie anderen Lebensstilfaktoren aufgedeckt und das attributable Risiko dieser Faktoren für bestimmte Krankheiten ermittelt werden. Als Merkmale der Exposition sind Verzehrshäufigkeiten von Lebensmitteln (mittels eines Häufigkeitsfragebogens, [↗ *Fragebogenmethode*]), Medikamenteneinnahme, Rauchverhalten, soziodemographische und anthropometrische Größen erhoben worden. Laufend beobachtet werden Morbidität und Mortalität an bestimmten Erkrankungen. Die N.H.S. wird von der Harvard School of Public Health, Boston, Mass., koordiniert.

Nursing-Bottle-Syndrom, *Zucker/Säuren-Saugerflaschen-Syndrom, Zuckertee-Syndrom*, frühe kariöse Milchzahnerkrankungen und -zerstörungen und ihre Folgeerscheinungen. Das N. tritt nach einer Langzeitbenetzung der Milchzähne mit zucker- und/oder säurehaltigen Getränken oder sämig-breiigen Nahrungsmitteln (hohe • *Kariogenität*) zunächst bevorzugt als • *Zahnkaries* an den Milchfrontzähnen im Oberkiefer auf. Als Ursachen kommen drei extreme Varianten der Säuglings- und Kleinkinderernährung in Frage: verlängertes Trinken von zucker- und/oder säurehaltigen Getränken oder Trinkbreien aus der Saugerflasche über das 1. Lebensjahr hinaus (• *Flaschenernährung*, Zucker/Säuren- • *Saugerflaschensyndrom*), das gewohnheitsmäßige Saugen an mit zuckerhaltigen Substanzen bestrichenen oder gefüllten Nuckeln oder das exzessiv verlängerte Trinken an der Mutterbrust.

Nussallergie, Ⓔ *nut allergy*, durch verschiedene • *Nüsse* ausgelöste Lebensmittelallergie. Sowohl Haselnüsse als auch Walnüsse, Paranüsse und Pecannüsse können schwere Allergien auslösen. Als typische Pollen-assoziierte Allergie ist dabei die Haselnussallergie am häufigsten, da das Hauptallergen, Cor a 1.04, eine hohe Verwandtschaft zu dem Hauptallergen Bet v 1 aus Birkenpollen aufweist (↗ *Kreuzallergie*). Profilin, ein Minorallergen aus Haselnüssen, zeigt ebenfalls eine grosse Verwandtschaft zum Profilin aus Birkenpollen. Die Birkenpollen assoziierten Haselnussallergene sind hitzelabil. Als thermostabile Allergene in allen Nussarten sind nicht spezifische Lipidtransferproteine, Speicherproteine aus der Familie der 2S-Albumine und Vicilin ähnliche Proteine, die ebenfalls zu den Speicherproteinen zählen, in Betracht zu ziehen. Kleine Mengen an Nussproteinen in verarbeiteten Lebensmitteln können als „verstecktes Allergen" für schwere allergische Reaktionen bei entsprechend sensibilisierten Patienten verantwortlich sein.

Nüsse, *Hartschalenobst*, Ⓔ *nuts*, 1) im botanischen Sinne Schließfrüchte mit harter, holzartig entwickelter Fruchtknotenwand (z.B. Haselnüsse, aber auch Getreidekörner, Samen der Erdbeere); 2) im allgemeinen Sprachgebrauch und nach handelsüblicher Auffassung dagegen von einer festen Schale umgebene Samen, die botanisch nicht unbedingt N. darstellen müssen. Die Erdnuss ist z.B. botanisch eine Hülsenfrucht, Kokos-, Walnuss und Mandel sind Steinfrüchte.

Als Nuss ohne zusätzliche Bezeichnung dürfen nach dem Lebensmittelrecht nur Hasel- und Walnuss genannt werden, alle anderen N. müssen mit ihrem vollständigen Namen bezeichnet werden. Die bedeutendsten Vertreter der Schalenfrüchte sind ↗ *Erdnuss*, Haselnuss, ↗ *Kokosnuss*, Walnuss, Cashewnuss, ↗ *Mandel*, • *Macadamianuss*, Paranuss, Pekannuss, Pistazie und Marone (Esskastanie). Die Saison für ungeschälte N. beschränkt sich im Wesentlichen auf das letzte Jahresviertel, bei Erdnüssen ist die Saison länger. Geschälte Nüsse sind das ganze Jahr über erhältlich. Eine gemeinsame Eigenschaft aller Schalenfrüchte (Ausnahme: Marone) ist der hohe Fettgehalt und damit Energiegehalt, weswegen Nüsse häufig als „Kalorienbomben" negativ bewertet werden. Mehrere neuere Studien haben jedoch gezeigt, dass der regelmäßige Verzehr von Nüssen, wahrscheinlich aufgrund des günstigen Fettsäuremusters (hoher Gehalt an einfach- und mehrfach ungesättigten Fettsäuren), zur Senkung von Gesamtcholesterin und LDL führt und das Risiko für Herz-Kreislauf-Erkrankungen dadurch vermindert. Fettgehalt und -zusammensetzung variieren sortenabhängig. Die fettreichsten Nüsse sind Macadamia, Pekan- und Paranüsse. Macadamia, Pistazien und Erdnüsse zeichnen sich durch einen vergleichsweise hohen Proteingehalt aus. Auch der Gehalt an Mineralstoffen sowie fett- und wasserlöslichen Vitaminen unterliegt großen Schwankungen (Tab.).

N. können bei entsprechend disponierten Personen ↗ *Lebensmittelallergien* bis hin zum ↗ *anaphylaktischen Schock* auslösen, bekannt sind v.a.

Nüsse. Tab. Energie- und Nährstoffgehalt in Nüssen. FS = Fettsäure, Sp = Spuren. [Quelle: B. und H. Heseker: *Nährstoffe in Lebensmitteln*, 2. Aufl 1999, Umschau Zeitschriftenverlag, Frankfurt]

Nährstoffe/ Energie (In 100g)	Cashew	Erdnuss	Haselnuss	Kokosnuss	Macadamia	Mandel	Paranuss	Pekannuss	Pistazie	Walnuss
Energie [kcal]	572	567	644	363	687	577	670	703	581	662
Wasser [g]	4,0	5,2	5,2	44,8	2,5	5,6	5,6	3,2	5,9	4,3
Protein [g]	17,5	17,7	14,0	3,9	7,5	18,7	13,6	9,3	17,6	14,4
Kohlenhydrate [g]	30,5	8,6	10,5	4,8	4,4	3,7	3,6	4,4	11,5	10,6
Fett [g]	42,2	31,8	61,6	36,5	73,0	54,1	66,8	72,0	51,6	62,5
gesättigte FS	8,5	6,5	4,1	31,2	22,3	4,5	15,1	5,3	7,0	6,4
einf. unges. FS	24,2	14,5	47,4	2,1	43,1	36,4	21,7	42,6	34,6	9,6
mehrf. unges. FS	6,8	9,9	6,4	0,7	3,0	10,3	22,2	17,9	6,8	41,3
Ballaststoffe [g]	2,9	4,5	8,2	9,0	11,0	15,2	6,7	9,4	10,6	6,1
Mineralstoffe										
Kalium [mg]	550	460	636	379	300	835	640	600	1020	540
Calcium [mg]	30	40	226	20	47	250	130	73	136	87
Magnesium [mg]	270	140	156	39	100	170	160	140	158	129
Vitamine										
β-Carotin [µg]	60	1	29	0	0	120	Sp	80	150	48
Vitamin B_1 [mg]	0,63	0,60	0,39	0,06	0,17	0,22	1,00	0,86	0,69	0,34
Vitamin B_2 [mg]	0,26	0,10	0,21	0,01	0,16	0,62	0,04	0,13	0,20	0,12
Vitamin B_6 [mg]	0,45	0,20	0,45	0,06	0,60	0,06	0,11	0,19	0,30	0,87
Folsäure [µg]	60	80	71	30	16	45	39	39	58	77
Vitamin E [mg]	0,8	6,2	26,0	0,7	3,0	25,0	7,6	3,1	5,2	6,2

Allergien gegen Haselnuss (↗ *Kreuzallergie*), Erdnuss und Walnuss (↗ *Nussallergie*).

Nüsse sind anfällig für Schimmelbefall. Durch geeignete Sortenwahl, Sortierungs-, Verarbeitungs- und Lagermethoden sowie Kontrollen kann die Mycotoxinbelastung gering gehalten werden. Grenzwerte sind in der Aflatoxinverordnung (1991) festgelegt. Durch ihren hohen Fettgehalt werden N. auch leicht ranzig (Fettoxidation).

N. werden roh verzehrt, zur Herstellung von Knabbererzeugnissen vielfach auch geröstet und gesalzen. Sie finden weiterhin häufig als Zutat für die Herstellung von Müsli, Back- und Süßwaren Verwendung. Außerdem dienen N. zur Gewinnung von Speisefetten und Speiseölen sowie als Rohstoffe zur Kosmetikherstellung.

Die mengenmäßig weltweit bedeutendsten N. sind Erdnuss und Kokosnuss. Haupterzeugerländer sind China und Indien (Erdnuss) bzw. Indonesien, Philippinen und Indien (Kokosnuss).

Nutraceutical, zusammengesetzter Begriff aus Ⓔ *nutrition*, Ernährung, und Ⓔ *pharmaceutical*, Medikament, für Präparate in Tabletten-, Kapsel-, Pulver- oder Ampullenform, die isolierte, teilweise chemisch reine Lebensmittelinhaltsstoffe in hochdosierter Form enthalten und denen besondere gesundheitliche Wirkungen zugeschrieben werden. In den USA wird dieser Begriff auch synonym für ↗ *funktionelle Lebensmittel* verwendet. N. können von konventionellen ↗ *Nahrungsergänzungsmitteln* dadurch abgegrenzt werden, dass es sich bei den Inhaltsstoffen von N. in der Regel nicht um Nährstoffe handelt, wogegen in Nahrungsergänzungsmitteln hauptsächlich essenzielle Nährstoffe (Vitamine, Spurenelemente etc.) enthalten sind. Essay: ↗ *Funktionelle Lebensmittel*.

Nutriceutical, zusammengesetzter Begriff aus Ⓔ *nutrient*, Nährstoff, und Ⓔ *pharmaceutical*, Medikament, der teilweise als Synonym für ↗ *Nahrungsergänzungsmittel* verwandt wird.

Nutzpflanzen, Ⓔ *useful plants*, Pflanzen, die für unterschiedliche Zwecke vom Menschen genutzt werden. Man unterteilt die N. in Nahrungspflanzen, darunter auch die Gewürz-, Genussmittel- und Futterpflanzen, Arzneipflanzen und technisch genutzte Pflanzen, darunter auch die Forst- und Zierpflanzen. In der Entwicklung des Menschen wurden Pflanzen zunächst gesammelt, seit etwa 10.000 Jahren auch angebaut und gezüchtet (vgl. Essay: • *Gentechnik und Lebensmittel*). Insgesamt nutzt der Mensch heute ca. 20.000 verschiedene Pflanzen, davon werden nur ca. 3,3% als ↗ *Kulturpflanzen* angebaut. Der Rest der Nutzpflanzen wächst wild und die nutzbaren Teile werden gesammelt.

Nutztier, Ⓔ *useful animals*, im weiteren Sinne freilebende Wildtiere (z.B. gesammelte Schnecken und Muscheln, Hochseefisch) oder in Zuchtanlagen (z.B. Austernbänke, Fischteiche)/ Käfigen/Stall-ungen bzw. auf umzäunten Weiden gehaltene Tiere unterschiedlicher Ordnungen, die v.a. zur Produktion tierischer Lebensmittel (↗ *Protein*, ↗ *Fette*), aber auch als Lieferanten von Rohstoffen zur Bekleidung und – v.a. in weniger industrialisierten/technisierten Gesellschaften – zur Leistung mechanischer Arbeit (Transport, Pflügen usw.) genutzt werden. Im engeren Sinne oft Synonym für züchterisch beeinflusste (domestizierte) Tierarten (Ⓔ *farm animals*). Neben der klassischen Tierzucht wird inzwischen vielfach eine Optimierung von Nutztierrassen mit Methoden der Gentechnik versucht (↗ *transgene Organismen*).

NVS, Abk. für ↗ *Nationale Verzehrsstudie*.

Nyctanthin, Syn. für ↗ *α-Crocetin*.

Nycturie, Ⓔ *nycturia, nocturia*, verstärkte nächtliche Harnbildung und Harndrang, v.a. bei ↗ *Diabetes mellitus*, ↗ *Schrumpfniere* und ↗ *Herzinsuffizienz*.

Nahrungsergänzungsmittel

Maike Wolters, Andreas Hahn

Als Nahrungsergänzungsmittel wird eine breite Palette von Produkten angeboten (Tab. 1), die von Experten, Medien und Verbrauchern sehr unterschiedlich bewertet und kontrovers diskutiert werden. Während die Verwendung bestimmter Nährstoffsupplemente wie Folsäure von Institutionen wie der Deutschen Gesellschaft für Ernährung (DGE) für weite Bevölkerungskreise empfohlen wird, gilt der Nutzen zahlreicher anderer, insbesondere nicht essenzieller Substanzen vielfach als strittig. Verbraucher verknüpfen mit der Einnahme von Nahrungsergänzungsmitteln weitreichende Hoffnungen insbesondere im Hinblick auf die Prävention degenerativer Erkrankungen. Sie sind jedoch durch die Vielfalt der angebotenen Substanzen und Dosierungen überfordert. Sinnvolle Produkte von Unsinnigem abzugrenzen, ist für den Laien schwierig.

Definition und Produktangebot

Bisher liegt keine juristisch verbindliche Definition des Begriffs Nahrungsergänzungsmittel vor. Im Allgemeinen werden darunter Lebensmittel verstanden, die physiologisch bedeutsame Nahrungsinhaltsstoffe in konzentrierter Form enthalten und als Kapseln, Tabletten, Kau- oder Brausetabletten

Nahrungsergänzungsmittel. Tab. 1: Als Nahrungsergänzungsmittel angebotene Substanzen.

Substanzgruppe	Beispiele
Vitamine und Provitamine	Ascorbinsäure, Vitamin E, Folsäure, β-Carotin
Vitaminoide	Coenzym Q_{10}, α-Liponsäure, Inositol
Mengen- und Spurenelemente	Calcium, Magnesium, Eisen, Zink, Chrom, Molybdän
Fettsäuren und Phospholipide	ω-3-Fettsäuren (Fischöle), ω-6-Fettsäuren (Borretsch-, Nachtkerzenöl), Lecithin, Phosphatidylserin
Aminosäuren und Aminosäurederivate	L-Lysin, L-Cystein, L-Carnitin
Peptide und Proteine	Glutathion, Gelatine
Kohlenhydrate	Inulin, Oligofructose
sekundäre Pflanzenstoffe (engl. *phytochemicals*)	Lycopin, Phytosterine, Polyphenole
makromolekulare Naturstoffe	Kieselerde
Pflanzenextrakte, Produkte tierischen Ursprungs, auch chemisch modifiziert	Obstkonzentrate, Gemüsekonzentrate, Haifischknorpel
Sonstiges	Bierhefe, Gelée Royale, Algen, probiotische Bakterienkulturen

angeboten werden. Nahrungsergänzungsmittel sind damit im Gegensatz zu ↗ *funktionellen Lebensmitteln* kein typischer Bestandteil einer üblichen Mahlzeit. Sie besitzen vielmehr den Zweck, die normale Ernährung mit ernährungsphysiologisch bedeutsamen Nahrungsinhaltsstoffen zu ergänzen. Ihre Aufgabe besteht nicht darin, Energie zu liefern. Sie sollen vor allem die Versorgung mit ernährungsphysiologisch notwendigen Stoffen sicherstellen und mögliche Engpässe durch einen erhöhten Bedarf oder eine einseitige Ernährung ausgleichen.

Da eine gesetzliche Grundlage für Nahrungsergänzungsmittel seit Jahren aussteht, werden die Produkte juristisch höchst unterschiedlich gehandhabt und führen in der Praxis immer wieder zu Rechtsstreitigkeiten. Eine eindeutigere Situation soll ein Gesetz für Nahrungsergänzungsmittel auf europäischer Ebene bieten, das bereits vom Europarat verabschiedet wurde und vermutlich im Jahr 2002 in Kraft tritt. Da dieser Gesetzesentwurf bisher allerdings nur Vitamine und Mineralstoffe erfasst und zudem noch in nationales Recht umgesetzt werden muss, sind auch in Zukunft noch erhebliche Probleme bei der rechtlichen Beurteilung zu erwarten.

Die Vielfalt der am Markt angebotenen Produkte ist kaum überschaubar und erweitert sich ständig. Neben den klassischen Nährstoffen finden sich zunehmend Präparate mit Pflanzenextrakten, sekundären Pflanzenstoffen und Vitaminoiden auf dem Markt. Tabelle 1 zeigt Substanzen bzw. Lebensmittelinhaltsstoffe, die als Nahrungsergänzungsmittel angeboten werden.

Rechtliche Einordnung

Aus rechtlicher Sicht sind Nahrungsergänzungsmittel Lebensmittel. Sie erfüllen somit Funktionen im Sinne des § 1 ↗ *Lebensmittel- und Bedarfsgegenständegesetz* (LMBG) und dienen überwiegend der Ernährung und/oder dem Genuss. Da der Genusswert bei den meisten Darreichungsformen, abgesehen von Kau- und Brausetabletten nicht gegeben ist, muss ein Ernährungswert vorliegen. Entgegen der heute gängigen ernährungsphysiologischen Sicht wird dieser Zweck in der Rechtsprechung häufig nur beim Vorhandensein essenzieller Nährstoffe anerkannt. Da Nahrungsergänzungsmittel schon durch ihr äußeres Erscheinungsbild und vielfach auch durch die Inhaltsstoffe Parallelen zu Arzneimitteln zeigen, bereitet die Abgrenzung beider Produktgruppen Schwierigkeiten. Grundlage für die rechtliche Beurteilung eines Produktes sind die Funktion und die Zweckbestimmung. Bei Lebensmitteln wie Nahrungsergänzungsmitteln muss der Ernährungszweck überwiegen. Dementsprechend dürfen nicht die für ein Arzneimittel typischen und in § 2 Arzneimittelgesetz (AMG) definierten Funktionen eines Arzneimittels wie beispielsweise die Prävention oder Heilung von Erkrankungen im Vordergrund stehen. Zur Beurteilung werden verschiedene Merkmale des Produktes herangezogen wie die Art und Dosierung der Inhaltsstoffe, die Darreichungsform, Werbeaussagen und die Kennzeichnung (Tab. 2).

Bei der Beurteilung von Produkten wurde bisher davon ausgegangen, dass es sich dann noch um Nahrungsergänzungsmittel handelt, wenn, wie vom

Nahrungsergänzungsmittel. Tab. 2: Unterscheidungskriterien zwischen Nahrungsergänzungsmitteln und Arzneimitteln [mod. n. Wörner, 1996].

	Lebensmittel	Arzneimittel
Aufmachung des Produktes	Lebensmittelkennzeichnungsverordnung u. diverse spezielle Kenzeichnungsvorschriften	§ 10 AMG Kennzeichnung § 11 AMG Packungsbeilage § 11a AMG Fachinformation
Zweck	Ernährung und Genuss	Heilung, Linderung und Vorbeugung von Erkrankungen
Herstellung	Gewerbeerlaubnis (Zuverlässigkeit)	§ 13 AMG Herstellungserlaubnis (§ 14 Zuverlässigkeit und Sachkunde)
Betriebsorganisation	–	§ 14ff AMG Herstellungsleiter, Kontrollleiter, Vertriebsleiter
Verkehrsfähigkeit	–	präventives Verbot mit Erlaubnisvorbehalt: → Zulassung nach § 21 AMG; → Registrierung nach § 38 AMG
Umfang und Inhalt der Werbung	§ 17 LMBG Verbot zum Schutz vor Täuschung § 18 LMBG Verbot der gesundheitsbezogenen Werbung	§ 1 HWG
Überwachung	§ 40 LMBG	§ 69 AMG

Bundesinstitut für gesundheitlichen Verbraucherschutz und Veterinärmedizin (BgVV) empfohlen, maximal die dreifache Höhe der von der Deutschen Gesellschaft für Ernährung empfohlenen Tageszufuhr an Vitaminen enthalten ist. Aufgrund möglicher Nebenwirkungen sind die Vitamine A und D hiervon ausgenommen und dürfen nur in der einfachen Tagesempfehlung enthalten sein. Darüber hinaus liegen vom BgVV empfohlene Obergrenzen für Spurenelemente vor. Allerdings sind die empfohlenen Mengen nicht rechtsverbindlich und auch physiologisch nicht grundsätzlich als sinnvoll anzusehen. Welche Obergrenzen des Nährstoffgehaltes in Nahrungsergänzungsmitteln zukünftig zugelassen werden, ist derzeit nicht eindeutig zu sagen. Da die Zweckbestimmung vorgibt, dass ein Nahrungsergänzungsmittel überwiegend der Ernährung dient, müssen jegliche Hinweise und Werbeaussagen, die beim Verbraucher arzneitypische Wirkungs- und Therapieerwartungen oder Assoziationen zu Arzneimitteln wecken, vermieden werden. Ein Produkt sollte den Hinweis „zur Nahrungsergänzung" oder „Nahrungsergänzungsmittel" tragen. Begriffe, die üblicherweise der Arzneimittelkennzeichnung vorbehalten sind, dürfen nicht verwendet werden. Hierzu gehören u.a. „Indikation", „Dosierungs- oder Einnahmeempfehlung", „frei von Nebenwirkungen" und „Wechselwirkungen". Aufgrund der Zweckbestimmung „zur Gewichtsreduktion" sind z.B. die zahlreichen in Zeitschriften aggressiv beworbenen Mittel zum Abnehmen nicht als Nahrungsergänzungsmittel einzustufen, sondern es handelt sich – unabhängig davon, ob solche Präparate eine Wirkung besitzen oder nicht – um nicht zugelassene (und damit verbotene) Arzneimittel. Da sie jedoch häufig aus dem Ausland vertrieben werden, ist Behörden und Wettbewerbsverbänden ein Zugriff erschwert.

Regelungen zu Werbeaussagen für Nahrungsergänzungsmittel

Da Nahrungsergänzungsmittel dem LMBG unterliegen, müssen Anbieter auch die §§ 17 und 18 LMBG berücksichtigen, wonach irreführende und krankheitsbezogene Aussagen über ein Lebensmittel verboten sind. § 17 regelt Verbote zum Schutz vor Täuschung. So liegt beispielsweise eine Irreführung vor, wenn die Zufuhr einer verzichtbaren Substanz als lebensnotwendig bezeichnet wird, wenn Lebensmitteln der Anschein von Arzneimitteln gegeben wird oder ihnen Wirkungen beigelegt werden, die sie nach dem Stand der Wissenschaft nicht besitzen. Für die Richtigkeit der Behauptungen ist der Anbieter verantwortlich, wobei Verstöße relativ häufig vorkommen.

§ 18 Abs. 1 Nr. 1 LMBG regelt das Verbot der gesundheitsbezogenen Werbung, wobei im Prinzip lediglich krankheitsbezogene Aussagen gemeint sind. Danach dürfen Lebensmittel nicht mit Aussagen beworben werden, die sich auf die Vorbeugung, Behandlung und Heilung von Krankheiten beziehen. Allgemeine gesundheitsbezogene Aussagen wie „Für Gesundheit und Wohlbefinden" sind zulässig, wohingegen Verweise auf Organfunktionen, Symptome oder Krankheitsbilder verboten sind. Im Zuge der Diskussion um funktionelle Lebensmittel (s.a. Essay: ↗*Funktionelle Lebensmittel*) zeichnet sich aber eine Liberalisierung ab, sodass in Zukunft möglicherweise Aussagen wie „Folsäure beugt dem Risiko von Neuralrohrdefekten vor" möglich sein werden.

Der potenzielle Nutzen von Nahrungsergänzungsmitteln und Zielgruppen

Wie eingangs beschrieben, liegt nach allgemeiner Rechtsauffassung die Bedeutung von Nahrungsergänzungsmitteln darin, die übliche Ernährung mit ernährungsphysiologisch notwendigen Stoffen zu ergänzen, so die Versorgung zu sichern und Defizite durch einen erhöhten Bedarf oder eine einseitige Ernährung auszugleichen. In dieser Funktion sind Nahrungsergänzungsmittel von besonderem Nutzen. Diese Sichtweise ist allerdings ernährungsphysiologisch unzureichend und berücksichtigt nicht die präventiven Aspekte der Ernährung. Eine ausgewogene Ernährung soll nicht nur alle essenziellen Nährstoffe in ausreichender Menge liefern, sondern auch langfristig zur Gesunderhaltung beitragen. Im Wesentlichen können daher zwei Hauptfunktionen von Nahrungsergänzungsmitteln unterschieden werden, zum einen der *Ausgleich von Defiziten bei erhöhtem Bedarf* oder geringer Zufuhr und zum anderen die *Prävention von Erkrankungen*.

Den Nutzen von Nahrungsergänzungsmitteln nachzuweisen ist schwierig, in bestimmten Bereichen fast unmöglich. Verwender der Präparate profitieren vor allem dann von einer Supplementierung, wenn die Aufnahme bestimmter Nährstoffe mit der normalen Ernährung unzureichend ist. Tabelle 3 zeigt Nährstoffe, bei denen in der gesunden Durchschnittsbevölkerung in Deutschland die Zufuhr unterhalb der Empfehlung liegt.

Wenngleich dies aufgrund der in den Empfehlungen enthaltenen Sicherheitszuschläge nicht mit einer Unterversorgung gleichzusetzen ist, kann ein solcher Vergleich doch Hinweise auf mögliche Engpässe liefern.

Studien zeigen, dass der Effekt einer Supplementierung stark vom Versorgungsstatus abhängig ist und Personen, die schlecht versorgt sind, erwartungsgemäß am stärksten profitieren. So ergaben z.B. die Untersuchungen von Chandra und Mitarbeitern (1992), dass sich bei gesunden Senioren

Nahrungsergänzungsmittel. Tab. 3: Kritische Nährstoffe in der gesunden Durchschnittsbevölkerung in Deutschland, Vergleich Empfehlung versus Zufuhr.

Nährstoff	betroffene Bevölkerungsgruppe
Calcium	Frauen und Männer, in allen Altersgruppen
Magnesium	Frauen und Männer, fast alle Altersgruppen
Eisen	Frauen im gebärfähigen Alter
Jod	Gesamtbevölkerung, durchschnittl. Zufuhr < 50 % der Empfehlung
Vitamin D	Frauen < 25 Jahre, Frauen und Männer > 65 Jahre
Vitamin E	Frauen und Männer, fast alle Altersgruppen unterhalb des Schätzwertes
Carotinoide	Frauen und Männer, fast alle Altersgruppen: nur der untere Schätzwert von 2–4 mg wird erreicht
Vitamin C	Frauen und Männer, alle Altersgruppen
Folsäure	Frauen und Männer, alle Altersgruppen, Frauen erreichen durchschnittlich nur 50 % der Empfehlung

durch ein Multivitamin-Multimineralstoff-Präparat immunologische Parameter sowie das Auftreten von Infektionen verbessern lassen und diese Effekte um so ausgeprägter sind, je schlechter die Probanden vor der Supplementierung versorgt waren. Dementsprechend sollten Nahrungsergänzungsmittel unter den essenziellen Nährstoffen insbesondere solche Substanzen liefern, mit denen weite Bevölkerungskreise unzureichend versorgt sind, wie Jod und Folsäure.

Darüber hinaus lassen sich Risikogruppen definieren, die aufgrund physiologischer Besonderheiten einen erhöhten Bedarf oder durch andere Umstände eine verminderte Zufuhr bestimmter Nahrungsinhaltsstoffe aufweisen (Tab. 4).

Allerdings reichen in diesen Situationen nicht immer die in Nahrungsergänzungsmitteln enthaltenen Vitamin- und Mineralstoff-Dosierungen aus. So kann insbesondere bei Erkrankungen des Intestinaltraktes oder auszehrenden Erkrankungen eine deutlich höhere Zufuhr erforderlich werden. Dies gilt auch im Hinblick auf die bei vielen älteren Menschen durch eine chronisch atrophische Gastritis und verminderte Bereitstellung des intrinsischen Faktors beeinträchtigte Vitamin-B_{12}-Verfügbarkeit. Bei diesen Personen gelingt es erst mit Dosierungen im Bereich von mehreren Hundert Mikrogramm eine ausreichende Vitamin-B_{12}-Aufnahme durch passive Absorption zu erreichen. Neben weiteren möglichen Defiziten ist bei Senioren insbesondere die Vitamin-D-Versorgung als kritisch einzustufen. Die körpereigene Vitamin-D-Synthese in der Haut ist so weit reduziert, dass ein Ausgleich über die Nahrung kaum realisierbar ist. Der DACH-Referenzwert für Menschen über 65 Jahre liegt bei 10 µg Vitamin D pro Tag. Diese Menge ist über die Nahrung praktisch nicht erreichbar, so dass zum Teil eine generelle Empfehlung zur Supplementierung von Vitamin D, Calcium und Vitamin B_{12} für Menschen über 70 Jahre gegeben wird.

Die DACH-Referenzwerte tragen dem um etwa 40% erhöhten Vitamin-C-Metabolismus des Rauchers Rechnung und empfehlen eine Zufuhr von 150 mg/Tag. Da im Durchschnitt bereits die für Nichtraucher empfohlenen 100 mg/Tag nicht aufgenommen werden, sind Raucher als Risikogruppe anzusehen.

Alkoholiker weisen aufgrund ihres erhöhten Bedarfs und der unzureichenden Nahrungszufuhr generelle Defizite an essenziellen Nährstoffen auf. Besonders häufig findet sich ein ausgeprägter Thiaminmangel, der je nach Untersuchung bei 9–80% der Alkoholiker diagnostiziert wurde. Auch bei Patienten, die an nicht alkoholbedingten Lebererkrankungen leiden, waren bis zu 43% thiamindefizient, wobei der Prozentsatz mit zunehmender Schwere der Erkrankung ansteigt. Darüber hinaus erhöht sich der Nährstoffbedarf bei anderen chro-

Nahrungsergänzungsmittel. Tab. 4. Situationen und Personengruppen, bei denen Nährstoffdefizite aufgrund unzureichender Aufnahme oder erhöhtem Bedarf gehäuft auftreten.

- niedriger Energiebedarf oder Einhalten einer Diät zur Gewichtsreduktion
- unausgewogene Ernährung (z. B. durch Lebensmittelallergien und -unverträglichkeiten, alternative Ernährungsformen)
- Wachstum, Schwangerschaft, Stillzeit
- hohes Lebensalter
- Rauchen (insbesondere erhöhter Vitamin-C-Bedarf)
- Alkoholabusus
- schwere körperliche Belastungen (z. B. Leistungssport)
- auszehrende Erkrankungen (z. B. Carcinome, AIDS)
- Erkrankungen des Magen-Darm-Traktes
- chronische Erkrankungen (Diabetiker, Rheumatiker)
- langfristige Einnahme von Arzneimitteln (z. B. orale Kontrazeptiva, Antiepileptika, Antirheumatika)

nischen Erkrankungen, wie z.B. der Antioxidanzienbedarf bei Rheuma.

Präventive Effekte
Der Nutzen einer Supplementierung bei unzureichender Versorgung und erhöhtem Bedarf ist unstrittig. Wesentlich aufwändiger ist der Beleg präventiver Effekte von Nahrungsergänzungsmitteln, da diese erst nach sehr langen Zeiträumen zum Tragen kommen und viele *Confounder* (↗ *Störfaktoren*) die Beurteilung erschweren. Giovannucci und Mitarbeitern (1998) gelang es anhand der Daten der ↗ *Nurses Health Study* zu belegen, dass die Verwenderinnen folsäurehaltiger Multivitaminpräparate nach 15 Jahren ein vermindertes Coloncarcinomrisiko aufweisen. Vor Ablauf dieses Zeitraums zeigten sich keine signifikanten Effekte. Dieses Beispiel macht deutlich, wie schwierig es ist, Effekte einer Supplementierung umfassend und differenziert nachzuweisen.
Als wissenschaftlich gesichert gilt die Bedeutung der Folsäure-Supplementierung in der Prävention von Neuralrohrdefekten, sodass von der DGE eine generelle Supplementierungsempfehlung für alle Frauen, die schwanger werden könnten, gegeben wird. Positive Wirkungen sind zudem von Supplementen mit Folsäure, Vitamin B_{12} und Vitamin B_6 durch die Reduzierung des Homocysteinspiegels auf das Arteriosklerose-Risiko zu erwarten. Homocystein gilt als eigenständiger Risikofaktor in diesem Geschehen. Im Hinblick auf atherosklerotische Veränderungen werden auch durch eine Vitamin-E-Supplementierung, die etwas oberhalb der Empfehlung liegt, präventive Effekte vermutet. Diese Mengen über Lebensmittel aufzunehmen, ist zwar theoretisch über pflanzliche Öle und Nüsse möglich, führt jedoch gleichzeitig zu einer Erhöhung der Zufuhr an mehrfach ungesättigten Fettsäuren, wodurch wiederum der Vitamin-E-Bedarf steigt und die Verfügbarkeit des Vitamins sinkt.
Von präventivem und therapeutischen Nutzen sind ↗ *ω-3-Fettsäuren*, die bei Hyperlipidämien nachweislich eine Senkung insbesondere der Plasma-Triglyceride herbeiführen können und das Arteriosklerose-Risiko zudem über eine Änderung des Eicosanoidprofils senken. Diese Effekte können auch durch eine deutliche Steigerung des Verzehrs fettreicher Fische wie Lachs und Makrele erzielt werden, bei Abneigung gegenüber Fisch und erwünschter hoher Dosierungen sind jedoch standardisierte Supplemente geeigneter.

Weitere Effekte von Nahrungsergänzungsmitteln
Neben präventiven Effekten durch essenzielle Nährstoffe werden auch positive Wirkungen auf die Gesunderhaltung durch verschiedene nicht essenzielle Nahrungsinhaltsstoffe diskutiert. So können Phospholipide wie Phosphatidylcholin (↗ *Lecithin*) und Phosphatidylserin bei älteren Menschen zur Erhaltung der kognitiven Leistungsfähigkeit beitragen. Daneben üben probiotische Bakterienkulturen gesundheitsfördernde Effekte auf die Darmgesundheit aus, indem sie das Gleichgewicht aus pathogenen und apathogenen Mikroorganismen der Darmflora positiv beeinflussen. Mit ↗ *Phytosterinen* angereicherte Nahrungsergänzungsmittel könnten zur Regulierung des Cholesterolspiegels präventiv eingesetzt werden und Carotinoide, insbesondere Lycopin, bieten mögliche Schutzeffekte gegenüber oxidativen Einflüssen.
In der gesunden Allgemeinbevölkerung sind Multivitamin-Multimineralstoff-Präparate in physiologischer Dosierung vermutlich am Sinnvollsten, da sie eventuelle Bedarfsdeckungslücken ausgleichen und von ihnen gleichzeitig keine Risiken ausgehen. Darüber hinaus können aber zusätzliche Gaben an Mengenelementen wie Calcium und Magnesium, die in diesen Präparaten nur in geringer Menge enthalten sind, bei bestimmten Personenkreisen von Nutzen sein.
Unstrittig ist, dass unter dem Begriff Nahrungsergänzungsmittel auch zahlreiche Produkte angeboten werden, die keine ernährungsphysiologische Bedeutung besitzen und daher völlig nutzlos sind, so z.B. Apfelessigkapseln oder die Vielzahl nicht legal vertriebener Gewichtsreduktionsprodukte. Eine bessere Verbraucheraufklärung wäre in dieser Hinsicht wünschenswert.

Potenzielle Risiken durch Nahrungsergänzungsmittel

Nahrungsergänzungsmittel sollen helfen, ernährungsbedingte Risiken durch eine unzureichende Aufnahme bestimmter Substanzen auszugleichen. Unverzichtbare Voraussetzung ist dabei, dass von den Produkten selbst keine Gesundheitsgefahr ausgeht. Für die meisten Nährstoffe ist eine weit über den Bedarf hinausgehende Zufuhr ohne Nebenwirkungen möglich. Es ergibt sich ein breiter Indifferenzbereich, innerhalb dessen der Nährstoff vermindert absorbiert, vermehrt gespeichert und/oder verstärkt ausgeschieden wird (↗ *Dosis-Wirkungsbeziehung* Abb.).
Dies wird auch anhand der toxikologischen Kenndaten deutlich, wonach bei den meisten Mikronährstoffen nach einer Übersicht von Hathcock (1997) eine große therapeutische Breite besteht (Tab. 5).
Ausnahmen stellen insbesondere die Vitamine A und D sowie eine Reihe von Spurenelementen dar. Nach dem heutigen Kenntnisstand ist allerdings der für ↗ *β-Carotin* angegebene Wert zu hoch, da die Ergebnisse zweier Interventionsstudien mit 20 bzw. 30 mg β-Carotin bei langjährigen Rauchern ein erhöhtes Bronchialcarcinomrisiko in der Verumgruppe ergaben. Daher liegt der NOAEL vermut-

Nahrungsergänzungsmittel. Tab. 5: Toxikologische Kenndaten von Vitaminen und Mineralstoffen im Vergleich zur empfohlenen Zufuhr.

Nährstoff	Einheit	DGE[1]	NOAL[2]	LOAEL[3]
Vitamin A	mg RÄ[4]	1,0/0,8	3,0	6,5
β-Carotin (und Carotinoide)	mg	2–4	25[5]	–[6]
Vitamin D	µg	5,0	20	50
Vitamin E	mg TÄ[7]	14/12	800	–
Vitamin K (Phyllochinon)	µg	70/60	30.000[8]	–
Vitamin C	mg	100	> 1.000	–
Vitamin B_1	mg	1,2/1,0	50	–
Vitamin B_2	mg	1,4/1,2	200	–
Nicotinsäure	mg	16/13	500	1.000
Nicotinsäureamid	mg	16/13	1.500	3.000
Vitamin B_6	mg	1,5/1,2	200	500
Folsäure	µg FÄ[9]	400	1.000	–
Vitamin B_{12}	µg	3,0	3.000	–
Biotin	µg	30–60	2.500	–
Pantothensäure	mg	6,0	1.000	–
Calcium	mg	1.000	1.500	> 2.500
Phosphor	mg	700	1.500	> 2.500
Magnesium	mg	350/300	700	–
Chrom III	µg	30–100	1.000	–
Kupfer	mg	1,0–1,5	9	–
Jod	µg	200	1.000	–
Eisen	mg	10 (15)[10]	65	100
Mangan	mg	2,0–5,0	10	–
Molybdän	µg	50–100	350	–
Selen	µg	30–70	200	910
Zink	mg	10/7	30	60

[1] Empfehlungen, bzw. Schätzwerte für eine angemessene Zufuhr der DGE für die Altersgruppe 25–51, Männer/Frauen; [2] No Observed Adverse (ungünstiger) Effect Level (s. a. ↗ *NOEL*); [3] Lowest Observed Adverse Effect Level; [4] Retinoläquivalent; [5] zu hoher Wert; [6] nicht festgesetzt; [7] Tocopheroläquivalent; [8] gilt nicht bei Einnahme von Cumarinen; [9] Folsäureäquivalent; [10] Frauen im gebärfähigen Alter

lich eher bei 10 mg. Die Ergebnisse dieser Studien machen deutlich, dass eine Supplementierung ohne therapeutischen Anspruch nur mit physiologischen Dosierungen erfolgen sollte, die auch über die Nahrung erreichbar sind.

Aufgrund der gesetzlichen Bestimmungen ist die Gefahr von Überdosierungen durch Nahrungsergänzungsmittel, die legal im Handel sind, und gemäß der Verzehrsempfehlung verwendet werden, gering. Lediglich bei regelmäßiger hochdosierter Verwendung einzelner Substanzen, wie z. B. durch eine langfristige Calciumeinnahme zur Mahlzeit, sind Imbalanzen durch Hemmung der Absorption anderer zweiwertiger Kationen denkbar.

Die Diskussion um die krankheitsschützenden Wirkungen durch sekundäre Pflanzenstoffe hat dazu geführt, dass diese in Form von Einzelsubstanzen oder Extrakten vermehrt in Nahrungsergänzungsmitteln eingesetzt werden. Dies könnte sinnvoll sein, sollte jedoch vor dem Hintergrund des weitgehend unbekannten toxikologischen Potenzials ebenfalls ausschließlich in Dosierungen erfolgen, die auch mit üblichen Lebensmitteln erreichbar sind.

Verwendungshäufigkeit von Nahrungsergänzungsmitteln und Erwartungen

Studien zur Einnahmeprävalenz von Nährstoffsupplementen haben gezeigt, dass 20–35% der erwachsenen Bevölkerung in Deutschland derartige Produkte verwenden. Dabei nehmen Frauen zu einem höheren Anteil Supplemente ein als Männer. Zudem besteht entsprechend den Beobachtungen internationaler Studien auch eine positive Korrelation zum steigenden Lebensalter und einem höheren Bildungsstand.

Neben dem Schutz vor Krankheiten erhoffen sich Verbraucher auch den Ausgleich einer unausgewogenen Ernährung durch die Produkte. Dabei zeigt sich jedoch, dass sich die Verwender von Nahrungsergänzungsmitteln ausgewogener ernähren als die Durchschnittsbevölkerung und ein überdurchschnittliches Gesundheitsbewusstsein aufweisen.

Ausblick

Nahrungsergänzungsmittel werden nicht zuletzt durch den Anstieg des Anteils älterer Menschen in der Bevölkerung weiter an Bedeutung gewinnen. Sie besitzen eine Berechtigung, wenn sie helfen, Ernährungsfehler zu korrigieren oder wenn sie präventive Wirkungen ausüben. Wann dies im Einzelfall gegeben ist, kann in der Praxis nicht beurteilt werden. Verbraucher sind bei der Wahl eines Produktes in der Regel überfordert, sodass ein hoher Beratungsbedarf besteht. Nach dem derzeitigen Stand der Wissenschaft kann Menschen, die ein Nahrungsergänzungmittel verwenden möchten (ohne Berücksichtigung individueller Ernährungsrisiken), in erster Linie ein physiologisch dosiertes Multivitamin-Multimineralstoff-Präparat empfohlen werden. Grundvoraussetzung für detaillierte Empfehlungen im Hinblick auf spezielle Zielgruppen sind weitere klinische Studien.

Weiterführende Literatur

BgVV (Bundesinstitut für gesundheitlichen Verbraucherschutz und Veterinärmedizin): *Fragen und Antworten zu Nahrungsergänzungsmitteln*. (1998).

B. Fischer u. A. Döring: Häufigkeit der Einnahme von Vitamin- und Mineralstoffpräparaten. Vergleich nationaler und internationaler Studien. *Ernährungs-Umschau* 46 (1999) 44–47.

R. Großklaus: Die Bewertung von Nahrungsergänzungsmitteln aus der Sicht des Lebensmittel- und Bedarfsgegenständegesetzes. *Ernährungs-Umschau* 47 (2000) 132–141.

A. Hahn: *Nahrungsergänzungsmittel*. Wissenschaftliche Verlagsgesellschaft, Stuttgart (2001).

A. Hahn u. M. Wolters: Nahrungsergänzungsmittel – Eine Bestandsaufnahme. I. Einordnung, Marktsituation und Verbraucherverhalten. *ERNO* 1 (3) (2000) 167–175.

A. Hahn u. M. Wolters: Nahrungsergänzungsmittel – Eine Bestandsaufnahme. II. Zielgruppen, Nutzen, Risiken. *ERNO* 1 (4) (2000) 215–230.

J. N. Hathcock (Council for Responsible Nutrition): *Vitamin and mineral safety*. Council for Responsible Nutrition, Washington DC (1997).

M. Wolters u. A. Hahn, Nährstoffsupplemente aus Sicht des Konsumenten. *Ernährungs-Umschau* 48 (2001) 136–141.

O

OA, Abk. für Ⓔ *Overeaters anonymous*, ↗ *Anonyme Ess-Süchtige Interessengemeinschaft e.V.*

OAS, Abk. für ↗ *orales Allergiesyndrom*.

Oatrim®, Ⓔ *oatrim®*, in den USA 1991 patentierter ↗ *Fettersatzstoff*, hergestellt aus dem löslichen Anteil der Hafer-Ballaststoffe. O. wird verwendet für Backwaren, Käse und als Zusatz zu Magermilch. Der Gehalt an ↗ *β-Glucan* (1–10%) wirkt cholesterinspiegelsenkend.

Oberarmumfang, Ⓔ *mid upper arm circumference, MUAC*, anthropometrischer Parameter, der zur Beurteilung des Ernährungszustandes v.a. von Kindern nach Referenzwerttabellen eingesetzt wird.

Oberflächenwasser, Ⓔ *surface water*, Wasservorkommen in Flüssen, Seen und Talsperren. O. kann nur selten zur ↗ *Trinkwasser-Aufbereitung* genutzt werden. In Deutschland erfolgt rund 27% der Trinkwassergewinnung aus O. Eine komplizierte Aufbereitung zur Entfernung von Verunreinigungen und Entkeimung ist erforderlich. Die Entkeimung erfolgt meist mit verschiedenen Chlorverbindungen, die bakterizid wirken, aber auch zu gesundheitsschädlichen und geschmacksbeeinträchtigenden Reaktionsprodukten führen können.

Obers, Syn. (österr.) für ↗ *Sahne*.

Obesitas, Ⓔ *obesity*, Syn. für ↗ *Adipositas*.

ob-Gen, ↗ *Leptin*. (Essay: ↗ *Genetische Ursachen der Adipositas*, Band 1).

Obst, Ⓔ *fruit*, die überwiegend roh genossenen, meist kernhaltigen Früchte von i.d.R. mehrjährigen Pflanzen (Sträucher, Bäume, aber auch mehrjährige Stauden). Sie werden handelsüblich und im Sprachgebrauch unterteilt in Steinobst, Beerenobst (teilweise als Weichobst zusammengefasst), Kernobst, Schalenobst (↗ *Nüsse*), ↗ *Südfrüchte* und ↗ *Wildfrüchte* (Tab. 1).

O. unterscheidet sich von ↗ *Gemüse*, indem beim Gemüse verschiedene Pflanzenteile Verwendung finden (z.B. Wurzeln, Blätter, Spross) und die Pflanzen i.d.R. einjährig sind. O. weist gegenüber Gemüse außerdem einen höheren Zuckergehalt und dadurch süßen und durch Fruchtsäuren mehr oder weniger säuerlichen Geschmack auf.

Sowohl Genuss- als auch Nährwert sind stark vom *Reifestadium* der Frucht abhängig. Im unreifen Zustand ist die enthaltene Stärke noch nicht vollständig zu Zucker abgebaut, der Gehalt an Gerbsäuren und Fruchtsäuren ist hoch und die Bildung maßgeblicher Aromastoffe (Flavorbildung) noch nicht abgeschlossen. In der Genussreife ist die Entwicklung der Frucht vollständig abgeschlossen: die Stärke ist weitgehend zu Zucker abgebaut, unlösliches Pektin der Zellwände zu löslichem umgewandelt, wodurch die Frucht weich wird, die Färbung (Abbau von Chlorophyll, Bildung von Carotinoiden und Anthocyanen) und das Aroma sind fruchttypisch. Die enzymatischen Stoffwechselprozesse laufen jedoch weiter, es kommt zum weiteren Abbau von Pektin zu Galacturonsäure und damit zur Strukturveränderung (Früchte werden mehlig oder „matschig"). Durch Oxidationen und weitere biochemische Reaktionen von Farbstoffen entstehen Farbabweichungen, das Aroma verändert sich ebenfalls. Dieses Stadium nennt man Überreife, es führt schließlich zum Verderb (Genussuntauglichkeit). Aus Transportgründen werden viele Früchte vor ihrer Vollreife geerntet. Wie gut sie nachreifen, hängt von der Obstsorte, vom Reifezustand bei der Ernte und von den Transport- und Lagerbedingun-

Obst. Tab. 1. Handelsübliche Unterteilung von Obst.

Bezeichnung	Eigenschaften	Beispiele
Kernobst	Obstsorten aus der Familie der Rosengewächse, deren Samen im sog. Kerngehäuse liegen	Apfel, Birne, Quitte
Steinobst	einsamige, saftige Früchte, deren ungenießbarer Samen von dem verholzten, inneren Teil der Fruchtwand umgeben ist	Pfirsich, Pflaume, Kirsche
Beerenobst	weichfleischige, saftige, kleine Früchte	Erdbeere, Himbeere, Johannisbeere
Südfrüchte	aus den Tropen oder Subtropen stammende Früchte	Citrusfrüchte, Banane, Ananas
Wildfrüchte	wildwachsendes Obst mit essbaren Früchten	Hagebutte, Holunder, Schlehe
Nüsse (Schalenobst)	hart- und trockenschalige Früchte	Haselnuss, Walnuss, Kokosnuss

gen ab. Vielfach erreichen die derart in den Handel gelangenden Früchte das volle Aroma nicht.

Inhaltsstoffe: Der *Nährstoffgehalt* von O.variiert stark zwischen den Sorten. Es enthält (mit Ausnahme der Nüsse) meist 30–100 kcal pro 100 g, 13–23 % Kohlenhydrate, weniger als 1 % Fett und wenig Eiweiß. O. ist ein guter Lieferant für β-Carotin, Vitamin C und Folsäure sowie Kalium, Magnesium und z.T. Eisen (Tab. 2). Es enthält darüber hinaus organische Säuren sowie ↗ *sekundäre Pflanzenstoffe* (z.B. Carotinoide und Flavonoide).

O. kann jedoch auch *Rückstände* und – frisches O. sehr begrenzt – *Zusatzstoffe* enthalten. Rückstände (Pestizide, Umweltkontaminanten) befinden sich teilweise nur auf der Schale (lokale Kontamination) und können durch gründliches Waschen oder Schälen reduziert werden, andere sind jedoch im Fruchtfleisch enthalten (systemische Kontamination). Als Zusatzstoffe sind bei frischem O. nur die Behandlung der Schalenoberfläche von Citrusfrüchten mit Konservierungsmitteln (↗ *Biphenyl*, ↗ *Orthophenylphenol*, ↗ *Thiabendazol*) und Wachsen erlaubt, bei Bananen die Behandlung mit Thiabendazol (Konservierung) und bei Walnüssen die Bleichung der Schale mit Natriumhypochlorid sowie bei geschälten Walnüssen auch die Konservierung mit ↗ *Butylhydroxyanisol* (BHA). Bei der Verarbeitung von O. sind weitere Zusatzstoffe zulässig. O. wird überwiegend frisch verzehrt, aber auch verarbeitet. Die wichtigsten Verarbeitungsverfahren sind Gefrieren, Trocknen (Trockenfrüchte), Weichdämpfen (Fruchtpulpe, Fruchtmark als sog. Halberzeugnisse), Kandieren, Hitzekonservierung (Obststerilkonserven) und Einkochen (Marmelade, Konfitüre, Gelee).

Der Verzehr von Frischobst lag 1998 in Deutschland bei 90 kg pro Kopf und Jahr (entspricht etwa 250 g/Tag). Davon entfiel ca. ein Drittel auf das deutsche Lieblingsobst, den Apfel (31 kg pro Kopf und Jahr). Der Obstverzehr unterliegt angebotsbedingten, z.T. stärkeren jährlichen Verbrauchsschwankungen. Der Selbstversorgungsgrad liegt in Deutschland bei ca. 40 %.

Obstgeist, Syn. für ↗ *Geist*.

Obstipation, *Darmträgheit*, *(Stuhl)verstopfung*, E *slow transit*, *constipation*, erschwerte, oft unvollständige, schmerzhafte und vergleichsweise seltene ↗ *Darmentleerung* (<3/Woche) mit ‚hartem' Stuhl.

Ätiologie: O. entsteht bei verlangsamtem Colontransit (häufigste Ursache beim Erwachsenen), Darmatonie (meist neurogen bestimmt), Stenosen und andere Blockaden im Colon-, Rectum- und Analbereich, die den Weitertransport des Stuhls erschweren, bei Kindern psychogene Stuhlverhaltung. Eine scheinbare, gesundheitlich bedeutungslose (Pseudo)-O. wird bei Säuglingen mit Brusternährung bei niedrigen Trinkmengen beobachtet. Man unterscheidet zwischen akuter, passagerer und chronischer O. *Akute O.* kann bei abrupter Umstellung der Ernährungs- und Lebensweise auftreten (Reisen, Bettlägerigkeit) oder als erstes Symptom einer Darmblockade; *passagere O.* kommt vor als Begleiterscheinung verschiedener Erkrankungen, bei Intoxikationen, als Nebenwirkung von Arzneimitteln und in der Schwangerschaft. Die sehr viel häufigere *chronische O.* ist oft idiopathisch (funktionelle/habituelle O.). Dabei spielt der Lebensstil (fett- und energiereiche, ballaststoffarme Ernährung; geringe körperliche Aktivität; Hektik und Unterdrückung des Stuhldrangs) eine entscheidende Rolle. ↗ *Laxanzienabusus* verstärkt die Neigung zu O.

Eine lange Verweildauer des Stuhls führt zu vermehrtem Wasserentzug und zur Verfestigung und

Obst. Tab. 2. Energie- und Nährstoffgehalt augewählter Obstsorten. k.A. = keine Angabe. [Quelle: H. Scherz (Hrsg.): *Die Zusammensetzung der Lebensmittel – Nährwert-Tabellen*, Medpharm Stuttgart, 2000]

Nährstoffe/Energie (in 100 g)	Apfel	Aprikose	Banane	Birne	Erdbeere	Kiwi	Orange	Pfirsich	Pflaume	Weintraube
Energie [kcal]	54	43	88	55	32	51	42	41	48	67
Wasser [g]	84,9	85,3	73,9	82,9	89,5	83,2	85,7	87,3	83,7	81,1
Protein [g]	0,3	0,9	1,1	0,5	0,8	1,0	1,0	0,8	0,6	0,7
Fett [g]	0,5	0,1	0,2	0,3	0,4	0,6	0,2	0,1	0,2	0,3
Kohlenhydrate [g]	11,4	8,5	20,0	12,4	5,5	9,1	8,3	8,9	10,2	15,2
Ballaststoffe [g]	2,0	1,5	1,8	3,3	1,6	2,1	1,6	1,9	1,6	1,5
Mineralstoffe										
Kalium [mg]	122	279	370	116	161	314	165	194	177	197
Magnesium [mg]	5,7	9,2	31	7,1	13	24	12	9,0	7,9	7,6
Eisen [mg]	0,25	0,65	0,35	0,16	0,64	0,8	0,19	0,32	0,25	0,4
Vitamine										
β-Carotin [µg]	29	1600	31	16	16	43	18	81	366	33
Folsäure [µg]	7,5	3,6	14	14	43	k.A.	29	2,7	2,0	43
Vitamin C [mg]	12	9,4	12	4,6	63	46	49	9,5	5,4	4,2

erhöht die Einwirkungszeit toxischer Lebensmittelinhaltsstoffe/-abbauprodukte und Stoffwechselprodukte auf die Darmmucosa.
O. kommt in allen Altersgruppen vor; 30–60% der erwachsenen Bevölkerung in Deutschland leiden zeitweilig oder permanent unter O., Frauen häufiger als Männer, Ältere häufiger als Jüngere.
Ernährungstherapie: Die langfristige Ernährungsumstellung steht im Mittelpunkt des Behandlungskonzeptes:
- ballaststoffreiche Lebensmittel (Vollgetreide, Gemüse, Obst einschließlich Trockenfrüchten, evtl. zusätzlich Weizenkleie, jeweils mit reichlich Flüssigkeit),
- min. 2 l Flüssigkeit/d, Kinder je nach Alter min. 1–2 l, warmes Wasser/Fruchtsaft morgens nüchtern,
- gesäuerte Milchprodukte (Dickmilch/Buttermilch, Jogurt), Kinder: Milchzucker; Säuglinge: Umstellung auf lactosereiche Pre-Nahrung,
- Energie- und Fettgehalt der Kost bedarfsangepasst,
- ungünstig, weil obstipierend sind Schokolade, Weissbrot, Stärkeprodukte, Rotwein.

Die ballaststoffreiche Ernährung (vgl. • *Ballaststoffhypothese*) entspricht im Wesentlichen den Empfehlungen für Gesunde; sie eignet sich als Langzeitkost zur Normalisierung der Darmfunktionen, ggf. auch zum Abbau von Übergewicht. Regelmäßige körperliche Aktivität und falls erforderlich Hilfe zur Stressbewältigung ergänzen die Therapie. Die Langzeiteinnahme von Laxanzien (↗ *Lactulose*) bedarf der ärztlichen Überwachung.

Obstsaft, Syn. für ↗ *Fruchtsaft*.

Ochratoxine, Ⓔ *ochratoxins*, • *Mycotoxine*, die zu Mycotoxikosen führen können und von den Schimmelpilzen *Aspergillus ochraceus*, *A. meleus* und *Penicillium viridicatum* v.a. auf Getreide (Mais, Weizen), Reis, ölhaltigen Samen und Nüssen gebildet werden. Außerdem sind sie in ↗ *Kaffee*, Wein und Bier nachweisbar. Über kontaminiertes Futter können O. auch in tierische Produkte gelangen. O. sind damit in Lebensmitteln weit verbreitet und lassen sich im Blut nahezu aller Menschen in Europa nachweisen.
O. wirken v.a. nierenschädigend und werden für die endemische Nephropatie (chronische, lebensbedrohende Nierenerkrankung) des Balkans (v.a. bei der Landbevölkerung) verantwortlich gemacht. O. erwiesen sich im Tierversuch als cancerogen und teratogen. Die tägliche O.-Aufnahme in Deutschland wird auf etwa 0,9 ng/kg Körpergewicht und Tag geschätzt, wobei der Konsum von „einigen ng/kg" als tolerabel angesehen wird.

Ocimum basilicum, bot. Artname des ↗ *Basilikums*.

Octadecadiensäuren, *C18:2-Fettsäuren*, Ⓔ *octadecadienoic acids*, mehrfach ungesättigte Fettsäuren mit zwei Doppelbindungen. Von den zahlreichen Isomeren sind nachfolgende für die Ernährung bedeutsam:
a) all-*cis*-Δ9,12-Octadecadiensäure, IUPAC-Bezeichnung für ↗ *Linolsäure*;
b) konjugierte Octadecadiensäuren (↗ *konjugierte Linolsäuren*).

n-Octadecansäure, Ⓔ *n-octadecanoic acid*, IUPAC-Bezeichnung für ↗ *Stearinsäure*.

Octadecatetraensäure, Ⓔ *octadecatetraenoic acid*, mehrfach ungesättigte Fettsäure (C18:4), die in verschiedenen Isomeren in der belebten Natur vorkommt.
1) cΔ6,9,12,15-O. Zwischenprodukt der Biosynthese von ↗ *Eicosapentaensäure* aus α-Linolensäure (ω-3-Gruppe);
2) cΔ4,8,12,15-O. Seetieröle (Trivialname für 1 und 2: *Stearidonsäure*).
3) 9,11,13,15-Octadecatetraensäure in *cttc*- und all-*trans*-Konfiguration (Trivialname α-/β-*Parinarsäure*) im Samenfett von Pflanzen, die für die menschliche Ernährung keine Bedeutung haben (*Impatiens noli-me-tangere*).

Octadecatriensäure, Ⓔ *octadecatrienoic acids*, IUPAC-Bezeichnung für Linolensäure, ↗ *α-Linolensäure*, ↗ *γ-Linolensäure*.

Octadecensäuren, Ⓔ *octadecenoic acids*, IUPAC-Bezeichnung für Isomere der C18-Monoenfettsäuren, ↗ *Elaidinsäure*, ↗ *Ölsäure*, ↗ *Petroselinsäure*, ↗ *Vaccensäure*.

Octanoyl-CoA-Synthase, ↗ *aktivierte Fettsäuren*.

***n*-Octansäure**, Ⓔ *n-octanoic acid*, IUPAC-Bezeichnung für ↗ *Caprylsäure*.

Octylgallat, Ⓔ *octylgallate*, ein Antioxidans (E311), ↗ *Gallate*.

oculocerebrorenales Syndrom, Syn. für ↗ *Lowe-Terrey-McLachlan-Syndrom*.

OD, Abk. für optische Dichte, Syn. für ↗ *Extinktion*.

odds ratio, *cross-product ratio*, *relative odds*, (Ⓔ *odds*, [Gewinn]chancen, Aussichten; *ratio*, Verhältnis, Quotient), Kennzahl epidemiologischer Studien zur Abschätzung des relativen ↗ *Risikos* in ↗ *Fall-Kontroll-Studien* (vgl. • *analytische Studien*). In der Formel (Abb.) bedeuten *exponierte Fälle* bzw. *Kontrollen* die Erkrankten bzw. nicht erkrankten Personen, welche einem Expositionsfak-

$$\text{odds ratio} = \frac{\left(\dfrac{\text{Anzahl exponierter Fälle}}{\text{Anzahl nicht exponierter Fälle}}\right)}{\left(\dfrac{\text{Anzahl exponierter Kontrollen}}{\text{Anzahl nicht exponierter Kontrollen}}\right)}$$

odds ratio. Berechnungsformel, Erläuterungen im Text.

tor ausgesetzt waren und *nicht exponierte Fälle* bzw. *Kontrollen* die Personen, welche keinem Expositionsfaktor ausgesetzt waren und erkrankten bzw. nicht erkrankten. Das so erhaltene o.r. dient als Maß des Einflusses, den die Exposition auf die Erkrankung ausübt. Bei seltenen Erkrankungen entspricht das o.r. näherungsweise dem relativen Risiko.

Ödem, *Wassersucht*, Ⓔ *(o)edema*, schmerzlose Flüssigkeitsansammlung, deren Ursache im Austritt seröser Flüssigkeit aus dem Gefäßsystem in extra- bzw. intrazelluläres Gewebe liegt. Ö. können durch einen Anstieg des Blutdrucks (Wasser- bzw. Natriumretention, • *Herzinsuffizienz*) oder durch einen verminderten ↗ *kolloidosmotischen Druck* des Blutplasmas bei Eiweißmangel (• *Hungerödem*) auftreten. Eine erhöhte Durchlässigkeit der Gefäße (z.B. bei Entzündungen) sowie Störungen des Lymphabflusses können ebenfalls zur Ausbildung eines Ö. führen. Beim Vorliegen von Gewebeschäden spricht man von einer Ödemnekrose.
Am häufigsten liegen extrazelluläre Ö. vor. Allerdings kann es bei Schädigungen der Zellwände oder massiven Flüssigkeitsansammlungen (z.B. im Gehirn) auch zu einem Einstrom in die Zellen kommen (zelluläres Ö.). Das renale Ö. tritt bei diversen Nierenerkrankungen mit Eiweißausscheidungen (nephrotisches Syndrom) als Folge eines verminderten kolloidosmotischen Drucks und/oder verstärkter Zurückhaltung von Natrium und Wasser auf. Die Linksherzinsuffizienz ist die häufigste Ursache des • *Lungenödems*, bei dem Flüssigkeit in die Lungenbläschen (alveoläres Ö.) oder in den Gewebszwischenraum (interstitielles Ö.) übertritt. Beim Hirnödem kommt es zu Flüssigkeitsansammlungen in den Gewebsspalten des Gehirns. Ursachen sind u.a. Gehirntumoren und offene Hirnverletzungen, aber auch Veränderungen im Wasser- und Säure-/Basenhaushalt des Körpers. Ö. ab etwa der 20. Schwangerschaftswoche sind auch Symptome einer ↗ *Präeklampsie*.
Therapie: Sie setzt sich in der Regel aus diätetischen und medikamentösen Maßnahmen (Diuretika) zusammen. Einen hohen Stellenwert besitzt die Einschränkung der Kochsalzzufuhr (↗ *natriumarme Diät*). Sie sollte unter stationären Bedingungen 3g/d nicht überschreiten. Als Dauerbehandlung bietet sich eine tägliche Zufuhr von etwa 6g NaCl an. Die Flüssigkeitszufuhr muss ebenfalls dem Ausmaß der Erkrankung angepasst werden. In der Naturheilkunde kommt eine überwiegnd lactovegetabile Vollwerternährung sowie regelmäßige Reis-und Obststage zum Einsatz.

Odorans, (Mz. Odoranzien), Syn. für ↗ *Geruchsstoff*.

OECD, Abk. für Ⓔ *Organization for Economic Cooperation and Development*, ↗ *Organisation für wirtschaftliche Zusammenarbeit und Entwicklung*.

Oecotrophologie, ↗ *Ökotrophologie*.

Oenocyanin, Ⓔ *oenocyanin*, ein zu den • *Anthocyanen* zählender blauroter Farbstoff (E163) aus Pressrückständen roter Trauben, der z.B. bei Getränken, Obstkonserven und Süßwaren eingesetzt wird.

offenes System, Ⓔ *open system*, in der Thermodynamik Begriff für ein System (Maschine, Lebewesen, Ökosystem), welches mit seiner Umgebung im Stoff- und Energieaustausch steht. Während in einem • *geschlossenen System* der Gehalt an ↗ *Energie* immer gleich bleibt (die Energie kann dabei jedoch unterschiedlich „arbeitsfähige" Formen annehmen), sind Lebewesen typische offene Systeme, deren Gehalt an Energie und Materie Schwankungen unterliegt, jedoch innerhalb physiologisch vertretbarer Grenzen vom Organismus reguliert wird. Dies ist bei Untersuchungen zur (Nähr-)Stoff- oder Energiebilanz zu berücksichtigen (↗ *Fließgleichgewicht*; ↗ *Homöostase*).

Öffentliches Gesundheitswesen, Ⓔ *public health authorities*, Gesamtheit der staatlichen Einrichtungen zur Erhaltung und Förderung der Gesundheit der Bevölkerung mit folgenden Aufgaben:

- Förderung von Gesundheit und Vitalität,
- Schutz vor Krankheiten und Verletzungen,
- Organisation und Bereitstellung von Diagnose- und Therapieeinrichtungen,
- Rehabilitation von Kranken und Behinderten.

Besondere Aufmerksamkeit erlangt die präventive ↗ *Gesundheitsförderung*. Träger dieser Aufgaben sind staatliche Gesundheitsämter der Länder und Kreise, gewerbeärztliche Aufsichten sowie Einrichtungen von Sozialversicherungen und der Wohlfahrtspflege. Institutionen des ö.G. mit wichtigen Aufgaben im Bereich der Ernährung sind auf der Bundesebene das Ministerium für Gesundheit (BfG), das Robert-Koch-Institut (RKI), das Bundesinstitut für gesundheitlichen Verbraucherschutz und Veterinärmedizin (BgVV) und die Bundeszentrale für gesundheitliche Aufklärung (BZgA) und auf der Landesebene die entsprechenden Fachabteilungen der Landesämter, die tierärztlichen und chemischen Untersuchungsämter sowie die Lebensmittelüberwachungsbehörden.

Off-Flavor, Ⓔ *off-flavo(u)r*, Syn. für ↗ *Fehlaroma*.

ÖGE, Abk. für ↗ *Österreichische Gesellschaft für Ernährung*.

oGTT, Abk. für oraler Glucosetoleranztest, Syn. für ↗ *Blutzuckerbelastungstest*.

Öko-Lebensmittel, Ⓔ *organic food*, Syn. für ↗ *biologisch erzeugte Lebensmittel*.

ökologische Studie, *Korrelationsstudie*, Ⓔ *correlation study*, deskriptive epidemiologische Studie, in der Daten zu ↗*Exposition* und ↗*Endpunkt* nicht auf individueller Ebene, sondern auf der Ebene von Populationen oder Bevölkerungsgruppen analysiert werden. Ö.S. bergen die Gefahr, dass Scheinkorrelationen, also inhaltlich bedeutungslose Zusammenhänge hergestellt werden. Die Bedeutung ö.S. liegt darin, Hypothesen für nachfolgende ↗*analytische Studien* zu generieren, jedoch nicht darin, kausale Beziehungen aufzudecken oder zu bestätigen.

ökologischer Landbau, *biologische Landwirtschaft*, *alternativer Landbau*, [E] *organic farming*, *alternative farming methods*, ↗*Landwirtschaft*, die sich durch hohe Gesundheits-, Umwelt- und Sozialverträglichkeit auszeichnet. In der EU sind die Mindeststandards für Pflanzenbau und Tierhaltung einschließlich Futtermittel in der Verordnung EWG Nr. 2092/91 festgeschrieben (•*Bio-Verordnung*); in der Schweiz gilt das Biogesetz. Eine 1999 verabschiedete Richtlinie des Codex Alimentarius (↗*Codex-Alimentarius-Komission*) regelt weltweit die Anforderungen an den ö.L. Die Vorschriften der EU beinhalten u.a.:

- weitgehenden Verzicht auf chemisch-synthetisierte Dünge-, Bodenbearbeitungs- und Schädlingsbekämpfungsmittel,
- Tierhaltung und Pflanzenbau als integrierte Bestandteile des Betriebes,
- Auslauf für Tiere bei begrenzter Tierzahl (Überweidung vermeiden),
- Bevorzugung einheimischer, widerstandsfähiger Tierrassen,
- Futtermittel aus ökologischem, bevorzugt eigenem Anbau, Jungsäuger: Muttermilch; Mastgeflügel: mind. 65% Getreide, Bienen: falls erforderlich, eigener Honig,
- keine präventive Verabreichung von Tierarzneimitteln, Wachstumsförderern, Hormonen; Tierarzneimittel nur bei akuten Erkrankungen
- kein Einsatz genetisch veränderter Organismen, Ausnahmen: Saatgut für eine Übergangszeit.

Zum Jahresende 2000 wurden in Deutschland knapp 3% der landwirtschaftlichen Betriebe ökologisch geführt auf 3,2% der Fläche (die statistischen Zahlen varrieren, je nach berücksichtigter kleinster Betriebsgröße). Die Tendenz ist steigend (vgl. •*Arbeitsgemeinschaft Ökologischer Landbau*; •*International Federation of Organic Agriculture Movements* [IFOAM]).

In Österreich und in der Schweiz ist der Anteil ökologisch wirtschaftender Betriebe höher. Weltweit wird der Umsatz mit ↗*biologisch erzeugten Lebensmitteln* für das Jahr 2000 auf 20 Mrd. US-$ geschätzt (= <2% des Lebensmittelmarktes).

Lebensmittel aus ö.L. (biologisch erzeugte Lebensmittel, •*Naturkost*) werden besonders auch bei •*alternativen Ernährungsformen* z.B. der •*Vollwertkost* und für die •*Vollwert-Ernährung* bevorzugt.

Öko-Prüfzeichen, *ÖPZ*, [E] *logo of organic farming*, ist ein besonderes Siegel, das zur Kennzeichnung von Lebensmitteln aus ökologischem Anbau verwendet werden darf (•*Öko-Lebensmittel*). Das Aussehen des Siegels ist im Rahmen der *Europäischen Verordnung zur Regelung von Lebensmitteln aus ökologischem Landbau* festgelegt und soll es dem Verbraucher erleichtern, entsprechende Lebensmittel zu erkennen (Farbtafel). Im deutschsprachigen Raum enthält es den Hinweis *„ökologischer Landbau"* oder *„biologische Landwirtschaft"* (•*Öko-Prüfzeichen GmbH*). Die Kontrolle wird durch beauftragte, staatlich zugelassene Kontrollstellen (EU VO 2092/91) durchgeführt.

Im September 2001 wurde vom Bundsministerium für Verbraucherschutz, Ernährung und Landwirtschaft (MMVEL) das Bio-Siegel (Farbtafel IXX) für Produkte, die nach ökologischen Produktionskriterien hergestellt wurden, eingeführt. Die gesetzlichen Grundlagen für die amtliche Kontrolle (mind. 1 × jährlich) für Betriebe, die das Bio-Siegel für Ihre Produkte verwenden, werden in Deutschland ab Januar 2002 durch das Öko-Kennzeichnungsgesetz geregelt. Das Bio-Siegel darf für Produkte eingesetzt werden, die nach den Standards der EG-Öko-Verordnung produziert und kontrolliert werden und deren Zutaten zu mindestens 95% aus ökologischem Landbau stammen. Das Bio-Siegel wird bis Ende 2002 (Übergangsfrist für vorproduzierte Verpackungen) das Ö. komplett ablösen. Informationen zum Bio-Siegel gibt ebenfalls die •*Öko-Prüfzeichen GmbH*. Das Biosiegel ersetzt nicht die von einzelnen Verbänden des ökologischen Landbaus nach eigenen Kriterien vergebenen Siegel.

Öko-Prüfzeichen GmbH, *ÖPZ-GmbH*, Gesellschaft zur Organisation der Vergabe des ↗*Öko-Prüfzeichens* bzw. des ↗*Bio-Siegels* sowie zur Koordinierung der Öffentlichkeitsarbeit für das Öko-Prüfzeichen. 1999 haben die ↗*Arbeitsgemeinschaft Ökologischer Landbau e.V.* (AGÖL) und ↗*Centrale Marketing-Gesellschaft der Deutschen Agrarwirtschaft* (CMA) zur Erweiterung des Absatzpotenzials ökologisch erzeugter Produkte und zur Förderung des ökologischen Landbaus das bundesweit einheitliche Öko-Prüfzeichen (ÖPZ) entwickelt und die ÖPZ-GmbH gegründet. Die ÖPZ-GmbH, deren Gesellschafter zu gleichen Teilen AGÖL und CMA sind, organisiert die Vergabe des ÖPZ und koordiniert die Marketingmaßnahmen. Ziel ist es, Verbraucher durch ein gemeinsames Logo an ökologisch erzeugte Produkte heranzuführen. Das ÖPZ kann für alle Stufen der Erzeugung und Verarbeitung (Bauern, Verarbeiter, Handel), für landwirtschaftliche Rohwaren und auch für verarbeitete Erzeugnisse aus Ökologischem Landbau vergeben werden. Die ÖPZ-GmbH vergibt das Zeichen nicht selbst, sondern hat als Vergabeeinrichtungen die Mitgliedsverbände der AGÖL: ANOG, Biokreis, Bioland, Biopark, Demeter-Bund, Gäa, Naturland und Ökosiegel damit beauftragt. Das ÖPZ wurde erstmals im Sommer 2000 vergeben. Damit Produkte mit dem ÖPZ gekennzeichnet werden können, muss die Erzeugung bzw. die Be- und Verarbeitung mindestens den AGÖL-Rahmenrichtlinien in ihrer jeweils neuesten Fassung entsprechen. ↗ *Internetadressen und Kontakte.*

Ökosiegel e.V., 1988 gegründeter, kleinerer ökologischer Landbauverband, ein Zusammenschluss von 27 Betrieben, die eine Fläche von insgesamt 1487 ha nach den Richtlinien des ökologischen Landbaus bewirtschaften (Stand 1/2000). Ö. ist Mitglied der • *Arbeitsgemeinschaft ökologischer Landbau in Deutschland (AGÖL)*, zu der noch acht weitere Anbauverbände gehören. ↗ *Internetadressen und Kontakte.*

Ökosystem, Ⓔ *ecosystem, ecological system*, eine funktionelle Einheit von Lebewesen und ihrer unbelebten Umwelt. Ein Ö. besteht aus der *Biozönose* (Lebensgemeinschaft aller Organismen), ihrem *Biotop* (Lebensraum, Areal), ihren biologischen Beziehungen sowie den durch Energieflüsse angetriebenen Stoffkreisläufen. Natürliche Ö. z.B. Meere, Teiche, Wälder sind ↗ *offene Systeme*, die untereinander in Verbindung stehen (Verluste über die Atmosphäre, Gewässer usw.). Ihre Stoffkreisläufe stehen in einem dynamischen Gleichgewicht (↗ *Fließgleichgewicht*) und reagieren auf kleine externe Störungen elastisch (begrenzte Selbstregulierung). Die Hauptbedeutung eines Ö. liegt im Energie- und Materialfluss, der hauptsächlich über ↗ *Nahrungsketten* reguliert wird.
Zu betonen ist, dass aus den Gesetzmäßigkeiten von Ökosystemen generell nicht direkt Verhaltensregeln (z.B. für Umweltschutz, ökologische Landwirtschaft usw.) herzuleiten sind, vielmehr müssen diese auf die Erhaltung bzw. Wiederherstellung eines speziellen Ö. bezogen werden. Beispiele: Der Nationalpark Lüneburger Heide ist ein heute mit großem Aufwand erhaltenes Ökosystem, welches sich durch Abholzung und Versauerung dieser Landstriche bildete. Auch durch Verkarstung, Überweidung/-nutzung landwirtschaftlich genutzter Gebiete können sich durchaus stabile Ökosysteme (Halbwüste, Steppe) herausbilden, die jedoch für die menschliche Bevölkerung keine Ernährungsgrundlage mehr bieten. Die umgangssprachlich erfolgende Gleichsetzung der Begriffe ökologisch = biologisch = natürlich = gut = wünschenwert ist also nicht korrekt und irreführend.

Ökotrophologie, *Oecotrophologie*, *Haushalts- und Ernährungswissenschaften*, von griech. *oikos*, Haus, Haushalt, und *trophä*, Nahrung, Ernährung, die Wissenschaft vom Haushalt und der Ernährung, eine fächerübergreifende Disziplin bestehend aus der • *Haushaltswissenschaft* mit schwerpunktmäßig betriebswirtschaftlichen, sozialen und technischen Inhalten und der • *Ernährungswissenschaft*, die stärker naturwissenschaftlich orientiert ist. Charakteristisches Merkmal der Ö. ist ihre Interdisziplinarität (s. Essay).
Studium: Eigenständige Diplom-Studiengänge für Haushalts- und Ernährungswissenschaften wurden in Deutschland in den 60er Jahren eingerichtet, erstmals 1962 in Gießen. In den 70er Jahren entstanden auch Fachhochschulstudiengänge (Tab. 1). Mittlerweile ist das Studium an sieben Universitäten (vorwiegend theoretisch und wissenschaftlich ausgerichtet, mind. 8–9 Semester) und sechs Fachhochschulen (problem- und praxisbezogener ausgerichtet, mind. 7–8 Semester) möglich. Allerdings können nicht in allen Studieneinrichtungen beide Fächer gemeinsam studiert werden: In Stuttgart-Hohenheim existieren zwei separate Studiengänge, Ernährungswissenschaft und Haushaltsökonomie, in Jena und Potsdam wird Ernährungswissenschaft allein als Studiengang angeboten. Tendenziell wird dadurch eine höhere Spezialisierung bei geringerer Interdisziplinarität erreicht.
Zurzeit werden außerdem an mehreren Universitäten Studiengänge mit den international anerkannten Abschlüssen *Bachelor of Science* und *Master of Science* eingerichtet, erstmals in Kiel seit dem Sommersemester 2001.
An den Universitäten besteht außerdem die Möglichkeit, eine Promotion zu absolvieren (Dr. oec. troph, teilweise auch Dr. agr., Dr. rer. nat., Dr. rer. soc.). Eine Habilitation ist ebenfalls möglich.
Studieninhalt: Während des Grundstudiums der Ö. werden v.a. natur-, sozial-, und wirtschaftswissenschaftliche Grundkenntnisse vermittelt. Kernfächer sind Chemie, Physik, Biologie, Anatomie, Physiologie, Statistik, Soziologie und Wirtschaftslehre. Im Hauptstudium erfolgt an den Universitäten (studienortabhängig) die Spezialisierung in die Fachrichtungen Ernährungswissenschaft, Haushaltswissenschaft (bzw. Haushalts- und Ernährungsökonomik) und Ernährungsökonomie (nur in Gießen). An den Fachhochschulen ist z.T. eine Spezialisierung durch Studienschwerpunkte möglich. Das Fächerangebot ist entsprechend spezieller. Es beinhaltet z.B. Ernährungslehre, Lebensmittellehre, Lebensmitteltechnologie, Ernährungswirtschaft, Haushaltsökonomik und -soziologie, Beratungswesen- und Kommunikationswesen, Betriebswirtschaftslehre, Ernährungswirtschaft, Lebensmittelrecht u.a.
Außer mit dem Diplomstudiengang kann die Berufsbezeichnung *staatlich geprüfte Ökotrophologin* in Nordrhein-Westfalen durch eine zweijährige

berufliche Fortbildung nach entsprechender Berufsausbildung und Berufserfahrung erworben werden. Diese Fortbildung entspricht in anderen Bundesländern der der *staatlich geprüften hauswirtschaftlichen Betriebsleiterin* oder *staatlich geprüften Hauswirtschaftsleiterin*.

Arbeitsfelder und Berufsaussichten: Entsprechend der Interdisziplinarität der Ö. sind die Tätigkeitsfelder für Ökotrophologen vielfältig. Eine Auswahl zeigt die Tabelle 2 .

Hauptanstellungsträger für Ökotrophologen sind Industrieunternehmen, Institutionen der Beratung und Erwachsenenbildung, Großhaushalte, Einrichtungen der Gemeinschaftsverpflegung und Gastronomie, Verlage und Agenturen sowie Einrichtungen der Forschung und Lehre.

Ökotrophologie. Tab. 1. Übersicht über die Studiengänge für Ökotrophologie an Universitäten und Fachhochschulen. [Quellen: Bundesanstalt für Arbeit: Blätter zur Berufskunde. Schreibweisen der Fakultäten wurden beibehalten.]

Universität	Studiengang und angebotene Fachrichtung	akademischer Abschluss
Bonn	Ernährungs- und Haushaltswissenschaft Fachrichtungen: – Ernährungswissenschaft – Haushaltswissenschaft	Diplom-Oecotrophologe/in (Dipl. oec. troph.)
Gießen	Haushalts- und Ernährungswissenschaften Fachrichtungen: – Haushaltswissenschaft – Ernährungswissenschaft – Ernährungsökonomie	Diplom-Oecotrophologe/in (Dipl. oec. troph.)
Jena	Ernährungswissenschaft	Diplom-Ernährungswissenschaftler/in (Dipl. troph.)
Kiel	Ökotrophologie Fachrichtungen – Ernährungswissenschaft – Haushalts- und Ernährungsökonomik	Diplom-Ökotrophologe/in (Dipl. oec. troph.)
München-Weihenstephan	Ökotrophologie Fachrichtungen – Haushaltswissenschaft – Ernährungswissenschaft	Diplom-Ökotrophologe/in (Dipl. oec. troph.)
Potsdam	Ernährungswissenschaft	Diplom-Ernährungswissenschaftler/in (Dipl.-Ernähr.)
Stuttgart-Hohenheim	1. Haushaltsökomonie 2. Ernährungswissenschaft	Diplom-Haushaltsökonom Diplom-Ernährungswissenschaftler/in
Fachhochschule	**Studiengang und angebotene Schwerpunkte**	**akademischer Abschluss**
Anhalt	– Ernährung – Haushalt – Hygiene	Diplom-Ökotrophologe/in (FH)
Fulda	– Ausbildung und Beratung – Betrieb und Markt	Diplom-Oecotrophologe/in (FH)
Hamburg	schwerpunktfrei	Diplom-Ökotrophologe/in (FH)
Mönchengladbach	– hauswirtschaftl. Versorgung – Ernährung – Haushaltstechnik – u.a.	Diplom-Oecotrophologe/in (FH)
Münster	– hauswirtschaftl. Versorgung – Haushaltstechnik – Verbraucherberatung und Konsumentenbildung – Ernährung	Diplom-Oecotrophologe/in (FH)
Osnabrück	– Beratung	Diplom-Ökotrophologe/in (FH)

Ökotrophologie. Tab. 2. Tätigkeitsfelder für Ökotrophologen.

Tätigkeitsfelder	Einrichtungen (Beispiele)
Produktentwicklung und Qualitätsmanagement	Lebensmittelindustrie Hausgeräteindustrie
Leitung hauswirtschaftlicher Großbetrieben	Krankenhäuser, Kurbetriebe, Hotels, Unternehmen der Gemeinschaftsverpflegung, Catering-Unternehmen
Interessensvertretung der Konsumenten	Verbände, Ministerien
Information und Beratung	Verbraucherverbände, staatliche und kommunale Beratungsstellen, Energieversorgungsunternehmen, Ernährungswirtschaft, selbständige Ernährungsberatung
Unterricht und Weiterbildung	Einrichtungen der Erwachsenenbildung, berufsbildende Schulen
Verbrauchs- und Marktforschung	Verbraucherorganisationen, Marktforschungsinstitute
Fachjournalismus	wissenschaftl. Fachverlage, PR- und Werbeagenturen
Entwicklungshilfe	staatliche und nicht-staatliche Organisationen der Entwicklungszusammenarbeit
Forschung und Lehre	Universitäten, Fachhochschulen, andere wissenschaftl. Institutionen

Gender-Perspektiven für eine interdisziplinär verfahrende Ernährungswissenschaft

Uta Meier, Gießen

Historische Wurzeln der natuwissenschaftlichen Ausrichtung der Ernährungswissenschaft

Als ein kritisches Faktum bewertete H.J. Teuteberg im Jahre 1974 die Tatsache, dass die Ernährungswissenschaften ihrem Selbstverständnis nach zwar immer wieder ihren multidisziplinären Charakter betonen, dabei jedoch in erster Linie die Kooperation von naturwissenschaftlichen Fächern meinen. Demgegenüber werde den Sozial- und Geisteswissenschaften bestenfalls der Status von peripheren Hilfswissenschaften zugebilligt (Teuteberg 1974). Diese Schieflage erstaunt auf den ersten Blick. Denn es gibt in der Öffentlichkeit durchaus einen breiten Konsens darüber, dass es sich bei der Ernährung des Menschen um ein soziales Totalphänomen per excellence handelt, eingebettet in vielfältige Prozesse von Wirtschaft, Kultur und gesellschaftlichem Wandel. Obwohl auch die professionellen VertreterInnen der Ernährungswissenschaften der Einschätzung generell zustimmen würden, dass unsere Ernährung sehr viel mehr umfasst als diverse biochemische Reaktionen im Magen-Darm-Trakt, war die Ernährungsforschung – pointiert gesagt – lange Zeit identisch mit der Biochemie der Ernährung.

Eine Ursache für diese Einseitigkeit liegt zweifellos in der historischen Genese der Ernährungswissenschaften: Im Verbund naturwissenschaftlicher Disziplinen entstanden, benutzte sie nahezu ausschließlich die Methoden der Naturwissenschaften, um den menschlichen Nahrungsbedarf, die Aufnahme und Metabolisierung von Nährstoffen in ihrer Wirkung auf verschiedene Organe und Gewebe des Menschen zu untersuchen. Die inzwischen durchaus beeindruckende Zahl an naturwissenschaftlichen Befunden über die Nährstoffbedürfnisse des Menschen, die Effekte und Wechselbeziehungen der in der Nahrung vorhandenen Nährstoffe und anderer Substanzen in ihrer Relevanz für die Entstehung von Krankheiten und deren Heilung steht allerdings in einem kaum zu akzeptierenden Gegensatz zur vergleichsweise dürftigen Erkenntnislage über die sozio-kulturellen Einflussfaktoren der menschlichen Ernährung.
Hat sich diese Schieflage in den folgenden Jahrzehnten verringert oder gar ausgeglichen? Konnte dieses Missverhältnis durch die in den 60er-Jahren vollzogene Institutionalisierung des Studiengangs „Haushalts- und Ernährungswissenschaften“, zunächst in Gießen und nachfolgend an anderen bun-

desdeutschen Standorten, mittelfristig korrigiert werden? Offensichtlich nicht. Zwar wurde der naturwissenschaftliche Fächerkanon des mit dem Diplom der Ökotrophologie endenden Studiengangs um haushaltsökonomische, sozialwissenschaftliche und psychologische Facetten erweitert, die deutliche Vormachtstellung der Naturwissenschaften blieb jedoch erhalten. Vor diesem Hintergrund sieht Teuteberg auch Mitte der 90er-Jahre keinen Grund, seine hier eingangs zitierte Einschätzung zu korrigieren.

Auch E. Barlösius kommt in ihrer historischen Analyse zu einem ähnlichen Schluss. Hatte Justus v. ↗ *Liebig* Mitte des 19. Jahrhunderts Ernährungsprozesse für einzig chemisch analysierbar gehalten, so war es für Max ↗ *Rubner* Anfang des 20. Jahrhunderts die Physik, speziell die Thermodynamik, die er als den wissenschaftlichen „Schlüssel" zur Durchdringung von Stoffwechselvorgängen betrachtete. Heute wird die Zukunft der Ernährungswissenschaften vor allem in der genetischen Forschung als einer neuen Grundlagenwissenschaft gesehen, die die klassische Ernährungsphysiologie zu verdrängen droht.

Dieser immer währende Kampf zwischen den Grundlagenwissenschaften um eine möglichst dauerhafte Hegemonie steht nicht nur einer gedeihlichen Kooperation zwischen den naturwissenschaftlichen Disziplinen im Wege (Barlösius 2000). Vielmehr erweist sich diese zementierte „Konkurrenzkultur" innerhalb der *Scientific Community* erst recht als strukturelle Barriere für eine fächerübergreifende Kooperation von Natur- und Geisteswissenschaften. Barlösius sieht in der gegenwärtigen Vormachtstellung der Genforschung mithin die Gefahr, dass die Sozial- und Kulturwissenschaften zu Beginn des 3. Jahrtausends sogar noch stärker marginalisiert werden könnten. Die erneute naturwissenschaftliche Engführung des Studiengangs „Ökotrophologie" in München-Weihenstephan oder Kiel kann als ein Symptom in diese Richtung gewertet werden.

Gender und Ernährung als neuer Ansatz

Gleichwohl sind auch gegenläufige Entwicklungen zu beobachten. So konnte im Zuge der Internationalisierung von Studienabschlüssen in Gießen ein breites Fächerspektrum erhalten werden. In Stuttgart-Hohenheim wird es in Kürze zur Einrichtung eines Forschungsschwerpunkts „Gender und Ernährung" kommen, der sich konzeptionell betont einer interdisziplinären Kooperation von Natur- und Geisteswissenschaften verschreiben und entsprechende Strukturbedingungen initiieren wird.

Die Thematik „Gender und Ernährung" kann vor allem deshalb als innovativ angesehen werden, weil sie Strukturprinzipien des herkömmlichen Wissenschaftsbetriebs systematisch hinterfragt: Die Etablierung der modernen Wissenschaften seit dem 19. Jahrhundert war verbunden mit dem Anspruch, die Natur zum Wohle des Menschen beherrschbar zu machen. Wissenschaftliche Experimente und deren Wiederholbarkeit, Mathematik und Empirie avancierten zum Schlüssel des Verständnisses von Natur und Mensch. Demgegenüber wurden andere Wissensformen wie das Erfahrungs- und Alltagswissen marginalisiert.

Die Wissenschaft als Domäne des Rationalen, des Unpersönlichen und des Allgemeinen blieb dem männlichen Geschlecht lange Zeit vorbehalten. Außerdem war das Wissenschaftssystem an der Verbreitung einer naturrechtlich begründeten Geschlechterrollenideologie maßgeblich beteiligt, die der Frau die Rolle der Ehefrau und Mutter zuwies und ihr nur gegen erheblichen Widerstand den Zugang zum Erwerbsleben unter Einschluss von wissenschaftlichen Berufs- und Karrierechancen allmählich eröffnet hat. Die Tatsache, dass das gesellschaftliche Teilsystem „Wissenschaft" von seiner Genese bis heute zunächst ausschließlich und gegenwärtig noch weitgehend ein Ergebnis der Berufsarbeit von Männern ist, kann für forschungsleitende Fragestellungen, Theorien, Konzepte und Analyseverfahren dessen, was sich als Wissenschaft darstellt, nicht folgenlos geblieben sein (Hausen, Nowotny 1986). Diese Aussage bildete eine der erkenntnisleitenden Ausgangshypothesen der sich in den 70er-Jahren des 20. Jahrhunderts zu Wort meldenden Frauenforschung. Anfänglich kaum ernst genommen, teils belächelt oder intellektuell blasiert abgewertet, griff sie couragiert die Fragen nach den unterschiedlichen Bedingungen der Wissensproduktion bei Frauen und Männern auf. In den letzten Jahren kommen selbst vormals skeptische FachkollegInnen nicht mehr umhin, der Frauen- und Genderforschung zu attestieren, sie habe Bewegung in das androzentrische Wissenschaftssystem gebracht.

Von der halben zur ganzen Wahrheit

Der Genderdiskurs und die in diesem Zusammenhang entwickelten Konzeptionen wurden vor allem in den Geistes- und Sozialwissenschaften entwickelt und werden dort zunehmend auch von männlichen Forschern akzeptiert. Es besteht weitgehend Konsens darüber, dass Geschlechterverhältnisse bei der Analyse und Erklärung von Forschungsfragen der verschiedensten Art nicht ausgespart werden können. Demgegenüber stößt die Frauen- und Genderforschung in den Naturwissenschaften immer noch auf erheblichen Widerstand. Die vermeintliche Geschlechtsneutralität ihrer Untersuchungsobjekte (Zahlen, Gene und Stoffe) nährt das Vorurteil, dass in den Naturwissenschaften keine Genderforschung möglich sei. Obwohl die Frauen- und Genderforschung in den zurückliegenden Jahren in ihren Genderstudien zu wichtigen Erkenntnissen gelangt ist, die die Bedeutung der Analysekategorie Gender seriös belegen, lässt sich die im Wissenschaftsbetrieb verfestigte Grundüberzeugung nur schwer erschüttern, Forschungsgegenstände, Theoriekonzepte, Methoden und Arbeitsstile seien geschlechtsneutral verfasst (Haraway 1995). Selbst in der Medizin, wo es offenkundig ist, dass Kranke, Therapie- und Pflegebedürftige ein Geschlecht haben, findet die Frauen- und Genderforschung an den Universitäten und Hochschulen bislang wenig Unterstützung.

Der Blick in die Vereinigten Staaten zeigt jedoch, dass Frauen- und Genderforscherinnen inzwischen naturwissenschaftliche Grundlagen produktiv verändert haben und diese Erkenntnisse auch bei Fachkollegen Akzeptanz finden, wenn sie für neue Impulse aufgeschlossen sind und im Angesicht einer Reihe von wissenschaftlichen Fehlentwicklungen nach neuen Forschungsperspektiven suchen (Kollek 1996).

Sollen Genderkonzepte systematisch in Forschung und Lehre integriert werden, so kommen die daran beteiligten Professionen nicht umhin, die Geschichte ihres Fachs, Brüche in der Wissenschaftsentwicklung und ihre je spezifische Bedeutung für die Genderforschung herauszuarbeiten unter Beachtung jener Barrieren, die den Ausschluss von Frauen aus der *Scientific Community* bedingt haben und gegenwärtig noch bedingen. Über eine kritisch-reflexive Theorie- und Methodenkritik der jeweiligen Wissenschaftsdisziplin gilt es außerdem, fachintern wie fachübergreifend bestehende Leerstellen und Forschungslücken in der naturwissenschaftlichen, aber auch der wirtschafts- und sozialwissenschaftlichen Forschung zu benennen. Dieses Vorgehen zielt darauf ab, attraktive, fachübergreifende und zukunftsweisende Themen für Genderstudien zu entwerfen, die es in den nächsten Jahrzehnten zu bearbeiten gilt. Mit der Institutionalisierung von Genderstudien verbindet sich zugleich das Ziel, eine stärkere Präsenz von qualifizierten Wissenschaftlerinnen in Forschung und Lehre durchzusetzen.

Als ein grundlegendes Arbeitsprinzip soll dabei die Kooperation zwischen den verschiedenen Professionen durchgesetzt werden, ein Sich-Einlassen auf andere Forschungsperspektiven und Fachsprachen. Gerade in der Hochschulausbildung wird es zukünftig unerlässlich sein, die Kommunikationsfähigkeit der Wissenschaften im eigenen Fach, aber auch untereinander in den jeweiligen Schnittstellenbereichen sowie mit Geldgebern und Gutachtern, aber auch in interdisziplinär besetzten Gremien der Politikberatung zu erhöhen (v. Schweitzer 2000). Mehrsprachigkeit und die Fähigkeit, sich in andere Fachsprachen einarbeiten zu können, erweist sich gerade in einer anwendungsorientierten Wissenschaft als notwendige Kompetenz. Das bedeutet beispielsweise biopsychosoziale Ansätze nicht als konkurrierende, sondern sich wechselseitig ergänzende Zugänge zu betrachten mit dem Ziel, zu stimmigen und anwendungsrelevanten Resultaten zu gelangen, die der Komplexität des Phänomens Ernährung gerecht werden und seine Einbettung in gesellschaftliche Strukturen berücksichtigen.

Ernährungsprozesse werden nicht länger eindimensional den Medizin- und Biowissenschaften mit ihren vermeintlich objektiven und kulturunabhängigen Parametern zugewiesen, sondern stets auch in ihrer Abhängigkeit von sozialen und kulturellen Einflussgrößen analysiert. Die Notwendigkeit der Berücksichtigung von Unterschieden zwischen den Geschlechtern zeigt sich beispielsweise in der biochemischen Forschung. Hierzu liegen bereits einige Studien – insbesondere aus den USA – vor, die die Zyklus- bzw. Hormonabhängigkeit von Enzymen für den Stoffwechsel nachgewiesen und in ihren vielfältigen Konsequenzen beschrieben haben. Diese geschlechtsspezifischen Erkenntnisse der biochemischen Forschungen müssten auch in der Pathophysiologie und Pharmakologie aufgegriffen werden, um Krankheitsverläufe von Frauen und Männern zu verstehen und entsprechend differenzierte Therapiemöglichkeiten entwickeln zu können. Bisher ist jedoch äußerst selten die Frage gestellt worden, was bei Frauen anders verläuft als bei Männern, was anders therapierbar ist und wo bereits in der Prävention bei Frauen und Männern unterschiedlich vorgegangen werden müsste. Als fruchtbar kann sich in diesem Zusammenhang die in den Gesundheitswissenschaften und den *Public Health*-Studiengängen bereits erfolgreich praktizierte gendersensibilisierte Methodik erweisen: Gesundheit und Krankheit werden hier nicht länger als abstrakte wissenschaftliche Begriffe, sondern als Teil der subjektiven Biografien von Frauen und Männern aufgefasst.

So berücksichtigt der „*Lifespan Approach*" (lebensphasenbezogener Ansatz) nicht nur die individuelle Krankheitsgeschichte, sondern auch die soziale Lebenssituation und den lebensphasenspezifischen Kontext von PatientInnen und von Ratsuchenden. Dazu bedarf es einer biopsychosozialen Grundlagenforschung, die fächerübergreifend angelegt ist, um komplexe Phänome wie Gesundheit oder Ernährung in ihren vielfältigen Facetten zu durchdringen. Unterschiedliche Ansätze werden dabei nicht als konkurrierende, sondern als sich wechselseitig ergänzende Forschungsperspektiven betrachtet.

Inter- und Transdisziplinarität sind bei dieser Thematik aber auch mit der Herausforderung verbunden, gangbare Wege des „Wissens- und Erkenntnistransfers“ in die Alltagspraxis von Frauen und Männern als Angehörige verschiedener sozialer Gruppen aufzuzeigen. Denn Ernährungsprozesse und der gesamte Verlauf der Ernährungssozialisation werden immer noch wesentlich in den sozialen Lebensformen von Haushalt und Familie vollzogen, wiewohl auch andere Sozialisationsinstanzen diese Prozesse beeinflussen. Deshalb bedeutet Interdisziplinarität keineswegs nur die Kooperation zwischen naturwissenschaftlichen Einzeldisziplinen, sondern visiert gezielt die Zusammenarbeit zwischen Natur-, Wirtschafts- und Sozialwissenschaften an.

Eine systematische Bearbeitung des Forschungsgebiets Gender und Ernährung unter Einschluss eines tragfähigen theoretischen Bezugsrahmens steht bundesweit an. Sie kann dazu beitragen, den vielfach zurecht beklagten Mangel an struktureller Interdisziplinarität zwischen den grundlagenwissenschaftlichen Fachdisziplinen einerseits, aber auch den anwendungsorientierten Fächern andererseits zu überwinden, die derzeit unter dem Dach „Ernährungswissenschaften“ firmieren oder relevante Beiträge für die Ernährungswissenschaft liefern.

Auch in einer anwendungsorientierten Wissenschaft, die in praktischer Absicht theoretisiert, braucht es Grundlagenforschung und den reflexiven Gebrauch von Theorien. Allerdings gilt es, sich darüber klar zu sein, dass viele der in den Grundlagenwissenschaften entwickelten Theoriegebäude weit entfernt von der Alltagspraxis liegen. Genau hier liegt die Chance, die Theorieangebote der Frauen- und Genderforschung zurate zu ziehen und durch interdisziplinäres Arbeiten und Forschen schließlich einen alltagstauglichen Wissenstransfer zu ermöglichen, ohne deswegen theorielos zu sein. Gender als grundlegende Strukturkategorie von Gesellschaft ist in der Ernährungswissenschaft bisher nicht systematisch berücksichtigt worden. Weder hat das inzwischen breite Repertoire an theoretischen Konzepten und Methoden der Frauen- und Genderforschung bisher Eingang in die ernährungswissenschaftliche Forschung gefunden, noch hat die Ernährungswissenschaft bereits ein trans- rsp. interdisziplinäres Profil, das die gemeinsamen Schnittmengen zum Gegenstand forschungsleitender Fragestellungen gemacht hätte. Hier setzt Gender und Ernährung an mit dem Ziel, integrierte Forschungsperspektiven zu entwickeln.

„Doppelte Leerstelle“

Die Genderperspektive macht darüber hinaus eine „doppelte Leerstelle“ im Wissenschaftsbetrieb sichtbar und ist bestrebt, diese zu überwinden: die randständige Position der Ernährung in der Geschlechterforschung einerseits und die Vernachlässigung der grundlegenden Analysekategorie „Geschlecht“ in der Ernährungswissenschaft andererseits. Das beinhaltet deutlich mehr als die deskriptive Merkmalsunterscheidung „männlich“ – „weiblich“ (Setzwein 2000). Zwar existieren bereits eine Reihe von Studien zur überproportionalen Betroffenheit von Frauen durch materielle Ernährungsarmut oder zum existenziellen Beitrag der Frauen zur Nahrungssicherung. Außerdem gibt es inzwischen ein relativ breites Interesse an der Geschlechterdifferenz von Essstörungen, Diätverhalten, aber auch von Genussmitteln. Schließlich liegen Analysen vor, die geschlechtsspezifische Verzehrsgewohnheiten und Gesundheitsorientierungen belegen oder auch über die nach wie vor gegebene Zuständigkeit von Frauen für die Ernährungsversorgung ihrer Familienangehörigen Auskunft geben (Tab. 1).

Tab. 1: Durchschnittliche Zeitverwendung von Ehepartnern nach ausgewählten Aktivitäten und Einkommensklassen (Angaben in Minuten pro Tag). Monatliches Nettoeinkommen des Haushalts: 1) 1.400 DM bis unter 1.800 DM, 2) 8.000 DM bis unter 10.000 DM. [Quelle: Statistisches Bundesamt (Hg.): Die Zeitverwendung der Bevölkerung. Methode und erste Ergebnisse der Zeitbudgeterhebung 1991/92. Wiesbaden 1995. S. 171, 175, 181, 188, 191.]

Aktivitäten	Ehemann Einkommensklassen		Ehefrau Einkommensklassen	
	1	2	1	2
Beköstigung	31	19	133	84
Einkauf	19	11	23	26
Essen	98	86	103	89
Erwerbstätigkeit/ Arbeitssuche	104	350	59	197

Größtenteils verbleiben diese Studien aber im Deskriptiven und reproduzieren bereits bekannte Zusammenhänge. Demgegenüber fehlt es an Analysen, die die empirisch konstatierten Zusammenhänge zum Ernährungsverhalten in den Kontext des „kulturellen Systems von Zweigeschlechtlichkeit“ (Hagemann-White) und seiner Intitutionen stellen.

Ebenso unbeachtet ist bislang die Tatsache geblieben, dass Geschlecht keine Naturkonstante ist, sondern als soziales Klassifikationsmerkmal in sozialen Interaktionsprozessen erst hergestellt werden muss („*doing gender*“). In dieser interaktionstheoretischen Sicht ist Gender eine Darstellungs- und Interpretationsleistung: Es spricht einiges dafür, dass nicht das Geschlecht das praktizierte Ernährungsverhalten bestimmt, sondern dass umgekehrt gender-

spezifische Ernährungsstile dazu dienen, Weiblichkeit oder Männlichkeit zu inszenieren und damit das eigene Geschlecht sozial zu kommunizieren. Dieser Ansatz dürfte beispielsweise bei der Analyse und Erklärung von Essstörungen wegweisend sein.
Mit dem Forschungsfeld Gender und Ernährung wird schließlich konzeptionell versucht, die unheilige Allianz von hochgradiger fachlicher Spezialisierung und Alltagsvergessenheit von ernährungswissenschaftlicher Forschung zu überwinden: Das Totalphänomen Ernährung wurde im traditionellen Wissenschaftsbetrieb in Einzeldisziplinen zerlegt, ohne dass die Zusammenführung der gewonnenen Ergebnisse anvisiert war. Zwar wurde beispielsweise der naturwissenschaftlich verfahrenden Ernährungswissenschaft im Studiengang Ökotrophologie die Haushaltsökonomie oder die Agrarsoziologie zur Seite gestellt, weil die Ernährungsversorgung der Bevölkerung bekanntlich in konkreten Kontexten von Haushalt, Familie und ländlichen Räumen vollzogen wird. Eine disziplinübergreifende Verknüpfung der gewonnenen Forschungsbefunde fand allerdings bislang kaum statt.

Wissenstransfer in den Alltag

Gender und Ernährung ist als ein hilfreiches Forschungsprogramm anzusehen, um den häufig beklagten Mangel an „Wissenstransfer" von ernährungswissenschaftlichen Forschungsbefunden in die Alltagspraxis der Bevölkerung, d.h. der Vermittlung der Ergebnisse naturwissenschaftlicher Ernährungswissenschaft an verschiedene Zielgruppen zu überwinden. Dies kann nur durch eine systematische Zusammenschau verschiedener Teilaspekte von Ernährung und der damit befassten Fachdisziplinen (darunter Ernährung des Menschen, Biochemie der Ernährung, Lebensmittelchemie, Agrarwissenschaften, Haushalts- und Konsumökonomik, Sozial- und Kulturwissenschaften) geschehen.
Ernährungsprozesse mithilfe von Genderkonzepten zu analysieren, zielt somit auf die stärkere Berücksichtigung der Arbeits- und Lebenszusammenhänge von Frauen sowie von weiblichen Erfahrungsbeständen in allen Lebensbereichen. Damit einher geht der Anspruch, die überkommenen hierarchischen Dualismen von „Mann – Geist – Rationalität" und „Frau – Körper – Emotionalität" durch interdisziplinäres Forschen und Lehren kritisch zu hinterfragen. Diese Dualismen finden auch in der Arbeitsteilung zwischen Natur- und Technikwissenschaften einerseits und den Geistes- und Sozialwissenschaften andererseits ihren Ausdruck. Genderforschung zu betreiben, meint letztlich nicht weniger als diesen Dualismus durch interdisziplinäres Forschen und Lehren aufzulösen.
Auf die manifesten Dualismen in der Ernährungswissenschaft bezogen heißt das, Ernährungsprozesse weder einseitig auf Stoffwechselvorgänge zu reduzieren, noch umgekehrt in den Sozialwissenschaften die Tatsache auszublenden, dass soziale Akteure auch eine Körperlichkeit haben, das heißt Gesellschaft ohne permanente Reproduktion des Menschen durch Essen, Schlafen, Sexualität usw. nicht existieren kann.
Die Berücksichtigung von physiologischen Regenerationsvorgängen und biologischen Geschlechterdifferenzen, die im Ergebnis naturwissenschaftlicher Forschung nachgewiesen werden, laufen erst dann nicht mehr Gefahr, als Begründung für soziale Ungleichheit zwischen Männern und Frauen instrumentalisiert zu werden, wenn ernährungswissenschaftliche Einzeldisziplinen gleichwertig im Forschungsverbund agieren und analytisch-ganzheitliche Modelle entwickeln, die geeignet sind, einen reflexiven Wissenstransfer zwischen unterschiedlichen sozialen Gruppen zu ermöglichen. Nur so lassen sich tragfähige gesellschaftliche Lösungen im Sinne von Geschlechtergerechtigkeit entwickeln.
Der Anspruch auf Überwindung der konventionellen dualistischen Zuordnung des Weiblichen und des Männlichen hat auch methodische Konsequenzen: weibliche Probandinnen als Subjekte mit ihren spezifischen Bedürfnissen, Alltagserfahrungen und Wahrnehmungen in der Forschung zu berücksichtigen, anstatt überwiegend den männlichen Durchschnittsbürger zum Maßstab und Bezugspunkt wissenschaftlicher Analysen zu machen.

Trans- und Interdisziplinarität als wichtige Voraussetzungen für alltagstaugliche Beratungskonzepte

Die zunehmende Ausdifferenzierung und Pluralisierung von Lebenslagen und Lebensstilen in modernen Gesellschaften, die sich auch in der Vielfalt von Ernährungsstilen zeigt, kommt letztlich ohne passgerechte und alltagstaugliche Bildungs- und Beratungskonzepte nicht aus. Die dafür notwendigen professionellen Kompetenzen von entsprechenden Berufsgruppen (z.B. Berufe in den Bereichen Ernährungs-, Familien- und Gesundheitsberatung und -bildung) setzen trans- und interdisziplinäre Fachkenntnisse voraus, wie sie mit Gender und Ernährung angestrebt werden. Daraus ergeben sich für die Studierenden interessante Berufsperspektiven im Spektrum moderner Dienstleistungsberufe. Auch für LehramtsabsolventInnen eröffnet eine entsprechende berufsbezogene und didaktische Kompetenzvermittlung die Chance, gegen den „heimlichen Lehrplan in der (traditionellen) Geschlechtererziehung" in den Schulen vorzugehen und in der Konsequenz gendersensitive Lerninhalte in schulische Curricula aufzunehmen.
Aus einer Genderperspektive wird auch deutlich, weshalb die Sicherung der Ernährung als einer le-

benslangen Kernaufgabe der Alltagsversorgung auch innerhalb der Sozialwissenschaften lange Zeit als trivial und als nicht forschungsrelevant galt, bestenfalls noch als ein exotisches Thema akzeptiert wurde. Das hat ursächlich mit der Geringschätzung des als weiblich konnotierten Arbeitsbereichs der Beköstigung von Haushaltsmitgliedern in der vermeintlichen Privatsphäre zu tun. An dieser Gesamteinschätzung ändern auch gelegentliche Einsichten männlicher Zeitgenossen nichts; etwa, dass die Lösung der sozialen Frage im 19. Jahrhundert im Kochtopf der Arbeiterfrau stecke oder bei Männern heutzutage bestenfalls eine Art Erlebniskochen, nicht jedoch ein Versorgungskochen in Deutschland zu konstatieren sei.

Schließlich eröffnet der Gender-Zugang auch eine stimmige Erklärung für die höchst bescheidenen und fragwürdigen Effekte einer Ernährungsaufklärung und -beratung, die im Stile einer hierarchischen Belehrung auf die kognitive Vermittlung von ernährungswissenschaftlichen Detailinformationen setzt. Das schlichte Motto „Befolge unseren Expertenratschlag, und deine Ernährungsprobleme sind gelöst" verkennt auf naive und unprofessionelle Weise, dass Individuen in vielfältige Strukturen des Alltags eingebunden sind, die sie nicht qua persönlichem Willensakt beliebig verändern können.

Zitierte Literatur

Barlösius, E.: *Perspektiven der Ernährungswissenschaft aus soziologischer Sicht*. In: Schönberger, G. U. u. Spiekermann, U. (Hrsg.): *Die Zukunft der Ernährungswissenschaft*. Schriftenreihe herausgegeben von der Dr. Rainer Wild-Stiftung. Heidelberg (2000), 115–126

Haraway, D.: *Die Neuerfindung der Natur. Primaten, Cyborgs und Frauen*. Frankfurt a. M. (1995).

Hausen, K. u. Nowotny, H. (Hrsg.): *Wie männlich ist die Wissenschaft?* Frankfurt a. M. (1986)

Kollek, R.: *Metaphern, Strukturbilder, Mythen. Zur kulturellen Bedeutung des menschlichen Genoms*. In: Trallori, L. (Hrsg.): *Eroberung des Lebens*. Wien (1996).

Schweitzer, R. von: *Haushaltswissenschaft – Antworten auf Fragen*. In: Schönberger, G. u. Spiekermann, U. (Hrsg.): *Die Zukunft der Ernährungswissenschaft*. Schriftenreihe hg. von der Dr. Rainer Wild-Stiftung. Heidelberg (2000), 83–95

Setzwein, M.: *Ernährung und Geschlecht*. In: Wierlacher, A. u. Wild, R. (Hrsg.): *Internationaler Arbeitskreis für Kulturforschung des Essens* (2000) 5, 14–23.

H. J. Teuteberg: Die Einwirkung sozialer und kultureller Faktoren auf das Ernährungsverhalten – ein wissenschaftsgeschichtlicher und systemtheoretischer Überblick. In: *Ernährungsumschau* 21, (1974) Heft 2, 40–51

Weiterführende Literatur:

Cornell, R. W.: *Der gemachte Mann. Konstruktion und Krise von Männlichkeiten*. Opladen (1999).

Hagemann-White, C.: *Sozialisation: weiblich – männlich?* Opladen (1984).

Methfessel, B. (Hrsg.): *Essen lehren – Essen lernen*. Hohengehren (1999).

Minnich, E. K.: *Von der halben zur ganzen Wahrheit. Einführung in feministisches Denken*. Frankfurt, New York (1995).

Mixa, E.: *Die gläserne Decke*. In: *Frauengesundheit. Jahrbuch für kritische Medizin* 24, Hamburg (1995).

Rose, H.: *Love, Power and Knowledge: Towards a Feminist Transformation of the Sciences*. Cambridge UK (1994).

Okra, *essbarer Eibisch*, *Gombo*, bot. *Hibiscus esculentus*, Ⓔ *Ladyfinger*, im Hochland Ostafrikas beheimatetes, zu der Familie der Malvengewächse (*Malvaceae*) gehörendes einjähriges bis zu 2,5 m hohes Kraut, das 12–15 cm lange, sechskantige Kapselfrüchte hervorbringt. Sie werden in unreifem Zustand geerntet und gekocht, vor allen in Suppen und Soßen verwendet. Der reife Samen enthält bis zu 25% Fett. Er wird geröstet verzehrt oder dient zur Margarineherstellung.

Ole, Akronym für ↗ *Ölsäure*.

Öle, Ⓔ *oils*, wasserunlösliche, organische Verbindungen, die bei Raumtemperatur flüssig sind (im Gegensatz zu ↗ *Fetten*). Man unterscheidet 1) Mineralöle; 2) ↗ *etherische Öle*; 3) ↗ *Speiseöle*.

Olea europaea, bot. Bezeichnung des Ölbaums, ↗ *Olive*.

Oleinsäure, veralt. für ↗ *Ölsäure*.

Oleomargarin, flüssiges ↗ *Rinderfett* für die Margarineherstellung.

Oleoresine, Ⓔ *oleoresins*, sind durch Extraktionslösemittel aus Gewürzen erhaltene aufkonzentrierte Extrakte, die nicht nur die etherischen Öle sondern auch Harze und andere Geruchs-, Geschmacks- und Farbkomponenten enthalten.

Oleostearin, festes ↗ *Rinderfett* für die Herstellung von Backfetten.

Olestra, Ⓔ *olestra*, • *Saccharose-Polyester* mit 6–8 Fettsäuren, gewonnen aus Soja-, Mais- und/oder Baumwollsaatöl. O. wird weder durch Pankreaslipase gespalten noch von der Darmflora verstoffwechselt. O. wurde entwickelt als unverdaulicher (= akalorischer) ↗ *Fettersatzstoff*. Geschmack, Textur und Aussehen entsprechen herkömmlichen Nahrungsfetten. O. ist für die Heißanwendung geeignet. In den USA ist O. seit 1996 für einige Anwendungsbereiche zugelassen; die internationale Zulassung steht noch aus.

olfaktorischer Eindruck, E *olfactory impression*, Syn. für ↗ *Geruch*.

olfaktorisches System, E *olfactory system*, System (Sinneszellen, Nervenbahnen und Verarbeitung im Gehirn) zur Wahrnehmung des ↗ *Geruchs*.

Oligofructose, aus 2–10 Fructoseresten bestehende • *Oligosaccharide*, die sich leicht in Wasser lösen. Durch partiellen enzymatischen Abbau von Inulin gewonnene O. besteht aus reinen • *Fructanen* und • *Glucofructanen* und besitzt etwa 30% der Süßkraft von Saccharose. O. kann auch über enzymatische Transfructosylierung aus Saccharose synthetisiert werden. Die ernährungsphysiologischen Eigenschaften von O. entsprechen denen des • *Inulins*. O. wird als • *Präbiotikum* zur Anreicherung von Lebensmitteln verwendet. O. ist aufgrund der Kettenlänge im engeren Sinne ein Oligosaccharid, wird jedoch häufig zu den • *Nicht-Stärke-Polysacchariden* gerechnet.

Oligo-1,6-Glucosidase, Syn. für ↗ *Dextrin-6-α-D-Glucanohydrolase* (EC 3.2.1.10).

oligomere Procyanidine, *OPC*, E *oligomeric procyanidins*, sekundäre Pflanzenstoffe aus der Gruppe der Polyphenole mit starken antioxidativen Eigenschaften (Struktur ↗ *Proanthocyanidine*). OPC wurden in zahlreichen Pflanzenfamilien nachgewiesen (Rosengewächse; Weintrauben, Erdnüsse, Johanniskraut), in Form von Weißdornpräparaten kommen sie als Herzmedikament zum Einsatz, als Nahrungsergänzungsmittel mit antioxidativer und Cholesterinspiegel-senkender Wirkung werden aktuell besonders OPC-Vitamin (C und E) Kombipräparate aus Traubenkernextrakten beworben (vgl. Essay: • *Funktionelle Lebensmittel*, Band 1).

Oligonucleotide, E *oligonucleotides*, lineare Sequenzen aus maximal 20 Mononucleotiden (↗ *Nucleotide*), die durch die für ↗ *Nucleinsäuren* typischen 3',5'-Phosphodiesterbindungen verknüpft sind. Je nach Länge unterscheidet man Di-, Tri-, Tetranucleotide usw. O. entstehen bei der unvollständigen enzymatischen (Verdauung) oder chemischen Spaltung von Polynucleotiden bzw. Nucleinsäuren. In der Molekularbiologie finden O. u.a. Anwendung als Primer bei der ↗ *Polymerase-Kettenreaktion* sowie in Hybridisierungsexperimenten zum Nachweis homologer DNA-Fragmente.

Oligonurie, E *oligouria*, Syn. für ↗ *Oligurie*.

Oligopeptid-Diät, ↗ *Peptid-Diät*.

Oligopeptide, E *oligopeptides*, ↗ *Peptide*, die in der Regel aus weniger als zehn Aminosäurebausteinen bestehen.

Oligosaccharide, E *oligosaccharides*, Glycoside aus 2 bis ca. 10 ↗ *Monosacchariden*. In der Praxis werden ↗ *Disaccharide* oft nicht einbezogen (sie bilden dann zusammen mit Monosacchariden die Sondergruppe Zucker). In Medizin und Diätetik hat sich der Begriff fälschlicherweise auch eingebürgert für Stärkehydrolysate, die chemisch aus einer Mischung von Mono-, Oligo- und Polysacchariden bestehen (Malto-O.; Stärkesirup); gelegentlich wird er auch als Syn. für physiologische Kohlenhydratderivate verwendet (n-Acetyl-Glucosamin; n-Acetyl-Neuraminsäure).
Im menschlichen und tierischen Organismus sind O. in der Regel an Lipide oder Proteine gebunden (↗ *Glycolipide*; ↗ *Glycoproteine*); eine Ausnahme bildet die Milch mit Lactose und höheren O. Maltose und höhere Malto-O. sind Zwischenprodukte der Stärkeverdauung. Im pflanzlichen Organismus sind die Disaccharide Saccharose und Trehalose und die Tri-, Tetra- und Pentasaccharide Raffinose, Stacchiose und Verbascose verbreitet.
Die analytische Abtrennung der einzelnen O. aus Saccharidgemischen ist aufwändig. Gemische mit hohem Anteil an Malto-O. sind in der Diätetik und in der Lebensmittelverarbeitung beliebt als osmotisch günstige Alternative zur Glucose. Auch als Präbiotika werden O. (z.B. ↗ *Oligofructose*) eingesetzt.

Oligosaccharidosen, *Glycoproteinosen*, E *oligosaccharidoses, glycoproteinoses*, lysosomale Speicherkrankheiten, bei denen es zu einer Anhäufung von Glycoprotein-Abbauprodukten in der Zelle oder zu vermehrter Ausscheidung im Harn kommt. Ernährungstherapeutische Möglichkeiten sind derzeit keine bekannt.

Oligurie, *Oligonurie*, E *oliguria*, Absinken der Harnbildung und/oder -ausscheidung auf unter 500ml/d (beim Erwachsenen). Zu den vielfältigen Ursachen gehören Niereninsuffizienz, Dehydratation, Stenosen der ableitenden Harnwege, starke Blutverluste, Überproduktion von antidiuretischem Hormon (z.B. durch Tumoren), die diabetische Ketoacidose sowie die schwere Herzinsuffizienz. Eine kausale Therapie der O. gibt es aufgrund der zahlreichen Ursachen nicht, entscheidend ist daher die Behandlung der auslösenden Grunderkrankung.

Öl-in-Wasser Emulsion, *Ö/W-Emulsion*, eine ↗ *Emulsion*, deren äußere Phase (das Disperionsmittel) eine wässrige Lösung ist und deren innere Phase (disperse Phase) Öl oder Fett ist. Beispiele für Ö. sind Milch oder Speiseeis. Ihr Grundcharakter ist durch das Wasser geprägt. Zur Herstellung bzw. Stabilisierung Ö. werden ↗ *Emulgatoren* benötigt, zur Herstellung von Mayonnaise z. B. entweder Lecithin, Eialbumin (beide im Eigelb) oder Milcheiweiß.

Olive, bot. *Olea europaea*, Ⓔ *olive*, die grüne bis blauschwarze Steinfrucht des Ölbaumes (Familie der Ölbaumgewächse, *Oleaceae*). Das Hauptanbaugebiet ist der Mittelmeerraum, wo er eine der ältesten Kulturpflanzen darstellt. Das Fruchtfleisch der O. besteht zu 40–60% aus Fett, der Samen zu 12–15%. Die Ernte erfolgt kurz vor der Vollreife (Dezember bis Januar). Frische O. kommen bei uns selten in den Handel. Sie sind aufgrund eines im Fruchtfleisch vorhandenen Bitterstoffs ungenießbar. O. werden überwiegend zur Herstellung von ↗ *Olivenöl* verwendet. Etwa 8% der Ernte wird zu Speiseoliven verarbeitet. Dazu werden sie zunächst durch Einlegen in alkalische Kochsalzlösung vom vorhandenen Bitterstoff befreit (eine andere Methode ist die Fermentierung) und anschließend in Kochsalzlösung mit Gewürzen konserviert. Die marinierte grüne O. besitzt noch ca. 14g Fett (davon 10g Ölsäure). Sie enthält verarbeitungsbedingt viel Natrium (2.100mg/110g). Außerdem ist sie reich an Calcium (96mg/100g), Eisen (1,8mg/100g), β-Carotin (280µg/100g) und Vitamin E (2mg/100g).

Olivenöl, Ⓔ *olive oil*, • *pflanzliches Fett*, gewonnen aus dem Fruchtfleisch der • *Olive*. O. ist im Mittelmeerraum bis heute das wichtigste Nahrungsfett und gewinnt auch im übrigen Europa und in Nordamerika an Bedeutung. Die Merkmale der einzelnen O.-Kategorien sind in der EU in einer eigenen Verordnung festgelegt. In Deutschland, Österreich und der Schweiz werden fast ausschließlich die höchsten Qualitätsstufen angeboten mit der Verkehrsbezeichnung „natives O." bzw. „natives O. extra". Beide Sorten sind schonend gepresst, nicht raffiniert (• *kaltgepresstes Speiseöl*). Kennzeichnend für O. sind der hohe Gehalt an einfach ungesättigten Fettsäuren (je nach Anbaugebiet 55–83% ↗ *Ölsäure* und bis zu 3,5% ↗ *Palmitoleinsäure*), ein mäßiger Gehalt an Polyensäuren (3,5–21% Linolsäure, <1% α-Linolensäure) und antioxidativ wirksame phenolische Begleitstoffe (↗ *Cumarsäure*; ↗ *Ferulasäure*; ↗ *Kaffeesäure*; ↗ *Squalen*), die mit der hohen Oxidationsstabilität (↗ *Lipidperoxidation*) und der diskutierten tumor- und cardioprotektiven Wirkung in Zusammenhang gebracht werden. In epidemiologischen und Interventionsstudien zum Lipidstoffwechsel erwies sich O. als den polyensäurereichen Fetten ebenbürtig.
O. ist nicht zu verwechseln mit dem aus dem Rückstand der O.-Produktion gewonnenen *Oliventresteröl*. Es kann ↗ *polyzyklische aromatische Kohlenwasserstoffe* in gesundheitlich relevanter Menge enthalten und ist deshalb nicht verkehrsfähig, weder in den Ursprungsländern noch in Mitteleuropa.

Ölpalme, bot. *Elaeis guineensis*, Ⓔ *oil palm*, weltweit in den Tropen angebaute Ölpflanze, die einen besonders hohen Ölertrag aufweist, weil sowohl aus dem Fruchtfleisch als auch aus den Samen Öl gewonnen wird. Die Fruchtstände der Ölpalme können ca. 70cm lang werden, 50cm Durchmesser erreichen und bis zu 50kg schwer sein. Sie enthalten 3.000 bis 6.000 Einzelfrüchte. Aus dem Fruchtfleisch, das 50–70% Fett enthält, wird das ↗ *Palmöl* gewonnen (reich an Palmitin- und Ölsäure). Der Samen (40–50% Fett) liefert das ↗ *Palmkernfett*, das bei Raumtemperatur fest und in der Zusammensetzung dem Kokosfett sehr ähnlich ist (reich an Laurin- und Myristinsäure). Neben der Herstellung von Speisefetten wird das Fett der Ölpalme für Brennzwecke sowie in der Kosmetik- und Seifenindustrie verwendet. Der Presskuchen dient als Viehfutter. Weitere Produkte der Ölpalme sind der zuckerreiche Blutungssaft, der durch Anritzen der Blütenstandsachse gewonnen wird und zur Herstellung von Palmzucker und Palmwein dient, sowie die sog. Palmherzen (Palmito), Sprossspitzen, die in Form von Konserven in den Handel kommen.
Die Weltproduktion an Palmöl lag 1998 bei 18,46 Mio t, die von Ölpalmkernen bei 5,17 Mio t. Hauptproduktionsländer sind Malaysia und Indonesien.

Ölpflanzen, Ⓔ *oil producing crops*, Syn. für ↗ *Ölsaaten*.

Ölsaaten, 1) *Ölpflanzen*, Ⓔ *oil producing crops*, Sammelbezeichnung für Pflanzen, die vorwiegend wegen ihrer ölreichen Früchte oder Samen kultiviert werden. 2) *Ölsamen*, Ⓔ *oil seed*, zusammenfassende Bezeichnung für Samen, die aufgrund ihres hohen Fettgehaltes zur Ölherstellung dienen. Dazu zählen die ↗ *Nüsse*, außerdem im Wesentlichen ↗ *Sesam*, Sonnenblumenkerne (↗ *Sonnenblume*), ↗ *Baumwollsaat*, ↗ *Mohn*, ↗ *Lein* und Kürbiskerne (↗ *Kürbis*). Fettgehalt und -zusammensetzung variieren stark. Einige Ö. sind außerdem reich an ↗ *Phytinsäure*. Die Ö. werden außer zur Ölgewinnung im Wesentlichen für Knabbererzeugnisse, Müsli und als Zutat zu Backwaren verwendet. Die Haupterzeugerländer der wichtigsten Ölsaaten zeigt die Tab.

Ölsäure, *Ole*, *c*Δ9-*Octadecensäure*, veralt. *Oleinsäure*, C18:1,ω9, Ⓔ *oleic acid*, *c*Δ9-*octadecenoic acid*, mengenmäßig wichtigste • *einfach ungesättigte Fettsäure*. Ö. wird im Organismus gebildet durch Desaturierung von Stearinsäure. Bei Linolsäuremangel entsteht aus Ö. ↗ *Mead-Fettsäure*. Nahezu alle fetthaltigen Lebensmittel enthalten Ö., gute Quellen sind Olivenöl (Name!), Rapsöl, Erdnussöl. Ö. ist nur wenig oxidationsgefährdet, als Spaltprodukt entsteht ↗ *Pelargonsäure*.
Physiologische Bedeutung: Ö. dient als Energiereserve (↗ *Depotfett*), im Austausch gegen gesättigte Fettsäuren wirkt Ö. in Nahrungsfetten Cholesterinspiegel-senkend.

Ölsaaten. Tab. Ausgewählte Ölsaaten, ihr Fettgehalt und die Weltproduktion. [Quelle: W. Franke, *Nutzpflanzenkunde*, 6. Aufl. Thieme Verlag, Stuttgart, 1997]

Ölsaat	Fettgehalt	Weltproduktion 1998 (in Mio.t; nach FAO)	Haupterzeugerländer
Baumwollsamen	16–25%	32,92	China, USA, Indien
Erdnuss	42–52%	30,91	China, Indien, USA
Leinsamen	30–48%	2,60	Kanada, China, Indien
Sesam	48–53%	2,55	Indien, China, Sudan
Sonnenblumensamen	36–57%	25,17	Argentinien, Russland, USA, Frankreich

Oltipraz, Ⓔ *oltipraz*, eine synthetische, schwefelhaltige Substanz (Abb.) mit chemopräventivem Potenzial (Oltipraz-Chemoprävention), d.h. mit der Fähigkeit der Entwicklung von Tumoren (speziell Aflatoxin B1-induzierte Lebertumoren) entgegenzuwirken. Dieses Potenzial basiert auf der in Tierversuchen nachgewiesenen Hemmung der aktivierenden Cytochrom-P450-abhängigen Monooxygenase CYP3A und der Förderung der zur Entgiftung beitragenden Glutathion-S-Transferase α und des Glutathions und dem damit verbundenen Schutz vor Aflatoxin-induzierten Lebertumoren.

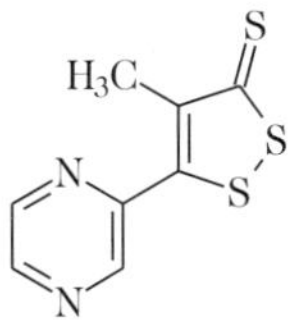

Oltipraz

Omnivoren, *Allesfresser*, *Pantophagen*, Ⓔ *omnivora*, tierische Organismen, die sich sowohl von Fleisch als auch von pflanzlicher Kost ernähren und ein weitgehend unspezialisiertes Nahrungsspektrum aufweisen. Der Begriff O. bezieht sich auf keine systematische Gruppe, sondern beschreibt den vorherrschenden Ernährungstyp einer Spezies. Zu den O. gehören beispielsweise Schweine, Bären, Rotfüchse, Ratten, Rabenvögel, zahlreiche Kleinvögel, Schaben und andere Tiere. Biologisch gesehen gehört auch der Mensch, der sich als Jäger und Sammler entwickelt hat, zu dieser Gruppe.
Innerhalb von Nahrungsnetzen (↗ *Nahrungskette*) können O. sowohl Primär- als auch Sekundärkonsumenten sein. Sie ernähren sich von Produzenten (Pflanzen) sowie von Konsumenten verschiedener Stufen (Pflanzen- und Fleischfresser). O. sind hinsichtlich der Nahrungssuche weniger spezialisiert als reine Fleischfresser (Carnivoren) oder Pflanzenfresser (Herbivoren), ihr breites Nahrungsspektrum erlaubt ihnen, ihre Ernährung an die jeweilige Jahreszeit anzupassen.
O. haben in ihrer Evolution morphologische und physiologische Anpassungen an ihre arttypische Ernährung erfahren. Die Verdauungssysteme der Säuger und anderer Vertebraten sind Varianten eines gemeinsamen Bauplanes. So besitzt der erwachsene Mensch als O. ein relativ unspezialisiertes heterodontes (unterschiedliche Zahnformen) bleibendes Gebiss: zwei scharfe Schneidezähne (Incisivi) zum Beißen und ein spitzer Eckzahn (Caninus) zum Zerren, zwei Backenzähne (Prämolaren) zum Zerreiben und drei Mahlzähne (Molaren) zum Zermalmen (angefangen von der Mitte des Ober- bzw. Unterkiefers).
Im Vergleich zum Gebiß von O. sind die Schneide- und Eckzähne von Carnivoren besonders groß und spitz und damit spezialisiert zum Töten der Beutetiere sowie zum Beißen und Herausreißen von Fleischbrocken. Bei Herbivoren sind sie zum Abreisen der Vegetation abgewandelt. Die Backen- und Mahlzähne sind bei Herbivoren breiter, mit gewellter Oberfläche (wie Mühlsteine) zum Zerreiben von Pflanzenmaterial, während sie bei Carnivoren auf Zermalmen und Zerfetzen spezialisiert sind.
Die menschlichen Verdauungsenzyme sind in der Lage sowohl pflanzliche als auch tierische Produkte zu verdauen, auch wenn dies von Vertretern einiger alternativer Ernährungsformen (↗ *Haysche Trennkost*, „Fleisch- und Pflanzenfressergene" in der Theorie der ↗ *Blutgruppendiät*) teilweise verneint wird.
Der Begriff O. wird in der Praxis synonym zu Pantophagen verwendet, wobei O. als Abgrenzung gegen Herbivoren bzw. Carnivoren gebraucht wird, während Pantophagen auf die Nahrungsbreite eingeht und als Abgrenzung zur mono-, oligo- und polyphagen Ernährungsweise benutzt wird.

Oncosphäre, Ⓔ *oncosphere*, Larve, die sich als Wartestadium in reifen Eiern mancher Bandwürmer (↗ *Cestoden*) befindet, so bei Vertretern der Ordnung ↗ *Cyclophyllida* (Beispiele: ↗ *Multiceps multiceps*, ↗ *Taenia saginata*).

onkodynamischer Druck, Syn. für ↗ *kolloidosmotischer Druck*.

Onkogene, Ⓔ *oncogenes*, Gene, die übermäßig oder im falschen Entwicklungsstadium exprimiert (z.B. durch Einwirkung cancerogener Substanzen, Rekombination mit homologen DNA-Bereichen onkogener Viren etc.; vgl. • *Adenom-Carcinom-Sequenz*), die Entstehung eines Tumors begünstigen. Die physiologischen Formen der O. sind nur zu bestimmten Phasen (z.B. während der Embryonalentwicklung; um vor ↗ *Apoptose*, dem programmierten Zelltod zu schützen) aktiv und werden dann als • *Proto-Onkogene* bezeichnet. Nach versch. Vorstellungen aktivieren Mutationen in Regulationsbereichen der O. diese zur falschen Zeit, was die Zellentartung auslöst.

onkotischer Druck, Syn. für ↗ *kolloidosmotischer Druck*.

Oocyste, Ⓔ *oocyst*, Zygotenstadium (↗ *Zygote*), das von einer festen, dauerhaften Hülle umgeben ist. Die O. stellt ein sehr widerstandsfähiges Dauerstadium einiger Protozoen-Arten dar (Infektionsmöglichkeit mit parasitischen Protozooen, wie z.B. *Cryptosporidium parvum*).

OPC, Abk. für ↗ *oligomere Procyanidine*.

operantes Konditionieren, *instrumentelles K.*, Ⓔ *operant conditioning*, Lernprinzip (• *Lernpsychologie*), das auf einem einfachen Reiz-Reaktions-Mechanismus beruht. Der Lernprozess wird bei dieser Form des • *Konditionierens* durch die positive oder negative Konsequenz (Verstärker) eines zufälligen (spontanen) Verhaltens ausgelöst. Positive Verstärker können materiell (z.B. Geld, Essen) oder immateriell (z.B. Zuwendung, Anerkennung) sein. Sie führen dazu, dass das Verhalten zukünftig häufiger gezeigt wird. Konsequenzlosigkeit oder negative Verstärker führen in der Regel zur so genannten Löschung des Verhaltens. Das Prinzip des o.K. wird in der ↗ *verhaltensmodifizierenden Beratung* eingesetzt, bei der ein gewünschtes Verhalten dadurch stabilisiert werden soll, dass das Erreichen eines (Teil-)Ziels mit einer Belohnung verbunden wird.

opiat-ähnliche Peptide, *Opioid-Peptide*, Sammelbegriff (teilweise als Synonym) für ↗ *Endorphine*, ↗ *Enkephaline* und Dynorphine.

Opiate, Ⓔ *opiates*, im engeren Sinn Pharmaka, die Wirkstoffe des Opiums wie Morphin oder Opium-Alkaloide bzw. von diesen abgeleitete Derivate enthalten. Im weiteren Sinn auch halbsynthetische und synthetische Substanzen (z.B. Methadon) mit Morphin-ähnlicher Wirkung. Körpereigene Stoffe mit O.-ähnlicher Wirkung sind ↗ *Endorphine*, ↗ *Enkephaline* und Dynorphine, die man allgemein als Opioid-Peptide zusammenfasst. Opiate werden durch spezifische Rezeptoren im ZNS (Rückenmark und Gehirn) gebunden. Sie führen zur Sucht, was man damit erklärt, dass durch die Bindung an Opiat-Rezeptoren die Adenylatcyclase gehemmt und dadurch der cAMP-Spiegel der Zelle gesenkt wird. Dieser Mangel wird durch gesteigerte Biosynthese des Enzyms ausgeglichen. Bei Entzug des Opiums führt der nach Wegfall der Enzymhemmung überhöhte cAMP-Spiegel zu den Entzugserscheinungen. Opiate weisen eine analgetische Wirkung auf und erzeugen in unterschiedlichem Ausmaß Schläfrigkeit, Veränderung der Stimmungslage, Atemdepression oder Übelkeit und Erbrechen.

Opioid-Peptide, *opiat-ähnliche Peptide*, Sammelbegriff (teilweise als Synonym) für ↗ *Endorphine*, ↗ *Enkephaline* und Dynorphine.

Opisthorchiasis, *Clonorchiasis*, *Leberegelkrankheit*, Ⓔ *opisthorchiasis*, eine durch • *Trematoden* der Gattung *Opisthorchis* (Tab.) ausgelöste • *Helminthose*. Die O. äußert sich als Erkrankung der Leber, wobei die • *Leberegel* intra- und extrahepatische Gallengänge und die Gallenblase besiedeln. Der Mensch infiziert sich durch den Genuss roher

Opisthorchiasis. Tab.

Opisthorchis felineus (• *Katzenleberegel*)	*Opisthorchis sinensis* (• *chinesischer Leberegel*)
Erreger der Opisthorchiasis, der auch beim Menschen parasitiert. *O.f.* ist im Adultstadium ein 7–12 × 2–3 mm großer Trematode. Das Verbreitungsgebiet ist Osteuropa, Südeuropa und große Teile Russlands. Infektionen des Menschen treten im gesamten Verbreitungsgebiet mit einer stark schwankenden Befallsrate auf. In manchen ländlichen Gebieten Russlands sind bis zu 85 % der Bevölkerung befallen. Die Süßwasserschnecke *Bithynia leachi* ist der erste Zwischenwirt. Süßwasserfische stellen den zweiten Zwischenwirt dar, der im intermuskulären Bindegewebe oder in der Muskulatur das eigentliche infektiöse Stadium – die Metacercarien – enthält. Die *Metacercarien* sind außerordentlich widerstandsfähig gegenüber Kühlschranktemperaturen, Trocknen, Salzen und Marinieren.	Erreger der Opisthorchiasis. Ein lancettförmiger 10–25 mm langer und 2–5 mm breiter Parasit des Menschen mit den Reservewirten Hund, Katze, Schwein und Ratte. *O.s.* kommt im gesamten asiatischen Raum mit den Endemiegebieten China, Korea, Taiwan und Japan vor. In Gebieten, in denen roher Fisch häufig zubereitet wird, ist ein hoher Prozentsatz der Bevölkerung befallen. Süßwasserschnecken (*Bulinus-*, *Parafossarulus*-Arten), die die Wurmeier aufnehmen und die sich bildenden *Cercarien* freisetzen, stellen den ersten Zwischenwirt dar. In Süßwasserfischen, dem zweiten Zwischenwirt, in die diese Cercarien aktiv eindringen, entwickeln sich die *Metacercarien*, das eigentliche infektiöse Agens.

oder ungenügend erhitzter Süßwasserfischgerichte. Die Parasiten verursachen entzündliche und proliferative Veränderungen in den befallenen Abschnitten der Leber. Das Ausmaß der Veränderungen ist dabei abhängig von der Zahl der Leberegel sowie der Dauer des Befalls. Als Symptome der • *parasitären Infektion* treten Fieber, Müdigkeit, Abgeschlagenheit, Appetitlosigkeit, Durchfälle sowie Ikterus auf. Gründliches Kochen oder Braten von Fischen ist in Endemiegebieten die wichtigste prophylaktische Maßnahme verbunden mit einer umfassenden Abwasserhygiene. Vgl. • *Fascioliasis*.

optimierte Mischkost, *optimiX*, E *optimized mixed diet*, Konzept für eine Präventionsernährung von Kindern und Jugendlichen (• *Kinderernährung*). Für die Entwicklung der O.M. wurden vom • *Forschungsinstitut für Kinderernährung* Dortmund sowohl wissenschaftliche (Empfehlungen für die Nährstoffzufuhr und die Prävention ernährungsbeeinflusster Zivilisationskrankheiten) als auch praktische (Lebensmittelauswahl, Essensvorlieben und -abneigungen, Ernährungsgewohnheiten) Kriterien berücksichtigt. Die O.M. wird durch altersgemäße Lebensmittelverzehrsmengen charakterisiert (Tab. 1).

Die empfohlenen Lebensmittel (z.B. Getreide, Gemüse, Milch) decken den Nährstoffbedarf vollständig, den Energiebedarf aber nur zu 80%. Um diese Lücke im Energiebedarf zu decken, können die sog. geduldeten Lebensmittel, z.B. Süßigkeiten, verzehrt werden. Die Mengenverhältnisse der Lebensmittel sind für alle Altersgruppen gleich, nur die absoluten Mengen ändern sich in Abhängigkeit vom Alter. Daher ist die O.M. für die ganze Familie geeignet. Die Zusammensetzung der Mahlzeiten (drei Haupt- und zwei Zwischenmahlzeiten) spiegelt die empfohlenen mengenmäßigen Verhältnisse der Lebensmittel wider. Kartoffeln, Reis, Nudeln

Optimierte Mischkost. Tab. 1. Altersgemäße Lebensmittelverzehrsmengen in der optimierten Mischkost.

Empfohlene Lebensmittel (> 80% der Gesamtenergiezufuhr)								
Alter		1	2–3	4–6	7–9	10–12	13–14	15–18
reichlich								
Getränke[1]	ml/Tag	600	700	800	900	1000	1200	1400
Brot, Getreide-(flocken)	g/Tag	80	120	170	200	250	280	300
Kartoffeln, Nudeln, Reis, Getreide[2]	g/Tag	80	100	120	140	180	200	250
Gemüse/Obst	g/Tag	100	120	180	200	230	250	300
mäßig								
Milch[3], Milchprodukte	ml(g)/Tag	300	330	350	400	420	450	500
Fleisch, Wurst	g/Tag	40	50	60	70	80	90	90
Eier	Stück/Woche	1–2	1–2	2	2	2–3	3	3
Fisch	g/Tag	50	70	100	150	180	200	200
sparsam								
Margarine, Öl, Butter	g/Tag	10	15	20	25	30	30	35

Geduldete Lebensmittel (< 20 der Gesamtenergiezufuhr)			
Altersgruppe		Kleinkinder, Schulkinder	Jugendliche
z.B.			
Kuchen, Süßigkeiten,	g/Tag	< 50	< 80
Marmelade, Zucker	g/Tag	< 10	< 20

[1] Trinkwasser, Mineralwasser, Tee, Saftschorlen
[2] inkl. Getreide, Hülsenfrüchte
[3] 100 ml Milch entsprechen im Calciumgehalt ca. 15 g Schnittkäse oder 30 g Weichkäse

Optimierte Mischkost. Tab. 2. Hinweise zur Lebensmittelauswahl in der optimierten Mischkost.

Lebensmittelgruppe	empfehlenswerte Lebensmittel	weniger empfehlenswerte Lebensmittel
Getränke	Trinkwasser, Mineralwasser, Kräuter- oder Früchtetees, Fruchtsaftschorlen	Limonaden, Colagetränke, Fruchtsaftgetränke und -nektare, schwarzer Tee, Kaffee
Brot, Getreideflocken	Vollkornbrot und -brötchen, Müsli, Getreideflocken, Backwaren aus Vollkorn	Backwaren aus hellem Mehl, Müsli mit Zuckerzusätzen, Knusperflocken
Kartoffeln, Reis, Nudeln	Kartoffeln, Vollkornreis und -nudeln, andere Vollkorngetreide (Hirse, Grünkern etc.)	fettreiche Kartoffelprodukte (z. B. Pommes frites, Kroketten), Nudeln aus hellem Mehl, geschälter (weißer) Reis
Gemüse, Obst	frisches oder tiefgekühltes Gemüse und Obst aller Art, Hülsenfrüchte	Gemüsekonserven, tiefgekühlte Gemüse- und Obstprodukte mit Zusätzen von Rahm, Fetten, Gewürzen und Zucker
Milch, Milchprodukte	teilentrahmte Milch und Milchprodukte (1,5 % Fett), Käse bis 45 % Fett i. Tr.	Vollmilchprodukte (3,5 % Fett), Magermilchprodukte (0,3 % Fett), gesüßte Milchprodukte, fetter Käse
Fleisch, Wurst	mageres Fleisch, magere Wurst	fettes, paniertes Fleisch, fette Wurst, größere Mengen Innereien
Fisch	frischer oder tiefgekühlter Seefisch, unpaniert	panierter Fisch
Öle, Fette	Raps-, Soja, Sonnenblumen oder Maiskeimöl, Pflanzenmargarine	tierische Fette (Butter), Kokosfett u. a. feste Pflanzenfette, versteckte Fette (z. B. in Gebäck, Fritierfette, Süßigkeiten)

sowie Gemüse und Salat bilden den Hauptbestandteil der warmen Hauptmahlzeit, Brot oder Getreideflocken und Milch oder Milchprodukte den der kalten Hauptmahlzeiten. Hinzu kommen bei der warmen Mahlzeit geringe Mengen Fleisch oder Fisch, bei den kalten Mahlzeiten Obst, Rohkost sowie geringe Mengen Streichfett und Wurst. Die Zwischenmahlzeiten bestehen aus Brot oder Getreideflocken, Obst oder Rohkost sowie Milch oder Milchprodukten. An manchen Tagen können auch Süßigkeiten als Zwischenmahlzeit verzehrt werden. Zu jeder Mahlzeit gehört ein kalorienfreies oder -armes Getränk. In der O.M. stammen 55% der Energie aus Kohlenhydraten, 30% aus Fett und 15% aus Protein. Die O.M. lässt sich in drei Regeln zusammenfassen: 1) Pflanzliche Lebensmittel und Getränke reichlich, 2) tierische Lebensmittel mäßig, 3) fettreiche Lebensmittel sparsam. Hinweise zur Lebensmittelauswahl ergänzen diese Regeln (Tab. 2). Die O. M. ist eine gute Basis für die Ernährungsberatung von Kindern und Jugendlichen.

optische Aktivität, Ⓔ *optical rotation*, die Fähigkeit chiraler Verbindungen (↗ *Chiralität*), die Schwingungsebene von linear polarisiertem Licht um einen von der Verbindung abhängigen Winkel nach links bzw. nach rechts zu drehen. ↗ *optische Isomerie*.

optische Isomerie, *Spiegelbildisomerie*, Ⓔ *optical isomerism*, die Eigenschaft eines Paares von • *Enantiomeren* (= Spiegelbild-• *Isomere*), die ein asymmetrisches C-Atom (C*) oder ein anderes chirales Zentrum (Asymmetriezentrum; ↗ *Chiralität*) besitzen, die Schwingungsebene von linear polarisiertem Licht um einen von der Verbindung abhängigen Winkel nach links bzw. nach rechts zu drehen, d.h. • *optische Aktivität* zu zeigen. Das

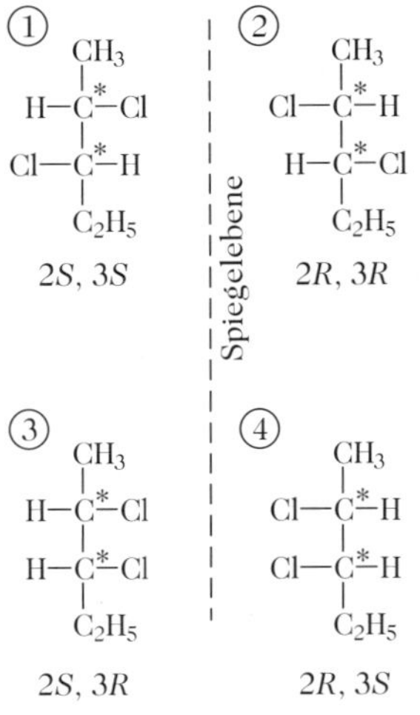

Optische Isomerie. Abb. 1. Vier Isomere des Dichlorpentans $CH_3–CH_2–C^*HCl–C^*HCl–CH_3$ getrennt durch eine Spiegelebene. Enantiomerenpaare sind die Isomere 1 und 2 bzw. 3 und 4. Diastereomere sind die Isomere 1 und 3, 2 und 4, 1 und 4 sowie 2 und 3.

Enantiomer, das die Schwingungsebene nach links dreht wird mit (–), und das welches sie um den gleichen Betrag nach rechts dreht mit (+) gekennzeichnet. Eine Mischung gleicher Anteile beider Enantiomere einer Verbindung heißt • *Racemat*. Die o. I. ist eine Form der • *Konfigurationsisomerie*.

Optische Isomere mit mehr als einem asymmetrischen C-Atom, die sich *nicht* wie Bild und Spiegelbild verhalten, nennt man • *Diastereomere* (eine Sonderform der Diastereomerie stellen die • *Epimere* dar). In einem Molekül mit zwei chiralen Zentren gibt es insgesamt vier Isomere (RR-, SR-, RS- u. SS-Isomere). Am Beispiel von 2,3-Dichlorpentan (Abb. 1) erkennt man zwei Enantiomerenpaare (RR/SS u. RS/SR) und vier Diastereomerenpaare (SS/SR, RR/RS, SS/RS u. RR/SR). „R" und „S" kennzeichnen die absolute Konfiguration an einem chiralen C-Atom (C*). Bei der Bestimmung nach den CIP-Regeln, werden die vier Substituenten am C* so geordnet, dass eine Prioritätenfolge eintritt. Anhand einer dreidimensionalen Darstellung (Keilstrichformel) mit dem Liganden niedrigster Priorität hinten, kann auf der Papierebene eine Rechtsschraube (R-Konfiguration) bzw. eine Linksschraube (S-Konfiguration) vom Liganden höchster zum Liganden niedrigster Priorität gezeichnet werden.

Opt. Isomere, bei denen in der Fischer-Projektion die Hydroxyl-Gruppe (OH-) am von der Aldehyd- bzw. Ketogruppe entferntesten chiralen C-Atom (C*) rechts liegt, werden mit dem Buchstaben D- (von lat. *dexter* = rechts) und die bei denen sie links liegt mit dem Buchstaben L- (von lat. *laevus* = links) gekennzeichnet. Bei den Aminosäuren ist die Lage der Aminogruppe (NH_2-) für die D/L-Zuordnung maßgeblich. In der Natur kommt vorwiegend die D-Form vor.

Achtung: Die Konfigurationsbezeichnungen „D" und „L" sowie „R" und „S" dürfen nicht mit der (+) und (–)-Kennzeichnung für die optische Drehungsrichtung verwechselt werden. Genausowenig darf die „D-" und „L-"Kennzeichnung mit der „R-" und „S-"Kennzeichnung verwechselt werden. Bei Zuckern ist jedoch die D-Form auch immer die R-Form und die L-Form immer die S-Form.

Opt. Isomere haben mit Ausnahme der optischen Drehrichtung und der Reaktion mit anderen chiralen Molekülen gleiche chemische und physikalische Eigenschaften (z. B. Siede- und Schmelzpunkt, Löslichkeit). Ihre physiologischen Eigenschaften, z. B. ihre pharmakologische und toxikologische Wirkung, ihre Reaktion mit Enzymen oder ihre sensorischen Eigenschaften unterscheiden sich jedoch z. T. erheblich. Ein typisches Beispiel dafür ist die rechts- und linksdrehende • *Milchsäure* (Abb. 2). Sie kann zwei verschiedene Formen einnehmen, die sich wie Bild und Spiegelbild, also wie Enantiomere verhalten. Die L(+)-Milchsäure (rechtsdrehend) kommt im Körper vor. Sie kann aus Pyruvat, dem Endprodukt der Glycolyse, ent-

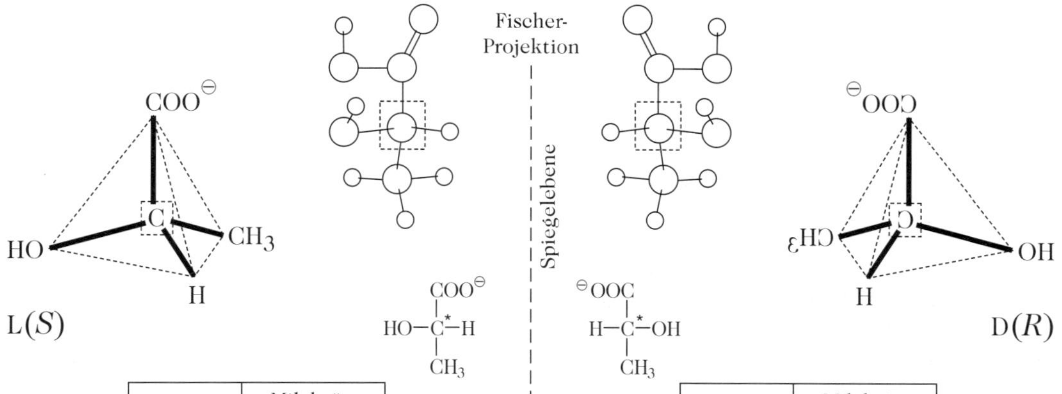

	L-Milchsäure
Fp.	53 °C
pK_a-Wert	3,7
spez. Drehung	+2,5°

in Muskel, Blut

	D-Milchsäure
Fp.	53 °C
pK_a-Wert	3,7
spez. Drehung	–2,5°

in Milchprodukten

Optische Isomerie. Abb. 2. L- und D- Milchsäure.

stehen und von der Leber leicht umgesetzt werden. Sie wird auch von den bei der Jogurtherstellung verwendeten • *Milchsäurebakterien* (*Streptococcus thermophilus* zu 100%, vom *Lactobacillus acidophilus* zu 50%) und von bestimmten • *Bifidus-Bakterien* zu 95% gebildet. Die D(–)-Milchsäure (linksdrehend) wird ebenfalls von Mikroorganismen produziert und kommt in Sauermilchprodukten, die z.B. mit *Lactobacillus bulgaricus* hergestellt wurden, vor. Sie kann im menschlichen Organismus nur langsam abgebaut und ausgeschieden werden. Bei einem hohen Verzehr dieser Milchsäure kann es deshalb zu einer Übersäuerung des Blutes kommen. Die WHO empfiehlt deshalb, täglich nicht mehr als 100 mg linksdrehende Milchsäure pro kg Körpergewicht aufzunehmen, also nicht mehr als 1 kg Jogurt. Säuglingen sollte man keine Sauermilchprodukte mit linksdrehender Milchsäure vor Ende des ersten Lebensjahres verabreichen.

optische Dichte, *OD*, Syn. für ↗ *Extinktion*.

optischer Test, 🄴 *optical test*, eine 1936 von Otto Warburg eingeführte Methode zur Bestimmung der enzymatischen Aktivität von NAD- bzw. NADP-abhängigen Dehydrogenasen, die als gekoppelter optischer Test (s.u.) mittlerweile auch für zahlreiche andere enzymatische Reaktionen experimentell und diagnostisch (z.B. ↗ *Glutamat-Oxalacetat-Transamninase*; • *alkalische Phosphatase*) genutzt wird (vgl. • *Photometrie*).
Im klassischen o.T. wird die Extinktion/Absorption bei 340 nm (oder einer anderen geeigneten Wellenlänge in diesem Bereich) gemessen. Diese dient als Maß für den Reduktionsgrad von NAD^+ oder $NADP^+$. Dieses Messprinzip dient auch zur Bestimmung von Enzymaktivitäten und Metabolitkonzentrationen. Es kann ein gekoppeltes Enzymsystem eingesetzt werden, in dem die interessierende Reaktion zwar kein NAD(P)H bildet oder verbraucht, jedoch mit einer anderen verknüpft ist, bei der dies zutrifft. Beispielsweise kann die Glucosekonzentration aus der Absorptionszunahme bei 340 nm bestimmt werden, wenn die unbekannte Glucosekonzentration in der Gegenwart eines Überschusses an ATP und $NADP^+$ mit den Enzymen Hexokinase und Glucose-6-phosphat-Dehydrogenase inkubiert wird:
Glucose + ATP → Glucose-6-phosphat + ADP
Glucose-6-phosphat + $NADP^+$ → 6-Phosphogluconat + NADPH + H^+

ÖPZ, Abk. für ↗ *Öko-Prüfzeichen*, 🄴 *logo of organic farming*.

oral, 🄴 *pertaining to the mouth, oral*, zum Mund/zur Mundhöhle gehörend; durch den Mund, mundwärts. Vgl. • *per os*.

orale Rehydratation, 🄴 *oral rehydration therapy, ORT*, orale Verabreichung von Flüssigkeit zur Prävention/Behandlung einer ↗ *Dehydratation* bei ↗ *Diarrhö* oder • *ketonämischem Erbrechen*. In leichten Fällen genügen Tee, verdünnter Fruchtsaft oder ein vergleichbares Getränk (isotonisch oder hypotonisch) zur Kompensation des Flüssigkeitsverlustes, ggf. etwas Kochsalz, z.B. Salzstangen; für Kleinkinder haben sich Karottensuppe (↗ *Karottensuppe nach Moro*) und Karotten-Reisschleim (↗ *Karotten-Reisschleim-Diät*) bewährt, in vielen tropischen Ländern Reiswasser oder abgekochtes Wasser mit je 1 gestr. TL Salz und Zucker/Liter. Bei (drohender) Dehydratation ist eine ↗ *orale Rehydratationslösung* (Glucose-Elektrolyt-Lösung) indiziert, falls kein oraler Zugang möglich ist, die parenterale Redydratation. Die konsequente o.R. ist die entscheidende Maßnahme zur Verringerung der Kindersterblichkeit in ökonomisch weniger entwickelten Ländern, in Wohlstandsländern lassen sich damit vielfach die stationäre Einweisung der Kinder vermeiden und Komplikationen bei multimorbiden alten Menschen eindämmen.

orale Rehydratationslösung, 🄴 *oral rehydration solution, ORS*, iso- oder hypotonische Glucose-Elektrolytlösung zur • *oralen Rehydratation* bei Diarrhö mit (drohender) Dehydratation. Wirkprinzip: Wasser- und Natriumhaushalt sind im Organismus untrennbar verknüpft; die Natrium-Resorption aus dem Dünndarm erfolgt in Kombination mit Glucose (Transportsysteme).
Die klassische, von der WHO entwickelte, von UNICEF weltweit in Portionspäckchen vertriebene Mischung hat folgende Zusammensetzung: 3,5g NaCl, 1,5g KCl, 2,5g $NaHCO_3$ (neu: 2,9g Trinatriumcitrat × $2H_2O$), 20g Glucoseanhydrid, mit Wasser aufzufüllen auf 1 Liter. Modifizierte Mischungen mit niedrigerem Na-Gehalt werden für Säuglinge angeboten. Eine Kombination von ORS und ↗ *Realimentation* sind Mischungen mit Glucoseoligo- und -polymeren aus Reisstärke anstelle von Glucose. Sie haben sich in Entwicklungsländern bewährt; die Wirkung entspricht weitgehend der deutschen ↗ *Karotten-Reisschleim-Diät*.

oraler Glucosetoleranztest, *oGTT*, *Glucosetoleranztest*, *GTT*, 🄴 *oral glucose tolerance test*, Syn. für ↗ *Blutzuckerbelastungstest*.

orales Allergiesyndrom, *OAS*, 🄴 *oral allergy syndrome*, das Auftreten lokaler Sofortreaktionen im Mund- und Rachenraum nach dem Verzehr von Lebensmitteln. Bei einem Teil der Patienten treten zusätzlich systemische Reaktionen z.B. Asthma bronchiale, ↗ *Urticaria*, ↗ *Angioödem* oder Kreislaufbeschwerden auf. Typisch ist das OAS bei Patienten mit Baumpollenallergien (• *allergische Rhinitis*) und auf Kreuzreaktionen beruhenden Nahrungsmittelallergien gegen Frischobst, Gemüse und Nüsse (↗ *Kreuzallergien*; Beispiel: • *Apfel-Kontakturticaria-Syndrom*). Seltener tritt das OAS auch bei Personen mit Kräuter- oder Gräserpollenallergie auf. Die Ursache für die miteinander vergesellschafteten Pollen- und Lebensmittelallergien sind Kreuzreaktionen pollenspezifischer IgE-Antikörper mit verwandten Proteinen in Lebensmitteln, die als •*Allergen* wirken. Erhitzte Lebensmittel werden von Birkenpollenallergikern mit OAS in der Regel vertragen. In geringem Umfang tritt das OAS auch unabhängig von der Pollenallergie auf.

oral-trigeminale Wahrnehmung, E *oral trigeminal perception*, ↗ *Mundgefühl*.

Orange, *Apfelsine*, bot. *Citrus sinensis*, E *orange*, ↗ *Citrusfrüchte*.

Oregano, *Origanum*, *wilder Majoran*, *Dost*, bot. *Origanum vulgare*, E *pot majoram*, einjährige, zu den Lippenblütlern (*Labiatae/Lamiaceae*) gehörende Gewürzpflanze, die in ganz Europa wild wächst und v.a. in Italien, Spanien und den USA angebaut wird. O. besitzt einen dem Thymian und Majoran ähnlichen Geschmack, der v.a. auf den Gehalt an etherischen Ölen (0,25–4%) und Bitterstoffen zurückzuführen ist. Er ist ein klassisches Gewürz für italienische Speisen (Pizza, Pasta, Spaghetti).

Organellen, E *organelles*, lat./gr. Kunstwort: *organellum*, kleines Organ, im Cytoplasma eukaryoter Zellen eingelagerte Strukturen mit speziellen physiologischen Funktionen. Der Binnenraum bzw. die Grundstruktur der O. kann durch zwei voneinander getrennte (Mitochondrien, Chloroplasten der Pflanzen), durch eine doppellagige (Zellkern), durch eine (endoplasmatisches Reticulum, Golgi-Vesikel) oder von keiner Biomembran (Zentriolen, Ribosomen) gegen das Cytoplasma abgegrenzt sein. Die Abgrenzung durch Membranen ermöglicht die Aufrechterhaltung eines spezifischen inneren Milieus (↗ *Kompartimentierung*; teilweise werden nur membranumschlossene Strukturen als O. bezeichnet), so laufen viele Stoffwechselreaktions(teil)schritte nur in spezifischen Organellen ab; in Zellaufschlüssen lassen sich die Fraktionen der einzelnen O. daher über charakteristische Enzyme identifizieren. Die Farbtafel IXX zeigt die wichtigsten O. ↗ *Endoplasmatisches Reticulum*, ↗ *Golgi-Apparat*, ↗ *Lysosomen*, ↗ *Mitochondrien*, ↗ *Peroxisomen*. ↗ *Mikrosomen* sind Präparationsartefakte, keine O.

Organfett, E *depot fat associated with individual organs*, ↗ *Depotfett*, das einzelnen Organen zugeordnet ist und dort spezifische Aufgaben wahrnimmt, z.B. Fett in der Brustdrüse für die Synthese von Milchfett, ↗ *braunes Fettgewebe* des Neugeborenen zur Wärmeerzeugung und Aufrechterhaltung der Körpertemperatur, Nierenfett zum Schutz vor mechanischen Verletzungen. O. besteht im Wesentlichen aus Triglyceriden; es ist nicht zu verwechseln mit Strukturfett (↗ *Strukturlipide*).

Organisation für wirtschaftliche Zusammenarbeit und Entwicklung, E *Organization for Economic Co-operation and Development*, *OECD*, Spitzenorganisation der westlichen Industrieländer. Vorgänger der OECD war die 1948 zur Koordinierung des Marshall-Plans gegründete OEEC (E *Organization for European Economic Co-operation*) mit 18 Mitgliedsstaaten. Ziel der OEEC war die politische Stabilisierung Westeuropas vor dem Hintergrund des Ost-West-Konflikts. 1961 wurde die OEEC durch das Pariser Übereinkommen von der OECD abgelöst, USA und Kanada kamen als Mitgliedsstaaten dazu. Die Anzahl der Mitgliedsstaaten stieg im Laufe der Jahre auf 29 (Stand 4/2000). Ziel der OECD ist die Planung, Koordinierung und Vertiefung der wirtschaftlichen Zusammenarbeit und die Entwicklung als Nachfolgeorganisation der OEEC. Förderung des Wirtschaftsausbaues bei Vollbeschäftigung und Währungsstabilität und Hilfen für Entwicklungsländer sowie besondere Hilfe in Form von Beratung und Programmen für die mittel- und osteuropäischen Staaten und technische Hilfsprogramme für die neuen Staaten der ehemaligen UdSSR sind weitere Ziele. ↗ *Internetadressen und Kontakte*.

organische Verbindungen, *organische Substanz*, E *organic compounds, organic matter*, alle Verbindungen des Kohlenstoffs mit Ausnahme der Wasserstoff-freien Chalkogenide (z.B. CO, CO_2, CS_2) und ihrer Derivate (z.B. H_2CO_3, KSCN), der salzartigen und metallischen Carbide (z.B. Al_4C_3 und Fe_3C) sowie der Metallcarbonyle (z.B. $Fe[CO]_5$).
Die organische Chemie kennt etwa 15.000.000 o.V., wovon 90% aus Kohlenstoff C, Wasserstoff H, und Sauerstoff O in wechselnden Mengenverhältnissen bestehen. Hinzu kommen zahlreiche Verbindungen, die Stickstoff N und – seltener – Verbindungen, die Schwefel S, Phosphor P und Halogene enthalten.
O.V. sind die wichtigsten Verbindungen aller lebenden Organismen (↗ *Biosynthese*). Bei der direkten Nährstoffbestimmung kann der Bestandteil o.V. durch Veraschung der Trockensubstanz ermittelt werden.

Organoacidopathien, E *organic acidaemias/acidopathies*, Anhäufung von freien Carbonsäuren in Blut und Harn (Name!), verursacht durch ↗ *erbliche Stoffwechselerkrankungen*. Charakteristisch sind metabolische Acidose und Ketonurie, häufig verbunden mit Hypoglycämie, Hyperammon(i)ämie und Leberfunktionsstörungen, die lebensbedrohliche Stoffwechselkrisen auslösen können. Klinisch unterscheidet man klassische O. (Beispiele: ↗ *Isovalerianacidämie*; ↗ *β-Methylcrotonylglycinurie*; ↗ *Propionacidämie*; ↗ *Methylmalonacidämie/-urie*) und cerebrale O. (Beispiele: Malon- und Mevalonacidurie; ↗ *Glutaracidurie Typ I*). Ursache sind Aminosäurenstoffwechselstörungen und Fettsäureoxidationsdefekte. Im Akutstadium mit metabolischer Encephalopathie sind Proteinkarenz und ggf. Austauschtransfusion erforderlich. Die Langzeitbehandlung orientiert sich am jeweiligen Enzymdefekt; sie besteht meistens in einer semisynthetischen Spezialdiät (↗ *Aminosäurenmischungen*). Die Inzidenz für O. liegt nach Untersuchungen in den Niederlanden bei 1:2.500 Neugeborenen; sie wird für Deutschland ähnlich eingeschätzt; die Aufnahme der O. in das Neugeborenenscreening wird diskutiert. Für die meisten O. gibt es zuverlässige Methoden zur Pränataldiagnostik.

Organochlor-Insektizide, E *organochloric insecticides*, Syn. für ↗ *Chlorkohlenwasserstoffinsektizide*.

Organoleptik, E *organoleptic analysis*, ↗ *Sensorik*.

Organotrophie, *Chemotrophie*.

Origanum, Gattung der Lippenblütler (Lamiaceae), zwei Arten sind als Gewürzkräuter von Bedeutung: *O. majorana*, ↗ *Majoran*, und *O. vulgare*, ↗ *Oregano*.

Orlean-Strauch, *Annatto-Strauch*, E *annatto bush*, ↗ *Annatto*.

Orlistat, E *orlistat*, Lipasehemmer zur unterstützenden Behandlung der ↗ *Adipositas*. O. blockiert die ↗ *Pankreas-Lipase* im Dünndarm und hemmt so die Fettverdauung; ca. 30% des Nahrungsfettes werden unverändert mit dem Stuhl ausgeschieden (zum Vergleich: unter Normalbedingungen sind es ca. 3%). Nach fettreichen Mahlzeiten können Blähungen, Abgang öligen Sekrets und Fettstühle auftreten. Diese Nebenwirkungen veranlassen viele Patienten zur erwünschten Änderung des Ernährungsverhaltens, sie nehmen weniger Fett zu sich.

Orn, Abk. für ↗ *L-Ornithin*.

L-Ornithin, *Orn*, *2,5-Diaminopentansäure*, *Diaminovaleriansäure*, E *ornithine*, eine nicht-proteinogene, als Zwischenprodukt im ↗ *Harnstoff-*

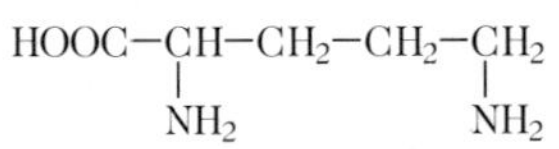

L-Ornithin

Zyklus auftretende Aminosäure mit geladener basischer Seitenkette (Abb.). Orn ist Bestandteil des intrazellulären (493 ± 250µmol/l icw, Mittelwert ± SD) und extra-zellulären (66 ± 20µmol/l Plasma) Pools an freien Aminosäuren im menschlichen Organismus. Orn ist Vorstufe der Polyamine (↗ *Aminosäuren*) und Zwischenstufe der Biosynthese von ↗ *L-Arginin*. Im menschlichen Stoffwechsel wird Orn über Pyrrolin-5-Carboxylat zu Prolin und Glutamat abgebaut (↗ *Ornithin-δ-Aminotransferase*). Die Decarboxylierung (↗ *Ornithin-Decarboxylase*) zu ↗ *Putrescin* findet hauptsächlich in Mikroorganismen statt.

Ornithinämien, *Hyperornithinämien*, E *hyperornithinaemias*, genetisch bedingte Transportstörungen beim Abbau von ↗ *L-Ornithin*: 1) • *HHH-Syndrom*; 2) Ornithinaminotransferase-Mangel (↗ *Ornithin-δ-Aminotransferase*).

Ornithin-δ-Aminotransferase (EC 2.6.1.13), E *ornithine-δ-aminotransferase, OAT*, Enzym, das den ersten Schritt des Abbaus von • *L-Ornithin* zu Prolin bzw. Glutamat katalysiert (↗ *Harnstoff-Zyklus*). Co-Faktor ist Pyridoxalphosphat. Ein autosomal rezessiv erblicher Defekt verursacht • *Ornithinämie* mit schwerer Atrophie der Augenhaut und der Retina, die letztlich zur Erblindung führt. ***Ernährungstherapie:*** Bei einigen Patienten erweist sich Pyridoxin in pharmakologischer Dosis als wirksam; bei anderen eine semisynthetische, argininarme Diät mit Zusatz von Prolin (↗ *Aminosäurenmischungen*).

Ornithincarbam(o)yl-Transferase, Syn. für ↗ *Ornithin-Transcarbam(o)ylase*.

Ornithin-Decarboxylase (EC 4.1.1.17), E *ornithin decarboxylase*, Enzym welches die Bildung von Putrescin (Ausgangsprodukt für die Synthese der ↗ *Polyamine* Spermidin und Spermin, welche die Teilungsrate der Darmschleimhautzellen erhöhen) aus Ornithin durch Abspaltung von CO_2 katalysiert. O. wird durch Calciferole aktiviert, weshalb diese die Funktionsfähigkeit der Darmzotten beeinflussen.

Ornithin-Transcarbam(o)ylase, *OTC*, *Ornithincarbam(o)yl-Transferase* (EC 2.1.3.3), E *ornithine transcarbamylase*, in der Leber lokalisiertes Enzym, das im ↗ *Harnstoff-Zyklus* die Umwandlung von L-Ornithin und Carbam(o)ylphosphat in Citrullin katalysiert. O.-Mangel ist der häufigste ↗ *Harnstoff-Zyklusdefekt*.

Ornithin-Transcarbam(o)ylase-Mangel, *OTC-Mangel*, E *ornithine transcarbamylase deficiency*, ↗ *Harnstoff-Zyklusdefekte*.

Ornithin-Zyklus, Syn. für ↗ *Harnstoff-Zyklus*.

Oro, Abk. für ↗ *Orotsäure*.

Orotacidurie, E *orotic aciduria*, ↗ *Orotsäure*.

Orotsäure, E *orotic acid*, (Salze: Orotate), Zwischenprodukt bei der Synthese der Pyrimidin-Nucleotide (Abb.). Ausgangssubstanz ist Carbamylphosphat. Beim Ornithintranscarbam(o)ylase-Mangel (↗ *Harnstoff-Zyklusdefekte*) und beim

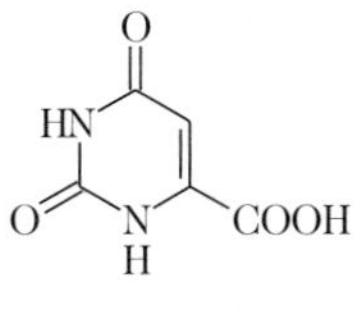

Orotsäure

UMP-Synthetase-Mangel (hereditäre Orotacidurie) wird O. vermehrt im Harn ausgeschieden (• *Orotacidurie*; ↗ *Pyrimidin-Stoffwechselstörungen*). O. ist Bestandteil der Milch von Säugetieren. In der Lebensmittelanalytik dient sie als Indikator für den Milchanteil in rezeptierten Lebensmitteln.

ORS, Abk. für [E] *oral rehydration solution*, ↗ *orale Rehydratationslösung*.

ORT, Abk. für *oral rehydration therapy*, ↗ *orale Rehydratation*.

Orthoborsäure, Syn. für ↗ *Borsäure*.

orthomolekulare Ernährung, [E] *orthomolecular nutrition*, von dem US-amerikanischen Chemiker und Nobelpreisträger Linus • *Pauling* geprägter Begriff für den Einsatz von „Nährstoffpräparaten" (Vitamine, Mineralstoffe einschließlich Spurenelemente, essenzielle Fettsäuren, Aminosäuren, Enzyme, Hormone, Carnitin, Betain u. a.) als • *Nahrungssupplemente* zur Gesunderhaltung und ggf. Heilung von Krankheiten. Die in der Literatur auch verwendeten Begriffe • *orthomolekulare Medizin/* Wissenschaft sind Syn. für o.E., stammen aber nicht von Pauling.
Die o.E. geht davon aus, dass die meisten Krankheiten auf Nährstoffimbalanz beruhen, wobei körpereigene Substanzen den Nährstoffen zugerechnet werden, und dass die Nährstoffversorgung über konventionelle Lebensmittel allein nicht sichergestellt werden kann.
Ausgewogene Ernährung mit weitgehend naturbelassenen Lebensmitteln bildet die Grundlage der o.E.; hinzu kommt die gezielte Supplementierung der „Nährstoffe" in einer vom Arzt/Heilkundigen ([E] *doctor of nutrition*) nach Art und Menge individuell abgestimmten Kombination (grch. *orthos*, richtig; Name!). Die Dosierung einiger Vitamine liegt um ein Vielfaches über den nationalen und internationalen Empfehlungen. O.E. wird empfohlen zur Prävention und Therapie einer breiten Palette von Erkrankungen, auch Krebs. Die rechtliche Einordnung der Nährstoffpräparate wird kontrovers beurteilt: Vertreter der o.E. sehen in ihnen Lebensmittel (↗ *Nahrungsergänzungsmittel*), der Gesetzgeber je nach Zusammensetzung auch Arzneimittel.
Ernährungswissenschaftliche Bewertung: Die Betonung der ausgewogenen Basisernährung entspricht anerkannten Richtlinien; Nährstoffsupplemente sollten dann jedoch überflüssig sein. Die Supplementation von Hormonen, Enzymen u.a. körpereigenen Substanzen ist wissenschaftlich nicht nachvollziehbar. Der therapeutische Einsatz hochdosierter Vitaminpräparate wird kontrovers diskutiert. Vorsicht ist angebracht, wenn sie bei schweren Erkrankungen die klassische Therapie ersetzen.

orthomolekulare Medizin, *Orthomolekularmedizin, orthomolekulare Wissenschaft*, [E] *orthomolecular medicine/science*, Syn. für ↗ *orthomolekulare Ernährung*.

orthomolekulare Nahrungsergänzungsmittel, [E] *orthomolecular food supplements*, Nahrungsergänzungsmittel, die im Rahmen der ↗ *orthomolekularen Ernährung* und bei der • *Mayr-Kur* zum Einsatz kommen.

Orthophenylphenol (E231, Abb.), [E] *o-phenylphenole*, und Natriumorthophenylphenolat (E 232), [E] *sodium o-phenylphenolate*, sind Konservierungsstoffe, die anstelle von ↗ *Biphenyl* bei Citrusfrüchten verwendet werden, weil sie bessere organoleptische Eigenschaften aufweisen. Natriumorthophenylphenolat ist das wasserlösliche Salz von O.

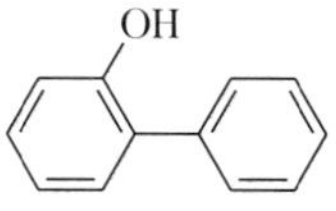

Orthophenylphenol

Orthophosphate, *Monophosphate* (E339, E340, E341, E343, E541), [E] *orthophosphates*, sind die Salze der Orthophosphorsäure (↗ *Phosphorsäure*). Sie haben ein spezielles Lösevermögen für Proteine, erhöhen deren Quellvermögen und wirken dadurch als • *Stabilisatoren*. O. dienen zur Wasserbindung in Fleisch- und Fischerzeugnissen. Sie sind Bestandteile von • *Schmelzsalzen*, weil sie Calcium-Ionen inaktivieren. Aus dem gleichen Grund wirken sie stabilisierend bei Milcherzeugnissen, Desserts und Speiseeis. Darüberhinaus dienen einige O. als Kochsalzersatz, Säuerungsmittel, Säureregulatoren, Komplexbildner, Backtriebmit-

Orthophosphate. Tab. Als Zusatzstoffe zugelassene Orthophosphate.

	Substanz
E 339a	Mononatriumorthophosphat
E 339b	Dinatriumorthophosphat
E 339c	Trinatriumorthophosphat
E 340a	Monokaliumorthophosphat
E 340b	Dikaliumorthophosphat
E 340c	Trikaliumorthophosphat
E 341a	Monocalciumorthophosphat
E 341b	Dicalciumorthophosphat
E 341c	Tricalciumorthophosphat
INS 342	Ammoniumphosphate
E 343a	Monomagnesiumorthophosphat
E 343b	Dimagnesiumorthophosphat
E 541	saures Natriumaluminiumphosphat

tel, Trägerstoffe, Rieselhilfs- und Aufschlussmittel. Zugelassene Orthophosphate zeigt die Tab.

Orthophosphorsäure, Syn. für ↗ *Phosphorsäure*.

Oshawa, ↗ *Anti-Krebs-Diät*, ↗ *makrobiotische Ernährung*.

Osmodiuretika, E *osmodiuretics*, • *Diuretika*, die nach intravenöser Injektion zwar glomerulär filtriert, jedoch nicht tubulär rückresorbiert werden (↗ *Niere*). Sie bewirken einen erhöhten osmotischen Druck in den Nierentubuli, wodurch vermehrt Wasser (weniger Elektrolyte) über die Nieren ausgeschieden wird. Zu den wichtigsten Vertretern der O. zählen die Zuckeralkohole Mannit und Sorbit.

Osmolalität, E *osmolality*, die Menge gelöster Teilchen in osmol/kg Lösung (s.a die Definition der ↗ *Osmolarität*). Physiologisch liegt die O. des Blutplasmas bei ca. 290 mosmol/kg. Sie ist eine wichtige Stellgröße der Durstregulation (↗ *Durst*).

Osmolarität, E *osmolarity*, die Menge gelöster, osmotisch wirksamer Teilchen pro Liter Lösung in Osmol (osmol/l, vgl. • *Osmolalität*). Bei nichtdissoziierten Substanzen entspricht sie der Molarität (mol/l), bei dissoziierten Substanzen der Molarität multipliziert mit der Zahl der Ionen, in die ein Mol Substanz dissoziiert. Niedermolekulare Verbindungen (Salze, Glucose, Aminosäuren) bewirken daher pro Gewichtseinheit gelöster Substanz eine hohe O., während hochmolekulare Verbindungen (Stärke, Glycogen, Proteine) eine niedrige O. aufweisen. Die O. wird durch Messung der Gefrierpunkterniedrigung ermittelt. Die molare Gefrierpunkterniedrigung von 1 Mol gelöster Teilchen in Wasser beträgt 1,84 °C und weist einen Druck von 2,24 MPa auf. Proportional zur O. steigt auch der ↗ *osmotische Druck*. Die O. des Blutplasmas beträgt 0,3 Mol/l bei einem Druck von 755 kPa (bei 37 °C) und wird hauptsächlich von Na^+-Ionen zusammen mit den Anionen bestimmt.

Ändert sich die O., z.B. beim Schwitzen oder durch hohe Blutglucosekonzentrationen (↗ *Hyperosmolarität*), bewirken Osmorezeptoren im Hypothalamus durch antidiuretisches Hormon (ADH) und über das Renin-Angiotensin-Aldosteron-System eine Gegenregulation (Durstgefühl, verstärkte Rückresorption des Wassers in der Niere und damit die Ausscheidung eines konzentrierteren Harns).

Osmoregulation, E *osmoregulation*, die im Wesentlichen durch das Zusammenspiel von ↗ *Osmorezeptoren*, Hormonen (↗ *Renin-Angiotensin-Aldosteron-System*) sowie Wasseraufnahme (↗ *Durst*), renale Exkretion bzw. Rückresorption (↗ *Niere*) von Wasser, Elektrolyten und anderen osmotisch wirksamen Substanzen erfolgende Regulation der ↗ *Osmolarität* der Extrazellulärflüssigkeit (↗ *Wasserhaushalt*).

Osmorezeptoren, *Osmosensoren*, E *osmoreceptors*, im Hypothalamus (↗ *Durstzentrum*) und in der Leber lokalisierte Zellgruppen, die die Osmolarität des Blutplasmas „messen“ und über die Beeinflussung des antidiuretischen Hormons und des Durstgefühls Teil der • *Osmoregulation* des Körpers sind.

Osmose, E *osmosis*, von gr. *osmos*, schieben, stoßen, Bezeichnung für die Diffusionsprozesse (↗ *Diffusion*) in durch natürliche oder technische Membranen getrennten Gasen oder Flüssigkeiten (Abb.). Da in physiologischen Systemen i.d.R. praktisch ↗ *semipermeable* Membranen (↗ *Biomembran*) die Kompartimente trennen (die Moleküle des gelösten Stoffes können aufgrund ihres größeren Teilchendurchmessers nicht durch die Membran diffundieren), äußert sich O. hier im Zustrom des Lösungsmittels in das Kompartiment mit der höheren Konzentration gelöster (= osmotisch wirksamer) Teilchen und dauert an, bis ein Gleichgewicht zwischen dem äußeren (z.B. hydrostatischen, Druck der elastischen Gefäßwand bzw. des umgebenden Gewebes) und dem ↗ *osmotischen Druck* der Lösungen erreicht ist (s.a. ↗ *Druck*).

Die unterschiedliche ↗ *Osmolarität* von Lösungen ist für den Stofftransport und die Druckverhältnisse im Körper von großer Bedeutung und unterliegt einer komplexen Osmoregulation (↗ *Wasserhaushalt*; gestört z.B. bei ↗ *osmotischer Diarrhö*, ↗ *Cholera*).

Das Phänomen der O. wird beim Konservieren von

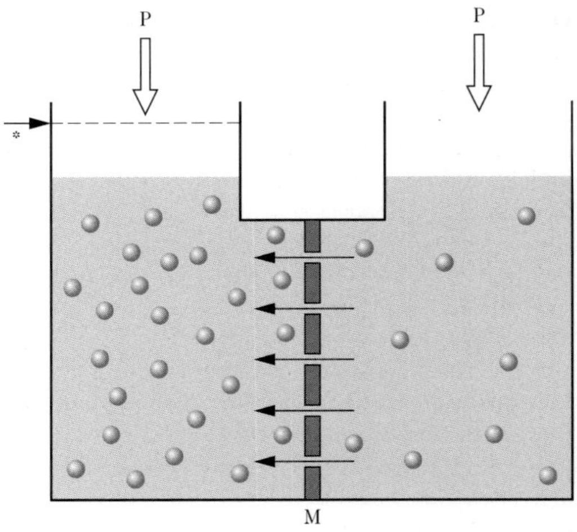

Osmose. Versuchsaufbau (Pfeffersche Zelle) zur Veranschaulichung des osmotischen Drucks. Zwei Kompartimente sind durch eine semipermeable Membran (M) getrennt, durch deren Poren nur das Lösungsmittel, nicht die gelösten Teilchen diffundieren können. Durch einen Zustrom des Lösungsmittels in das linke, stärker konzentrierte Kompartiment steigt dessen Flüssigkeitsspiegel so lange (Pfeil mit Stern), bis der osmotische Druck des Kompartiments dem atmosphörischen Außendruck (P) entspricht.

Lebensmitteln durch Salzen, Pökeln oder Zuckern genutzt. Die höhere Osmolarität dieser gelösten Substanzen entzieht den Lebensmitteln und Mikroorganismen das Wasser. Die umgekehrte Osmose oder Umkehrosmose nutzt man z. B. bei der Konzentrierung von Fruchtsäften oder der Entsalzung von Meerwasser.

osmotische Diarrhö, *osmotischer Durchfall*, Ⓔ *osmolar diarrhoea, diarrhoea induced by hypertonic food*, durch hyperosmolaren Chymus verursachte ↗ *Diarrhö*. Das ins Duodenum einströmende Wasser (• *Osmose*) kann nicht vollständig rückresorbiert werden; es induziert eine wässrige Diarrhö. Hauptnahrungsquellen für o. D. sind konzentrierte, niedermolekulare Kohlenhydrate (Glucose, Lactose, Zuckeralkohole), Ballaststoffe und Mineralstoffe, bei Arzneimitteln ↗ *Acarbose* und ↗ *Lactulose*. Die Osmolalität von ↗ *bilanzierten Diäten*, ↗ *Sportlergetränken* und ähnlichen Erzeugnissen wird auf max. 600 mosmol/l begrenzt, um o. D. auszuschließen; Nahrungen für Säuglinge sollen isotonisch sein (290–320 mosmol/l). Die Empfindlichkeit ist individuell unterschiedlich; zuckerreiche Limonaden und größere Mengen an Glucose-Komprimaten können bereits Unverträglichkeit hervorrufen.

osmotische Diurese, Ⓔ *osmotic diuresis*, ↗ *Diurese*.

osmotischer Druck, Ⓔ *osmotic pressure*, der hydrostatische • *Druck* π einer Lösung, der sich z. B. mit der Pfefferschen Zelle (vgl. • *Osmose* Abb.) experimentell bestimmen lässt. Der o. D. ist abhängig von der Temperatur und von der Konzentration verdünnter Lösungen:

$\pi = (n/V) \times R \times T$ bzw.

$\pi = c \times R \times T$

dabei ist n die Stoffmenge der gelösten Substanz in Mol; V das Volumen der Lösung in Liter, R die Gaskonstante, T die Temperatur in Kelvin und c die Konzentration der gelösten Substanz in Mol/l.

Bei Elektrolytlösungen (dissoziierte Moleküle) ist der o.D. durch die vergrößerte Teilchenzahl n entsprechend größer (↗ *Osmolarität*).

Dem o. D. kommt bei biologischen Prozessen eine große Bedeutung zu. Blutplasma und das Innere der roten Blutkörperchen des Menschen haben den gleichen osmotischen Druck von 780 kPa. Will man Plasma ersetzen ohne die roten Blutkörperchen zu zerstören, muss man eine Lösung mit gleichem o.D., eine sog. isotonische Lösung, z.B. eine 0,95%ige Natriumchloridlösung (physiologische Kochsalzlösung) verwenden. Würde man destilliertes Wasser nehmen, würden die roten Blutkörperchen platzen, würde man eine konzentrierte Salz- oder Zuckerlösung nehmen, würden sie zur Stechapfelform schrumpfen.

Neben isotonischen Lösungen gibt es auch anisotonische Lösungen: ↗ *hypertonische Lösungen* haben einen höheren, *hypotonische* Lösungen einen geringeren o. D. als die Vergleichslösung.

osmotischer Durchfall, Syn. für ↗ *osmotische Diarrhö*.

Ösophagus, Ⓔ *esophagus*, Syn. für ↗ *Speiseröhre*.

Ösophagusatresie, eine ↗ *Fehlbildung des Gastrointestinaltraktes*.

Ösophagussphinkter, Ⓔ *esophageal sphincter*, Zonen mit erhöhtem Muskeltonus im oberen und unteren Bereich der ↗ *Speiseröhre*, die die Speiseröhre zum Mund und Magen hin verschließen.

Ossifikation, *Osteogenese*, *Knochenbildung*, Ⓔ *ossification*, die Bildung von ↗ *Knochen* a) während der Fetalperiode b) zeitlebens in Form des Umbaus von Knochengewebe im Gegenspiel von ↗ *Osteoblasten* und ↗ *Osteoklasten*. Die physiologische O. stellt ein komplexes Zusammenspiel aus Signalen der Knochenbeanspruchung durch Muskelarbeit, hormonellen Signalen und der Verfügbarkeit von Mineralstoffen dar. Neben erblichen Faktoren, organischen Krankheiten und mangelnder körperlicher Aktivität können Störungen der O. v.a. ernährungsbedingt auftreten (↗ *Osteoporose*; ↗ *Osteomalazie*; ↗ *Osteopenie*).

Osteoblasten, *Knochenbildner*, Ⓔ *osteoblasts*, spezialisierte Zellen, welche im Zuge des Knochenwachstums/Umbaus die zunächst unverkalkte Interzellularsubstanz des ↗ *Knochens* bilden. Sie sind praktisch die Gegenspieler der ↗ *Osteoklasten*. Die Aktivität beider Zelltypen ist eng korreliert mit der Calciumkonzentraton des Blutes. ↗ *Osteocalcin*.

Osteocalcin, Ⓔ *osteocalcin, bone gla protein, BGP*, ein von den • *Osteoblasten* in der extrazellulären Knochenmatrix gebildetes Polypeptid (M_r 5,8 kDa). Es besteht aus 50 Aminosäureresten, darunter auch γ-Carboxyglutaminsäure (Gla), und macht 10–20% des Gesamtknochen-Proteins aus. Die Bildung der Gla-Bausteine erfolgt posttranslationell durch Vitamin-K-abhängige Carboxylierung. BGP bindet Calcium/Hydroxylapatit und dient als Marker der Osteoblasten-Aktivität bzw. für Störungen der Knochenbildung.

Osteodensitometrie, *Knochendichtemessung*, Ⓔ *osteodensitometry*, Bestimmung der • *Knochendichte* (zur Diagnostik der Osteoporose), i.d.R. an den Lendenwirbeln und am Oberschenkelknochen. Methoden der K. sind z.B. Magnetresonanztomographie (MRT), Ultraschall, Photonen-Absorptions-Photometrie, Computertomographie (CT) u.a.

Osteoklasten, Ⓔ *osteoclasts*, Gruppe der gewebetypischen • *Makrophagen*, die als Gegenspieler der • *Osteoblasten* den (physiologischen) Abbau von ↗ *Knochen* bewirken. Durch • *Myelome* induzierte erhöhte Aktivität der O. führt zu pathologischem Knochenabbau.

Osteomalazie, Ⓔ *osteomalacia*, eine erhöhte Weichheit und Tendenz zur Verbiegung des ausgewachsenen Knochens durch eine mangelnde Mineralisation. Es handelt sich um eine sekundäre Ossifikationsstörung. Mitunter sind ↗ *Looser-Umbauzonen* erkennbar. Symptome sind Muskelschwäche und Knochenschmerz mit erhöhter Tendenz zur Fraktur. Ursachen sind v. a. Mangel an • *Calciferolen* (Vitamin D) bzw. Stoffwechselstörung des Vitamins, aber auch andere Sörungen des Calcium- oder Phosphatstoffwechsels. Da Vitamin D vom menschlichen Organismus unter Sonnenbestrahlung der Haut synthetisiert werden kann, ist O. in Entwicklungsländern nur selten anzutreffen. Ausnahme bilden islamische Länder, in denen traditionsgemäß die Haut v. a. der Frauen größtenteils bedeckt ist und Kinder und Frauen sich vorwiegend im Haus aufhalten. Risikogruppen sind weiterhin Frauen mit häufigen Schwangerschaften. Bei Kindern äußert sich das Krankheitsbild als ↗ *Rachitis*. In Kombination mit dem Krankheitsbild der Osteoporose tritt O. als ↗ *intestinale Osteopathie* auf. ↗ *Osteopenie*. Die Therapie besteht in einer Zufuhr von Vitamin D oder Vitamin-D-Derivaten (bei Malabsorption auch parenteral) sowie von Calcium bzw. Phosphat.

Osteopathie. Tab.

Osteopathie	Symptome und Ursachen
alimentäre Osteopathie, ↗ *Alimentärpsaythyrose*	
↗ *intestinale Osteopathie*, Ⓔ *intestinal osteopathy*	eine Veränderung des Skeletts aufgrund von Erkrankungen des Magen-Darm-Traktes mit Malabsorption
• *calcipenische Osteopathie*, Ⓔ *calcipenic osteopathy*	eine Knochenveränderung infolge Calciummangels durch Malabsorption oder verminderte Zufuhr von Calcium
↗ *renale Osteopathie*, Ⓔ *renal osteopathy*	eine generalisierte Knochenstoffwechselstörung bei chronisch kompensierter Niereninsuffizienz oder bei Patienten unter Dialysebehandlung
• *toxische Osteopathie*, Ⓔ *toxic osteopathy*	Knochenveränderungen durch toxische Einwirkung von anorganischen und organischen Substanzen oder Medikamenten

Osteopathia hämorrhagica neonatorum, *infantiler Skorbut*, Syn. für ↗ *Möller-Barlow-Krankheit*.

Osteopathie, Ⓔ *osteopathy*, allg. Bezeichnung für eine Knochenerkrankung. Ursachen können prinzipiell verminderte enterale Calciumresorption oder erhöhte renale Calciumverluste sein sowie generell Beeinträchtigung des Knochenstoffwechsels. Es werden verschiedene Formen der O. unterschieden (Tab.).

Osteopenie, Ⓔ *osteopenia*, verschiedene Formen der Abnahme des Knochengewebes, radiologisch auffällig als Kalksalzminderung. O. kann physiologisch im hohen Alter auftreten (↗ *Osteoporose*) oder Symptom anderer Ossifikationsstörungen sein (vgl. • *Osteomalazie*).

Osteoporose, *Knochenschwund*, Ⓔ *osteoporosis*, Bezeichnung für eine Rückbildung des Knochengewebes (Verlust an Masse und Struktur bei normaler Mineralisierung), die über dem durchschnittlichen alters- und geschlechtsspezifischen Wert der Population liegt (diagnostisch erfasst in Form der ↗ *Osteodensitometrie*). Folge der O. ist ein erhöhtes Risiko von Knochenbrüchen (z. B. Oberschenkel-[hals]bruch). Die O. tritt hauptsächlich in der zweiten Lebenshälfte auf, in Deutschland schätzt man die Zahl der Betroffenen auf ca. 8 Mio. (Frauen sind häufiger betroffen als Männer), die Behandlungskosten allein der Frakturen auf über 1 Mrd. DM.

Ätiologie: Die O. wird durch zahlreiche Faktoren ausgelöst. Physiologisch nimmt die Knochendichte ab dem dritten Lebensjahrzehnt (sog. *peak sceletal mass, peak bone mass, PBM*) auch bei einer Calciumzufuhr über den Referenzwerten (Calcium) der Fachgesellschaften kontinuierlich ab (ca. 1% Masseverlust/Jahr). Für die Prophylaxe der O. ist also eine ausreichende Calciumzufuhr in der Jugend von großer Bedeutung. Die hauptsächliche Begründung des O.-Risikos von Frauen mit der geringeren Östrogensynthese nach dem Klimakterium wird heute in Frage gestellt (Östrogene hemmen die Aktivität der ↗ *Osteoklasten*).

Primäre O. (nicht durch zusätzliche Erkrankungen ausgelöst) betreffen ca. 50% der Männer und 90% der Frauen. *Sekundäre* Formen können durch zahlreiche Risikofaktoren (Unter-/Fehlernährung [vgl. • *Alimentärpsathyrose*], Alkoholmissbrauch, Resorptionsstörungen durch Magen-Darm-Erkrankungen [↗ *intestinale Osteopathie*], erbliche Stoffwechselerkrankungen [z. B. • *Cerebrosidlipidose*], • *Hypogonadismus* etc.; Abgrenzung zu anderen Osteopathien schwierig) auftreten.

Ernährungstherapie: Eine ausreichende Zufuhr von Calcium (Milch, Milchprodukte) und ggf. Vitamin D bei ausreichender Energiezufuhr gelten als entscheidend in der Prävention bzw. Therapie der primären O. Bewegungstherapie/Osteoporose-Gymnastik fördert die Knochenbildung/verlangsamt das Forstchreiten des Knochenabbaus. Medikamentös kommen Fluorpräparate (dann zusätzlich Calcium und Vitamin D supplementieren), Calcitonin und Östrogen zum Einsatz.

Österreichische Arbeitsgemeinschaft Zöliakie, Ⓔ *Austrian Celiac Association*, seit 1981 bestehende Interessensvertretung der Zöliakie-Betroffenen Österreichs, gemeinnütziger Verein von und für Zöliakie-Betroffene. Der Schwerpunkt der Tätigkeit liegt auf der Information und Beratung für Zöliakie-Betroffene, der Zusammenarbeit mit Ärzten und Diätassistenten, dem Erreichen einer lückenlosen Gluten-Deklarationspflicht, der Erfassung von glutenfreien Lebensmitteln und Diätprodukten, dem Sammeln von Rezepten, der Bekanntgabe von Beihilfen und Steuererleichterungen und den Hinweisen auf Gasthöfe, in denen glutenfrei gekocht wird. Das Zöliakie-Handbuch der Arbeitsgemeinschaft ist ein im In- und Ausland anerkanntes Nachschlagewerk. ↗ *Internetadressen und Kontakte*.

Österreichische Gesellschaft für Ernährung, *ÖGE*, Ⓔ *Austrian Nutrition Society*, 1951 gegründeter gemeinnütziger Verein unter der Leitthematik „Der Wissenschaft verpflichtet, Quelle für Ernährungsinformationen, Partner für Essen und Trinken". Die Mitglieder sind ca. 80% Einzelmitglieder und ca. 20% Wirtschaftsverbände und Firmen (Stand 6/2000). Ziel der ÖGE ist, die ernährungswissenschaftliche Forschung, Lehre und Information zu fördern, die Ergebnisse in der Forschung auszuwerten und ihre Übertragung in die Praxis zu unterstützen sowie durch Anleitung zur richtigen Ernährung beizutragen, die Gesundheit und Leistungsfähigkeit der Bevölkerung zu erhalten oder wiederherzustellen. Dazu fördert die ÖGE junge Wissenschaftler durch Forschungsstipendien, kooperiert mit Gesellschaften mit ähnlicher Zielsetzung (z.B. DGE, SGE, SVE) und repräsentiert Österreich international (Mitglied der ↗ *International Union of Nutritional Sciences* [*IUNS*] sowie der *Federation of European Nutrition Societies* [*FENS*; ↗ *Vereinigung der europäischen Gesellschaften für Ernährung*]) und veranstaltet Kongresse (z.B. ÖGE-Jahrestagung, Wissenschaftliche Drei-Länder-Tagung [Deutschland, Österreich, Schweiz]). Die ÖGE publiziert und verbreitet neue wissenschaftliche Erkenntnisse, informiert Ernährungsfachkräfte, Verbraucher, Journalisten und Medien, betreut Unternehmen und Institutionen, bildet Ernährungsfachkräfte fort und bietet Fortbildungsveranstaltungen für Ärzte (im Rahmen der Akademie für Ernährungsmedizin), Ernährungswissenschaftler, Diätassistenten und Lehrer an. Zur Bearbeitung bestimmter Fachgebiete wurden Zweigvereine gebildet: die AKE – Arbeitsgemeinschaft für Klinische Ernährung, die GZE – Gesellschaft für Zeitgemäße Ernährung und die ICC – Internationale Gesellschaft für Getreidewissenschaft und -technologie. 2000 haben sich zum ersten Mal Wissenschaftler aus Deutschland, Österreich und der Schweiz auf gemeinsame Richtlinien für die tägliche Nährstoffzufuhr geeinigt. Die „D.A.CH. Referenzwerte 2000 – Referenzwerte für die Nährstoffzufuhr" wurden gemeinsam von der ↗ *Deutschen Gesellschaft für Ernährung* (*DGE*), der ÖGE, der ↗ *Schweizerischen Gesellschaft für Ernährungsforschung* (*SGE*) und der ↗ *Schweizerischen Vereinigung für Ernährung* (*SVE*) erarbeitet (↗ *DACH*). ↗ *Internetadressen und Kontakte*.

Österreichisches Lebensmittelbuch, ↗ *Lebensmittelbuch*.

Östrogene, Ⓔ *(o)estrogens*, • *Steroidhormone*, die in den Ovarien und in geringen Mengen in den Hoden und in der Nebennierenrinde gebildet werden. Während der Schwangerschaft werden Ö. auch in der Plazenta gebildet. Ö. regulieren als weibliche Geschlechtshormone u.a. die Ausbildung der weiblichen Geschlechtsmerkmale und den Menstruationszyklus. Das wirksamste natürliche Ö. ist das Östradiol-17β. Es bewirkt die Proliferation der Uterusschleimhaut und die Entwicklung der Brustdrüse. ↗ *Phytoöstrogene*; ↗ *Xenoöstrogene*.

outcome, Ⓔ für ↗ *Endpunkt*. Mitunter wird unter *o.* speziell die günstige oder ungünstige Veränderung des Gesundheitszustands von Einzelpersonen oder Bevölkerungsgruppen unter Wirken einer medizinischen Interventionsmaßnahme verstanden.

Ovalbumin, *Eialbumin*, Ⓔ *ovalbumin*, Hauptprotein des Eiklars von Hühnern (M_r ca. 45.000 Da). Chemisch handelt es sich um ein Glycophosphoprotein mit 3,2% Kohlenhydraten. O. macht ca. 50% des Gesamtproteins im Ei aus; es ist, wie alle • *Albumine*, biologisch hochwertig und leicht verdaulich.

ovolacto-vegetabile Kost, Ⓔ *ovo-lacto-vegetarian diet*, Syn. für ↗ *ovolacto-vegetarische Kost*.

ovolacto-vegetarische Kost, *ovolacto-vegetabile Kost*, Ⓔ *ovo-lacto-vegetarian diet*, Nahrung ohne Bestandteile vom getöteten Tier, ↗ *Ovolacto-Vegetarismus*.

Ovolacto-Vegetarismus, Verzehr von • *ovolacto-vegetabiler Kost* (• *ovolacto-vegetarischer Kost)*, Ⓔ *ovo-lacto-vegetarism*, liberalste und häufigste Form des • *Vegetarismus*, praktiziert auch in der Klinik von M.O. • *Bircher-Benner*. Fleisch, Fisch und damit hergestellte Produkte werden nicht verzehrt; alle anderen Lebensmittel sind prinzipiell zulässig. Die Bewertung von Kälberlab bei der Käseherstellung (↗ *Chymosin*) ist unterschiedlich. Zu den ovolacto-vegetarischen Ernährungsweisen müssen auch semi-vegetarische Ernährung (↗ *Semi-Vegetarier*), die ↗ *Evers-Diät* und die Schnitzer-Normalkost (↗ *Schnitzer*) gerechnet werden.

ovo-vegetarische Kost, Ⓔ *ovo-vegetarian diet*, pflanzliche Kost, die zusätzlich Eier, meistens Honig aber keine Milch(produkte) enthält, ↗ *Ovo-Vegetarismus*.

Ovo-Vegetarismus, Ⓔ *ovo-vegetarism*, Ernährungsform mit pflanzlichen Lebensmitteln und Eiern unter Ausschluss von Fleisch, Fisch und Milch(produkten), Honig ist meistens erlaubt. Diese Form des • *Vegetarismus* wird nur selten praktiziert.

Oxalate, Salze der ↗ *Oxalsäure*.

Oxalatstein, Ⓔ *oxalate calculus*, Syn. für ↗ *Calciumoxalatstein*.

Oxalessigsäure, HOOC-CO-CH_2-COOH, eine Oxodicarbonsäure, deren Anion (Oxalacetat, Ⓔ *oxalo-acetate*) ein Zwischenprodukt im Tricarbonsäure-Zyklus ist. Oxalessigsäure entsteht auch bei der Transaminierung von Asparaginsäure.

Oxalose, *primäre Hyperoxalurie*, Ⓔ *oxalosis, primary hyperoxaluria*, autosomal-rezessive Enzymdefekte, die zu hohen Calciumoxalat-Konzentrationen führen, zwei Formen werden unterschieden:
Oxalose/primäre Hyperoxalurie Typ I, hierbei führt ein Mangel an ↗ *Alanin-Glyoxylat-Aminotransferase* (AGT; auch α-Ketoglutarat-Glyoxylat-Carbolidase genannt) zu einer vermehrten Bildung und Ausscheidung von Calciumoxalat im Urin. Die Vitamin B_6-abhängige AGT katalysiert die Transaminierung von Glyoxylat zu Glycin mit Alanin als Aminogruppen-Donator in den Peroxisomen der Leber. Bei AGT-Mangel akkumuliert Glyoxylat und wird irreversibel zu Oxalat oxidiert oder zu Glycolat reduziert. Beide Produkte werden in hohen Mengen im Urin ausgeschieden. Der pathophysiologische Mechanismus der O. beruht auf der Unlöslichkeit von Calciumoxalat bei physiologischen pH-Werten. Dadurch kommt es zu ↗ *Harnsteinen*, ↗ *Nephrocalcinose*, Calciumoxalatablagerungen in extrarenalen Geweben (Herzmuskel, Knochengewebe, Retina, Haut, periphere Nerven) bis hin zur ↗ *Niereninsuffizienz*. Die O. Typ I manifestiert sich in 50% der Fälle in der Kindheit, 90% der Patienten sind vor dem 25. Lebensjahr symptomatisch. Nach 15–30jähriger Krankheitsdauer entwickelt sich fast immer eine terminale Niereninsuffizienz. Seit Einsatz der Hämodialyse hat sich die Lebenserwartung der Patienten deutlich verlängert, obgleich Calciumoxalat auch durch Dialyse nicht ausreichend entfernt wird. Auch bei einer Nierentransplantation kommt es immer wieder zu Ablagerungen im Transplantat. Präventive Maßnahmen zur Verminderung der Oxalatdeposition sind jedoch schon vor dem Auftreten von Nierenschäden indiziert. Bei vorhandener B_6-Responsivität sollten Pyridoxin-Präparate in hohen Dosen verabreicht werden (25–1000 mg). Eine ↗ *oxalsäurearme Diät* ist nur von geringem Nutzen, da nur 10% der Oxalsäureausscheidung im Urin aus Lebensmitteln stammt, und die intestinale Absorption bei nur 5-10% liegt.
Oxalose/primäre Hyperoxalurie Typ II, sie tritt seltener auf und beruht auf einem Mangel des Enzyms Phosphoglycerat-Dehydrogenase, das die Umwandlung von 3-Phosphoglycerat zu Hydroxypyruvat im *Serin*-Stoffwechsel katalysiert. Auch dieser Defekt führt indirekt zu einer exzessiven Oxalat-Ausscheidung im Urin mit Nierensteinen. Eine Niereninsuffizienz scheint beim Typ II seltener aufzutreten.

Oxalsäure, Ⓔ *oxalic acid*, HOOC-COOH, die einfachste Dicarbonsäure. Sie ist im Pflanzenreich als Calcium-, Magnesium- oder Kaliumsalz weit verbreitet. O. bilden mit Calcium im Darm schwerlösliche Salze (Oxalate), die die Resorption von Calcium verringern. O. erniedrigt als sog. • *antinutritive Substanz* auch die Eisenresorption im Körper, was bei • *Eisenmangel* von Bedeutung sein kann. Der menschliche Organismus ist nicht in der Lage, Oxalsäure in seinem Stoffwechsel abzubauen. Die normale tägliche Ausscheidungsmenge liegt bei 10–30 mg. Bei höheren Ausscheidungen (• *Hyperoxalurie*) besteht die Gefahr von Nierenschäden (↗ *Calciumoxalatsteine*).
Der Oxalsäuregehalt von Obst und Gemüse ist unterschiedlich. Er liegt gewöhnlich unter 10 mg/100 g Frischmasse. Rhabarberblätter enthalten 700 mg, Rhabarberstiele 300 mg, Sellerieknollen bis zu 600 mg und Spinat 60–200 mg je 100 g Frischmasse. Reich an O. ist auch Kakaopulver.

Oxicarotinoide, Syn. für ↗ *Xanthophylle*.

Oxidasen, Ⓔ *oxidases*, allgemeine Bezeichnung für Enzyme, die Oxidationen katalysieren, deren Elektronenakzeptor molekularer Sauerstoff ist, der sowohl zu H_2O als auch zu H_2O_2 reduziert werden kann. Beispiele sind Phenoloxidasen des Tier- und Pflanzenreiches. Ein weiterer Vertreter ist die Cytochrom-Oxidase in der Atmungskette. Mit wenigen Ausnahmen sind O. Flavoproteine (↗ *Flavinenzyme*).

Oxidation, Ⓔ *oxidation*, 1) *Chemisch:* Vorgänge, bei denen ein Atom oder Molekül (Elektronendonatoren = Reduktionsmittel) Elektronen abgibt. Diese reagieren immer mit einem geeigneten Elektronenakzeptor (= Oxidationsmittel), das sind Atome oder Moleküle, die reduziert werden. Somit ist mit jeder O. eine Reduktion verbunden (Redoxreaktion).
2) *Physiologisch:* der oxidative Abbau der Nährstoffmoleküle: Kohlenhydrate und Fette zu CO_2 und H_2O, Proteine bis zum Harnstoff. Die Nährstoffe wirken dabei als Elektronendonatoren (vgl. • *Lavoisier*). Viele heterotrophe Zellen verwenden als Elektronenakzeptor den Sauerstoff (*aerobe* O.). Bei der *anaeroben* O. z.B. der Glucose übernimmt nach der Spaltung ein Metabolit die Funktion des Elektronenakzeptors und der andere die Funktion des Elektronendonators. Die Abbauwege der ver-

schiedenen Nährstoffe(↗ *Glycolyse*; ↗ *β-Oxidation*) münden alle in den ↗ *Tricarbonsäure-Zyklus*. Dort erfolgt u.a. der weitere oxidative Abbau von Actyl-CoA. Der Tricarbonsäure-Zyklus ist eng an die ↗ *Atmungskette* gekoppelt. Dort werden die im Rahmen der biologischen O. reduzierten Coenzyme (NADH + H^+, $FADH_2$), durch Sauerstoff unter Bildung von Wasser oxidiert und damit regeneriert.

β-Oxidation, Ⓔ *β-oxidation*, in den Mitochondrien ablaufender Hauptweg des • *Fettsäureabbaus* (vgl. • *ω-Oxidation*), ein zyklischer (spiralförmiger) Prozess, durch den die Fettsäuren schrittweise vom Carboxylende her abgebaut werden. In jeder Runde des Zyklus werden zwei Kohlenstoffatome in Form von Acetyl-CoA abgespalten und das β-Kohlenstoffatom wird oxidiert (Abb. 1):

$R\text{-}CH_2\text{-}CH_2\text{-}CO\sim SCoA \rightarrow$
$R\text{-}CO\text{-}CoA + CH_3\text{-}CO\sim SCoA.$

Die Startreaktion besteht in der Aktivierung der Fettsäure zum Acyl-CoA mit Hilfe einer Acyl-CoA-Synthetase (EC 6.2.1.3), ein Vorgang, für den ATP benötigt wird. Das Acyl-CoA wird durch Acyl-CoA-Dehydrogenase (EC 1.3.99.3; ein FAD-Enzym) zu 2,3-Dehydroacyl-CoA oxidiert. Diese Verbindung wird hydratisiert und dann oxidiert zu 3-Ketoacyl-

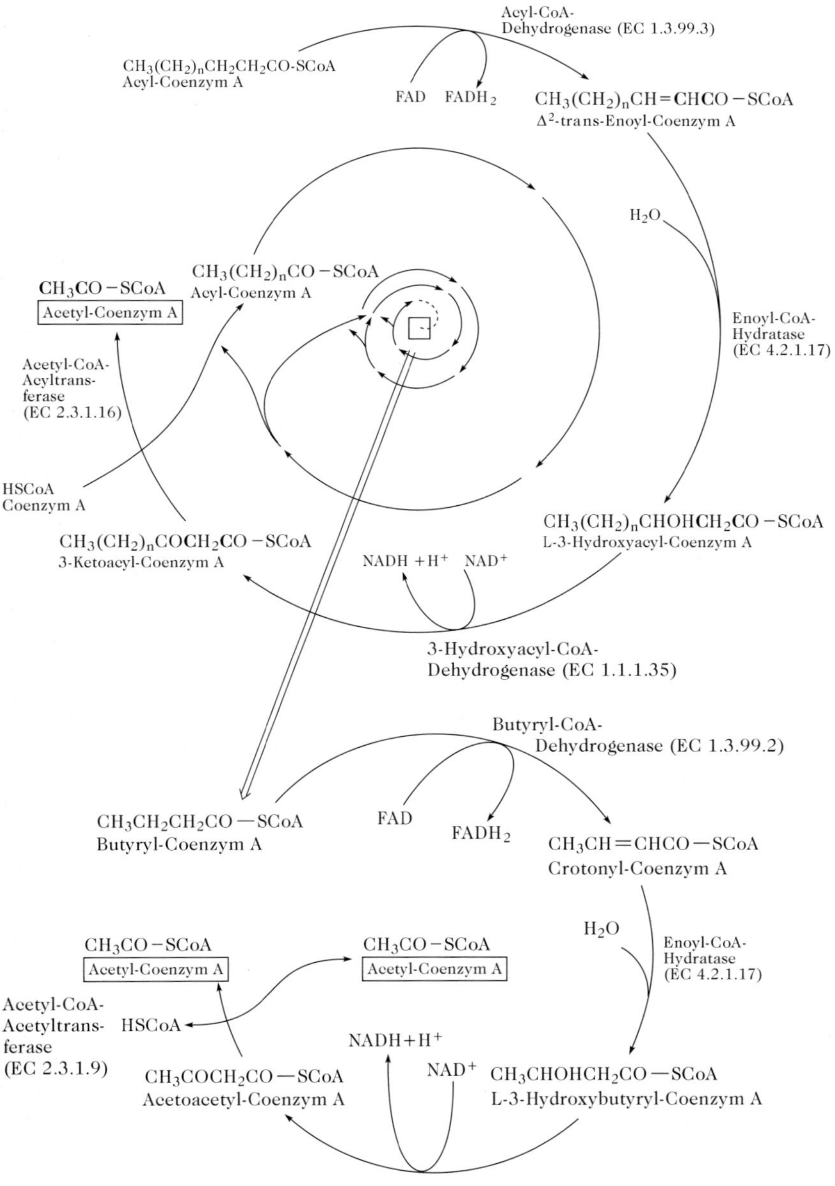

β-Oxidation. Abb. 1. Die Fettsäurespirale. Beim Abbau von Fettsäuren mit einer ungeraden Anzahl an C-Atomen entstehen im letzten Schritt Acetyl-CoA und Propionyl-CoA (weiterer Abbau von Propionyl-CoA s. Abb. 2).

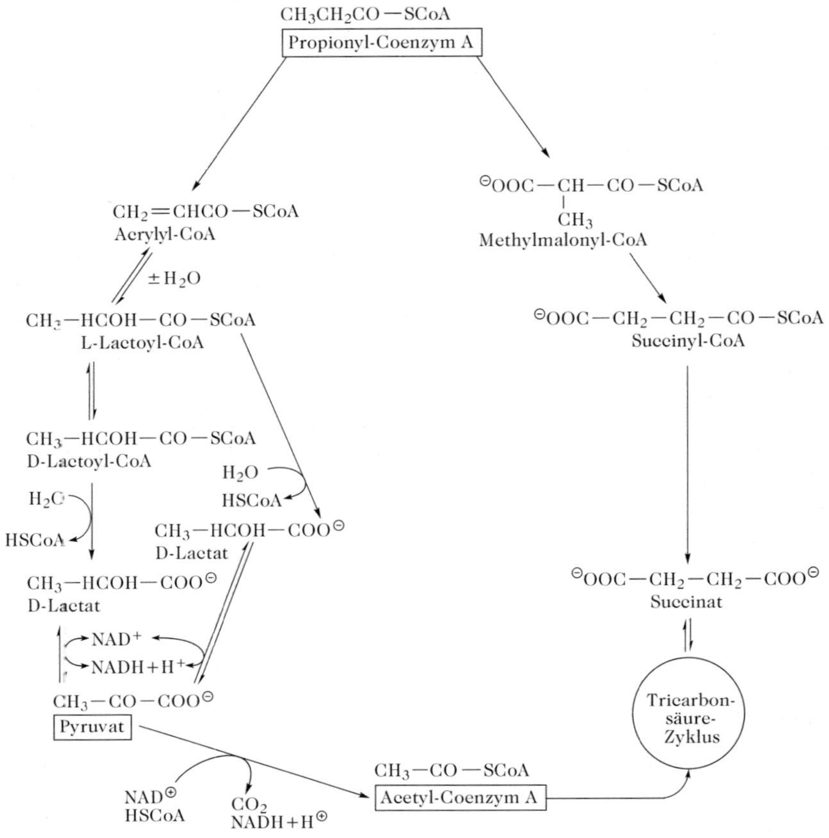

β-Oxidation. Abb. 2. Abbau von Propionyl-CoA. Auf dem Methylmalonyl-CoA-Weg wird Propionyl-CoA durch eine ATP-abhängige Carboxylierung in Methylmalonyl-CoA überführt. Die S-Methylmalonyl-CoA-Mutase (EC 5.4.99.2), ein cobamidabhängiges Enzym, wandelt Methylmalonyl-CoA in Succinyl-CoA um. Auf dem Lactatweg wird Propionyl-CoA zu Acrylyl-CoA dehydriert. Es entsteht L-Lactoyl-CoA, das zu Lactat hydrolysiert wird.

CoA. Letztere wird gespalten (thiolysiert), wobei Acetyl-CoA und ein neues Acyl-CoA gebildet werden. Das neue Acyl-CoA ist zwei Kohlenstoffatome kürzer als das ursprüngliche und wird sofort einer weiteren β-Oxidation unterzogen. In jeder Runde der Fettsäurespirale entsteht ein Molekül Acetyl-CoA, das im Tricarbonsäure-Zyklus weiter oxidiert wird. Die vollständige Oxidation eines Moleküls Stearoyl-CoA erzeugt 148 Moleküle ATP (aus 18 C-Atomen entstehen 9 Moleküle Acetyl-CoA; 1 Acetyl-CoA ergibt im Tricarbonsäure-Zyklus 12 Moleküle ATP; zusätzlich werden bei jedem der 8 β-Oxidationsschritte 5 Moleküle ATP gebildet). Die Energie, die am Ende in den Phosphatbindungen von 148 ATP-Molekülen gespeichert ist, entspricht 50% der Verbrennungswärme der Fettsäure.

Unter der Vorraussetzung, dass die Fettsäure eine gerade Anzahl an C-Atomen enthält, kann sie durch β-Oxidation vollständig zu Acetyl-CoA abgebaut werden. Wenn die Fettsäure eine ungerade Anzahl an C-Atomen enthält, führt die schrittweise Entfernung von jeweils zwei Kohlenstoffatomen eventuell zu einer C_3-Verbindung, z.B. Propionyl-CoA, die auf einem alternativen Stoffwechselweg metabolisiert werden muss. Dieser Weg ist in Abb. 2 dargestellt. Beträchtliche Mengen an Propionyl-CoA entstehen auch beim Abbau der verzweigtkettigen Aminosäuren Isoleucin und Valin. Der Hauptweg beinhaltet die Carboxylierung von Propionyl-CoA zu Methylmalonyl-CoA, worauf sich die vitamin-B_{12}-abhängige Isomerisierung zu Succinyl-CoA anschließt. Die Ausscheidung von Methylmalonyl-CoA ist ein diagnostischer Hinweis auf Vitamin-B_{12}-Mangel.

Zum Abbau verzweigtkettiger Fettsäuren werden verschiedene Wege beschritten, von denen einige aus dem Metabolismus verzweigtkettiger Aminosäuren (L-Leucin) abstammen. Fettsäuren mit kurzen Ketten werden in den Mitochondrien in ihr Fettsäureacyl-Derivat überführt, während Fettsäuren mit langen Ketten durch das endoplasmatische Reticulum und die äußere Mitochondrienmembran aktiviert werden können. Langkettige Fettsäuren können die innere Mitochondrienmembran nicht durchdringen und müssen in Form des Acyl-Carnitins (↗ *L-Carnitin*) in die Mitochondrien transportiert werden. Eine erbliche Stoffwechselstörung beim Abbau sehr langkettiger Fettsäuren ist die ↗ *Adrenoleukodystrophie*.

ω-Oxidation, Ⓔ *ω-oxidation*, neben der ↗ *β-Oxidation* der zweite Weg des Fettsäureabbaus. Die Enzyme der ω-O. wurden in der mikrosomalen Fraktion der Zelle nachgewiesen. Das Substrat besteht normalerweise in einer C_8- bis C_{12}-Fettsäure, die in zwei Schritten in die Dicarbonsäure überführt wird: 1) Hydroxylierung des ω-C-Atoms unter Bildung einer ω-Hydroxyfettsäure, ein Vorgang, für den Sauerstoff und NADPH benötigt werden; 2) Oxidation des hydroxylierten ω-C-Atoms zu einer Carboxylgruppe, katalysiert durch ein lösliches, nicht mikrosomales Enzym, das gewöhnlich NAD^+-abhängig ist.

Oxidationsgeschmack, Sammelbegriff für eine Reihe von ↗ *Fehlaromen*, die durch Oxidation hervorgerufen werden, z.B. • *metallisch* (Metallgeschmack), • *talgig*.

Oxidationswasser, Ⓔ *metabolic water*, bei der mitochondrialen Oxidation der Nahrungsenergieträger entstehendes Wasser. Es ist dem Körper verfügbar und geht als Flüssigkeitszufuhr in die Flüssigkeitsbilanz mit ein (Körperwasser). Mit der üblichen Mischkost stehen dem Körper 200–300 ml O. pro Tag zur Verfügung (Tab.).

Oxidationswasser. Bildung von O. aus unterschiedlichen Energieträgern der Nahrung.

Energieträger	g gebildetes H_2O/100 g
Protein	40
Kohlenhydrate	60
Fett	107

oxidative Phosphorylierung, *Atmungskettenphosphorylierung*, *metabolische Atmung*, Ⓔ *oxidative phosphorylation*, energieliefernde, kontrollierte Reaktion von Wasserstoff mit molekularem Sauerstoff zu Wasser im ↗ *Mitochondrium*. Der Wasserstoff in Form von $NADH + H^+$ und $FADH_2$ stammt aus der Oxidation organischer Stoffe (• *Katabolismus*). Die Elektronen der paarweise vorliegenden Wasserstoffatome werden nach Durchlaufen der in der inneren Mitochondrienmembran lokalisierten ↗ *Atmungskette* auf ein Sauerstoffatom übertragen, welches anschließend mit den Wasserstoffionen (Protonen) Wasser bildet. Die aus mehreren Redoxreaktionen innerhalb der Atmungskette stammende Energie treibt die Synthese von ATP aus ADP und anorganischem Phosphat über • *den ATP-Synth(et)ase-Komplex* an. Die vollständige Oxidation von 1 mol Glucose liefert 38 mol ATP. Bei der anaeroben Glycolyse dagegen werden nur 2 mol ATP durch Substratkettenphosphorylierung gebildet. ↗ *Substratketten-Phosphorylierung*.

oxidativer Stress, Ⓔ *oxidative stress*, Stoffwechsellage, bei der mehr ↗ *reaktive Sauersoffspezies*/Oxidanzien aufgenommen bzw. endogen gebildet werden, als der Organismus enzymatisch bzw. nicht-enzymatisch eliminieren kann (↗ *Antioxidanzien*), d.h. die ↗ *antioxidative Kapazität* wird überstiegen. Die biochemischen Folgen von o.S. sind Lipidperoxidation, die Oxidation von DOPA, Freisetzung von Eisen und Kupfer (die wiederum als Prooxidanzien wirken) aus Transportformen, physiologisch äußern sich diese Faktoren im Verlust von Membranfunktionen, Nervenschädigungen, Entzündungen bis hin zu atherogenen und cancerogenen Prozessen.

oxidierte Stärke (E 1404), Ⓔ *oxidized starch*, ist eine ↗ *modifizierte Stärke*, die als Verdickungsmittel verwendet wird. Lösungen sind niedrigviskos, neigen nicht zur ↗ *Retrogradation* und bilden keine Gele. O.S. verkleistert bei niedrigeren Temperaturen als normale Stärke und wird für die Herstellung von Mayonnaise, Salatsoßen und Kindernahrung benutzt.

oxidiertes Cholesterin, *Oxysterin*, ↗ *Cholesterinoxidationsprodukte*.

Oxidoreduktasen (EC 1.1–1.4), Ⓔ *oxidoreductases*, den Elektronentransfer (Hydrid-Ionen oder H-Atome) katalysierende Enzyme, die nach der internationalen Enzymklassifizierung die 1. Hauptgruppe der EC-Nomenklatur bilden. Zu den O. gehören auch die Dehydrogenasen und die Hydrogenasen. Mehr als 200 O. nutzen als Cosubstrat NAD^+ oder $NADP^+$, die von einem reduzierten Substrat (AH_2) ein Hydrid-Ion aufnehmen und an ein oxidiertes Substrat (A) abgeben, wie z.B.

$AH_2 + NAD^+ \rightarrow A + NADH + H^+$.

Beispiel: ↗ *Caeruloplasmin*.

2-Oxoglutarat-Dehydrogenase-Komplex, Ⓔ *2-oxoglutarate dehydrogenase complex*, Syn. für ↗ *α-Ketoglutarat-Dehydrogenase-Komplex*.

2-Oxoglutarsäure, Ⓔ *2-oxoglutaric acid*, Syn. für ↗ *α-Ketoglutarsäure*.

2-Oxoisocapronsäure, Syn. für ↗ *α-Ketoisocapronsäure*.

Oxycholesterin, ↗ *Cholesterinoxidationsprodukte*.

Oxygenasen, Ⓔ *oxygenases*, Enzyme, die im Gegensatz zu Oxidasen Oxidationen katalysieren, bei denen Sauerstoffatome direkt in das Substratmolekül eingebaut werden, wobei beispielsweise eine neue Hydroxygruppe oder Carboxygruppe gebildet wird. Je nachdem, ob nur ein Sauerstoffatom oder beide in das Substrat eingebaut werden, unterteilt man die O. in ↗ *Monooxygenasen* bzw. Dioxygenasen. Da das zweite Sauerstoffatom zu Wasser reduziert werden muss, benötigen die Monooxygenasen ein zweites Substrat als Elektronendonor, sodass sie auch als mischfunktionelle Oxygenasen bezeichnet werden.

Oxyntomodulin, Ⓔ *oxyntomodulin*, ein zur Glucagon-Secretin-VIP-Familie zählendes 37-AS-Peptid. Es wird bei der Prozessierung von Proglucagon in den intestinalen L-Zellen neben Glicentin und den Glucagon-ähnlichen Peptiden gebildet.

Oxysterine, Ⓔ *oxysterols*, Oxidationsprodukte der • *Sterine*. O. entstehen aus ↗ *Zoosterinen-* und aus ↗ *Phytosterinen*; die Oxidation findet bevorzugt am C-Atom 7 und in der Seitenkette statt, vermutlich nach dem gleichen Mechanismus wie die Fettsäureoxidation (↗ *Lipidperoxidation*). Die meisten Untersuchungen liegen zu ↗ *Cholesterinoxidationsprodukten* vor (im medizinischen Bereich oft als Synonym für O. gebraucht). Oxy-Phytosterine wurden in Frittierfetten nachgewiesen. Verfeinerte Analyseverfahren lassen weitere Erkenntnisse erwarten.

Oxythiamin, Ⓔ *oxythiamin*, ein ↗ *Antithiamin*.

Oxytocin, *OT*, Ⓔ *oxytocin*, H-Cys^1-Tyr-Ile-Gln-Asn^5-Cys-Pro-Leu-Gly-NH_2 (Disulfidbrücke: Cys^1-Cys^6), ein Vertreter der • *neurohypophysären Hormone*. Das Peptidhormon wirkt auf die glatte Muskulatur des Uterus und fördert dessen Kontraktion (wehenauslösende Wirkung). Der Name leitet sich ab von griechisch *oksys*, schnell und *tokos*, gebären. O. regt die Brustdrüse zur Kontraktion an (Milchejektion; ↗ *Laktation*) und zeigt im geringen Ausmaß die biologischen Wirkungen des ↗ *antidiuretischen Hormons*.

O. wird im ↗ *Hypothalamus* im Nucleus paraventricularis in Form eines Oxytocin-Neurophysin-I-Vorläufermoleküls gebildet, über den Tractus paraventriculo-hypophyseus in neurosekretorische Vesikeln verpackt zum Hypophysenhinterlappen transportiert, wo es gespeichert und nach proteolytischer Freisetzung aus der Prohormonform auf Abruf in die Blutbahn abgegeben wird. Die Ausschüttung kann durch psychische oder taktile Reize der Genitalien sowie durch einen Brustdrüsensaugreiz initiiert werden. Für die Wehenauslösung ist O. mit verantwortlich.

Oxyuren, Ⓔ *oxyuridae*, Fachbezeichnung für Madenwürmer, eine Familie der ↗ *Nematoden*, die als harmlose Parasiten im Dickdarm von Wirbeltieren und des Menschen relativ häufig vorkommen. Die Beseitigung erfolgt v.a. durch hygienische Maßnahmen sowie mittels Anthelmintika.

Oxyzimtsäuren, Syn. für ↗ *Hydroxyzimtsäuren*.

Ozon, *Trisauerstoff*, *Trioxygen*, Ⓔ *ozone*, O_3, farbloses bis bläuliches, äußerst giftiges Gas, dem der Mensch ubiquitär ausgesetzt ist. Es ist schwerer als Luft, wirkt als sehr starkes Oxidationsmittel und führt durch Veränderungen in Lipidmembranen (Bildung von Hydroperoxiden), Reaktionen mit SH-Gruppen (Inaktivierung von Proteinen; Wirkung als • *Atmungsinhibitor*) oder durch Generation von Radikalen zur Schädigung biologischer Strukturen. Der Geruch des O. wird in Abhängigkeit von der Konzentration als stechend, chlor-, nelken- oder heuartig beschrieben und ist ab etwa 0,02 ppm wahrnehmbar.

O. entsteht natürlicherweise in der Stratosphäre (10 ppm) unter dem Einfluss von UV-Strahlung aus Sauerstoff. In Reinluftgebieten der unteren Troposphäre werden tagesabhängig 0,002–0,1 ppm gemessen. Anthropogen entsteht O. in der Nähe von UV-Quellen und in Kettenreaktionen in Gegenwart von nitrosen Gasen oder Kohlenwasserstoffen unter Sonnenlichteinwirkung. Exponierte Zielorgane gegenüber O. sind Augen und Atemwege, insbesondere die Lungenbläschen. Akute O.-Vergiftungen mit hohen Konzentrationen kommen kaum vor. 1–5 ppm führen zur Augenbindehaut- sowie Schleimhautschädigung der oberen Atemwege und sind verbunden mit Tränenfluss, Abnahme der Sehschärfe und des Dunkelsehens sowie Atemnot, Cyanose und toxischem Lungenödem. Bereits 0,1–0,2 ppm O. beeinträchtigen messbar die Lungenfunktion und wirken geringgradig reizend. Chronische Inhalation höherer Konzentrationen (0,25–0,5 ppm) können zu Bronchiolitis sowie emphysematösen und fibrotischen Veränderungen des Lungenparenchyms führen. Niedrigere Konzentrationen sind evtl. mit Brust- und Kopfschmerzen sowie Schwindel verbunden. Unterhalb von 0,1 ppm sind meist keine Beeinträchtigungen nachzuweisen. Ein gewisses cancerogenes Potenzial ist nicht auszuschließen, so dass O. als ↗ *krebserzeugend* Kategorie 3 eingestuft wurde.

P

P, 1) in der Einbuchstabenschreibweise der Aminosäuren Abk. für ↗ *L-Prolin*. 2) die gegenwärtig empfohlene Abkürzung bzw. das Symbol für gebundenes Phosphat und all seine ionisierten Formen (↗ *Phosphor*). Wenn es mit einem anderen Symbol verknüpft ist, bedeutet es PO_3H_2 (und die ionisierten Formen). Bei einer Verbindung mit zwei anderen Symbolen steht P für PO_2H (und die ionisierten Formen). 3) der Buchstabe P in einem Kreis steht für anorganisches Phosphat (P_i). Wenn der Kreis durch eine Bindung mit einer anderen Gruppe verknüpft ist (R-), steht das eingekreiste P entweder für $-PO_3H_2$ (die Gruppe, die bei Phosphorylierungsreaktionen übertragen wird) oder für Phosphat ($-O-PO_3H_2$). Wenn der Brückensauerstoff aufgeführt ist, stellt das eingekreiste P immer $-PO_3H_2$ dar. Das Symbol wird zwar nicht mehr empfohlen, ist jedoch weiterhin im Gebrauch.

paarweise Unterschiedsprüfung, *Duoprüfung*, E *paired comparison test*, sensorisches Prüfverfahren, bei dem ein ↗ *Panelist* zwei Proben erhält und gefragt wird, ob die Proben identisch sind oder nicht. Bei der • *einfachen paarweisen Unterschiedsprüfung* ist damit die Aufgabe beendet. Bei der • *erweiterten paarweisen Unterschiedsprüfung* wird zusätzlich gefragt: Wie unterscheidet sich die rechte Probe von der linken? Es schließt sich also eine beschreibende Prüfung an.

Packgase, *Schutzgase*, E *packing gases, protective gases*, sind Gase außer Luft, die vor oder nach dem Lebensmittel oder gleichzeitig mit diesem in das entsprechende Behältnis abgefüllt worden sind. Sie schützen Lebensmittel vor oxidativen, mikrobiologischen und anderen unerwünschten Veränderungen und wirken dadurch als • *Konservierungsstoffe* und Antioxidationsmittel (↗ *Antioxidanzien*). Angewendet werden hauptsächlich ↗ *Kohlendioxid* (E290) und ↗ *Stickstoff* (E941), oft in Mischungen miteinander bei Gemüse, Obst, Käse in Kleinpackungen, Fertiggerichten, Suppen, Kaffee, Snacks und vielen anderen Lebensmitteln. Bei Fleisch wird manchmal ↗ *Sauerstoff* (E948) als ↗ *Farbstabilisator* zugesetzt. In speziellen Fällen, z.B. bei Wein verwendet man zusätzlich ↗ *Helium* (E939) und ↗ *Argon* (E938). P. setzen gasdichte Verpackungsmaterialien und relativ aufwändige Verpackungstechniken voraus, denn sie dürfen weder aus der Verpackung heraus-, noch darf Luft in die Verpackung hineindiffundieren.

Paddy-Reis, ↗ *Parboiling-Verfahren*.

Pädiatrie, *Kinderheilkunde*, E *p(a)ediatrics*. Im Ernährungszusammenhang spielt in der P. v.a. die Früherkennung (↗ *Neugeborenen-Screening*) und Diättherapie ↗ *erblicher Stoffwechselerkrankungen* sowie – besonders in Entwicklungsländern – von Fehl-/Mangelernährung eine Rolle. ↗ *Kinderernährung*, ↗ *Neugeborenen-Ernährung*; ↗ *Frühgeborenen-Ernährung*.

Paecilomyces, Nebenfruchtform des Ascomyceten ↗ *Byssochlamys*.

Paeonidin, ein sekundärer Pflanzenstoff aus der Gruppe der Anthocyanidine (↗ *Anthocyane* Abb.). Paeonidin kommt in der Natur nicht frei vor, sondern immer als Glycosid, z.T. noch mit Phenolsäuren verestert. Paeonidinglycoside finden sich z.B. in Trauben, Kirschen, Pflaumen und in Hibiskusblüten.

Paget-Krankheit, E *Paget's disease*, 1) *Osteodystrophia deformans, Ostitis deformans*, meist ab dem 50. Lebensjahr auftretende schmerzhafte Knochenerkrankung (Verformung, Spontanfrakturen), die evtl. erblich bedingt und/oder auf eine sog. *slow-virus*-Infektion der ↗ *Osteoclasten* zurückzuführen ist. Therapeutisch kommt u.a. • *Calcitonin* zum Einsatz; 2) eine seltene Krebserkrankung im Bereich der weiblichen Brustwarze.

PAK, Abk. für ↗ *polyzyklische aromatische Kohlenwasserstoffe*.

PAL, Abk. für E *physical activity level*, ↗ *körperliche Aktivität*.

Palatinit®, durch Hydrierung des Disaccharids Isomaltulose (Palatinose) gewonnener • *Zuckeraustauschstoff*, der jeweils ungefähr zur Hälfte aus ↗ *Isomalt* und 1-O-α-D-Glucopyranosyl-D-mannitdihydrat besteht.

Palatinose, E *palatinose*, ein Disaccharid, das aus Glucose und Fructose besteht: α-D-Glucopyranosido-(1→6)-D-fructose. Durch die mikrobielle Isomerisation von Saccharose entstehen Isomaltulose und P. Aus P. entsteht durch eine katalytische Hydrogenisierung der synthetische Zuckeraustauschstoff ↗ *Palatinit*.

Palmfett, Syn. für ↗ *Palmöl*.

Palmitinsäure, *Cetylsäure*, *n-Hexadecansäure*, C16:0, E *palmitic acid*, *n-hexadecanoic acid*, • *gesättigte Fettsäure*, die im Organismus gebildet und in Triglyceride als Energiereserve eingebaut wird (Depotfett). P. kommt in fast allen fetthaltigen Lebensmitteln vor. Reich an P. sind • *Palmöl* (Name!), Baumwollsaatöl und Kakaobutter.

Physiologische Bedeutung: freie P. ist schwer resorbierbar, das 2-Monoglycerid hingegen gut, auch für Säuglinge. P. wird im Organismus aus Kohlenhydraten synthetisiert und in kleinen Mengen zu ↗ *Palmitoleinsäure* desaturiert. Hohe Zufuhrmengen lassen den Serumcholesterinspiegel ansteigen.

Palmitoleinsäure, *Zoomarinsäure*, *cis-Δ-9-Hexadecensäure*, C16:1,ω-7, Ⓔ *palmitoleic acid*, *cΔ9-hexadecenoic acid*, • *einfach ungesättigte Fettsäure*, die in pflanzlichen und tierischen Fetten meist zusammen mit Ölsäure (Avocado, Olivenöl) vorkommt. P. wird im Organismus aus • *Palmitinsäure* durch Desaturierung gewonnen. ↗ *Eicosatriensäuren*.

Palmkernfett, Ⓔ *palm kernel fat*, aus den Samen (Fruchtkernen) der Ölpalme (*Elaeis guineensis*) isoliertes, farbloses • *pflanzliches Fett*, das bei der Gewinnung von • *Palmöl* als Nebenprodukt im Verhältnis 1:8 (Palmkernfett:Palmöl) anfällt. Zusammensetzung sowie technologische und ernährungsphysiologische Eigenschaften entsprechen weitgehend denen des ↗ *Kokosfetts*: Hauptbestandteil sind ↗ *Laurinsäure* und ↗ *Myristinsäure* mit 42–51 und 12–16%, außerdem kommen • *Caprinsäure* und • *Caprylsäure* vor. P. wird als Fettkomponente in vorgefertigten Lebensmitteln eingesetzt, wenn Fette mit hohem Anteil an ungesättigten Fettsäuren aus Haltbarkeitsgründen nicht infrage kommen und teilgehärtete Fette (↗ *Fetthärtung*) unerwünscht sind.

Palmöl, *Palmfett*, Ⓔ *palm oil*, *palm butter*, aus dem Fruchtfleich der Ölpalme (*Elaeis guineensis*) gewonnenes, durch hohen Gehalt an ↗ *Carotinoiden* dunkelrot gefärbtes Öl (• *pflanzliches Fett*). Hauptanbauländer sind Malaysia und Indonesien. Die Anbaufläche wurde in den letzten Jahren ständig ausgeweitet. P. stand 1997 mit 12,4 Mio. Tonnen (= 38%) an erster Stelle des Welthandels mit Pflanzenfetten. In der Produktionsmenge liegt P. knapp hinter ↗ *Sojaöl*. P. hat mit 41–48% ↗ *Palmitinsäure*, 36–44% Ölsäure und 6–12% Linolsäure ein für Speiseöle ungewöhnliches Fettsäuremuster. P. wird für Ernährungszwecke raffiniert und fraktioniert (↗ *Fettfraktionierung*) in eine feste Phase als Grundlage für Margarine (• *Palmstearin*) und 1–2 flüssige bzw. halbfeste Phasen für Frittier- und Backfette (• *Palmolein*). Gereinigtes P. ist farblos, geschmacksneutral und hitzestabil; es wird in großen Mengen für die industrielle und gewerbliche Lebensmittelverarbeitung anstelle von gehärteten Fetten eingesetzt. Nebenprodukt der Palmölgewinnung ist das ↗ *Palmkernfett*.

Palmolein, Ⓔ *palmolein*, flüssige bzw. halbfeste Phase der Fettfraktionierung von ↗ *Palmöl*.

Palmstearin, Ⓔ *palmstearine*, feste Phase der Fettfraktionierung von ↗ *Palmöl*.

Pampelmuse, bot. *Citrus maxima*, Ⓔ *shaddock*, nicht mit der ↗ *Grapefruit* zu verwechselnde Citrusfrucht.

Pandemie, Ⓔ *pandemia*, räumlich unbegrenzte (über Ländergrenzen und Kontinente hinweg) Ausbreitung einer (Infektions-)krankheit (z.B. Influenza, AIDS). Dabei kann sich eine P. aus einer zunächst räumlich eng begrenzt auftretenden, zeitlich unbegrenzten Krankheitsverbreitung innerhalb einer Bevölkerung (• *Endemie*) über eine • *Epidemie* (starke Ausbreitung der Krankheit, jedoch räumlich und zeitlich begrenzt) schließlich weltweit entwickeln, wie das Beispiel ↗ *AIDS* zeigt.

Panelist, Ⓔ *panelist*, Mitglied eines Panels (Ⓔ *panel*), d.h. einer Prüfgruppe zur Bewertung von Produkten, z.B. zur sensorischen Beurteilung. ↗ *Geruchserkennung*.

Panhypopituitarismus, Ⓔ *panhypopituarism*, verminderte/fehlende Produktion aller Hormone der ↗ *Hypophyse*. P. kann Ursache eines • *endogenen Psychosyndroms* sein, neben anderen Symptomen können Hunger und Durst pathologisch gesteigert oder vermindert sein.

Pankreas, *Bauchspeicheldrüse*, Ⓔ *pancreas*, zentrales Organ für die Verdauung und Verstoffwechselung von Nährstoffen. Das P. liegt im Oberbauch hinter dem Magen zwischen Duodenum und Milz mit einem Ausführungsgang (Ductus pancreaticus), der sich über das ganze, langgestreckte P. hinzieht und gemeinsam mit dem Gallengang im Duodenum mündet. Das P. des Erwachsenen ist 15–20 cm lang und wiegt 80–100 g. Zwei Funktionsbereiche lassen sich unterscheiden: ein größerer exokriner, bestehend aus ↗ *Acinuszellen* (= Acini), Schaltstücken und Ausführungsgängen und darin eingelagert die • *Langerhans Inseln*, in denen ↗ *Insulin*, • *Glucagon*, ↗ *Somatostatin* und ↗ *pankreatisches Polypeptid* gebildet werden (endokriner Teil). Das exokrine P. ist Syntheseort für Pankreassekret (↗ *Pankreasenzyme*); Erkrankungen mit Funktionsausfall im endokrinen und/oder exokrinen Bereich des P. erfordern gezielte Ernährungsinterventionen (↗ *Pankreasfibrose*, ↗ *Pankreasinsuffizienz*; ↗ *Pankreatitis*; ↗ *Diabetes mellitus*).

Pankreasamylase, ↗ *α-Amylase*.

Pankreascarcinom, Ⓔ *pancreatic cancer*, maligner Tumor epithelialen Ursprungs des Pankreas. P. machen ca. 2–3% aller bösartigen Tumoren aus. 80% der P. sind im Pankreaskopf lokalisiert. Die meisten P. entstammen dem Gangepithel (*duktuläres P.*) nur wenige entstammen den Acini. P. treten im Mittel im 55. Lebensjahr auf und betreffen fast zweimal häufiger Männer als Frauen. Zumeist macht sich das P. durch Gewichtsverlust >10% und/oder Ikterus bemerkbar, gelegentlich kommt es zu Aversionen gegenüber bestimmten Lebensmitteln (z.B. Fleisch), es können aber auch Schmerzen im Oberbauch, Thrombosen und Staungsgallenblase auftreten, eher selten kommt es zu Steatorrhö oder Diabetes mellitus. Die Fünf-Jahres-Überlebensrate liegt bei <2%.

Pankreasenzyme, Ⓔ *pancreatic enzymes*, Sammelbegriff für die in den Acini des exokrinen • *Pan-*

kreas produzierten und über das • *Pankreassekret* ins Darmlumen sezernierten ↗ *Verdauungsenzyme*. Es handelt sich um Lipasen (Pankreaslipase; Phospholipase A und B; Sterinesterase), die ↗ *α-Amylase*, Nucleasen (Ribonuclease, Desoxyribonuclease) und Proteasen (Trypsin, Chymotrypsin, Carboxy- und Aminopeptidasen, Elastase, Kollagenase). Proteolytische und lipolytische P. sind bereits im foetalen Pankreasgewebe nachweisbar, die Pankreas-Amylase entwickelt sich später. Die proteolytischen P. werden als ↗ *Zymogene* sezerniert und erst am Wirkungsort aktiv. Bei exokriner ↗ *Pankreasinsuffizienz* mit unzureichender Enzymproduktion können P. medikamentös substituiert werden. (↗ *Pankreatin*). Im Vordergrund steht dabei die Pankreaslipase (↗ *Mucoviscidose*).

Pankreaserkrankungen, Ⓔ *pancreatic diseases*, ↗ *Pankreasinsuffizienz*; ↗ *Pankreasfibrose*; ↗ *Pankreatitis*.

Pankreasfibrose, *Pankreaszirrhose*, Ⓔ *pancreatic fibrosis/cirrhosis*, Erkrankung des • *Pankreas*, bei der Teile des stoffwechselaktiven Gewebes in stoffwechselinaktives Bindegewebe umgewandelt sind. Die Folge ist eine Einschränkung der exokrinen und endokrinen Pankreasfunktionen. Die Veränderungen sind irreversibel. P. kann aus chronisch rezidivierender • *Pankreatitis* entstehen; häufig ist Alkoholabusus die Ursache (↗ *Alkoholpankreatitis*); der zystischen P. (↗ *Mucoviscidose*) liegt ein Gendefekt zugrunde.
Ernährungstherapie: ↗ *Pankreasinsuffizienz*.

Pankreasinsuffizienz, Ⓔ *pancreatic insufficiency*, pathologische/r Funktionseinschränkung/-ausfall des • *Pankreas*. Man unterscheidet zwischen endokriner und exokriner P. Häufigste Ursache für die exokrine P. des Erwachsenen ist Alkoholabusus, gefolgt von Gallenerkrankungen (Vorstufe: • *Pankreatitis*), beim Kind stehen erbliche Stoffwechselerkrankungen (↗ *Mucoviscidose*; ↗ *Shwachman-Diamond-Syndrom*) im Vordergrund. Auch Tumoren im Pankreas (↗ *Pankreascarcinom*) oder in angrenzenden Organen können P. hervorrufen. Die verzögerte Entwicklung der Pankreasamylase kann im ersten Lebenshalbjahr die Stärkeverdauung beeinträchtigen; stärkehaltige Kost führt dann zu vorübergehender ↗ *Gärungsdyspepsie*.
Ernährungstherapie: *endokrine* P.: ↗ *Diabetes mellitus*;
exokrine P.: Die Verträglichkeit der Lebensmittel wird ausgetestet nach Art und Menge, häufig genügt die ↗ *Leichte Vollkost*. Bei massiver Störung der Fettverdauung mit ↗ *Steatorrhö* wird ein Teil des herkömmlichen Nahrungsfettes durch ↗ *mittelkettige Triglyceride* ersetzt; ggf. ist die medikamentöse Substitution von ↗ *Pankreasenzymen* (↗ *Pankreatin*) indiziert. Auf ausreichende Versorgung mit essenziellen Fettsäuren und fettlöslichen Vitaminen ist zu achten. Die Energieversorgung kann mit fettarmer, kohlenhydratreicher Zusatznahrung verbessert werden (↗ *Maltodextrine*).
Amylasemangel beim Säugling erfordert die Elimination von Stärke und stärkehaltigen Lebensmitteln aus der Nahrung. Muttermilch und vorgefertigte Nahrungen für das erste Lebenshalbjahr sind stärkefrei. Vorsicht: differenzialdiagnostische Abgrenzung gegenüber Zöliakie!

Pankreaslipase, *Pankreas-Triacylglyceridlipase* (EC 3.1.1.3), Ⓔ *pancreatic lipase*, im • *Pankreas* gebildete und über das Pankreassekret sezernierte Carboxylester-Hydrolase aus der Gruppe der • *Acylglycerin-Lipasen* (vgl. • *Pankreasenzyme*). P. katalysiert die Spaltung von Triglyceriden aus Nahrungsfett in 2-Monoglyceride und, in kleinen Mengen, Diglyceride und freie Fettsäuren (Lipolyse; ↗ *Fettverdauung*). P. wirkt nur auf emulgierte Fette.
Chemisch ist P. ein Glycoprotein mit Sulfhydrylgruppen; das Aktivitätsmaximum liegt bei pH 5,5 und 37 °C. P. macht ca. 3% des Proteinanteils des Pankreassekrets aus. Die P. benötigt zur Aktivierung einen Protein-Cofaktor, die • *Colipase* (vgl. • *Enterostatin*). Die P.-Aktivität korreliert indirekt mit der Kettenlänge der abzuspaltenden Fettsäure. Kurz- und mittelkettige Fettsäuren werden ohne Micellenbildung rasch gespalten, Fettsäuren der Kettenlänge C14–C22 nach Emulgierung vollständig, höhere gesättigte Fettsäuren nur noch unvollständig.
Die Sekretion der P. wird durch Fett im Chymus und durch • *Gallensäuren* induziert. Ein pathologisch erhöhter Gehalt an P. in Serum und Harn gilt als Indikator für akute • *Pankreatitis*; chronische Erkrankungen des exokrinen Pankreas und/oder Gallenstauung führen zu verminderter P.-Sekretion; die Folge sind Verdauungsstörungen mit Steatorrhö.
Magensaftresistent verkapselte P.-Präparate, die erst im Duodenum wirksam werden (↗ *Pankreatin*), ermöglichen den Patienten eine weitgehend normale Ernährung, ggf. unter Zuhilfenahme mittelkettiger Triglyceride (↗ *Pankreasinsuffizienz*).

Pankreasresektion, Syn. für ↗ *Pankreatectomie*.

Pankreas-saure-DNase II, Syn. für ↗ *Desoxyribonuclease II*.

Pankreassekret, *Pankreassaft*, *Bauchspeichel*, Ⓔ *pancreatic juice*, im exokrinen • *Pankreas* produzierte, ins Duodenum sezernierte alkalische Bicarbonatlösung (pH 7,5–8,8) mit Cl^-, Na^+ und wenig K^+ als zusätzlichen Elektrolyten zur Neutralisation des sauren Chymus und zum Tranport der ↗ *Pankreasenzyme* bzw. ihrer Zymogene an den Bestimmungsort im Duodenum. Der gesunde Erwachsene produziert 1–2, im Einzelfall bis zu

4lP./d. Die Sekretion wird hormonell und nervös reguliert, ausgelöst durch Nahrungsreize. Die Stimulation erfolgt in drei Phasen:
kephale Phase (E *cephalic phase*): Geruchs- und Geschmacksreize sowie Anblick oder Vorstellung von Speisen regen die Enzymproduktion und die P.-Sekretion an.
gastrale Phase (E *gastric phase*): Die mechanischen und chemischen Reize der Nahrung auf Pharynx, Ösophagus und Magen stimulieren über die Freisetzung der Hormone ↗ *Secretin*, ↗ *Cholecystokinin*, ↗ *Gastrin* und ↗ *vasointestinales Polypetid* sekundär die Enzymproduktion und die Abgabe des P.
intestinale Phase (E *intestinal phase*): Beim Übertritt von Mageninhalt ins obere Duodenum werden Hormone und Gallensalze freigesetzt, die die P.-Sekretion stimulieren. Art und Menge der produzierten Enzyme sind abhängig von der Zusammensetzung des Chymus (Kohlenhydrate → *Amylase*, Fette → *Lipasen*, Proteine → *Proteasen*).
Pankreaserkrankungen können zur Verringerung der Sekretmenge und/oder zur Produktion eines enzymarmen Sekrets führen. In beiden Fällen ist die Verdauungsleistung beeinträchtigt.

Pankreasstuhl, Syn. für ↗ *Steatorrhö*.

Pankreastatin, E *pancreastatin*, Peptidhormon aus 48 Aminosäuren, das in Magen und Pankreas sezerniert oder extrazellulär aus einer in der Nebennierenrinde gebildeten Vorstufe freigesetzt wird. Es hemmt die endokrine (Insulin) und exogene Pankreasfunktion (Verdauungssäfte) und fördert in der Leber den Abbau von Glycogen.

Pankreas-Triacylglycerin-Lipase, Syn. für ↗ *Pankreaslipase*.

Pankreaszirrhose, E *pancreatic cirrhosis*, Syn. für ↗ *Pankreasfibrose*.

Pankreatectomie, *Pankreasresektion*, E *pancreatectomy*, operative Entfernung des Pankreas, partiell oder total, je nach Indikation auch zusammen mit angrenzenden Organen (Milz, Duodenum, Gallenblase, distalem Magenanteil). Die totale P. ist wegen der Spätkomplikationen obsolet.
Ernährungstherapie: Je nach Lokalisation und Umfang der Resektion sind wichtige Verdauungs-/Stoffwechselfunktionen beeinträchtigt. Der Ausfall exokriner Pankreasfunktionen lässt sich durch medikamentöse Gabe von Pankreasenzymen (↗ *Pankreatin*) zum Teil ausgleichen; der Verlust der Langerhans-Inseln führt zu absolutem Insulinmangel; die Ernährung entspricht der bei Diabetes mellitus, Typ 1. Die Diät muss lebenslang eingehalten werden.

Pankreatin, E *pancreatin*, isolierte • *Pankreasenzyme* zur medikamentösen Substitution bei exokriner ↗ *Pankreasinsuffizienz*. P. wird aus Schweinepankreas gewonnen und in säureresistenten Kapseln angeboten. Der Inhalt wird erst im Duodenum frei.

pankreatisches Polypeptid, *PP*, E *pancreatic polypeptide*, in den PP-Zellen der ↗ *Langerhans-Inseln* des Pankreas gebildetes Polypeptid mit hormonähnlichen Funktionen (möglicherweise Secretin-Antagonist). Insbesondere nach Verzehr eiweiß- und fettreicher Nahrung ist ein Konzentrationsanstieg von P. im Blut zu verzeichnen.

pankreatisches spasmolytisches Peptid, *PSP*, E *pancreatic spasmolytic polypeptide*, ein 106AS-Polypeptid (Schwein), welches im Tierversuch bei oraler und parenteraler Verabreichung die gastrointestinale Motilität und die Sekretion von Magensäure sowie die Aktivität der Adenylat-Cyclase in intestinalen Mucosazellmembranen inhibiert, wogegen Glucagon nur nach parenteraler Applikation wirksam ist.

Pankreatitis, *Bauchspeicheldrüsenentzündung*, E *pancreatitis*, entzündliche Erkrankung des • *Pankreas*. Man unterscheidet zwei Formen:
akute Pankreatitis (E *acute p.*): vorzeitige Freisetzung von Verdauungsenzymen im exokrinen Pankreas (↗ *Pankreasenzyme*) mit ↗ *Autolyse* von Pankreasgewebe. Hauptursachen sind Alkoholabusus (↗ *Alkoholpankreatitis*), Gallenerkrankungen und bei Kindern virale Infekte. Die akute P. tritt unvermittelt auf; sie ist eine äußerst schmerzhafte, schwere Erkrankung, die stationär, ggf. intensivmedizinisch behandelt werden muss. Die Prognose ist abhängig vom Schweregrad. Bei frühzeitiger Diagnose ist die Zellzerstörung voll reversibel.
Ernährungstherapie: In der Akutphase wird die Produktion von Pankreasenzymen durch orale Flüssigkeits- und Nahrungskarenz eingedämmt; ggf. wird parenteral ernährt. Danach erfolgt ein stufenweiser Kostaufbau mit 6–8 kleinen Mahlzeiten/d, zunächst Tee, Zwieback, bei Verträglichkeit, Ergänzung durch protein- und schließlich fetthaltige Lebensmittel (↗ *Leichte Vollkost*). Nach Ausheilung ist keine Spezialdiät mehr erforderlich. Ausnahme: Alkohol bleibt lebenslang verboten.
chronische/chronisch rezidivierende Pankreatitis (E *chronic/relapsing p.*), schleichend einsetzende, fortschreitende Zerstörung des Pankreasgewebes, die in partielle oder totale ↗ *Pankreasfibrose* übergehen kann. Die wichtigsten Ursachen beim Erwachsenen sind Alkoholabusus (in westlichen Industrieländern bis zu 80% aller Fälle) und Gallenerkrankungen, • *Chylomikronämiesyndrom*, bei Kindern ein Gendefekt (↗ *Mucoviscidose*). Die chronische P. ist im Anfangsstadium oft symptomlos; rezidivierende Oberbauchbeschwerden ähnlich der akuten P. kommen vor. Fortgeschrittene chronische P. äußert sich in Störungen der Fettverdauung mit Gewichtsverlust und ↗ *Steatorrhö*, seltener der Protein- und Kohlenhydratverdauung.

Auch endokrine Pankreasfunktionen können betroffen sein mit der Folge eines Diabetes mellitus Typ 1.

Ernährungstherapie: Die Fibrose ist irreversibel; die Therapie kann lediglich das Fortschreiten der Erkrankung aufhalten. Oberstes Gebot ist lebenslange, strikte Alkoholkarenz. Weitere Ernährungsmaßnahmen wie bei ↗ *Pankreasinsuffizienz*.

pankreopriver Diabetes, • *Diabetes mellitus*, der sich durch Veränderungen an der Bauchspeicheldrüse (Pankreas) entwickelt hat. Ein p.D. kann entstehen nach totaler oder teilweiser Entfernung der Bauchspeicheldrüse (Pankreatectomie), bei einer ausgedehnten Zerstörung des Pankreas durch Tumoren oder Verletzungen, durch Pankreatitis sowie durch Alkoholmissbrauch.

Pankreozymin, E *pancreozymin*, *cholecystokinin*, Syn. für ↗ *Cholecystokinin*.

Pantethein-4´-Phosphat, *4´-Phosphopantethein*, Intermediat der Synthese von ↗ *Coenzym A* aus ↗ *Pantothensäure* und Cystein (Abb.). P. ist der „schwenkbare" Arm von bestimmten Multienzymkomplexen, z.B. des Fettsäure-Synthetase-Komplexes. Auf die freie Thiolgruppe von P. werden aktivierte Fett- oder Aminosäuren übertragen.

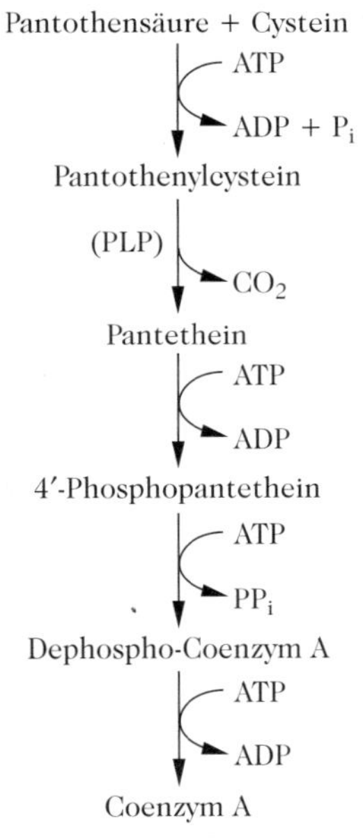

Pantethein-4´-Phosphat. Bildung von Coenzym A aus Pantothensäure und Cystein.

D-Panthenol, *Pantothenol*, *D- Pantothenylalkohol*, ↗ *Pantothensäure*.

Pantherpilz, bot. *Amanita pantherina* v. *abietinum*, E *panther cap*, ein mit dem grünen Knollenblätterpilz verwandter ↗ *Giftpilz*.

Pantoinsäure, ↗ *Pantothensäure*.

Pantothenol, *D- Panthenol*, *D- Pantothenylalkohol*, ↗ *Pantothensäure*.

Pantothensäure, E *pantothenic acid*, ein wasserlösliches Vitamin, Kurzbezeichnung für die biologisch aktive Verbindung 2,4-Dihydroxy-3,3-dimethyl-1-oxobutyl-β-alanin (Abb.). Neben der Säure ist auch der Alkohol (R-Pantothenol, bzw. D-Panthenol) biologisch aktiv. Die zahlreichen, historisch bedingten Synonyme (Anti-Grauhaar-Faktor, BIOS II A, Hefe-Faktor, Huhn-Anti-Dermatose-Faktor, Vitamin B_3) sollten nicht mehr verwandt werden.

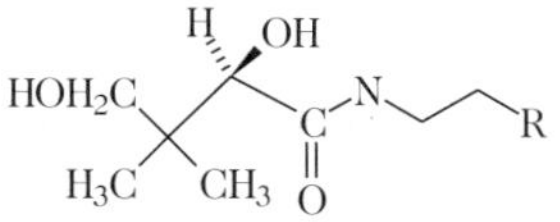

Pantothensäure. Struktur von Pantothensäure (R = CO-OH) und Dexpanthenol (R = CH_2OH, das rechtsdrehende Isomer des racemischen Panthenols).

Eigenschaften: P. ist ein wasserlösliches, instabiles, stark hygroskopisches, blassgelbes, viskoses Öl. Die Verbindung ist instabil bei Hitze unter alkalischen und sauren Bedingungen. Der korrespondierende Alkohol Pantothenol ist beständiger in Lösung.

Vorkommen: Wie der Name sagt (gr. *pantos*, überall) ist P. in der Natur weit verbreitet, und liegt überwiegend als Bestandteil von Coenzym A und 4'-Phosphopantethein vor. Grüne Pflanzen und viele Mikroorganismen können P. im Gegensatz zu Säugetieren synthetisieren. Letzteren fehlt das Enzym Pantothenat-Synthetase (EC 6.3.2.1), das die Kondensation von β-Alanin mit Pantoinsäure zu P. katalysiert. Einen hohen *Gehalt* findet man in Fleisch (0,3–1,0mg%), Fisch (0,3–1,7mg%), Leber (bis 7,9mg%), Ei (1,6mg%), Hülsenfrüchten (0,9–1,0mg%) und Brot (bis 1,1mg%). Mittlere Gehalte haben Obst (0,3–1,6mg%) und Gemüse (bis 1,3mg%). Die *Zubereitungsverluste* liegen um 30%, die *körpereigenen Reserven* sind ausreichend für 4–10 Tage.

Bedarf (nach DGE): Der exakte Pantothensäurebedarf des Menschen kann nicht mit Sicherheit angegeben werden. Der Schätzwert für eine angemessene Pantothensäurezufuhr bei Erwachsenen liegt bei 6mg/d, dieser wird offenbar bis auf extreme Ausnahmesituationen immer gedeckt.

Resorption, Metabolismus: Die mit der Nahrung zugeführte P. liegt zum größten Teil als Bestandteil von ↗ *Coenzym A* (Abb.) und dem Fettsäure-Synthase-Komplex vor. Sie wird schrittweise im Lumen von Magen und Darm freigesetzt:

Coenzym A (Fettsäure-Synthase-Komplex) → 4'-Phosphopantothein → Pantothein → Pantothensäure. Die Resorption sowohl der P. als auch des Pantotheins erfolgt passiv in allen Abschnitten des Dünndarms. In der Mucosa wird Pantothein zu P. abgebaut. Auf dem Blut- und Lymphweg wird P. proteingebunden zu den Geweben transportiert und von den Zellen aufgenommen. Herzmuskel, Nebenniere, Leber und Niere weisen relativ hohe Pantothensäurekonzentrationen auf. Der Einbau der P. in die aktiven Formen (Coenzym A, Holofettsäuresynthase) beugt einem raschen Verlust über die Niere vor. P. wird vom Organismus nicht abgebaut, sondern unverändert ausgeschieden (60–70% im Urin, 30–40% mit den Faeces).

Die Alkoholform Panthenol wird passiv resorbiert (oral und topisch über die Haut) und enzymatisch zu P. oxidiert.

Biochemische Funktionen: P. hat im tierischen Stoffwechsel beinahe universelle Bedeutung. Sie ist als Coenzym A ein universeller Acylgruppen-Überträger. Coenzym A und der 4'-Phosphopantotheinrest sind an einer Vielzahl von Auf- und Abbaureaktionen im Kohlenhydrat-, Fett- und Aminosäurestoffwechsel beteiligt. Daneben wird P. zur Synthese von Steroiden, des Häms und der Neurotransmitter Acetylcholin und Taurin benötigt.

Mangel: Pantothensäuremangel tritt selten ernährungsbedingt auf (3–4monatige Mangelernährung), doch kann die Applikation eines Antagonisten wie ω-Methylpantothensäure Mangelsymptome hervorrufen. Klinische Symptome sind unkoordinierte Bewegungsabläufe, Taubheitsgefühl, Kribbeln und stechende Schmerzen in den Füssen (das sog. • *burning feet syndrome*) sowie neurologische und psychische Symptome. Suboptimale Versorgung führt zu Kopfschmerzen, Müdigkeit, Magen-Darm-Störungen, Herzklopfen, schlechter Wundheilung und niedrigem Blutdruck.

Überdosierung: Eine Hypervitaminose ist beim Menschen nicht bekannt.

Therapeutische Verwendung: Pantothensäure wird versuchsweise eingesetzt bei Darmatonie, Verbrennungen (Sonnenbrand), Analfissuren, Brustrhagaden und Haarwuchsstörungen.

Statusbestimmung: Hierzu erfolgt die Bestimmung der Pantothensäurekonzentration im Blut (1–4mg/l) und im Urin (Erwachsene 2–7mg/d, Kinder 2–3mg/d) und die Beobachtung klinisch manifester Mangelsymptome.

Pantothensäure-Antagonisten, Ⓔ *pantothenic acid antagonists*, Verbindungen (meist Strukturanaloga), die die Wirkung von ↗ *Pantothensäure* aufheben bzw. reduzieren, z.B. D-Phenylpantothenon, D-Tolylpantothenon (ein Malariamedikament), *p*-Chlorphenyl-D-pantothenon und ω-Methylpantothensäure.

D-Pantothenylalkohol, *Pantothenol*, ↗ *Pantothensäure*.

Papain (INS 1101ii), Ⓔ *papain*, eine Peptidase (EC 3.4.22.2), die aus unreifen Papayas gewonnen wird. P. wird in Form standardisierter Zubereitungen zum Zartmachen von Fleisch im Haushalt (vgl. • *Fleischreifung*, • *Fleischzartmacher*; • *Myosin*) benutzt. Ähnliche Wirkungen haben die Enzyme • *Chymopapain*, • *Ficin* und • *Bromelain*. In der Lebensmittelindustrie findet es z.B. in der Bierherstellung (Vermeidung der Kältetrübung durch Proteine) Verwendung sowie als Mürbesalz zur Brot- und Keksherstellung.

P. wird als verdauungsförderndes Medikament (Unterstützung der Proteinverdauung) eingesetzt. Es dient auch für Enzymtests zur Fragmentierung von Immunglobulinen.

Papaver somniferum, bot. Bezeichung für ↗ *Mohn*.

Papaya, *Melonenbaum*, *Baummelone*, bot. *Carica papaya*, Ⓔ *papaya*, vermutlich in Mittelamerika beheimateter Baum aus der Familie der Melonenbaumgewächse (*Caricaceae*) und zugleich Bezeichnung für dessen birnenförmige 10–25cm langen (teilweise auch bis zu 50cm langen und 10kg schweren) Beerenfrüchte. In den Handel gelangen nur die kleineren Früchte (400–600g). Sie besitzen gelb bis orange gefärbtes Fruchtfleisch. In der Mitte der Frucht liegen kugelige, ungenießbare Samen. Die P. ist sehr säurearm. Sie ist reich an β-Carotin (165μg/100g) und Vitamin C (80mg/100g). Der ganze Baum, v.a. aber die unreifen Früchte besitzen einen weißlichen Milchsaft, der die eiweißspaltenden Enzyme ↗ *Papain* und ↗ *Chymopapain* enthält, die verdauungsfördernd wirken und als ↗ *Fleischzartmacher* genutzt werden. P. werden vorwiegend roh verzehrt, aber auch zu Marmelade, Obstkonserven, Fruchtnektar, Eiscreme, Likören u.a. verarbeitet.

Papillennekrose, Ⓔ *papillary necrosis*, entzündliche Veränderung von einzelnen bzw. mehreren Nierenpapillen mit Gewebsuntergang. Die P. tritt v.a. bei Entzündungen der Nieren in Kombination mit ↗ *Diabetes mellitus* sowie bei Schmerzmittelmissbrauch (↗ *Analgetika-Nephropathie*) auf und kann zu lokalen Schmerzen, Ausscheidung von Blut mit dem Urin sowie zu Verstopfungen der Harnwege führen, wenn sich das abgestorbene Gewebe löst.

Paprika, bot. *Capsicum anuum*, in Mittel- und Südamerika beheimatete, zu den • *Nachtschattengewächsen* (*Solanaceae*) gehörende Gemüsepflanzen, die mittlerweile auch in Europa weit verbreitet sind. Ihre Früchte werden als Paprikaschoten bezeichnet, obwohl es sich botanisch um Beerenfrüchte handelt. Sie sind je nach Sorte verschieden gefärbt und geformt sowie unterschiedlich scharf im Geschmack und werden als Gemüse (Gemüsepaprika, Ⓔ *sweet pepper*) oder als Gewürz (Gewürzpaprika, Ⓔ *red pepper*; ↗ *Cayenne-Pfeffer*, Ⓔ *chili*) verzehrt. Der scharfe Geschmack der Gewürz-P. ist auf das Alkaloid ↗ *Capsaicin*, zurückzuführen, das im Gemüse-P. fast vollständig fehlt, in Gewürzpaprika in einer Konzentration von 0,3–0,5% vorkommt.

P. wird z.T. geerntet, bevor er ausgereift ist: grüner P. ist in reifem Zustand rot, violetter, brauner und schwarzer P. ist dagegen ausgereift grün. Die voll ausgereiften Früchte schmecken süßer als die vor der Vollreife geernteten. Gemüse-P. wird roh oder gekocht verzehrt, Gewürzpaprika wird überwiegend getrocknet und gemahlen. Je mehr Samen dabei vermahlen werden, desto schärfer wird das Gewürz (Delikatess- und edelsüßer Paprika sind mild, Rosen-Paprika ist scharf). P ist besonders reich an Folsäure (ca. 60mg/100g), Vitamin C (ca. 140mg/100g) und β-Carotin (grüner P. 0,54mg/100g, roter P. 2,7mg/100g). Als • *färbendes Lebensmittel* hat P. auch lebensmitteltechnologische Bedeutung (↗ *Paprika-Oleoresine*).

Paprikaextrakt, Syn. für ↗ *Paprika-Oleoresine*.

Paprika-Oleoresine (E160c), Ⓔ *paprika oleoresins*, *paprika extract*, ist ein orangeroter bis roter • *Farbstoff* für Getränke, Soßen, Desserts, Suppen und Süßwaren. ↗ *Capsanthin* und ↗ *Capsorubin* sind die darin enthaltenen öllöslichen • *Carotinoide*.

Paracelsus, Philippus Theophrastus Bombastus von Hohenheim (1493–1541, Abb.), Arzt und Naturforscher, Wegbereiter der modernen Biochemie und Ernährungsphysiologie. P. markiert den Übergang von der mittelalterlichen Alchemie zu einer naturwissenschaftlich geprägten Heilkunde („der wahre Gebrauch der Chemie ist nicht, Gold zu machen, sondern Arzneien zu bereiten“). In seinen philosophisch-theologischen Schriften plädiert P. für eine naturnahe Lebensweise zur Vorbeugung und Heilung von Krankheiten; im Mittelpunkt steht die Ernährung [R. Laudan, *Der Ursprung der modernen Küche*, Spektrum d. Wiss. 2 (2001), 66–71]. Der Satz „Alle Dinge sind giftig, allein die Dosis macht, ob ein Ding Gift ist“ hat bis heute seine Gültigkeit behalten. P. stammt aus Einsiedeln, er arbeitete als Stadtarzt in Basel, später in Salzburg, wo er auch starb.

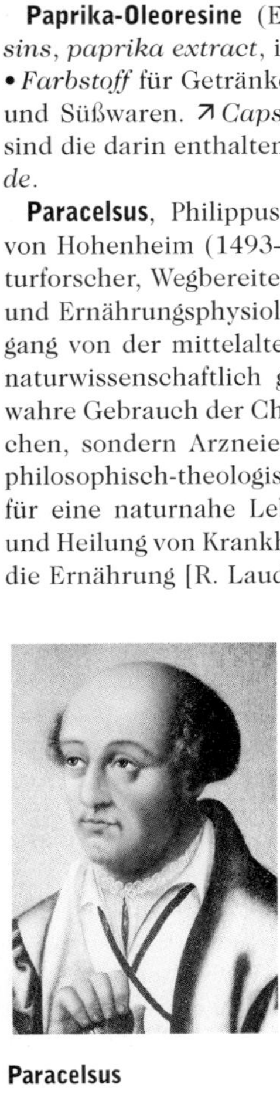

Paracelsus

Paradentium, veralt. für ↗ *Parodontium*.

Paraffin (INS 905a), Ⓔ *paraffin*, dient in Form von natürlichem oder synthetischem • *Hartparaffin* als ↗ *Überzugsmittel* und ↗ *Kaumasse*.

Paragonimiasis, *Paragonimose*, Ⓔ *paragonimiasis*, *lung-fluke disease*, eine • *Helminthose*. Sie äußert sich als Erkrankung der Lunge nach Befall mit Lungenegeln der Gattung • *Paragonimus*. Neben der Auslösung einer meist chronischen Lungenerkrankung können sich die Parasiten auch in anderen Organen, u.a. dem ZNS, ansiedeln. Die Prävalenz in der menschlichen Population kann bei mehr als 10% liegen. Die Übertragung auf den Menschen erfolgt durch den Genuss roher oder nur unzureichend gegarter Süßwasserkrabben und -krebse. Das Krankheitsbild der • *parasitären Infektion* wird charakterisiert durch Husten mit blutigem Sputum, Brustschmerzen, Atemnot und Entzündungen des Bauch- und Brustfells sowie der Lunge, in der die Parasiten in Cysten abgekapselt vorliegen. Bei einer möglichen Ansiedlung des Parasiten in weiteren Organen treten schwere Erkrankungen auf, insbesondere bei einer Besiedlung des ZNS, was durch Sehstörungen, Kopfschmerzen, Schwindel, Erbrechen und Fieber angezeigt werden kann. Der Verzicht auf den Verzehr von rohem Krebs- oder Krabbenfleisch ist die wirksamste prophylaktische Maßnahme. Daneben kommt der Abwasserhygiene – Vermeidung der Kontamination der Oberflächengewässer mit Sputum und Exkrementen – sowie der gezielten Bekämpfung der Zwischenwirtschnecken eine große Bedeutung zu.

Paragonimus, *Lungenegel*, Ⓔ *lung fluke*, Parasiten der Lunge, Erreger der ↗ *Paragonimiasis*. Von den zahlreichen Arten der Gattung P. der Klasse der • *Trematoden* (Trematoda) sind ca.15 als Lungenparasiten des Menschen von Bedeutung. Die verbreiteste Art ist *P. westermani*, die vorwiegend in Ost- und Südostasien vorkommt. Die Hauptwirte sind Crustaceen verzehrende Säugetiere, u.a. das Schwein, Carnivoren und Feliden. Die 18mm langen, 8mm breiten und ca. 3mm dicken bohnenförmigen Parasiten kommen meist paarweise in bindegewebigen Kapseln in der Lunge bzw. in verschiedenen Bauchorganen und im Gehirn vor. Die mit Sputum oder nach Abschlucken mit dem Stuhl ins Freie gelangten Eier entwickeln sich zuerst im Wasser und danach im ersten Zwischenwirt, den so genannten Deckelschnecken. Nach Bildung der *Cercarien* kommt es zum aktiven Befall des zweiten Zwischenwirtes (Krabben, Krebse), wo sich die infektionsfähigen *Metacercarien* bilden. Nach ihrer Aufnahme durch Endwirte werden die Jungegel im Darm frei und wandern durch Dünndarm, Bauchhöhle und Zwerchfell in das Lungenparenchym. Daneben kann es auch zur Besiedlung von ZNS, Haut, Leber oder Bauchspeicheldrüse mit den entsprechenden organspezifischen klinischen Symptomen kommen.

Paraguay Tee, Syn. für ↗ *Mate*.

Paralytic Shellfish Poisoning, *PSP*, ↗ *Muschelvergiftung*.

Paranuss, *Brasilnuss*, bot. *Bertholletia excelsa*, [E] *brazil nut*, ↗ *Nüsse*.

Paraquat, *Paraquatdichlorid*, [E] *paraquat*, $C_{12}H_{14}C_{12}N_2$ (Abb.), ist ein bereits 1958 eingeführtes, hoch wirksames Kontaktherbizid, dass u.U. die mechanische Bodenbearbeitung zur Unkrautbekämpfung unnötig macht. Die phytotoxische Wirksamkeit beruht auf einer Photosynthesehemmung, indem sich im biologischen Milieu radikalische Zwischenstufen bilden, welche die NADP-Reduktion verhindern und somit die Energieübertragung blockieren. Der Fremdstoffmetabolismus in Tier und Mensch führt zu einer ausgeprägten intrazellulären Bildung von Superoxid-Radikal-Anionen (↗ *reaktive Sauerstoffspezies*). Hautkontakt führt nach einer meist mehrstündigen Latenzzeit zu zunächst schmerzfreien Blasen und Ulcerationen. Nach oraler Aufahme und bis zu 2 d symptomarmer Latenzperiode stellen sich Gastritis mit Ulcusbildung und Enteritis ein, denen eine toxische Nephritis und ev. Leberschäden folgen. Nach ca. 10 d manifestiert sich eine Lungenerkrankung, die durch fibröse Verlegung der Terminalbronchioli und Alveolen zu Atemnot und Tod durch Ersticken führen kann. Therapeutische Möglichkeiten sind begrenzt, da es kein spezifisches Antidot gibt. Die LD_{50} (Ratte) oral beträgt 150 mg/kg KG. Als MAK-Wert wurden 0,1 mg/m^3 Luft festgelegt.

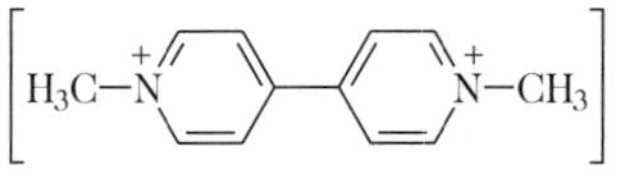

Paraquat

parasitäre Infektionen, [E] *parasitic infection*, das Eindringen von parasitären Infektionserregern in einen Makroorganismus und ihre Vermehrung in ihm. In Abhängigkeit von den infektiösen und pathogenen Eigenschaften und der Menge der • *Parasiten*, der Reaktionsbereitschaft des befallenen Makroorganismus sowie des Ansiedlungsortes entsteht entweder eine Infektionskrankheit, eine stumme Infektion oder ein unschädliches Zusammenleben. P.I. zählen weltweit zu den wichtigsten Erkrankungen des Menschen. Zu den sie verursachenden Parasiten im eigentlichen Sinn zählen in Deutschland nur parasitische Einzeller (↗ *Protozoen*), parasitische Würmer (↗ *Helminthen*) und parasitische ↗ *Arthropoden*. Sie alle gehören zu den höher entwickelten Organismen (Eukaryoten), die in oder auf anderen Organismen leben und sich von deren Körpersubstanz, Körpersäften oder Darminhalt ernähren.

P.I. sind häufig das Ergebnis von z.T. komplizierten Entwicklungskreisläufen, die einen Wechsel zwischen mehreren Wirten sowie geschlechtliche und ungeschlechtliche Fortpflanzung einschließen können. Neben Parasiten, die in ihrem Entwicklungszyklus nur einen Wirt nutzen (• *monoxene Parasiten*), sind gerade bei zoonotischen Parasiten (↗ *Zoonose*) ein oder mehrere Wirte eingeschaltet, in denen in vielen Fällen eine exzessive Vermehrung stattfindet (• *heteroxene Parasiten*). Dabei unterscheidet man zunächst zwischen ↗ *Endwirten*, in denen die geschlechtsreifen Parasiten vorkommen, und ↗ *Zwischenwirten*, die die asexuellen Stadien (Protozoen) oder Larvenstadien (Helminthen) beherbergen. In den *Zwischenwirten*, die je nach Parasitenspecies zu den Avertebraten (Mollusccen, Arthropoden) oder den Vertebraten gehören und als passive oder aktive Überträger fungieren, läuft ein Teil des Lebenszyklus der Parasiten ab. Das unterscheidet sie von reinen Überträgern (↗ *Vektoren*- oder Transportwirte), die Erreger nur mechanisch übertragen. Bei einer optimalen Anpassung eines Parasiten an einen Wirt wird dieser als Hauptwirt bezeichnet, während *Nebenwirte* ohne diese Optimierung nur schlechtere Lebensbedingungen für bestimmte Parasiten bieten und deshalb für die Aufrechterhaltung des Infektionszyklus keine so bedeutende Rolle spielen. Wirte, die äußerst selten befallen werden, sind *Gelegenheitswirte*, während Wirte, in denen keine vollständige Entwicklung stattfindet, als ↗ *Fehlwirte* bezeichnet werden, wobei aber durchaus pathogene Effekte auftreten können. Der Mensch kann prinzipiell in diesen Entwicklungszyklen Endwirt, Zwischenwirt oder Fehlwirt sein.

Entsprechend der Vielfalt der parasitischen Organismen sind auch die Wege der Übertragung unterschiedlich. Sie reichen von der einfachsten Form der Übertragung – dem direkten Kontakt – bis zur oralen Aufnahme. Viele Parasiten werden auf fäkal-oralem Weg übertragen, d.h. nach der Ausscheidung von einzelnen Infektionsstadien über die • *Faeces* kommt es zur oralen Aufnahme über die verschiedensten Übertragungsmedien, wie z.B. kontaminierte Lebensmittel oder verschmutztes Wasser.

Die als Folge einer parasitischen Infektion auftretende Infektionskrankheit kann auf mechanischer Schädigung des Wirtes, der Wirkung von Stoffwechselprodukten oder Nahrungsentzug beruhen. Daneben ist auch eine Induktion von unspezifischen oder

Parasitäre Infektionen. Tab.

Verursacher	Krankheiten
Bakterien	
parasitische Einzeller (↗ *Protozoen*)	↗ *Amöbenruhr*, ↗ *Cryptosporidiose*, ↗ *Giardiasis*, ↗ *Sarcocystiose*, ↗ *Toxoplasmose*
parasitische Saugwürmer (↗ *Trematoden*)	↗ *Echinostomiasis*, ↗ *Fascioliasis*, ↗ *Heterophyiasis*, ↗ *Opisthorchiasis*, ↗ *Paragonimiasis*
parasitische Bandwürmer (↗ *Cestoden*)	↗ *Coenurosis*, ↗ *Cysticercose*, ↗ *Diphyllobothriasis*, ↗ *alveoläre Echinococcose*, ↗ *cystische Echinococcose*, ↗ *Taeniasis*,
parasitische Fadenwürmer (↗ *Nematoden*)	↗ *Ascariasis*, ↗ *Anisakiasis*, ↗ *Angiostrongylose*, ↗ *Capillariasis*, ↗ *Dracunculose*, ↗ *Gnathostomiasis*, ↗ *Trichinellose*

spezifischen Abwehrreaktionen des Wirtes möglich, Autoimmunitäts- und Überempfindlichkeitsreaktionen führen zu einer spezifischen oder unspezifischen Immunsuppression der Wirtstiere. Aus der Sicht von Lebensmitteln als Übertragungsmedium (• *Lebensmittelinfektionen*) lassen sich die p.I. nach ätiologischen Kriterien einordnen (Tab.).

Parasiten, 🄴 *parasites*, Lebewesen, die ganz (obligate P.) oder teilweise (fakultative P.), ständig (stationäre P.) oder zeitweise (temporäre P.) auf Kosten eines artfremden Wirtes auf seiner Oberfläche (Ektoparasiten) oder in Gewebe, Blut, Organen oder Körperhöhlen (Endoparasiten) leben.
Die P. beziehen von ihrem Wirt Nahrung, entwickeln sich weiter, vermehren sich und beeinflussen dadurch in unterschiedlicher Art und Weise die Funktion des Wirtsorganismus. Für den Menschen wichtige P. werden nach ätiologischen Kriterien eingeteilt in Bakterien, Viren, Pilze, Protozoen, Helminthen und Arthropoden (↗ *parasitäre Infektionen* Tab.).

Parasympathicus, *parasympathisches (Nerven)system*, 🄴 *parasympathetic nervous system*, neben dem ↗ *Sympathicus* und dem ↗ *enterischen Nervensystem* (Essay: ↗ *Das enterische Nervensystem*) das dritte Teilsystem des ↗ *vegetativen Nervensystemes* (Farbtafel XXII).

Parathion, „E-605", 🄴 *parathion*, $C_{10}H_{14}NO_5PS$, bereits 1948 eingeführtes • *Insektizid* und Akarizid aus der Gruppe der Alkylphosphate (• *phosphororganische Insektizide*) mit breitem Wirkspektrum (Abb.). P. ist ein Acetylcholinesterasehemmer. Vergiftungen führen damit zu Durchfall, Harnabgang, Speichel- und Tränenfluss, reichlicher Bronchialschleimabsonderung, Schweißausbrüchen, Bradykardie, Pupillenverengung, Bronchialkrämpfen bis Atemlähmung. Als Antidot fungiert z.B. Atropinsulfat. LD_{50} (Ratte) oral 2mg/kg KG. Als MAK-Wert wurden 0,1 mg/m^3 Luft festgelegt.

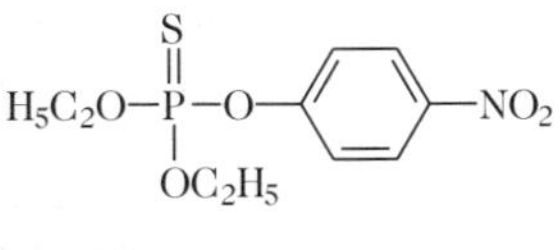

Parathion

Parathormon, 🄴 *parathormone*, Syn. für ↗ *Parathyrin*.

Parathyrin, *Parathormon*, 🄴 *parathyroid hormone*, *PTH*, *parathormone*, ein 84-AS-Polypeptid (M_r 9,5kDa) mit einer Hauptregulatorfunktion bei der Homöostase des Blutcalciumspiegels. P. wird in der Nebenschilddrüse (Parathyreoidea) über Vorläuferproteine (Prä-Pro-PTH [115 AS] und Pro-PTH [90 AS]) gebildet.
Durch Abfall des normalen Calciumspiegels des Blutes wird PTH sezerniert. Es erhöht die Ca^{2+}-Konzentration des Blutes (Stimulation der Synthese von Calcitriol [vgl. Stoffwechsel der • *Calciferole*]) und stimuliert die Phosphatexkretion in den Harn, wodurch der Phosphatspiegel des Blutes sinkt. Hieraus erklären sich die Symptome von • *Hyperparathyreodismus* (Hyperphosphatämie, Hyperuricämie, Bildung von Harnsteinen) und • *Hypoparathyreodismus* (Hypocalcämie, Störung des Phosphathaushalts).
Gegenspieler des PTH ist das • *Calcitonin*. PTH-(1–34) wird für die Behandlung von Osteoporose verwendet und findet auch diagnostischen Einsatz.

Parboiled-Reis, *Parboilingreis*, 🄴 *parboiled rice*, nach dem • *Parboiling-Verfahren* hergestellter Reis mit verbesserten Vitamin- und Mineralstoffgehalten gegenüber poliertem Weißreis und aufgrund

Parboiled-Reis. Tab. Vitamingehalte in Rohreis, Weißreis und Parboiled-Reis (P.R.) in mg/kg [Quelle: Belitz, Grosch, Schieberle; *Lehrbuch der Lebensmittelchemie*, 5. Auflage 2001, Springer Verlag].

	Thiamin	Riboflavin	Niacin
Rohreis	3,4	0,55	54,1
Weißreis	0,5	0,19	16,4
P.R.	2,5	0,38	32,2

der verminderten Auslaugverluste beim Kochen auch gegenüber Braunreis (Tab.). Etwa 25% der Weltreisernte werden heute zu P. verarbeitet. In Indien und Pakistan, wo die Thiaminversorgung fast ausschließlich über Reis erfolgt, werden heute etwa 50% des Reises als P. angeboten, wodurch die Thiamin-Mangelkrankheit ↗ *Beri Beri* deutlich zurückging.

Parboiling-Verfahren, Ⓔ *parboiling process*, ursprünglich zur Erleichterung der Spelzenablösung entwickeltes Verfahren, das heute zur Verbesserung des ernährungsphysiologischen Wertes von • *Reis* und Gerste angewandt wird. Bei der Herstellung von ↗ *Parboiled-Reis* wird der spelzenhaltige Rohreis (Paddy-Reis) nach dem Einweichen in heißem Wasser einer Dämpfung unterzogen, wobei die wasserlöslichen B-Vitamine und Mineralstoffe der Aleuronschicht und des Keimlings ins innere Endosperm diffundieren (↗ *Getreidekorn*, Farbtafel XI-II) und so trotz Abtrennung von Aleuronschicht und Silberhäutchen beim nach der Trocknung erfolgenden Polieren erhalten bleiben. Weitere Effekte des P. sind eine Verkürzung der Kochzeit und Verminderung des Verklebens (in Europa wird hauptsächlich diese Eigenschaft beworben!) durch Festigung der Stärkestruktur sowie die Reduktion der Auslaugverluste an B-Vitaminen beim Kochen durch eine beim Dämpfen gebildete Lipidschicht in den äußeren Schichten der Reiskörner, die dadurch jedoch auch oxidationsempfindlicher werden.

parenterale Ernährung, Ⓔ *intravenous feeding*; *parenteral alimentation*, spezielle Form der • *künstlichen Ernährung*, bei der die gesamte Nährstoff- und Energiezufuhr unter Umgehung des Verdauungstraktes erfolgt. Das Ziel der p.E. besteht vor allem darin, eine Mangelernährung bzw. eine negative Stickstoffbilanz zu verhindern. Dies begünstigt eine schnellere postoperative Genesung (verbesserte Wundheilung) und erhöht die Überlebenschancen der Patienten. Die p.E. ist immer dann indiziert, wenn eine orale bzw. ↗ *enterale Ernährung* nicht oder nur unzureichend möglich ist. Dies ist z.B. bei Resorptionsstörungen des Magen-Darm-Traktes, akuter ↗ *Cholecystitis*, akuter Pankreatitis oder paralytischem Ileus (Darmlähmung) der Fall.

Die parenteral verabreichten Infusionslösungen enthalten alle wichtigen Nährstoffe in niedermolekularer, direkt verstoffwechselbarer Form (Tab.; vgl. • *AIO-Lösung*). Energieliefernde Substrate sind Kohlenhydrate und Fette, deren Verhältnis (bezogen auf die Energiezufuhr) meist bei 1 : 1 liegt. Als Kohlenhydratquelle dient vor allem Glucose, ferner kommen Fructose und Xylit zum Einsatz, sofern individuelle Unverträglichkeiten (↗ *hereditäre Fructoseintoleranz*) ausgeschlossen sind.

parenterale Ernährung. Tab. Menge und Dosierung der parenteral verabreichten Nährstoffe (mod. n. Rabast).

	g/kg KG und Tag	g/kg KG und Stunde
Gesamtkohlenhydrate	1,5–3–6	
Glucose	1,5–3–6	max. 0,25
Fructose	3	max. 0,125
Xylit	2,5–3	max. 0,125
Fettmenge	1–2	max. 0,15
Proteinmenge		
bei Gesunden	0,8–1	max. 0,1
leichte Katabolie	1,0–1,3	max. 0,1
mittelschwere Katabolie	1,3–1,5	max. 0,1
schwere Katabolie	1,5–2	max. 0,1

Fette werden in Form von • *Lipidemulsionen* aus Soja-, Distel- oder Baumwollsalatöl eingesetzt, deren Teilchengröße etwa der von Chylomikronen entspricht und die in der Regel ausreichend metabolisiert werden. Der Einsatz von MCT kann im Einzelfall sinnvoll sein, da diese Fette Carnitin-unabhängig verstoffwechselt werden. Ein hoher Anteil an ω-3-Fettsäuren scheint ebenfalls günstig, da sie sowohl das Entzündungsgeschehen als auch die Thrombocytenaggregation positiv beeinflussen.

Neben der Zufuhr von essenziellen Aminosäuren ist auch der Einsatz von nicht essenziellen Aminosäuren als Stickstoffquelle von Bedeutung. Unter bestimmten Bedingungen (postoperativ, Sepsis, Säuglingsalter etc.) werden allerdings auch nicht essenzielle Aminosäuren (z.B. Histidin, Tyrosin, Arginin) als bedingt essenziell angesehen.

Die Zufuhr an Vitaminen, Mineralstoffen und Spurenelementen richtet sich im Wesentlichen nach den Empfehlungen für Gesunde. Im Einzelfall sind entsprechende Modifikationen vorzunehmen. Da viele Vitamine durch Licht (und Sauerstoff) zerstört und unter parenteralen Bedingungen häufig sehr schnell über die Nieren ausgeschieden werden, ist eine entsprechend erhöhte Zufuhr notwendig (↗ *Cobalamin-Mangel*). Aufgrund des vermehrten Anfalls freier Sauerstoffradikale ist v.a. der Bedarf an Antioxidanzien erhöht. Bei fettlöslichen Vitaminen, die in Kombination mit den Fettemulsionen gegeben werden sollten, kann es jedoch zu Überdosierungen kommen.

Für die kurzfristige p.E. (5–7 Tage) kann der Zugang über periphere Venen erfolgen, bei längerem Einsatz ist aufgrund der höheren Osmolarität der Infusionslösungen ein zentral-venöser Zugang erforderlich. Für die Punktion eignen sich v.a. V. subclavia und V. basilica. Der Katheter sollte alle 7–15 Tage gewechselt werden. Komplikationen der p. E., die sich durch engmaschige Kontrollen von Laborparametern sowie der sterilen Handhabung verringern lassen, sind lokale und systemische Infektionen (3–5%), Venenthrombosen (0,2–5%) sowie metabolische Komplikationen bei inadäquater Nährstoffzufuhr (↗ *2,3-Diphosphoglycerat*). Dazu zählt z.B. die Fettleber als Folge einer zu hohen Kohlenhydratzufuhr. Aufgrund dieser z.T. erheblichen Komplikationen und der unter p.E. anfallenden hohen Kosten ist die enterale Ernährung – wenn es das Krankheitsbild zulässt – der p.E. immer vorzuziehen.

parenterale Hyperalimentation, Ⓔ *parenteral hyperalimentation*, exzessive parenterale Zufuhr hoher Energiemengen zur Behandlung schwerer Kachexien. Da Mengen über 40kcal/kgKG nicht verstoffwechselt werden, wird die p.H. nicht mehr eingesetzt.

Parietalzellen, Ⓔ *parietal cells*, Syn. für ↗ *Belegzellen*.

Parmentier, Antoine Augustin (1737–1813), französischer Chemiker und Apotheker. P. beschäftigte sich eingehend mit „neuen" Lebensmitteln. Er führte in Frankreich die Kartoffel als Grundnahrungsmittel ein (die Kartoffelsuppe *Potage Parmentier* trägt seinen Namen) und entwickelte erste Bouillontafeln, die Vorläufer des ↗ *Fleischextrakts*, vgl. Justus Freiherr von • *Liebig*.

Parodontalerkrankungen, *Parodontopathien*, Ⓔ *parodontopathies*, Sammelbegriff für alle Erkrankungen des Parodontiums, d.h. des Zahnhalteapparates. Die veralt. Bezeichnung • *Parodontose* wird häufig synonym gebraucht, bezeichnet aber eigentlich lediglich nichtentzündliche P. ↗ *Parodontitis*.

Parodontitis, Ⓔ *periodontitis*, entzündlicher Prozess im Bereich des Zahnhalteapparates (• *Parodontium*), nach Entstehungsort zu unterscheiden in: 1) *Parodontitis apicalis*, Entzündung im Bereich der Wurzelspitze mit Übergang auf Wurzelhaut und knöcherne Umgebung; 2) *Parodontitis marginalis*, häufigste Form der P., eine durch bakterielle Beläge (• *Dentalplaques*) ausgelöste Erkrankung des Zahnfleischs (vgl. • *Zahnfleischerkrankungen*), der Wurzelhaut, des Wurzelzements und des Alveolarknochens (Knochenmulde, in der die Zahnwurzeln sitzen). P. marginalis führt zu fortschreitendem Verlust von Zahnfleisch mit Sichtbarwerden des Zahnhalses. Optisch entsteht der Eindruck eines verlängerten Zahns. P. marginalis kann einen, mehrere oder alle Zähne betreffen. Symptome sind Rötung, Schwellung, erhöhte Schmerzempfindlichkeit und Blutungsneigung des entzündeten Zahnfleischs, Entstehung von Zahnfleischtaschen, Zahnbeweglichkeit, Abszessrisiko und Zahnverlust. Die P. wird hin und wieder fälschlich auch als • *Parodontose* bezeichnet.

Parodontium, *Zahnhalteapparat*, *Zahnbett*, veralt. • *Paradentium*, Ⓔ *periodontium*, Bezeichnung für den Zahnhalteapparat bestehend aus Alveole (Knochenmulde, in der die Zahnwurzeln sitzen), Zahnfleisch, Wurzelhaut und Wurzelzement.

Parodontopathien, Syn. für ↗ *Parodontalerkrankungen*.

Parodontose, *Parodontosis*, Ⓔ *parodontosis*, veraltete Bezeichnung für (nichtentzündliche) Erkrankungen des Zahnhalteapparates bzw. Zahnbetts. ↗ *Parodontalerkrankungen*, ↗ *Parodontitis*.

Parodontosis, Syn. für ↗ *Parodontose*.

Parotis, Syn. für Ohrspeicheldrüse, ↗ *Mundspeicheldrüsen*.

Parvalbumin, ↗ *Fischallergie*.

passierte Kost, Syn. für ↗ *flüssig-breiige Kost*.

Passionsfrucht, *Grenadilla*, Ⓔ *passionfruit*, *grenadille*, Beerenfrucht der auch als Zierpflanzen bekannten Passionsblume (Gattung *Passiflora*, Passionsblumengewächse), einer aus Brasilien stammenden Liane. Unterschieden werden 1) die Purpurgrenadilla (bot. *Passiflora edulis* forma *edulis*, Ⓔ *purple passionfruit*), die weltweit bekannteste Sorte mit dunkelvioletter, im reifen Zustand lederartig eingetrockneter Schale, 2) die gelbe P. oder Maracuja (bot. *P. edulis* f. *flavicarpa*, Ⓔ *yellow passionfruit*) mit grüner bis hellgelber wachsartiger Schale, 3) die süße Grenadille (bot. *P. ligularis*, Ⓔ *sweet passionfruit*), die bis zu 12cm groß wird, von orangefarbener Schale umgeben ist und süßes, säurearmes Fruchtfleisch enthält, und 4) die Curuba (bot. P. *mollissima*, Ⓔ *banana passionfruit*), eine längliche (bis 10cm lang) Frucht mit gelber Schale (deshalb an Bananen erinnernd).
Der essbare Teil der P. sind die saftigen Samenmäntel, die die zahlreichen Samen umgeben. P. werden entweder frisch verzehrt, wobei sie ausgelöffelt und mit samt der Samen gegessen werden, oder zu Getränken, Süßspeisen, Eis etc. verarbeitet. Sie enthalten 76% Wasser, 9,5% Kohlenhydrate, 2,4% Protein, 0,4% Fett und 1,5% Ballaststoffe sowie 24mg Vitamin C pro 100g. Die P. wird weltweit in den Tropen angebaut.

passiver Transport, Ⓔ *passive transport*, ein ↗ *Transportmechanismus*, der entlang einem (elektro-)chemischen Gradienten, also ohne Energieaufwand verläuft. ↗ *Diffusion*; ↗ *erleichterte Diffusion*.

Pasteur, Louis (1822–1895, Abb.), französischer Chemiker und Bakteriologe. P. entwickelte Schutz-

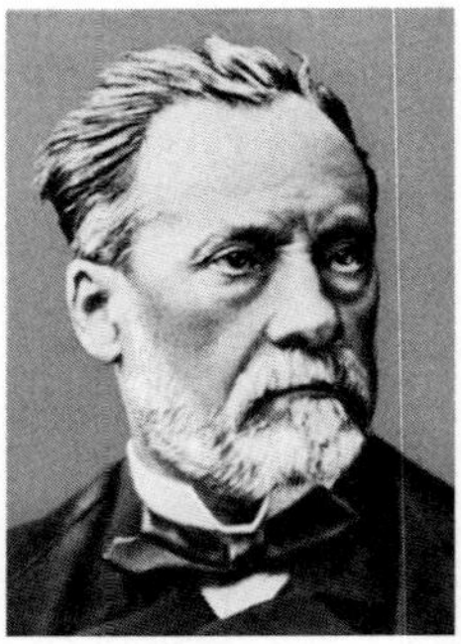

L. Pasteur

impfungen gegen Hühnercholera, Schweinerotlauf, Milzbrand und Tollwut und gründete das nach ihm benannte *Institut Pasteur* in Paris zur Erforschung von Infektionskrankheiten. P. gilt als Begründer der modernen Mikrobiologie. Er erkannte, dass Gärungs- und Fäulnisprozesse auf die Tätigkeit von Mikroorganismen zurückzuführen sind und entwickelte daraus ein für die Lebensmittelhygiene bahnbrechendes Verfahren der schonenden Haltbarmachung hitzeempfindlicher Lebensmittel (↗ *Pasteurisieren*). Der Zusammenhang zwischen aerober Atmung und anaerober Gärung wurde als ↗ *Pasteur-Effekt* bekannt.

Pasteur-Effekt, Ⓔ *Pasteur effect*, von Louis • *Pasteur* erstmals beschriebene Stoffwechselregulation der ↗ *Glycolyse* in Abhängigkeit vom zur Verfügung stehenden Sauerstoff bei Zellen, die ihren Stoffwechsel an aerobe und anaerobe Bedingungen anpassen können (fakultativ anaerobe Zellen, z.B. Skelettmuskelzellen; ↗ *Leistungssport*). Im aeroben Stoffwechsel dient Glucose der ↗ *Atmung*, im anaeroben finden Gärungsreaktionen statt (↗ *alkoholische Gärung* bei Hefe; Milchsäuregärung/Produktion von Lactat bei tierischen Zellen. Im letzteren Fall steigt der Glucoseverbrauch um ein Mehrfaches (Faktor 18) an.

Pasteurisieren, *Pasteurisierung*, Ⓔ *pasteurisation*, • *Haltbarmachungsverfahren* für hitzeempfindliche Lebensmittel, benannt nach dem Erfinder, Louis • *Pasteur*. Die P. ist eine schonende Wärmebehandlung zur Reduzierung des Keimgehalts (vgl. • *Desinfektion*) bei Temperaturen unter 100 °C. Sie beeinflusst die physikochemischen und sensorischen Eigenschaften des Lebensmittels nur geringfügig, verhindert aber z.B. die • *enzymatische Bräunung*. Vertreter alternativer Ernährungsformen betrachten die P. allerdings als • *Denaturierung* und damit Wertminderung des Lebensmittels. Pasteurisierte Lebensmittel sind nicht steril; sie sind nur kurzzeitig haltbar und müssen gekühlt werden. Damit liegt ihre Haltbarkeit unter der von

Pasteurisierung. Tab. Methoden der Pasteurisierung.

Dauererhitzung Ⓔ *low temperature pasteurisation*	62–65 C für ca. 30 min.
Kurzzeiterhitzung Ⓔ *high temperature short time* (HTST) *process*	72–75 C für 15–30 sec., bei Flüssigkeiten im kontinuierlichen Durchfluss
	Erhitzung auf 80 C für min. 10 min., sofortige Abkühlung auf 0–15 C; für Speisen mit stückigen Bestandteilen in keimdichten, ggf. evakuierbaren Behältnissen
Druckbehandlung Ⓔ *pressure p.*	bis zu 10.000 Bar ohne Wärmezufuhr. Das Verfahren wurde für Rohmilch(produkte) entwickelt und ist noch in der Erprobung.

• *Halbkonserven* und sterilisierten Lebensmitteln (↗ *Sterilisation*). Die P. wird angewandt für Milch, Fruchtsäfte, Bier, Sauergemüse, Eimasse, neuerdings auch für zubereitete Speisen. Etabliert sind drei Methoden, eine weitere befindet sich in der Erprobung (Tab.).

Pastinake, *Pastinak*, *Hammelmöhre*, bot. *Pastinaca sativa*, Ⓔ *parsnip*, in Mittel- und Südeuropa beheimatete Pflanze aus der Familie der Doldengewächse (*Umbelliferae/Apiaceae*), die als Wildpflanze wächst, aber auch eine alte Kulturpflanze darstellt. Sie wurde von Möhre und Kartoffel verdrängt, seit einigen Jahren ist sie aber wieder häufiger im Handel zu finden. Die P. bildet eine weißfleischige bis zu 40 cm lange Rübe, die aufgrund ihres Gehaltes an etherischen Ölen (1,5–3,6%) aromatisch schmeckt. Sie dient v.a. als Zutat in Suppen und Eintöpfen.

patch-clamp-Technik, (Ⓔ *patch*, Fleck, Flicken und *to clamp*, klammern, klemmen) eine elektrophysiologische Methode für die Untersuchung einzelner Ionenkanäle in ↗ *Biomembranen*. Zu diesem Zweck wird eine Glaspipette mit einer Öffnung von etwa 1 µm Durchmesser fest auf eine intakte Zelle gepresst, wobei es zur Ausbildung eines niederohmigen Widerstands am Pipettenrand kommt, der nach einem leichten Ansaugen zu einer Gigaohmversiegelung (Ⓔ *gigaseal*) führt. Letztere garantiert eine hochaufgelöste Messung von Strömen, während man eine definierte Spannung an die Membran anlegt. Mit einer zeitlichen Auflösung von Mikrosekunden kann der Ionenfluss durch einen einzelnen Kanal einschließlich Übergängen zwischen den verschiedenen Zuständen des Kanals verfolgt werden. Die Methode erlaubt es, die Aktivität der Ionenkanäle in natürlicher Umgebung, auch in intakten Zellen, zu bestimmen und so Ablauf und Regulation des Membrantransports zu untersuchen.

Patentblau AE, Syn. für ↗ *Brilliantblau FCF*.

Patentblau V (E 131, ADI 15,0 mg), Ⓔ *patent blue V*, ist ein blauer, wasserlöslicher • *Farbstoff* für Süßwaren und Getränke. Durch Mischung mit gelben Farbstoffen, wie ↗ *Tartrazin* oder ↗ *Chinolingelb* werden grüne Farbtöne erzielt.

Paterson-Kelly-Syndrom, Syn. für ↗ *Plummer-Vinson-Syndrom*.

Pathobiochemie, (gr. *pathos*, Schmerz, Krankheit und ↗ *Biochemie*), Ⓔ *pathobiochemistry*, die Wissenschaft von gestörten Stoffwechselvorgängen. Sie ist ein Zweig der Biochemie und untersucht mit Methoden der (Bio-)Chemie – wobei verstärkt molekularbiologische Techniken zum Einsatz kommen – pathologische Veränderungen im chemischen Aufbau und Abbau von Körperbausteinen sowie die daraus resultierenden Störungen biochemischer Vorgänge lebender Organismen. Beispielsweise sind angeborene und erworbene ↗ *Enzymopathien* Gegenstand ihrer Forschung.

pathogene Keime, Ⓔ *pathogen germs*, in der Medizin, Hygiene oder Mikrobiologie gebräuchliche Bezeichnung für Mikroorganismen mit krankmachenden Eigenschaften (z.B. ↗ *Bakterien*, ↗ *Hefen*, Mikropilze [↗ *Pilze*]), deren Gehalt in Lebensmitteln zu ↗ *Lebensmittelvergiftung* bzw. ↗ *Lebensmittelinfektionen* führen.

Pathogenese, (gr. *pathos*, Schmerz, Krankheit und *genesis*, Schöpfung, Entstehung), Ⓔ *pathogenesis, nosogenesis*, die Krankheitsentstehung und Krankheitsentwicklung. Sie umfasst die Gesamtheit der an der Entstehung und Entwicklung einer Krankheit beteiligten Faktoren mit Ausnahme der Ursache (↗ *Ätiologie*) einer Krankheit.

Pathophysiologie, (gr. *pathos*, Schmerz, Krankheit und • *Physiologie*), Ⓔ *pathophysiology*, die Lehre von den krankhaften Lebensvorgängen und Funktionsstörungen im menschlichen Organismus sowie deren Entstehung (↗ *Pathogenese*). Sie untersucht pathologische Abweichungen physiologischer aber auch biochemischer Vorgänge (↗ *Pathobiochemie*). Zusammen mit der Pathobiochemie und der Pathomorphologie bilden sie die allgemeine Krankheitslehre (Pathologie).

Patientenberatung, *Patientenschulung*, Ⓔ *patient advice/education,* Beratung/Schulung von Menschen mit ernährungsabhängigen Erkrankungen, individuell oder in Gruppen, die zur Verhaltensänderung führen soll. Die Dauer der Beratung orientiert sich an individuellen Gegebenheiten. So sollte zum Beispiel für das Erlernen der selbstständigen Durchführung der enteralen Ernährung über eine perkutane (PEG) oder nasale Sonde in der Regel etwa ein Tag angesetzt werden. Im Bereich des Diabetes mellitus dagegen werden für eine nach den Richtlinien der Deutschen Diabetes-Gesellschaft (DDG) ausgerichtete strukturierte P. oder Patientenschulung drei bis fünf Tage angesetzt. ↗ *Patientenführung*, ↗ *Ernährungstherapie*.
Die P. ist nicht mit der gesetzlich vorgeschriebenen medizinischen Pflicht zur Aufklärung (Ⓔ *obligation to inform*; a) *therapeutische Aufklärung* über Krankheitsursachen und b) *Selbstbestimmungsaufklärung* über mögliche Nebenwirkungen bzw. Risiken einer Therapie/eines Eingriffs) zu verwechseln.

Patientenführung, Ⓔ *patient guidance,* professionelle Unterstützung eines Patienten bei der Verhaltensänderung in der ↗ *Ernährungstherapie*. Wichtig für den Behandlungserfolg ist die Motivation des Patienten. Deshalb sind vor der Maßnahme dessen Erwartungen zu klären und zu prüfen, inwieweit er zu einer langfristigen Änderung seiner Lebensgewohnheiten bereit ist (↗ *Compliance*, ↗ *Empowerment*). Da Ernährungsverhalten über Jahre oder Jahrzehnte individuell gewachsen und antrainiert ist, ist in der Mehrzahl der ernährungsabhängigen und -mitbedingten Erkrankungen eine Langzeit-P. von immenser Bedeutung. Langfristige Unterstützung in Form von Motivationsarbeit ist durch das therapeutische Team zu leisten. Das kann z.B. bei Menschen mit Adipositas oder mit Diabetes mellitus über Therapie-Kontrolltermine, Nachschulungen (vgl. • *Patientenberatung*) bzw. Auffrischungen des notwendigen Fachwissens erfolgen. Über diesen Weg können Rückfälle in alte Verhaltensweisen aufgefangen und korrigiert werden.

Patientenschulung, Ⓔ *patient education*, Syn. für ↗ *Patientenberatung*.

Patulin, Ⓔ *patulin*, giftiges Stoffwechselprodukt (Abb.), das von zahlreichen *Aspergillus*- und *Penicillium*-Arten sowie von weiteren Pilzen in Lebensmitteln, v.a. in Früchten und ↗ *Fruchtsäften*, gebildet wird (• *Mycotoxine*). P. hat eine hohe Affinität zu SH-Gruppen und schädigt v.a. Zellmembranen. Es hemmt membrangebundene ATPasen. Dermaler Kontakt kann zu Hautirritationen führen. Orale Aufnahme ist mit Schleimhautreizungen, Übelkeit, Erbrechen und Durchfällen verbunden (in Apfelsäften nachgewiesene Mengen reichen nicht für die Auslösung der Symptomatik). P. wirkt antibiotisch und an Hühnerembryonen, nicht am

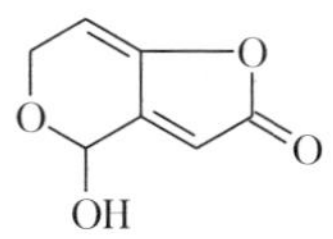

Patulin

Säugetier, teratogen. Die LD_{50} (Ratte) oral beträgt 30 mg/kg KG.

Pauling, Linus Carl (1901–1994, Abb.), US-amerikanischer Chemiker, erhielt 1954 den Nobelpreis für Chemie und 1962 den Friedensnobelpreis für sein Engagement gegen Kernwaffen. Seine Theorie der chemischen Bindung (Hauptwerk: „*The Nature of the chemical Bond*", 1939), der von ihm geprägte Begriff Elektronegativität und die Erkenntnis der Schraubenstruktur bestimmter Proteine (α-Helix) sind fester Bestandteil der Grundlagenchemie geworden. In späteren Lebensjahren beschäftigte sich P. mit dem Chemismus des Gehirns bei mentalen Defekten sowie physiologischen und therapeutischen Effekten der Vitamine bei Verabreichung in hohen Dosen, er begründete die ↗ *orthomolekulare Ernährung*. In dem populärwissenschaftlichen Buch „*Vitamin C and the Common Cold*" (1970), deutsche Übersetzung „Das Vitamin-Programm", vertritt er die Auffassung, Vitamin C in Megadosen (>1g/d) könne Erkältungskrankheiten und anderen Infektionen vorbeugen und sie ggf. heilen. Die These ist umstritten.

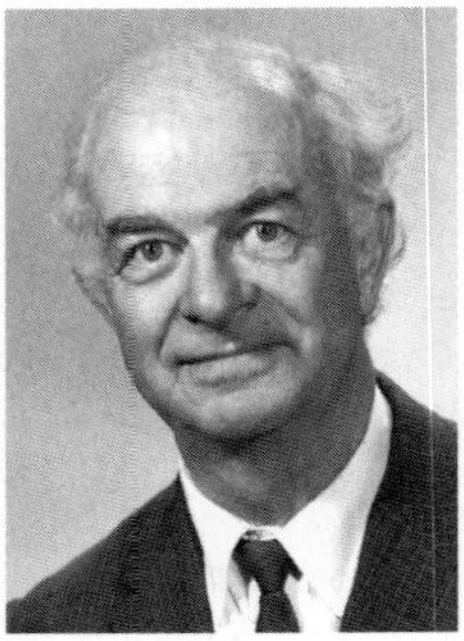

L.C. Pauling

Pausenverpflegung, *Schulverpflegung*, E *food supply in breaks*, von Schule zu Schule unterschiedlich gestaltete Form der Gemeinschaftsverpflegung. Eine Regelung über erlaubte bzw. verbotene Produkte („Müsli-Erlasse") gibt es nur in wenigen Bundesländern, teilweise vorhanden sind Empfehlungen, die jedoch nicht verbindlich sind. Verantwortlich für die Verpflegungsangebote ist die Schulleitung. Es ist ein von Schule zu Schule variierendes Angebot von Speisen und Getränken anzutreffen. ↗ *Schulmilch*.

Pawlow, (Pavlov), Iwan Petrowitsch (1849–1936, Abb.), russischer Physiologe, Nobelpreisträger für Medizin 1904. P. wurde bekannt mit Arbeiten zur Verdauungsphysiologie, er entdeckte das Enzym Enterokinase (↗ *Enteropeptidase*). In Scheinfütterungsversuchen mit Hunden (Pawlowsche Hunde) wies er die reflexbedingte Sekretion von Magensaft und Verdauungsenzymen allein durch sensorische

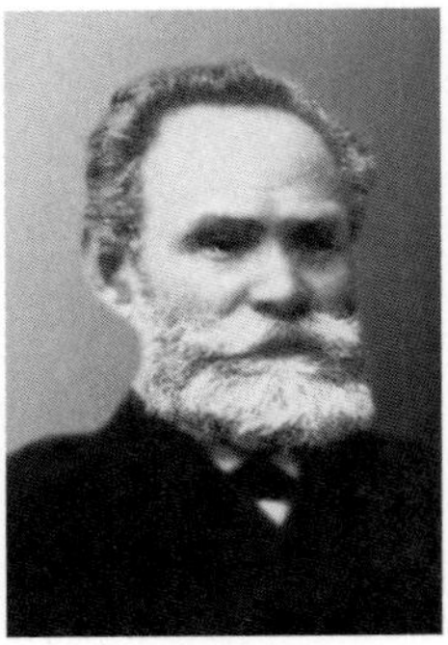

I. P. Pawlow

Reize wie Aussehen und Geruch des Futters nach (↗ *Sensorik*).

Pb, chem. Symbol für ↗ *Blei* (lat. *plumbum* = Blei).

PC, Abk. für Phosphatidylcholine, Syn. für ↗ *Lecithine*.

PCB, Abk. für ↗ *polychlorierte Biphenyle*.

PCDD, Abk. für polychlorierte Dibenzodioxine, ↗ *Dioxine*.

PCDF, Abk. für polychlorierte Dibenzofurane, ↗ *Dioxine*.

PCM, Abk. für E *protein-calorie-malnutrition*, ↗ *Protein-Energie-Mangelsyndrom*.

PCP, Abk. für ↗ *Pentachlorphenol*.

PCR, Abk. für E *polymerase chain reaction*, ↗ *Polymerase-Kettenreaktion*.

PDCAAS, Abk. für *protein digestibility corrected* ↗ *amino acid score*.

peak bone mass, *peak sceletal mass*, (E höchste Knochen-/Skelett-Masse) das Maximum der Knochendichte bzw. der höchsten Mineralstofffestlegung im Skelett, etwa gegen Ende des dritten Lebensjahrzehnts und damit wesentlich durch die Calciumversorgung in der Jugend und dem frühen Erwachsenenalter bedingt. ↗ *Osteoporose*.

Pearson-Diät, Syn. für ↗ *Psycho-Diät*.

peer counseling, E für Beratung Gleichgesinnter/Gleichgestellter, Beratungstyp v.a. durch Berater, die von einer Problematik (z.B. Essstörung, erbliche Stoffwechselstörung) selbst betroffen sind/waren.

peer-group, (E für Gruppe aus gleichgestellten Personen bzw. Altersgenossen) in der Jugendsoziologie verwendeter Begriff für die Gruppe von gleichaltrigen Jugendlichen. P. entwickeln sich in der Regel spontan, vermitteln dem Jugendlichen altersgemäße Orientierungsmuster und unterstützen die Integration in die Gesellschaft. Innerhalb der *peer-group* findet in erster Linie ↗ *Nachahmungslernen* statt. Häufig herrscht ein ausgeprägter Konformitätsdruck, der sich auch auf den Lebensstil und damit das ↗ *Ernährungsverhalten* der

Gruppenmitglieder erstreckt. So kann z.B. ein gewisser „Gruppenzwang“ in Bezug auf Rauchen und das Trinken alkoholischer Getränke ausgeübt werden.

Pekannuss, bot. *Carya illinoinensis*, E *pecan*, ↗ *Nüsse*.

Pektat-Lyase, ↗ *pektinolytische Enzyme*.

Pektine, E *pectins*, Heteropolysaccharide (= aus verschiedenen Zuckerbausteinen aufgebaute • *Polysaccharide*), deren Hauptkette vorwiegend (1→4)-α-glycosidisch gebundene D-Galacturonsäure neben geringen Mengen an L-Rhamnose enthält (• *Nicht-Stärke-Polysaccharide*). Die Carboxylgruppen der Galacturonsäuren sind teilweise mit Methanol verestert. Die Seitenketten der P. bestehen aus neutralen Zuckern (D-Galactose, L-Arabinose, D-Xylose, D-Glucose, L-Rhamnose und L-Fucose).
P. kommen in der Primärzellwand und der Mittellamelle pflanzlicher Zellen zusammen mit anderen Polysacchariden (• *Arabane* und • *Galactane*) als sog. Pektinsubstanzen vor und stellen 20–40% der Zellwandbestandteile von Obst und Gemüse, z.B. von Kohl, Sojabohnen und Gartenkresse und wirken als • *Ballaststoffe*. In Getreidekörnern sind keine P. enthalten. Als Polysaccharide mit Carboxylgruppen sind Pektine als Alkalisalze in neutralem Milieu gut löslich (• *lösliche Ballaststoffe*; • *Hydrokolloide; Quellstoffe*) da die Moleküle infolge der Abstoßung zwischen den Carboxylationen in gestreckter Form vorliegen und keine zwischenmolekularen Wechselwirkungen entstehen. Auf Grund ihres Geliervermögens werden isolierte P. (• *Apfelpektin*, • *Citruspektine*) in großem Umfang für die Herstellung von Marmeladen und Gelees eingesetzt. Im Komplex mit zweiwertigen Kationen können P. in der Zellwand jedoch auch als wasserunlösliche • *Protopektine* vorliegen.
Lebensmitteltechnologische Verwendung: Pektine und amidiertes Pektin (E440), E *pectins and amidated pectin*, werden durch Extraktion mit heißem Wasser aus Schalen von Citrusfrüchten, Apfeltrestern und Zuckerrübenschnitzeln gewonnen. Sie sind wichtige • *Verdickungsmittel* und • *Geliermittel* für Obstkonfitüren, Gelees, Getränke, Süßwaren, Speiseeis, Soßen, Mayonnaise, Kakaogetränke, Tortengüsse und Dauerbackwaren. Einige P. benötigen zur Gelbildung Calciumsalze (vgl. • *Festigungsmittel*). Die Gelierzeit kann durch Zusatz von Citraten verlängert werden. Amidiertes Pektin (E 440ii) ist wegen seiner geringen Reaktionsbereitschaft mit Calciumionen besonders zur Herstellung von Konfitüren und als Zusatz zu Gelierzucker geeignet. P. werden kalorisch kaum verwertet und können deshalb auch als Füllstoffe und Fettersatzstoffe verwendet werden.

Pektin-Esterase, ↗ *pektinolytische Enzyme*.

pektinolytische Enzyme, E *pectinolytic enzymes*, Sammelbezeichnung für Pektin abbauende Enzyme, die aus höheren Pflanzen, Pilzen, Hefen und zahlreichen Bakterien isoliert wurden (Tab.).

pektinolytische Enzyme. Tab.

Enzym	Reaktion
Pektin-Esterase (Pektinmethyl-Esterase, E *pectin esterase*)	hydrolysiert Methylester-Bindungen im Pektin unter Bildung von Pektinsäure
Pektinase (Endo-Polygalacturonase, E *pectinase*)	hydrolysiert -1 4-galacturosidische Bindungen im Inneren der Pektine und setzt Galacturonsäure frei
Exo-Polygalacturonase	spaltet hydrolytisch Galacturonsäure vom nichtreduzierenden Kettenende der Pektine ab
Pektin-Lyase (E *pectin lyase*)	katalysiert die Eliminierung von -4,5-ungesättigten Galacturonsäuren aus dem Pektin
Pektat-Lyase (E *pectate lyase*)	katalysiert die nichthydrolytische Spaltung von Pektat

P.E. haben breite Anwendung in der Lebensmittelindustrie gefunden, u.a. bei der Klärung von Fruchtsäften (z.B. Depektinisierung von Apfelsaft vor dem Konzentrieren) und Erhöhung der Ausbeute beim Pressen; Herstellung von Obst- und Gemüsemazeraten (trinkfähige Monozell-Suspensionen) sowie Herstellung von Trockenprodukten; Herstellung neuartiger Lebensmittel (z.B. Obst- und Gemüsemayonnaisen, Fruchtnektaren, strukturierte Erzeugnisse); Herstellung von Obst- und Gemüsetotalhydrolysaten (z.B. Einführung neuer Apfelsafttechnologien mit Tresterverarbeitung).

Pelargonidin, E *pelargonidin*, ein sekundärer Pflanzenstoff aus der Gruppe der Anthocyanidine (↗ *Anthocyane* Abb.). P. kommt in der Natur nicht frei vor, sondern immer als Glycosid, z.T. noch mit Phenolsäuren verestert. Pelargonidinglycoside finden sich z.B. in rotem Rettich, Erdbeeren, Heidelbeeren, Himbeeren und Brombeeren.

Pelargonsäure, *Nonansäure*, C9:0, E *pelargonic acid*, *nonanoic acid*, ungeradzahlige, gesättigte, mittelkettige Fettsäure, die in ↗ *etherischen Ölen*, z.B. in Lavendelöl, und in ranzigem Fett (Spaltprodukt der • *Ölsäure*) vorkommt.

Pellagra, E *pellagra*, (ital. *pelle agra*, raue Haut) bereits 1735 beschriebene Vitaminmangelkrankheit bzw. kombinierte Aminosäure-Vitamin-Man-

gelkrankheit, die bei Mangel an Niacin auftritt. Da Niacin über Tryptophan bereitgestellt werden kann (↗ *Niacin*, Abschnitt Resorption, Metabolismus), manifestiert sich P. nur bei gleichzeitiger Störung des Tryptophan-Stoffwechsels, so bei der • *Hartnup-Krankheit*, bei Mangel an Vitamin B_6 und/oder Riboflavin (bewirken eine Störung des Tryptophan-Stoffwechsels) oder unzureichender Tryptophan-Zufuhr (↗ *Protein-Energie-Mangelsyndrome*).
Symptome: P. äußert sich in (später schuppenden) dunklen Hautverfärbungen und starker Verhornung, v.a. an Stellen, die Sonnenlicht ausgesetzt sind (Farbtafel XX), auch sog. Löffelnägel (↗ *Koilonychie*) treten auf. Im Bereich des Gastrointestinaltraktes kommt es zu Schädigungen der Schleimhäute („Himbeerzunge"), Appetitlosigkeit, Erbrechen, Diarrhö, aber auch Obstipation. Daneben werden auch Nervenschädigungen, Depression und Verwirrtheit beobachtet. Beschränken sich die Symptome auf die Haut wird auch die Bezeichnung pellagroides Krankheitsbild verwandt.
Vorkommen: P. tritt bei Populationen in Afrika, Südosteuropa und den USA auf, die sich vorwiegend von • *Mais* (geringer Gehalt an Tryptophan, Niacin schlecht verfügbar) ernähren. Bei einer Behandlung des Mais mit Kalk, wie sie in Zentralamerika durchgeführt wird, werden Niacinvorstufen freigesetzt. Deshalb ist P. hier trotz der einseitigen Ernährung nicht verbreitet. Bei Ernährung auf der Basis von Sorghum-Hirse (Indien) scheint eine Aminosäuren-Imbalanz (Glycin/Leucin/Isoleucin) verantwortlich zu sein. Ernährungsbedingter Mangel an Niacin tritt auch bei Alkoholismus auf.
Therapie: Supplementation von Tryptophan bzw. Nicotinamid//Niacin.

Pellagraschutzfaktor, 🄴 *pellagra preventing factor*, von Kasimir ↗ *Funk* geprägter Begriff (heute u.a. als ↗ *Niacin* identifiziert).

PEM, Abk. für ↗ *Protein-Energie-Mangelsyndrome*.

Pen, *Injektionsgerät*, technisches Hilfsmittel zum Spritzen von Insulin in der • *Insulintherapie*. Pens sehen einem Füllfederhalter sehr ähnlich und tragen daher den englischen Namen „Pen". Sie werden heute vermehrt anstelle von Spritzen zur Injektion von Insulin gewählt. P. bestehen aus einer Insulinpatrone (Insulinkartusche), einer auswechselbaren Insulinkanüle (Pennadel) und einem Dosierknopf, an dem die gewünschte Insulinmenge eingestellt werden kann. Bei den meisten Geräten muss das Einstechen in die Haut durch den Betroffenen selbst erfolgen. Es gibt auch P., bei denen die Pennadel auf Knopfdruck ins Unterhautfettgewebe gestochen wird. Fertig- oder Einwegpens werden nach Gebrauch weggeworfen, während bei den anderen Modellen die Insulinkartuschen ausgewechselt werden können. P. gibt es für 150 oder 300 Einheiten Insulin sowie mit unterschiedlichen Dosiertechniken.

Penicillin-Acylase, *Penicillin-Amidohydrolase*, 🄴 *penicillin acylase*, eine von verschiedenen Mikroorganismen gebildete Hydrolase, die die Abspaltung des Acylrestes von ↗ *Penicillin* katalysiert. Die gebildete 6-Aminopenicillansäure ist Ausgangssubstrat für die Synthese halbsynthetischer β-Lactamantibiotika. Da durch pH-Änderung auch die umgekehrte Reaktion, d.h. die Acylierung von 6-Aminopenicillansäure, möglich ist, findet das Enzym (auch in immobilisierter Form) breite Anwendung in der industriellen Praxis. Die P. dient auch zur Inaktivierung von Penicillin in Nahrungsmitteln.

Penicilline, 🄴 *penicillins*, Gruppe der β-Lactam-Antibiotika, Derivate der 6-Aminopenicillansäure. Die P. werden unter anderem von Pilzen der Gattungen *Penicillium*, *Aspergillus* und *Trichophyton* gebildet und therapeutisch in breitem Umfang verwendet. Wichtigstes von Mikroorganismen gebildetes P. ist Benzylpenicillin (Penicillin G). Verwendet werden die stabileren Alkalisalze, insbesondere das Natriumsalz. Als β-Lactam-Antibiotika sind P. säurelabil, bei oraler Gabe werden sie bei verzögerter Magenentleerung abgebaut (Essay: ↗ *Lebensmittel-Medikamenten-Interaktionen*). In Nahrungsmitteln vorhandene P. sind bei vorliegender P.-Allergie von Bedeutung.

Penicillium-Arten, *Pinselschimmel*, 🄴 *Penicillium species*, zu den sog. Fungi imperfecti (Pilze, von denen noch kein sexueller Vermehrungszyklus bekannt ist) zählende (Mikro-)Pilze. P. sind wichtige Produzenten von Antibiotika (↗ *Penicilline*), bilden aber auch auf verderbenden Lebensmitteln/Rohstoffen gefährliche Mycotoxine (Tab.; ↗ *Aflatoxine*). Arten, die keine Giftstoffe bilden, haben als Reifekulturen (Edelschimmel, Blauschimmel) bei der Käseherstellung (Camembert, Roquefort, Blue Stilton) Bedeutung (↗ *Käse* Tab. 3).

Pentachlorphenol, *PCP*, $C_6C_{15}OH$ (Abb.), ist ein starkes Gift für Mikroorganismen (Bakterizid, Fungizid), Pflanzen (Algizid, Herbizid), Insekten, Mollusken und Fische. Es stört die oxidative Phosphorylierung (↗ *Atmungskette*) in der Zelle. P. kann v.a. über die Haut aber auch intestinal oder durch Einatmen aufgenommen werden und führt bei Säugern zu erhöhter Temperatur, beschleunigter At-

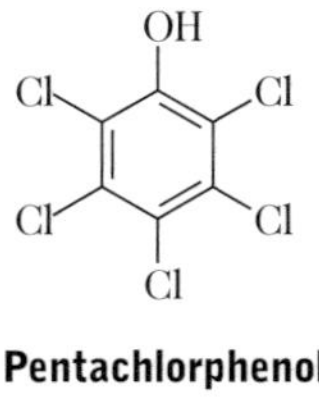

Pentachlorphenol

Penicillium. Tab. Toxinbildende Arten, die auf verderbenden Lebensmitteln/Rohstoffen vorkommen.

Art	gebildete Mycotoxine bzw. Wirkstoffe	Besonderheiten
P. citreoviride	↗ *Citreoviridin*	Befällt Getreide (v.a. Reis) während der Lagerung und führt zu Mycotoxikosen; durch Propionsäure hemmbar.
P. expansum	↗ *Patulin*	Entwickelt sich während der Lagerung v.a. auf Obst, aber auch auf Backwaren oder Rohwürsten; Temperaturoptimum bei 25–26°C; durch Natriumdiacetat (0,05%) wirksam hemmbar. Die Lagerung unter 3–5% O_2, 3–6% CO_2, Rest N_2 verhindert in Äpfeln die Patulinsynthese durch P. Auch auf der gesunden Haut sind P. anzutreffen, wobei die Füße am stärksten besiedelt sind.
P. islandicum	↗ *Islandicin*, ↗ *Islanditoxin*	Entwickelt sich auf pflanzlichem Lagergut, aber auch auf Fleisch nachweisbar. Das pH-Optimum beträgt pH 4–5. Die Toxinbildung ist durch Propionsäure hemmbar.
P. patulum	↗ *Patulin*, Griseofulvin	Dient der Antibiotikaherstellung (Griseofulvin). Propionsäure verhindert die Toxinbildung.
P. puberulum	Penicillinsäure, Cyclopiazonsäure	Wächst auf pflanzlichem Lagergut, aber auch auf Backwaren und Käse. Die Mycotoxinbildung ist durch Propionsäure hemmbar.
P. urticae	↗ *Patulin*	Häufig in Mehlen, aber auch auf Obst oder trockenen Samen nachzuweisen. Die Toxinbildung ist durch Propionsäure hemmbar.
P. viridicatum	↗ *Ochratoxine*, Citrinin, Penicillinsäure	Wächst bevorzugt auf pflanzlichem Lagergut. Hohe Samenfeuchte und geringe Temperaturen sind wachstumsfördernd. Außerdem gehört P. zu den wichtigsten Produzenten von Xanthomegnin (ein Binaphthochinonlacton, das sich durch eine hepatotoxische und nephrotoxische Wirkung auszeichnet).

mung, Blutdruckanstieg, Hyperglycämie und Herzversagen. Die Ausscheidung erfolgt nach Glucuronidierung in der Leber vorrangig über die Nieren. Als minimale letale Dosis bei oraler Aufnahme gelten 30mg/kg KG. Sowohl technisches, Verunreinigungen enthaltendes (v.a. ↗ *Dioxine*), als auch gereinigtes P. gelten als embryotoxisch und cancerogen. Es ist als ↗ *krebserzeugend* Kategorie 2 eingestuft.

Pentaenfettsäuren, Ⓔ *pentaenoic fatty acids*, • *mehrfach ungesättigte Fettsäuren* mit fünf Doppelbindungen; die physiologisch bedeutsamste ist die ↗ *all-cis-5,8,11,14,17-Eicosapentaensäure*.

Pentagastrin, ↗ *Gastrin*.

Pentamethylendiamin, *1,5-Diaminopentan*, Syn. für ↗ *Cadaverin*.

Pentansäure, Ⓔ *pentanoic acid*, IUPAC-Bezeichnung für ↗ *Valeriansäure*.

Pentite, Ⓔ *pentits*, C5-Zuckeralkohole, von denen D- und L-Arabit, Ribit und Xylit natürlich vorkommen.

Pentosane, Ⓔ *pentosans*, 1) aus Pentosen aufgebaute Polysaccharide, z.B. Arabane, Xylane; 2) ungenau auch Synonym für ↗ *Arabinoxylane*. P. sind im Pflanzenreich weit verbreitete Zellwand- und Speichersubstanzen und wirken in der Nahrung als Ballaststoffe.

Pentosen, Ⓔ *pentoses*, aus fünf C-Atomen aufgebaute Aldosen, die eine wichtige Gruppe der Monosaccharide bilden. Zu ihnen gehören als natürlich vorkommende P. D- und L-Arabinose, L-Lyxose, D-Xylose sowie als wichtige Bestandteile der Nucleinsäuren ↗ *D-Ribose* und ↗ *2-Desoxy-D-ribose*, außerdem die Ketopentosen (Pentulosen) D-Xylulose und D-Ribulose. P. liegen im Allgemeinen als Furanosen vor. Sie werden von gewöhnlichen Hefen nicht vergoren.

Pentosephosphat-Weg, Syn. für ↗ *Pentosephosphat-Zyklus*.

Pentosephosphat-Zyklus, *Pentosephosphat-Weg*, *Hexosemonophosphat-Weg*, *Phosphogluconat-Weg*, *Warburg-Dickens-Horecker-Weg*, Ⓔ *pentose phosphate cycle*, *PP-shunt*, ein Sekundärweg der Glucoseoxidation, der ausgehend von Glucose-6-phosphat NADPH + H^+ für reduktive Biosynthesen und C5-Zucker, insbesondere Ribose-5-phosphat als Baustein wichtiger Biomoleküle (CoA, ATP, NAD^+, FAD, Nucleinsäuren u.a.) liefert. Durch den P. erfolgt auch eine gegenseitige Umwandlung von Zuckern mit drei, vier, fünf, sechs und sieben C-Atomen in einer Reihe nichtoxidativer Reaktionsabfolgen. Der P. ist im Cytosol lokalisiert, eine ATP-Synthese findet in seinem Verlauf nicht statt. Bei Säugern findet sich der P. vor allem im Fettgewebe, in den Milchdrüsen, in der Nebennierenrinde und in der Leber, während er in anderen Geweben weniger aktiv ist und z.B. im Skelettmuskel fast vollständig fehlt. Muskelzellen synthetisieren Pentosen aus Fructose-6-phosphat in Umkehrung der Reaktionsschritte aus dem zweiten Teilabschnitt des P. (s.u.). Zwei Teilabschnitte des P. lassen sich unterscheiden (Abb.).

Die Geschwindigkeit des oxidativen ersten Reaktionsabschnitts ist vom $NADP^+$-Spiegel abhängig, wobei die praktisch irreversible Reaktion der ↗ *Glucose-6-phosphat-Dehydrogenase* eine Kontrollfunktion besitzt. Alle Reaktionen im zweiten Reaktionsabschnitt sind leicht reversibel (in der Abb. nicht gekennzeichnet!), so dass auch die Möglichkeit zur Umsetzung von Hexosephosphaten zu Pentosephosphaten besteht.

Pentosurie, *Xylosurie*, Ⓔ *pentosuria*, sehr selten vorkommende, autosomal rezessiv erbliche Stoffwechselstörung, verursacht durch einen Defekt der L-Xylulose-Reduktase (EC 1.1.1.10), in der Leber. L-Xylulose kann nicht zu Xylit reduziert werden (Pentosephosphat-Zyklus); sie wird mit dem Harn ausgeschieden (ca. 4g/d). Die P. ist nicht behandlungsbedürftig.

PEP, Abk. für ↗ *Phosphoenolpyruvat.*

PEP-Carboxykinase, *PEPCK*, Abk. für ↗ *Phosphoenolpyruvat-Carboxykinase*.

Pepsine, Ⓔ *pepsin*, Sammelbezeichnung für eine Gruppe proteolytischer Verdauungsenzyme des Magens (MG = 30kDa), im engeren Sinne ist

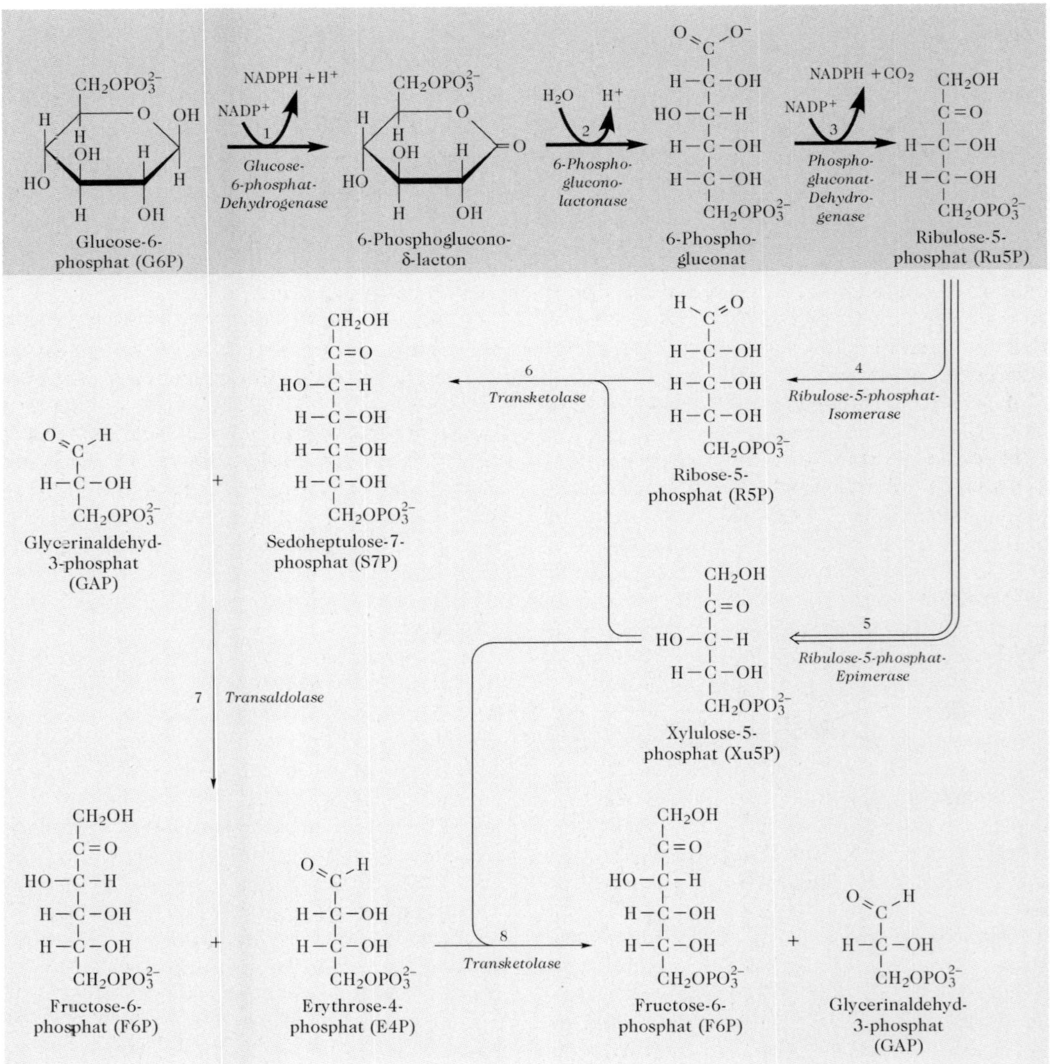

Pentosephosphat-Zyklus. Der praktisch irreversible oxidative (oben) und der reversible Abschnitt der Reaktionsfolge sind durch unterschiedliche Raster zusammengefasst.

mit P. Pepsin A (EC 3.4.23.1) gemeint. P. werden als Zymogene (inaktive Enzymvorstufen, • *Pepsinogen*) von den Hauptzellen des Magens gebildet und durch die Säureproduktion der Belegzellen bei einem pH-Wert <2 säurehydrolytisch aktiviert. Anschließend kann P. autokatalytisch weiteres Pepsinogen zu P. spalten. Das pH-Optimum liegt zwischen 1,8 und 3,5. P. scheint für die Verdauung von tierischem Protein eine größere Bedeutung als für pflanzliche Proteine zu spielen (v.a. Spaltung von Kollagen und dadurch z.B. Auflösen von Bindegewebe). Als Endprodukte entstehen überwiegend Polypeptide, kaum kurzkettige Peptide (↗ *Peptone*). Der Beitrag zur Proteinverdauung ist entsprechend gering, eine Störung der Eiweißverdauung bei verminderter Pepsinsekretion nicht zu beobachten. ↗ *Pepsinwein*.

Pepsinogen, E *pepsinogen*, zusammenfassende Bezeichnung für eine Gruppe inaktiver Vorstufen (Zymogene) des ↗ *Pepsins*, die in den • *Hauptzellen* der Magenschleimhaut gebildtet werden.

Pepsinwein, pepsinhaltiger Dessertwein (mind. 15%-Vol. Ethanol) bestehend aus Traubenwein, Zuckersirup, Ethanol, • *Pepsin*, Salzsäure, Glycerin und Pomeranzentiktur. Er wird bei Verdauungsschwäche und Appetitlosigkeit infolge einer Unterfunktion der Magenschleimhaut eingesetzt (Unterstützung der Proteinverdauung). Als sog. Arzneiwein ist er den Richtlinien des Deutschen Arzneimittelbuchs unterworfen.

C-Peptid, E *connecting peptide*, Stichworttext unter „C".

Peptidasen, E *peptidases*, proteolytische Enzyme. Früher wurde der Begriff der P. auf die Exopeptidasen beschränkt, heute wird er als Syn. für ↗ *Proteasen* verwendet. ↗ *Endopeptidasen*, ↗ *Exopeptidasen*.

Peptidbindung, E *peptide bond*, der wichtigste kovalente Bindungstyp zwischen Aminosäurebausteinen in ↗ *Peptiden* und ↗ *Proteinen*. Formal handelt es sich bei der P. um eine Säureamidgruppierung, die durch Reaktion der Carboxylgruppe einer Aminosäure mit der Aminogruppe einer zweiten Aminosäure gebildet wird. Durch die Aufhebung der freien Drehbarkeit um die Bindungsachse resultieren mit der *trans*- und *cis*- P. zwei in einer Ebene liegende Konformationen. In nativen Peptiden und Proteinen dominiert die *trans*- P. Peptidbindungen, an denen das Stickstoffatom von Prolin beteiligt ist, sind stets *cis*-orientiert. Die relative Starrheit der P. hat starke Auswirkungen auf die Sekundärstruktur von Proteinen. Quantitiv lassen sich P. mit der ↗ *Biuret-Reaktion* bestimmen.

Peptiddiät, E *chemically defined diet with peptides*, • *chemisch definierte Diät*, die als Proteinquelle Di- und Oligopeptide enthält. P. ist bei ↗ *Maldigestion* und ↗ *Malabsorption* meist gut resorbierbar; ↗ *Peptide* bieten gegenüber isolierten L-Aminosäuren den Vorteil der geringeren Osmolalität (bessere Verträglichkeit) und der besseren sensorischen Akzeptanz (einige Aminosäuren schmecken unangenehm).

Peptide, E *peptides*, aus zwei (• *Dipeptide*), 3–9 (• *Oligopeptide*) bzw. 10 bis etwa 100 (Polypeptid, M_r von max. 10 kDa) Aminosäuren aufgebaute organische Verbindungen, deren monomere Bausteine durch • *Peptidbindungen* (Säureamidbindungen) kovalent verknüpft sind (• *Peptidkette*). Bei noch höherer Molekülgröße spricht man von ↗ *Proteinen*.

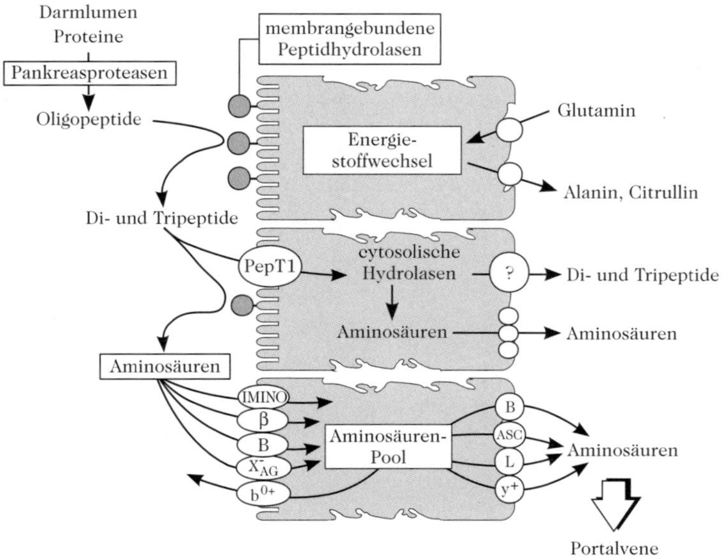

Peptide. Hydrolyse von Oligopeptiden durch membranständige Hydrolasen sowie die an der Aufnahme und Abgabe von Di- und Tripeptiden sowie von freien Aminosäuren in Darmepithelzellen beteiligten Transportsysteme. [aus G. Rehner u. H. Daniel, *Biochemie der Ernährung*, Spektrum Akademischer Verlag, Heidelberg, 1999]

Struktur: Zur systematischen Bezeichnung werden P. als Acylaminosäuren eingeordnet, wobei der Aminosäure, deren Carboxygruppe an der Peptidbindung beteiligt ist, die Endung -yl zugeordnet wird. Nur der am Kettendende eine freie Carboxygruppe tragende Aminosäurerest behält den ursprünglichen Trivialnamen (z.B. ↗ *Alanyl-glutamin*, Kurzbezeichnung Ala-Gln). Die Aminosäure mit freier α-Aminogruppe wird als N-terminale, die mit freier Carboxylgruppe als C-terminale Aminosäure bezeichnet. Zusätzlich zu den α-Peptidbindungen kommen Peptide mit γ-Bindungen über ↗ *L-Glutaminsäure* (z.B. ↗ *Glutathion*) und ∈-Bindungen mit ↗ *L-Lysin* vor.

Vorkommen und Bedeutung: P. kommen als Zwischenprodukte der Proteinverdauung (Abb.) und im gesamten intra- und extrazellulären Bereich vor, wobei das Spektrum der physiologischen Funktionen sehr breit ist. Als Hormone regulieren P. verschiedenste Stoffwechselwege (• *Peptidhormone*). *Neuropeptide* wirken u.a. als Neurotransmitter und weisen physiologisch-analgetische Wirkungen auf. Im Verdauungsprozess entstehende Peptide sollen ebenfalls derartige Wirkungen aufweisen (↗ *Opioid-Peptide*).

Im Muskelgewebe finden sich Dipeptide wie ↗ *Carnosin* und ↗ *Anserin*. Das Tripeptid ↗ *Glutathion* kommt in nahezu allen humanen Zellen vor. Kurzkettige synthetische P. (Di- und Tripeptide) dienen u.a. als Süßstoffe (z.B. ↗ *Aspartam*) oder als spezielle Nährstoffe für die künstliche Ernährung (z.B. ↗ *Alanyl-glutamin*).

Peptidhormone, Ⓔ *peptide hormones*, eine Gruppe von Hormonen, die als charakteristisches Strukturmerkmal die Peptidbindung enthalten (↗ *Peptide*). P. sind demnach Oligopeptide, Polypeptide und Proteine. Obgleich manchmal zwischen P. und Proteohormonen unterschieden wird, erscheint eine derartige Differenzierung aus chemischer Sicht nicht notwendig. Das kleinste P., das Thyroliberin, ist nur aus drei Aminosäuren aufgebaut (ein Tripeptid), während andere P., z.B. Thyrotropin, Follitropin, Lutropin, Choriongonadotropin, hochmolekulare Glycoproteine darstellen. Wichtige P. und ihre Bildungsorte zeigt die Tab. Isolierte natürliche bzw. synthetische P. werden als Medikamente eingesetzt, aber auch als Dopingmittel missbraucht.

Die Synthese der P. erfolgt vorrangig aus höhermolekularen Biosynthesevorstufen. Nach Abspaltung einer Signalsequenz (die „Adresse" für den korrekten Transport an den Zielort innerhalb bzw. außerhalb der Zelle) entstehen die Pro-Hormone, die selbst biologisch inaktiv sind und erst nach weiterer proteolytischer Modifizierung die bioaktiven P. liefern, z.B. Pro-Insulin, Kininogene, Angiotensinogen.

Peptidhormone. Wichtige P. und ihre Bildungsorte.

Organ / Gewebe	Beispiele für Peptidhormone
Hypothalamus	Oxytocin, antidiuretisches Hormon, *releasing factors, release-inhibiting factors*
Hypophyse	Corticotropin, Melanotropin, Melanocortine, Thyreotropin, Gonadotropine, Prolactin, Somatotropin
Pankreas	Insulin, Glucagon
Schilddrüse	Calcitonin
Nebenschilddrüse	Parathyrin
Gastrointestinaltrakt	Gastrin, Sekretin, Motilin, Cholecystokinin
Neuronen	Neurohormone

Die Wirkungsvermittlung der P. erfolgt über Rezeptoren in der Plasmamembran, wodurch über Signaltransduktionssysteme Botenstoffe gebildet werden. Während der Insulinrezeptor eine tyrosinspezifische Protein-Kinase ist, fungiert cAMP für eine Reihe von P. als sekundärer Botenstoff. Einige P. vermitteln ihre Wirkung über das Phosphatidylinositol-Transduktionssystem. Nach der Auslösung eines bestimmten biologischen Effekts werden die P. innerhalb kurzer Zeit durch proteolytischen Abbau inaktiviert.

Peptidkette, Ⓔ *petide chain*, ↗ *Peptide*.

Peptone, Ⓔ *peptones*, durch unvollständige Säurehydrolyse oder enzymatische Hydrolyse von Protein entstehendes Gemisch von löslichen Peptiden unterschiedlicher Kettenlänge. Sie stellen ein Zwischenprodukt der Proteinverdauung dar (Einwirkung von Endopeptidasen). P. entstehen auch durch Einwirkung von Säuren und Enzymen in der Lebensmittelherstellung z.B. bei der Fleischreifung, durch Einwirkung von Fleischzartmachern, bei der Herstellung von Sauerbraten und bei der Käsereifung. In der Mikrobiologie werden aus Casein und Muskelprotein gewonnene P. zur Herstellung von Nährböden verwendet. S.a. ↗ *Proteolyse*.

PER, 1) Abk für Ⓔ ↗ *protein efficiency ratio*. 2) Abk. für ↗ *Perchlorethylen*.

per capita, lat. pro Kopf (der Bevölkerung).

per os, *peroral*, lat. durch den Mund (aufgenommen). Beispiel: Eine Duodenalsonde *per os* legen. ↗ *oral*.

Perchlorbenzol, Syn. für ↗ *Hexachlorbenzol*.

Perchlorethylen, *PER*, Ⓔ *perchlorethylene*, chemische Verbindung, die zur Gruppe der ↗ *Chlorkohlenwasserstoffe* gehört. Eingesetzt wird P. als Lösungsmittel in der Industrie und in chemischen Reinigungen. Der MAK-Wert beträgt 100 ppm

($670 mg/m^3$). Vergiftungen mit P. führen zur Schädigung von ZNS, Herz, Leber und Nieren.

perinatal, Ⓔ *perinatal*, innerhalb des Zeitraums nach dem Ende der 28. Schwangerschaftswoche und dem beendeten 7. Tag nach der Geburt.

periphere (diabetische) Neuropathie, typische diabetische Folgeerkankung, die mit nervalen Störungen des Temperatur- und Schmerzempfindens an den Extremitäten verbunden ist. Die Pathogenese ist noch nicht endgültig geklärt und scheint multifaktoriell zu sein. Grundsätzlich werden zwei Hypothesen unterschieden: 1. Die *Vaskuläre Hypothese* geht von mikroangiopathischen Veränderungen der die Nerven versorgenden Kapillaren als Ursache aus. 2. die *metabolische Hypothese* geht von einem direkten Zusammenhang zwischen der metabolischen Störung und der p.d.N. aus. Diskutiert werden die Akkumulation von Sorbitol, Stoffwechselstörungen der Strukturlipide, Myoinositolmangel und eine gesteigerte Glycosylierung von Myelinscheidenproteinen. Die p.d.N. tritt meist als Empfindungsstörung an beiden Füßen auf. Der Gefühlsverlust wird von einem Fehlen der Sehnenreflexe begleitet. Häufig ist auch eine motorische Störung festzustellen, die sich in einer Schwäche und Rückbildung der kleinen Fußmuskulatur zeigt. Dadurch kommt es zu Veränderungen des Fußes mit Fehlstellungen. Aufgrund der nicht wahrgenommenen Beschwerden kommen die Betroffenen meistens erst zum Arzt, wenn bereits eine Verletzung vorhanden ist.
Unangenehm ist die *schmerzhafte p.d.N.*, die sich vornehmlich in der Nacht mit einem Gefühl von Pelzigkeit, Spannung, Fußsohlenbrennen oder starkem Kribbeln äußert. Diese Patienten entwickeln jedoch seltener diabetische Fußgeschwüre.
Liegt gleichzeitig eine ↗ *autonome diabetische Neuropathie* vor, kann es an den Füßen als Folge einer verminderten Schweißbildung zu erhöhter Austrocknungsgefahr der Fußhaut, starker Hornhautbildung und Rissen kommen. Außerdem gibt es vermehrt Veränderungen in der Haut (Pergamenthaut) und den Nägeln (eingerissene, brüchige Nägel). Es treten häufiger Wasseransammlungen im Gewebe auf, die wiederum eine Ulcusbildung begünstigen. Eine wichtige diagnostische Untersuchung ist der Stimmgabeltest (neurologische Stimmgabel mit einer gedämpften 128-Hz-Schwingung, die auf die betroffene Stelle aufgesetzt wird). Er gibt gute Auskunft über das Vibrationsempfinden der Nerven an den Füßen.
Eine p.d.N. gilt heute noch als unheilbar (vgl. • *Nervenwachstumsfaktor*). Jedoch lassen sich mit einer besseren Blutzuckereinstellung und einer gesunden Lebensführung die evtl. aufgetretenen Schmerzen lindern und eine Verschlechterung verhindern.
Liegt eine p.d.N. vor, so sind die Füße durch unbemerkte Verletzungen besonders gefährdet. Bereits kleine Verletzungen, bei der Fußpflege oder durch Druck der Schuhe zugezogen, können sich entzünden und damit den Fuß gefährden (• *diabetische Gangrän*).

periphere Fettgewebeverteilung, *gynoide F.*, *gluteal-femorale F.*, ↗ *Fettgewebeverteilung*.

Peristaltik, Ⓔ *peristalsis*, ↗ *Darmperistaltik*.

peristaltischer Reflex, ↗ *Darmperistaltik*.

Peritonealdialyse, *Bauchfellspülung*, Ⓔ *peritoneal dialysis*, Form der • *Dialyse*, bei der die Gefäßwand des Bauchfells (Peritoneum) als semipermeable Membran genutzt wird. Das Prinzip ähnelt dem der ↗ *Hämodialyse*, allerdings erfolgt der Stoffaustausch innerhalb des Körpers (intrakorporal). Über einen im Bauchfell (Oberfläche: ca. 1,7–2 m^2) platzierten Katheter gelangt das ↗ *Dialysat* in die Bauchhöhle und wird in regelmäßigen Abständen wieder ausgeleitet. Die für die Ultrafiltration notwendige hohe Glucosekonzentration (hoher osmotischer Druck) in der Dialyseflüssigkeit hat eine zusätzliche Energiezufuhr zur Folge, was sich bei Übergewichtigen nachteilig auswirkt.
In früheren Jahren wurden große Dialysatmengen verwendet, die 2–3mal pro Woche gewechselt wurden. Man bezeichnet dies als *intermittierende Peritonealdialyse* (IPD). Bei der *kontinuierlichen ambulanten P.* (CAPD) werden geringere Dialysatvolumina (ca. 2l) eingesetzt, wobei der Austausch viermal wöchentlich stattfindet. Bei der *„continuous cycling peritoneal dialysis"* (CCPD) wird das Dialysat im Gegensatz zur CAPD nachts mit Hilfe eines so genannten Cyclers gewechselt. Während des Tages verbleiben 2l im Peritoneum. Für Diabetiker ist die P. besser geeignet als die Hämodialyse, da geringere Blutzuckerschwankungen auftreten.
Die Hauptkomplikation der P. stellt die Entzündung des Bauchfells (Peritonitis) dar, die durch den wiederholten Wechsel des Dialysats verursacht werden kann und besonders häufig bei Diabetikern auftritt. Begleitend zur P. ist die Einhaltung einer entsprechenden Ernährungsweise (↗ *Dialysediät*) notwendig.

Peritoneum, *Bauchfell*, Ⓔ *peritoneum*, aus Bindegewebe, Gefäßen und einer serösen Zellschicht aufgebaute dünne Trenn- und Hüllschicht, welche die Bauchhöhle auskleidet sowie Bauch- und Beckenorgane umkleidet und diese fixiert (Mesenterien des Darms).

Peritonitis, *Bauchfellentzündung*, Ⓔ *peritonitis*, Entzündung des Peritoneums, zu über 90% ausgelöst durch bakterielle Infektion (v.a. Darmbakterien nach Darmperforation). Daneben treten P. als nicht infektiös sondern durch chemischen Reiz ausgelöste Entzündung auf, z.B. bei Verletzung der

Gallenblase (sog. gallige P.) oder bei Durchbruch eines Magengeschwürs, Austreten von Pankreassekreten in die Bauchhöhle u.a. Je nach Ausmaß der betroffenen Organe kommt es zu schweren, schmerzhaften Symptomen, ↗ *Ascites*, Ausfall der betroffenen Organe (z.B. Niereninsuffizienz) mit Lebensgefahr.

Permeabilität, Durchlässigkeit, (lat. permeare, durchwandern, passieren), E permeability, 1) Bezeichnung für die Durchlässigkeit von Scheidewänden, insbesondere von dünnen Trennwänden aber auch porösen Festkörpern, für Gase, Flüssigkeiten, gelöste Moleküle, Ionen oder Atome. 2) Bezeichnung für die physikalische Größe, die die Magnetisierbarkeit eines Stoffes kennzeichnet.
ad 1) Die P. von Trennwänden ist u.a. abhängig von ihrer Porengröße, ihrer chemischen Struktur, ihrer elektrischen Ladung; bei Biomembranen können energieabhängie Transportsysteme die P. für einzelne Substanzen selektiv erhöhen.
Die Fließgeschwindigkeit eines permeierenden Gases oder einer Flüssigkeit, ist neben der P. der Trennwand auch von der ↗ Viskosität des permeierenden Stoffes abhängig (vgl. •Diffusion). Als Mobilität des permeierenden Stoffes wird der Quotient aus P. und der Viskosität dieses Stoffes bezeichnet (Hagen-Poisseuillesches Gesetz).
Die unterschiedliche P. der verschiedenen Stoffe nutzt man bei der Auswahl der richtigen Trennwand für die Stoffgemische, die es zu trennen gilt: Kunststoff-Folien können mehr oder weniger permeabel für Wasserdampf, Sauerstoff oder Aromastoffe sein, was z.B. für Lebensmittel-Verpackungen von Bedeutung ist. Dialyse- und Elektrolyse-Diaphragmen sind durchlässig für Ionen usw.
Können von einem Stoffgemisch nur einzelne Komponenten permeieren, so spricht man von ↗ *Semipermeabilität*. Diese ist die entscheidende Eigenschaft von ↗ *Biomembranen* (s.a. ↗ *Donnan-Verteilung*).

Permeabilitätsfaktor, *„Vitamin P"*, E *permeability factor*, veralt. Bezeichnungen für eine Gruppe von Flavonolen pflanzlicher Herkunft, z.B. Hesperidin und Quercetin. Diese beeinflussen die Permeabilität der Blutkapillaren, hemmen die ↗ *LDL-Oxidation* und sind deshalb als Arzneimittel von Bedeutung.

Perniciosa, E *perniciosa*, 1) Kurzbezeichnung für ↗ *perniciöse Anämie*; 2) Syn. für schwere Malaria.

perniciöse Anämie, *Perniciosa*, *Biermers Anämie*, E *pernicious anaemia*, (lat. *perniciosus*, verderblich, schädlich) Vitamin-B_{12}-Mangelanämie, Prototyp • *megaloblastischer Anämien* (im Blutausstrich finden sich besonders große Erythrocyten [Megalocyten, 12–14 µm Durchmesser]). Ursachen sind unzureichende Resorption von ↗ *Cobalamin* (Vitamin B_{12}) aufgrund fehlenden • *intrinsischen Faktors* durch eine organspezifische Autoimmunerkrankung (• *Gastritis*/Atrophie der Magenschleimhaut), • *Anacidität*, nach (sub-)totaler Magenresektion, nach Resektion des Ileum oder aufgrund von Parasitenbefall (• *Diphyllobothriasis*).
Unzureichende Zufuhr von Cobalamin findet man besonders bei ↗ *Veganern*, jedoch treten Mangelerscheinungen erst nach Jahren auf (enterohepatischer Kreislauf). Auch unzureichende Cobalaminverwertung kann zu Transcobalamin-Mangel und Enzymdefekten führen. *Symptome* einer p.A. sind zunächst Müdigkeit, Leistungsschwäche, Atemnot und Herzklopfen bei körperlicher Belastung sowie blasse Haut und Schleimhäute. Laborchemisch lässt sich Bilirubinämie (↗ *Bilirubin*) nachweisen. Es treten Appetitlosigkeit, Diarrhö, aber auch Obstipation sowie Bauchschmerzen auf. Der Ausprägung der Anämie kann eine • *Moeller-Hunter-Glossitis* vorausgehen (Frühsymptom). Zur *Therapie* wird Vitamin B_{12} oral oder parenteral gegeben, zum Teil in Kombination mit instrinsischem Faktor. Da bei adäquater Behandlung die Symptome therapierbar, also nicht „perniciös" sind, wird teilweise der Begriff Biermers Anämie favorisiert.

Peroxidasen (EC 1.11.1.), E *peroxidases*, sind zu den Oxidoreduktasen gehörende, sowohl im Tierals auch im Pflanzenreich weit verbreitete Enzyme. P. oxidieren mit Hilfe von Wasserstoffperoxid verschiedene Elektronendonoren: Donor + $H_2O_2 \rightarrow$ oxidierter Donor + H_2O. Sie tragen damit zur metabolischen Aktivierung von Fremdstoffen bei. P. aktivieren v.a. Arylamine. Die cytosolische ↗ *Glutathion-Peroxidase* der Erythrocyten ist ein tetrameres Protein und enthält 4 Atome Selen pro Molekül. Sie dient dem Schutz des Hämoglobins vor Peroxid-Angriffen und katalysiert die Reduktion von Wasserstoffperoxid zu Wasser durch das Tripeptid ↗ *Glutathion* (GSH), wobei Glutathiondisulfid (GSSG) entsteht, welches durch eine NADPH-abhängige Glutathion-Reduktase wieder reduziert wird. Verwendung finden P. u.a. in der Immun- und Histochemie zur Enzymmarkierung von Antikörpern und Antigenen, zur Aromaverbesserung von Kaffee oder als bakterizider Zusatz zu Milchprodukten.

Peroxide, E *peroxides*, ↗ *Lipidperoxidation*.

Peroxidzahl, POZ, E *peroxide value*, eine ↗ *Fettkennzahl*.

Peroxisomen, E *peroxisomes*, zu den • *Microbodies* gehörende • *Organellen* von 0,1–0,25 bis 1,5 µm (so in Leberzellen) Größe, die von einer einfachen Membran umgeben sind. Während die Microbodies der Leberzelle sowie anderer tierischer Gewebe, aber auch von Hefen als P. bezeichnet werden, nennt man die in planzlichen Zellen vorkommenden Microbodies Blatt-P. Der Ausdruck Glyoxisomen wird für die Microbodies in fetthaltigen Samen, die durch das Vorkommen des Glyoxylat-Zyklus charakterisiert sind, verwendet. Die etwa 400 P. einer Leberzelle enthalten zahlreiche Enzyme (u.a. verschiedene ↗ *Oxidasen*, wie z.B. Urat-Oxidase, D-Aminosäure-Oxidase, ↗ *Katalase*, ↗ *Peroxidasen*, Enzyme der ↗ *β-Oxidation* der Fettsäuren). Die peroxisomale β-Oxidation ist ein Alternativweg zur β-Oxidation in den Mitochondrien mit z.T. unterschiedlichen Enzymen, sie ist gestört bei • *Adrenoleukodystrophie*. Vgl. • *Zellweger-Syndrom*.

Persea americana, bot. Artname für ↗ *Avocado*.

Persipan, ↗ *Zuckerware*, die als preiswerter Ersatz für • *Marzipan* dient und statt Mandeln Aprikosen- oder Pfirsichkerne enthält.

personenzentrierte Beratung, Syn. für ↗ *klientenzentrierte Beratung*.

Persönlichkeitsentwicklung, E *personality development*, ↗ *Entwicklungsphasen*.

Persönlichkeitsstörung, E *personality disorder*, Krankheitsbilder mit dauerhafter erheblicher Abweichung des menschlichen Erlebens und Verhaltens von der Norm. Nach dem Internationalen Klassifikationssystem ICD-10 (↗ *International Classification of Diseases, Injuries and Causes of Death*) werden 8 P. unterschieden (z.B. paranoide P., schizoide P., emotional instabile P. [↗ *Borderline-Syndrom*] etc.). P. äußern sich durch unangemessene Reaktionen in verschiedenen Lebenssituationen, verminderte Leistungsfähigkeit im Beruf, gestörte Interaktionsmuster und Beeinträchtigung des emotionalen Befindens. P. liegen bei Patienten mit Essstörungen häufig vor – bei ↗ *Anorexia nervosa* und ↗ *Bulimia nervosa* bei 20–80% der in Behandlung befindlichen Patienten.

Persönlichkeitstheorie, E theory of personality, psychologisches Modell der Faktoren, die die Entwicklung der Persönlichkeit und das Verhalten von Personen bestimmen. C.R. Rogers (1902–1987) entwickelte als Basis für seine ↗ Gesprächs(psycho)therapie eine spezielle P., die auch die Grundlage für die ↗ klientenzentrierte Beratung bildet. Sein Ansatz beruht auf dem Existenzialismus (*der Mensch fragt nach dem Sinn seines Lebens und möchte sich selbst verwirklichen*), der Phänomenologie (*der Mensch schafft sich auf Grund seiner subjektiven Erfahrungen seine eigene Welt*) und der Humanistischen Psychologie (*der Mensch ist unabhängig und besitzt innere positive Kräfte, Entscheidungsfreiheit und Selbststeuerungsfähigkeit*). Rogers setzt sich damit von der Psychoanalyse (↗ psychodynamische Therapie) und der Verhaltenstherapie (↗ verhaltensmodifizierende Beratung) ab. Er geht davon aus, dass das Bestreben eines Menschen, sich zu aktualisieren und unabhängig zu werden, von seinem Selbstkonzept gesteuert wird. Hierbei sind im Bezug auf Eigenschaften, Rollen und Verhalten das Selbstbild und das Idealbild zu unterscheiden. Sind diese beiden Bilder mehr oder weniger kongruent, dann ist der Mensch psychisch gesund und kann sich selbst achten. Eine hohe Inkongruenz führt zu Angst, die durch Verzerrung oder Verleugnung von widersprüchlichen Erfahrungen reduziert werden kann. Zusätzlich werden durch fehlende Wertschätzung Gefühle unterdrückt, die geistig-seelische Entwicklung gebremst und die Selbstachtung herabgesetzt. Die Entwicklung einer „Gesunden Persönlichkeit" ist nicht möglich.
Die Aufgabe des Therapeuten nach Rogers ist es daher, die Selbstheilungskräfte des Klienten zu aktivieren, ihn zu befähigen, sein Selbstbild unverzerrt zu erkennen, die Diskrepanz zwischen Selbst- und Fremdbild zu reduzieren, sich produktiv mit sich selbst und den Problemen auseinanderzusetzen und sein reales Selbst zu verwirklichen bis zur uneingeschränkt handlungsfähigen *„fully functioning person"*. Eine Voraussetzung dazu sind ein Klima maximaler Wertschätzung, eine optimale therapeutische Beziehung, die durch die drei Therapeutenvariablen ↗ *Empathie*, ↗ *Akzeptanz* und ↗ *Kongruenz* realisiert wird, und der Einsatz spezieller ↗ *Gesprächstechniken*, wie aktives Zuhören, Verbalisieren emotionaler Erlebnisinhalte, ↗ *Erlebnisaktivierung* und ↗ *Fokussieren*. Durch die Therapie gewinnt der Klient an Reife, Sicherheit und Unabhängigkeit und kann seine Probleme selbst lösen.

Persorption, *Herbst-Effekt*, E *persorption*, parazelluläre Resorption fester, ungelöster Nahrungsbestandteile, z.B. Stärkekörner, Cellulosepartikel oder Pollen durch die Darmschleimhaut. Die Partikelgröße kann 120–150 μm betragen. Die P. ist quantitativ unbedeutend, die ernährungsphysiologische Bedeutung noch unbekannt. Sie spielt aber bei der Entstehung von (Lebensmittel)allergien eine Rolle. Außerdem kann es zu Ablagerungen der Nahrungsbestandteile in Organen kommen, wenn diese im Körper nicht abgebaut werden können.

Perspiratio, ↗ *Schweißsekretion*.

Perubalsam, *Tolubalsam*, E *peruvian balsam*, meist von Wildbeständen gesammeltes aromatisches ↗ *Exsudat* verschiedener Arten des Balsambaumes (Familie *Fabaceae*), welches in der Pharmazie, aber auch zur Herstellung von Kaugummi, Limonaden und Süßwaren eingesetzt wird.

Perzentil(e), E *percentile*, in der Statistik ein Wert, unter dem ein bestimmter Prozentsatz aller Messwerte einer Datenmenge liegt. Unter der 20-Perzentile liegen 20% aller Messwerte (entsprechend 80% darüber). Besonders bezeichnet werden die • *Quartilen* (E *quartiles*, 25-, 50- [↗ *Median*] und 75-Perzentile), welche jeweils Intervalle mit 25% der Messwerte begrenzen sowie die

• *Quintilen* (E *quintiles*, 20-, 40-, 60- und 80-Perzentile) mit Intervallen von jeweils 20% der Messwerte.

Pescovegetarier, E *pesco vegetarian*, Person, die Lebensmittel vom getöteten Tier ablehnt, mit Ausnahme von Fisch und Fischprodukten. Diese Ernährungsweise wird selten praktiziert. P. sind im strengen Wortsinn keine Vegetarier (↗ *Vegetarismus*).

Pestizide, E *pesticides*, aus dem englischen Sprachgebrauch übernommene Bezeichnung für chemische • *Schädlingsbekämpfungsmittel*. Dabei handelt es sich um Zubereitungen, die entweder Pflanzenschutzmittel sind oder dazu dienen, Schädlinge, Schadorganismen oder lästige Organismen unschädlich zu machen, zu vernichten oder einem Befall vorzubeugen. P. schließen damit auch Mittel gegen Vorratsschädlinge (Ratten, Mäuse, Käfer, Motten), gegen Hygieneschädlinge (Fliegen, Mücken, Schaben, Wanzen, Flöhe), die Krankheiten auf Mensch und Tier übertragen können sowie Substanzen zum Schutz von verarbeitetem Holz und anderen Materialien ein. Im einzelnen werden nach den Zielorganismen unterschieden: ↗ *Insektizide* (gegen Insekten), ↗ *Akarizide* (gegen Milben), Algizide (gegen Algen), ↗ *Bakterizide* (gegen Bakterien), Larvizide (gegen Larven), Nematizide (gegen Würmer), Molluskizide (gegen Schnecken), Ovizide (zur Bekämpfung der Eistadien von Schadorganismen), Fungizide (zur Wachstumsunterdrückung von Pilzen) und Rodentizide (zur Abtötung von Nagetieren).
In der konventionellen Landwirtschaft werden P. bereits bei der Saatgutbehandlung (Fungizide, Insektizide) eingesetzt. Zur Bodenbehandlung werden insektizide, nematizide und ev. fungizide Wirkstoffe eingebracht. Während der Vegatationszeit erfolgt die Pflanzenbehandlung mit dem Ziel, Pilz-, Insekten- oder Nematizidenbefall vorzubeugen bzw. einzuschränken. Während der Lagerung des Erntegutes kommen v.a. Insektizide, Fungizide und Rodentizide zum Einsatz.
P. sind toxisch wirkende Substanzen, die möglichst spezifisch auf bestimmte Organismen und möglichst wenig auf alle anderen, insbesondere Wirbeltiere und den Menschen wirken sollen. Ihre Anwendung kann zu • *Pestizidrückständen* in Futter- und Lebensmitteln führen. ↗ *Bioakkumulation*.

Pestizidrückstände, E *pesticide residues*, sind • *Rückstände* von Wirkstoffen die dem Pflanzenschutz dienten, also während der Erzeugung von Nahrungsmitteln eingesetzt wurden und im Endprodukt nachweisbar sind. Dabei ist der Einsatz von ↗ *Pestiziden* und ↗ *Herbiziden* in Deutschland durch das Pflanzenschutzgesetz geregelt und soll eine Gefährdung der Gesundheit von Tier und Mensch durch P. ausschließen. Spezifische Anwendungsvorschriften (Wartezeiten bzw. zeitliche Abstände zwischen letzter Anwendung und Ernte, anzuwendende Menge je Flächeneinheit, Anwendungsbeschränkungen) berücksichtigen die Stoffeigenschaften und nehmen so Einfluss auf das Entstehen und die Höhe von Rückständen.
Nach der Pflanzenschutz-Sachkundeverordnung sind sowohl bei der Abgabe (Händler) als auch bei der Anwendung bestimmte fachliche Kenntnisse erforderlich. Nach § 14 LMBG werden Lebensmittel vom Verkehr ausgeschlossen, wenn sie P. enthalten, die bestimmte, für die einzelnen Stoffe festzulegende ↗ *Höchstmengen* überschreiten. Wirkstoffe, die in der Bundesrepublik nicht zugelassen sind, dürfen überhaupt nicht in oder auf Lebensmitteln nachweisbar sein, es sei denn, es ist im Einzelfall eine Höchstmenge festgesetzt. Dabei liegen die Höchstwerte meist deutlich unterhalb der Werte, die nach dem gegenwärtigen Kenntnisstand aus toxikologischer Sicht zur Vermeidung einer Gefahr für die Gesundheit noch duldbar wären. Eine Bewertung der Rückstände ist für die meisten Wirkstoffe auf Grund unzureichender Datenlage nicht möglich. Für einzelne Substanzen (z.B. chlorierte Kohlenwasserstoffe) zeigen die Befunde, dass im Mittel die Höchstwerte fast immer deutlich unterschritten werden, Maximalwerte aber durchaus die Grenzwerte überschreiten.

Petersilie, bot. *Petroselinum crispum*, E *parsley*, zweijähriges, in Südeuropa beheimatetes Gewürzkraut aus der Familie der Doldengewächse (*Umbelliferae/Apiaceae*). Unterschieden wird die Blatt- bzw. Schnittpetersilie (convar. *crispum*), deren glatte (Verwechslungsgefahr mit dem giftigen ↗ *Schierling*!) oder krause Blätter v.a. frisch als Küchenkraut verwendet werden und die Wurzelpetersilie (convar. *radicosum*, E *turnip-rooted parsley*), die meist zum Würzen von Suppen dient. P. enthält in allen Teilen der Pflanze etherisches Petersilienöl, das im Wesentlichen aus Apiol (Petersilienkampfer, in hoher Dosierung insektizid und giftig), Myristicin und Allyltetramethoxybenzol besteht. V.a. Blattpetersilie ist sehr nährstoffreich (z.B. 264 mg Calcium, 5,4 mg β-Carotin, 150 mg Folsäure, 166 mg Vitamin C und 1,7 mg Vitamin E in 100 g). Aufgrund der geringen üblichen Verzehrsmenge spielt sie jedoch (wie Kräuter insgesamt) als Nährstofflieferant eine untergeordnete Rolle. In der Naturheilkunde gilt P. als appetitanregend, verdauungsfördernd und entwässernd.

Petroselinsäure, *cΔ6-Octadecensäure*, C18:1, ω12, E *petroselinic acid*, *cΔ6-octadecenoic acid*, eine • *einfach ungesättigte Fettsäure* (Positionsisomer der Ölsäure). P. kommt vor in Samenölen der Umbelliferen/Apiaceen, z.B. Petersilie (Name!), Kümmel, Anis, Dill, Fenchel und Koriander. Ein Antagonismus zur ↗ *Linolsäure* über die Hemmung der Arachidonsäuresynthese wird diskutiert.

Petroselinum crispum, bot. Bezeichnung für ↗ *Petersilie*.

Pettenkofer, Max Josef von (1818–1901, Abb.), deutscher Chemiker und Apotheker, Schüler von Justus von • *Liebig*, Professor für medizinische Chemie in München und Inhaber des ersten Lehrstuhls für Hygiene in Deutschland. Seine Thesen zur Seuchenlehre wurden später teilweise widerlegt. In der Ernährungswissenschaft nimmt er einen wichtigen Platz ein als Stoffwechselforscher. P. arbeitete über Galle und Harn, entdeckte das ↗ *Kreatinin* und konstruierte einen erstaunlich präzise arbeitenden Respirationsapparat für Menschen, Grundlage für die späteren Arbeiten seiner Schüler Carl von ↗ *Voit* und W. O. ↗ *Atwater*. Zusammen mit seinem Onkel, Franz Xaver von P., stellte P. in der Hofapotheke in München auf Betreiben Justus von Liebigs „kondensiertes Fleisch" (↗ *Fleischextrakt*) her, das als Stärkungs- und Genussmittel für die feine Küche verkauft und nach diesem Rezept später in Uruguay erstmals industriell produziert wurde. P. übernahm dafür die Qualitätskontrolle.

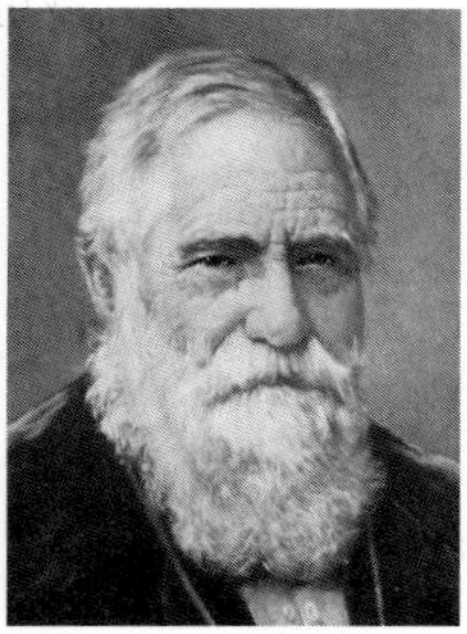

M.J. von Pettenkofer

Petunidin, E *petunidin*, ein sekundärer Pflanzenstoff aus der Gruppe der Anthocyanidine (↗ *Anthocyane* Abb.). P. kommt in der Natur nicht frei vor, sondern immer als Glycosid, z.T. noch mit Phenolsäuren verestert. P.-Glycoside finden sich z.B. in Heidelbeeren, Trauben und Pflaumen.

Peyer-Plaques, *Peyer-Drüsen*, E *Peyer's plaques/glands*, im Bereich des Ileums gelegene Anhäufung von Lymph-Follikeln, Teil des ↗ *Darm-assoziierten Immunsystems*.

Pfaundler-Hurler-Krankheit, *Hurler-Krankheit, Dystosis multiplex, Mucopolysaccharidose I-H*, E *mucopolysaccharidosis type I, Hurler disease*, autosomal-rezessiv vererbte ↗ *Mucopolysaccharidose* mit einem Mangel der lysosomalen α-L-Iduronidase.

Pfeffer, bot. *Piper nigrum*, E *pepper*, aus Indien stammende rankende Gewürzpflanze bzw. deren rote Steinfrüchte, die in verschiedenen Reifestadien geerntet und auf unterschiedliche Weise zum Gewürz verarbeitet werden. Die wichtigsten Sorten sind der schwarze, weiße und grüne P. Grüner Pfeffer wird unreif geerntet und i.d.R. in Salzlösung konserviert. Er schmeckt kaum scharf, aber aromatisch. Beim schwarzen P. werden halbreife Beeren getrocknet, so dass sie runzelig und dunkel werden. Er schmeckt sehr scharf. Für den weißen Pfeffer, der milder im Geschmack ist, werden vollreife Früchte verwendet, die einige Tagen fermentiert und danach vom Fruchtfleisch entfernt werden. P. enthält 1,8–3,5% etherische Öle, die zu über 90% aus Terpenen (α-Limonen, α- und β-Pinen und Phellandren) bestehen, außerdem die Alkaloide Piperin und Chavicin. In der Naturheilkunde gilt er v.a. als verdauungsfördernd, weil er die Magensaftsekretion anregt. Im Übermaß genossen soll er die Magenschleimhaut auch reizen können. P. ist ein sehr altes Gewürz, in der Antike und im Mittelalter wurde er als Zahlungsmittel verwendet. Er ist eines der beliebtesten Gewürze und wird sehr vielseitig eingesetzt (z.B. zu Fleisch, Fisch, Salat, Soßen, Suppen und Käse, auch als Bestandteil von ↗ *Curry[pulver]*). Die Haupterzeugerländer sind Indien, Indonesien und Ceylon.

Pfefferminzcampher, Syn. für ↗ *Menthol*.

Pfefferminze, bot. *Mentha piperita*, E *peppermint*, mehrjährige, aus dem Mittelmeerraum stammende, besonders aromatische • *Minze*. Sie ist die wirtschaftlich bedeutendste Minze und wird als Heil- und Gewürzkraut genutzt. P. enthält 1–3% stark duftendes etherisches Öl, das zu 50–86% aus Menthol, zu 7–25% aus Menthon besteht. Sie dient zum Würzen von Fleischgerichten, Suppen, Soßen, Salaten und Quark. Die getrockneten Blätter werden als Tee zubereitet. Zum Aromatisieren von Süßwaren und Likören wird P.-Öl verwendet, das durch Wasserdampfdestillation gewonnen wird. In der Naturheilkunde wird P. v.a. bei Magen- und Darmstörungen und Gallenblasenbeschwerden sowie bei Erkrankungen der Atemwege eingesetzt.

Pfefferminzöl, E *peppermint oil*, aus den oberirdischen Teilen blühender ↗ *Pfefferminze* durch Wasserdampfdestillation gewonnenes etherisches Öl. P. ist reich (50–70%) an Terpenen (↗ *Menthol*, Menthon, Menthylacetat u.a.). Es wird – wie auch Tee aus Pfefferminzblättern – innerlich bei Übelkeit, krampfartigen Beschwerden im oberen Gastrointestinaltrakt und der Gallenwege, bei Atemwegserkrankungen und Entzündungen der Mund- und Rachenschleimhaut eingesetzt.

Pfeilwurz, 1) bot. *Maranta arundinacea*, E *arrowroot*, in Südamerika beheimatete, heute hauptsächlich auf den Westindischen Inseln kultivierte Staude der Familie der Pfeilwurzgewächse (*Marantaceae*) mit verzweigtem stärkereichem Rhizom (20–25% Stärke). Sie dient zur Stärkege-

winnung (Pfeilwurzelmehl, Marantastärke), die wie Kartoffelstärke zum Andicken von Suppen, Soßen und Desserts sowie aufgrund der guten Verdaulichkeit zur Herstellung von Kindernahrung verwendet wird.
2) *ostindische Pfeilwurz*, bot. *Tacca leontopetaloides*, Ⓔ *tacca*, in Vorderasien bis Neu-Guinea und Polynesien beheimatete Nutzpflanze (Familie *Taccaceae*) mit karoffelartigen, stärkereichen Knollen (ca. 28% Stärke). Diese werden gekocht verzehrt und dienen zur Herstellung von Stärke (Fidji-Arrowroot, Tahiti-Arrowroot). Die o.P. besitzt nur regionale Bedeutung, sie ist keine Handelspflanze.

Pferdebohne, Syn. für ↗ *Ackerbohne*.

Pferdefleisch, Ⓔ *horse meat*, *horseflesh*, Fleisch von Pferden aller Altersgruppen. Das Fleisch junger Pferde ist hellrot, das älterer Pferde dunkel- bis braunrot. In der Teilstückbeschaffenheit und Verarbeitung ist es dem Rindfleisch ähnlich. Das Fleisch ist fest und kaum von Fett durchzogen (marmoriert). Es weist einen süßlichen Geruch und Geschmack auf, der auf den hohen Glycogengehalt zurückzuführen ist. Das Fett zeichnet sich durch einen im Vergleich zu Rind- und Schweinefleisch hohen Anteil an Linolensäure aus (267 mg/100 g Fleisch, dagegen mageres Schweine- oder Rindfleisch 15–30 mg/100 g). P. wird aufgrund ethischer Ablehnung (↗ *Nahrungstabus*) und des süßlichen Geschmacks kaum nachgefragt. Es wird in besonderen Pferdemetzgereien verkauft. (Zusammensetzung vgl. • *Fleisch* Tab. 2)

Pfifferling, bot. *Cantharellus cibarius*, Ⓔ *chanterelle*. ↗ *Speisepilze*.

Pfirsich, bot. *Prunus persica*, Ⓔ *peach*, zu den Rosengewächsen (*Rosaceae*) gehörender, in China beheimateter Obstbaum bzw. seine Steinfrüchte. Man unterscheidet den behaarten Pelzpfirsich (Edel-P.), glattschalige Nektarinen, Aprikosenpfirsiche (glatte, violette Haut) und Blutpfirsiche (anthocyanhaltiges Fruchtfleisch). P. werden entweder frisch verzehrt, auch als Obstsalat oder z.B. in Sauermilchprodukten, sowie z.B. zu Konserven, Nektaren, Konfitüre, Fruchtzubereitungen für Desserts oder kandierten Früchten verarbeitet. Bei entsprechend disponierten Personen können P. das ↗ *Apfel-Kontakturticaria-Syndrom* auslösen.
Aus den Steinen des P. wird der billige Marzipan-Ersatz Persipan gewonnen. Dafür wird das blausäurehaltige Glycosid ↗ *Amygdalin* zuvor ausgewaschen. P. besteht aus 87% Wasser, 0,8% Protein, 0,1% Fett und 8,9% Kohlenhydraten. Er enthält pro 100 g ca. 1,9 g Ballaststoffe, 80 μg β-Carotin und 10 mg Vitamin C. Die Hauptanbaugebiete sind China, Italien, USA, Griechenland und Spanien. Die Weltproduktion lag 1994 bei 10,9 Mio.t.

PFK, Abk. für ↗ *Phosphofructokinase*.

Pflanzenallergene, Ⓔ *plant allergens*, Allergie auslösende Proteine oder Glycoproteine aus Pflanzen. Besonders häufige Allergie auslösende pflanzliche Materialien sind Pollen, Lebensmittel (↗ *Lebensmittelallergie*) und Latex. Die meisten P. sind relativ kleine Proteine (Molekulargewicht 10–70 kDa) und gut löslich. Sie müssen eine gewisse Stabilität aufweisen, um in intaktem Zustand mit den Zellen des Immunsystems in Kontakt zu kommen. P. gehören ganz unterschiedlichen Proteinfamilien an. So wurden Enzyme und Enzyminhibitoren, regulative Proteine, Speicherproteine und zahlreiche Proteine mit Abwehrfunktionen (sog. *pathogenesis related proteins*) als P. identifiziert.

Pflanzenexsudate, Syn. für ↗ *Exsudate*.

Pflanzenfarbstoffe, Ⓔ *plant dyes*, Sammelbegriff für fett-/öl- und wasserlösliche • *Naturfarbstoffe*, die in einzelnen Pflanzenteilen zu finden sind. Sie zählen zu den nicht-nutritiven • *sekundären Pflanzenstoffen*, die jedoch im weiteren Sinn „nutritiv" wirken, indem sie z.B. über ihre Farbenvielfalt zur Nahrungsaufnahme und Esslust anregen können. Im Zusammenhang mit den farbgebenden chemischen Gruppen (Chromophoren) vieler P. steht deren Wirkung als ↗ *Antioxidanzien*. Im Laufe der Nahrungsmittelzubereitung können die P. aufgrund von Hitze, Oxidation durch Sauerstoff und Licht oder enzymatische Veränderungen bei mechanischer Zerstörung der Pflanzenzellen ihre Farbintensität verlieren. Auch pH-Wert-Veränderungen können zur Farbvariation der P. beitragen. Folgende Einzelverbindungen oder Verbindungsklassen gehören zu den P.: Die gelb-rot gefärbten ↗ *Carotinoide* aus zahlreichen Obst- und Gemüsearten, die ↗ *Anthocyane*, die sich je nach vorliegendem pH-Wert in einem Farbspektrum von gelb bis blau bewegen, Pyrrolfarbstoffe wie z.B. die grünen ↗ *Chlorophylle* aus Blattgemüsen und unreifen Früchten (Blattfarbstoffe), die bei der Lebensmittelverarbeitung durch Hitze und pH-Verschiebungen schnell in olivgrüne bis bräunlich gefärbte Phäophytine oder Phäophorbide umgewandelt werden. Viele P. zählen auch zu den ↗ *Polyphenolen*, wie die gelben ↗ *Flavonole*, einige ↗ *Flavanone* und Flavanole, wie sie z.B. in Teeblättern vorkommen. Durch enzymatische Oxidation bilden sich bräunliche oder rostfarbene Pigmente (Phlobaphene), zu denen auch die ↗ *Theaflavine* und ↗ *Thearubigene* gehören. Ferner gehören die rot bis violetten ↗ *Betalaine*, die gelb- bzw. rotfarbenen Verbindungen ↗ *Kurkumin* aus der Gelbwurzel und ↗ *Crocetin* aus Safran sowie die braunen ↗ *Melanoidine*, z.B. in Kartoffeln und Teeblättern, zu den P.
In der Lebensmitteltechnologie werden die isolierten, natürlichen P. neben ↗ *Farbstoffen* aus der Tierwelt oder synthetisch gewonnenen Farbstoffen

zur Farbgebung von Nahrungsmitteln eingesetzt. ↗ *färbende Lebensmittel.*

Pflanzenfasern, Ⓔ *plant fibers* (am.)/*fibres* (br.), ↗ *Ballaststoffe.*

Pflanzenfett, Syn. für ↗ *pflanzliche Fette.*

Pflanzenfresser, *Herbivora/en*, tierische Organismen versch. systematischer Gruppen mit überwiegend pflanzlichem Ernährungstyp. P. bilden in Ökosystemen die sog. heterotrophen Primärkonsumenten (Nahrungskette). Sie besitzen im Vergleich zu Fleischfressern (Carnivoren) u.a. ein deutlich längeres Darmsystem. ↗ *Omnivoren.*

Pflanzengifte, *pflanzliche Gifte*, Ⓔ *plant poisons*, Inhaltsstoffe von Pflanzen die auf Tier und Mensch negativ, d.h. nach Verzehr oder anderer Aufnahme giftig – evtl. tödlich – wirken können. P. gehören zu den • *sekundären Pflanzenstoffen*, die meisten sind den Alkaloiden und Glycosiden zuzurechnen. P. können infolge Massenvergiftungen bei Weidetieren erheblichen wirtschaftlichen Schaden verursachen. Die massenhafte Vermehrung von giftigen Algen kann zum Fischsterben führen. In entsprechender Dosierung können P. als Arzneimittel bzw. missbräuchlich für Suizide Verwendung finden. Im weiteren Sinne gehören auch die Pilzgifte und die Bakterientoxine zu den P.

Vergiftungen mit Pflanzen resultieren v.a. aus dem Verzehr von Pflanzen oder Pflanzenteilen, wobei besonders Kinder gefährdet sind. Zunehmende Vergiftungszahlen sind aber auch die Folge des Verzehrs von durch „Laien" kreierten Kräutertees oder von Wildgemüsen, des Konsums von mit anderen Pflanzen (Strychnin aus der Brechnuss) verschnittenen Rauschmitteln sowie des Verzehrs roher Gemüsepflanzen (Kartoffeln, Bohnen).

Eine strenge Einteilung der P. nach dem Wirkort ist kaum möglich, da die Wirkung häufig durch ein komplexes Gemisch aus Inhaltsstoffen verursacht wird. Hinzu kommen Unterschiede im individuellen Vergiftungsbild. Auch variiert der Giftgehalt der Pflanzen in Abhängigkeit vom Standort, Klima oder Jahreszeit. Das Wirkspektrum der P. reicht von hochspezifisch an Rezeptoren physiologischer Transmitter angreifend bis zu völlig unspezifisch oder erst infolge hoher Konzentration toxisch. Trotz hoher Giftstoffgehalte dienen weltweit viele Pflanzen der Ernährung (Maniok, Kartoffeln, Bohnen; Tab.), indem durch die Art der Zubereitung oder durch Entfernen giftiger Pflanzenteile die P. unschädlich gemacht werden.

Pflanzengifte. Tab. Beispiele wichtiger Pflanzengifte. Unmittelbar als Nahrungs- oder Genussmittel dienende Pflanzen in Fettschrift.

Substanzklasse	Beispiele	Vorkommen	Wirkung/Bedeutung
Tropanalkaloide	Atropin, L-Hyoscyamin und L-Hyoscin	Tollkirsche Stechapfel Bilsenkraut	wirken als Parasympatholytika (10–12 Beeren der Tollkirsche können für Erwachsene tödlich sein)
Pyridine/ Piperidinalkaloide	Nicotin Coniin	↗ *Tabak* gefleckter Schierling	Ganglienblocker Verwechslung mit ↗ *Petersilie* möglich
Chinolizidinalkaloide	Cytisin Spartein	Goldregen, Stechginster, gelbe Lupine, Besenginster	Ganglienblocker Ganglienblocker
Pyrrolizidinalkaloide	Retorsin Heliotrin Jacobin	Kreuzkraut Heliotrop Hanfarten	ausgesprochen lebertoxische Wirkung, zählen zu den natürlichen Cancerogenen
Terpenalkaloide	Aconitin	Eisenhut	(gilt als giftigste Pflanze Europas), wirkt zunächst erregend, später lähmend auf das ZNS
Mutterkornalkaloide		*Claviceps purpurea* (Pilz v.a. auf ↗ *Roggen* und ↗ *Hirse*)	↗ *Ergotismus*
Steroidalkaloide	Solanin	rohe ↗ *Kartoffeln*	führt zu Gastroenteritis und ZNS-Störungen
Glucosinolate			
Glycoside	Vicin/Convicin Linamarin	↗ *Ackerbohne* ↗ *Maniok*	können beim Vorliegen eines genetisch bedingten Mangels an Glucose-6-Phosphat-Dehydrogenase zum ↗ *Favismus* führen setzt Blausäure frei
Proteine	Lectine	↗ *Bohne*	hämorrhagische Gastroenteritis

Erste Maßnahmen nach Vergiftung mit P. zur Gefahrenminderung können Aktivkohlegabe und Verabreichung von Abführmitteln sein. Brechmittel sollten nur unter ärztlicher Aufsicht verwendet werden. Meist erfolgt nach der primären Giftentfernung eine symptombezogene Therapie.

Pflanzengummen, ↗ *Gummi*.

Pflanzenhormone, Syn. für ↗ *Phytohormone*.

Pflanzenkohle, Ⓔ *vegetable carbon*, Syn. für ↗ *Kohlenschwarz*.

Pflanzenmargarine, Ⓔ *vegetable margarine*, • *Margarine*, deren Fette und Öle zu mindestens 98% pflanzlichen Ursprungs sind; nach den Leitsätzen des Deutschen Lebensmittelbuchs muss der Anteil an Linolsäure min. 15% der Gesamtfettsäuren betragen, bei Auslobung „linolsäurereich" min. 30%. Ausreichende Mengen der Vitamine A, D und E müssen enthalten sein. ↗ *Diätmargarine*.

Pflanzenöle, Ⓔ *vegetable oils*, 1) ↗ *pflanzliche Fette*; 2) ↗ *Speiseöle*.

Pflanzenschleime, *Samenschleime*, *Schleimstoffe*, Ⓔ *mucilages*, lösliche Polysaccharide unterschiedlicher chemischer Zusammensetzung, die aus den Samen bestimmter Pflanzen gewonnen werden und ein hohes Wasserbindungsvermögen sowie als • *Hydrokolloide* die Fähigkeit besitzen, hochviskose Lösungen zu bilden. Quellen für P. sind die Samen der Guarbohne (*Cyamopsis tetragonolobus*, ↗ *Guar*), des Johannisbrotbaums (*Ceratonia siliqua*; ↗ *Carubin*), des Leins (*Linum usitatissimum*) und verschiedener Plantago-Arten (↗ *Psyllium*). Die P. werden oft nicht von den Pflanzengummen (↗ *Gummi*; ↗ *Exsudate*) unterschieden. P. wirken als • *Ballaststoffe* und werden in • *Ballaststoffpräparaten* eingesetzt.

Pflanzenschutzmittel, ↗ *Pestizide*.

Pflanzenschutzmittelrückstände, ↗ *Pestizidrückstände*.

Pflanzensterine, Syn. für ↗ *Phytosterine*.

Pflanzenwachs, Ⓔ *vegetable wax*, ↗ *Wachse*.

Pflanzenzüchtung, Ⓔ *plant breeding*, die gezielte Veränderung der Eigenschaften von ↗ *Kulturpflanzen* duch Nutzung der klassischen Genetik, neuerdings auch der ↗ *Gentechnik*. Mit dem Einsatz ↗ *gentechnischer Methoden* in der P. werden die gleichen züchterischen Ziele verfolgt, wie bei der traditionellen P. Im Gegensatz zur traditionellen P. bei der sämtliche Gene beider verwandter Kreuzungspartner vermischt werden, ist es mit Hilfe der Gentechnik erstmals möglich, einzelne gewünschte Eigenschaften auch artfremder Organismen auf ↗ *Nutzpflanzen* zu übertragen, d.h. die züchterischen Ziele können gezielter und schneller erreicht werden. Die Gentechnik wird klassische Züchtungsmethoden jedoch nicht ersetzen können. Vielmehr ist sie nur ein zusätzliches Werkzeug zum Erreichen der züchterischen Ziele.

pflanzliche Fette, *Pflanzenfett*, Ⓔ *vegetable fat*, Speisefette und -öle aus Samen oder Früchten (↗ *Depotfett*). Wenn sie, nach ihrer botanischen Herkunft bezeichnet werden, z.B. Kokosfett, Olivenöl, dürfen max. 3% Speisefette anderer Herkunft enthalten sein. Die Zusatzangabe „rein" schließt Fremdfettbeimischung aus (wichtig bei Allergien oder für Vegetarier). Von überregionaler Bedeutung für die menschliche Ernährung sind die in der Tabelle aufgeführten Pflanzenöle und -fette.

pflanzliche Fette. Tab.

Pflanzenfette (bei 20 °C fest oder halbfest)	• *Pflanzenöle* (bei 20 °C flüssig)
↗ *Kakaobutter*	↗ *Baumwollsaatöl*
↗ *Kokosfett*	↗ *Distelöl*
↗ *Palmkernfett*	Erdnussöl (↗ *Erdnuss*)
	↗ *Maiskeimöl*
	↗ *Olivenöl*
	↗ *Palmöl*
	↗ *Rapsöl*
	↗ *Senföl*
	↗ *Sesamöl*
	↗ *Sojaöl*
	↗ *Sonnenblumenöl*
	↗ *Weizenkeimöl*

Gewinnung (• *Speiseölgewinnung*): 1) *Pressen ohne Wärmezufuhr* (Ⓔ *pressure extraction*), *evtl. Filtration, keine weitere Behandlung*. Das Verfahren wird für hochwertige Speiseöle angewandt, es ist schonend, aber wegen der vergleichsweise geringen Ausbeute kostspielig. Der typische Geschmack und Geruch der Rohware und die nicht-Fett Begleitstoffe, die bei Öl zur Trübung führen können, bleiben erhalten (↗ *kaltgepresstes Speiseöl*).
2) *Pressen unter Wärmezufuhr* (Ⓔ *heat-pressure extraction*). Das Fett/Öl kann direkt verwendet werden wie unter 1, meist schließt sich jedoch die ↗ *Fettraffination* an. Im Vergleich der drei Methoden mittlere Ausbeute; viele hochwertige Speiseöle werden heute nach diesem Verfahren gewonnen.
3) *Extraktion mit Lösungsmitteln* (• *Lösungsmittelextraktion*, Ⓔ *solvent extraction*). Bevorzugt wird • *n-Hexan*, das anschließend abdestilliert wird. Es folgt die Fettraffination. Die im Vergleich höchstmögliche Ausbeute macht das Verfahren interessant für die Gewinnung kostengünstiger Speisefette/-öle, auch als Rohstoffe für die Weiterverarbeitung (↗ *Fetthärtung*).

Ernährungsphysiologische Bedeutung: P. enthalten kaum Cholesterin; das erbrachte ihnen im Zusammenhang mit ↗ *Fettstoffwechselstörungen* das Prädikat „gesundes Fett", oft ohne Berücksichtigung anderer Kriterien wie Fettsäuremuster und Fettbegleitstoffe. In jüngster Zeit beanspruchen die Fettbegleitstoffe, insbesondere ↗ *Phytosterine* und ↗ *Tocopherole*, vermehrtes Interesse. Vgl. • *tierische Fette*.

pflanzliche Phenole, 1) ↗ *Polyphenole*, 2) ↗ *Ubichinon*.

Pflaume, bot. *Prunus domestica*, E *plum*, Steinfrucht des Pflaumenbaumes (Familie der Rosengewächse, *Rosaceae*). Dies ist eine sehr alte Obstart mit heute über 2.000 verschiedenen Sorten. Die Heimat der P. ist Kleinasien, heute liegen die Hauptanbaugebiete in China und den USA. In der EU ist Deutschland der bedeutendste Pflaumenproduzent. Die Weltproduktion lag 1994 bei 7,261 Miot. Die wichtigsten Varietäten sind Rund- oder Eierpflaume, Zwetsch(g)e, Reineclaude und Mirabelle. Die Früchte sind mehr oder weniger „bereift", d.h. sie besitzen eine abwischbare Wachsschicht, die die Frucht vor dem Austrocknen schützt und deshalb möglichst bis zum Verkauf erhalten bleiben sollte. Die ↗ *Susine*, auch japanische Pflaume genannt, ist eine mit der Pflaume verwandte Südfrucht. P. eignen sich gut für den Frischverzehr, der größere Teil wird allerdings verarbeitet zu Marmelade, Mus, Kompott und Konfitüre oder getrocknet. Sie dienen auch zur Herstellung von alkoholischen Getränken (z.B. Pflaumenwein, Slibowitz). P. besitzen einen hohen Zuckergehalt (10–14%) und sind reich an Kalium (220–240mg/100g) und β-Carotin (200–400µg/100g). Sie wirken leicht abführend und werden v.a. in getrockneter Form oder als Pflaumensaft bei Obstipation bzw. zu deren Vorbeugung eingesetzt.

Pfortader, *Vena portae*, E *portal vein*, 1) venöses Gefäß, welches das Blut von Magen, Darm, Pankreas und Milz sammelt und in die Leber mündet. Durch den sog. • *Pfortaderkreislauf* gelangt das aus dem Kapillarsystem des Darmes kommende nährstoffreiche Blut zur Leber, wo sich die P. in ein Kapillarnetz aufspaltet (vgl. • *portale Hypertension*). Von der Leber, die über die Leberarterie mit sauerstoffreichem Blut versorgt wird, gelangt das Blut über die Lebervenen in die untere Hohlvene und weiter zum Herzen. 2) Als P. wird auch ein Kapillarsystem im Bereich der Hypophyse bezeichnet.

Pfortaderhochdruck, Syn. für ↗ *portale Hypertension*.

Pfortaderkreislauf, E *portal circulation*, ↗ *Pfortader*.

Pfortaderstauung, Syn. für ↗ *portale Hypertension*.

PFS, Abk. für polyungesättigte/Polyen-Fettsäuren, ↗ *mehrfach ungesättigte Fettsäuren*.

PGK, Abk. für ↗ *Phosphoglycerat-Kinase*.

PGM, Abk. für ↗ *Phosphoglycerat-Mutase*.

pH, ↗ *pH-Wert*.

Phagocyten, *Fresszellen*, E *phagocytes*, weiße Blutkörperchen (Leucocyten) aus der Untergruppe der Granulocyten sowie Monocyten, die zur ↗ *Phagocytose* befähigt sind. Sie dienen der Aufnahme von Fremdkörpern, Bakterien und körpereigenen Abbauprodukten im Rahmen der unspezifischen Immunabwehr.

Phagocytose, E *phagocytosis*, Form der ↗ *Endocytose*, Aufnahme fester, größerer Bestandteile (Zellbestandteile, Mikroorganismen, Fremdkörper) in Zellen. Die P. spielt eine wichtige Rolle bei der unspezifischen Abwehr. Weiterhin werden LDL-Partikel (*low density lipoproteins*) durch P. in die Zielzelle aufgenommen. Die Aufnahme von Eisen in Zellen erfolgt in Form von Ferritin ebenfalls durch P.

Phagosomen, E *phagosomes*, Bezeichnung für Vakuolen, die makromolekulare Stoffe durch Pinocytose und Phagocytose aufgenommen haben und der ↗ *intrazellulären Verdauung* dienen. P. verschmelzen mit primären ↗ *Lysosomen* zu Verdauungsvakuolen (sekundäre Lysosomen).

Phalloidin, E *phalloidin*, zur Gruppe der • *Phallotoxine* zählender, thermostabiler Giftstoff des Knollenblätterpilzes. Die LD_{50} Maus (i.p.) beträgt 2–3 mg/kg KG. Die tödliche Dosis für den Menschen wird auf 5–10mg/kg KG geschätzt.

Phallotoxine, E *phallotoxins*, bizyklische 7-AS-Peptide, die neben den • *Amatoxinen* die wichtigsten Giftstoffe des grünen • *Knollenblätterpilzes Amanita phalloides* sind (↗ *Giftpilze*). Zu den P. gehören ↗ *Phalloidin*, Phalloin, Phallisin sowie die sauren Toxine Phallacidin und Phallisacin. Die P. bewirken eine Veränderung des Cytoskelettproteins Actin in den Parenchymzellen der Leber, was zum hämorrhagischen Schock und Tod nach 3–4 Stunden führt. Die toxische Wirkung der P. lässt sich durch gleichzeitige Gabe des ebenfalls im grünen Knollenblätterpilz vorkommenden Antamanids aufheben. Eine sehr ähnliche biologische Wirkung besitzen die Virotoxine, 7AS-Peptide von ähnlicher, jedoch monozyklischer Struktur, die ausschließlich im weißen Knollenblätterpilz (*A. virosa*) gefunden wurden.

Phänotyp, E *phenotype*, die sich im Aussehen, dem Enzymmuster und anderen Eigenschaften äußernde und durch Umweltfaktoren in der Ausprägung beinflusste Manifestation des • *Genotyps* eines Organismus. Während bei dominanten Erbgängen aus den Merkmalen (z.B. erbliche Stoffwechselerkrankung) auf den Genotyp geschlossen werden kann, ist dies bei rezessiven Erbgängen nicht unmittelbar möglich.

Phäochromocytom, E *ph(a)eochromocytoma*, seltener, familiär gehäuft auftretender ↗ *Catecholamin*-produzierender (Adrenalin, Noradrenalin,

Dopamin) Nebennierenmarkstumor aus chromaffinen Zellen, der aber auch in anderen Geweben auftreten kann. Hauptsymptom ist ↗ *Hypertonie* aber auch Tachykardie, Kopfschmerzen, Kreislaufbeschwerden, Hitzewallungen, Herzschmerzen und Übelkeit werden beobachtet. Diagnostische Marker stellen die Bestimmung der Catecholaminabbauprodukte Metanephrine, Vanillinmandelsäure und Vanillinsäure im Urin und ↗ *Chromogranin* im Serum dar. Die Therapie umfasst die chirurgische Entfernung und evtl. Chemotherapie, sowie die Gabe Blutdruck-senkender Mittel. In 95% der Fälle ist das P. gutartig. Bei der multiplen endokrinen Neoplasie Typ II tritt das P. im Zusammenhang mit einem medullären Schilddrüsencarcinom und einer Überfunktion der Nebenschilddrüse auf.

Pharmaka, *Arzneimittel*, *Medikamente*, Ⓔ *drugs*, Stoffe und Zubereitungen, die 1) Krankheiten oder Beschwerden heilen, lindern oder verhüten, 2) menschliche oder tierische Körperflüssigkeiten ersetzen, 3) Krankheitserreger beseitigen bzw. unschädlich machen oder 4) die Beschaffenheit oder die Funktion des Körpers beeinflussen.
P. sind zulassungsbedürftig und apothekenpflichtig. Die Regelungen sind für Deutschland im • *Deutschen Arzneimittelbuch* im Einzelnen festgeschrieben. Auf EU-Ebene wird derzeit an einer Abgrenzung zu den ↗ *Lebensmitteln* gearbeitet – hier besteht Handlungsbedarf mit Blick auf die Einordnung von ↗ *Nahrungsergänzungsmitteln*, s.a. Essay: ↗ *Funktionelle Lebensmittel* (Abschnitt rechtliche Aspekte).
Sowohl die erwünschten als auch die Nebenwirkungen von P. können große Ernährungsrelevanz haben (z.B. ↗ *Antibiotika*, ↗ *Diuretika*) und sind von bestimmten Bevölkerungsgruppen besonders zu beachten (↗ *Schwangeschaft*, ↗ *Stillzeit*, ↗ *Senioren-Ernährung*). Andererseits hat die Ernährung auch großen Einfluss auf die Wirksamkeit von P. (Essay: ↗ *Lebensmittel-Medikamenten-Interaktionen*).

Pharmakodynamik, *pharmakodynamische Wirkung*, Ⓔ *pharmacodynamics*, beschreibt als Teilgebiet der • *Pharmakologie* die Einflüsse eines Pharmakons auf den Körper, also die Veränderungen der normalen Funktionen eines lebenden Organismus durch die Einwirkung von ↗ *Pharmaka* oder anderen Stoffen (z.B. ↗ *Giften*). Dabei untersucht die P. wo, wie und warum ein Effekt induziert wird (vgl. • *Pharmakokinetik*). Außerdem werden Wechselwirkungen der Pharmaka mit Zielstrukturen sowie die Abhängigkeit der Wirkungen von der Applikationsform oder der Dosis geprüft (Essay: ↗ *Lebensmittel-Medikamenten-Interaktionen*).

Pharmakokinetik, Ⓔ *pharmacokinetics*, untersucht als Teilgebiet der • *Pharmakologie* die Einflüsse des Organismus auf das Pharmakon, also alle das Schicksal des Stoffes im Körper betreffenden Vorgänge. Somit untersucht die P. die Resorption, die Verteilung, die Speicherung, den Metabolismus sowie die Exkretion von ↗ *Pharmaka* oder ↗ *Giften*. Diese Prozesse werden sowohl durch endogene (Alter, Geschlecht, genetische Prädisposition, Hormonausstattung, Stoffwechsellage, Erkrankungen) als auch durch exogene (Umweltfaktoren, Nahrungszusammensetzung, andere Pharmaka oder Drogenkonsum) Faktoren beeinflusst. Spezifische Stoffeigenschaften bestimmen darüber hinaus die ↗ *Bioverfügbarkeit*, das ↗ *Verteilungsvolumen*, die ↗ *Clearance* sowie die ↗ *Halbwertszeit* der Stoffe im Körper und damit ebenfalls die P. Die Untersuchungen der P. münden in die ↗ *Pharmakodynamik*. Beide Faktoren bestimmen gemeinsam die pharmakologische Wirkung.

Pharmakologie, Ⓔ *pharmacology*, Wissenschaftsdisziplin, welche die Wechselwirkungen zwischen körperfremden Stoffen und Organismen untersucht. Die P. nutzt zur qualitativen Beschreibung und quantitativen Erfassung der Wirkungen (↗ *Pharmkodynamik*, ↗ *Pharmkokinetik*) physikalisch-physiologische und chemisch-analytische Methoden aus Nachbardisziplinen wie Chemie, Biochemie, Physiologie oder Physik. Tierversuche sind in der P. von zentraler Bedeutung. Aus den Untersuchungsresultaten, die zunächst ohne Wertung ermittelt werden, sind Schlussfolgerungen für die therapeutische Anwendung am kranken Organismus oder zum Nachweis der Behandlung und v.a. der Verhütung von Vergiftungen ableitbar. In vielen Fällen bildet die P. mit der ↗ *Toxikologie* eine Einheit und dient der Aufklärung der Wirkungsweise von Arzneimitteln und Giften, um eine wissenschaftlich begründete Pharmakotherapie und Behandlung von Vergiftungen zu ermöglichen. Wirkungs-Gesetzmäßigkeiten, die unabhängig vom spezifischen Stoff gelten, werden in der *Allgemeinen P.* untersucht. Umfangreiche Grundlagenkenntnisse sind die Basis für die *Spezielle P.* und Voraussetzung für die Einschätzung neuer Arzneimittel. Die Überprüfung der Übertragbarkeit von tierexperimentell erworbenen Erkenntnissen auf den Menschen ist Aufgabe der *Klinischen P.* Diese muss auch die therapeutische Wirksamkeit neuer Pharmaka feststellen und mögliche Nebenwirkungen erkennen, analysieren und bewerten. Weitere spezifische Arbeitsrichtungen der P. sind u. a. die Biochemische P. und die Neuro-P.

Pharynxcarcinom, Ⓔ *pharyngeal carcinoma*, maligner Tumor epithelialen Ursprungs, der im Rachenraum angesiedelt ist. Häufigste Form ist das ↗ *Larynxcarcinom*.

Phaselin, ein • *Albumin*, welches in Bohnen (*Phaseolus* spec.) vorkommt. P. ist nicht zu verwechseln mit Phaseolin, einem Phytoalexin, welches von Bohnenarten als Reaktion auf eine Infektion durch phytopathogene Mikroorganismen gebildet wird. ↗ *Phasin* (= Phaseolamin) hingegen ist ein ebenfalls in Bohnen vorkommendes ↗ *Lectin*.

Phaseolamin, Syn. für ↗ *Phasin*.

Phaseolotoxin A, Ⓔ *phaseollin A*, zu den ↗ *Lectinen* pflanzlicher Rohstoffe (v.a. Leguminosen) zählendes Protein (↗ *Phasin*) mit toxischem Potenzial.

Phaseolunatin, Syn. für ↗ *Linamarin*.

***Phaseolus* spec.**, Vertreter der bot. Gattung ↗ *Bohne*.

Phase-I-Reaktionen, *funktionalisiernde Reaktionen*, ↗ *Biotransformation*.

Phase-II-Reaktionen, ↗ *Biotransformation*.

Phasin, *Phaseolamin*, Ⓔ *phasin, phaseolamin*, aus rohen Bohnen (*Phaseolus vulgaris*) isolierbares, Phytohämagglutinin (• *Lectin*), das allgemein auf Erythrocyten agglutinierend und auf Lymphocyten mitogen (Mitose-anregend) wirkt. Der Genuss roher Bohnen (5–6 Stück) kann u.U. bei Kindern tödliche hämorrhagische Gastroenteritiden verursachen. Bei Erwachsenen deuten Übelkeit, Benommenheit sowie gastrointestinale Störungen auf eine Vergiftung durch P. hin. Durch Kochen wird P. zerstört. Vgl. • *Phaselin*; • *Phaseolotoxin A*.

Phasomannit, Syn. für *myo*-Inositol, ↗ *Inositole*.

PHB-Ester, Syn. für ↗ *Ester der p-Hydroxybenzoesäure und deren Natriumverbindungen*.

Phe, Abk. für ↗ *L-Phenylalanin*.

Phenacetin, *p-Ethoxyacetanilid*, Ⓔ *phenacetin, acetophenetidine*, ein Analgetikum, dass wegen starker Nebenwirkung (u.a. „P.-Niere"; ↗ *Analgetika-Nephropathie*) nicht mehr zugelassen ist.

Phenethylbiguanid, *Phenformin*, zur Substanzklasse der ↗ *Biguanide* gehörendes Antidiabetikum. Es ist aufgrund des hohen Risikos einer ↗ *Lactacidose* in Deutschland nicht zugelassen.

Phenformin, Syn. für ↗ *Phenethylbiguanid*.

Phenolasen, Ⓔ *phenolases*, Syn. für ↗ *Phenol-Oxidasen*.

Phenolcarbonsäuren, 1) Syn. für ↗ *Phenolsäuren*; 2) Phenolcarbonsäure, Syn. für ↗ *Salicylsäure*.

Phenole, Ⓔ *phenols*, vom Phenol abgeleitete Verbindungen, die einerseits große physiologische Bedeutung, z.B. in Redox-Systemen bzw. als Antioxidanzien haben (↗ *Ubichinon*; ↗ *Polyphenole*), andererseits bei überhöhter Aufnahme (pflanzliche P. wie z.B. ↗ *Tannine*) als • *antinutritive Substanzen* wirken können.

Phenol-Oxidasen, *Phenolasen*, Ⓔ *phenol oxidases, phenolases*, kupferhaltige Enzyme aus der Gruppe der Oxidoreduktasen. Sie katalysieren die Oxidation von Mono- und Polyphenolen zu entsprechenden Chinonen und deren Reaktion zu farb- und teilweise aromaintensiven Polymerisaten. Im tierischen Organismus ist die Phenol-Oxidase (veraltet • *Tyrosinase*), EC 1.10.3.2, verantwortlich für die Melaninbildung aus ↗ *Tyrosin*; bei Pflanzen sorgen P. für die • *enzymatische Bräunung*.

Phenolsäuren, *Phenolcarbonsäuren*, *Hydroxybenzoesäuren*, eine Gruppe sekundärer Pflanzenstoffe, die häufig zur Gruppe der • *Polyphenole* gezählt werden. Es handelt sich um aromatische Carbonsäuren, deren Grundstruktur das Phenol ist, an das noch eine C1-Kohlenstoffgruppe gebunden ist. Für einige P., wie z.B. die ↗ *Ellagsäure*, wurde *in vitro* und im Tierversuch eine antioxidative und • *anticancerogene* Wirkung nachgewiesen. Häufig vorkommende P. sind neben der Ellagsäure z.B. die ↗ *Gallussäure*, kondensierte P. als hydrolysierbare ↗ *Tannine*, ↗ *Syringasäure* (in Äpfeln, Kohl, Rotwein), ↗ *Vanillinsäure* (z.B. in Erdbeeren, Karotten und Tomaten, ebenso in Rotwein und Bier) und die ↗ *Salicylsäure* (= Phenolcarbonsäure) sowie die ↗ *Hydroxyzimtsäuren* (z.B. Ferulasäure und Kaffeesäure). Im Dickdarm entstehen P. auch beim Abbau von • *Flavonoiden* durch die intestinale Mikroflora. Einige P. zählen, wie auch • *Allicin* (aus Knoblauch), Isothiocyanate und Quercetin zu den pflanzlichen Antibiotika.

L-Phenylalanin, *Phe*, *F*, *(S)-2-Amino-3-phenylpropansäure*, *L-α-Amino-β-phenylpropionsäure*, Ⓔ *phenylalanine*, proteinogene, unentbehrliche (essenzielle), ketogene und glucogene Aminosäure mit unpolarer aromatischer Seitenkette (Formel ↗ *Aminosäuren* Abb. 2), die erstmals 1881 aus Lupinen isoliert wurde. P. ist Bestandteil des intrazellulären (62 ± 15μmol/l icw, Mittelwert ± SD) und extrazellulären (53 ± 10μmol/l Plasma) Pools an freien Aminosäuren im menschlichen Organismus. Der • *Phenylalaninspiegel* hat Bedeutung für die Diagnostik von Störungen des P.-Stoffwechsels (s.u.).
Aus Proteinen bzw. Peptiden im Darm freigesetztes P. wird aktiv mittels ↗ *Transportsystem* L absorbiert. Der erste Schritt des P.-Abbaues besteht in der Hydroxylierung (↗ *Phenylalanin-Hydroxylase*) zu ↗ *L-Tyrosin*, das u.a. als Vorstufe des Melanins, des Neurotransmitters Dopamin und der Hormone Adrenalin, Noradrenalin und Thyroxin sowie anderer Verbindungen fungiert. Ein Überschuss an L-Tyrosin wird zu Fumarsäure und Acetoacetat abgebaut. Bekannte vererbte Störungen des P.-Stoffwechsels sind die • *Phenylketonurie* und • *Alkaptonurie*.
Der Gehalt an P. in Nahrungsproteinen liegt im Mittel bei 4–5%. P. ist auch Besatndteil des Süßstoffs • *Aspartam* (wichtig bei Vorliegen einer Phenylketonurie).

phenylalaninarme Diät *phenylalaninarme Kost*, *Phe-arme Diät*, *PKU-Diät*, Ⓔ *low-phenylalanine diet*, Spezialdiät für Patienten mit der erblichen Stoffwechselerkrankung ↗ *Phenylketonurie*.

Die p. D. besteht aus einer extrem eiweißarmen Basiskost, mit exakt berechnetem Gehalt an ↗ *Phenylalanin* (Phe), z.B. 300 mg/d, und einer Phe-freien Zulage bestehend aus Protein in Form von freien Aminosäuren, ggf. auch Dipeptiden, Vitaminen, Mineralstoffen einschließlich Spurenelementen (• *Aminosäurenmischungen*), beides nach individueller ärztlicher Verordnung. Der Arzt ermittelt den Proteinbedarf in regelmäßigen Abständen, beim Säugling ggf. wöchentlich. Phe-Mangel induziert Proteinkatabolie; Phe-Überschuss ggf. neurologische Störungen. Die Zusammensetzung der Zulage ist altersadaptiert; die Produkte werden in der Regel in vier Stufen angeboten: für Säuglinge, Klein- und Schulkinder, Jugendliche und Erwachsene, Schwangere. Die verordnete Tagesdosis soll in 3–5 Einzelportionen über den Tag verteilt mit den Mahlzeiten eingenommen werden, um Aminosäureimbalanzen zu vermeiden. Für Säuglinge stehen Phe-freie Milchersatzprodukte zur Verfügung; sie werden in berechneter Menge vor dem Stillen oder einer entsprechenden Menge an Säuglingsanfangsnahrung gefüttert. Die Basiskost enthält im Wesentlichen Stärke, Zucker und Fett zur Deckung des Energiebedarfs, außerdem Vitamine und Mineralstoffe aus Obst und Gemüse. Die diätetische Lebensmittelindustrie bietet Spezialbackmischungen für Brot und süßes Gebäck, eiweißarme Teigwaren und „Reis", Milchersatz u.a. je nach regionalen Ernährungsgewohnheiten. Dazu kommen mäßige Mengen an Phe-armen Obst- und Gemüsesorten, in Mitteleuropa auch Kartoffeln. Achtung: Der Süßstoff Aspartam wird im Körper hydrolytisch in Asparaginsäure und Phenylalanin gespalten, ein entsprechender Warnhinweis für PKU-Patienten ist daher vorgeschrieben.

Zur Berechnung der Diät dienen Nährwerttabellen der Lebensmittel mit Angabe des jeweiligen Phe-Gehaltes. Sie werden in Deutschland, Österreich und der Schweiz von Patientenvereinigungen in Zusammenarbeit mit Ernährungsberatern/Diätassistenten der Stoffwechselambulanzen in Kinderkliniken erarbeitet. Auch die Lebensmittelindustrie stellt Daten zur Verfügung. Grundlage für die Berechnung des Nährstoffbedarfs sind die jeweiligen Empfehlungen für den Gesunden, z. B. die D-A-CH Empfehlungen für die Nährstoffzufuhr. Bei Erkrankungen mit Eiweißkatabolismus (alle fiebrigen Erkrankungen) muss die Phe-Zufuhr mit der Basiskost reduziert werden. Bei Kleinkindern kann die Klinikeinweisung erforderlich werden.

Die Phe-arme Kost ist Prototyp für alle Aminosäureberechneten Kostformen bei erblichen Störungen im Aminosäurestoffwechsel (vgl. • *Ahornsirup-Krankheit*). Nährwerttabellen enthalten häufig neben Phe auch andere Aminosäuren, um auch seltenere genetisch bedingte Stoffwechselerkrankungen, die vermehrt in Erscheinung treten, zu berücksichtigen.

Phenylalanin-Hydroxylase, *Phenylalanin-Hydrolase*, *Phenylalanin-4-Monooxygenase* (EC 1.14.16.1), Ⓔ *phenylalanine hydroxylase = PAH*, Enzym, das den ersten Schritt des Abbaus von L-Phenylalanin, die Umwandlung von • *L-Phenylalanin* zu ↗ *L-Tyrosin*, katalysiert (Abb.). ↗ *Phenylketonurie* beruht auf einer Störung dieses Schrittes. P. kommt beim Menschen nur in der Leber vor; die genetische Information ist lokalisiert auf Chromosom 12; das Gen besteht aus ca. 90.000 Nucleotiden.

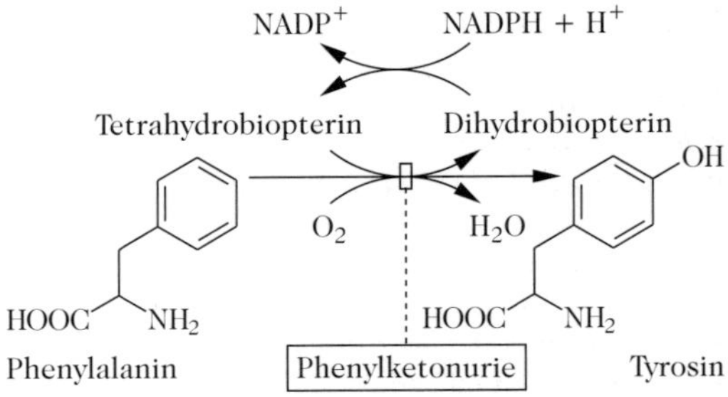

L-Phenylalanin-Hydroxylase. Hydroxylierung von L-Phenylalanin als erster Schritt des Abbaus von L-Phenylalanin. Tetrahydrobiopterin wird durch das Enzym Dihydrobiopterin-Reduktase NADP-abhängig regeneriert.

Phenylalaninspiegel, Ⓔ *phenylalanine level*, Gehalt der Aminosäure L-Phenylalanin im Blut. Normbereich: 0,6–2,0 mg/100 ml Plasma. Werte ab 2 mg/100 ml Plasma können Indikator für einen Gendefekt sein (↗ *Phenylketonurie*; ↗ *Tyrosinämie*).

Phenylbrenztraubensäure, *Phenylpyruvinsäure*, C_6H_5-CH_2-CO-COOH, Ⓔ *phenylpyruvic acid*, Transaminierungsprodukt von ↗ *Phenylalanin*; P. entsteht zusammen mit ↗ *Phenylessigsäure*, wenn die Umwandlung von Phenylalanin zu Tyrosin durch einen Stoffwechseldefekt blockiert ist. P. wird im Harn ausgeschieden; es ist ein Indikator für die unbehandelte ↗ *Phenylketonurie*.

Phenylessigsäure, *2-Phenylethansäure*, C_6H_5-CH_2-COOH, Ⓔ *phenylacetic acid*, Inhaltsstoff einiger etherischer Öle, z.B. in Pfefferminzöl und Rosenöl; im Organismus Abbauprodukt von ↗ *Phenylalanin*. P. entsteht zusammen mit • *Phenylbrenztraubensäure* durch oxidative Decarboxylierung, wenn die Umwandlung von Phenylalanin zu Tyrosin durch einen Stoffwechseldefekt blockiert ist. P. wird mit Harn und Schweiß ausgeschieden; der Geruch erinnert an Mäusekot. Er dient als Indikator für die unbehandelte ↗ *Phenylketonurie*.

Phenylethylamin, Ⓔ *phenylethylamine*, ↗ *biogenes Amin*, das bei der Decarboxylierung der Aminosäure ↗ *Phenylalanin* entsteht. P. kommt in verschiedenen Pflanzen und Pilzen vor und bildet sich beim bakteriellen Proteinabbau z.B. in gereiftem Käse. Im menschlichen Organismus ist die Decarboxylierung ein Stoffwechselnebenweg, der nur aktiviert wird bei pathologisch erhöhtem Serum-Phenylalaninspiegel (↗ *Phenylketonurie*).

Phenylketonurie, *PKU*, veralt. *Følling-Krankheit*, *Brenztraubensäure-Schwachsinn*, Ⓔ *phenylketonuria, PKU*, häufigste autosomal rezessiv • *erbliche Stoffwechselerkrankung* in Mitteleuropa. Der norwegische Arzt Asbjörn Følling beschrieb als Erster den Zusammenhang zwischen der Phenylbrenztraubensäure-Ausscheidung im Harn und Imbezillität [Hoppe-Seylers *Zeitschrift für physiologische Chemie*, 227 (1934), 169–176]. Der pathophysiologische Mechanismus wurde in den 50er Jahren des 20. Jahrhunderts aufgeklärt, erste Therapieversuche folgten (Horst • *Bickel*).

PKU ist heute der Prototyp für eine allein mit Ernährungsmaßnahmen behandelbare genetisch bedingte Erkrankung mit guter Prognose. Die Inzidenz liegt in Deutschland bei 1:6.600, in Österreich und in der Schweiz etwas niedriger. P. gehört zum Standardprogramm beim ↗ *Neugeborenenscreening*; Indikator ist der erhöhte Plasma-↗ *Phenylalaninspiegel* und erniedrigte Plasma-↗ *Tyrosinspiegel* (• *Hyperphenylalaninämien*). Unbehandelt beeinträchtigt PKU die Myelogenese; die Folge ist irreversible Hirnschädigung bis zur Idiotie. Die Lebenserwartung ist verkürzt. Bei frühzeitiger Diagnosestellung und konsequenter Behandlung entwickelt sich das Kind normal. Pränataldiagnose ist möglich, wegen der guten Therapiemöglichkeiten jedoch umstritten. Pathophysiologisch lassen sich drei Gruppen unterscheiden:

Klassische PKU (Ⓔ *classical PKU*), die häufigste und zuerst beschriebene Form der PKU. Ein Defekt der • *Phenylalanin-Hydroxylase* blockiert die Hydroxylierung von Phe zu Tyrosin; bis zu 50% des Phe werden über Stoffwechselnebenwege abgebaut zu Phenylketonen (Name!, • *Phenylbrenztraubensäure* und deren Derivate Phenylessigsäure, Phenylmilchsäure, O-Hydroxyphenylessigsäure), der Rest bedingt den pathologischen Anstieg des Plasma-Phe-Spiegels mit Übertritt ins Gehirn. Das Ausmaß der Schädigung ist abhängig von Schweregrad der Enzymmutation. Die neurologischen Schäden sind am größten in der Phase der Gehirnentwicklung (Säugling, Kleinkind) aber auch danach nicht völlig auszuschließen. Experten empfehlen eine lebenslange Behandlung mit Beginn möglichst bald nach der Geburt. Neugeborene haben einen normalen Phe-Spiegel, unbehandelt steigt er durch exogenes und endogenes Phe rasch an.

Ernährungstherapie: • *phenylalaninarme Diät*. Die verordnete Menge an Nahrungs-Phe und Phefreier Zulage wird bei regelmäßiger Therapiekontrolle = Messung des Plasma-Phe-Spiegels (Zielvorgabe: 0,7–4 mg/dl, ab dem Jugendalter etwas mehr) dem jeweils aktuellen Bedarf angepasst. Voraussetzung für den Therapieerfolg ist die enge Zusammenarbeit zwischen Patient bzw. Eltern/ Sorgeberechtigten und Arzt und Diätassistent(in). Intelligenzdefizite sind irreversibel; Verhaltensstörungen lassen sich vielfach auch beim bisher nicht/ unzureichend behandelten älteren Patienten mit Phe-armer Kost bessern. Achtung: Der Süßstoff Aspartam wird im Körper hydrolytisch in Asparaginsäure und Phenylalanin gespalten, ein entsprechender Warnhinweis für PKU-Patienten ist daher vorgeschrieben.

Atypische PKU (Ⓔ *atypical PKU*), seltene Sonderform der PKU, bei der die Phenylalanin-Hydroxylase nicht aktiv werden kann, weil der Cofaktor ↗ *Tetrahydrobiopterin* (BH_4) fehlt. Ursachen sind Pterinsynthesedefekte oder ein Defekt der • *Dihydrobiopterin-Reduktase*. In beiden Fällen äußert sich die Störung in einem erhöhten Plasma-Phe-Spiegel und der Ausscheidung von Pterinen im Harn.

Ernährungstherapie: BH_4 wird medikamentös supplementiert; eine Spezialdiät ist nicht erforderlich.

maternale PKU (Ⓔ *maternal PKU*), Embryofetopathie des Kindes bei • *Hyperphenylalanimämie* der Mutter, gekennzeichnet durch Mikrocephalie, Wachstums- und Entwicklungsverzögerung mit Intelligenzdefekt, ggf. auch Missbildungen und Herzfehler. Die Störungen sind unabhängig vom genetischen Muster des Kindes (PKU oder heterozygoter Merkmalsträger).

Ernährungstherapie: Die Schädigung des Kindes ist nur zu vermeiden, wenn die Mutter zum Zeitpunkt der Konzeption und während der gesamten Dauer der Schwangerschaft eine streng phenylalaninarme Kost einhält mit Plasma-Phe-Spiegeln von 1–3 mg/100 dl. Die Diät ist sehr viel strenger als die üblicherweise für den jungen Erwachsenen empfohlene. Auf den Bedarf der Schwangeren abgestimmte Aminosäurenmischungen stehen zur Verfügung, ggf. muss Tyrosin supplementiert werden. Eine engmaschige Überwachung durch Gynäkologen und Stoffwechselexperten ist unabdingbar.

Phenylpyruvinsäure, (Salz: Phenylpyruvat) Syn. für ↗ *Phenylbrenztraubensäure*.

PHI-27, Ⓔ *PHI-27*, Abk. für Peptid mit N-terminalem Histidin und C-terminalem Isoleucinamid, ein 27-AS-Peptidamid, das zusammen mit dem Peptid mit N-terminalem Histidin und C-terminalem Methioninamid, PHM-27, und dem vasoaktiven intestinalen Polypeptid (VIP) aus dem gleichen Vorläufer gebildet wird. Es wurde aus dem Dünndarm von Schweinen isoliert. Zusammen mit VIP kommt PHI im Verdauungstrakt, in der Lunge, in der Gallenblasenwand, in exokrinen Drüsen u.a., aber auch in den Neuronen des ZNS vor. Es stimuliert wie Sekretin und VIP die exokrine und endokrine Sekretion des Pankreas und auch die Sekretion von Pepsin im Magen. Ähnlich wie VIP wirkt es relaxierend auf die Gallenblase.

Phlorhi(d)zin, Ⓔ *phlori(d)zin*, ein Glucosid (Abb.) mit dem Aglycon Phloretin, das in der Wurzelrinde von Birnen, Äpfeln und anderen *Rosaceae* vorkommt. P. blockiert u.a. die Glucoseresorption durch die Nierentubuli, wodurch eine Glucosurie verursacht wird. Aus diesem Grund wird es in der experimentellen Physiologie eingesetzt.

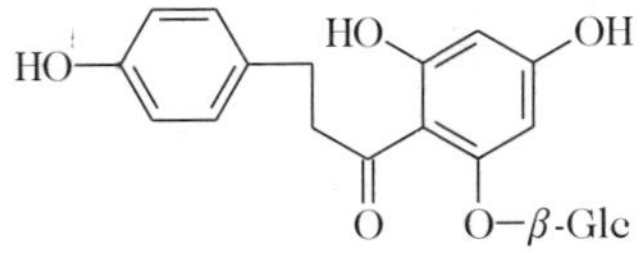

Phlorhi(d)zin

Phoenix dactylifera, bot. Artname für Dattelpalme (↗ *Dattel*).

Phospatasen, *Phosphorsäuremonoester-Hydrolasen* (EC-Unteruntergruppe 3.1.3), Ⓔ *phosphatases*, weitverbreitete Gruppe von Hydrolasen, die als Esterasen die Spaltung von Phosphomonoestern katalysieren. Die P. kommen vor allem in Leber, Pankreas, im Verdauungstrakt sowie in Mikroorganismen, z.T. als Isoenzyme oder multiple Formen, vor. Sie sind meist dimere Proteine und enthalten im aktiven Zentrum einen essenziellen Serinrest. Die Unterteilung der P. erfolgt nach ihrem pH-Optimum in saure P. (pH-Optimum bis 5) mit den P. aus Leber (M_r 16 kDa), Erythrocyten (M_r 10 kDa) und Prostata (M_r 102 kDa) als wichtigsten Vertretern und in ↗ *alkalische Phosphatasen* (pH-Optimum 7–8). P. sind auch an reversiblen Phosphorylierungen von Proteinen (Enzymen) bei der Regulation ihrer Aktivität beteiligt (Phosphoprotein-P.). Diagnostische Bedeutung haben die Bestimmung der sauren P. im Serum bei Verdacht auf Prostatakrebs und die der alkalischen P. insbesondere bei Verdacht auf Knochen-, Leber- und Gallenblasenerkrankungen. Zu den P. gehören auch die ↗ *Nucleotidasen*.

Phosphatdiabetes, ↗ *primäre Phosphatstörungen*.

Phosphate, Ⓔ *phosphates*, Salze (bzw. Ester) der ↗ Phosphorsäure (nutritive Zufuhr und Stoffwechsel: ↗ Phosphor). Anorganische P. sind Bestandteil des Puffersystems des Körpers (PO_4^{3-} neben Protein-Anionen das wichtigste Anion des Intrazellulärraumes, ↗ *Säure-Basen-Haushalt*), organische P. sind an zahlreichen regulatorischen Prozessen (Protein-Phosphorylierung) beteiligt und spielen als energiereiche P. (↗ energiereiche Verbindungen) eine wichtige Rolle im Energiehaushalt der Zelle.

Lebensmitteltechnologische Verwendung: ↗ *Orthophosphate*, ↗ *Diphosphate*, ↗ *Triphosphate*, ↗ *Polyphosphate*.

Phosphatidasen, Syn. für ↗ *Phospholipasen*.

Phosphatide, Ⓔ *phosphatides*, Syn. für ↗ *Phospholipide*.

Phosphatidsäuren, Ⓔ *phosphatidic acids*, Grundsubstanz der • *Phosphoglyceride*, bestehend aus Glycerin + 2 Fettsäuren + Phosphorsäure. P. sind Zwischenprodukte der Biosynthese der Triglyceride und der Phospholipide (↗ *Fettstoffwechsel*).

Phosphatidylcholine, *PtdCho*, *PC*, Ⓔ *phosphatidylcholines*, Syn. für ↗ *Lecithine*.

Phosphatidylcholin-Sterin-O-Acyltransferase, Syn. für ↗ *Lecithin-Cholesterin-Acyl-Transferase* (LCAT).

Phosphatidylethanolamine, Ⓔ *phosphatidylethanolamines*, ↗ *Kephaline*.

Phosphatidylinositole, Ⓔ *phosphatidylinositoles*, zu den • *Kephalinen* zählende Phosphoglyceride, die *myo*-Inositol in der Kopfgruppe enthalten. Zu den P. gehören 1-Phosphatidylinositol (Abk. PI oder PtdIns), 1-Phosphatidylinositol-4-phosphat (PIP) sowie 1-Phosphatidylinositol-4,5-diphosphat (PIP_2). P. sind im Unterschied zu den meisten anderen Glycerophospholipiden in Wasser löslich. Etwa 2–12% der Gesamtphospholipide eukaryotischer Zellen sind P. Im Allgemeinen überwiegt PI, während das PIP und PIP_2 nur in geringen Mengen enthalten sind. Die durch Phospholipase C katalysierte Spaltung von PIP_2 in Inositol-Triphosphat ($InsP_3$) und Diacylglycerin (DAG) ist ein wichtiger Schritt der Signalübertragungskette (↗ *Phosphoinositol-Kaskade*), die zur Öffnung von Calciumkanälen und damit zur Regulation von Calcium-abhängigen zellulären Prozessen führt.

Phosphatidylserin, Ⓔ *phosphatidylserine*, ein saures Phosphoglycerid aus der Gruppe der • *Kephaline*. P. kann abhängig vom pH-Wert in mehreren ionisierten Formen existieren und ist Teil der • *Phosphoinositol-Kaskade* (und aktivierender Faktor der • *Protein-Kinase C*.

phopsphatiertes Distärkephosphat (E 1413, ADI –), Ⓔ *phosphated distarch phosphate*, eine als Verdickungsmittel verwendete ↗ *modifizierte Stärke* für Konserven, Soßen, Suppen, Mayonnaise und Milcherzeugnisse. P. hat eine gute Säure-, Scher-, Hitze-, Gefrier- und Taustabilität und neigt nur wenig zur ↗ *Retrogradation*

Phosphatliga, ↗ *Schweizerische Phosphatliga*.

Phosphat-Theorie, ↗ *Hyperaktivität*, ↗ *Schweizerische Phosphatliga*.

Phosphaturie, ↗ *primäre Phosphatstörungen*.

Phosphodiesterase-Hemmer, *PDE-Hemmer*, Ⓔ *phosphodiesterase inhibitors*, im pharmakologischen Sinne Substanzen, die die 3':5'-zyklische Nucleotid-Phosphodiesterase (EC 3.1.4.17, katalysiert den Abbau von cyclo-AMP [↗ *Adenosinphosphate*]) hemmen. Durch die Erhöhung der zellulären cAMP-Konzentration kommt es u.a. zu einer Gefäßerweiterung. P. der Nahrung sind z.B. ↗ *Methylxanthine* wie Coffein.

Phosphoenolpyruvat-Carboxykinase, *PEPCK* (EC 4.1.1.32), Ⓔ *phosphoenolpyruvate carboxykinase, PEPCK*, • *Schlüsselenzym* der ↗ *Gluconeogenese*. PEPCK katalysiert die Umwandlung von Oxalacetat zu Phosphoenolpyruvat (↗ *Pyruvat*). In Leber und Nieren finden sich zwei Isoenzyme in Mitochondrien und Cytosol, in Lymphocyten und Fibroblasten nur in den Mitochondrien. Genetische Defekte sind für beide Isoenzyme beschrieben (• *Phosphoenolpyruvat-Carboxykinasemangel*).
Die P. ist induzierbar: Als Induktor wirken cAMP und Glucocorticoide. Cortisol stimuliert vor allem die Gluconeogenese aus Aminosäuren. Insulin wirkt als Repressor.

Phosphoenolpyruvat-Carboxykinasemangel, Ⓔ *phosphoenolpyruvate carboxykinase-deficiency*, seltene, autosomal rezessiv erbliche Stoffwechselerkrankung mit Hemmung der ↗ *Gluconeogenese*. Beide Isoenzyme der ↗ *Phosphoenolpyruvat-Carboxykinase* können betroffen sein. Gemeinsame Symptome sind Glucagon-resistente ↗ *Hypoglycämie* im Nüchternzustand und ↗ *metabolische Acidose* (Lactacidose). Neuropathien, Nierentubulus-Störungen, Hepatomegalie und Kardiomyopathie werden beschrieben.
Ernährungstherapie: Die wenigen bekannt gewordenen Fälle deuten auf eine Stoffwechselstabilisierung nach dem 3. Lebensjahr. Bis dahin sollte die Nahrung lactose- und fructosearm sein; später ist möglicherweise keine Spezialdiät mehr erforderlich. Im akuten Krankheitszustand werden Glucose und Hydrogencarbonat zur Normalisierung des Blutglucose- und -lactatspiegels infundiert.

Phosphofructokinase, *Fructose-6-phosphat-1-Kinase*, PFK (EC 2.7.1.11), Ⓔ *phosphofructokinase*, •*Schlüsselenzym* der ↗ *Glycolyse*, das die Phosphorylierung von Fructose-6-phosphat am C-Atom 1 katalysiert. Die Aktivität der P. wird durch mehrere Faktoren allosterisch kontrolliert. So wird die P. im Muskel durch ATP, dessen Effekt durch AMP vermindert und Citrat erhöht wird, sowie durch Wasserstoffionen gehemmt. Dagegen wirken AMP und ADP als allosterische Aktivatoren.
In der Leber wird die P. durch • *Fructose-2,6-diphosphat* aktiviert. Dieser spezielle Regulator für die Umschaltung zwischen Glycolyse und Gluconeogenese wird bei hohem Glucose-Angebot aus Fructose-6-phosphat durch Phosphofructose-2-Kinase gebildet. Fructose-2,6-diphosphat hemmt die Fructose-1,6-diphosphatase, ein Schlüsselenzym der ↗ *Guconeogenese*. Die Biosynthese der P. wird von Insulin in Kombination mit Glucose induziert und durch cAMP reprimiert.

Phosphoglucomutase (EC 2.7.5.1), Ⓔ *phosphoglucomutase*, Enzym des Glycogenstoffwechsels. Im Rahmen der Glycogensynthese wird Glucose-6-phosphat durch die P. in • *Glucose-1-phosphat* überführt. Ein Zwischenprodukt der Reaktion ist Glucose-1,6-diphosphat. Umgekehrt wird durch die P. das bei der Glycogenolyse entstandene Glucose-1-phosphat in Glucose-6-phosphat umgewandelt, damit es durch die Einschleusung in die Glycolyse zur Energiegewinnung dienen kann.

Phosphogluconat-Dehydrogenase, Ⓔ *phosphogluconate dehydrogenase*, Enzym des ↗ *Pentosephosphat-Zyklus*. Die P. katalysiert die oxidative Decarboxylierung von 6-Phosphogluconat, einer β-Hydroxysäure, zu Ribulose-5-phosphat und Kohlendioxid unter Bildung von NADPH.

Phosphoglycerat-Kinase, EC 2.7.2.3, Ⓔ *phosphoglycerate kinase*, Enzym der ↗ *Glycolyse*, welches 1,3-Diphosphoglycerat zu 3-Phosphoglycerat umsetzt, wobei in einer Substratkettenphosphorylierung aus ADP erstmals ATP produziert wird.

Phosphoglycerat-Mutase, EC 2.7.5.3, Ⓔ *phosphoglyceromutase*, Enzym der ↗ *Glycolyse*, welches 3-Phosphoglycerat in 2-Phosphoglycerat umwandelt.

Phosphoglyceride, *Glycerophospholipide*, *Glycerophosphatide*, Ⓔ *phosphoglycerides*, Untergruppe der • *Phospholipide* und der • *Glycerolipide*, bei der Glycerin in Position 1 und 2 mit Fettsäuren, in Position 3 mit Phosphorsäure bzw. Phosphorsäurederivaten (↗ *Phosphatidsäuren*) niedermolekularer, basischer Verbindungen (= polare Gruppe) verestert ist. Charakteristisch für Position 2 ist eine ↗ *langkettige, mehrfach ungesättigte Fettsäure* (Abb.). Die wichtigsten Vertreter sind Phosphatidylcholin, Phosphatidylethanolamin, Phospatidylinositol und Phosphotidylserin (↗ *Lecithine*, ↗ *Kephaline*), die Bestandteil aller biologischen Membranen sind. Phosphatidylglycerin kommt in Algen, Bakterien und höheren Pflanzen vor und in

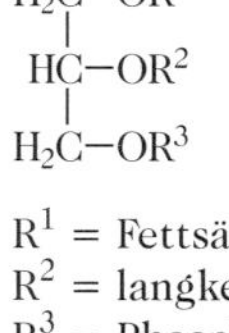

R^1 = Fettsäure
R^2 = langkettige, mehrfach ungesättigte Fettsäure
R^3 = Phosphorsäure (↗ Phosphatidsäure bzw. Phosphorsäureester)

Phosphoglyceride. Allgemeine Struktur.

der inneren Mitochondrienmembran. ↗ *Plasmalogene*.

Phosphoinositol-Kaskade, Ⓔ *inositol phosphate cascade*, ein wichtiges Signaltransduktionssystem für zahlreiche Hormone, das durch rezeptorvermittelte Hydrolyse von Phosphatidylinositoldiphosphat (PIP_2) zwei sekundäre Botenstoffe erzeugt (vgl. • *Phosphatidylinositole*). Die Wechselwirkungen zwischen dem Hormon und Rezeptor werden über ein G-Protein (GTP bindendes Protein) weitergeleitet und aktivieren die membrangebundene Phospholipase C, die die Hydrolyse von PIP_2 zu IP_3 und DAG katalysiert (Farbtafel XXI). Das wasserlösliche IP_3 wandert zum endoplasmatischen Reticulum und bewirkt dort als sekundärer Botenstoff die Freisetzung von Ca^{2+} aus intrazellulären Speichern in das Cytosol. Ca^{2+}-Ionen stimulieren direkt oder über Calmodulin verschiedene biochemische Vorgänge (Glycogenolyse, Exocytose, Kontraktion glatter Muskeln u.a.).
Die Lebensdauer des IP_3 beträgt nur wenige Sekunden. Es wird zu Inositol abgebaut oder zum Inositol-1,3,4,5-tetrakisphosphat phosphoryliert. Der zweite sekundäre Bote, das unpolare DAG bleibt membrangebunden und aktiviert dort die Protein-Kinase C (PKC); diese wiederum phosphoryliert und reguliert verschiedene andere Proteine. Für die Aktivierung der PKC sind ↗ *Phosphatidylserin* (PS) und Ca^{2+}-Ionen essenziell. Der ebenfalls schnelle Abbau des zweiten Boten DAG führt entweder zu Glycerin und den zugrunde liegenden Fettsäuren, wobei Arachidonsäure als Vorstufe für weitere Signalmoleküle (u.a. ↗ *Prostaglandine*) dient, oder es wird zur Phosphaditsäure phosphoryliert.

Phospholipasen, *Phosphatidasen* (EC 3.1.1), Ⓔ *phospholipases*, Untergruppe der Lipasen. Sie wirken spezifisch auf ↗ *Phospholipide* vom Grundtyp des ↗ *Lecithins*; dabei werden freie Fettsäuren, Lecithin und/oder Kephalin freigesetzt. Nach dem jeweiligen Angriffsort werden P. mit den Buchstaben A–D und ggf. Ziffern gekennzeichnet (Abb.). P. kommen im tierischen und pflanzlichen Organismus vor; beim Menschen werden P. in der Leber und im Pankreas produziert.

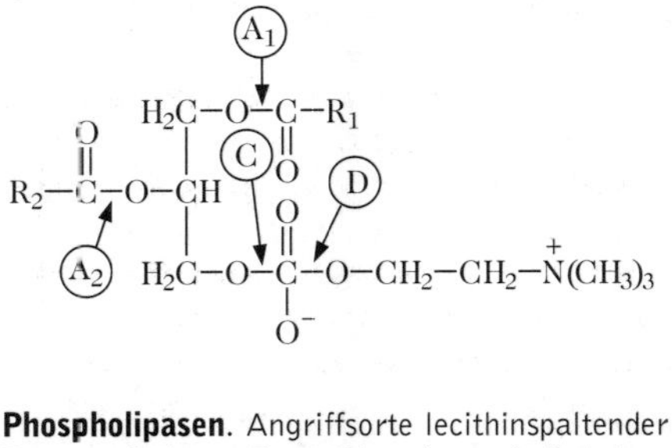

Phospholipasen. Angriffsorte lecithinspaltender Enzyme. R_1 = gesättigter, R_2 = ein- oder mehrfach ungesättigter Fettsäurerest.

Phospholipid-Cholesterin-Acyltransferase, Syn. für ↗ *Lecithin-Colesterin-Acyl-Transferase* (LCAT).

Phospholipide, *Phosphatide*, Ⓔ *phospholipids*, verseifbare • *Lipide*, die mindestens eine Fettsäure (• *Acyllipide*), bevorzugt mehrfach ungesättigt, und einen Phosphorsäurerest bzw. ein Phosphorsäurederivat (z.B. Phosphatidylethanolamin, ↗ *Ethanolamin*) enthalten. Man unterscheidet zwischen ↗ *Phosphoglyceriden* (mit Glycerin) und Sphingophospholipiden (↗ *Sphingolipide*) mit Sphingosinen. P. sind gekennzeichnet durch eine hydrophile und eine hydrophobe Gruppe im Molekül (amphiphile Verbindungen). Das befähigt sie, beständige Emulsionen in Wasser zu bilden (↗ *Emulgatoren*). Die teilweise hochungesättigten Fettsäuren (↗ *langkettige mehrfach ungesättigte Fettsäuren*, z.B. ↗ *Linolsäure* oder ↗ *all-cis-4,7,10,13,16,19-Docosahexaensäure*) machen P. empfindlich gegen Autoxidation.
P. kommen vor:
1) in ↗ *Biomembranen*;
2) in ↗ *Lipoproteinen* und ↗ *Chylomikronen* als Transportform für Fettsäuren in Blut und Lymphe.
In beiden Fällen ist die physikalisch-chemische Struktur der P. ausschlaggebend für ihre Wirkung. Der Gehalt eines Organs an P. ist umso höher, je lebenswichtiger es ist. Hohe Konzentrationen finden sich z.B in Mark, im Gehirn, in der Leber und im Herz, bei Pflanzen in Samen, Wurzeln und anderen Reserveorganen. In Lebensmitteln sind P. Bestandteil des Fettes. Der Anteil ist im Depotfett gering, in • *Strukturlipiden* höher, reich an P. ist z.B. Eidotter.
Stoffwechsel: Nahrungs-P. werden im Dünndarm enzymatisch gespalten (↗ *Phospholipasen*; ↗ *Lysophospholipide*), resorbiert und die Komponenten verstoffwechselt (↗ *Fettverdauung*, ↗ *Fettresorption*, ↗ *Fettstoffwechsel*). P sind keine essenziellen Nahrungsbestandteile; die körpereigene P.-Synthese ist unabhängig von der Zufuhr mit der Nahrung. Nach neueren Untersuchungen werden P. in Lebensmitteln funktionelle Eigenschaften zugesprochen (↗ *funktionelle Lebensmittel*).

Phosphopantothein, ↗ *Pantothensäure*.

Phosphoproteine, Ⓔ *phosphoproteins*, Proteine, die als prosthetische Gruppe Phosphatreste enthalten, wie z.B. ↗ *Caseine* und das Ovalbumin (↗ *Albumine*) des Hühnereis. Weitere P. sind Phosphovitin und Vitellin des Eidotters sowie das ↗ *Pepsin* des Magensafts. Die reversible Phosphorylierung von Serin-, Threonin- bzw. Tyrosinresten in Proteinen ist ein wichtiges Prinzip funktioneller Modifizierungen.

Phosphor, Ⓔ *phosphorus*, chem. *P*, hat einen Körperbestand von 600–700g beim Erwachsenen (Neugeborene ca. 17g); davon befinden sich in

Form von Calciumphosphat mehr als 85% in Knochen und Zähnen, 14% im Gewebe und <1% im Extrazellulärraum. Im Plasma liegt das • *Mengenelement* P in ionisierter Form als • *Phosphat* (0,8–1,4 mmol/l) vor. Das Löslichkeitsprodukt von Ca^{2+} und HPO_4^- ist das Produkt der Konzentrationen beider Ionen, bei der das Salz im Plasma gerade noch vollständig gelöst ist. Eine Steigerung der Phosphatkonzentration im Plasma geht mit einem Abfall der Ca^{2+}-Konzentration einher. Bei starker Überschreitung des Löslichkeitsproduktes kommt es zu pathologischen Ablagerungen von Calciumphosphat in Nieren (↗ *Harnsteine*), Gelenken und Muskulatur und zu reaktiven Entzündungen des betroffenen Gewebes. Die P-Homöostase wird analog zu Calcium reguliert.

Stoffwechsel: P wird überwiegend in Form organischer P-Verbindungen (Proteine, Nucleinsäuren, Phospholipide und Vitamine) aufgenommen, aus denen es zunächst durch Phosphatasen als anorganisches Phosphat freigesetzt wird. Rund 70% der Nahrungszufuhr werden im Dünndarm durch aktiven Natrium-Cotransport resorbiert, Orthophosphat nahezu vollständig, Polyphosphate erst nach Hydrolyse im Darm. Hohe Konzentrationen von Eisen, Calcium und Aluminium reduzieren die Bioverfügbarkeit, Calcitriol (↗ *Calciferole*) verstärkt sie. P. wird glomerulär filtriert und im proximalen Tubulus durch einen Natrium-Cotransport zu etwa 80% rückresorbiert. ↗ *Parathyrin* reduziert die tubuläre Rückresorption, Calcitriol stimuliert sie.

Funktionen: Im ↗ *Hydroxylapatit* trägt P. zur Versteifung der Knochenstruktur bei. Als Bestandteil von Adenosintriphophat (ATP, ↗ *Adenosinphosphate*) spielt P. eine Schlüsselrolle bei der zellulären Energiespeicherung. In Form des Phosphat-Puffersystems ($HPO_4^{2-}/H_2PO_4^-$) trägt P. zur Pufferung renal ausgeschiedener H^+-Ionen bei. P. ist wichtiger Baustein der Nucleinsäuren; die Aktivität zahlreicher Enzyme wird über Phosphorylierungen reguliert.

Bedarf und Zufuhr: Der durchschnittliche Bedarf des Erwachsenen wird auf 580 mg/d geschätzt, in der Wachstumsphase ist der Bedarf erhöht (Knochenmineralisation!), auch in Schwangerschaft und Stillzeit sind Zuschläge, die die intestinale Absorptionsrate berücksichtigen, erforderlich. Die resultierenden Zufuhrempfehlungen der DACH-Fachgesellschaften zeigt die Tab.

Praktisch alle Lebensmittel enthalten P. Phosphorzufuhren von 1,5–2,5 g/d bewirken einen Abfall des Calciumspiegels und einen Anstieg des Serum-Parathyrins. Entgegen früherer Vermutungen verschlechtert sich hierdurch jedoch nicht die Calciumbilanz, so dass die Einhaltung eines bestimmten ↗ *Calcium-Phosphor-Quotienten* nicht notwendig ist.

Mangel: Er entsteht bei übermäßigem Gebrauch von aluminiumhaltigen Antacida oder bei Hyperparathyreoidismus, praktisch nicht alimentär. Im Mangel sinkt der ATP-Gehalt in Erythrocyten und Gewebe und es kommt zur Ausbildung einer hämolytischen Anämie, Muskelschwäche und Osteoporose. Die X-chromosomale familiäre Hypophosphatämie geht mit Rachitis und Zwergwuchs einher und ist Ausdruck einer Fehlfunktion der intestinalen und renalen Phophatcarrier.

Phosphor. Tab. Empfohlene Zufuhr [Quelle: DACH, *Referenzwerte für die Nährstoffzufuhr*, Umschau-Braus Verlag, Frankfurt, 2000]

Alter	[mg/d]
bis 4 Monate[1]	120
4–12 Monate	300
1–4 Jahre	500
4–7 Jahre	600
7–10 Jahre	800
10–19 Jahre	1250
19 Jahre und älter	700
Schwangere[2]	800
Stillende[2]	900

1 = Schätzwert, 2 = 1250 mg/d, wenn < 19 Jahre

phosphorarme Diät, Ⓔ *low phosphorus diet*, elektrolytdefinierte Diät, bei der die Zufuhr von Phosphor mit der Nahrung maximal 800 mg pro Tag beträgt. Die p. D. wird bei erhöhtem Blutphosphatspiegel (• *Hyperphosphatämie*) eingesetzt. Indikationen einer p. D. sind vor allem chronische ↗ *Niereninsuffizienz*, Dialysebehandlung (↗ *Dialyse*), ↗ *Osteoporose* und ↗ *Hyperparathyreodismus*.

Bei einer p. D. müssen besonders phosphorreiche Lebensmittel (Tab.) weitgehend gemieden werden.

phosphorarme Diät. Tab. Phosphatgehalt einiger Lebensmittel. [nach B. Kluthe: PRODI 4.5 LE, 2000, Wissenschaftliche Verlagsgesellschaft, Stuttgart]

Lebensmittel	Gehalt [mg/100 g]
Bierhefe	1.800
Weizenkleie	1.288
Schmelzkäse	800
Parmesan	750
Kakaopulver	656
Hühnereigelb	590
Walnuss	410
Cervelatwurst	204

Da der Phosphorgehalt mit dem Proteingehalt der Nahrungsmittel korreliert, sollte die Zufuhr eiweißreicher Lebensmittel eingeschränkt werden. Die Durchführung einer p.D. ist bei Dialysepatienten besonders problematisch, da sich diese gleichzeitig eiweißreich und phosphorarm ernähren müssen (phosphorarme Eiweißkonzentrate als Trinknahrung). Daher ist der Einsatz von Phosphatbindern meist unerlässlich.

phosphordefinierte Diät, Ⓔ *phosphorus defined diet*, • *elektrolytdefinierte Diät*, bei der die Zufuhr von Phosphat an das vorliegende Krankheitsbild angepasst wird. Zu unterscheiden sind ↗ *phosphorarme Diäten* und ↗ *phosphorreiche Diäten*. Bei der Betrachtung der tatsächlich aufgenommenen Phosphatmenge ist der Anteil des nicht resorbierbaren Phytatphosphors abzurechnen, dessen Zufuhr von der Ernährungsweise abhängig ist. Neben dem alleinigen Phosphatgehalt der natürlichen Lebensmittel sind auch Phosphatzusätze aus der Lebensmittelindustrie (v.a. in Wurstwaren, Schmelzkäse) zu berücksichtigen.

phosphororganische Insektizide, eine Gruppe von • *Insektiziden*, die sich von der Orthophosphorsäure ableiten. Der Wirkungsmechanismus der P. ist bei Insekten und Warmblütern ähnlich. Im Vordergrund stehen meist die durch Enzymphosphorylierung auftretenden Hemmungen der Acetylcholin-Esterasen, sowie Alkylierungsreaktionen. Wichtige p.I. sind ↗ *Malathion* und ↗ *Parathion*.

phosphorreiche Diät, • *elektrolytdefinierte Diät*, die sich durch einen erhöhten Phosphorgehalt auszeichnet und bei Erkrankungen eingesetzt wird, die mit erniedrigten Phosphatspiegeln einher gehen. Dazu zählen der so genannte Phosphatdiabetes (• *primäre Phosphatstörungen*) und das • *Debré-Toni-Fanconi-Syndrom*. Die Therapie besteht in der erhöhten Zufuhr phosphatreicher Lebensmittel (vgl. Tabelle ↗ *phosphorarme Ernährung*). Besonders geeignet sind Milch und Milchprodukte, da sie zudem reich an Calcium sind. Der Vorteil der Ernährungstherapie gegenüber der medikamentösen besteht in der kontinuierlicheren Aufnahme und langsameren Resorption des zugeführten Phosphats. Der durch die p.D. induzierte sekundäre Hyperparathyreodismus macht die medikamentöse Zufuhr von Calcitriol (↗ *Calciferole*) notwendig (außer bei bestehender Hypercalcämie).

Phosphorsäure, *Orthophosphorsäure* (E338, ADI 70,0 mg), Ⓔ *phosphoric acid, orthophosphoric acid*, hat einen rein sauren Geschmack, ohne Nebengeschmack. Sie wird vor allem als Säuerungsmittel bei ↗ *Cola-Getränken* benutzt, daneben als Säureregulator und als Aufschlussmittel für Proteine und Rohkakao. Hoher Phosphatgehalt wurde mit Symptomen der • *Hyperaktivität* in Verbindung gebracht, was in Studien nicht belegt werden konnte [B. Walher et al. *Monatsschr. Kinderheilkd.* 128 (1980) 382; H. Preis: Einfluß von Nahrungsmitteln auf das Verhalten von Kindern mit Aufmerksamkeitsdefiziten...; Hochschulreihe 1, Verlag f. Medienpraxis und Kulurarbeit Ludwigshafen, 1999]. Vgl. • *Orthophosphate*.

Phosphorylase, *Amylophosphorylase*, *Polyphosphorylase* (EC 2.4.1.1), Ⓔ *(amylo-poly-)phosphorylase*, Enzym, welches aus aus α-1→4-Glucosepolymeren (Glycogen, Stärke, Maltodextrin) unter Beteiligung von Phosphat α-D-Glucose-1-phosphat freisetzt (z.B. im Rahmen der ↗ *Glycogenolyse*). Die Aktivität des Enzyms wird u.a. durch Phosphorylierung (• *Phosphorylase-Kinase*) reguliert. Die zahlreichen Organ- und substratspezifischen Isoenzyme sollten entsprechend näher bezeichnet werden (↗ *Leber-Phosphorylase*, ↗ *Muskel-Phosphorylase*, ↗ *Glycogen-Phosphorylase* usw.). Enzymdefekte sind Ursache versch. ↗ *Glycogenosen*.

Phosphorylase-Kinase (EC 2.7.1.38), Ⓔ *phosphorylase kinase*, ein Enzym, das zur Aktivierung des Schlüsselenzyms der Glycogenolyse, der Glycogen-Phosphorylase (↗ *Phosphorylase*), benötigt wird und die Phosphorylierung der inaktiven Glycogen-Phosphorylase b zur aktiven Phosphorylase a katalysiert. Die P. existiert ebenfalls in einer inaktiven Form, die nicht phosphoryliert ist. Diese wird, katalysiert durch eine unspezifische • *Protein-Kinase A*, an einem Serylrest phosphoryliert und somit aktiviert. Die Protein-Kinase A wird in ihrer Aktivität hormonell gesteuert, dabei spielt cAMP als *sekundärer Botenstoff* eine Rolle. Die Inaktivierung der P. wird wie bei der Glycogen-Phosphorylase von einer spezifischen Phosphoprotein-Phosphatase-1 katalysiert. Eine direkte Stimulierung der P. erfolgt durch Erhöhung der Ca^{2+}-Konzentration und führt bei Muskelarbeit zum gesteigerten Abbau von ↗ *Glycogen*. Ein Enzymdefekt führt zur ↗ *Glycogenose* Typ VIII.

Photometrie, „Lichtmessung", Ⓔ *photometry*, im engeren Sinn die Konzentrationsbestimmung gelöster Substanzen durch Messung ihrer Lichtabsorption (↗ *UV-VIS-Spektroskopie*). Farblose Proben werden durch Umsetzung mit geeigneten Reagenzien in farbige Verbindungen mit spezifischer Lichtabsorption überführt und dann die ↗ *Extinktion* im Photometer ermittelt. Grundlage für die analytische Anwendung der P. ist das *Lambert-Beersche Gesetz*:

$$E = \log I_0/I_D = \varepsilon \times c \times d$$

(E = Extinktion, I_0 = Intensität des einfallenden und I_D des durchgehenden Lichtes, ε = molarer Extinktionskoeffizient [Stoffkonstante in $m^2 mol^{-1}$], c = Konzentration im mol und d Schichtdicke der Substanz in mm). ↗ *Optischer Test*.

Photosynthese, Ⓔ *photosynthesis*, 1) im weitesten Sinne alle chemischen Reaktionen, die unter

der Einwirkung von sichtbarem oder ultraviolettem Licht ablaufen und zur Synthese einer chemischen Verbindung führen (photochemische Synthese).
2) Im engeren Sinne die als Kohlenstoff-Assimilation (Kohlenstoff-Fixierung) bezeichnete Bildung von ↗ *Kohlenhydraten* aus Kohlendioxid (CO_2) und Wasser (H_2O), die in den Chloroplasten grüner Pflanzen mit Hilfe von Sonnenlicht (sichtbarem Licht) unter Nutzung des Blattfarbstoffs ↗ *Chlorophyll* erfolgt (pflanzliche Primärproduktion; • *Nahrungskette*) und sich mit folgender Summenformel beschreiben lässt:
$6CO_2 + 6H_2O + \text{Lichtenergie} \rightarrow C_6H_{12}O_6 + 6O_2$
Zur P. sind alle höheren Pflanzen, Farne, Moose, Rotalgen, Grünalgen, Braunalgen sowie aerobe (Cyanobakterien) und anaerobe (Purpurbakterien) phototrophe Bakterien befähigt.
Die P. ist von fundamentaler Bedeutung für das Leben auf der Erde, da sie der einzige Lieferant für molekularen Sauerstoff in der Atmosphäre, der entscheidende Faktor im Kreislauf des Kohlenstoffs und die Nahrungsbasis aller heterotrophen Lebewesen ist.

Phthalate, E *phthalates*, Salze bzw. Ester der Phthalsäure mit der allgemeinen Formel 1,2-$C_6H_4(COOR)_2$, wobei R für einwertige Metall- bzw. Ammoniumionen oder aromatische und aliphatische Reste steht. P. werden als • *Weichmacher* zur Verbesserung der Dehnbarkeit, Weichheit und Biegsamkeit Kunststoffen zugesetzt, v. a. Produkten aus Polyvinylchlorid (Abk. PVC, bis zu 70%). Typische PVC-haltige Produkte sind Fußbodenbeläge, Vinyltapeten, aufblasbare Artikel, Duschvorhänge, Tischdecken, Kunstleder, Elektrokabel, Fensterdichtungen. Der am häufigsten eingesetzte Weichmacher ist Di-2-(ethylhexyl)-phthalat, abgekürzt DEHP. Er ist im Tierversuch krebserregend, fruchtschädigend, nierenschädigend und schleimhautreizend.

Phthalide, E *phthalides*, sekundäre Pflanzenstoffe mit dem von der Phthalsäure abgeleiteten Lacton-Grundgerüst Isobenzofuran-1-on. P. kommen als charakteristische Aromastoffe in etherischen Ölen von Sellerie und Liebstöckel (*Apiaceae/ Umbelliferae*) vor. Hauptsächlich wurde das P. 3-n-Butylphthalid und das Dihydrophthalid Sedanolid (3-n-Butyl-4,5-dihydrophthalid) nachgewiesen (Abb.). Zum Wirkmechanismus der P. beim Menschen ist bisher wenig bekannt. Im Tierversuch konnten beide Verbindungen die Aktivität des Entgiftungsenzyms Glutathion-S-Transferase (EC 2.5.1.18) in der Leber und der Dünndarmmucosa erhöhen und das Wachstum chemisch induzierter Tumore hemmen. P. werden daher als chemopräventive Verbindungen (↗ *Chemoprävention*) diskutiert.

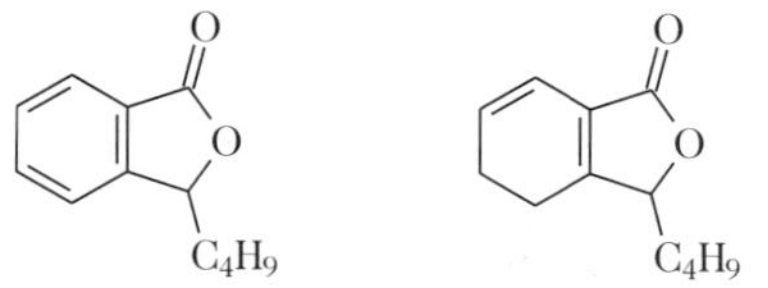

Phthalide

pH-Wert, *pH*, *Wasserstoffexponent*, E *pH, pH value*, Maßeinheit für die Wasserstoffionenkonzentration und damit die Stärke der Säure oder Base einer Lösung. Die Bezeichnung pH-Wert wird aus dem lat. *pondus hydrogenii* (Gewicht des Wasserstoffs) bzw. *potentia hydrogenii* (Wirksamkeit des Wasserstoffs) hergeleitet.
Der pH-W. berechnet sich als der negativ dekadische Logarithmus des Zahlenwerts der molaren Wasserstoffionenkonzentration: $pH = -\lg[H^+]$
Basen und Säuren lassen sich wie in der Tab. unterschiedlichen pH-Stufen zuordnen. Die Bestimmung des pH-W. kann auf elektrochemischem Wege mit Hilfe einer Glaselektrode oder durch den Farbumschlag von Indikatoren (kolorimetrische Messung) bei charakteristischen pH-Werten erfolgen.
Der pH-Wert von Körperflüssigkeiten, aber auch von Nahrungsmitteln ist von großer Bedeutung. So ist die Sauerstoffbindekapazität des Blutfarbstoffs Hämoglobin unmittelbar vom pH-Wert des Blutes abhängig, bereits relativ kleine Abweichungen vom Normalwert haben diagnostische Bedeutung (↗ *Alkalose*; ↗ *Acidose*). Fast alle Enzyme arbeiten nur innerhalb eines relativ engen pH-Bereiches opti-

pH-Wert. Tab. Bezeichnungen und Beispiele verschiedener pH-Wert-Stufen.

pH <7	Bezeichnung	Beispiel	pH >7	Bezeichnung	Beispiel
<0	übersauer	20%ige Salzsäure	>14	überalkalisch	50%ige Kalilauge
0–3	stark sauer	Zitronensaft (2,3), Magensaft (0,9–2,3)	11–14	stark basisch	Trinatriumphosphat (E 339) 0,033 mol/l (12)
3–7	schwach sauer	saure Milch (4,4), Schweiß (4–6,8)	7–11	schwach basisch	Blut (7,38), Seifenlauge (8,2–8,7)
7	neutral	reines Wasser bei 25°C	7	neutral	reines Wasser bei 25°C

mal, die Löslichkeit von ↗ *Proteinen (isoelektrischer Punkt)* und Mineralstoffen wird durch den pH-Wert bestimmt, wobei diese wiederum den pH-Wert beeinflussen können. Im Körper des Menschen treten physiologische pH-Werte zwischen < 1 (Magensaft, stark sauer zur Abtötung von Mikroorganismen und Denaturierung von Nahrungsbestandteilen) und 8 (im Duodenum, zur Neutralisierung des Magensaftes) auf. Der Mensch bevorzugt Speisen und Getränke, die schwach sauer sind. Die pH-Regulation der verschiedenen Körper-Kompartimente ist Aufgabe des ↗ *Säure-Basen-Haushaltes*.

Phyllochinon, *Vitamin K_1*, E *phylloquinone*, ist in unterschiedlicher Konzentration in den Chloroplasten der Grünpflanzen als Bestandteil der Elektronentransportkette der Photosynthese vorhanden und kommt z.T. auch in Früchten (Tomaten, Hagebutten, Kartoffeln) vor, wobei der Vitamin-K-Gehalt jahreszeitlich schwankt. ↗ *Vitamin K*.

Physalis alkekengi, bot. Bezeichnung der ↗ *Kapstachelbeere* (Physalis).

physikalische Halbwertszeit, E *physical half life*, ↗ *Halbwertszeit*.

physikalischer Brennwert, E *gross energy*, der gesamte Energiegehalt (in J bzw. kcal) einer Substanz, der durch vollständige Verbrennung im ↗ *Bombenkalorimeter* ermittelt werden kann. Er ist nicht in jedem Fall mit dem • *physiologischen Brennwert* der Substanz identisch (↗ *Brennwert*).

Physiologie, E *physiology*, Wissenschaftsgebiet, dass sich mit den Grundlagen der Lebensvorgänge befasst. Entsprechend der angewandten Methoden (physiologische Chemie = ↗ *Biochemie*) und Untersuchungsgebiete (z.B. Pflanzenphysiologie, Zoophysiologie, Neurophysiologie und Sinnesphysiologie) sind weitere Spezialbezeichnungen üblich. Mit den physiologischen Prozessen im kranken Organismus befasst sich die ↗ *Pathophysiologie*.

physiologisch, E *physiologic(al)*, 1) im Zusammenhang mit der ↗ *Physiologie* stehend; 2) den Lebensprozessen des gesunden Organismus entsprechend (Gegensatz: pathologisch).

physiologische Chemie, E *physiological chemistry*, Syn. für ↗ *Biochemie*.

physiologische Halbwertszeit, biologische Halbwertszeit, T_{biol}, E *physiological half-life*, Zeitraum, in der eine körpereigene oder aufgenommene Substanz zur Hälfte aus dem Organismus ausgeschieden bzw. umgewandelt worden ist (↗ *Halbwertszeit*).

physiologischer Brennwert, E *available energy; energy (value)*, der Anteil des ↗ *physikalischen Brennwerts* (in J bzw. kcal), der für die Energiegewinnung nach Abzug der nicht resorbierten Anteile und anderer Verluste (z.B. Aminosäure-Verluste über den Harn) sowie der mit der Substanz verbundenen energetischen Aufwendungen (z.B. Harnstoffsynthese) für die Energiegewinnung verbleibt (↗ *Brennwert*).

Phytansäure, *3,7,11,15-Tetramethylhexadecansäure*, E *phytanic acid, 3,7,11,15 tetramethylhexadecanoic acid*, • *verzweigtkettige Fettsäure*, die von der Pansenflora der Wiederkäuer aus Phytol (ein Bestandteil von ↗ *Chlorophyll*) gebildet wird und sich nach Grünfütterung im Depotfett und im Milchfett der Tiere findet. Im menschlichen Organismus wird P. enzymatisch abgebaut zu Isobutyryl-, Acetyl- und Propionyl-CoA. Serum- und Leberlipide des Stoffwechselgesunden enthalten P. nur in Spuren; fehlt das zum oxidativen Abbau erforderliche Enzym Phytanoxidase (EC 1.1.3.27), steigt der P.-Gehalt von Serum- und Leberlipiden bis auf 20 bzw. 50% an (↗ *Refsum Syndrom*).

Phytansäure-Speicherkrankheit, *Phytansäurelipidose*, Syn. für ↗ *Refsum-Syndrom*.

Phytase, *Phytat-6-Phosphatase*, EC 3.1.3.26, E *phytase*, Enzym zur Spaltung der ↗ *Phytinsäure* und ↗ *Phytate* in *myo*-Inosit und Phosphorsäure (Abb.). P. kommt im Endosperm von Cerealien (in Roggen und Gerste höhere Gehalte als in Weizen und Hafer), in Hülsenfrüchten und einigen Mikroorganismen vor.

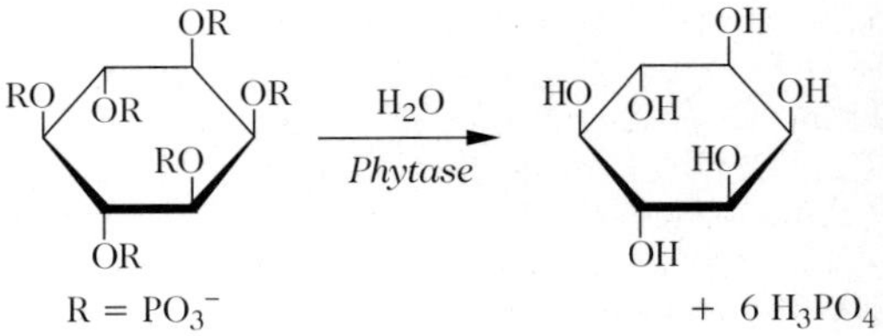

Phytase. Hydrolyse von Phytinsäure zu *myo*-Inosit und Phosphat.

Bei der Hefeteiggärung, v.a. aber bei der Herstellung von ↗ *Sauerteig* reduziert die P. den ernährungsphysiologisch ungünstigen Einfluss des in Getreide vorkommenden Chelatbildners Phytinsäure auf die Calcium, Eisen- und Zinkresorption. Weiterhin wird diskutiert, dass die P. beim Kochen von Hülsenfrüchten mit an deren unerwünschter Verhärtung beteiligt ist, da die durch Spaltung der Calcium-Magnesium-Phytate freigesetzten Ca- und Mg-Ionen die Mittellamellen durch Vernetzung der Pektinsäuren verhärten können.

Phytate, E *phytates*, schwer- bis unlösliche Chelatkomplexe der ↗ *Phytinsäure* mit Eisen(II)-, Calcium-, Magnesium- und Zink-Ionen. Das Calcium-Magnesiumsalz der Phytinsäure wird als ↗ *Phytin* bezeichnet.

Phytin, E *phytin*, Ca-Mg-Salz der ↗ *Phytinsäure* (Abb.). Das in P. gebundene Calcium ist vom Menschen nicht resorbierbar. P. ist aufgrund der 6 Phos-

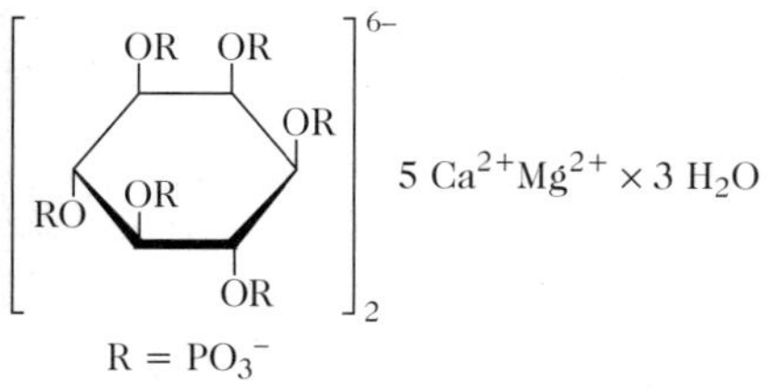

Phytin

phorsäuregruppen ein guter Chelatbildner und wird bei der Herstellung von Wein als Schönungsmittel zur Ausfällung von Eisen-Ionen eingesetzt.

Phytinsäure, Ⓔ *phytic acid*, *myo-Inositol-1,2,3,4,5,6-hexa-kis-dihydrogenphosphat*, (myo-) *Inosit-Hexaphosphorsäure(ester)*, häufig verwendete Abk. IP_6, $InsP_6$ (Abb.).

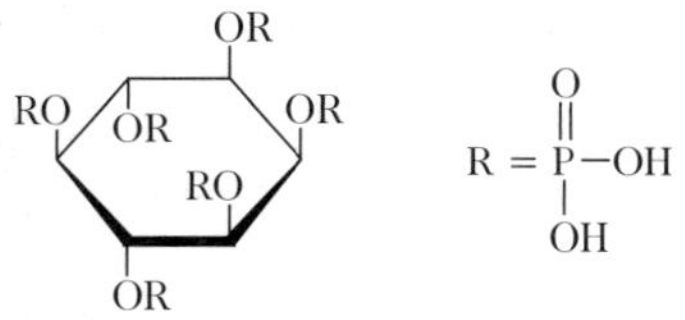

Phytinsäure. P. ist das Hexaphosphat des • *myo-Inosit*.

P. kommt vorwiegend als Kalium-Magnesium- oder Calcium-Magnesium-Salz (• *Phytin*) in den Randschichten und im Keimling von Getreidekörnern sowie in • *Leguminosen* und • *Ölsaaten* vor und dient dort als Speicher für Inosit und Phosphat, die bei der Keimung durch • *Phytasen* freigesetzt werden. Da P. in Getreide vorwiegend in den Randschichten vorkommt, sind Kleie und hochausgemahlene Mehle besonders reich an P. (↗ *Getreidekorn*, Aufbau, vgl. • *Mehltype*). Die Tabelle zeigt P.-Gehalte von Lebensmitteln.

Phytinsäure. Durchschnittlicher P.-Gehalt von Lebensmitteln (pro 100 g essbarem Anteil).

Lebensmittel	mg P./100 g
Kichererbsen	338
Bohnen, weiß, getr.	800
Reis, unpoliert	890
Hafer	900
Weizen	906
Mais	940
Roggen	970
Gerste	1070
Sojabohnen	1250
Erdnüsse	1336

Ernährungsphysiologische Bedeutung: P. setzt die Mineralstoff- und Spurenelementresorption, v.a. von Calcium, Eisen und Zink durch Bildung unlöslicher Chelatkomplexe herab. Bei einer ausgewogenen Ernährung kommt es jedoch nicht zu einem Mangel dieser Elemente. Probleme können allerdings bei einer sehr einseitigen Ernährungsweise auftreten. So entwickeln Bevölkerungsgruppen mit einem extrem hohen Anteil an P.-reichen, hoch ausgemahlenen Mehlen häufig trotz ausreichend hoher Eisenzufuhr eine Eisenmangelanämie (↗ *Eisenverfügbarkeit*). Es wird jedoch diskutiert, ob dies ausschließlich auf den Einfluss der P. oder auch auf den hohen Ballaststoffanteil zurückzuführen ist. Die hier auftretende schlechte Ausnutzung des Eisens kann v.a. bei Vegetariern aber durch die i.d.R. deutlich erhöhte Aufnahme von Vitamin C weitgehend aufgehoben werden. Die in der Türkei und Ägypten anzutreffende extrem hohe Aufnahme kleiereichen, nicht mit Sauerteig hergestellten Brotes (Deckung von bis zu 80% des Energiebedarfs durch Vollkornprodukte) bei gleichzeitig sehr geringem Verzehr an tierischem Protein, führt dort häufig zu einem Zinkmangel (↗ *Zink*).
Neben der Beeinträchtigung der Mineralstoffverfügbarkeit können P. und • *Phytate* Protein binden und unlöslich machen, wodurch auch deren Verwertung reduziert wird.
Möglichkeiten der Reduktion der P.-Aufnahme stellen u.a. die Verwendung P.-armer, niedrig ausgemahlener Mehle, die Spaltung der P. durch Fermentation wie bei der Sauerteiggärung (↗ *Sauerteig*) sowie das Ankeimen von Getreidekörnern und Leguminosensamen dar.
In neueren Studien werden der P. im Tiermodell und *in vitro* nicht nur antinutritive (• *antinutritive Substanzen*), sondern auch antioxidative und anticancerogene Eigenschaften zugeschrieben. Durch die Chelatierung von • *Calcium*, Eisen, Kupfer und Zink stehen die katalytisch wirksamen Metalle nicht mehr für entscheidende Prozesse der Carcinogenese zur Verfügung. So könnte dadurch die Bildung von genotoxischen, Colonkrebs erzeugenden reaktiven Sauerstoffspezies und freien Radikalen in der Fe^{3+}-abhängigen ↗ *Fenton-Reaktion* unterbunden werden. Weitere diskutierte Effekte der Phytatkomplexe sind die Erhöhung der natürlichen Killerzellaktivität, die Senkung von Serumcholesterin und -triglyceriden im Tiermodell, die Verminderung der Lipidperoxidation und der Erhöhung des Inositolphosphat-Pools, zur Bildung von ↗ *sekundären Botenstoffen* für die Signaltransduktion und Zellregulation.

Phytoalexine, Ⓔ *phytoalexins*, von gr. *alexein*, abwehren, pflanzliche Stressmetabolite, die zu den sekundären Pflanzenstoffen zählen. P. gehören keiner einheitlichen chemischen Gruppe an, zu ihnen zählen einige ↗ *Isoflavonoide* (z. B. Phaseolin aus Bohnen), ↗ *Terpene* (v. a. Di- und Sesquiterpene, z. B. Gossypol, Rishitin aus Kartoffeln oder Capsidol aus Paprika), ↗ *Stilbene*, ↗ *Phenolsäuren* und Polyacetylene. P. wirken antimikrobiell und werden *de novo* synthetisiert bzw. verstärkt akkumuliert, wenn Pflanzen durch Befall mit Mikroorganismen, Insekten, Pilzen oder Viren geschädigt (vergleichbar den Interferonen beim Menschen) oder durch äußere Stresseinflüsse beeinträchtigt werden. Die P. stellen für Pflanzen ein Abwehrsystem dar, das mit der unspezifischen Immunantwort von höheren Tieren und des Menschen vergleichbar ist. Die Bedeutung der P. für den Menschen ist noch weitgehend ungeklärt, bisher wurden die Auflösung von Erythrocyten (Hämolyse) und im Tierversuch eine toxische Wirkung auf Lunge und Leber von Mäusen durch Terpenoide aus Kartoffeln mit Schimmelpilzbefall beschrieben.

Phytochemie, E *phytochemistry*, die Naturstoffchemie pflanzlicher Inhaltsstoffe. Sie ist ein Teil der Pflanzenbiochemie und befasst sich überwiegend mit Sekundärmetaboliten (↗ *sekundäre Pflanzenstoffe*).

Phyt(o)hämagglutinine, E *phytoh(a)emagglutinins*, Syn. für ↗ *Lectine* (nach der Stammverbindung *Phytohämagglutinin*, einem hitzelabilen Protein aus der Kidneybohne *Phaseolus vulgaris*).

Phytohormone, 1) *Pflanzenhormone*, E *phytohormones*, bessere Bezeichnung: Wachstumsregulatoren. Zusammenfassung chemisch uneinheitlicher, organischer Verbindungen, die zu den sekundären Pflanzenstoffen gezählt werden. Es handelt sich um endogen gebildete Wachstumsregulatoren, die bereits in sehr geringen Konzentrationen, in Kombination miteinander, Wachstum und Entwicklung höherer Pflanzen hormonähnlich steuern. Häufig ist lediglich das Verhältnis einzelner P. zueinander für Wachstumsförderung oder Wachstumshemmung entscheidend. Man unterscheidet die überwiegend wachstumsfördernden ↗ *Auxine*, ↗ *Gibberelline* und Cytokinine von den überwiegend wachstumshemmenden P. Ethylen und Abscisinsäure. Weitere Pflanzeninhaltsstoffe, die auf die Wachstumsregulation wirken, wie ↗ *Phytosterine* und einige pflanzliche Phenole, zählen nicht zu den P. Synthetische P.(-derivate) werden in der Landwirtschaft z. B. als • *Keimhemmungsmittel* oder zur Keimbeschleunigung (Braugerste), Halmverkürzer bei Getreide und zur Einleitung der Blüten- bzw. Fruchtbildung angewandt. Als Entlaubungsmittel kommen sie u. a. zur Baumwollernte, aber auch als chemischer Kampfstoff zum Einsatz.
Das von reifenden Früchten freigesetzte gasförmige Ethylen bewirkt eine beschleunigte Fruchtreife auch anderer Früchte, was bei der Lagerung von Obst zu beachten ist.
2) ↗ *Phytoöstrogene*.

Phytol, E *phytol*, 3,7,11,15-Tetramethylhexadec-2-en-1-ol, azyklischer, ungesättigter Diterpenalkohol, der esterartig gebunden im Chlorophyll enthalten ist und dessen wachsartige Beschaffenheit bedingt. Er ist ferner Bestandteil der Vitamine K_1 (Phyllochinon) und E.

Phytoöstrogene, E *phyto(o)estrogens*, • *sekundäre Pflanzenstoffe*, die ähnliche Wirkungen im Organismus haben wie die körpereigenen Östrogene. Die für die menschliche Ernährung bedeutendsten P. sind die ↗ *Lignane* und • *Isoflavonoide*. Sie ähneln in ihrer Struktur den körpereigenen Östrogenen (Abb.).

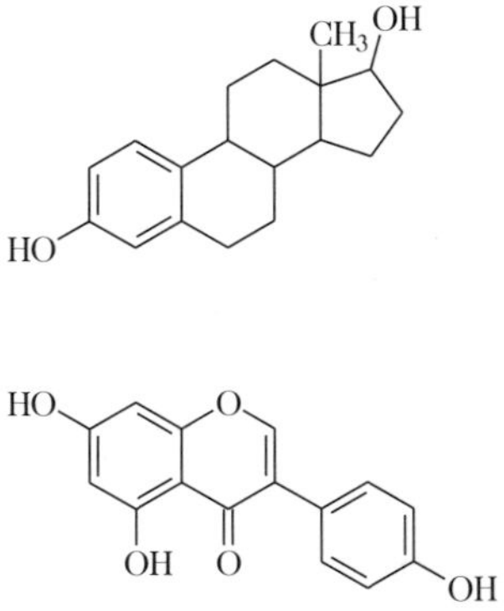

Phytoöstrogene. Vergleich von Östradiol-17β (oben, das wirksamste menschliche Östrogen) und Genistein (ein pflanzliches Isoflavonoid).

P. können aufgrund ihrer strukturellen Ähnlichkeit mit den körpereigenen Östrogenen an Östrogenrezeptoren im Zellkern binden (Typ-II-Östrogenrezeptoren, auch als Bioflavonoidrezeptoren bezeichnet). P. haben in der Regel eine geringere Wirksamkeit als die körpereigenen Östrogene, da sie eine geringere Affinität zu den Östrogenrezeptoren haben als endogene Östrogene und der P.-Rezeptor-Komplex nicht so stabil ist wie der Östrogen-Rezeptor-Komplex. Die P. liegen aber im Urin in höheren Konzentrationen vor als die körpereigenen Östrogene, wenn P.-haltige Pflanzen mit der Nahrung aufgenommen wurden. Durch die Bindung der P. können die stärker wirkenden endogenen Östrogene aber zum Teil nicht binden, was auch als antiöstrogener Effekt der P. bezeichnet wird. Je nachdem, in welchem Verhältnis P. und körpereigene Östrogene zueinander vorliegen, können P. als Östrogene oder als Antiöstrogene wirken. P. stimulieren *in vitro* die Synthese von SHBG (*sex-hormone binding globulin*) in der Leber. SHBG bindet Sexualhormone im Plasma und reduziert dadurch deren biologische Aktivität. Die Ergebnisse von Humanstudien zum Einfluss der P. auf die SHBG-Synthese sind noch widersprüchlich. Tierversuche und epidemiologische Studien deuten auf eine anticancerogene Wirkung der P., vor allem bei hormonabhängigen Tumoren wie z.B. Brustkrebs und auf eine Schutzfunktion vor Osteoporose hin. Möglicherweise haben P. auch eine cholesterinsenkende Wirkung und könnten so vor koronarer Herzkrankheit schützen. ↗ *Zearalenon*, vgl. • *antinutritive Substanzen*.

Phytostanole, Ⓔ *phytostanols*, gesättigte Derivate der • *Phytosterine* (z.B. Campesterin → Campestanol), die in geringerem Umfang als diese in Pflanzen vorkommen und wie diese zur Cholesterinreduktion in funktionellen Lebensmitteln eingesetzt werden. [*J. Lipid Res.* 41 [2000] 697–705].

Phytosterine, *Phytosterole*, *Pflanzenssterine*, Ⓔ *plant sterols*, *phytosterols*, • *Sterine* höherer Pflanzen, die als • *Fettbegleitstoffe* in Pflanzenfetten und -ölen (↗ *pflanzliche Fette*) vorkommen. Die meisten P. unterscheiden sich chemisch vom tierischen ↗ *Cholesterin* und untereinander nur in der Seitenkette. Die wichtigsten P. sind in der Tabelle aufgeführt.
P. werden den • *sekundären Pflanzenstoffen* zugerechnet; ihre physiologischen Wirkungen sind nur teilweise bekannt. Einigen P. und ↗ *Phytostanolen* wird eine günstige Wirkung auf den Cholesterinstoffwechsel zugeschrieben, möglicherweise wirken sie antioxidativ. So hemmt z.B. Δ5-Avenasterin den oxidativen Fettverderb bei thermischer Belastung (↗ *Fetterhitzen*). In Mitteleuropa liegt die Aufnahme mit gemischter Kost bei 200–500 mg P./d, davon werden ca. 5% resorbiert. Mit vorwiegend vegetarischer Kost steigt die Resorptionsrate an. Bei Phytosterinämie, einer seltenen ↗ *erblichen Stoffwechselerkrankung*, werden P. im Plasma gespeichert, es kommt zur Bildung von ↗ *Xanthomen* an Händen und Füßen.

Phytotherapie, Ⓔ *phytotherapy*, der Einsatz von • *Heilpflanzen* in Form von ganzen Pflanzen, Pflanzenteilen, Pflanzenextrakten und pflanzlichen Zubereitungen als Phytopharmaka (unterliegen dem deutschen Arzneimittelbuch, d.h. Qualität, Wirksamkeit und Unbedenklichkeit müssen als gesichert gelten) zu Behandlung von Krankheiten und Störungen des Wohlbefindens. Die P. kommt in der ↗ *Naturheilkunde* und in der Schulmedizin zum Einsatz.

Phytotoxine, Begriff mit zweierlei Bedeutung: 1) Ⓔ *phytotoxins*, Verbindungen, die von einem pflanzenparasitischen Pilz oder Bakterium gebildet werden und auf Pflanzen toxisch (= phytotoxisch) wirken (z.B. Fusariumtoxin, welches zur Krautfäule bei Kartoffeln führt). 2) Ⓔ *plant toxins*, Missverständliches Syn. für pflanzliche/↗ *Pflanzengifte*, welche auf Tier und Mensch toxisch wirken.

Pica, *Pikazismus*, Ⓔ *pica*, abnormes Essverhalten, gekennzeichnet durch zwanghafte Aufnahme für die menschliche Ernährung ungeeigneter Stoffe (Sand, Erde, Papier etc.).

Pickwick-Syndrom, Ⓔ *Pickwick syndrome*, Störung des alveolären Gasaustausches, die bei Adipösen häufig vorkommt. Der Name beruht auf der Beschreibung des „*little fat Joe*“ im Roman „*The posthumous papers of the Pickwick-Club*“ von Charles Dickens (1837). Die Romanfigur hatte einen ständigen Essdrang, war stark adipös, litt unter Tagesmüdigkeit sowie häufigen mit Schnarchen verbundenen Einschlafetappen und hatte erhebliche Konzentrationsstörungen. Grundlage für diese für das P. charakteristische Symptomatik ist eine am Tage und vor allem nachts (Schlafapnoe) einsetzende alveoläre Hypoventilation, die zu verminderter Sauerstoffversorgung des Gehirns und zur verminderten Aktivierung der Atmungsmuskulatur führt. Eine

Phytosterine. Phytosterine in Pflanzenfetten und -ölen (% der Gesamtsterine) [n. I. Elmadfa, C. Leitzmann, *Ernährung des Menschen*. Ulmer, Stuttgart (1998), 134 (gekürzt)].

	Brassicasterin	Campesterin	Stigmasterine	Sitosterin	Avenasterine
Kokosfett	–	8	14	47	28
Olivenöl	–	3	3	82	4
Erdnussöl	–	18	9	63	8
Sesamöl	–	19	7	57	7
Sojaöl	–	20	20	51	5
Sonnenblumenöl	–	7	13	59	13
Maiskeimöl	–	17	6	60	11
Leinöl	1	27	8	42	14
Rapsöl	10	33	2	48	3

konsequente Reduktion des Übergewichtes vermindert die Apnoe und verbessert die Sauerstoffversorgung der Organe.

(Pierre-)Robin-Sequenz, E *(Pierre) Robin syndrome*, Fehlbildung von Kiefer und Zungenbereich in der frühen Fetalperiode mit Unterentwicklung des Kiefers, Kiefer- und Gaumenspalte, kleiner Zunge. Die Nahrngsaufnahme ist erschwert, es besteht Erstickungsgefahr durch Verlegung der Atemwege (ggf. Ernährung über Magensonde; Bauchlage!, evtl. Zungenfixation; kieferorthopädische Versorgung vgl. • *Gaumenspalte*).

Pigmentstein, ↗ *Gallensteine*.

Pilsner Bier, ↗ *Bier* Tab.

Pilze, *Mycobionta*, E *fungi/funguses*, meist dem Pflanzenreich zugeordnete, ein- oder mehrzellige eukaryontische Organismen mit heterotropher (saprophytischer und/oder parasitischer) Lebensweise. P. spielen in Ökosystemen als Destruenten eine große Rolle für den Nährstoffkreislauf (Nahrungskette), zahlreiche Pflanzen(gesellschaften) sind auf sog. Mycorrhiza-Pilze zur optimalen Aufnahme von Wasser und Nährstoffen aus dem Boden angewiesen (gefährdet bei intensiver Landbewirtschaftung).
Unmittelbare Bedeutung für die menschliche Ernährung haben die ↗ *Speisepilze* sowie die zur Fermentation/Aromagebung von Lebensmitteln eingesetzten Hefen und Schimmelpilze (z.B. ↗ *Penicillium*-Arten), die beide auch den Verderb von Lebensmitteln bewirken können. ↗ *Giftpilze* (↗ *Pilzgifte*), Toxin bildende Schimmelpilze (↗ *Mycotoxine*) und parasitische Pilze spielen eine Rolle als Auslöser von Lebensmittelvergiftungen bzw. als Infektionserreger (z.B. ↗ *Candida albicans*).

Pilzerkrankung, Syn. für ↗ *Mycose*.

Pilzgifte, *Pilztoxine*, E *mushroom poisons*, giftige Inhaltsstoffe vieler Wildpilze (• *Giftpilze*), deren Aufnahme zur Pilzvergiftung führen kann (s.a. ↗ *Mycotoxine*). Nach dem Angriffsort und der Wirkungsweise können verschiedene Gruppen unterschieden werden:
A) Gifte mit zentralnervöser Wirkung,
B) Parenchymgifte,
C) Gifte mit lokaler Reizwirkung auf den Magen-Darm-Trakt sowie
D) spezifische Inhaltsstoffe ungiftiger Pilze.
Zu A zählen die Toxine des Fliegenpilzes und des Pantherpilzes *Ibotensäure* und *Muscimol* (Abb.). Wichtigste Vertreter für B sind die Toxine des Knollenblätterpilzes (z.B. die *Amanitine* aus der Gruppe der Amatoxine) und das Lorchelgift *Gyromitrin* (Abb.). Zu C zählende Giftstoffe kommen in vielen Pilzen vor (z.B. Satanspilz, Riesenrötling, Milchlinge). Als Toxine wurden neben Phenolen und organischen Säuren v.a. Terpenverbindungen isoliert, die zu Übelkeit, Erbrechen, Leibschmerzen und Krämpfen sowie Durchfällen führen können.
Der Wirkstoff *Coprin* (Abb.) aus Tintlingen ist allein untoxisch (Vertreter für D), in Verbindung mit Alkohol werden Überempfindlichkeitsreaktionen beobachtet.

Pilzresistenz (von Nutzpflanzen), E *fungi resistance of crops*, die Fähigkeit einer ↗ *Nutzpflanze* sich vor einem Pilzbefall zu schützen. Die Entwicklung pilzresistenter Nutzpflanzen mit Hilfe ↗ *gentechnischer Methoden* wird derzeit intensiv untersucht. Sie bietet außerdem die Möglichkeit zur Re-

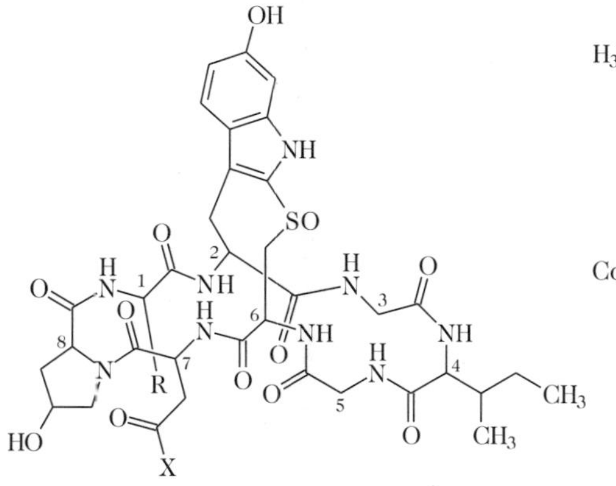

α-Amanitin X = NH_2
β-Amanitin X = OH
R = $CH(CH_3)-CH(OH)-CH_2-OH$

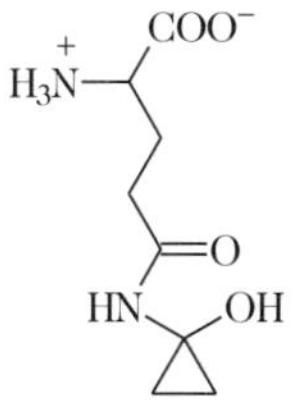

Coprin

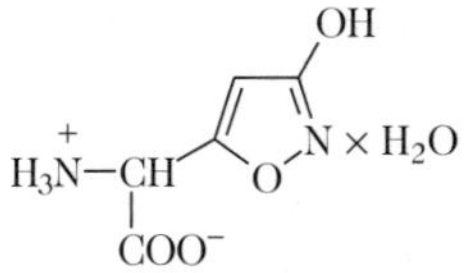

Ibotensäure

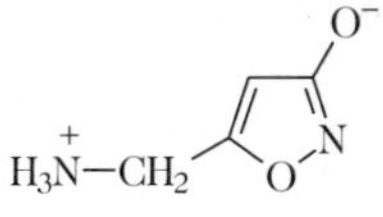

Muscimol

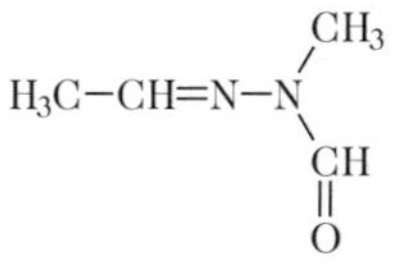

Gyromitrin

Pilzgifte. Erläuterungen zu den Einzelsubstanzen im Text.

duktion des Mycotoxingehaltes (↗ *Mycotoxine*) pflanzlicher Produkte.
Nutzpflanzen besitzen natürliche Abwehrreaktionen gegen Pilze. Die Stärkung dieser Reaktionen ist Ziel der ↗ *Gentechnik*. In diesem Bereich liegen bislang vergleichsweise wenig Arbeiten vor. Beispielweise wurden zwei Gene (Barnase, Barstar) aus dem Bodenbakterium *Bacillus amyloliquefaciens* mit Hilfe der Gentechnik in ↗ *Kartoffeln* eingebaut. Beide Gene befähigen die Nutzpflanze dazu, einen Pilzbefall zu lokalisieren und rund um den Infektionsherd eine Schutzschicht aus abgestorbenen Zellen zu bilden, wodurch das Ausbreiten des Pilzes in der Pflanze verhindert oder zumindest erschwert wird. Pflanzen können auch durch Übertragung und Expression (↗ *Genexpression*) der Gene für die Enzyme Chitinase und β-1,3-Glucanase, die die Zellwand von Pilzhyphen zerstören, vor dem Pilzbefall geschützt werden. Die Liste der in der Natur vorkommenden und charakterisierten pilzabwehrenden Substanzen (Ribosomen-inaktivierende Proteine, Proteaseinhibitoren, Membran-schädigende Proteine, Stilbene usw.) wird stetig größer. Damit stehen der Gentechnik immer neue Gene zur Transformation von Nutzpflanzen zur Verfügung. (Essay: ↗ *Gentechnik und Lebensmittel*).

Pilzvergiftung, *Mycetismus*, Ⓔ *mushroom poisoning*, Erkrankung nach Verzehr von ↗ *Giftpilzen*. Die Symptome sind vielfältig und von den spezifischen ↗ *Pilzgiften* abhängig (s.a. ↗ *Mycotoxine*). Sie können bereits kurze Zeit nach dem Verzehr oder erst mehrere Tage danach auftreten. Beim Verdacht auf P. sollte zur Soforttherapie Kohlepulver verabreicht werden und noch vor Symptombeginn eine Klinikeinweisung erfolgen. Die gefährlichste P. wird durch den Verzehr von ↗ *Knollenblätterpilzen* bewirkt.

Pimarizin, Syn. für ↗ *Natamycin*.

Piment, *Nelkenpfeffer*, Ⓔ *allspice*, *pimento*, die getrockneten Beeren des mit dem Gewürznelkenbaum verwandten Pimentbaums (*Pimenta dioica*). Sie enthalten 3,3–5% etherische Öle, die zu 60–85% aus Eugenol bestehen, außerdem aus Eugenolmethylether, Phellandren, Cineol und Caryophyllen. Das Aroma ist nelkenähnlich (↗ *Gewürznelke*), es dient zum Würzen von Suppen, Soßen Fischmarinaden, Back- und Wurstwaren u.a. Hauptanbaugebiete sind Jamaica, Mittel- und Südamerika und Indien.

Pimpinella anisum, bot. Artname für ↗ *Anis*, Ⓔ *aniseed*.

Pinen, Ⓔ *pinene*, ein sehr weit verbreiteter Terpen-Kohlenwasserstoff (• *Terpene*) in etherischen Ölen. Bedeutend sind die Verbindungen α- und β-Pinen, die nach Terpentin riechen (Abb.). Sie kommen u.a. in ↗ *Fenchelöl*, ↗ *Eukalyptusöl*, ↗ *Pfefferminzöl*, ↗ *Muskatnussöl* (ca. 50%), in schwarzem Pfeffer (ca. 30%), in Wacholderbeer-, Lorbeerblatt-, Lavendel-, Koriander- und Basilikumöl vor. P. reizen Haut- und Schleimhäute, sie dienen vor allem als Aromastoffe.

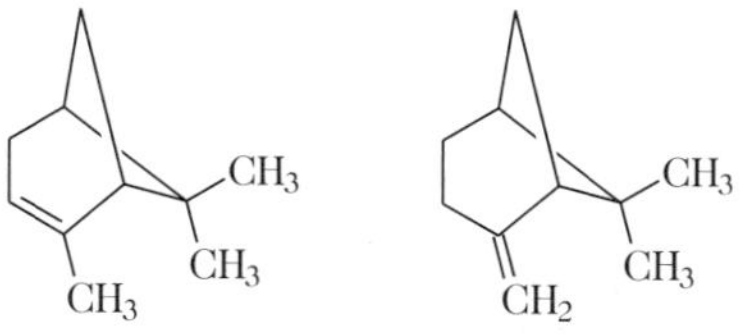

α-Pinen β-Pinen

Pinen

Pinienkerne, *Piniennuss*, *Pignolien*, Ⓔ *pine nuts*, *pignolia*, Samen der im Mittelmeerraum beheimateten Pinie (*Pinus pinea*) und anderer Kiefernarten. Die ca. 1 cm langen Samen schmecken nussartig und leicht harzig. Sie bestehen zu etwa 70% aus Fett, das wiederum zu fast 90% aus einfach und mehrfach ungesättigten Fettsäuren besteht. P. sind weiterhin reich an Eisen (5,6 mg/100 g), Zink (6,5 mg/100 g), Vitamin E (13,7 mg/100 g) und Vitamin B_1 (0,73 mg/100 g). Sie werden für Backwaren, zur Verfeinerung von Salaten und für italienische Gerichte (z.B. Pesto, Fleischgerichte) verwendet.

Pinocytose, Ⓔ *pinocytosis*, Form der ↗ *Endocytose*, Aufnahme von Extrazellulärflüssigkeit („Zelltrinken") und darin gelösten Substanzen in das Innere einer Zelle durch Einstülpung der Zellmembran und Einschnürung zu Vesikeln.

Piperidin, *Hexahydropyridin*, Ⓔ *piperidine*, ↗ *Piperin*.

Piperin, *1-Piperoylpiperidin*, Ⓔ *piperine*, Säureamid, das zu den ↗ *Alkaloiden* gezählt wird (Abb.). Die scharf schmeckende Verbindung kommt mit 5–8% in schwarzen Pfefferkörnern vor. Das

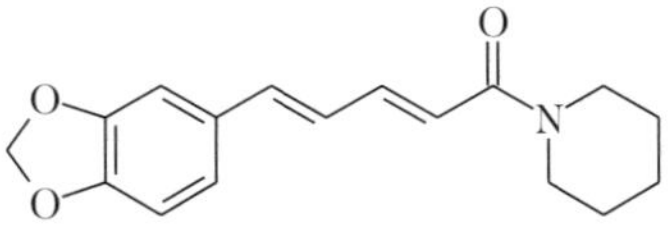

Piperin

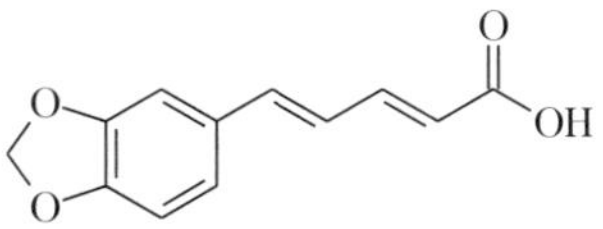

Piperinsäure

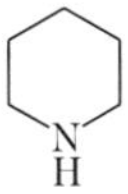

Piperidin

Piperin. Piperin, Piperinsäure und Piperidin.

trans,trans-Diensystem des P. ist sehr lichtempfindlich und kann schnell in die *cis,trans*-Form überführt werden. Das resultierende Isomer Isochavicin schmeckt nicht mehr scharf und trägt zum Aromaverlust des Pfeffers bei. Im Alkalischen wird P. zu Piperidin und Piperinsäure gespalten. Piperidin bewirkt starke Haut-, Schleimhaut- und Augenreizungen. Es dient der Synthese einer Reihe von Piperidin-Alkaloiden. P. wirkt verdauungsfördernd und wird in Pharmaka bei Magenbeschwerden verwendet. Weitere scharf schmeckende Substanzen (Scharfstoffe) sind z.B. ↗ *Capsaicin* und einige ↗ *Glucosinolate*.

Pistazie, *Pistaziennüsse*, bot. *Pistacia vera*, Ⓔ *pistachio (nut)*, Samen des im Mittelmeerraum und Vorderasien beheimateten, mit dem Cashewbaum verwandten Pistazienbaums (Familie der Sumachgewächse, *Anacardiaceae*). Sie werden im handelsüblichen Sinn zu den ↗ *Nüssen* gezählt.

Pisum sativum, bot. Artname der ↗ *Erbse*.

Pivalinsäure, *Trimethylessigsäure*, eine ↗ *Valeriansäure*.

PKU, Abk. für ↗ *Phenylketonurie*.

PKV, Abk. für ↗ *Pro-Kopf-Verbrauch*.

Placebo, Ⓔ *placebo*, lat. *placebo*, „ich werde zufrieden stellen", wirkstofffreies „Schein"medikament. Das P. ist äußerlich vom echten Präparat nicht zu unterscheiden und wird therapeutisch (mit Erfolg!) bei Patienten eingesetzt, um das Verlangen nach einer „Behandlung" zu befriedigen (Placebo-Effekt). P. kommen auch in Medikamentenstudien bei der ↗ *Kontrollgruppe* zum Einsatz.

Placebogruppe, Syn. für ↗ *Kontrollgruppe*.

Placenta, *Mutterkuchen*, Ⓔ *placenta*, scheibenförmiges Organ mit einem Durchmesser von 15–20 cm und einem Gewicht von ca. 500 g, das zur intrauterinen Ernährung, Atmung und Exkretion des Feten dient (↗ *Fetalernährung*) und eine endokrine Drüse darstellt (Produktion der ↗ *Placentahormone*). Die P. besteht aus einem mütterlichen (pars uterina, pars materna) und einem kindlichen Anteil (pars fetalis). Nährstoffe, Gase, Stoffwechselprodukte und Antikörper sind placentagängig (• *transplacentare Ernährung*), die meisten Krankheitserreger dagegen nicht (↗ *Placentaschranke*). Der Stoffaustausch erfolgt über passive Diffusion (z.B. O_2, CO_2, Wasser, Harnstoff), erleichterte Diffusion (z.B. Milchsäure, Glucose), aktive Transportmechanismen (z.B. Aminosäuren, Eisen) sowie Pinocytose (z.B. Fette, Proteine, Antikörper). Eine Bluttransfusion findet nicht statt, da fetales und mütterliches Blut durch mehrere Zellschichten voneinander getrennt sind. Diese sog. Placentaschranke schützt vor dem Eindringen von Mikroorganismen und großmolekularen Substanzen.

Placentahormone, Ⓔ *placental hormones*, während der Schwangerschaft von der • *Placenta* gebildete Hormone. 1. Proteohormone: Humanes Choriongonadotropin (HCG) und Humanes Placentalactogen (HPL, auch Humanes Chorion-Somatomammotropin, HCS, genannt), 2. Steroidhormone: Östrogene und Progesteron. P. wirken schwangerschaftserhaltend, indem sie u.a. die Funktion der Ovarien und des Uterus unterstützen und das Wachstum des Feten fördern.

Placentaschranke, Ⓔ *placental barrier*, vom placentaren Gewebe und vom Zottenepithel (s.a. ↗ *Blut-Hirn-Schranke*) gebildete Barriere zwischen mütterlichem und fetalem Kreislauf. Die fetalen Chorionzotten tauchen in das mütterliche Placentarblut ein und steuern durch ihre Schrankenfunktion die Diffusion und den aktiven Transport von Nährstoffen, Stoffwechselprodukten und Gasen (Sauerstoff, CO_2) im Rahmen der • *Embryonalernährung*. Die Passage durch die Placentarbarriere hängt von der Molekülgröße und anderen Faktoren ab. Sie ist u.a. für den materno-fetalen Transfer von Medikamenten bedeutsam.

Planproben, Ⓔ *planned sampling*, Proben, die im Rahmen der ↗ *Lebensmittelüberwachung* im Auftrag von Lebensmitteluntersuchungsanstalten und Veterinärämtern bei Herstellern, Importeuren und im Einzelhandel entnommen werden. Diese P. dienen der Überprüfung der Einhaltung lebensmittelrechtlicher Vorschriften.

Plantago-Arten, Ⓔ *Plantago species*, ↗ *Psyllium*.

Plaque, Ⓔ *plaque*, Belag, Auflagerung (frz. plaque = Fleck, Platte); 1) ↗ *arteriosklerotische Plaques*, 2) ↗ *Dentalplaque*, 3) ↗ *senile Plaques*.

Plaquebakterien, Ⓔ *bacteria of dental plaques*, Bakterien des • *Dentalplaque*, die maßgeblich an der Entstehung von • *Zahnkaries* beteiligt sind. Aus Dentalplaqueproben können u.a. Stämme der Bakteriengattungen *Streptococcus* (z.B. *Streptococcus mutans* mit der höchsten • *Kariogenität*, *S. sanguis*, *S. gordonii*, *S. mitis*), *Lactobacillus*, *Actinobacillus*, *Actinomyces*, *Prevotella* oder *Rothia* isoliert werden. Kariogene P. verfügen über Enzyme des Kohlenhydratstoffwechsels bzw. des Glucoseabbaus. *Streptococcus mitis* besitzt die Fähigkeit, Speichelamylase zu binden. Dadurch wird Nahrungsstärke dem Stoffwechsel der P. zugänglich gemacht. Aus dem Abbau fermentierbarer Saccharide beziehen die P. Energie für den eigenen Stoffwechsel, d.h. für Wachstum und Vermehrung. Die durch den bakteriellen Stoffwechsel feigesetzten organischen Säuren verursachen eine ↗ *Säureerosion der Zähne*. • *Zahnpflegekaugummi* enthält Süßstoffe bzw. Zuckeraustauschstoffe, die nicht zu zahnschädigenden Säuren verstoffwechselt werden. Der Zuckeraustauschstoff Xylit hemmt zudem die Anhaftung von bakteriellen Mucopolysacchariden auf der Zahnoberfläche.

Plasma, Ⓔ *plasma*, 1) Syn. für Cytoplasma (Kompartimentierung); 2) Syn. für Blutplasma (↗ *Blut*). Häufig werden die Begriffe Blutplasma und Blutserum (= Blutplsama nach Abtrennen der Fibrinogen-Fraktion) als Bezugsgröße für den Gehalt des Blutes an bestimmten Substanzen synonym verwandt.

Plasmaalbumin, *Serumalbumine*, ↗ *Albumine*; ↗ *Blut*.

Plasmacholesterin, Ⓔ *plasma cholesterol*, die Konzentration des ↗ *Gesamtcholesterins* im Blut (Plasma bzw. Serum). ↗ *Blutcholesterinkonzentration*.

Plasmalogene, *Acetalphosphatide*, Ⓔ *plasmalogens*, • *Phosphoglyceride*, die in Position 1 des Glycerins als Enolether mit einem langkettigen Fettaldehyd verknüpft sind. P. finden sich in den meisten Geweben.

Plasmapherese, Ⓔ *plasmapheresis*, medizinisches Verfahren zum teilweisen Austausch von Plasma-Anteilen zur Gewinnung von Plasmafraktionen (Spenderplasma) oder therapeutisch zur Verringerung bestimmter Fraktionen (z.B. ↗ *LDL-Apherese*).

Plasmaproteine, Syn. für ↗ *Blutproteine*.

Plasmavolumen, Ⓔ *(blood) plasma volume*, Volumen des Blutplasmas als Teil der ↗ *Extrazellulärflüssigkeit* (↗ *Körperzusammensetzung* Abb. 1). Nach Bestimmung des Hämatokrit lässt sich das P. (Normalwert ca. 42 ml/kg Körpergewicht) über die Verdünnung von infundiertem Humanalbumin, welches radioaktiv (^{131}J)markiert ist, bestimmen. Bei erniedrigtem bzw. erhöhtem P. spricht man von Hypo- bzw. Hypervolämie (↗ *Wasserhaushalt*).

Plasmide, Ⓔ *plasmids*, in den meisten Bakterien sowie in einigen Hefearten vorkommende, zu einem Ring geschlossene extrachromosomale DNA-Moleküle (• *Desoxyribonucleinsäure*), die genetische Information tragen und unabhängig vom mikrobiellen ↗ *Chromosom* repliziert werden. Ein P., das reversibel ins mikrobielle Chromosom integriert werden kann, wird *Episom* genannt. P. variieren in ihrer Größe und können in wenigen und in mehreren tausend Kopien in den Zellen vorliegen. Eigenschaften wie Antibiotikaresistenz oder die bakterielle Virulenz sind auf Plasmiden codiert. Auch die Gene zur Weitergabe von P. von Bakterium zu Bakterium durch Konjugation befinden sich auf P. (mobilisierbare beziehungsweise konjugierbare P.). In der ↗ *Gentechnik* werden P. als • *Vektoren* zum Einschleusen von Fremd-DNA genutzt.

Plasmocytom, Syn. für ↗ *Myelom*.

Plathelminthes, *Plattwürmer*, Ⓔ *fluke-worms*, *flatworms*, *plathelminthes*, Tierstamm der • *Helminthen*. Wurmförmig, dorsoventral abgeflachte, zwittrige Vielzeller, afterlos und ohne echte Leibeshöhle. Zu den P. gehören u.a. die stets parasitischen ↗ *Trematoden* und die ↗ *Cestoden*.

Plättchenaggregation, Ⓔ *platelet aggregation*, ↗ *Thrombocyten*.

Plattenfette, ↗ *Bratfette*.

Platterbsen, Ⓔ *grass pea*, *chickling vetch*, 1) Bezeichnung für die Saatplatterbse *Lathyrus sativus* oder 2) zusammenfassende Bezeichnung für Saatplatterbsen (bot. *Lathyrus sativus* und *L. cicera*) und wohlriechende Platterbsen (bot. *L. odoratus*, *L. clymenum*). Die zu den ↗ *Leguminosen* (*Fabaceae*) gehörenden P. werden hauptsächlich in Indien und Algerien angebaut. Sie dienen dort als Nahrungsmittel v.a. für die ärmere Bevölkerung. P. enthalten Neurotoxine, die bei regelmäßigem Genuss zu Lähmungserscheinungen führen (↗ *Lathyrismus*). Durch Erhitzen auf 150 °C (Rösten) können diese zu etwa 75% zerstört werden.

Plattwürmer, Ⓔ *fluke-worms*, *flatworms*, Syn. für ↗ *Plathelminthes*.

Plausibilität, *biologische P.*, die Tatsache, dass die in einer epidemiologischen Studie beobachtete Assoziation zwischen ↗ *Exposition* und ↗ *Endpunkt* sich durch einen biologischen Mechanismus erklären lässt. Die P. gilt häufig als eines der Kriterien dafür, dass ein Kausalzusammenhang (• *Kausalität*) zwischen Exposition und Endpunkt besteht (z.B. Bewegungsmangel → Übergewicht).

Plicae circulares, Syn. für ↗ *Kerckringsche Falten*.

plötzlicher Kindstod, *Krippentod*, Ⓔ *sudden infant death syndrome*, *SIDS*, häufigste Todesursache jenseits der Neugeborenenperiode (zwei Todesfälle auf 1.000 Lebendgeborene). Der Tod tritt unvermutet, ohne erkennbare Vorzeichen, meist im Schlaf, durch Atem- und Herzstillstand auf und kann auch durch die Obduktionsbefunde nicht hinreichend geklärt werden. Gehäuftes Auftreten bei Geschwistern früher betroffener Kinder, bei Frühgeborenen mit apnoischen Zuständen in der postnatalen Entwicklung und bei Säuglingen, die unter ungünstigen sozioökonomischen Bedingungen leben (mangelnde Fürsorge, Nicotin-, Alkohol- und Drogenmissbrauch). Bauchlage, Überwärmung, zu weiche Matratzen, subklinische Atemwegsinfektionen und zu frühes • *Abstillen* werden als assoziierte Faktoren vermutet.
Prävention: Heimüberwachung gefährdeter Kinder mit Apnoe-Warngeräten (cardiopulmonales Monitoring), Wiederbelebungstraining der Eltern.

Plummer-Vinson-Syndrom, *Paterson-Kelly-/Kelly-Paterson-Syndrom*, *sideropenische Dysphagie*, im Zusammenhang mit ↗ *Eisenmangelanämie* auftretende Schleimhautatrophie im Mund- und Rachenraum sowie in der Speiseröhre, die zu starken Schluckbeschwerden führt.

Podagra, Ⓔ *podagra*, Form der ↗ *Gicht* mit hauptsächlicher Beeinträchtigung des Grundgelenkes der großen Zehen.

PoeP, Abk. für ↗ *Bundesverband Produzenten oekologischer Produkte e.V.*

Pökelfleischerzeugnisse, Ⓔ *cured meat products, pickled meat products*, unter • *Pökelung* hergestellte Fleischerzeugnisse. Man unterscheidet zwischen 1) *Rohpökelwaren*: Fleischerzeugnisse aus unzerkleinertem, rohem Fleisch, die durch Salzen, Trocknen oder Räuchern haltbar gemacht wurden, i.d.R. ohne Kühlung haltbar sind und roh verzehrt werden (z.B. rohe Schinken), und 2) *Kochpökelwaren*: Umgerötete und gegarte, meist geräucherte Fleischerzeugnisse, denen kein Brät zugesetzt ist, soweit dies nicht zur Bindung großer Fleischteile dient (z.B. Kochschinken, Kasseler, Eisbein).

Pökelhilfsstoffe, Ⓔ *curing agents, pickling agents*, Substanzen, die den durch Nitrate, Nitrite und Nitritpökelsalz bewirkten Pökelvorgang (↗ *Pökelung*) mit dem Ziel unterstützen und beschleunigen, Fleisch eine stabile rote Farbe, das Pökelaroma und eine verbesserte mikrobiologische Stabilität zu verleihen. Hierzu verwendet man neben Zuckerarten und Säureregulatoren, vorzugsweise Glucono-δ-Lacton das sich langsam in Gluconsäure umwandelt. Phosphate und Citrate verbessern die Wasserbindung. Ascorbinsäure, Isoascorbinsäure und deren Salze wirken als Farbstabilisatoren. Sie verringern außerdem die Entstehung von Nitrosaminen.

Pökelsalz, Ⓔ *curing salt*, Syn. für ↗ *Nitritpökelsalz*. ↗ *Pökelung*.

Pökelung, Ⓔ *salting, curing, pickling*, in der Fleischtechnologie angewandtes • *Haltbarmachungsverfahren*, bei dem Fleisch und Fleischerzeugnisse mit einer Mischung aus Speisesalz (NaCl) und Natriumnitrit ($NaNO_2$) und/oder Kaliumnitrat (KNO_3) behandelt werden. Die P. dient der Konservierung, Farbstabilisierung und Aromabildung. Ursprünglich wurde der Begriff gleichbedeutend mit ↗ *Salzen* verwendet.

Verfahren und Wirkprinzip: Während zur P. von großen Fleischstücken und lange reifenden Rohwürsten neben Nitritpökelsalz auch Kaliumnitrat verwendet werden darf, werden alle anderen Fleischerzeugnisse nur mit Nitritpökelsalz gepökelt. Zur Beschleunigung und Unterstützung des Pökelvorganges tragen •*Pökelhilfsstoffe* bei. Sie wirken u.a. als Nährstoffe für die in der Pökellake erwünschte spezielle Pökelflora (v.a. salztolerante Micrococcaceen und Hefen sowie Milchsäurebildner der Gattung *Lactobacillus* und *Enterococcus*) bzw. bewirken die Absenkung des pH-Wertes und schnellere Bildung von Stickstoffmonoxid (NO) aus Nitrit bzw. Nitrat.

Die *konservierende Wirkung* ist in Rohschinken vorwiegend auf die aw-Wert (↗ *Wasseraktivität*) senkende Wirkung des Kochsalzes, in Rohwürsten v.a. auf die Wirkung von Nitrit zurückzuführen. Nitrit wirkt in erster Linie gegen *Clostridium botulinum*, dessen Toxin zu den stärksten bekannten Giften gehört (• *Botulismus*), und weiterhin gegen Verderbniserreger wie Enterobacteriaceen und beugt somit Fleischvergifungen vor.

Die *Farbstabilisierung* beruht auf der Bildung eines stabilen Komplexes zwischen dem im schwach sauren Milieu aus Natriumnitrit gebildeten Stickstoffmonoxid (NO) und dem roten Fleischfarbstoff Myoglobin. Bei der Verwendung von KNO_3 muss in einem zusätzlichen Schritt zunächst durch Nitratreduzierende Mikroorganismen Nitrit aus Nitrat gebildet werden. Das entstehende, leuchtend rote Nitroso-Myoglobin ist im Gegensatz zu Myoglobin, das leicht zum braunen Metmyoglobin oxidiert (Oxidation des Eisen-2^+ im Myoglobin zu Eisen-3^+), licht-, sauerstoff- und hitzestabil. NO ist weiterhin in der Lage, bereits oxidiertes Eisen-3^+ über die Bildung von Nitroso-Metmyoglobin wieder zu reduzieren. Dieser Vorgang wird als • *Umrötung* bezeichnet.

Die *Bildung des speziellen Pökelaromas* ist auf Reaktionen zwischen Nitrit bzw. NO und verschiedenen Fleischinhaltsstoffen wie Aldehyden und schwefelhaltigen Verbindungen beim Erhitzen von Pökelwaren zurückzuführen.

Bei der Trockenpökelung wird das Fleisch mit Nitritpökelsalz eingerieben, bei der Nasspökelung entweder in 15–20%ige Salzlake eingelegt oder mit Salzlake gespritzt (Schnellpökelung). Die P. erfolgt bei etwa 5 °C.

Toxikologie: Beim Verzehr gepökelter Erzeugnisse besteht die Gefahr der Bildung von carcinogenen ↗ *Nitrosaminen* aus Nitrit und nitrosierbaren Stoffen der Nahrung im sauren Milieu. Bestrebungen, vergleichbar effektive Alternativen zum Pökeln mit Nitrit bzw. Nitrat zu finden, waren bislang jedoch ohne Erfolg.

polar, Ⓔ *polar*, in der Chemie Eigenschaft von Substanzen, die auf der ungleichen Verteilung von negativen und positiven (Teil)Ladungen innerhalb des Moleküls beruht. In ungeladenen (nicht ionisierten) Molekülen ist Polarität die Folge der Elektronenverschiebung innerhalb kovalenter Bindungen, z.B. bilden Wassermoleküle H_2O-Dipole mit einer negativen Teilladung (δ^-) im Bereich des Sauerstoffs und einer positiven (δ^+) im Bereich der beiden Wasserstoffatome.

Die Polarität bzw. Apolarität von Substanzen hat große physiologische Konsequenzen:

P. Substanzen sind meist • *hydrophil*, d.h. wasserlöslich. Apolare Nahrungsbestandteile können durch Anlagerung von Substanzen wie ↗ *Gallensäuren* mit polaren und apolaren Anteilen (amphiphile Substanzen) emulgiert und in dieser Form resorbiert werden; apolare Substanzen hingegen werden durch Einführung geladener Gruppen wasserlöslich und somit der renalen Exkretion zugänglich. Auch in der Lebensmittelzubereitung spielen Emulsionen eine große Rolle. P. und apolare Anteile der Membranlipide bewirken deren spezifische Ausrichtung in Biomembranen.

Polaritätsprofil, *semantisches Differenzial*, E *semantic differential*, Skalierungsverfahren zur Messung der gefühlsmäßigen Bedeutung von Begriffen. Dabei werden Testpersonen Wortpaare mit gegensätzlichen Eigenschaften vorgegeben (z.B. weich – hart, rund – eckig). Zwischen diesen zwei entgegengesetzten Polen liegt eine siebenstufige Skala, auf der ein vorgegebener Begriff eingestuft werden kann. Mit dem P. lässt sich z.B. auf einfache Weise das Selbstbild und Idealbild abschätzen. Zur Einschätzung des Selbstkonzeptes enthält das P. Adjektivpaare wie stark – schwach, großzügig – sparsam, zurückhaltend – offen, unterwürfig – herrisch. Die Testperson soll zunächst ihr Selbstbild, dann ihr Idealbild erstellen. Die Diskrepanz zwischen Selbstbild und idealem Selbst wird als ↗ *Inkongruenz* bezeichnet. Erstrebenswert für die psychische Gesundheit und Selbstachtung einer Person ist eine große Übereinstimmung von Selbst- und Idealbild (↗ *Kongruenz*).

Polio-Virus, E *poliovirus*, Enterovirus der Picorna-Gruppe mit drei serologischen Typen. Kubisches Virion ohne Envelope (Außenhülle) mit einer Größe von 25–30 nm, dessen einziger Wirt der Mensch ist. P. ist Erreger der Poliomyelitis anterior (Kinderlähmung), einer meldepflichtigen, sehr ansteckenden Infektionskrankheit. Die Übertragung erfolgt meist über Schmierinfektion (Lebensmittelinfektion) z.B. durch Faeces. Eine Inaktivierung ist mittels Formalin, Hitze oder UV-Strahlung möglich.

Pollenallergie, E *pollen allergy*, durch Proteine aus pflanzlichen Pollen verursachte Inhalationsallergie. Typisches Symptom ist der so genannte Heuschnupfen (↗ *allergische Rhinitis*) meist begleitet von allergischer Bindehautentzündung der Augen (Konjunctivitis). In ca. 30% der Fälle tritt allergisches Asthma bronchiale auf. In Mitteleuropa sind Gräser(Getreide)pollen, Baumpollen und Kräuterpollen die wichtigsten Auslöser der Pollenallergie. Bei zunehmender Tendenz leiden ca. 15% der Bevölkerung an einer Pollenallergie. Die Assoziation von P. und einigen Lebensmittelallergien lässt sich über das Phänomen der ↗ *Kreuzallergie* erklären.

Pollinosis, *Heuschnupfen*, ↗ *allergische Rhinitis*.

Polyalkohole, Syn. für ↗ *Polyole*.

Polyamine, E *polyamines*, Gruppe der ↗ *biogen Amine* (↗ *Cadaverin*, ↗ *Putrescin*, ↗ *Spermin*, ↗ *Spermidin*), die biosynthetisch von Aminosäuren abstammen (vgl. • *Ornithin-Decarboxylase*). P. werden zur Zellteilung und möglicherweise zur Differenzierung benötigt. Spermin stabilisiert vermutlich die DNA, die im Kopf der Spermienzellen dicht verpackt ist. P. tragen wesentlich zur Stabilität der Mikrotubuli und Actinfilamentbündel bei.

P. tragen auch zum typischen Geruch verdorbener Lebensmittel bei.

Polyarthritis, *polyarticuläre Arthritis*, E *polyarthritis*, ausgeprägte Form der ↗ *Arthritis*, bei der mehr als drei Gelenke betroffen sind, chronische Form und Ernährungstherapie: ↗ *rheumatoide Arthritis*.

polychlorierte Biphenyle, *PCB*, E *polychlorinated biphenyls*, werden als Weichmacher für Kunst- und Klebstoffe, in Fugen- und Spachtelmassen, in Imprägnier- und Flammschutzmitteln, als Dielektrika für Kondensatoren (z.B. bei alten Leuchtstoffröhren) und Transformatoren sowie als Hydrauliköl eingesetzt. Sie gelangen infolge von Ausdampfungen und Leckagen in die Umwelt und damit in die Nahrungskette. Neben einer immuntoxischen Wirkung, Schäden am Zentralen Nervensystem und einer Beeinflussung des Steroidhormon-Stoffwechsels bewirken PCB primär eine Veränderung der Haut, die mit Chlorakne und Haarausfall einhergehen kann. Bei der Verbrennung entstehen die carcinogenen polychlorierten Dibenzofurane und Dibenzodioxine (↗ *Dioxine*).

polychlorierte Dibenzodioxine, *PCDD*, ↗ *Dioxine*.

polychlorierte Dibenzofurane, *PCDF*, • *Furane*, ↗ *Dioxine*,

Polycephalus coenurus, Syn. für ↗ *Multiceps multiceps*.

Polydextrose (E 1200), E *polydextrose*, ist ein gut hydrolyse-, temperatur- und lagerstabiles, nicht hygroskopisches Kondensationsprodukt aus Glucose, Sorbit und Citronensäure. P. wird insulinunabhängig kalorisch nicht vollständig verwertet und kann deshalb als Füllstoff zur Herstellung brennwertverminderter Lebensmittel verwendet werden (vgl. • *Fettersatzstoffe*). P. ist nicht kariogen, schmeckt nicht süß und wird bei Süßwaren und Backwaren oft mit Süßstoffen kombiniert. P. erniedrigt die Wasseraktivität und dient darum auch als ↗ *Feuchthaltemittel*.

Polydipsie, E *polydipsia*, erhöhtes Durstgefühl (↗ *Durst*, ↗ *Wasserhaushalt*), z.B. als Symptom bei ↗ *Diabetes insipidus*, ↗ *Diabetes mellitus*, aber auch bei Hypokaliämie.

Polyenfettsäuren, *PFS*, E *polyenoic fatty acids*, Syn. für ↗ *mehrfach ungesättigte Fettsäuren*.

Polyethylen, E *polyethylene*, ein thermoplastischer, unverdaulicher Kunststoff. P. wird als ↗ *Kaumasse* und zusammen mit ↗ *Paraffin* als • *Überzugsmittel* für Hartkäse benutzt.

Polyethylenwachsoxidate (E 914), E *oxidized polyethylene wax*, sind ↗ *Überzugsmittel* für Citrusfrüchte.

Polygalacturonase, ↗ *pektinolytische Enzyme* Tab.

Polygalacturonsäure, ↗ *Pektine*.

Polyglycerinester von Speisefettsäuren (E475, ADI 25,0mg), Ⓔ *polyglycerol esters of fatty acids*, sind Ester von Speisefettsäuren mit polymerisiertem Glycerin. Sie werden als Emulgatoren, Antispritzmittel, Aufschlagmittel und Schaumverhütungsmittel mit guter thermischer Stabilität bei Backmargarine, Backwaren, Kuchenmischungen und Eiscreme verwendet.

Polyglycerin-Polyrizinoleat (E476, ADI 7,5mg), Ⓔ *partial polyglycerol esters of polycondensed ricinolic acid*, ist das Kondensationsprodukt von Polyglycerin mit Polyrizinolsäuren. Es ist ein Emulgator, der die Viskosität von Schokolademassen herabsetzt und deren Fließverhalten verbessert. P. wird bevorzugt in Emulsionen mit hohem Wassergehalt verwendet, wie fettreduzierten Brotaufstrichen, Salatsoßen und Trennemulsionen.

Polyhydroxyaldehyde, Syn. für ↗ *Aldosen*.

Polyhydroxyketone, Syn. für ↗ *Ketosen*.

Polyhydroxyphenole, ↗ *Tannine*.

Polyisobutylen, Ⓔ *polyisobutylene*, ein synthetisches Polyolefin, es dient als Kaumasse und wird zusammen mit Paraffin als Überzugsmittel für Hartkäse verwendet.

Polymerase-Kettenreaktion, Ⓔ *polymerase chain reaction*, *PCR*, moderne Methode der Gentechnik und Molekularbiologie zur gezielten hochgradigen Vervielfältigung von DNA-Fragmenten (↗ *Desoxyribonucleinsäure*). Kleinste Mengen an Ursprungs-DNA sind als Matrize für die PCR bereits ausreichend, sodass auch Spuren nachgewiesen werden können. Die P. wird zunehmend auch in der ↗ *Lebensmittelanalytik* eingesetzt, z.B. zur Identifizierung von Tierarten und zum Nachweis pathogener Mikroorganismen in Lebensmitteln. In der ↗ *Lebensmittelüberwachung* dient sie als Standardverfgahren zur Identifizierung von Lebensmitteln, die mit Hilfe der ↗ *Gentechnik* hergestellt wurden. Inzwischen sind mehrere Methoden in die amtliche Sammlung nach §35 ↗ *Lebensmittel- und Bedarfsgegenstände-Gesetz* (LMBG) aufgenommen worden. Die bisher entwickelten Methodenvarianten sind qualitative Verfahren, doch nach Festsetzung eines Toleranzwertes von 1% für das zufällige Vorhandensein von Material aus gentechnisch veränderten Organismen (GVO; Verordnung [EG] 49/2000) sind nun quantitative Verfahren zu etablieren (Vgl. Essay: • *Gentechnik und Lebensmittel*; • *Novel-Food-Verordnung*).

Polymere, (gr. *poly-*, viel, *meros*, Teil, Anteil), Ⓔ *polymers, polymerids*, nach IUPAC-Defintion Substanzen, die sich aus einem Kollektiv chemisch einheitlich aufgebauter Makromoleküle (Polymermoleküle) zusammensetzen und sich hinsichtlich Polymerisationsgrad, Molmasse und Kettenlänge unterscheiden. Die mittlere Molmasse liegt bei über 10.000g/Mol. In der Fachsprache verwendet man das Wort P. in der Regel synonym zu „Makromoleküle" und „Polymermoleküle", also den Molekülen aus denen nach IUPAC P. zusammengesetzt sind. Makromoleküle bestehen aus gleichen oder ähnlichen niedermolekularen Bausteinen, den Monomeren.
Man unterscheidet natürliche P. (↗ *Biopolymere*) und synthetische P. (Kunststoffe, Kunstfasern, Klebstoffe). Natürliche P. sind z.B. Polypeptide/Proteine, Cellulose, Glycogen, Stärke und Nucleinsäuren. Durch die hohe Molekülgröße erhalten die P. einerseits ihre funktionsspezifischen strukturellen Eigenschaften (Tertiär und Quartärstruktur der Proteine, Gerüstfunktion der Cellulosefibrillen, Informationsgehalt der Nucleinsäuren), andererseits verringert sich durch den hohen Polymerisationsgrad die osmotische Wirksamkeit der Speicherpolymere (Glycogen, Stärke) im Vergleich zu deren monomeren Bausteinen. Mit der Nahrung aufgenommene Biopolymere werden zunächst bis zur Stufe der Dimere oder Monomere gespalten, bevor sie resorbiert werden können.
Synthetische P. lassen sich durch Polymerisation, Polykondensation oder Polyaddition herstellen. Im Lebensmittelsektor häufig als Klärmittel, Verpackungsmittel, -folien, Einweggeschirr, Kaumasse für Kaugummi usw. verwendete synthetische P. sind Polyethylen, Polystyrol, Polyvinylchlorid, Polyvinylacetat und Polyvinylpyrrolidon.

polymerisierte Fettsäuren, Ⓔ *polymerized fatty acids*, Syn. für ↗ *Fettsäurepolymere*.

Polyneuropathie, Ⓔ *polyneuropathy*, periphere Nervenerkrankung (Neuropathie) mit unterschiedlichen Ursachen. Im Ernährungszusammenhang sind die häufigsten Formen die diabetische P. (↗ *periphere diabetische Neuropathie*, ↗ *autonome diabetische Neuropathie*), die alkoholische P. (↗ *Alkoholfolgekrankheiten* ↗ *Alkoholismus*), P. bei Urämie sowie bei ↗ *Malabsorption* und ↗ *Unterernährung*.

Polynucleotide, Ⓔ *polynucleotides*, Syn. für ↗ *Nucleinsäuren*.

Polynucleotid-Ligasen, *DNA-Ligasen*, Ⓔ *polynucleotide ligases, DNA ligases, polydeoxribonucleotide synthases*, Enzyme, die in Doppelstrang-• *Desoxynucleinsäuren* in einer ATP- (EC 6.5.1.1) oder NAD^+-(EC 6.5.1.2) abhängigen Reaktion, die Verknüpfung zweier DNA-Fragmente durch Ausbildung einer chemischer Bindung (Phosphodiesterbrücke) zwischen dem 5´-Phosphat-Ende des einen und dem 3´-Hydroxyl-Ende des anderen DNA-Fragments katalysieren. P. spielen eine wichtige physiologische Rolle bei der DNA-Reparatur (Strangbrüche) und der DNA-Replikation. Zusammen mit den ↗ *Restriktionsendonucleasen* stellen sie auch die elementaren Werkzeuge der Gentechnologie dar. *In vitro* lassen sich DNA-Ligasen zur Verknüpfung von DNA-

Fragmenten unterschiedlicher Herkunft, das heißt zur Herstellung von rekombinanter DNA verwenden.

Polyol-Dehydrogenase, Syn. für ↗ *Aldose-Reduktase*; ↗ *Polyolweg*.

Polyole, *mehrwertige Alkohole*, *Polyalkohole*, Ⓔ *polyols*, aliphatische Alkohole mit zwei (Diol) und mehr Hydoxyl-(-OH)gruppen. Im Ernährungszusammenhang haben Bedeutung die natürlichen P. 2,3-Butylenglycol (Butandi-2,3-ol) in keimendem Getreide und unreifen Früchten sowie die ↗ *Zuckeralkohole*, z.B. ↗ *Sorbit* und ↗ *Glycerin*. Synthetische P. werden vorwiegend technisch und als Rohstoff für Synthesen eingesetzt: ↗ *Glycol* (Ethylenglycol), Propylen- und Butylenglycol.

Polyolweg, *Polyol-Stoffwechsel*, Ⓔ *polyol pathway*, Nebenweg des ↗ *Fructose-Stoffwechsels* in extrahepatischen Geweben, bei dem Glucose durch Aldose-Reduktase zu Sorbit und dieses durch Sorbitol-Dehydrogenase (Ketose-Reduktase) zu Fructose umgesetzt wird. Der P. ist von goßer Bedeutung in den Samenblasen. Bei Diabetes mellitus kann eine über den P. stark erhöhte Fructose-Konzentration in der Augenlinse zur Ausbildung eines ↗ *Katarakts* führen.

Polyoxyethylen-sorbitan-monolaurat, Ⓔ *polyoxyethylene sorbitan monolaurate*, ein Emulgator, ↗ *Polysorbate*.

Polyoxyethylen-sorbitan-monooleat, Ⓔ *polyoxyethylene sorbitan monolaurate*, ein Emulgator, ↗ *Polysorbate*.

Polyoxyethylen-sorbitan-monopalmitat, Ⓔ *polyoxyethylene sorbitan monopalmitate*, ein Emulgator, ↗ *Polysorbate*.

Polyoxyethylen-sorbitan-monostearat, Ⓔ *polyoxyethylene sorbitan monostearate*, ein Emulgator, ↗ *Polysorbate*.

Polyoxyethylen-sorbitan-tristearat, Ⓔ *polyoxyethylene sorbitan tristearate*, ein Emulgator, ↗ *Polysorbate*.

Polypeptide, Ⓔ *polypetides*, aus ca. 10–100 über Peptidbindungen (↗ *Peptide*) Aminosäuren als Monomere aufgebaute • *Biopolymere*. Zur Vereinfachung der mit der griech. Nummerierung verbundenen Kennzeichnung ist es auch üblich, bei P. die Zahl der Aminosäurebausteine in arabischen Zahlen vor das Wort Peptid zu setzen, z.B. 11-Peptid an Stelle von Undecapeptid. P. mit noch höherer (> 100 AS, M_r > 10kDa) werden als ↗ *Proteine* bezeichnet, wobei zwischen beiden Begriffen nicht immer klar unterschieden wird.

Polyphenole, Ⓔ *polyphenols*, eine Gruppe • *sekundärer Pflanzenstoffe*, zu der die ↗ *Phenolsäuren*, die ↗ *Hydroxyzimtsäuren* und die ↗ *Flavonoide* gezählt werden. Chemische Grundstruktur ist das Phenol (Abb.). Phenole enthalten eine oder mehrere OH-Gruppen unmittelbar am Benzolkern gebunden. P. sind ubiquitär im Pflanzenreich verbreitet. Sie tragen zum Erscheinungsbild der Pflanzen bei, z.B. als Farbpigmente, sind an der Regulation des Pflanzenwachstums beteiligt oder können die Pflanzen vor Pathogenen und Schädlingen schützen, z.B. als adstringierende Substanzen (↗ *Tannine*), die die Pflanzen für Schädlinge ungenießbar machen. In der Lebensmittelindustrie werden P. als natürliche • *Farbstoffe* oder • *Antioxidanzien* eingesetzt. Durch ihre ubiquitäre Verbreitung bilden P. eine bedeutende Gruppe sekundärer Pflanzenstoffe in der menschlichen Ernährung. Alle P. sind reduzierende Substanzen und die in unserer Nahrung mengenmäßig am meisten vertretenen Antioxidanzien. Neben ihrer antioxidativen Wirkung haben einige P. antimikrobielle und • *anticancerogene* Bedeutung.

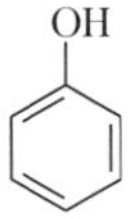

Polyphenole. Phenol.

Polyphenylpropan, Ⓔ *polyphenyl-propane*, ↗ *Lignine*.

Polyphosphate, *kondensierte Phosphate* (E 452), maximale tolerierbare Tagesdosis 70mg/kg KG), Ⓔ *polyphosphates*, durch Schmelzen saurer ↗ *Orthophosphate* hergestellte Salze von Polyphosphorsäuren. Im Lebensmittelbereich werden nur P. mit Kettenstruktur verwendet (Tab.). P. sind Komplexierungsmittel. Sie haben eine starke ionenaustauschende Wirkung, gutes Quell- und Bindevermögen für Casein und andere Eiweißstoffe. So sind sie wichtige • *Schmelzsalze* und • *Kutterhilfsmittel*. Sie dienen als • *Stabilisatoren* für Sterilmilch, Sahne, Desserts. In Fisch- und Fleischerzeugnissen, Teigen und Kartoffelprodukten wirken sie wasserbindend. Einige P. werden als • *Säureregulatoren* benutzt.

Polyphosphate. Tab. Zugelassene Polyphosphate.

E-Nr.	Substanz
E 452i	Natriumpolyphosphat
E 452ii	Kaliumpolyphosphat
E 452iii	Natriumcalciumpolyphosphat
E 452iv	Calciumpolyphosphat

Polyposis intestinalis, durch zahlreiche (>100) Polypen gekennzeichnete Erkrankung des Magendarmtraktes; die verschiedenen Formen der P. haben ein unterschiedliches Entartungsrisiko (↗ *Adenom-Carcinom-Sequenz*; ↗ *Cronkhite-Canada-Syndrom*).

Polyprene, *Polyisoprene*, Ⓔ *poly(iso)prenes*, •*Biopolymere* mit unterschiedlicher Zahl von Isopren-Einheiten (Tab.), ↗ *Terpene*. Einige P. haben als Kaumassen Bedeutung.

Polyprene. Tab.

Verbindung	Anzahl der Isopreneinheiten	Doppelbindungen
Polyprenole	6–24	*cis/trans*
↗ *Gutta*, Balata	etwa 100	*trans*
Naturkautschuk (↗ *Kautschuk*)	> 10.000	*cis*

Polyribosomen, *Polysomen*, ↗ *Ribosomen*.

Polysaccharide, Ⓔ *polysaccharides*, • *Kohlenhydrate*, die nach der *International Union of Pure and Applied Chemistry* (IUPAC) aus mehr als 10 Zucker(Monosaccharid-)bausteinen aufgebaut sind (vgl. ↗ *Oligosaccharide*). Diese Grenze ist allerdings willkürlich gezogen.

Struktur: Die wichtigsten Bausteine dieser • *Biopolymere* sind die Hexosen ↗ *D-Glucose*, ↗ *D-Mannose*, ↗ *D-Galactose* und ↗ *D-Fructose*, die Pentosen ↗ *L-Arabinose* und ↗ *D-Xylose*, die 6-Desoxyzucker ↗ *L-Fucose* und ↗ *L-Rhamnose*, die ↗ *Uronsäuren* D-Galacturonsäure und D-Glucuronsäure und die Aminozucker ↗ *D-Glucosamin* und D-Galactosamin. Bis auf die Fructose- und Arabinosereste (↗ *Furanosen*) liegen alle Zuckerreste der P. in der Pyranoseform vor (↗ *Pyranosen*). In einigen Polysacchariden können die alkoholischen OH-Gruppen verestert oder methyliert sein. Polysaccharide mit Aminozuckern kommen vor allem in Tieren, aber auch in Pilzen vor.

P. können aus einem einzigen Zucker (Homoglycane) oder verschiedenen Zuckern (↗ *Heteroglycane*) aufgebaut sein und aus linearen oder verzweigten Ketten bestehen, wobei letztere sich in der Häufigkeit und Länge der Seitenketten unterscheiden. Die Zuckerbausteine der Hauptkette sind Grundlage der Zuordnung der P. zu Gruppen (D-Fructane, D-Glucane, D-Galactane, D-Galacturonane, D-Mannane, D-Xylane u.a.).

Die Art der Monosaccharidreste sowie Typ und Position der glycosidischen Bindung bestimmen die Konformation der Kette (Abb.). Eine gestreckte Kette ergibt sich bei (1→4)-β-glycosidisch verknüpften D-Glucoseresten (↗ *Cellulose*). Eine gefaltete Anordnung der Kette kann bei (1→4)-α-glycosidisch verknüpften Galaturonsäureresten auftreten (↗ *Pektine*). Für (1→4)-α- (↗ *Amylose*) und (1→3)-β-glycosidisch (↗ *Lichenan*) verknüpfte D-Glucosereste ist eine helicale Konformation typisch. Die Bildung geordneter Strukturen kommt über Wasserstoffbrückenbildung sowie Dipolkräfte und Ionenbeziehungen, die von geladenen Gruppen der P. ausgehen, zu Stande.

Übergeordnete Strukturen werden i.a. durch intermolekulare Wechselwirkungen hervorgerufen. Voraussetzung hierfür sind Abschnitte mit Monosaccharidsequenzen, die sich regelmäßig wiederholen. Der höchste Ordnungsgrad wird erreicht bei maximaler Ausbildung von Wasserstoffbrücken zwischen ideal gestreckten Ketten, wie sie z.B. bei Cellulose und ↗ *Chitin* vorliegen. Hoch geordnete Strukturen („Kristalle") werden nur von linearen Homo- und sequenziellen Heteropolysacchariden gebildet. P. sind in Wasser löslich, wenn bestehende zwischenmolekulare Wechselwirkungen durch die Hy-

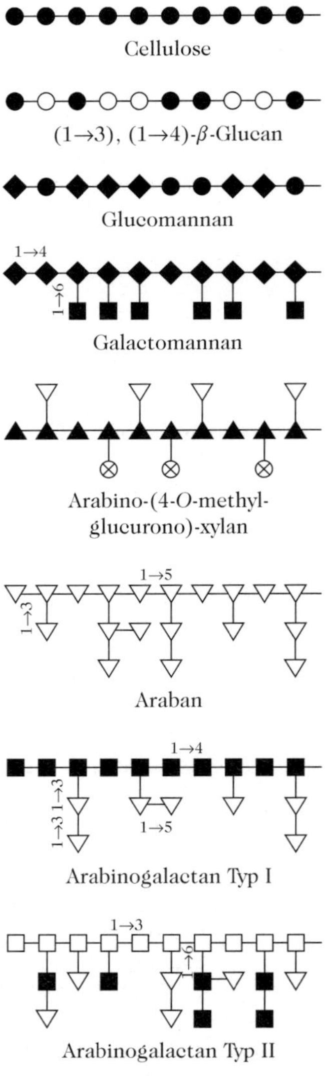

Polysaccharide. Schematische Darstellung verschiedener Nicht-Stärke-Polysaccharid-Moleküle.

dratation der OH-Gruppen der Zuckerreste weitgehend unwirksam werden. P., die aus einem neutralen Monosaccharid, verknüpft über einen einzigen Bindungstyp bestehen (Cellulose, Amylose), sind in Wasser unlöslich oder schwerlöslich und können nur durch hohe Temperaturen oder Aufbrechen der Wasserstoffbrückenbindungen z.B. in stark alkalischem Milieu in Lösung gebracht werden. P. mit verzweigten Ketten (↗ *Amylopektin*) oder • *Homoglycane* mit verschiedenen Bindungstypen (z.B. [1→3], [1→4)-β) sind besser löslich, da zwischen den Ketten weniger Wechselwirkungen bestehen. P. mit Carboxylgruppen (Pektine, Alginsäure) sind als Alkalisalze im neutralen und alkalischen Bereich gut löslich, da zwischen Carboxylanionen eine Abstoßung stattfindet.
Vorkommen: P. sind Strukturelemente der Zellen höherer Pflanzen (Cellulose, Hemicellulosen, Pektine, ↗ *β-Glucane*), der Algen (↗ *Agar-Agar*, ↗ *Alginsäure*) und Pilze (Chitin) sowie des Exogerüstes von Insekten und Krebstieren (Chitin). P. dienen auch als wichtige Reservestoffe in Pflanzen (↗ *Amylose*, ↗ *Amylopektin*, ↗ *Fructane*, ↗ *Galactomannane*) und Tieren (↗ *Glycogen*) und haben in dieser Form Bedeutung für die menschliche Ernährung, andere P. wirken bei Pflanzen als Schutzstoffe (Exsudate, Pflanzengummen [↗ *Gummi*]).
Bedeutung für die Ernährung: vgl. • *Kohlenhydrate*; ↗ *Ballaststoffe*.

Polysomen, *Polyribosomen*, ↗ *Ribosomen*.

Polysorbate, *5-Polyoxyethylen-(20)sorbitan-Fettsäureester*, Handelsbezeichnung: Tween, (E 432–E 436, ADI 10,0 mg), Ⓔ *polysorbates*, ethoxylierte Sorbitanfettsäureester (Tab.). Sie wirken als • *Emulgatoren* für Fettemulsionen für Backzwecke, Milch- und Sahneanaloge, Desserts, Speiseeis, Soßen, Suppen und Kaugummi. P. fördern den Lufteinschlag in Lebensmittelsystemen und dienen deshalb auch als Aufschlagmittel.

polyungesättigte Fettsäuren, Syn. für ↗ *mehrfach ungesättigte Fettsäuren*.

Polysorbate. Tab. Als Zusatzstoffe zugelassene P.

E-Nr.	Substanz
E 432	Polyoxyethylen(20)-sorbitan-monolaurat (Polysorbat 20)
E 433	Polyoxyethylen(20)-sorbitan-monooleat (Polysorbat 80)
E 434	Polyoxyethylen(20)-sorbitan-monopalmitat (Polysorbat 40)
E 435	Polyoxyethylen(20)-sorbitan-monostearat (Polysorbat 60)
E 436	Polyoxyethylen(20)-sorbitan-tristearat (Polysorbat 65)

Polyurie, Ⓔ *polyuria*, krankhafte Vermehrung der Harnmenge, meist als Folge von hormonellen Störungen (erhöhter Aldosteronspiegel, vgl. • *Hypokaliämie*, ↗ *Diabetes insipidus*, ↗ *Diabetes mellitus*). Steigt z.B. bei einem Diabetes mellitus die Blutzuckerkonzentration über die ↗ *Nierenschwelle* an, kann die Niere den mit dem Primärharn filtrierten Zucker nicht mehr vollständig zurückresorbieren. Er wird daher teilweise mit dem Harn ausgeschieden. Dabei zieht der Zucker vermehrt Wasser mit sich, was zu einer Steigerung der Gesamturinmenge führt. Falls dieser Verlust nicht durch eine vermehrte Flüssigkeitsaufnahme kompensiert wird, kann es im weiteren Verlauf zu einer Austrocknung (↗ *Exsikkose*) des Körpers kommen.

Polyvinylester, $-[CH_2-CH(OOCR]-_n$, synthetische Thermoplaste, die v.a. technische Anwendung finden (Klebstoffe, Lacke). P. der unverzweigten Fettsäuren der Kohlenstoffzahlen C2–C18 werden als ↗ *Kaumassen* eingesetzt.

Polyvinylpolypyrrolidon (E 1202, ADI –), Ⓔ *polyvinylpolypyrrolidone*, synthetischer Thermoplast, der als Flockungsmittel dient, weil er Polyphenole aus Getränken, wie Bier und Wein adsorbiert und dadurch unerwünschte Trübungen verhindert. P. dient witerhin als Trägerstoff für Süßungsmittel und Wirkstoff für diätetische Lebensmittel.

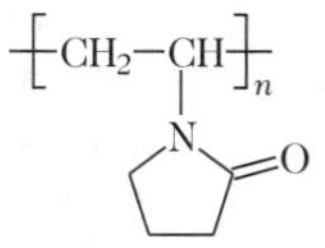

Polyvinylpolypyrrolidon

Polyvinylpyrrolidon (E 1201, ADI –), Ⓔ *polyvinylpyrrolidone*, synthetischer Thermoplast (Abb.), der als Trägerstoff für Süßungsmittel und Wirkstoffe für diätetische Lebensmittel dient. P. mit definiertem Salzgehalt werden in der Medizin als Ersatz für Blutplasma eingesetzt.

polyzyklische aromatische Kohlenwasserstoffe, *PAK*, Ⓔ *polycyclic aromatic hydrocarbons, PAH*, Sammelbezeichnung für aromatische Verbindungen mit in der Regel bis maximal sechs kondensierten Ringen. PAK entstehen hauptsächlich durch unvollständige Verbrennung organischen Materials (Großfeuerungsanlagen, Waldbrände, Verbrennungsmotoren, Grillen, Räuchern, Rauchen [vgl. • *Pyrolyse*]), v.a. von Holz, Mineralölen oder Kohle (Tab.). Pyrolyseprodukte von organischen Materialien mit hohem PAK-Anteil (Teere, Peche, Kokereirohgase) gelten als ↗ *krebserzeugend* Kategorie 1. Motorenöle oder Räucherrauch sollten wie Stoffe der Kategorie krebserzeugend 2 gehandhabt werden. PAK werden hauptsächlich mit der Luft, an Partikel gekoppelt, verteilt und können so pulmo-

polyzyklische aromatische Kohlenwasserstoffe. Tab. Die 16 häufigsten in der Umwelt vertretenen und von der amerikanischen Umweltbehörde EPA zur Überwachung von Umweltmedien ausgewählten PAK.

Anthracen	
Acenaphthen	
Acenaphthylen	
Benzo(*a*)anthracen	*
Benzo(*b*)fluoranthen	+, *
Benzo(*k*)fluoranthen	+, *
Benzo(*a*)pyren	+, *
Benzo(*g,h,i*)perylen	+, *
Chrysen	*
Dibenzo(*a,h*)anthracen	*
Fuoranthen	+
Fluoren	
Indeno(1,2,3-*cd*)pyren	+, *
Naphthalin	
Phenanthren	
Pyren	

+ = nach der Trinkwasserverordnung in Deutschland zur Überwachung des Trinkwassers ausgewählt; * = im Tierversuch cancerogene Verbindungen

nal aufgenommen (v.a. Tabakrauch) oder aber z.B. mit gebratenen, gegrillten und geräucherten Lebensmitteln in den Körper gelangen (Absorptionsraten <10%). Benzo(*a*)pyren (1–10 ng/m³) gilt als Leitsubstanz für die bisher rund 500 in der Luft nachgewiesenen PAK. Während der Biotransformation in der Leber entsteht ein genotoxischer Benzo(*a*)pyren-Metabolit, der zur Bildung von ↗ *DNA-Addukten* führen kann (Abb.).

Bei berufsbedingter Exposition mit PAK besteht ein erhöhtes Risiko für Lungenkrebs. Steter Hautkontakt mit Ruß und Asche (z.B. bei Schornsteinfegern) führt zu Hautkrebs. Applikationsferne Tumore nach oraler Aufnahme werden im Tierversuch z.B. in Leber und Lungen beobachtet.

Pomade, Ⓔ *pommade*, durch ↗ *Enfleurage* erhaltenes aromatisiertes Fett.

Pompe-Krankheit, Ⓔ *Pompe's disease*, eine ↗ *Glycogenose* (Typ II, Tab.).

Ponceau 4R, *Cochenillerot A* (E 124, ADI 4,0 mg), Ⓔ *ponceau 4R*, ist ein roter, wasserlöslicher • *Farbstoff* aus der Gruppe der Azofarbstoffe für Getränke, Würste, Süßwaren, Desserts, Fischerzeugnisse und Käseüberzüge, dessen Farbton dem • *Allurarot AC* ähnelt. Da P. auch mit dem Synonym Cochenillerot A bezeichnet wird, besteht die Gefahr der Verwechselung mit Cochenille (• *Karmin* [E 120]).

P/O-Quotient, Ⓔ *P/O ratio*, ↗ *Atmungskette*.

Porphin, Syn. für ↗ *Porphyrin*.

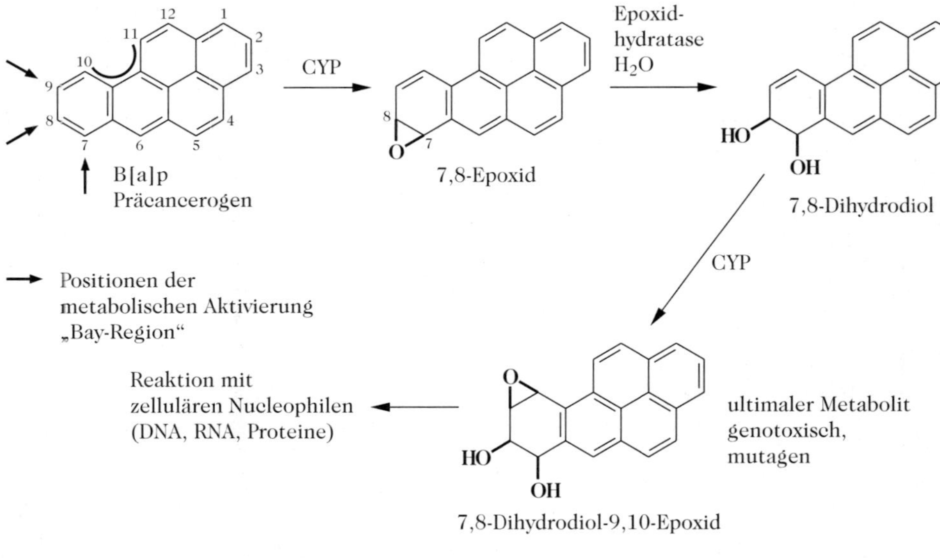

polyzyklische aromatische Kohlenwasserstoffe. Biotransformation von Benzo[*a*]pyren (B[*a*]p). Bay-Region: Ein buchtförmiger Bereich im PAK-Molekül, der nach bisherigen Erkenntnissen dazu beiträgt, dass diese Moleküle potentere Procarcinogene sind als jene, denen sie fehlt. So wirkt z.B. Phenanthren stärker carcinogen als Anthracen und Benz[*a*]pyren ist ein potenteres Carcinogen als Benz[*c,d*]pyren. Die eigentlichen Carcinogene sind die Epoxide der PAK, die mit Hilfe von Cytochrom P450 (CYP) gebildet werden. Die stärkste carcinogene Wirkung geht von den Epoxiden aus, die am Rand der Bay-Region liegen. Das heißt, das entscheidende Carcinogen, das auf metabolischem Weg aus Benz[*a*]pyren gebildet wird, ist das 7,8-Diol-9,10-epoxid. Die carcinogene Wirkung beruht auf der Alkylierung von DNA (↗ *DNA-Addukte*).

Porphobilinogen, Ⓔ *porphobilinogen*, (Abb.) ist die Pyrrolvorstufe bei der Porphyrinbiosynthese (↗ *Porphyrinstoffwechsel*, aus 4 Molekülen P. wird ein Molekül ↗ *Uroporphyrinogen* gebildet) und entsteht aus der Kondensation von zwei Molekülen δ-Aminolävulinat. Bei einigen akuten ↗ *Porphyrien*, wie der ↗ *akuten intermittierenden Porphyrie* sowie der hereditären ↗ *Coproporphyrie* wird eine erhöhte Ausscheidung von P. mit dem Urin beobachtet.

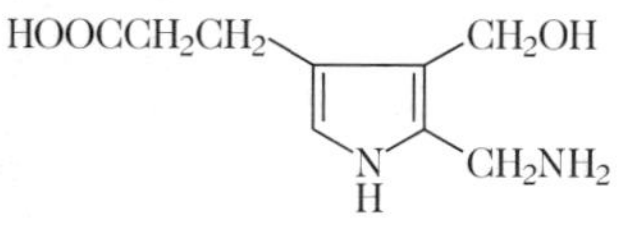

Porphobilinogen

Porphyrien, Ⓔ *porphyrias*, eine heterogene Gruppe von Stoffwechselkrankheiten, die auf angeborenen Störungen von Enzymen des ↗ *Porphyrinstoffwechsels* bzw. Hämsynthesestoffwechsels beruhen oder durch ein Zusammenwirken von genetischer Disposition und exogenen Faktoren entstehen. Von den acht Enzymen der Hämbiosynthesekette können mit Ausnahme der δ-Aminolävulinsäure-Synthase alle hereditär vermindert oder verändert sein und sind mit einer spezifischen P. assoziiert (Abb.). Die Enzymdefekte und Aktivitätsveränderungen führen zu pathophysiologisch erhöhten Porphyrinvorläufern • *(δ-Aminolävulinsäure* und • *Porphobilinogen*) und/oder Porphyrinmengen. Je nachdem, ob die Überproduktion der Metabolite des Porphyrinstoffwechsels von dem Knochenmark oder von der Leber ausgeht, unterscheidet man erythropoetische und hepatische P. Die ↗ *Porphyrine* akkumulieren im Gewebe und/oder werden mit Urin und Stuhl ausgeschieden (diagnostisches Kriterium). Einige P. können auch durch Aktivitätsbestimmung der Enzyme nachgewiesen werden.
Die klinische Symptomatik ist uneinheitlich und wird von der Art der akkumulierten Metabolite bestimmt. Sind im Wesentlichen die Porphyrinvorstufen δ-Aminolävulinsäure und Porphobilinogen erhöht, so tritt meist ein akutes abdominal-neurologisch-kardiovaskulär-psychiatrisches Syndrom auf (akutes Abdomen, Obstipation, Übelkeit, Erbrechen, Rückenschmerzen, Krampfanfälle, Koma, Halluzinationen, Lähmungen, Areflexien). Die Überproduktion der Porphyrine, • *Uroporphyrine*, Copro- bzw. Protoporphyrin, bei chronischen hepatischen und erythropoetischen P. führt auf Grund der fototoxischen Eigenschaften der Por-

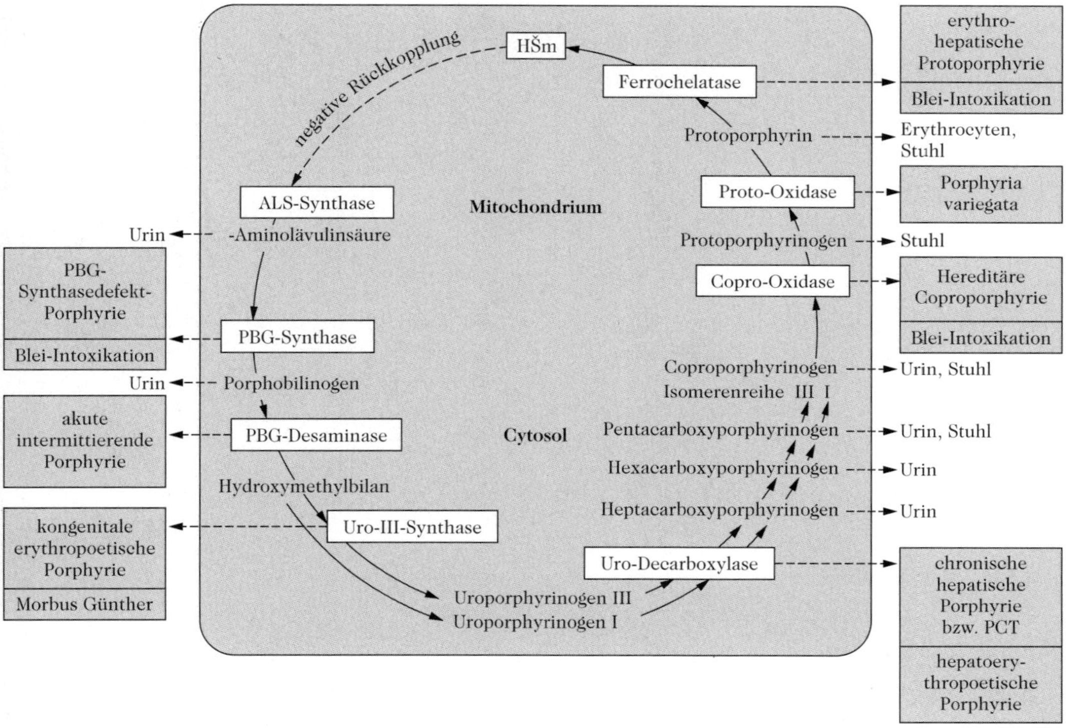

Porphyrien. Hämbiosynthese und Enzymopathien bei Porphyrien und Bleiintoxikationen. ALS, δ-Aminolävulinsäure; PBC, Porphobilinogen; PCT, Porphyria cutanea tarda. (Aus: R. Gross et al. [Hrsg.], Innere Medizin, 9. Aufl., Schaltauer)

phyrine zu charakteristischen Hautläsionen an lichtexponierten Stellen (leichte Verletzbarkeit, Narbenbildung und eine dunklere Hautfarbe).
• *Blei* hemmt mehrere Enzyme der Hämbiosynthese (Abb.). Die akute • *Bleivergiftung* ist eine toxische oder toxogenetische akute hepatische Porphyrie, die unter Beteiligung des Knochenmarks in eine chronische toxische erythrohepatische Verlaufsform übergehen kann. Sie ist charakterisiert durch eine akute Porphyriesymptomatik mit Anämie.
Sekundäre asymptomatische Porphyrinstoffwechselstörungen: Sie werden durch Mitreaktionen des Porphyrinstoffwechsels bei verschiedenen Grundkrankheiten, (patho)physiologischen Konditionen, insbesondere unter toxischen, nutritiven, endokrinen und arzneimittelbedingten Einflüssen hervorgerufen. Den *sekundären* • *Coproporphyrinurien* (bei Intoxikation mit Alkohol oder Blei, Diabetes mellitus, Eisenstoffwechselstörungen, Schwangerschaft, Hunger und Fasten etc.) und • *Protoporphyrinämien* (bei Bleivergiftungen, Eisenmangelanämie, Pyridoxinmangel, Alkoholismus etc.) kommt kein eigenständiger klinischer Krankheitswert zu.

Porphyrine, Ⓔ *porphyrines*, zyklische Tetrapyrrole (↗ *Pyrrol*), die sich von der Stammsubstanz *Porphin* (Porphyrin) ableiten, die unterschiedliche Seitenketten trägt, z.B. die Alkyl-, Hydroxyalkyl-, Vinyl-, Carbonyl- oder Carboxylgruppen. Die verschiedenen P. werden aufgrund dieser Seitenketten eingeteilt, z.B. in Protoporphyrin, Coproporphyrin, Etioporphyrin, Mesoporphyrin, Uroporphyrin. In den P., die in der Natur vorkommen, trägt keiner der vier Pyrrolringe des Makrozyklus dieselbe Seitenkette doppelt. Bei P., die nur zwei Arten von Seitenketten enthalten, z.B. Coproporphyrin und Uroporphyrin, sind lediglich vier Isomere (I bis IV) möglich. Mit drei verschiedenen Seitenketten (z.B. Protoporphyrin) sind dagegen 15 Isomere möglich. Von den vielen möglichen Porphyrinisomeren kommen nur die Arten I und III natürlich vor. Von den Typ-I-Porphyrinen ist keine Funktion bekannt, sie werden ausgeschieden. Protoporphyrin IX ist in der Natur besonders weit verbreitet und kommt als korrespondierende Hämgruppe in Hämoglobin, Myoglobin und den meisten Cytochromen vor.
Viele Metallionen werden durch P. unter Bildung von Metalloporphyrinen komplexiert. Der Chelatkomplex von Protoporphyrin IX mit Fe(II) wird als Protohäm bzw. Häm bezeichnet. Mit Fe(III) heißt der Komplex Hämin bzw. Hämatin. Chlorophylle sind Magnesiumkomplexe verschiedener P. Im Cobalamin ist das Cobalt durch eine Corrinringstruktur komplexiert, die strukturell und biosynthetisch mit den P. verwandt ist. Die Gallenfarbstoffe stammen ebenfalls von P. ab.

Porphyrinogen, Ⓔ *porphyrinogen*, nach exakter Nomenklatur *5,10,15,20,22,24-Hexahydroporphyrin*, wie die ↗ *Porphyrine* ein zyklisches Tetrapyrrol (Porphyrinring, Abb.). Bei der Hämbiosynthese (↗ *Porphyrinstoffwechsel*) werden als Zwischenprodukte die P. als reduzierte Formen der Porphyrine gebildet. Unter Lufteinfluss oxidieren die P. sehr schnell zu ↗ *Porphyrinen*, die die gewöhnliche Form der zyklischen Tetrapyrrole in biologischen Systemen darstellen. Mit Ausnahme von Protoporphyrin wird für alle enzymatischen Schritte der Hämbiosynthese P. als Substrat benötigt.

Porphyrinring, Ⓔ *porphyrin ring*, besteht aus vier • *Pyrrolringen*, die über Methinbrücken (=CH-) miteinander in Verbindung stehen (Abb.). Der P. kann in der Natur aus Glycin und Succinyl-CoA synthetisiert werden (↗ *Porphyrinstoffwechsel*). Der Ersatz der H-Atome der Pyrrolringe durch unterschiedliche Substituenten führt zu den verschiedenen Porphyrinderivaten, wie z.B. Häm.

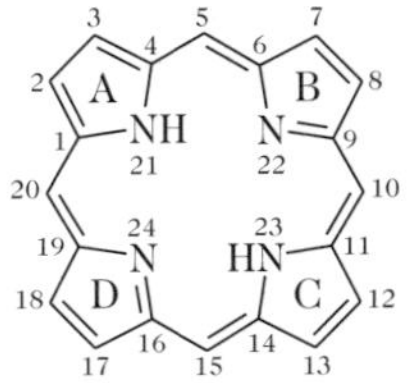

Porphyrinring. Nummerierung nach IUPAC.

Porphyrinstoffwechsel, Ⓔ *porphyrin metabolism*, ist prinzipiell in allen Zellen mit aerobem Stoffwechsel möglich. Im menschlichen Körper findet der wesentliche Teil in Zellen des Knochenmarks (85%) und der Leber statt. Der P. läuft teilweise im Mitochondrium und partiell im Cytosol ab. Ausgehend von Succinyl-CoA, einem Zwischenprodukt des mitochondrialen Tricarbonsäure-Zyklus, wird durch Kondensation mit der Aminosäure Glycin α-Amino-β-ketoadipat gebildet, das dann zu • *δ-Aminolävulinsäure* decarboxyliert wird. Die Reaktion wird von der δ-Aminolävulinsäure-Synthase katalysiert (Abb. 1). Zwei Moleküle δ-Aminolävulinat kondensieren anschließend durch die katalytische Wirkung der Porphobilinogen-Synthase zu • *Porphobilinogen* (Abb. 2). Dieses kondensiert durch die enzymatische Wirkung der Porphobilinogen-Desaminase in einer Kopf-Schwanz-Reaktion mit drei weiteren Porphobilinogenmolekülen zum instabilen Zwischenprodukt Hydroxymethylbilan, einem linearen Tetrapyrrol. Durch die Uroporphyrinogen-III-Synthase wird das enzymgebundene lineare Tetrapyrrol zyklisiert und intramolekular zum asymmetrischen • *Uroporphyrinogen* III umgelagert. Am Pyrrolring D findet ein Austausch der Acetat- und Propionatseitenketten statt. Parallel ent-

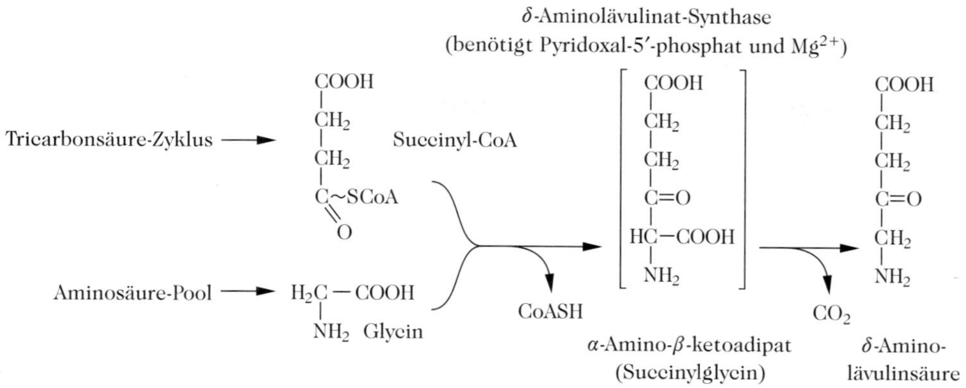

Porphyrinstoffwechsel. Abb. 1. Der Geschwindigkeits-bestimmende Schritt der Porphyrinsynthese, katalysiert durch das Enzym δ-Aminolävulinsäure-Synthase. Die Zwischenverbindung in Klammern (Succinylglycin) wurde nicht zweifelsfrei nachgewiesen. Kondensation und Decarboxylierung können gleichzeitig ablaufen.

steht unter physiologischen Bedingungen auf nicht enzymatischem Weg durch einen spontanen Ringschluss eine sehr geringe Menge Uroporphyrinogen I. Heptacarboxy-, Hexacarboxy-, Pentacarboxy- und Coproporphyrinogen I und III werden sukzessive durch Decarboxylierung der Acetatseitenketten aller vier Pyrrolringe unter dem Einfluss der Uroporphyrinogen-Decarboxylase gebildet. Die • *Porphyrinogene* vom Typ Isomer I haben keine physiologische Funktion und werden in oxidierter Form als Porphyrine, entsprechend ihrer Wasserlöslichkeit mit Urin und Stuhl ausgeschieden.

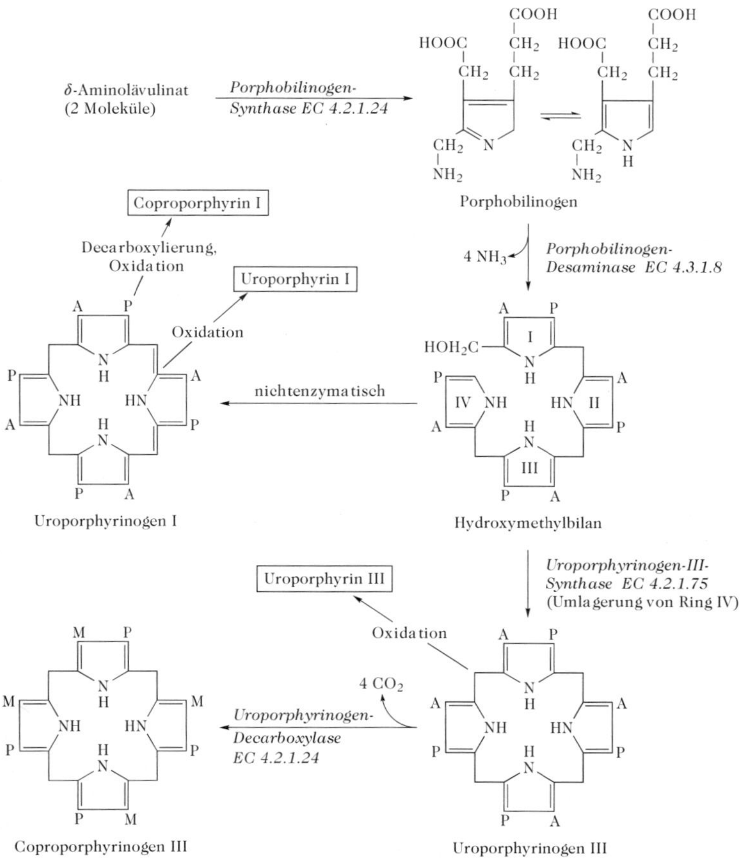

Porphyrinstoffwechsel. Abb. 2. Schritte der Pophyrinsynthese, die im Cytoplasma der Leberzellen ablaufen. Coproporphyrin wird in konstanten, jedoch geringen Mengen im Harn (40–190 mg/d) und im Stuhl (300–1.100 mg/Tag) ausgeschieden. Diese Raten nehmen bei hämolytischen Störungen zu. Die weitere Umwandlung von Coproporphyrinogen III findet in den Mitochondrien der Leberzellen statt (Abb. 3). Zur Nummerierung des Porphyrinringsystems vgl. Abb. 3.

Im Mitochondrium katalysiert die Coproporphyrinogen-Oxidase, ein für Coproporphyrinogen III spezifisches Enzym, die Bildung von Protoporphyrinogen IX, wobei die Propionatseitenketten der Ringe A und B zu Vinylseitenketten dehydriert und decarboxyliert werden (Abb. 3). Durch eine weitere Oxidation wird die Hämvorstufe Protoporphyrin IX gebildet. Die Protoporphyrinogen-Oxidase katalysiert dabei die Dehydrierung der die einzelnen Ringe verbindenden Methylengruppen zu Methinbrücken. Aus diesem • *Porphyrinring* entsteht durch Chelatbildung mit zweiwertigem Eisen das Häm, die prostetische Gruppe von Proteinen wie Hämoglobin, Myoglobin, Katalasen, Peroxidasen und Cytochromen. Den Einbau des zweiwertigen Eisens katalysiert die Ferrochelatase. Zur Biosynthese von Häm werden jeweils acht Moleküle Glycin und Succinyl-CoA benötigt.

Der Ablauf des P. ist im Knochenmark und in der Leber identisch. Die funktionellen Eigenschaften einzelner Enzyme unterscheiden sich jedoch durch die Existenz von gewebespezifischen Isoformen. Diese haben für die unterschiedliche Regulation des P. in Leber und Knochenmark eine große Bedeutung. In den Leberzellen ist die δ-Aminolävulinsäure-Synthase das • *Schlüsselenzym*, dessen Aktivität über eine negative Rückkopplung von Häm, dem Endprodukt der Hämbiosynthese, reguliert wird. Das Häm wirkt über Hemmung der Enzymneusynthese, Beeinflussung des Transportes vom cytosolischen Proenzym in das Mitochondrium sowie über eine allosterische Hemmung der Enzymaktivität. Von Bedeutung für die Regulation der Hämbiosynthese ist die Konzentration des Häms in der Zelle, die nicht nur von der Synthese, sondern auch vom Einbau in Hämproteine be-

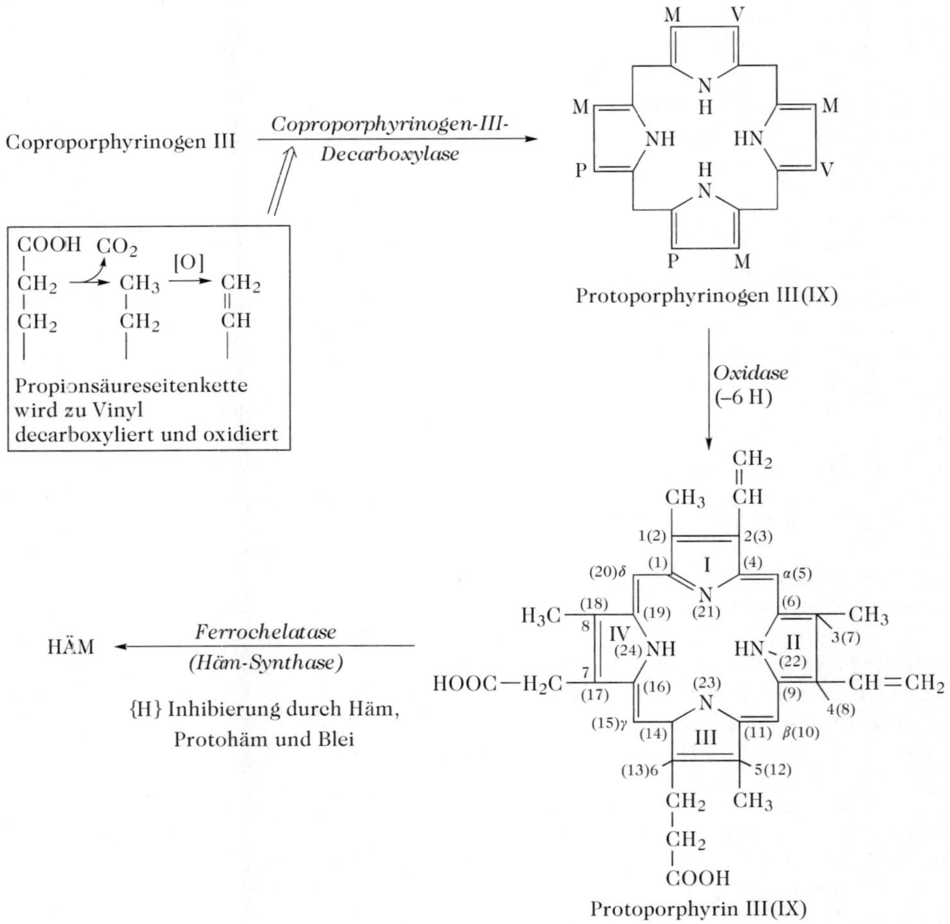

Porphyrinstoffwechsel. Abb. 3. Die letzten Schritte der Synthese von Protoporphyrin III und dessen Überführung in Häm. Ein genetischer Defekt der Ferrochelatase führt zum Krankheitsbild der • *Protoporphyrie*. Die Zahlen in Klammern und die griechischen Buchstaben entsprechen dem Fischersystem, die nicht eingeklammerten Zahlen geben das Nummerierungssystem 1–24 des • *Porphyrinrings* wieder.

stimmt ist. Eine Stimulierung der δ-Aminolävulinsäure-Synthase kann somit indirekt über Substanzen, die die Synthese des Hämproteins Cytochrom P450 induzieren (z.B. Barbiturate), erfolgen. Dies erklärt auch die Induktion der δ-Aminolävulinsäure-Synthase bei den akuten • *Porphyrien*. Solche Störungen des P. sind erblich bedingt.

Porphyrinurie, Ⓔ *porphyrinuria*, Ausscheidung von Porphyrin(vorstufen) im Harn, 1) bei *familiärer* P. als Symptom der hepatischen ↗ *Porphyrie* (vgl. • *Erythrodontie*), 2) bei sekundärer P. z.B. als Folge von Lebererkrankungen oder Vergiftungen.

Porree, *Lauch*, bot. *Alium porrum*, Ⓔ *leek*, ↗ *Zwiebelgemüse*.

portale Hypertension, *Pfortaderhochdruck, Pfortaderstauung*, Ⓔ *portal hypertension*, erhöhter Druck in der ↗ *Pfortader*, der durch ein Strömungshindernis im Bereich des Pfortaderkreislaufs entsteht. Dieses Hindernis kann prähepatisch auftreten (z.B. durch Pfortaderthrombose), in der Leber (z.B. durch • *Leberzirrhose*), oder posthepatisch (z.B. bei Einengung der Lebervenen). P.H. führt zur Bildung von z.T. blutenden Krampfadern, v.a. als Ösophagusvarizen oder Magenvarizen, zu ↗ *Ascites* und Vergrößerung der Milz.

Portulak, *Burtzelkraut*, *Sauburtzel*, bot. *Portulaca oleracea spp. sativa*, Ⓔ *common purslane*, in Europa wild wachsende oder kultivierte 10–15 cm hohe Heil- und Gemüsepflanze mit dicken, fleischigen Blättern und gummiartigen Stängeln. Sie hat einen säuerlichen, leicht scharfen Geschmack. P. ist reich an Calcium (95 mg/100 g), Magnesium (151 mg/100 g), Eisen (3,6 mg/100 g) und β-Carotin (1,1 mg/100 g). In der Naturheilkunde wird P. v.a. bei Blasen- und Nierenleiden eingesetzt. Er wird als gekochtes Gemüse wie Spinat zubereitet oder roh z.B. als Zutat zu Blattsalaten verwendet. Die frische Pflanze enthält bis zu 250 mg/100 g der biogenen Amine Dopa, Dopamin und Noradrenalin.

postabsorptives Stadium, der Zeitraum zwischen 12 und 24 h nach der Nahrungsaufnahme. ↗ *Verdauung*.

Postaggressions-Syndrom, *Postaggressionsstoffwechsel*, Ⓔ *postaggression syndrome*, durch die Schädigung von Körpergewebe (Sepsis, Verletzungen, Operationen) ausgelöster Symptomkomplex, der u.a. durch eine • *katabole Stoffwechsellage* (Abbau des geschädigten Gewebes) mit negativer Stickstoffbilanz (Protein-Katabolismus), gesteigerten Energiebedarf durch eine gestörte Verwertung von Glucose in Verbindung mit erhöhter Lipolyse, Acidose und Erhöhung der Kaliumausscheidung gekennzeichnet ist. Da außerdem durch die entzündlichen Prozesse eine Immunsuppression auftritt, spricht man neuerdings auch vom Gesamtkörper-Inflammations-Syndrom, GIS, (Ⓔ *systemic inflammatory response syndrome, SIRS*). Vgl. • *postoperative Ernährung*; ↗ *Immunonutrition*).

Postcholecystektomie-Syndrom, Ⓔ *postcholecystectomy syndrome*, Begriff, der unterschiedliche Symptome/Folgeerkrankungen nach Entfernung der Gallenblase (• *Cholecystektomie*) zusammenfasst. Im unmittelbaren Ernährungzusammenhang sind eine gestörte ↗ *Fettresorption*, ↗ *Colon irritabile* und ↗ *funktionelle Dyspepsie* von Bedeutung.

Postgastrectomie-Syndrom, *agastrisches Syndrom*, Ⓔ *postgrastrectomy syndrome*, nach ↗ *Gatstrectomie* bzw. ↗ *Magenresektion* auftretender Symptomkomplex infolge von Mangelernährung (Untergewicht wird bei 10–20% der Teilresektions- und ca. 60% der Gastrectomie-Patienten beobachtet). Die Ernährungsberatung von P.-Patienten muss auf die speziellen Probleme (Appetitmangel, frühzeitiges Sättigungsgefühl) eingehen. Sinnvoll sind häufige (bis zu 10/d), kleine, aber energiereiche Mahlzeiten. Einem Vitamin-D- und Calciummangel ist durch Milchprodukte bzw. Nährstoffsupplemente vorzubeugen. Fehlender ↗ *intrinsischer Faktor* wird ggf. parenteral substituiert.

Postmixgerät, in der ↗ *Automatenverpflegung* eingesetzter Gerätetyp zur Ausgabe von Erfrischungsgetränken, bei dem die Komponenten des Getränks (z.B- Wasser, Getränkesirup, evtl. Kohlensäure) unmittelbar vor der Ausgabe in den Becher zusammengeführt werden. Gegensatz: ↗ *Premix-Gerät*.

postoperative Ernährung, Ⓔ *post-operative feeding*, Ernährung nach einer kurativen oder palliativen Operation. Es gibt keine generellen Empfehlungen für die p.E., da die Ernährungstherapie stark von der Art der Operation und dem Zustand des Patienten abhängig ist. Bei jedem Patienten muss einzeln abgewogen werden, ob er normal essen kann, bestimmte Nährstoffrestriktionen oder -supplementationen erforderlich sind, oder ob eine total ↗ *enterale Ernährung* (TEN) oder eine total ↗ *parenterale Ernährung* (TPN) angezeigt ist. Besondere Beachtung finden bei der p.E. beispielsweise Patienten mit ↗ *Gastrectomie*, ↗ *Kurzdarmsyndrom*, ↗ *Postagressions-Syndrom*, Operationen, die eine normale Ernährung kurz- oder langfristig unmöglich machen (Operationen im Hals-Rachen-Raum) und nicht mobilisierbare Patienten (z.B. Koma, Zustand nach Schlaganfall).

postprandial, (lat. *post-* = nach, hinter, später und *prandium*, Mahlzeit), Ⓔ *postprandial, postcibal*, nach der (den) Mahlzeit(en), nach Nahrungszufuhr; z.B. die postprandiale Wärmeerzeugung (induzierte Thermogenese).

postprandiale Blutzuckerwerte, ↗ *postprandiale Hyperglycämie*.

postprandiale Hyperglycämie, *alimentäre H.*, *Resorptionshyperglycämie*, Ⓔ *postprandial hyper-*

glycemia, Erhöhung des Blutzuckers nach einer Mahlzeit über die Normwerte von 4,4–6,6mmol/l. Nach einer kohlenhydratreichen Mahlzeit kann der Blutzuckerspiegel physiologisch vorrübergehend auf bis zu 7,5mmol/l ansteigen, sehr selten auf bis zu 10mmol/l (Nierenschwelle). Beim Gesunden wird der Normbereich innerhalb von zwei h wieder erreicht. Bei gestörter Glucosetoleranz steigt der Blutglucosespiegel jedoch stärker an und wird deutlich langsamer wieder gesenkt. Diese Tatsache wird beim ↗ *Blutzuckerbelastungstest* zur Diagnose eines Diabetes mellitus genutzt. Das Ausmaß des postprandialen Blutzuckeranstiegs hängt nicht nur von der Kohlenhydratmenge ab, sondern auch von der Art der Kohlenhydrate und der Zusammensetzung der Mahlzeit (z.B. Fett, Protein, Ballaststoffe, Amylaseinhibitoren). Als Maß für die blutzuckersteigernde Wirkung von Kohlenhydraten dient der ↗ *glycämische Index* (GI).

postprandiale Wärmeerzeugung, Syn. für ↗ *induzierte Thermogenese*.

Postvagotomie-Syndrom, *Denervationssyndrom*, Ⓔ *postvagotomy syndrome*, nach ↗ *Vagotomie* auftretender Symptomkomplex, der sich meist einige Monate nach dem Eingriff zurückbildet; ernährungstherapeutische Maßnahmen sind nur bei ausgeprägter ↗ *Steatorrhö* nötig.

Pottasche, Ⓔ *potash*, Syn. für Kaliumcarbonat (E 501), ↗ *Carbonate*.

PP-shunt, Ⓔ Abk. für ↗ *Pentosephosphat-Zyklus*.

Präadipocyten, Ⓔ *preadipocytes*, ↗ *Adipocyten*.

Präbetahyperlipoproteinämie, *VLDL-Hyperlipoproteinämie*, Ⓔ *type IV hyperlipoproteinemia*, ↗ *Hyperlipoproteinämie* Typ IV n. Frederickson mit Erhöhung der VLDL oder sog. Prä-β-Lipoproteine. Die Bezeichnung beruht auf dem elektrophoretischen Wanderungsverhalten von Lipoproteinen. Als Prä-β-Lipoproteine werden demzufolge die Lipoproteine bezeichnet, die vor den β-Lipoproteinen (↗ *LDL*) liegen. Charakteristika der Prä-β-Lipoproteine sind das höhere Molekulargewicht, die niedrigere Dichte (↗ *VLDL*) sowie der spezifische Proteinanteil: Apoprotein CI/CII/CIII/E und B100. Patienten mit P. weisen eine deutliche Erhöhung der ↗ *Triglyceride* sowie eine geringergradige Erhöhung des Cholesterins auf. An erster Stelle der Therapie der P. stehen diätetische Maßnahmen (Verzicht auf Alkohol und schnell resorbierbare Kohlenhydrate, ↗ *Hyperlipoproteinämiediäten*) sowie vermehrte körperliche Aktivität und Gewichtsabnahme, an zweiter Stelle steht die medikamentöse Therapie (↗ *Lipidsenker*).

Präbiotika, *Prebiotika*, Ⓔ *prebiotics*, nicht verdaubare Lebensmittelinhaltsstoffe, die selektiv das Wachstum und/oder die Aktivität bestimmter erwünschter Keime im Dickdarm fördern. In Lebensmitteln werden überwiegend der pflanzliche Reservestoff ↗ *Inulin* und die daraus hergestellte ↗ *Oligofructose*, außerdem auch ↗ *Lactulose* (• *präbiotische Kohlenhydrate*), eingesetzt. Da diese auf Grund ihrer Struktur von menschlichen Verdauungsenzymen nicht gespalten werden können, gelangen sie unverdaut in den Dickdarm und stehen dort der Dickdarmflora, insbesondere den Bifidus-Bakterien (↗ *Probiotika*), als Substrat zur Verfügung. Durch die Resorption der bei dieser • *mikrobiellen Fermentation* entstehenden kurzkettigen Fettsäuren im Dickdarm leisten die P. einen geringfügigen Beitrag von ca. 1–1,5kcal bzw. 4,2–6,3kJ pro g zum Energiegehalt der Nahrung. Wirkungen von P. sind die Erhöhung von Stuhlfrequenz und -gewicht, die Förderung der Calciumaufnahme, die Anregung der Bifidusflora, die Reduktion der ↗ *postprandialen Hyperglycämie*, sowie die Senkung des Blutfettgehalts und des Plasmacholesterinspiegels [*DGE-Info* 11/2001, S. 162 ff]. Vgl. • *Synbiotika*; Essay: • *Funktionelle Lebensmittel*.

präbiotische Kohlenhydrate, Ⓔ *prebiotic carbohydrates*, ↗ *Präbiotika*.

Präcancerogene, *Präcarcinogene*, Ⓔ *pre-carcinogens*, Substanzen, die im Stoffwechsel zu ↗ *Carcinogenen* umgebaut werden, z.B. ↗ *polyzyklische aromatische Kohlenwasserstoffe*. Vgl. • *Cocancerogene*.

Präcancerose, *präinvasives Carcinom*, *Oberflächencarcinom*, *Carcinoma in situ*, Tumor epithelialen Ursprungs, der die Basalmembran noch nicht durchbrochen hat. Die P. stellt das Anfangsstadium jeden Carcinoms dar und ist vom Frühcarcinom abzugrenzen. ↗ *Coloncarcinom*.

Prader-Labhard-Willi-Syndrom, Ⓔ *Prader-Willi syndrome*, eine angeborene Stoffwechselstörung, die mit einer Häufigkeit von 1:5.000–1:10.000 vorkommt. Sie fällt bereits bei Neugeborenen durch Hypotonie und Trinkschwierigkeiten auf. Spätere Verhaltensprobleme betreffen u.a. auch das Essverhalten. Durch übermäßige Nahrungsaufnahme entwickelt sich eine mäßige bis deutliche ↗ *Adipositas*. Diabetes mellitus kommt vor. Die Sexualfunktionen sind bei beiden Geschlechtern beeinträchtigt. In Kindheit und Jugend steht die Gewährleistung einer adäquaten Nahrungsaufnahme im Vordergrund, später bedarf die Adipositas der Therapie.

Prädiabetes, Ⓔ *prediabetes*, Syn. für ↗ *latenter Diabetes*.

Prädialyse, Zeitpunkt vor der Dialysepflichtigkeit, entspricht dem dritten Stadium der chronischen ↗ *Niereninsuffizienz* (↗ *Prä-Urämie*).

Prädisposition, Ⓔ *predisposition*, in der Medizin ein Zustand, der das Ausbrechen einer Krankheit begünstigt. Im Ernährungszusammenhang werden derzeit neben den bekannten ↗ *erblichen Stoffwechselerkrankungen* u.a. die genetische P. (E *genetic predisposition/susceptibility*) für Adipositas (Essay: ↗ *Genetische Ursachen der Adipositas*) und ↗ *Diabetes mellitus* intensiv erforscht. Die Ermittlung der genetischen P. durch sog. Gen-Tests wird derzeit in der Öffentlichkeit kontrovers diskutiert.

Präeklampsie, E *preeclampsia*, • *hypertensive Schwangerschaftserkrankung*, gekennzeichnet durch nach der 20. Schwangerschaftswoche auftretende Hypertonie und Proteinurie. Die Ätiologie der P. ist noch nicht vollständig geklärt. Wesentlich scheint eine Vasokonstriktion bzw. das Ausbleiben einer physiologischen Gefäßerweiterung in der Placenta zu sein, die die Zunahme der uteroplacentalen Durchblutung im Verlauf der Schwangerschaft verhindert. Weiterhin scheint ein Mangel an ↗ *Prostaglandinen* (PGE_2, PGI_2) in Relation zum vasokonstriktorisch wirkenden Thromboxan A_2 vorzuliegen, was zu einer erhöhten Empfindlichkeit der Gefäße für Angiotensin II führt. Eine leichte P. liegt bei einem Blutdruck ab 140/90 mmHg und Proteinurie ab 300 mg Protein im 24-h-Harn bzw. über 1 g/l in der Einzelprobe vor, eine schwere P. ist gekennzeichnet durch einen Blutdruck ab 160/110 mmHg, Proteinurie ab 3 g/l im 24-Stunden-Urin bzw. in der Einzelprobe ab 5 g/l, Oligurie (unter 500 ml in 24 Stunden) sowie weitere Symptome wie Kopfschmerzen, Bewusstseinstrübungen, Verwirrtheitszustände, Seh- und Hörstörungen (z.B. Augenflimmern, Doppeltsehen, Schwerhörigkeit), Oberbauchschmerzen, Übelkeit, Nasenbluten, Unruhe, Übererregbarkeit der Reflexe und Bildung von • *Ödemen*. Folgen der P. können Wachstumsretardierung des Fetus durch Placentainsuffizienz, vorzeitige Placentalösung, Leber- und Nierenfunktionsstörungen sowie Blutgerinnungsstörungen sein. Die Therapie besteht in stationärer Aufnahme und Bettruhe bei sorgfältiger Überwachung des Blutdrucks, der Laborwerte, Ultraschall und CTG. Zur medikamentösen Therapie werden Antihypertensiva, Aspirin, Magnesiumsulfat als Dauerinfusion und Diazepam angewendet.
Bei der Ernährung ist auf eine ausreichende Energie- und Proteinaufnahme (proteinreiche Kost – 1,3 bis 1,5 g/kg/Tag – zum Ausgleich des Eiweißverlustes über den Urin) zu achten. Die bedarfsgerechte Versorgung mit Calcium und Magnesium ist sicherzustellen bzw. ein Mangel zu beseitigen. Eine Calciumsubstitution (1.000 mg/Tag) wird sowohl in der Prävention als auch Therapie der P. angewendet. Eine Natriumrestriktion wird nicht mehr empfohlen, sondern als unphysiologisch und möglicherweise schwangerschaftsgefährdend beurteilt. Die Wirkung von Fischöl oder linolsäurereichen Pflanzenölen (essenzielle Fettsäuren als Prostaglandinvorstufen) ist noch umstritten. ↗ *Eklampsie*.

prä-operative Ernährung, E *preoperative nutrition*, oral, enteral oder parenteral verabreichte Spezialernährung vor einem chirurgischen Eingriff. P.E. soll den Allgemeinzustand des Patienten verbessern und so die Komplikationsrate insbesondere nach größeren Operationen senken. Die Europäische Gesellschaft für parenterale und enterale Ernährung (*European Society for Parenteral and Enteral Nutrition*, ESPEN) erarbeitete ein Konsensus-Papier zu den teilweise kontrovers diskutierten Indikationsbereichen.
Gelegentlich wird der Begriff p.E. auch für das medizinisch indizierte ↗ *Fasten* vor einer Operation (1–3 Tage) verwendet.

präresorptive Durststillung, E *preabsorptive thirst quenching*, ↗ *Renin-Angiotensin-Aldosteron-System*.

Präserven, Syn. für ↗ *Halbkonserven*.

Prä-Urämie, *beginnende Dekompensation*, E *preuremia*, drittes Stadium der chronischen ↗ *Niereninsuffizienz*, bei dem die glomeruläre Filtrationsrate auf unter 30 ml/min abgesunken ist (↗ *glomeruläre Filtration*). Dies führt zu einem weiteren Anstieg ↗ *harnpflichtiger Substanzen* im Blut (Kreatinin: 6–12 mg/dl) und einer Verminderung der Urinausscheidung. Charakteristisch für dieses Stadium sind erhöhte Phosphat- und verminderte Calciumwerte im Serum. Ferner kommt es häufig zur Ausbildung einer Acidose bzw. einer Anämie. ↗ *Urämie*

Prävalenz, *Verbreitung*, E *prevalence*, Kennzahl der Epidemiologie, sie gibt (z.B. in • *Gesundheitsstatistik* und für • *Krankheitsregister*) die Anzahl der Erkrankten zu einem bestimmten Zeitpunkt (Zeitpunkt-P.) oder innerhalb eines bestimmten Zeitabschnitts (Perioden-P.) an (vgl. • *Prävalenzrate*, • *Morbidität*).

Prävalenzrate, *Verbreitungsrate*, E *prevalence rate*, Anzahl der Erkrankten zu einer gegebenen Zeit pro 100, 1.000, 10.000 oder 100.000 Personen einer definierten Population. ↗ *Prävalenz*.

Prävention, E *prevention*, „Vorbeugung“, d.h. Maßnahmen der ↗ *Gesundheitsförderung*, die
a) eine Erkrankung verhindern (= ↗ *Primärprävention*), z.B. durch Vermeidung von Risikofaktoren (Rauchen, Bewegungsmangel, Fehlernährung). Die konkrete präventive Maßnahme (z.B. Schutzimpfung, Maßnahmen zur Hygiene) wird als • *Prophylaxe* bezeichnet.
b) die optimale Behandlung durch möglichst frühe Entdeckung und korrekte Diagnose sicher stellen (= ↗ *Sekundärprävention*), z.B. das ↗ *Neugeborenen-Screening* als Maßnahme der Präventivmedizin (E *preventive medicine*) oder

c) Krankheitsfolgen minimieren (= ↗ *Tertiärprävention*).

präventive Gesundheitsförderung, Syn. für vorbeugende ↗ *Gesundheitsförderung*, Ⓔ *preventive health promotion*.

Preiselbeere, *Bickbeere*, *Kronsbeere*, Ⓔ *cowberry*, zur Familie der Heidekrautgewächse (*Ericaceae*) gehörender immergrüner Zwergstrauch, der leuchtend rote Beeren hervorbringt. Sie werden roh kaum verzehrt (saurer, adstringierender Geschmack), sondern zu Mus und Kompott verarbeitet, das z.B. zu Wild gegessen wird. Eingemachte P. werden auch zur Herstellung von Süßspeisen verwendet. P. sind reich an organischen Säuren (1,36g/100g), v.a. Citronen-, Äpfel- und Oxalsäure. In der Naturheilkunde gilt sie als harntreibend und desinfizierend für die Harnwege.

Preisindex, Ⓔ *price index*, statistische Kennziffer, die den Umfang der relativen Preisentwicklung, bezogen auf ein Basisjahr anzeigt, das mit 100 angesetzt ist. Preisindizes gibt es für unterschiedliche Güter und Sachverhalte; im Landwirtschafts- und Ernährungssektor werden u.a. ausgewiesen Indices der Erzeugerpreise landwirtschaftlicher Produkte, der Einkaufspreise landwirtschaftlicher Betriebsmittel, der Erzeugnisse des Nahrungs- und Genussmittelgewerbes, der Verbraucherpreise und der Index der Lebenshaltung. Für die Verbraucher ist der P. der Lebenshaltung im Vergleich mit der Einkommensentwicklung ein Maß für die Entwicklung des Lebensstandards.

Der P. der Lebenshaltung wird ermittelt, indem für die Gesamtbevölkerung und/oder einzelne Bevölkerungsgruppen (meist gegliedert nach Haushaltsgröße, Haushaltstyp und Einkommensgruppe) ein den jeweiligen Kaufgewohnheiten entsprechender ↗ *Warenkorb* zusammengestellt und ausgepreist wird, der repräsentativ für die Kaufgewohnheiten der jeweiligen Gruppe ist. Die Preise des Warenkorbes werden Jahr für Jahr mit dem Warenkorbwert des Basisjahres verglichen und als relative Wertentwicklung bzw. -veränderung ausgewiesen (Tab.).

Preisindex. Tab. Preisindex der Lebenshaltung für den Durchschnitt aller Haushalte 1999 (1995 = 100)

Position	Preisindex 1999
Nahrungsmittel und alkoholfreie Getränke	101,7
Restaurants, Cafés u.ä.	105,3
Kantinen u. Mensen	107,3
Nahrungsmittel	101,9
– Brot u. Getreideerzeugnisse	102,4
– Kartoffeln	90,7
– Zucker	101,6
– Obstkonserven	117,0
– Gemüsekonserven	98,6
– Rind- und Kalbfleisch	99,1
– Schweinefleisch	98,1
– Geflügelfleisch	97,7
– Fische, frisch	112,2
– Vollmilch	98,4
– Butter	101,8
– Margarine	102,4
– Eier	102,6
Lebenshaltung insgesamt	104,9
Früheres Bundesgebiet	104,8
Neue Bundesländer	105,7

Premixgerät, in der ↗ *Automatenverpflegung* oder bei Theken, Abfüllanlagen der Industrie o.ä. eingesetzter Gerätetyp, bei dem die Getränkekomponenten (z.B. Wasser, Getränkesirup, evtl. Kohlensäure) längere Zeit vor der Ausgabe zusammengeführt und aufbewahrt werden. Gegensatz: • *Postmix-Gerät*.

Presshefe, ↗ *Backhefe*.

prickelnd, ↗ *Mundgefühl*.

Prick-Test, Form der ↗ *Hauttestung* zu Allergiediagnostik.

primär aktiver Transport, Ⓔ *primary active transport*, ↗ *aktiver Transport*, ↗ *Transportmechanismen*.

primäre Ernährungserziehung, Ⓔ *primary nutritional education*, erste und starke Prägung grundlegender Ernährungsgewohnheiten, Nahrungsmittelkenntnisse, Nahrungsmittelauswahl mit Vorlieben und Abneigungen, Zubereitungs- und Verzehrgewohnheiten, Tischsitten und Esskultur. P.E. findet in der Regel in der Phase der Kindheit in der Familie statt. Gründe für diese starke und oftmals lebenslang andauernde Prägung liegen in der besonderen Intimität der Familie: enge „*face-to-face*" Beziehungen, „Wir-Gefühl", lang andauernde und persönlich bedeutsame Beziehungen, wenige Gruppenmitglieder, informell kontrollierte Normen und Regeln. Im weiteren Verlauf der Entwicklung nimmt die Bedeutung der primären Erziehung ab, der Einfluss der Gleichaltrigen (Sekundärgruppen) nimmt zu. ↗ *Ernährungserziehung*.

primäre Hypercholesterinämie, Syn. für ↗ *familiäre Hypercholesterinämie*.

primäre Hyperlipidämie, Syn. für primäre ↗ *Hyperlipoproteinämie*.

primäre Hyperoxalurie, Syn. für ↗ *Oxalose*.

primäre Phosphatstörungen, Ⓔ *primary phosphate disorders*, Sammelbegriff für angeborene Nierenfunktionsstörungen, die sich auf den Phosphatspiegel des Blutes auswirken. Da die Phosphat-Homöostase mit der Calcium-Homöostase gekoppelt ist, treten Störungen des Knochenbaus auf. Nach der Ätiologie werden unterschieden: 1) der durch verringerte Rückresorption von Phosphat in den Nierentubuli und deregulierten Stoffwechsel der Calciferole bedingte *chronische* • *Phosphatdiabetes* (= genuine Vitamin-D-resistente ↗ *Rachitis*); 2) die *hyperphosphatämische renale* ↗ *Rachitis*, bei der Störungen der glomerulären Filtration bzw. der tubulären Rückresorption eine erhöhte Freisetzung von ↗ *Parathyrin* bewirken. ↗ *phosphorreiche Diät*.

Primärharn, ↗ *Harn*, ↗ *glomeruläre Filtration*.

Primärprävention, Ⓔ *primary prevention*, der Bereich der ↗ *Prävention*, der sich die Vermeidung von Krankheiten zum Ziel setzt. Sinn, Umfang (z.B. Ernährungsberatung) und Förderung der P. sind Gegenstand der Diskussion zwischen den betroffenen Berufsgruppen und finanziellen Trägern, insbesondere wird hierbei der finanzielle Vorteil von P. gegenüber teuren Therapien angeführt (vgl. • *Gesundheitspolitik*). Seit der Gesundheitsreform 2000 können die • *Krankenkassen* in Deutschland die P. wieder in ihre Satzungen aufnehmen.

Primärstoffwechsel, *Grundstoffwechsel*, *Hauptstoffwechsel*, Ⓔ *primary metabolism*, der primär auf die Erhaltung und Vermehrung des Lebens ausgerichtete Stoffwechsel, der in allen Zellen grundsätzlich ähnlich verläuft. Zum P. gehören die grundlegenden Stoffwechselprozesse im Zusammenhang mit Wachstum (Biosynthese der Biopolymere und ihrer Bausteine, der makromolekularen Suprastrukturen der Zelle und der Zellorganellen), Energiebereitstellung und -transformation sowie dem Umsatz der Körper- und Zellbestandteile (vgl. • *Intermediärstoffwechsel*). ↗ *Sekundärstoffwechsel*.

Primärstruktur, Ⓔ *primary structure*, die *Aminosäurensequenz* von ↗ *Proteinen*.

Prionen, Ⓔ *prions*, umgestelltes Kurzwort von Ⓔ *proteinaceous infectious particles*, vermutlich physiologische, im Körper vorkommende Proteine, die aufgrund eines unbekannten Ereignisses eine falsche Konformation annehmen bei identischer Aminosäurezusammensetzung. Es handelt sich bei dem physiologischen Prion-Protein PrP^c und dem krankheistauslösenden PrP^{Sc} (↗ *Prionen-Krankheiten*) um Strukturisomere. Bei PrP^c ist das Protein größtenteils schraubig gewunden (α-Helix), während PrP^{Sc} zu über 50% gestreckte Bereiche (β-Faltblatt-Strukturen) enthält. Das Glycoprotein besteht – je nach Spezies – aus 254–273 Aminosäuren, mit einem Molekulargewicht von 33–35 kDa. Das krankheits-induzierende Prionenprotein weist gegenüber der zellulären Form eine beispiellos hohe Stabilität auf. Nur konzentrierte Laugen und chlorhaltige Lösungen inaktivieren es zuverlässig. Dagegen sind herkömmliche formaldehyd- oder alkoholhaltige Desinfektionsmittel oder das Erhitzen auf 100 °C wirkungslos. Die Erreger widerstehen ultravioletter oder ionisierender Strahlung, die bei Viren durch die Schädigung des Erbguts zu einer völligen Zerstörung ihrer Infektiosität führen. Die physiologische Funktion, des v.a. im Bereich von Nervenzellmembranen lokalisierten zellulären Proteins, ist noch weitgehend unverstanden. PrP^c scheint eine Rolle bei der synaptischen Übertragung und der Regulation von circadianer Aktivität zu spielen. Außerdem wurden kupferbindende Eigenschaften des Proteins beschrieben, deren Bedeutung für die krankheitsassoziierten Symptome aber noch unklar sind. Bei einigen anderen ZNS-Krankheiten sind aber ebenfalls Cu bindende Proteine beteiligt (z.B. Alzheimer, Parkinson).

Prionen-Krankheiten, *Transmissible Spongiforme Enzephalopathien*, TSE, Ⓔ *prion diseases*, aufgrund der im Mikroskop sichtbaren, schwammartigen Veränderungen im Gehirn und der Übertragbarkeit, durch • *Prionen* verursachte, infektiöse Degenerationskrankheiten des Zentralennervensystems bei Mensch und Tier. Bekannteste Beispiele der TSE-Gruppe sind die ↗ *Creutzfeld-Jakob-Krankheit* (CJD) und ↗ *Kuru* beim Menschen sowie ↗ *Traberkrankheit* (Ⓔ *scrapie*) und ↗ *Rinderwahnsinn* (BSE) beim Tier. (Zur BSE-Problematik vgl. die Stichwort • *Gelatine* und • *Kalbfleisch* sowie den Essay: • *Medien und Ernährungsverhalten*).

P. zeichnen sich durch eine langsame Degeneration des Zentralnervensystems aus, die unweigerlich zum Tode führt. Nach variabler, typischerweise sehr langer symptomfreier Inkubationszeit: 3–4 Jahre beim Schaf, 3–7 Jahre beim Rind und über zehn Jahre beim Menschen, führen die Erkrankungen innerhalb von wenigen Monaten zum Tode. Das Krankheitsbild ist bei allen P. ungefähr identisch. Es bilden sich Vakuolen, die von unlöslichen Protein(• *Amyloid*)ablagerungen umgeben sind. Merkwürdigerweise reagiert das Immunsystem kaum auf diese Krankheiten.

Pathogenese: Die Entstehung der P. ist nicht eindeutig geklärt. Überwiegend anerkannt ist die 1982 von Stanley Prusiner formulierte Prionen-Hypothese, nach der die Krankheiten durch Prionen übertragen werden, d.h. infektiöse Proteine ohne Nucleinsäure, die keiner anderen Gruppe der klassischen Erreger von Infektionskrankheiten zugeordnet werden können. Der Neurologe erhielt 1997 für die Aufstellung der Theorie über die Natur der P. den Nobelpreis für Medizin. Zum Ausbruch der Krankheit ist das körpereigene Prion-Protein absolut notwendig; ob es auch hinreichend ist, bleibt noch zu klären. Ein Einfluss weiterer Faktoren wie Proteine, Lipide oder Kohlenhydrate auf die Infektiösität oder Pathogenität von Prionen kann letztendlich nicht ausgeschlossen werden.

Über die Vermehrung des krankmachenden Prionproteins gibt es nur Hypothesen. Nach der Prion-

Theorie stellt die Umwandlung (Konformationsänderung) vom natürlichen zellulären Prion-Protein (PrP^{C}) zum unlöslichen pathologischen, Proteinase-resistenten Prion-Protein (PrP^{Sc}) das Schlüsselereignis für die Vermehrung des infektiösen Agens dar. Tritt das veränderte Eiweiß auf unveränderte Eiweißmoleküle derselben Aminosäuresequenz, zwingt es diese ebenfalls in eine falsche Konformation und kann sich so im Gewebe ausbreiten. Neben der Interaktion mit zugeführtem PrP^{Sc}, kann die Konversion der Prionen auch spontan (sporadisches Auftreten der CJD) entstehen. Dabei scheint eine genetische Prädisposition von großer Bedeutung zu sein (Punktmutation im Gen des Prion-Proteins). Wie diese Umwandlung im Einzelnen im Organismus vonstatten geht, ist bislang noch nicht geklärt. Revolutionär ist dabei die Vorstellung, dass Material ohne eine zur Replikation ausreichende Menge an Nucleinsäure infektiös wirken kann.

Im Fall der Prionenkrankheit liegt der pathologische Effekt nicht darin, dass die Funktion eines lebenswichtigen Proteins ge- oder zerstört ist, sondern das falsch gefaltete Protein ist so stabil, dass es Aggregatablagerungen ausbildet und so seine schädliche Wirkung ausübt. Anders als das natürliche Prion-Protein (PrP^{C}) akkumuliert PrP^{Sc} während des Krankheitsverlaufs intrazellulär, d.h. es gelangt nicht mehr an die Zelloberfläche und bildet Plaques und Ablagerungen, die letztlich zum Absterben von Zellen im Hirn betroffener Individuen führen. Durch das Absterben entstehen Löcher im Gehirngewebe (sog. Spongiose), die ihrerseits zu den entsprechenden neurologischen Ausfällen und schließlich zum Tod des befallenen Organismus führen.

Übertragung: Die Übertragung von P. über verschiedene Tierarten (Artbarriere) hinweg ist generell möglich, verläuft im Allgemeinen aber sehr ineffizient. Generell wird angenommen, dass die Artbarriere umso niedriger ist, je mehr sich die Prion-Proteine der verschiedenen Arten ähneln. Des Weiteren sind der Erreger-Stamm, der Infektionsweg und die Infektionsdosis von Bedeutung. Sämtliche Aspekte sind noch nicht hinreichend geklärt. So ist die Infektionsdosis unbekannt, doch scheint ein wenig effizienter Übertragungsweg – wie der über den Verdauungstrakt – durch eine Erhöhung der Infektionsdosis kompensiert werden zu können. Experimentell gelang es bei mehreren Tierarten, die Krankheit sowohl durch Applikation infektiösen Materials ins Gehirn als auch durch Verfütterung auszulösen. Eine Übertragbarkeit auch auf den Menschen kann demnach nicht ausgeschlossen werden. Dass der Mensch, zumindest innerhalb seiner Spezies, auch durch orale Aufnahme mit spongiformer Encephalopathie infiziert werden kann, zeigt der Übertragungsweg des Kuru-Erregers (↗ *Kuru*).

Wenig ist bisher über den Transport des mutmaßlichen Erregers vom Ort des Eindringens in den Körper bis ins Hirn bekannt. Bekannt ist, dass sich Prionen in bestimmten Abwehrzellen, den sog. follikulären dendritischen Zellen, die in den Lymphknoten und der Milz sitzen, ansammeln und vermehren.

Pritkin-Diät, ↗ *Extremdäten* Tab.

Privathaushalt, Ⓔ *private household*, zusammen wohnende und eine wirtschaftliche Einheit bildende Personengemeinschaft (Mehrpersonenhaushalt) sowie Personen, die alleine wohnen und wirtschaften (Einpersonenhaushalt). Zum P. können sowohl verwandte als auch familienfremde Personen gehören. Er bildet eine sozioökonomische Einheit, deren Ziel die optimale Bedürfnisbefriedigung der Mitglieder im Rahmen der verfügbaren Mittel ist. Das System des P. kann in drei Subsysteme untergliedert werden: 1. *Personalsystem* (Haushaltsangehörige), 2. *Hauswirtschaftssystem* und 3. *Marktsystem*.

Das Personalsystem besteht aus den im P. lebenden Personen. Sie werden einerseits im Haushalt versorgt, andererseits stellen sie diese Versorgung durch Erwerbs- und Hausarbeit sicher. Die hauswirtschaftlichen Aufgabenbereiche bestehen im Wesentlichen in Einkaufen, Nahrungszubereitung und Vorratshaltung, Kinderbetreuung und -erziehung, Familien- und Krankenpflege, Wohnungspflege und Textilpflege. Das Marktsystem umfasst die drei Bereiche Erzielung des Einkommens, Verwendung des Einkommens (↗ *Konsum*) und Vorsorgemaßnahmen (z.B. Krankheit, Unfall, Arbeitslosigkeit etc.). Die Aufgaben und Tätigkeiten eines P. werden wesentlich durch die ↗ *Haushaltsstruktur* beeinflusst. Vgl. • *Haushalt*. Essay: ↗ *Ernährungsprobleme von Privathaushalten mit vermindertem Einkommen* (Bd 1).

Pro, Abk. für ↗ *L-Prolin*.

Pro Juventute, ↗ *Arbeitgeberverband der Mütter- und Väterberatung der Schweiz und des Fürstentums Liechtenstein*.

Proanthocyanidine, veralt. *Leucoanthocyanidine*, Ⓔ *proanthocyanidins*, farblose Vorstufen der Anthocyanidine (↗ *Anthocyane*). P. sind sekundäre Pflanzenstoffe, gehören wie die Ester der • *Gallussäure* zur Gruppe der • *Tannine* und stellen Polymerisationsprodukte aus Flavan-3-olen (↗ *Catechine*) und • *Flavan-3,4-diolen* (Abb.) dar. Die häufigsten P. sind Flavan-3,4-diole, die über 4→8- oder 4→6-Bindungen zu Di-, Tri- und Oligomeren kondensieren. Die Flavan-3-ol-Einheiten sind über die Positionen 4 und 8 miteinander verbunden. Beim Erhitzen in sauren Lösungen werden sie zu Anthocyanidinen und Catechinen bzw. Epicatechinen hydrolysiert. P. werden auch als kondensierte Tannine bezeichnet und tragen zum adstringierenden Geschmack von Früchten bei. Weit verbreitete Gruppen der P. sind die • *Procyanidine* (vgl. • *oligomere Procyanidine*) und die Prodelphinidine.

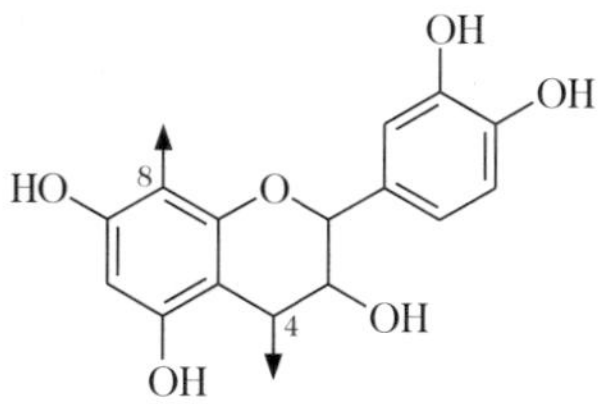

Flavan-3-ol-Einheit

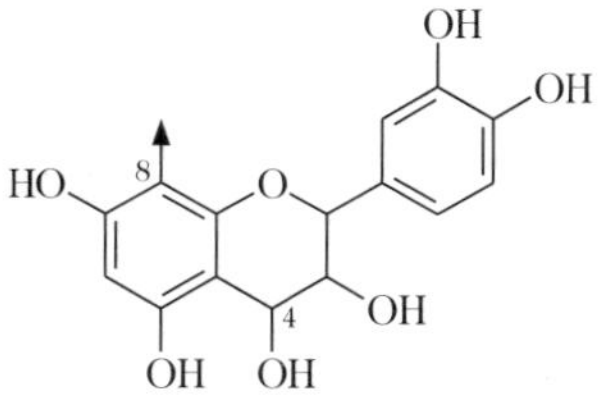

Flavan-3,4-diol-Einheit

Proanthocyanidine. Die beiden Polymerisationseinheiten Flavan-3-ol und Flavan-3,4-diol, die über 4→8- bzw. 4→6-Bindungen zu den Proanthocyanidinen kondensieren.

Probenahme, Ⓔ *sampling*, die Entnahme von Waren zur Überprüfung der Konformität. Der Begriff findet in zwei Bereichen Anwendung: 1) Im Rahmen der amtlichen Lebensmittelüberwachung werden von Behörden Proben von Lebensmitteln, Kosmetika, Tabakerzeugnisse oder Bedarfsgegenstände zur Überprüfung der Verkehrsfähigkeit entnommen (↗ *Planprobe*). 2) Bei der Wareneingangskontrolle eines Herstellers werden für die analytische und sensorische Überprüfung der eingehenden Rohwaren im Rahmen eines festgeschriebenen Probenahmeplans Waren zur Untersuchung entnommen.

Probiotika, Ⓔ *probiotics*, zu den funktionellen Lebensmitteln zählende definierte Mono- oder Mischkulturen lebender Mikroorganismen, die aufgrund ihrer Resistenz gegenüber Magen- und Gallensäure sowie gegenüber Verdauungsenzymen die Magenpassage überleben und den Dickdarm in aktiver Form erreichen, um sich dort anzusiedeln. Hierdurch verdrängen die probiotischen Bakterien unerwünschte Keime, beeinflussen die Mikroflora damit positiv und üben gesundheitsfördernde Wirkungen aus.

Wissenschaftlich belegte Wirkungen von P. sind eine geringere Häufigkeit und Dauer von durch Clostridien, Rotaviren, Antibiotikabehandlung oder Chemotherapie ausgelösten Durchfallerkrankungen, die Stimulierung des Immunsystems und die Konzentrationssenkung einiger gesundheitsschädlicher Stoffwechselprodukte und krebsfördernder Enzyme im Dickdarm. Außerdem weisen probiotische Milcherzeugnisse bei Anwesenheit Lactose abbauender Mikroorganismen für Personen mit Lactose-Intoleranz eine bessere Verträglichkeit als vergleichbare hitzebehandelte Milchprodukte auf. Weitere mögliche Effekte, die noch einer näheren wissenschaftlichen Prüfung bedürfen, sind die Regulierung der Darmbewegung bei Obstipation, eine signifikante Stärkung des Immunsystems (↗ *Immunonutrition*), die Verhinderung von Infektionskrankheiten, die Krebsverhütung sowie die Senkung des Cholesterinspiegels im Blut [*DGE-Info* 11/2001, S. 162 ff].

Für Lebensmittel werden v. a. bestimmte Stämme von Lactobazillen (• *Milchsäurebakterien*) oder • *Bifidus-Bakterien* verwendet, die üblicherweise aus dem menschlichen Darm isoliert werden. • *Präbiotika* dienen speziell den probiotischen Bakterien der Darmflora als Nahrungsgrundlage, weshalb Prä- und Probiotika als Mischpräparate (• *Synbiotika*) angeboten werden.

probiotische Bakterien, ↗ *Probiotika*.

probiotische Lebensmittel, Ⓔ *probiotic food*, Lebensmittel, die ↗ *Probiotika* in einer solchen Menge enthalten, dass bei üblichem Tagesverzehr eine ausreichende Anzahl an Keimen lebend den Darm erreicht und somit bei regelmäßigem Verzehr eine nachweisbare positive Wirkung erzielt wird (z.B. probiotische Milchprodukte, Ⓔ *probiotic dairy products*). Als ausreichend wird eine Aufnahme von 10^8–10^9 probiotischen Einheiten pro Tag erachtet.

probiotische Wirkung, Ⓔ *probiotic effect*, von lat. *pro*, für, und gr. *bios*, Leben, (= mit positiver Wirkung auf das Leben), ↗ *Probiotika*.

Procarboxypeptidasen, Ⓔ ↗ *procarboxypeptidases*, inaktive Vorstufen der im Pankreas gebildeten ↗ *Carboxypeptidasen*.

Procyanidine, Ⓔ *procyanidins*, ↗ *Proanthocyanidine*.

Prodelphinidine, Ⓔ *prodelphinidins*, ↗ *Proanthocyanidine*.

ProDiät, *Produkt & Diät*, vom Diätverband (↗ *Ernährungsindustrie* Tab. 2) herausgegebenes Verzeichnis diätetischer und diätgeeigneter Lebensmittel. Es hat 1996 die sog. „• *grüne Liste*" der diätetischen Lebensmittelindustrie ersetzt. Das Verzeichnis erlaubt neben der alphabetischen Abfrage die Suche über Produktgruppe, Indikation, Gegenindikationen, Zusammensetzung, Zielgruppe, Darreichungsform, Hersteller und Bezugsquelle. P. enthält außerdem eine Aufstellung der Hersteller und

Firmenportraits ausgewählter Unternehmen sowie ein Indikationslexikon mit Informationen zu einzelnen Krankheitsbildern. Die Diätverordnung ist ebenfalls enthalten.

Prodrug, ([E] für Medikamenten-Vorläufer), Medikament, welches als inaktive Form verabreicht und im Stoffwechsel (↗ *Biotransformation*; vgl. • *Giftung*) zu seiner therapeutisch wirksamen Form derivatisiert wird.

Produktkennzeichnung, ↗ *Lebensmittelkennzeichnung*.

Proelastase, inaktive Vorstufe der ↗ *Elastase*.

Proenzym, [E] *proenzyme*, Syn. für ↗ *Zymogen*.

Profilprüfung, *Profilanalyse*, [E] *profiling*, eine • *sensorische Prüfmethode*, definiert als: „Beschreibung der Merkmaleigenschaften einer oder mehrerer Proben nach Geruchs-, Geschmacks-, Textur-, Farb- oder Form-Teilkomponenten, entweder nach frei zu wählenden oder vorgegebenen Worten, und zwar in der Reihenfolge des Auftretens und ihrer jeweiligen Intensität." Die P. erfordert eine lange und weitreichende Schulung der Prüfpersonen (↗ *Panelist*). Sie enthält qualitative, quantitative und zeitliche Aspekte sowie den Aspekt des Gesamteindrucks.
In der Praxis unterscheidet man
die •*Flavor-Profil-Methode* (detaillierte beschreibende qualitative und quantitative Analyse der Geruchs- und Geschmackscharakteristika eines Produktes),
die • *Textur-Profil-Methode* (detaillierte beschreibende qualitative und quantitative Analyse der Textur-Parameter eines Produktes),
die • *quantitative deskriptive Analyse* (QDA, beschreibt ein Produkt in allen seinen sensorischen Eigenschaften (Aussehen, Farbe, Form, ↗ *Geruch*, ↗ *Geschmack*, ↗ *Textur*).

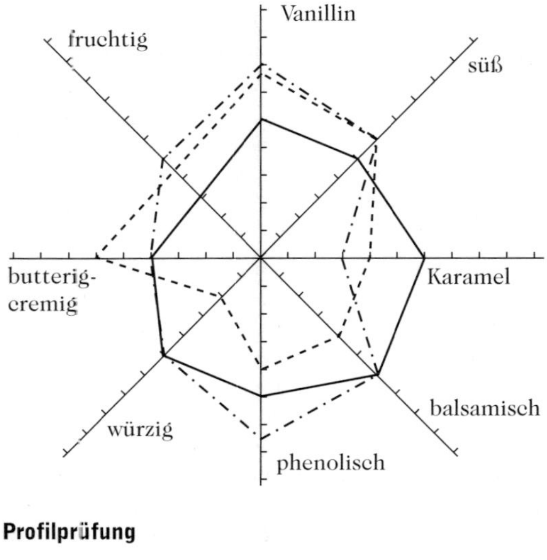

Profilprüfung

Bei allen drei Verfahren werden die Prüfer auf Deskriptoren geschult.
Bei der • *Spektrum-desktriptiven Analyse* hingegen wählen die Prüfer unabhängig voneinander und frei die für ein Produkt erkannten Begriffe im Hinblick auf Farbe, Form, Geruch, Geschmack und Textur.
Die Ergebnisse von Flavor-Profil-Methode und QDA werden in der Regel als Spinnennetz-Darstellung dokumentiert (• *Geschmacksprofil*; • *Geruchsprofil*; • *Konsistenzprofil*) Die Abb. zeigt als Beispiel die Ergebnisse der Flavor-Profil-Methode bei drei Vanillearomen.

Proglottide, [E] *proglottide*, einzelnes Leibesglied der Bandwürmer (↗ *Cestoden*) mit zwittrigen Geschlechtsorganen. Die reifen graviden P. lösen sich von der Gliederkette ab und werden mit dem Stuhl in die Umwelt abgegeben, wo sie zerfallen und die Bandwurmeier freigeben. Der Mensch kann sich daher durch fäkal verunreinigte Lebensmittel infizieren (z.B. mit Eiern von • *Echinococcus granulosus*, • *Echinococcus multilocularis* oder • *Multiceps multiceps*). Die Anzahl der P. variiert zwischen den einzelnen Bandwurmarten zwischen 3–5 (Echinococcus) und über 4.000 (• *Diphyllobothrium latum*).

Progoitrin, *(R)-2-Hydroxy-3-butenylglucosinolat*, [E] *progoitrin*, ein • *Glucosinolat* aus der Gruppe der Alkenylglucosinolate, welches in verschiedenen Kohlarten (bis 0,8%) und Rüben (bis 0,02%) vorkommt (vgl. Tab. 2, Glucosinolate). Durch enzymatische Hydrolyse entsteht aus dem Vorläufermolekül P. die kropferzeugende Verbindung • *Goitrin* (Abb.; vgl. • *Isothiocyanate*, • *Goitrogene*). Beim Kochen von Rosenkohl und der damit verbundenen Hydrolyse wurden Konzentrationen von 70–100 mg/kg nachgewiesen.

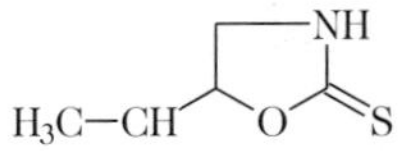

Progoitrin. Strukturformel von Goitrin.

programmierter Zelltod, Syn. für ↗ *Apoptose*.

Pro-Insulin, [E] *proinsulin*, einkettige Vorstufe des ↗ *Insulins*, aus dem nach der Abspaltung des • *C-Peptids* das aktive Bauchspeicheldrüsenhormon entsteht.

Prokaryoten, [E] *procaryotes*, Organismen, die im Gegensatz zu den • *Eukaryoten* keinen Zellkern besitzen. Zu den P. gehören alle Bakterien. Die • *Desoxyribonucleinsäure* der P. unterscheidet sich vielfältig von der der Eukaryoten (z.B. meist ein ringförmiges Bakterien-Chromosom, daneben ein oder mehrere ↗ *Plasmide*, keine Histon-Proteine, andere Mechanismen der • *Genexpression*), dies ist v.a. bei gentechnischen Experimenten zu

berücksichtigen. Dennoch sind P. aufgrund ihrer kuzen Generationszeit wichtige Organismen der Gentechnik.
Auf den im Vergleich zu menschlichen Zellen großen Unterschieden im (Primär-)Stoffwechsel und im zellulären Aufbau beruht zum einen die Eignung von P. zur ↗ *mikrobiellen Fermentation*, andererseits die Wirkung von Antibiotika gegen durch P. verursachte Infektionskrankheiten.
Zur physiologischen und lebensmitteltechnologischen Rolle der P. ↗ *Bakterien*; ↗ *Darmflora*; ↗ *Probiotika*.

Pro-Kopf-Verbrauch, *PKV*, Ⓔ *food consumption per head*, statistische Kennziffer (↗ *statistische Jahrbücher*), die angibt, welche Lebensmittelmenge je Person in einem Jahr verbraucht wird. Der PKV ist der Quotient aus dem Jahresgesamtverbrauch eines Lebensmittels (↗ *Lebensmittelverbrauch*) bzw. einer Lebensmittelgruppe und der mittleren Bevölkerungszahl während des Verbrauchszeitraumes in einem Lande. Der Gesamtverbrauch wird als eine für die menschliche Ernährung landesweit verfügbare Lebensmittelmenge auf der Stufe des Großhandels erfasst, d.h. es sind sämtliche Abgänge eingeschlossen, die von der Bereitstellung im Großhandel bis zum Verzehr der Produkte entstehen (z.B. Schwund und Verderb im Einzelhandel und im Haushalt, Putz- und Schälverluste, Verfütterung von Lebensmitteln an Haus- und Heimtiere). Im Zusammenhang mit dem PKV werden Lebensmittelmengen meist in der Nomenklatur von Zwischenerzeugnissen ausgewiesen, z.B. Fleisch als Schlachtgewicht ohne große Knochen, Gemüse (einschl. Konserven) in Frischwaremengen und Getreideprodukte in Mehlwert. Dabei wird nicht berücksichtigt, auf welchem Wege das Lebensmittel den Verbraucher erreicht (z.B. entweder über die Gemeinschaftsverpflegung oder über den Privathaushalt) und wie lang der Zirkulationsweg der Produkte ist.
Ermittelt wird der PKV in Deutschland durch das ↗ *Bundesministerium für Verbraucherschutz, Ernährung und Landwirtschaft* auf der Basis repräsentativer Erhebungen über die Lebensmittelbereitstellung durch Testuntersuchungen. Die PKV-Angaben haben wegen ihres hohen Aggregationsgrades eine hohe Abstraktionsstufe. Eingeschlossen in einen Wert sind oft viele Lebensmittel-Einzelpositionen. Als Verbraucher erscheint nicht eine konkrete Einzelperson, sondern eine abstrakte Durchschnittsperson, die alle einzelnen Personengruppen ihrem Bevölkerungsanteil entsprechend berücksichtigt. Die PKV-Angaben sind eine wichtige Basis für ökonomische Analysen, sie werden aber auch zum Nachweis von Entwicklungstendenzen der Ernährungssituation der Bevölkerung und für internationale Vergleiche der Ernährungssituation herangezogen (indirekte Methode zur Erfassung der Nahrungsaufnahme; ↗ *Ernährungserhebung*).

Prolactin (*PRL*), *Lactotropin, lactotropes Hormon (LTH), luteotropes Hormon, Luteotropin, Mammotropin*, Ⓔ *prolactin*, ein Hormon der Adenohypophyse der Wirbeltiere und des Menschen. Das Einkettenprotein (198 AS, drei Disulfidbrücken) ähnelt strukturell dem ↗ *Somatotropin*. Die Bildung im Hypophysenvorderlappen wird durch die Wechselbeziehung zwischen den Hypothalamus-Hormonen *Prolactoliberin* und *Prolactostatin* reguliert. PRL-Rezeptoren sind weit verbreitet, wie z.B. in den Brustdrüsen, Nieren, Leber, Prostata, Ovarien, Gehirn und Lymphocyten. PRL stimuliert die Milchproduktion in den Brustdrüsen während der ↗ *Laktation*. Seine Ausschüttung wird u.a. durch den Saugreiz beim Stillen gefördert. Es stimuliert die Synthese von Dopamin und erhöht die Dichte von Dopamin-Rezeptoren. Ähnlich wie Chorionmammotropin hat PRL luteotrope Eigenschaften und stimuliert die Synthese von Progesteron, jedoch inhibiert es die Bildung von Östradiol und Testosteron. Es zeigt auch immunstimulierende Wirkung. Beim Mann ist bisher keine physiologische Wirkung bekannt.

Prolamine, Ⓔ *prolamines*, Gruppe der Reserveproteine in Getreide. Das Aminosäurenspektrum aller P. zeichnet sich aus durch einen hohen Gehalt an Glx und Prolin (Name!) und wenig Lysin; der Anteil der P. am Gesamtprotein ist abhängig von der Getreideart: Weizen (Gliadin) 33%; Roggen (Secalin) 21%; Gerste (Hordein) 25%; Hafer (Avenin) 14%; Reis (Oryzin) 2%; Hirse (Kafarin) 34%; Mais (Zein) 48%. ↗ *Gliadin*, Secalin und Hordein gelten als Auslöser der ↗ *Zöliakie* (s.a. ↗ *Gluten*). Die P. des Weizens sind Bestandteil des für die Backeigenschaften bedeutsamen • *Klebers*.

Prolidase, *Imido-Dipeptidase, Xaa-Pro-Dipetidase, Peptidase D* (EC 3.4.13.9), Ⓔ *prolidase*, u.a. in den Zellen der Darmschleimhaut lokalisiertes Enzym welches Dipeptide vom Typ Xaa-Pro hydrolysiert (Pro-Pro wird nicht gespalten). Das Enzym ist nicht mit *Prolinase* (= Imino-Dipetidase, unspezifische cytosolische Dipeptidase EC 3.4.13.18, Ⓔ *cytosolic unspecific dipeptidase*) zu verwechseln, welches neben anderen Dipeptiden auch Pro-X spaltet. Angeborene Stoffwechselstörungen, die auf defekten Genen für eines der genannten oder beide Enzyme beruhen, sind bekannt, sie führen zu Störungen des Kollagen-Stoffwechsels (25% Prolin-Anteil) und äußern sich u.a. in Hautgeschwüren, Hepatosplenomegalie und gestörter geistiger Entwicklung. Eine Ernährungstherapie ist nicht bekannt.

L-Prolin, *(S)-Pyrrolidon-2-carbonsäure, Pro, P*, Ⓔ *proline*, proteinogene, entbehrliche (nicht-essenzielle), glucogene zyklische α-Iminosäure mit unpolarer Pyrrolidin-Seitenkette (↗ *Aminosäuren* Abb. 2), die erstmals 1901 in Casein und Eiprotein entdeckt wurde. Bei L-P. ist die Aminogruppe Bestandteil des heterozyklischen Ringsystems (Iminosäure), daher stört L-P. die Ausbildung regulärer α-Helix-Strukturen in Proteinen („Helixbrecher").

↗ *4-Hydroxyprolin* (Hyp) ist ein wichtiger Bestandteil von tierischen Stütz- und Bindegeweben. In geringer Menge kommt in Kollagen auch das 3-Hydroxy-L-prolin vor. Das proteinogene 4-Hydroxyprolin, das im Aminosäurepool praktisch fehlt, wird durch Hydroxylierung von ribosomal gebundener Peptidylprolyl-tRNA mittels einer Prolin-Hydroxylase, die Ascorbinsäure als Hydroxylierungsfaktor benötigt, gebildet. Dies erklärt die Symptomatik der Vitamin-C-Mangelkrankheit ↗ *Skorbut*.

P. ist Bestandteil des intrazellulären und extrazellulären (205 ± 41 μmol/l Plasma) Pools an freien Aminosäuren im menschlichen Organismus. Aus Proteinen bzw. Peptiden im Darm freigesetztes P. wird aktiv mittels der ↗ *Transportsysteme* A und ASCP absorbiert.

Im Stoffwechsel erfolgt die Bildung von P. aus ↗ *L-Glutaminsäure* über Glutaminsäure-γ-semialdehyd. Ein Teil des P. kann auch aus exogen zugeführtem ↗ *L-Ornithin* über 5-oxo-Prolin aufgebaut werden. Der Abbau von P. verläuft über das Zwischenprodukt Glutamat zu Ketoglutarat (Abbaustörungen: ↗ *Hyperprolinämien*).

P. ist durchschnittlich zu 4–7% in Nahrungsproteinen enthalten; besonders reich sind Weizenprotein (10%), Gelatine/Kollagen (13%) und Casein (12%). L-P. ist Bestandteil von Infusionslösungen und blutdrucksenkenden ↗ *ACE-Hemmern* (wie Captopril). N-Acetyl-L-hydroxyprolin (Oxacepal) dient als Medikament bei Arthritis.

Prolinase, ↗ *Prolidase*.

Prolin-Dehydrogenase, ↗ *Hyperprolinämien*.

Prolin-Oligopeptidase, *Prolyl-Endopeptidase*, *prolinspezifische Endopeptidase* (EC 3.4.21.26), Ⓔ *post proline cleaving enzyme*, eine Oligopeptidase, deren Spezifität auf kleine Peptide beschränkt ist. Sie ist die einzige prolinspezifische Endopeptidase, die zur Zeit in Säugetieren bekannt ist, und wurde erstmals in ihrer Eigenschaft als ein Oxytocin-abbauendes Enzym entdeckt. Das Enzym spaltet auf der Carboxylseite von Pro, vorausgesetzt, diesem Rest gehen mindestens zwei Reste voran. Es werden nur kleine Peptide angegriffen und man nimmt an, dass das Enzym am Stoffwechsel der Neuropeptide beteiligt ist. Es zeigt eine hohe Aktivität bei Oxytocin, Bradykinin, Substanz P und Angiotensin. Es mehren sich die Hinweise, dass das Enzym am Renin-Angiotensin-System beteiligt ist und deshalb möglicherweise bei Hypertension eine wichtige Rolle spielt.

Promotor, Ⓔ *promotor*, 1) Begriff aus der Genetik für einen definierten Bereich der DNA (↗ *Desoxyribonucleinsäure*), der von der DNA-abhängigen RNA-Polymerase als spezifische Bindungs- und Startstelle der Transcription erkannt wird. Der P. liegt im Allgemeinen vor den codierenden Sequenzen eines ↗ *Gens* und bestimmt zusammen mit sog. *Enhancern* (Transcriptionsverstärkerelemente) und Repressoren, ob das dahinterliegende Strukturgen transcribiert wird (↗ *Genexpression*) und damit ob ein Genprodukt synthetisiert wird. Da P. speziesspezifisch sind, müssen für die Herstellung ↗ *transgener Organismen* die jeweils geeigneten P. ausgewählt werden. So wird zum Beispiel ein bakterieller P. von der DNA-abhängigen RNA-Polymerase aus Pflanzen, Tier- oder Humanzellen nicht erkannt. Auch die Identifizierung gewebsspezifischer P. nimmt einen breiten Raum in der Forschung ein, da einige Proteine im transgenen Organismus nicht in allen Zellen, sondern nur in bestimmten Geweben, wie beispielsweise den grünen Pflanzenteilen oder der Milchdrüse von ↗ *Nutztieren* exprimiert werden sollen. Für die Pflanzen-Gentechnologie (↗ *Gentechnik*) spielt zur Zeit der 35S-P. aus dem Blumenkohlmosaikvirus eine bedeutende Rolle. Vgl. Essay: • *Gentechnik und Lebensmittel*.

2) *Tumorpromotoren*, in der Medizin Begriff für Stoffe unterschiedlicher Substanzklassen (z.B. Phorbolester), die die DNA selbst nicht verändern, aber die Wirksamkeit bekannter Carcinogene steigern und die Proliferation von Tumorzellen fördern (↗ *Tumorpromotion*).

Prooxidanzien, Ⓔ *oxidation promotors*, oxidationsfördernde Substanzen. P. kommen in allen biologischen Systemen vor. Für die Ernährung von Bedeutung sind P. in Lebensmitteln, wobei alle Nährstoffe betroffen sein können, und im lebenden Organismus. In der Physiologie versteht man unter P. ↗ *reaktive Sauerstoffverbindungen*/-spezies, die als kurzlebige Zwischenprodukte (Radikale) Schutzfunktionen gegenüber Bakterien und Viren ausüben. Wenn das Gleichgewicht zwischen P. und ↗ *Antioxidanzien* gestört ist, stellen P. eine Gefahr für den Organismus dar (↗ *oxidativer Stress*). ↗ *Lipidperoxidation*.

Propan, Ⓔ *propane*, CH_3-CH_2-CH_3, ein Alkan-Kohlenwasserstoff. Das farb- und geruchlose, leicht brennbare Gas lässt sich leicht verflüssigen (z.B. Gaskartuschen für Camping-Brenner) und wird in der Lebensmitteltechnologie als ↗ *Extraktionslösemittel* eingesetzt.

Propandial, Syn. für ↗ *Malondialdehyd*.

Propanol, *Propylalkohole*, in jedem Verhältnis mit Wasser, Ethanol und Ether mischbare, wenig toxische Alkohole der Summenformel C_3H_7OH, von denen zwei Konstitutionsisomere existieren:

1) Propan-1-ol, *Propylalkohol*, Ⓔ *n-propanol*, wird als ↗ *Extraktionslösemittel* verwendet, besonders zur Herstellung von Aromen aus natürlichen Aromaträgern, weil es geringer besteuert wird als Ethanol. 2) Propan-2-ol, *Isopropanol*, *Isopropylalkohol*, Ⓔ *isopropanol*, wird als ↗ *Trägerlösemittel* und ebenfalls als ↗ *Extraktionslösemittel* verwendet, besonders zur Herstellung von Aromen aus natürlichen Aromaträgern, weil es geringer besteuert wird als Ethanol.

Propanon, Syn. für ↗ *Aceton*.

Propansäure, Syn. für ↗ *Propionsäure*.

Prophylaxe, Ⓔ *prophylaxis*, ↗ *Prävention*.

Propionacidämie/-urie, *PA*, *Propionyl-CoA-Carboxylasemangel*, Ⓔ *propionic acidaemia/uraemia*, autosomal-rezessiv • *erbliche Stoffwechselerkrankung* (↗ *Organoacidopathien*), bei der die Umwandlung von Propionyl-CoA in D-Methylmalonyl-CoA durch einen Defekt der • *Propionyl-CoA-Carboxylase* (↗ *Biotinenzyme*) blockiert ist. Propionsäure bzw. Propionyl-CoA fällt im Stoffwechsel an beim Abbau der verzweigtkettigen Aminosäuren, beim Fettsäureabbau und als Stoffwechselprodukt der Colonbakterien. ↗ *Methylmalonsäure* und ↗ *Propionsäure* werden ins Blut abgegeben und über die Nieren im Harn ausgeschieden. Auffallend ist die extrem hohe ↗ *Hyperammon(i)ämie* durch Hemmung der N-Acetylglutamatsynthetase (↗ *Harnstoff-Zyklusdefekte*) mit Ketoacidose (vgl. • *Hyperglycinämien*). Die Inzidenz der P. wird mit ca. 1:50.000 angegeben. Entscheidend für die Prognose ist der frühzeitige Therapiebeginn. In schweren Fällen kann eine Lebertransplantation lebensrettend sein.

Ernährungstherapie: Die Langzeittherapie besteht in proteinarmer, semisynthetischer Diät mit Zulage einer isoleucin-, methionin-, threonin- und valinfreien • *Aminosäurenmischung* (zur Diätpraxis ↗ *phenylalaninarme Kost*); ggf. wird L-Carnitin supplementiert; einige Experten empfehlen Biotinzulagen. Bei schwerkranken Kindern kann es erforderlich sein, die Nahrung über eine Magenverweilsonde oder ein Gastrostoma zu verabreichen.

Propionate, Ⓔ *propionates*, Salze und Ester der ↗ *Propionsäure*.

Propionibacterium, grampositive Bakteriengattung, von denen *P. freudenreichii* und *P. shermaii* lebensmitteltechnologische Bedeutung bei der Bereitung von Emmentaler-Käse haben (↗ *Propionsäure-Gärung*). *P. acnes* gilt als (mit-)verantwortlich für die Hautkrankheit Acne vulgaris.

Propionsäure, *Propansäure*, Ⓔ *propionic acid*, eine gesättigte, aliphatische Monocarbonsäure (CH_3-CH_2-COOH), in reiner Form eine farblose, stechend riechende Flüssigkeit. Im menschlichen Stoffwechsel ist P. das Endprodukt beim Abbau ungeradzahliger Fettsäuren (↗ *β-Oxidation* Abb. 2) und der verzweigtkettigen Aminosäuren (Störungen äußern sich in • *Propionacidämie/-urie*), der Pyrimidin-Nucleotide und Stoffwechsel-Intermediat in Form des ↗ *Propionyl-CoA*. Durch Carboxylierung und Umlagerung zu Succinyl-CoA kann P. als Substrat der ↗ *Gluconeogenese* dienen. P. wird auch von Darmbakterien (und von Pansen-Bakterien im Pansen der Wiederkäuer) bei der Fermentation von Ballaststoffen gebildet, als Propionat absorbiert und gelangt ins Pfortaderblut. ↗ *Propionsäure-Gärung*.

Lebensmitteltechnologische Anwendungen: P. (E280) und • *Propionate* (Ⓔ *propionates*), sind Konservierungsstoffe für Backwaren und Hartkäse gegen Schimmelbefall. Am meisten verwendet wird Calciumpropionat (E282), besonders bei geschnittenem Brot, daneben auch Natriumpropionat (E281) und Kaliumpropionat (E283) bei Feinen Backwaren. P. (E280) wird wegen ihrer ätzenden Wirkung und aus Geschmacksgründen kaum eingesetzt. Sie hat aber eine große Bedeutung in der Konservierung von Getreide und Futtermitteln.

Propionsäure-Gärung, Ⓔ *propionic acid fermentation*, der mikrobielle Abbau von Milchzucker zu Propionsäure, Essigsäure und Kohlendioxid. In der Lebensmitteltechnologie erfolgt die P. v.a. durch Propionibakterien (• *Propionibakterium*). Bei der Herstellung von Emmentaler Käse führt die Entwicklung von Kohlendioxid dabei zur typischen Lochbildung.

Propionyl-CoA, Abk. für Propionyl-Coenzym A, durch Verbindung mit ↗ *Coenzym A* in Form eines Thioesters aktivierte Form der Propionsäure. P. hat besondere Bedeutung bei der Fettsäurebiosynthese und beim Fettsäureabbau, bei dem es im Zuge der β-Oxidation ungeradzahliger und verzweigtkettiger Fettsäuren entsteht.

Propionyl-CoA-Carboxylase, *PCC* (EC 6.4.1.3), Ⓔ *propionyl-CoA carboxylase*, ein biotinabhängiges Enzym (↗ *Biotinenzyme*), das die Carboxylierungsreaktion von Propionyl-Coenzym A, einem Zwischenprodukt beim Abbau der drei unpolaren Aminosäuren Met, Val und Ile, zu D-Methylmalonyl-CoA katalysiert. Ein erblicher Enzymdefekt/-mangel verursacht ↗ *Propionacidämie/-urie*.

Propionyl-CoA-Carboxylasemangel, Ⓔ *propionyl-CoA carboxylase deficiency*, Syn. für ↗ *Propionacidämie/-urie*.

Propionyl-Coenzym A, Syn. für ↗ *Propionyl-CoA*.

1,2-Propylenglycol (E 1520), Ⓔ *propylene glycol*, wird als ↗ *Extraktionslösemittel* verwendet, besonders zur Herstellung von Aromen aus natürlichen Aromaträgern. Es dient weiterhin als Trägerlösemittel für Antioxidanzien. In hohen Konzentrationen wirkt P. durch Erniedrigung der Wasseraktivität als Konservierungsstoff, z.B. in Lebensmitteln von mittlerer Feuchtigkeit.

Propylenglycolalginat (E 405, ADI 25,0 mg), [E] *propylene glycol alginate*, ist ein gut wasserlösliches Verdickungsmittel und Geliermittel. P. ist gegen Säuren und Kationen, besonders Calcium, weniger empfindlich als • *Alginsäure* und andere Alginate. Es wird v. a. in Soßen verwendet.

Propylenglycolester von Speisefettsäuren (E 477, ADI 25,0 mg), [E] *propylene glycol esters of fatty acids*, sind synthetische Emulgatoren, die man vor allem als Aufschlagmittel für Fettemulsionen und Aufschlagsysteme für Backzwecke, Milch- und Sahneanaloge, Getränkeweißer, Speiseeis und Schlagschäume verwendet.

Propylgallat (E 310, ADI 0,5 mg), [E] *propyl gallate*, ↗ *Gallate*.

Propyl-*p*-hydroxybenzoat, ↗ *Ester der p-Hydroxybenzoesäure und deren Natriumverbindungen*.

2-Propylpiperidin, [E] *2-propylpiperidine*, Syn. für ↗ *Coniin*.

prospektive Ernährungserhebung, [E] *prospective dietary assessment*, ↗ *Ernährungserhebung* mittels direkter Methoden, die die laufende (in die Zukunft gerichtete) Ernährung erfassen, z. B. über ein ↗ *Verzehrsprotokoll*. Gegenteil: • *retrospektive Ernährungserhebung*.

prospektive Studie, [E] *prospective study*, epidemiologische Studie, bei dem der Beobachtungszeitraum (z. B. von ↗ *Exposition* und ↗ *Endpunkt* im Rahmen einer ↗ *Kohortenstudie*) sich über einen zukünftigen (prospektiven) Zeitraum erstreckt.

Prostacycline, *Prostaglandine I*, [E] *prostacyclins*, Untergruppe der • *Prostaglandine*, auch als eigene Gruppe der • *Prostanoide* aufgeführt. P. hemmen die Thrombocytenaggregation und wirken so als Antagonisten der ↗ *Thromboxane*.

Prostaglandine, *PG*, [E] *prostaglandins*, Stoffwechselmediatoren mit hormonähnlichen Eigenschaften, die beim Menschen in nahezu allen Zellen produziert werden. Die PG wurden in den 30er Jahren des 20. Jahrhunderts in Samenflüssigkeit entdeckt (Prostata – Name!); die Molekülstruktur klärten die Schweden Sune Bergström und Bengt Samuelsson und der US-Amerikaner John Vane auf, die dafür 1982 den Nobelpreis erhielten. PG entstehen durch Peroxidation langkettiger, mehrfach ungesättigter Fettsäuren durch das Enzym • *Cyclooxygenase* (↗ *Prostanoide*). Muttersubstanz ist Prostaglandin H. Die Nomenklatur der verschiedenen Derivate (PGA–K) orientiert sich an Zahl und Position der Hydroxyl- und Ketogruppen und/oder einer Doppelbindung im Ring und – bei Prostacyclin (PGI) – einem weiteren Ringschluss. Ein Index gibt die Anzahl der Doppelbindungen in den Seitenketten an, PG_1 aus ↗ *Dihomo-γ-Linolensäure*, PG_2 aus • *Arachidonsäure*, PG_3 aus ↗ *Eicosapentaensäure*.
Physiologische Wirkung: PG gehören zu den reaktivsten körpereigenen Substanzen mit vielfältigen, teils gegensätzlichen Effekten. PG_2 fördern die Kontraktion der glatten Muskulatur einschließlich Darm und Uterus (Wehenauslöser), PGE_2 fördern Entzündungen und erhöhen die Körpertemperatur (Fieber); PGE_3 hemmen Schmerzen und Entzündungen im Gewebe (vgl. • *Entzündungsmediatoren*; Einfluss auf • *atopische Ekzeme*); PG modulieren die Immunantwort, regulieren den Blutdruck, drosseln die Magensaftsekretion und beeinflussen über die Regulation der Synthese von zyklischem Adenosinmonophosphat (cAMP, ↗ *Adenosinphosphate*) eine Vielzahl hormonell gesteuerter Reaktionen. PG und PG-Synthesehemmer (Cyclooxygenase-Hemmer, vgl. • *Antiphlogistika*) sind hochwirksame Medikamente. • *Isoprostane* (= Isoprostaglandine) gelten als Biomarker für oxidativen Stress. Ein membranschädigendes Stoffwechselprodukt der P. ist ↗ *Malondialdehyd*.
Für die Ernährung gilt: Die ausgewogene Fetternährung unter Beachtung der ω-3-Fettsäuren (Fisch, grünes Gemüse), gewährleistet beim Stoffwechselgesunden eine ausreichende PG-Synthese. Experten halten mit ω-3-Fettsäuren angereicherte Lebensmittel (Margarine, Eier) für entbehrlich. Für therapeutische Ernährungsformen wird über Zusätze diskutiert. Es wird von guten Erfolgen mit ω-3-Fettsäure-reicher Ernährung bei Rheumaerkrankungen berichtet. Die Selbstmedikation mit Fettsäuresupplementen und ↗ *Fischölkapseln* ist umstritten.

Prostanoide, [E] *prostanoids*, Sammelbegriff für die ↗ *Eicosanoide*, ↗ *Prostaglandine*, ↗ *Isoprostane*, ↗ *Prostacycline* und ↗ *Thromboxane*. Chemisch sind P. mono- und bizyklische Verbindungen (Fünf- und Sechsring), an die 2 aliphatische Ketten gebunden sind, eine mit Carboxylrest. P. entstehen im tierischen und menschlichen Gewebe durch enzymatische Oxidation der langkettigen, mehrfach ungesättigten Fettsäuren (↗ *Arachidonsäure*, ↗ *Eicosapentaensäure-*, ↗ *Dihomo-γ-Linolensäure*) mit Hilfe der ↗ *Cyclooxygenase*. Erste Reaktionsprodukte sind die Endoperoxide Prostaglandin G → Prostaglandin H. (Abb.). Sie bilden die Ausgangssubstanzen für weitere P. Synthesewege: ↗ *Eicosanoide*; auf die physiologische Bedeutung wird in den genannten Untergruppen eingegangen. *Isoprostane*, die als einzige P. auch in Pflanzen nachgewiesen wurden, entstehen durch nichtenzymatische Peroxidation der α-Linolensäure.

Prostatacarcinom, [E] *carcinoma of the prostate*, maligner Tumor der Prostata (Vorsteherdrüse). Die Inzidenz in Westeuropa und Nordamerika beträgt 88 pro 100.000 Männer (dritthäufigster maligner Tumor beim Mann). Das Risiko steigt mit dem Alter (bei 70–80jährigen 500/100.000 Männer) und ist 2–3fach erhöht bei Erkrankung von Vater oder Bruder. Ein Zusammenhang zwischen dem Risiko der

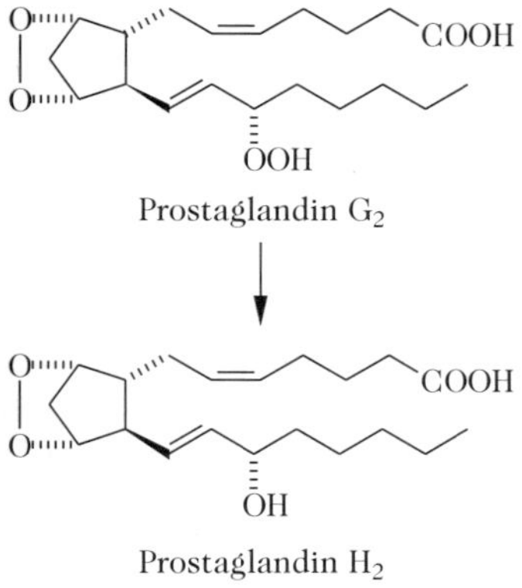

Prostanoide. Formelbeispiele.

Entstehung von Prostatacarcinomen und Umweltfaktoren, hormonellen Faktoren, Lebensweise und Ernährung konnte bisher nicht sicher bewiesen werden. Die Diagnose erfolgt zumeist durch rektales Abtasten der Prostata und über serologische Bestimmung des prostatischen Antigens (PSA), sowie mithilfe bildgebender Verfahren. Eine jährliche Rectaluntersuchung und Bestimmung des PSA sollte zur Prävention ab dem 45. Lebensjahr erfolgen.

prosthetische Gruppe, Ⓔ *prosthetic group*, eine mehr oder weniger fest an das Enzymprotein (Apoenzym) gebundene niedermolekulare Verbindung (Wirkgruppe), die die katalytischen Eigenschaften des Enzyms prägt. Die Bindung kann kovalenter, heteropolarer oder koordinativer Natur sein. ↗ *Coenzyme*; ↗ *Enzyme*.

Protease-Inhibitoren, Ⓔ *protease inhibitors*, zusammenfassende Bezeichnung für Polypeptide bzw. Proteine in Nahrungspflanzen und tierischen Lebensmitteln, die • *Proteasen* (z.B. die Verdauungsenzyme Trypsin und Chymotrypsin) hemmen (• *Enzyminhibitoren*, vgl. • *Antienzyme*), und damit die Spaltung von Nahrungsproteinen in Peptide bzw. in einzelne Aminosäuren verhindern. Die kompetitive Hemmung der Proteaseaktivität erfolgt durch Ausbildung von Disulfidbrücken zwischen den Cystein-reichen, 100–200 Aminosäuren langen, P. und den Enzymen. Die zu spaltenden Proteine können somit nicht mehr vom Enzym gebunden werden. Häufig in Lebensmitteln zu finden sind P. für Trypsin, Chymotrypsin, Plasmin, Thromboplastin, Kallikrein und Elastase. Sie kommen in Hülsenfrüchten, v.a. der Sojabohne, und Getreide vor. Alleine in der Sojabohne sind mindestens fünf verschiedene P. enthalten (Tab.). P. können teilweise durch Denaturierung während des Erhitzungsprozesses inaktiviert werden.
Die tägliche Aufnahme an P. liegt bei einer ausgewogenen Ernährung bei durchschnittlich 330 mg/d

Protease-Inhibitoren. Tab. Beispiele für Protease-Inhibitoren in Lebensmitteln.

Protease-Inhibitor	Vorkommen
Trypsin-I.	Sojabohne, Mungobohne, Kartoffel, Kürbis, Mais, Reis, Hafer, Weizen, Eiklar, Milch
Chymotrypsin-I.	Sojabohne, Mungobohne, Kartoffel
Plasmin-I.	Sojabohne, Erdnuss
Elastase-I.	Sojabohne, Kartoffel
Kallikrein-I.	Kartoffel
Thromboplastin-I.	Sojabohne

und stammt zu ca. einem Drittel aus tierischen Lebensmitteln. Bei vegetarischen Ernährungsweisen mit einem hohen Verzehrsanteil an Hülsenfrüchten und Getreide werden höhere Zufuhrmengen erreicht. In Tierversuchen wurde eine Resorptionsrate der P. aus Soja von nur 10% beobachtet, 90% wurden mit den Faeces ausgeschieden. P. werden jedoch nicht nur über die Nahrung aufgenommen, sondern auch endogen synthetisiert, wie z.B. das ↗ *α_1-Antitrypsin* in der Lunge.
Derzeit geht man davon aus, dass P. bei normalen Ernährungsgewohnheiten keine gesundheitsschädlichen Effekte ausüben und in den verzehrten Mengen keine Wirkungen als Antinutritiva (↗ *antinutritive Substanzen*; s. aber ↗ *Lectine*) besitzen. Die Aussagen werden mit dem hohen P.-Verzehr von Bevölkerungsgruppen wie Asiaten und Vegetariern gestützt. Stattdessen spricht man von anticancerogenen und antioxidativen Wirkungen. Diese sind sowohl von der Art des Protease-Inhibitors als auch von seiner Dosis abhängig. So zeigen Inhibitoren für Chymotrypsin bzw. Chymotrypsin/Trypsin eine höhere ↗ *antioxidative Kapazität* als reine Trypsin-Inhibitoren. Vermutet wird, dass die schwefelhaltigen P. freie Radikale binden und sie damit unschädlich machen (↗ *Antioxidanzien*).

Proteasen, *Proteinasen*, *Peptidasen*, *proteolytische Enzyme* (EC 3.4) Ⓔ *proteases*, Sammelbezeichnung für Enzyme, die den Abbau von Proteinen und Peptiden (• *Peptidasen*) durch hydrolytische Spaltung der Peptidbindungen katalysieren. Die P. werden unterteilt in ↗ *Endopeptidasen* und ↗ *Exopeptidasen*. Der Katalysemechanismus ist teilweise abhängig von Metall-Ionen (z.B. Zn^{2+}, ↗ *Metalloproteasen*).
Endopeptidasen spalten Aminosäuren innerhalb des Proteinmoleküls. Sie wirken meist Aminosäure-spezifisch und führen zur Bildung von Peptiden unterschiedlicher Kettenlänge (• *Peptone*). *Exopepti-*

dasen katalysieren die Abspaltung einzelner Aminosäuren vom Ende einer Peptidkette. Erfolgt diese vom N-terminalen Ende der Peptidkette spricht man von ↗*Aminopeptidasen*, bei Spaltung vom C-terminalen Ende von ↗*Carboxypeptidasen*.
P. kommen intrazellulär in hoher Konzentration v.a. in Lysosomen vor und bewirken dort den Abbau von zelleigenen Proteinen oder durch Endocytose aufgenommenen Fremdproteinen. Extrazelluläre P. spielen bei der Verdauung von Proteinen eine wichtige Rolle. Sie zerlegen die aufgenommenen Nahrungsproteine bis zu Di- und Tripeptiden und einzelnen Aminosäuren. Die wichtigsten P. des Verdauungstraktes sind ↗*Pepsin* und ↗*Gastricin* des Magensaftes, ↗*Trypsin*, ↗*Chymotrypsin*, ↗*Carboxypeptidasen* und ↗*Elastase* im Pankreassaft sowie Leucin-Aminopeptidase im Darmsekret (↗*Proteine* Tab. 2). Enzymmangel kann • *Fäulnisdyspepsie* auslösen.
P. sind außerdem an der Blutgerinnung und Fibrinolyse beteiligt. Bedeutende *pflanzliche* P. sind z.B. ↗*Papain*, ↗*Bromelain* und ↗*Ficin*. Das Vorkommen von ↗*Protease-Inhibitoren* in zahlreichen Pflanzen wird als ein im Verlauf der Evolution entwickelter Abwehrmechanismus gegen Fressfeinde gedeutet, dennoch wird diesen Enzyminhibitoren nur geringe Bedeutung für die menschliche Ernährung beigemessen.
Auch in der *Lebensmittelherstellung* spielen P. eine wichtige Rolle. Es handelt sich dabei entweder um zelleigene Enzyme, wie bei der Fleischreifung, oder um Mikroorganismen in fermentierten Lebensmitteln (z.B. Käse). Sie werden auch als Zusatzstoffe eingesetzt (z.B. Papain als Fleischzartmacher und zur Teigerweichung). P. führen andererseits allerdings auch zum Lebensmittelverderb (z.B. geringe Haltbarkeit von Fisch aufgrund der hohen Aktivität von ↗*Cathepsinen*).

protein digestibility corrected amino acid score, *PDCAAS*, ↗*amino acid score*.

protein efficiency ratio, *PER*, *Proteinwirksamkeitskoeffizient*, Parameter zur ernährungsphysiologischen Beurteilung der Proteinqualität, der Quotient aus der Gewichtszunahme (in g) und der Proteinaufnahme (Formel: ↗*Proteinqualität*).

protein engineering, Veränderung eines ↗*Proteins* durch chemische Modifizierung/gezielten Austausch einzelner ↗*Aminosäuren*, um Funktionen des Proteins in einer vorhersagbaren Art und Weise zu verändern. Hierzu sind Kenntnisse aus Physik, Chemie, Biochemie, Molekularbiologie und Computerwissenschaften erforderlich, außerdem ist ein vollständiges Verständnis der Struktur-Funktions-Beziehung Voraussetzung. Vor allem molekularbiologische bzw. ↗*gentechnische Methoden* haben die selektive Veränderung eines ↗*Gens* möglich gemacht, wodurch dem dadurch codierten Protein gezielt neue Eigenschaften vermittelt werden können. Bei den Genveränderungen handelt es sich sowohl um den Austausch von bestimmten Basen (E *site mutagenesis*) als auch um die Einführung neuer DNA-Sequenzen in ein bereits existierendes DNA-Molekül (E *chimeric genes*).
Mit Hilfe des *p.e.* lassen sich ↗*Enzyme* entwickeln, die beispielsweise auf Grund einer erhöhten Temperatur-, pH-, oder Proteolysestabilität besser an die jeweiligen Produktionsprozesse angepasst sind. Da es sich bei den optimierten Enzymen um neue Proteine handelt, die so nicht in der Natur vorkommen, werden sie erst nach eingehender Sicherheitsbewertung (Toxizität, Allergenität) den Lebensmittelverarbeitern zur Verfügung gestellt. Zurzeit wird vor allem im Bereich Stärkeverzuckerung (durch Glucoamylase, Glucose-Oxidase, Glucose-Isomerase; ↗*Stärkehydrolyse*) an einer solchen Enzymoptimierung gearbeitet.

Proteinabbau, Syn. für ↗*Proteolyse*.

Proteinanreicherung, E *protein-enrichment*, Syn. für ↗*Eiweißanreicherung*.

proteinarme Diät, E *low protein diet*, Syn. für ↗*eiweißarme Diät*.

Proteinasen, E *proteinases*, proteolytische Enzyme. Früher wurde der Begriff P. auf die ↗*Endopeptidasen* beschränkt, heute wird er als Syn. für ↗*Proteasen* verwendet.

Protein-Berechnungsfaktoren, E *protein conversion factors*, Faktoren, mit denen der nach Kjeldahl bestimmte Stickstoffgehalt eines Lebensmittels multipliziert wird, um den Proteingehalt zu ermitteln. Die P. sind abhängig vom Aminosäurenspektrum des jeweiligen Proteins; entscheidend ist die Anzahl der Aminogruppen, hinzu kommt das Molekulargewicht der jeweiligen Aminosäure. Die klassische deutschsprachige Nährwerttabelle, (Souci-Fachmann-Kraut: *Die Zusammensetzung der Lebensmittel*) verwendt folgende P.:
Milch und Milchprodukte 6,38
Getreide und Getreideprodukte 5,8
Soja und Sojaerzeugnisse 5,71
Ölsamen, Schalenobst 5,3
Pilze 4,17
andere Lebensmittel 6,25,
in der Neuauflage der Deutschen Forschungsanstalt für Lebensmittelchemie, Garching/München (2000) zusätzlich für Lebensmittel, deren P. von 6,25 abweichen, die in der EU für die ↗*Nährwertkennzeichnung* vorgeschriebene Proteinangabe N × 6,25.
Die international verbreitete britische Nährwerttabelle (McCance and Widdowson's: *The Composition of Foods*) differenziert noch stärker, z.B. Getreide 5,70–6,31; Gelatine 5,55. Nichtprotein-Stickstoff, z.B. aus Purinen, wird ggf. abgezogen.

Proteinbiosynthese, *Translation*, Ⓔ *protein biosynthesis*, *translation*, ein zyklischer, energieverbrauchender Mehrschrittprozess, in dem freie Aminosäuren der Zellen zu Polypeptiden/Proteinen mit genetisch determinierter Sequenz polymerisiert werden. Bei der P. geschieht die Übersetzung der genetischen Information, die in der Nucleotidsequenz der *messenger*-RNA (mRNA) gespeichert ist, in die Aminosäuresequenz (= Primärstruktur) des ↗ *Proteins*, sie stellt somit einen Teilschritt der • *Genexpression* dar. Das Abfangen der mRNA durch eine komplementäre RNA unterdrückt die P., was man sich beim • *Antisense-Konzept* zu Nutze macht.

An der P. sind messenger-RNA, • *Ribosomen*, transfer-RNA, Aminosäuren sowie eine Reihe von Enzymen und Proteinfaktoren beteiligt, die meist mehr oder weniger fest integrierte Bestandteile der Ribosomen sind. Außerdem sind als niedermolekulare Cofaktoren Kationen und als Energielieferanten ATP und GTP notwendig. Der Vorgang läuft bei Prokaryoten und Eukaryoten in ähnlicher Weise ab, wenngleich letztere mehr Faktoren einbeziehen.

Die gebildeten Proteine erhalten ihre Sekundär- und Tertiärstruktur bereits während des Syntheseprozesses. In vielen Fällen unterliegen sie einer nachträglichen Prozessierung, wodurch die Moleküle in die biologisch aktive Form überführt werden, z.B. durch Anlagerung bestimmter Gruppen oder durch Abspaltung bestimmter Aminosäuresequenzen (Posttranslationsmodifizierung). Bei der Biosynthese von Sekretproteinen sorgt entsprechend der Signalhypothese eine N-terminal synthetisierte Peptidsequenz für die Anlagerung des Ribosoms an die Membran des rauen endoplasmatischen Reticulums (ER), wodurch das Protein noch während der Synthese durch die Membran in das Innere der Kanälchen des ER geschleust wird, um dann über den Golgi-Apparat und sekretorische Vesikel aus der Zelle geschleust zu werden.

proteindefinierte Diät, Syn. für ↗ *eiweißdefinierte Diät*.

Proteindefizienz, Ⓔ *protein deficiency*, Syn. für ↗ *Proteinmangel*.

Proteindenaturierung, Ⓔ *protein denaturation*, ↗ *Denaturierung*.

Proteine, *Eiweiße*, Ⓔ *proteins*, ausschließlich (einfache P.) oder überwiegend (komplexe P., Tab. 1) aus • *Aminosäuren* aufgebaute Makromoleküle (• *Biopolymere*, M_r >10 kDa, vgl. • *Polypeptide*), die ca. 50% der Trockenmasse einer humanen Zelle ausmachen und deren Struktur und Funktion bestimmen als

- Enzyme (Biokatalysatoren)
- Rezeptorproteine (z.B. LDL-Rezeptor)
- Immunglobuline (z.B. IgA, IgG)
- Zellerkennungsproteine
- Strukturproteine (z.B. Kollagen, Keratin)
- kontraktile Proteine (z.B. Actin, Myosin)
- Trägerproteine (z.B. Hämoglobin, Transferrin)

P. bestehen wie Fette und Kohlenhydrate aus Kohlenstoff, Wasserstoff und Sauerstoff. Zusätzlich enthalten P. noch ca. 16% Stickstoff sowie einige andere Minorelemente wie Schwefel und Selen. Unter Berücksichtigung von dreidimensionaler Struktur und Löslichkeit werden P. in *globuläre* (kugelförmig, wasserlöslich, = Sphäroproteine, hierzu gehören u.a. alle Enzyme) und *fibrilläre* P. (faserförmig, nicht wasserlöslich) eingeordnet. Am Aufbau der P. sind max. 20 proteinogene Aminosäuren beteiligt. Die Aminosäuren sind durch Peptidbindungen (Peptide) kovalent verknüpft, wobei die Reihenfolge (Sequenz) der Bausteine genetisch determiniert ist (• *Proteinbiosynthese*).

Die chemische Struktur von P. wird durch folgende Parameter beschrieben:

- • *Primärstruktur* (Anzahl und Sequenz der Aminosäuren)
- • *Sekundärstruktur* (Art und Weise der Kettenfaltung, definiert durch Wasserstoffbrücken, z.B. α-Helix oder β-Faltblatt)

Proteine. Tab. 1. Allgemeine Einteiung der Proteine.

Einfache Proteine	
Albumine	Lactalbumin der Milch, Serumalbumin
Globuline	Ovoglobulin im Hühnerei, Globuline des Blutes
Gluteline	Getreidegluteline
Prolamine	Gliadin in Weizen, Zein in Mais
Albuminoide	Kollagen in Bindegewebe, Kreatin der Haare
komplexe (konjugierte) Proteine (früher als Proteide bezeichnet)	
Glycoproteine/ Mucoproteine	Komplexe aus Kohlenhydraten und Protein, z.B. Mucin
Phosphoproteine	Proteine mit phosphorhaltigen Aminosäuren, z.B. Caseine der Milch
Chromoproteine	Komplexe aus Proteinen und chromophoren Gruppen, z.B. Hämoglobin
Lipoproteine	Komplexe aus Proteinen und Lipiden, z.B. HDL, LDL
Metalloproteine	Komplexe aus Proteinen und Metall-Ionen, z.B. Ferritin

- • *Tertiärstruktur* (räumliche Anordnung der Polypeptidketten)
- • *Quartärstruktur* (Ausbildung intermolekularer, nichtkovalenter oder kovalenter Wechselwirkungen zwischen zwei oder mehreren Polypeptidketten).

Die Sekundär- und Tertiärstruktur werden zusammen als Konformation der P. bezeichnet.

Eine intakte Tertiärstruktur ist für die Funktion der P. Vorraussetzung, so wird die Aktivität von Enzymen und Transportproteinen u.a. durch Konformationsänderungen reguliert (↗ *Allosterie*), geänderte Primär-/Sekundär-/Tertiärstrukturen von Enzymproteinen können Ursache von ↗ *Enzymopathien* sein, die Infektiösität von ↗ *Prionen* beruht auf einer unphysiologischen Tertiärstruktur. P. besitzen analog den Aminosäuren einen ↗ *isoelektrischen Punkt*, bei starken Abweichungen von diesem pH-Wert oder bei Temperaturen oberhalb 40 °C denaturieren sie (Zerstörung der Tertiär- und ggf. Quartärstruktur). Dies kann bei der Nahrungszubereitung erwünscht sein – so wird die Verdaulichkeit durch ↗ *Denaturierung* teilweise erhöht, während die schädliche Wirkung z.B. von Protease-Inhibitoren aufgehoben wird. Nicht alle P. enthalten alle 20 proteinogenen Aminosäuren; Fehlen einer oder mehrerer Aminosäuren beeinflusst die ↗ *Proteinqualität*.

Verdauung und Stoffwechsel: P. kommen in pflanzlichen und tierischen Lebensmitteln vor. Bisher ist die Struktur von ca. 1000 P. aufgeklärt. Mit der Nahrung zugeführte Proteine unterliegen einer effizienten Verdauung im Magen und im Darm, katalysiert durch eine Reihe von Enzymen (Tab. 2). Die Salzsäure im Magen denaturiert die P. und aktiviert gleichzeitig Pepsin. Letztendlich entstehen kleine Peptide (Di- und Tripeptide) sowie freie Aminosäuren. Für diese Substrate existieren spezifische, aktive ↗ *Transportsysteme* (Aminosäuren- bzw. Peptidtransporter), die größtenteils unabhängig arbeiten. Peptide werden in der Regel schneller aufgenommen; der Transport scheint direkt mit der Hydrolyse in die freien Aminosäuren verbunden zu sein. Im Cytosol der Mucosazelle und im Blut sind nur noch Aminosäuren nachweisbar (Ausnahme: hydrolyseresistente Dipeptide wie Glycyl-Prolin).

Ernährungsphysiologische Bedeutung: P. liefern Stickstoff sowie unentbehrliche (essenzielle) Aminosäuren. Im Vergleich zu Fetten und Kohlenhydraten sind P. keine dominierende Energiequelle, auch wenn der physiologische Brennwert mit 4,1 kcal/g bzw, 17,2 kJ/g dem der Kohlenhydrate entspricht. (Der physikalische Brennwert von P. ist mit 5,4 kcal/g bzw. 22,6 kJ/g höher, jedoch benötigt der Organismus einen Teil der Energie zur Synthe-

Proteine. Tab. 2. Verdauung von Proteinen im Gastrointestinaltrakt.

Enzym	Vorstufe	Substrat	Spezifität
gastrale Proteasen			
Gastricin		Proteine	hohe Spezifität für lösliches Casein
Pepsine	Pepsinogen	Proteine	Hydrolyse an N-ständigen aromatischen Aminosäuren
pankreatische Proteasen			
Trypsin	Trypsinogen	Poly-/Oligopeptide	Hydrolyse C-ständig von Lysin oder Arginin
Chymotrypsin	Chymotrypsinogen	Poly-/Oligopetide	Hydrolyse C-ständig von Tyrosin oder Phenylalanin
Elastase	Proelastase	Oligopetide	Hydrolyse an aliphatischen Aminosäureresten, z.B. Alanin, Glycin, Serin
Carboxypeptidase A	Procarboxypeptidase A	Polypetide	Abspaltung von Arginin oder Lysin am freien C-Terminus
Carboxypeptidase B	Procarboxypeptidase B	Polypeptide	Abspaltung von Arginin oder Lysin am freien C-Terminus
Peptidasen der Bürstensaummembran			
Dipeptidasen	–	Di- und Tripeptide	unspezifisch (Ausnahme: Xaa-Pro werden nicht gespalten; spezielle ↗ *Prolidase*)

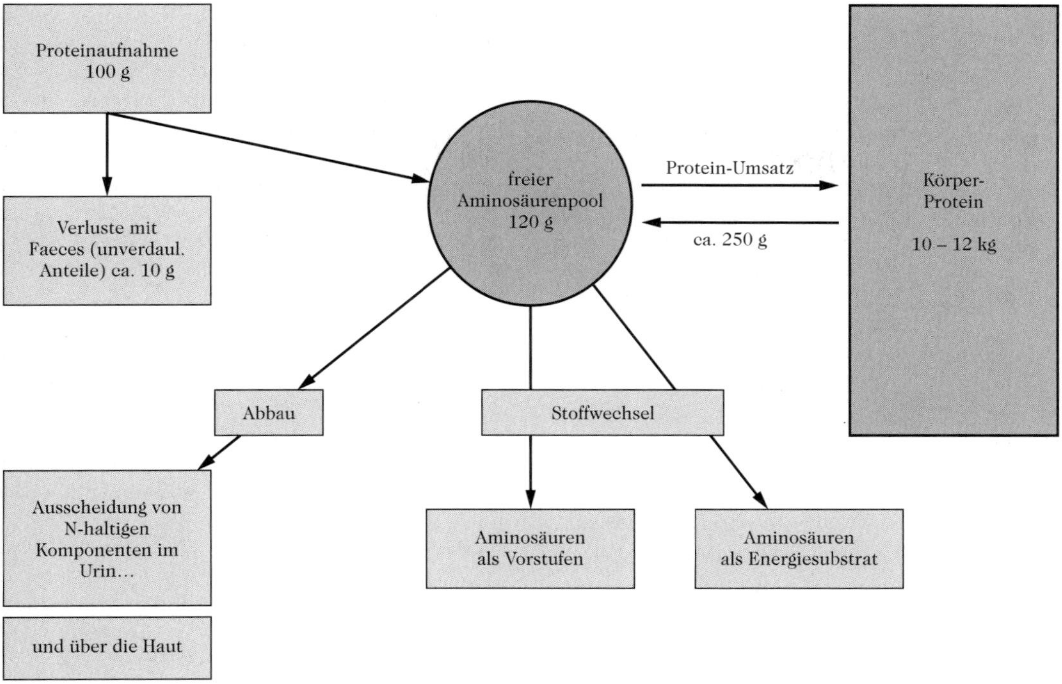

Proteine. Protein-Umsatz im Körper.

se des Stickstoff-Ausscheidungsproduktes Harnstoff und verliert Energie über ausgeschiedene Aminosäuren.) Unter normalen Umständen decken Nahrungsproteine ca. 15–20% des täglichen Energieumsatzes (erhöhter Proteinabbau bei ↗ *Postaggressions-Syndrom*).

Proteine als Nahrungsbestandteile können auch unerwünschte Wirkungen als ↗ *Allergene*, Auslöser von Unverträglichkeitsreaktionen (↗ *Gluten*) oder in Form der ↗ *Protease-Inhibitoren* haben.

Der Proteinstoffwechsel ist durch ein dynamisches Gleichgewicht zwischen Aufbau (Anabolismus) und Abbau (Katabolismus) charakterisiert (Protein-Umsatz, Abb.). Ein gesunder Erwachsener weist ca. 10–12 kg Körperprotein auf. Von dieser Menge werden pro Tag ca. 300 g (bei Heranwachsenden ca. 500–600 g) auf- und wieder abgebaut. Die Aminosäuren für den Aufbau entstammen dem freien Aminosäurenpool (• *Aminosäuren*). Die Halbwertszeit der Körperproteine ist sehr unterschiedlich und wird vor allem durch die physiologische Funktion bestimmt (Tab. 3). Der Organimsus verliert täglich obligat eine bestimmte Menge an Stickstoff (Ausscheidung vorwiegend als ↗ *Harnstoff*) als Ergebnis des Proteinkatabolismus. Die Zufuhr an Nahrungsprotein muss diese Verluste in jedem Fall ausgleichen (↗ *Stickstoffbilanz*; ↗ *Proteinqualität*). Die Zufuhrempfehlungen werden

Proteine. Tab. 3. Physiologische Halbwertszeit (HWZ) einiger Proteine.

Protein	HWZ
Kollagen	mehrere Jahre
Myosin (Skelettmuskel)	50–60 Tage
Herzmuskelprotein	11 Tage
Transferrin	8,5 Tage
IgM	5 Tage
IgE	2,5 Tage
Präalbumin	1,9 Tage
Glucokinase (Leber)	12 Stunden
Phosphoenolpyruvat-Kinase (Leber)	5 Stunden
Ornithin-Decarboxylase (Leber)	12 Minuten

für Protein formuliert, auch wenn der physiologische Bedarf die Aminosäuren betrifft (Tab.). Hauptorgane des Proteinstoffwechsels sind die Leber und die Nieren (Weitere Abbau- und Umbauvorgänge sind bei den einzelnen Aminosäuren beschrieben).

Proteine. Tab. Empfohlene Zufuhr [Quelle: DACH, *Referenzwerte für die Nährstoffzufuhr*, Umschau-Braus Verlag, Frankfurt, 2000]

Alter	[g/d]	
	Männer	Frauen
bis 1 Monat	12	
1–12 Monate	10	
1–4 Jahre	14	13
4–7 Jahre	18	17
7–10 Jahre	24	24
10–13 Jahre	34	35
13–15 Jahre	46	45
15–19 Jahre	60	46
19–25 Jahre	59	48
25–51 Jahre	59	47
51–65 Jahre	58	46
65 Jahre und älter	54	44
Schwangere ab 4. Monat		58
Stillende[1]		63

[1] = Ca. 2g/100g sezernierte Milch

Protein-Energie-Mangelernährung, Ⓔ *protein-energy malnutrition*, ↗ *Protein-Energie-Mangelsyndrome*.

Protein-Energie-Mangelsyndrome, *PEM*, *Protein-Kalorie-Mangelsyndrome*, Ⓔ *Protein-calorie-malnutrition, PCM, protein energy deficiency syndromes*, Krankheitsbilder der Hauptform der • *Unterernährung* (defizitäre Aufnahme von Makronährstoffen) v.a. in • *Entwicklungsländern*. PEM treten auf, wenn die unzureichende Aufnahme von Nahrung und damit von Energie und Protein über einen Zeitraum von Wochen bis Monaten besteht. Diese Form der • *Fehlernährung* in Zeiten des • *Hungers* tritt hauptsächlich bei Kindern auf, da sie wachstumsbedingt einen erhöhten Nährstoffbedarf haben, weshalb sich schneller ein • *Nährstoffmangel* einstellt. Dennoch können in Ausnahmesituationen (Hungersnöte, Malabsorption, Alter) auch Erwachsene betroffen sein. Häufig kommt es auch zu einer Kombination mit Mangelkrankheiten, v.a. Avitaminosen (↗ *Vitaminmangelkrankheiten*) und Mineralstoffmangel, weshalb anstelle von PEM auch der Begriff *multinutrient deficiency* vorgeschlagen wurde.

Formen: Die beiden schweren klinischen Hauptformen werden als • *Marasmus* und • *Kwashiorkor* bezeichnet, wobei Marasmus eine bedeutendere Rolle spielt, da er auch im Erwachsenenalter auftreten kann. Außerdem sind Mischformen beider Krankheitsbilder möglich (• *marasmischer Kwashiorkor*). Die klinisch häufigsten Formen der P. werden entsprechend der WHO/FAO-Skala klassifiziert (Tab.). Des Weiteren existieren noch leichte subklinische Formen der PEM, die auch als „• *hidden hunger*" bezeichnet werden. Diese gehen mit moderatem Gewichtsverlust, ↗ *Mangelentwicklung* und der Abwesenheit von Ödemen einher und werden ebenfalls anhand der anthropometrischen Indizes erfasst. Diese Formen spielen weltweit mengenmäßig die bedeutendere Rolle.

Klinisches Bild: Die Diagnose der P. erfolgt klinisch durch Erfassung z.B. von Organveränderungen, Muskelschwund (Proteinmangeldystrophie), reduzierte Wachstumsrate und Ödembildung, klinisch-chemisch z.B. durch erniedrigtes Serumalbumin, niedrige Hämoglobinwerte und vermindertes extrazelluläres Kalium, subklinisch durch Bestimmung ↗ *anthropometrischer Indices* (Körpergröße und -gewicht, Oberarmumfang, Hautfaltendicke).

Komplikationen, die im Zusammenhang mit PEM auftreten können, sind Infektionen, • *Diarrhö*, Hypothermie und eine allgemeine Mangelernährung. Alle Formen sind mit Stoffwechselveränderungen assoziiert. Es kommt zur Senkung des Energieverbrauches und des ↗ *Grundumsatzes*, Mobilisierung der Körperfettreserven und • *Mangelfettleber*, Abbau des Muskeleiweißes und abfallender Proteinsyntheserate (↗ *Kachexie*). Dadurch kommt es zu einer veränderten Konzentration der Plasmaproteine, was zu ↗ *Hungerödemen* aufgrund von Albuminmangel und zu • *Eiweißmangelanämie* (↗ *Mangelanämien*) führen kann. Sekundärer • *Lactasemangel* kann auftreten. Mit dem Gewichtsverlust einher geht auch die Reduktion des subkutanen Fettgewebes. Die Infektionsanfälligkeit ist aufgrund eines • *Immunglobulinmangels* stark erhöht. Da sich Infektionskrankheiten und der Ernährungsstatus beiderseits negativ beeinflussen,

Protein-Energie-Mangelsyndrome. Tab. Klassifikation nach FAO/WHO.

Bezeichnung	Körpergewicht (% Havard-Standard)	Ödeme	Verlust an Gewicht/Größe
leichte PEM	80–60	nein	gering
Kwashiorkor	80–60	ja	stark
Marasmus	unter 60	nein	sehr stark
marasmischer Kwashiorkor	unter 60	ja	stark

spricht man in diesem Zusammenhang auch von einem Teufelskreislauf zwischen Unterernährung und Infektion (↗ *Mangelernährung*, Abb.). Auch die Anfälligkeit für parasitären Befall ist stark erhöht. Außerdem stellen sich zum Zwecke der Aufrechterhaltung des Energiegleichgewichtes hormonelle Veränderungen ein. Des Weiteren können zahlreiche weitere physiologische Funktionen beeinträchtigt sein.
Auf Dauer ist sowohl die körperliche (• *Kümmerwuchs*) als auch die geistige Entwicklung der betroffenen Kinder beeinträchtigt. Auch beim Erwachsenen kommt es zu einer verminderten körperlichen Leistungsfähigkeit, so dass die PEM auch zu einem volkswirtschaftlichen Problem wird. Bei anhaltender PEM kann es zum • *Hungertod* kommen.
Behandlung, Ernährungsrehabilitation: Unbehandelt führen schwere PEM zum Hungertod. Zu Beginn der Therapie sind die durch Diarrhö bedingte Dehydratation und die Störungen im Elektrolythaushalt auszugleichen, danach werden die Infektionen durch Antibiotikagabe behandelt. Als nächster Schritt sollte auf die Versorgung mit Mikronährstoffen geachtet und erst dann gezielt alimentär behandelt werden. Dabei erfolgt die Behandlung portionsweise, schrittweise steigend und kontinuierlich mit wässrigen Nährstofflösungen. Unter Umständen muss das Zufüttern über Sonden erfolgen. Nach 1–2 Wochen kann dann auf energiereiche Nahrung (• *Nahrungssupplement*) zurückgegriffen werden. Dabei sollte ein Vielfaches des Kalorienbedarfes gefüttert werden, da die Kinder das Nährstoffdefizit aufholen müssen. Bei Kwashiorkor-Patienten ist zu beachten, dass es zwischenzeitlich durch die Rückbildung der Ödeme zu Gewichtsabnahmen kommen kann.

Proteinhydrolysat, Ⓔ *proteolysate*, Syn. für ↗ *Eiweißhydrolysat*.

Proteinintoleranz, ↗ *lysinurische Proteinintoleranz*.

Protein-Isolat, Ⓔ *protein isolate*, durch Abscheidung des Proteins aus ↗ *Eiweißkonzentrat* gewonnenes isoliertes Protein. P. wird industriell in großen Mengen hergestellt, hauptsächlich aus Soja (Sojaproteinisolat) und Milch (↗ *Casein*; ↗ *Molkenprotein*). P. dient als wertvoller Proteinrohstoff in der Lebensmittelverarbeitung, u. a. für die Herstellung von ↗ *Säuglingsnahrung* und ↗ *nährstoffdefinierten Diäten*.

Protein-Kalorie-Mangelsyndrome, Syn. für ↗ *Protein-Energie-Mangelsyndrom*.

Protein-Katabolie, ↗ *Proteine*; ↗ *Postaggressions-Syndrom*.

Protein-Kinase A, *PKA*, *A-Kinase*, *cAMP-abhängige Protein-Kinase*, Ⓔ *protein kinase A*, • *Protein-Kinase*, die von cAMP allosterisch aktiviert wird und u.a. die inaktive ↗ *Phosphorylase-Kinase* phosphoryliert (Glycogenstoffwechsel, ↗ *Glycogen-Synthase*; ↗ *Fructose-2,6-diphosphat*; Essay: ↗ *Genetische Ursachen der Adipositas*, Abschnitt RIIβ-Gen). P. A enthält in ihrer inaktiven Form zwei katalytische und zwei regulatorische Untereinheiten (R_2C_2), wobei durch Bindung von cAMP an die regulatorischen Untereinheiten die katalytisch aktiven Untereinheiten freigesetzt werden. Die P. A erkennt unterschiedliche Consensussequenzen.

Protein-Kinase C, *PKC*, Ⓔ *protein kinase C*, eine multifunktionelle • *Protein-Kinase*, die spezielle Serin- und Threoninreste in vielen Zielproteinen phosphoryliert. Das Enzym benötigt Ca^{2+} und ↗ *Phosphatidylserin*. Durch den sekundären Botenstoff Diacylglycerin (DAG) wird die Affinität der PKC für Ca^{2+} erhöht, wodurch sie bei physiologischen Ca^{2+}-Konzentrationen aktiv ist (↗ *Phosphoinositol-Kaskade*). Die PKC spielt eine Rolle bei der Kontrolle der Zellteilung und -proliferation. Aufgrund ihrer strukturellen Ähnlichkeit mit dem DAG aktivieren die als Tumorpromotoren (• *Tumorpromotion*) identifizierten Phorbolester die PKC, wobei wegen des langsamen Abbaus die Aktivierung andauernd ist.

Protein-Kinasen, Ⓔ *protein kinases*, an den molekularen Mechanismen der Signalübertragung beteiligte Enzyme, die die Phosphorylierung von Proteinen an spezifischen Serin-, Threonin- und Tyrosin-Resten katalysieren.
Beispiele sind die sehr reichlich in manchen Säugergeweben vorkommende cGMP-abhängige P. (P. G bzw. G-Kinase). Wie die ↗ *Proteinkinase A* erkennt die G-Kinase unterschiedliche Consensus-Sequenzen und kann daher verschiedene Proteine regulieren. Ein Vertreter der Tyrosin-Kinasen, die einen Phosphatrest von ATP auf die Hydroxylgruppe von Tyr-Resten übertragen, ist z. B. der ↗ *Insulinrezeptor*. Durch den sekundären Botenstoff Diacylglycerin wird die ↗ *Protein-Kinase C* aktiviert (↗ *Phosphoinositol-Kaskade*). Nach der Entdeckung der ersten P. im Jahre 1959 durch die Nobelpreisträger Edwin G. Krebs und Edmond H. Fischer ist die Zahl der bekannten P. dramatisch angestiegen, so dass gegenwärtig mehrere hundert verschiedener P. bekannt sind, die durch Signalübertragungsvorgänge gesteuert werden. [S.S. Taylor et al., *Annu. Rev. Cell. Biol.* 8 (1992) 429–462]

Proteinkonzentrat, Ⓔ *protein concentrate*, Syn. für ↗ *Eiweißkonzentrat*; s.a. ↗ *Eiweißpräparate*.

Proteinmangel, *Eiweißmangel*, Ⓔ *protein deficiency*, längerfristige Proteinzufuhr, die den Bedarf an essenziellen Aminosäuren und durch obligatorische Stickstoffverluste nicht ausgleicht. Während in Industrieländern die Proteinversorgung teilweise über der empfohlenen Zufuhr liegt, treten in sog. Entwicklungsländern und z. B. nach Naturkatastrophen, Kriegen usw. verschiedene Formen der ↗ *Protein-Energie-Mangelsyndrome* auf. P./ Aminosäuremangel bei Dialyse: ↗ *Dialysediät*.

Proteinmangeldystrophie, ↗ *Protein-Energie-Mangelsyndrome*; ↗ *Mangelfettleber*.

proteinogene Aminosäuren, 🄴 *proteogenic/ proteinogenic amino acids*, ↗ *Aminosäuren*.

Proteinqualität, *Eiweißwertigkeit*, 🄴 *protein quality*, Beurteilung des ernährungsphysiologischen Wertes von Nahrungsproteinen. Generell gibt die P. Auskunft, inwieweit aufgenommenes • *Protein* abgebautes Körpereiweiß ersetzen kann. Ausschlaggebende Kriterien für ernährungsphysiologische P. sind das Aminosäurenmuster des Proteins sowie die Verdaulichkeit des Proteins/ Verfügbarkeit der Aminosäuren. Die ermittelten Werte sind weiterhin abhängig von der angewandten Methodik (bei *In-vivo*-Studien von der Spezies und dem pysiologischen Zustand des Organismus). Die Ermittlung der P. erfolgt mittels biologischer bzw. chemischer Methoden (Tab.). Werden biologische Verfahren angewandt, wird die P. häufig als • *biologische Wertigkeit* angegeben. Daten stehen sowohl aus standardisierten Fütterungsversuchen am Tiermodell als auch aus Humanstudien zur Verfügung. Die Angabe der P. erfolgt häufig relativ durch Vergleich mit einem Referenz-(Standard-) Protein (Vollei-Protein oder Kuhmilch-Casein). Daraus leiten sich biologische Wertigkeiten von über 100% ab (*Ergänzungswertigkeit* verschiedener Proteine in Kombination, vgl. • *biologische Wertigkeit* Tab.). Bei der chemischen Bewertung werden analytisch im sauren Proteinhydrolysat ermittelte Aminosäurenkonzentrationen zu verschiedenen Bezugsgrößen (Tab.) ins Verhältnis gesetzt. Neben dem Referenzprotein können auch die Bedarfswerte für einzelne essenzielle Aminosäuren, als Basis zur Beurteilung herangezogen werden. Die Aminosäuren mit dem geringsten *amino acid score* (AAS) sind dabei die *limitierenden Aminosäuren* für die P. (i.d.R. die schwefelhaltigen Aminosäuren Methionin und Cystein).
Die Verdaulichkeit von Proteinen und damit die Verfügbarkeit der freigesetzten Aminosäuren hängt von der Primär- und Tertiärstruktur der • *Proteine* ab. Hinzu kommen mögliche Reaktionen zwischen anderen Lebensmittelbestandteilen (z.B. Maillard-Reaktionen mit Kohlenhydraten) und das Vorkommen von hydrolyse- bzw. absorptionshemmenden Substraten (z.B. ↗ *Protease-Inhibitoren*).

proteinreiche Diät, 🄴 *high protein diet*, Syn. für ↗ *eiweißreiche Diät*.

Proteinsupplemente, 🄴 *protein supplement*, ↗ *Eiweißkonzentrat*, seltener ↗ *Proteinisolat*, das allein oder verarbeitet mit anderen Zutaten als Zusatzernährung angeboten wird. Der Begriff P. ist nicht einheitlich definiert; auch Produkte mit zugesetzten Eiweißhydrolysaten, Peptiden und/oder Aminosäuren können als P. bezeichnet sein. Meistens handelt es sich um Spezialprodukte für Sportler (*Bodybuilding*; Kraftsport), gelegentlich um ↗ *nährstoffdefinierte Diäten*.

Protein-Umsatz, *Protein-Turnover*, ↗ *Proteine*.

Proteinurie, unpräzise: *Albuminurie*, 🄴 *proteinuria*, Ausscheidung von ↗ *Proteinen* im Harn (nicht nur Albumin – Name!); physiologisch sind 100–150 mg/d beim Erwachsenen, davon <30 mg Albumin; höhere P. (Mikroalbuminurie [30–300 mg/d] bzw. Makroalbuminurie [>300 mg/d]) kommt beim Nierengesunden bei Fieber, körperlicher Anstrengung (Hochleistungssport; Schwerstarbeit) und Herzinsuffizienz vor; in allen anderen Fällen ist P. >200 mg/d ein Indikator für das ↗ *nephrotische Syndrom*. ↗ *Diabetes mellitus*.

Proteinwirksamkeitskoeffizient, 🄴 *protein efficiency ratio, PER*, ↗ *Proteinqualität* Tab.

Proteoglycane, 🄴 *proteoglycans*, Makromoleküle der Zelloberfläche und der extrazellulären Matrix, aufgebaut aus Protein mit kovalent gebundenen Glycosaminoglycanen (lineare, polymere ↗ *Heteroglycane* mit N-Acetylglucosamin oder N-Acetylgalactosamin).

Proteohormone, teils als Untergruppe, teils als Synonym zu ↗ *Peptidhormonen* gebrauchter Begriff für hormonell aktive Proteine, die eine Fraktion der • *Blutproteine* darstellen.

Proteolyse, *Proteinabbau*, 🄴 *proteolysis*, Abbau von Eiweißmolekülen durch hydrolytische Spaltung der Peptidbindungen. Generell wird zwischen 1) • *extrazellulärer* (z.B. bei der Verdauung von Nahrungsproteinen) und 2) *intrazellulärer* P. (durch lysosomale • *Cathepsine*; vgl. • *Autolyse*) unterschieden. Nach dem Reaktionsmechanismus kann außerdem unterschieden werden zwischen enzymatischer und nicht enzymatischer Hydrolyse (meist durch Säureeinwirkung) sowie zwischen vollständiger (bis zu freien Aminosäuren) und unvollständiger/partieller Hydrolyse (Bildung von Peptiden).
ad 1) Die ***Proteinverdauung*** erfolgt im Wesentlichen enzymatisch unter Einwirkung verschiedener ↗ *Proteasen*. Sie führt zur Bildung von freien Aminosäuren, aber auch Di- und Tripeptiden (↗ *Protein*).
ad 2) Die intrazellulären Endopeptidasen sind vorwiegend in den Lysosomen lokalisiert und werden summarisch als Cathepsine (Cathepsine A, B, C, D, E und L) bezeichnet. Die proteasereichsten Organe sind Leber, Milz und Niere. Während die Cathepsine A–E ihr Wirkungsoptimum im schwach sauren Bereich (pH 2,5–6) haben und mit Ausnahme von Cathepsin D und E auch synthetische niedermolekulare Substrate hydrolysieren, werden von den restlichen im Neutralbereich wirkenden Cathepsinen nur Proteine angegriffen. In intakten Zellen

Proteinqualität. Tab. Parameter zur Bestimmung der Proteinqualität [n. I. Elmadfa u. C. Leitzmann, *Ernährung des Menschen*, 3. Aufl. 1998, Ulmer Verlag, Stuttgart].

Parameter	Formel
chemische Parameter	
E/T-Ratio	$\frac{\text{N-Gehalt der essenziellen Aminosäuren (g)}}{\text{Gesamt-N (g)}}$
E/N-Ratio	$\frac{\text{N-Gehalt der essenziellen Aminosäuren (g)}}{\text{N-Gehalt der nicht essenziellen Aminosäuren (g)}}$
chemical score (CS) bzw. • *amino acid score* (AAS)	$\frac{\text{\% einer bestimmten Aminosäure im Testprotein}}{\text{\% der entsprechenden AS im Referenzprotein}}$
• *essential amino acid index* (EAA)	$\sqrt[n]{\left(\frac{\text{Ile T}}{\text{Ile R}} \times 100\right) \times \left(\frac{\text{Leu T}}{\text{Leu R}} \times 100\right) \times \left(\frac{\text{Lys T}}{\text{Lys R}} \times 100\right) \ldots}$ T = Testprotein R = Referenzprotein n = Anzahl berücksichtigter AS
biologische Parameter	
• *protein efficiency ratio* (PER), Proteinwirksamkeitskoeffizient	$\frac{\text{Gewichtszunahme (g)}}{\text{Proteinaufnahme (g)}}$
• *wahre Verdaulichkeit* (WV)	$\frac{\text{N-Aufnahme} - (N_{\text{Fäzes}} - N_{\text{Fäzes endogen}}) \times 100}{\text{N-Aufnahme}}$
• *biologische Wertigkeit* (BW)	$\frac{\text{retinierter N}}{\text{absorbierter N}} \times 100$
• *net protein utilisation* (NPU)	$\frac{\text{retinierter N}}{\text{N-Aufnahme}} \times 100$
• *net dietary protein energy ratio* (NDPER)	$\frac{\text{Proteinenergie}}{\text{Energieaufnahme}} \times \text{NPU}$
• *net dietary protein value* (NDPV)	N-Aufnahme × 6,25 × NPU
chemisch biologische Parameter	
• *protein digestibility corected amino acid score* (PCDAAS)	ASS × WV

wird die P. reguliert und läuft in den Lysosomen ab (• *Autophagie*). In geschädigten Zellen werden die gleichen Cathepsine von den zerstörten Lysosomen freigesetzt und sind für die • *Autolyse* verantwortlich, d.h. den unregulierten Gesamtabbau der Zelle.

Lebensmitteltechnologische Bedeutung: In der Lebensmittelherstellung spielt sowohl die enzymatische als auch die nicht enzymatische P. eine Rolle. Eine vollständige *nicht enzymatische P.* erfolgt meist durch Säurebehandlung, seltener im alkalischen Milieu, und wird zur Herstellung von Speisewürze und ↗ *Eiweißhydrolysaten* für spezielle diätetische Lebensmittel verwendet. Die unvollständige nicht enzymatische Hydrolyse wird z.B. für die Gewinnung von ↗ *Gelatine* genutzt (vgl. • *Peptone*).

Die *enzymatische P.* kann in einer Vielzahl von Lebensmitteln ablaufen, da Zellen generell Proteasen enthalten, die nach Zerstörung der Zellstruktur oder beim Ausbleiben der zellulären Kontrollmechanismen auf das Lebensmittel einwirken können. Gewünscht ist die enzymatische P. z.B. bei der Reifung von Fleisch und Fisch. Auch bei der Käsereifung erfolgt eine enzymatische P. Hierbei dienen als Enzymquelle bestimmte Bakterienkulturen. Eine enzymatische P. wird auch durch den Zusatz von pflanzlichen Proteasen (z.B. ↗ *Papain*) zu Lebensmitteln bewirkt, z.B. als Fleischzartmacher, zur Teigerweichung bei der Gebäckherstellung und zur Verhinderung der Trübung von Bier. Im Lebensmittelbereich wird meist eine unvollständige P. angestrebt, da eine höhere Konzentration an freien Aminosäuren und niedermolekularen Peptiden zu einem unangenehmen bitteren Geschmack führen und somit das Lebensmittel genussuntauglich machen können.

proteolytische Enzyme, E *proteolytic enzymes*, Syn. für ↗ *Proteasen*.

Proteus, Bakteriengattung aus der Familie ↗ *Enterobacteriaceae*. P. sind gramnegative, peritrich begeißelte Stäbchenbakterien. Häufigste Spezies im Darm von Mensch, Hund und Katze ist *P. mirabilis*, die oft an Harnwegs-, Wochenbett- oder Mittelohrinfektionen sowie an Eiterungen beteiligt ist. *P. vulgaris* ist ein apathogener Saprophyt, der v.a. in faulendem pflanzlichen und tierischen Material oder Faeces vorkommt und oft bei Wundeiterungen oder Harnwegsinfektionen isolierbar ist. *P. morganii* ist nur gelegentlich humanpathogen und bei kindlichen Diarrhöen nachweisbar. *P. rettgeri* wird zu den Hospitalismus-Keimen gezählt.

Prothrombin, E *prothrombin*, Vitamin-K-abhängiger Blutgerinnungsfaktor (↗ *Blutgerinnung* Tab.). Als Prothrombinzeit (= Thromboplastinzeit, E *prothrombin time*) wird die Gerinnungszeit nach P.-Gabe im Vergleich zu einem Referenzblut bestimmt (sog. Quick-Test), sie gibt u.a. Aufschluss über evtl. Vitamin-K-Mangel bzw. -Resorptionsstörungen.

Protocatechusäure, *Carbohydrochinonsäure*, *Hypogallussäure*, *3,4-Dihydroxybenzoesäure*, ein sekundärer Pflanzenstoff aus der Gruppe der Phenolsäuren (Abb.). P. kommt in freier oder veresterter Form vor. Sie ist weit verbreitet in Blättern, Blüten, Früchten und Zwiebeln.

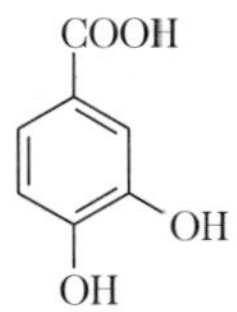

Protocatechusäure

protonenmotorische Kraft, E *proton motive force*, ↗ *chemiosmotische Theorie*.

Proto-Onkogene, E *protooncogenes*, zelluläre (an der physiologischen Regulation von Zellwachstum und -teilung beteiligte) Homologe von viralen ↗ *Onkogenen*, vgl. • *Wachstumsfaktoren*.

Protopektine, E *protopectins*, wasserunlösliche ↗ *Pektine* in der Zellwand vieler Pflanzengewebe, die im Komplex mit zweiwertigen Kationen vorliegen. Für die Extraktion von P. sind Säuren oder Komplexbildner nötig, um die zweiwertigen Kationen zu entfernen.

Protoporphyrie, *erythropoetische P.*, *erythrohepatische P.*, E *erythropoietic protoporphyria*, ist eine Porphyrinstoffwechselkrankheit (↗ *Porphyrien*), die auf einem autosomal dominant vererbten Defekt der Ferrochelatase, einem Enzym der Hämbiosynthesekette (↗ *Porphyrinstoffwechsel*, Abb. 3), beruht. Durch die verminderte Aktivität des Enzyms steigt die Protoporphyrinkonzentration in Erythrocyten, Plasma, Stuhl und ggf. Leber. Das lipophile Protoporphyrin ist fototoxisch, hepatotoxisch und schädigt in kristalliner Ablagerung die Leber. Die P. manifestiert sich mit variabler Lichtsensibilität in Form von Rötung, Schwellung und Brennen lichtexponierter Haut Minuten bis Stunden nach Sonneneinstrahlung und teilweise auch mit hepatobiliären Störungen. Die Lichtempfindlichkeit lässt sich durch orale Gabe von β-Carotin vermindern. Cholestyramin, Vitamin E und Gallensäuren werden zur Behandlung der P.-bedingten Lebererkrankung empfohlen.

Protoporphyrinämie, E *protoporphyrinaemia*, ↗ *Porphyrien*.

Prototrophie, E *prototrophy*, ein Wachstumsverhalten, das dadurch gekennzeichnet ist, dass die betr. (Mikro-)Organismen nur die üblichen Nährlösungskomponenten benötigen und ohne besondere Wachstumsfaktoren wachsen. Gegensatz: • *Auxotrophie*.

Protozoen, E *protozoa*, einzellige tierische Organismen (Eukaryoten), die die einfachsten Lebewesen des Tierreiches bilden und über eine große Anpassungsfähigkeit an sehr unterschiedliche Lebensbedingungen verfügen. Die P., die in der Regel eine Größe zwischen 2 µm und 3 mm aufweisen, besitzen einen oder mehrere Kerne, ein von einer deutlichen Membran umschlossenes Cytoplasma, Bewegungsorganellen (undulierende Membran, Geißeln, Wimpern, Pseudopodien) sowie Nahrungs- und Exkretionsvakuolen. Die Vermehrung erfolgt bei vielen Arten nur ungeschlechtlich (Zwei- oder Mehrfachteilung, *Schizogonie*) oder geschlechtlich durch Zell- oder Kernverschmelzung (Kopulation – Konjugation).

Zu den P. gehören zahlreiche • *Infektionserreger*. Mehr als 10.000 P.-Arten leben parasitisch und

spielen als Erreger von • *parasitären Infektionen* bei Mensch und Tier vor allem in den Tropen und Subtropen eine bedeutende Rolle. Einige Vertreter zählen zu den Erregern von ↗ *Zoonosen*. Eine Reihe von parasitischen P. hat nur einen Wirt (monoxene Parasiten), während bei anderen der Entwicklungszyklus mehrere Wirte (heteroxene Parasiten, ↗ *Zwischenwirt*) einschließt. Ein Wechsel zwischen den Wirten kann über die Bildung von sehr widerstandsfähigen Dauerstadien (Cysten, Oocysten) erfolgen, die die Zeiten außerhalb von Wirtstieren sehr gut überdauern können. Protozoen-Infektionen (Syn. Protozoonosen, E *protozoal infections, protozoonosises)* erfolgen vor allem durch die orale Aufnahme, über eine Schmutzkontamination oder über ↗ *Vektoren*.
Die Einteilung der P. in Stämme erfolgt nach morphologischen und biologischen Kriterien (Tab.).

Protozoen. Tab.

Stamm	Vertreter
Sarcomastigophora	Flagellaten, Fortbewegung durch Geißeln, ↗ *Giardia lamblia*
	Wurzelfüßler (Amöben), Fortbewegung durch Pseudopodien, ↗ *Entamoeba histolytica*
Apicomplexa	Sporozoen, Fortbewegung u.a. durch Rückstoß infolge Stoffausscheidung über kleine Poren, ↗ *Sarcocystis*, ↗ *Toxoplasma gondii* und ↗ *Cryptosporidium parvum*
Microspora	Microsporidien
Myxozoa	Myxosporidien
Ciliophora	Ciliaten

Providencia, zu den ↗ *Enterobacteriaceae* zählende, heterogene Bakteriengruppe mit natürlicher Resistenz gegen Tetracycline. P. kommen in Faeces und Urin vor. Ihre Pathogenität ist noch unklar.

Provitamin A, E *provitamin A*, alle Carotinoide, die im menschlichen Organismus in die aktiven Formen von Vitamin A (↗ *Retinol*) umgewandelt werden können, z.B. β-Carotin.

Provitamin D$_2$, *Ergosterin*, ↗ *Calciferole*.

Provitamin D$_3$, *7-Dehydrocholesterin*, ↗ *Calciferole*.

Provitamine, E *provitamins*, Substanzen, die im menschlichen Organismus zu Vitaminen umgewandelt werden und so einen wichtigen Beitrag zur Vitaminzufuhr leisten (z.B. β-Carotin → Vitamin A [↗ *Retinol*], einige Cholesterin-Derivate → Vitamin D [↗ *Califerole*], L-Tryptophan → ↗ *Niacin*).

Provokationstest, E *provocation, challenge*, Untersuchung zum Nachweis eines Kausalzusammenhangs zwischen der Zufuhr einer Substanz und dem Auftreten klinischer Symptome. Der P. wird v.a. zum Nachweis einer Allergie (auch durch Nahrungsmittel; • *Allergiediagnostik*, • *Pseudoallergie*; s.a. ↗ *Allergen-Suchdiät*) eingesetzt, kann aber auch bei Verdacht auf Intoleranzen – z.B. gegenüber Zusatzstoffen – herangezogen werden.
Der P. wird im beschwerdefreien (bzw. -armen) Intervall (spontan oder nach entsprechender Karenz) vorgenommen. Die zu testende Substanz sollte in der Menge appliziert werden, wie dies auch natürlicherweise erfolgt (nasal, bronchial, oral oder epidermal). Zur Beurteilung der induzierten Reaktion werden objektivierbare Parameter bestimmt (z.B. Schwellungen in den Atemwegen mit erhöhten Strömungswiderständen). Wo dies nicht möglich ist (z.B. bei ↗ *Lebensmittelallergien*) empfiehlt sich die Applikation in verdeckter Form (z.B. in Kapseln oder stark schmeckendem Sirup) evtl. zusätzlich die vergleichende Placebogabe (doppelt blinder, placebo-kontrollierter P.).

proximal, E *proximal*, der Körpermitte bzw. dem Rumpf oder dem Zentrum eines Organs näher gelegene Abschnitte des Körpers. Gegensatz: • *distal*.

Prunasin, *D-Mandelonitril-D-Glucosid*, E *prunasin*, cyanogenes Glycosid in den Blättern des Bittermandelbaums, Kirschlorbeers, der Sauerkirsche u.a. Rosaceae (Formel: ↗ *cyanogene Glycoside* Tab.).

Prunus, Gattung der Rosengewächse, zu der eine Reihe wichtiger Nutzpflanzen gehören, z.B. *P. armeniaca* = Aprikosenbaum (↗ *Aprikose*), *P. amygdalus* var. amara = Bittermandelbaum (↗ *Bittermandel*), ↗ *Mandel*, *P. cerasus* und *P. avium* (Süß- und Sauerkirschen, ↗ *Kirschen*), *P. domestica* (↗ *Pflaume*).

Prurigo Besnier, Syn. für ↗ *atopisches Ekzem*.

PSE-Fleisch, Abk. für E *pale* (blass), *soft* (weich), *exudative* (wässrig), ↗ *Fleischfehler* (Tab.).

Pseudoallergie, E *pseudoallergy*, klinische Reaktion, typischerweise auf Lebensmittel, Lebensmittelzusatzstoffe oder Medikamente, die im Erscheinungsbild einer allergischen Reaktion ähnelt, ohne jedoch immunologisch vermittelt zu sein (vgl. • *Lebensmittelallergie*). P. sind nicht über serologische Tests oder Hauttests diagnostizierbar, so dass zur Absicherung stets ein ↗ *Provokationstest* erforderlich ist. Die zu Grunde liegenden Pathomechanismen sind noch unklar. Die Häufigkeit von pseudoallergischen Reaktionen auf Lebensmittelzusatzstoffe ist deutlich geringer einzuschätzen als diejenige von echten Lebensmittelallergien. Vgl. • *Lebensmittelintoleranzen*; • *Histamin-Intoleranz*.

Pseudo-Bartter-Syndrom, E *Bartter-like syndrome*, Form des Hyperaldosteronismus (↗ *Renin-Angiotensin-Aldosteron-System*), ausgelöst durch eine Resistenz der Gefäße gegenüber ↗ *Angiotensin* als Folge von ↗ *Laxanzienabusus* oder Missbrauch von Diuretika.

Pseudo-Cerealien, ↗ *Getreide*.

Pseudodiarrhö, 1) Bezeichnung für eine Steigerung der Stuhlfrequenz, wobei im Gegensatz zur Diarrhö Konsistenz und Menge der Faeces (<220 g/d) unverändert sind; 2) *Diarrhoea paradoxa*, E *paradoxical diarrhea*, durch erhöhte Darmsaftsekretion bedingte Verflüssigung des Stuhls, ausgelöst durch Reizung des unteren Colonbereichs bei Obstipation.

Pseudohyperaldosteronismus, *Liddle-Syndrom*, E *pseudohyperaldosteronism, Liddle's syndrome*, seltene angeborene Nierenerkrankung, bei der die Symptome eines Hyperaldosteronismus (Natriumretention, tubuläre Kaliumsekretion, ↗ *Renin-Angiotensin-Aldosteron-System*) ohne eine krankhaft verstärkte Aldosteronsekretion auftreten.

Pseudohyperparathyreoidismus, E *pseudohyperparathyroidism*, es handelt sich um eine Kombination aus Hypercalcämie und Hypophosphatämie ohne eine Parathyrin-Überproduktion durch die Nebenschilddrüse. Meist liegt eine Tumorerkrankung zugrunde. Tumorzellen, die eine Hypercalcämie bewirken, produzieren vermutlich Peptide, die dem Parathyrinmolekül ähnlich sind und eine Bindung an den Parathyrinrezeptor zeigen. Das klassische Bild ähnelt in vielen Punkten dem klassischen primären ↗ *Hyperparathyreoidismus*. Bei der Knochenbiopsie findet sich eine Aktivierung der Osteoklasten. Beim Erwachsenen kann der P. eine Vitamin-D-unabhängige ↗ *Osteomalazie* auslösen.

Pseudohypoaldosteronismus, *tubuläres Salzverlustsyndrom*, E *pseudohypoaldosteronism*, als Folge einer chronischen ↗ *Pyelonephritis* auftretende Nierenerkrankung, die sich in den Symptomen eines Hypoaldosteronismus (erhöhte Natriumausscheidung, ↗ *Exsikkose*) äußert, ohne dass eine krankhaft verminderte Aldosteronsekretion vorliegt (↗ *Renin-Angiotensin-Aldosteron-System*).

Pseudofette, E *fake fats, pseudofats*, fettähnliche, thermostabile Verbindungen, die funktionell und sensorisch herkömmlichen Nahrungsfetten entsprechen, strukturell aber davon abweichen und keine oder wenig metabolisierbare Energie liefern. Sie wurden entwickelt als ↗ *Fettersatzstoffe*, am bekanntesten sind die ↗ *Saccharose-Polyester*. Gelegentlich wird der Begriff P. auch als Syn. für Fettersatzstoffe verwendet.

Pseudo-Isoenzyme, E *pseudo-isoenzyme*, multiple Formen eines Enzyms, die die gleiche Reaktion katalysieren und dieselben Eigenschaften wie ↗ *Isoenzyme* haben, jedoch keine genetisch festgelegten Unterschiede in der Primärstruktur (↗ *Proteine*) aufweisen. Ihre Multiplizität kommt durch enzymatische oder nichtenzymatische Modifizierung ein und derselben Primärsequenz sowohl *in vivo* wie *in vitro* (während der Isolierung) zustande. Bekannte Beispiele für *in vivo* gebildete P. oder multiple Enzymformen sind die aus ihrem jeweiligen Zymogen gebildeten verschiedenen ↗ *Chymotrypsine*, ↗ *Trypsine*, ↗ *Pepsine* und die ↗ *Carboxypeptidase* sowie die aus der gleichen Untereinheit aufgebauten oligomeren Enzyme unterschiedlichen Aggregationsgrades, z. B. ↗ *Glutamat-Dehydrogenase*.

Pseudo-Mangel-Rachitis, E *pseudo-vitamin-D-deficiency ricket*, autosomal-dominant vererbte Vitamin-D-resistente ↗ *Rachitis* mit schwer korrigierbarer Hypocalcämie und tetanischen Krampfanfällen, Hyperaminoacidurie sowie Schmelzdefekten an bleibenden Zähnen. Man differenziert 2 Typen: Typ I ist durch einen angeborenen Mangel an 1-Hydroxylase in der Niere bedingt. Infolge dieses Enzymdefekts kann Vitamin D in der Niere nicht in seine biologisch aktive Form Calcitriol (↗ *Calciferole*) umgewandelt werden. Bei Typ II besteht eine Endorganresistenz (Intestinum, Skelett) gegenüber Calcitriol. Die Therapie des Typ I erfolgt durch eine Substitution mit Calcitriol, bei Typ II werden hohe Vitamin D-Dosen eingesetzt.

Pseudomonadaceae, Familie von Stäbchenbakterien, die ubiquitär in Boden, Wasser, auf Pflanzen und in Nahrungsmitteln (Lebensmittelinfektion) vorkommen. Die Vertreter der P. sind polar begeißelt und bilden keine Sporen. P. sind in der Lage eine Vielzahl organischer Verbindungen (z. B. Aromaten, Paraffine, Heterozyklen) zu metabolisieren, wodurch sie Bedeutung in der Bio- und Umwelttechnologie besitzen. Einige Arten aus der wichtigsten Gattung *Pseudomonas* (bilden fluoreszierende Pigmente) sind pathogen für Pflanze, Tier und Mensch (↗ *Pseudomonas aeruginosa*).

Pseudomonas aeruginosa, humanpathogenes, weit verbreitetes Stäbchenbakterium der Gattung *Pseudomonas* aus der Familie • *Pseudomonadaceae* mit aerobem Wachstum unter Bildung von grünlichem Fluorescein und blauem Pyocyanin. P. ist ein häufiger Hospitalismuskeim und Erreger des blaugrünen Eiters. Vor allem bei abwehrgeschwächten Individuen können schwere Infektionen verursacht werden. Viele der P.-Stämme sind gegen die gängigen Desinfektionsmittel und Antibiotika resistent. Zur Behandlung werden Gentamicin und Polymyxin B verwendet.

Pseudoobstipation, E *pseudoobstipation*, durch Nahrungsmangel (bei Säuglingen auch Hypogalactie der Mutter) oder krankheitsbedingt verringerte Stuhlfrequenz.

Pseudotabes diabetica, Ⓔ *pseudotabetic polyneuropathy*, durch Diabetes mellitus ausgelöste Nervenentzündung bzw. allgemeine Nervenschädigung (diabetische ↗ *Neuropathie*) mit Störungen der Tiefensensibilität und Reflexausfall. ↗ *Polyneuropathie*.

Psoriasis, *Psoriasis vulgaris*, *Schuppenflechte*, Ⓔ *psoriasis*, chronische Hautkrankheit (Inzidenz: 1:100–1:50 bei hellhäutigen Menschen), die familiär gehäuft auftritt, wobei der Vererbungsweg (polygene Vererbung) sowie die krankheitsauslösenden Faktoren (Infekte, Stress, endogene und exogene Noxen) nicht vollständig geklärt sind (Beteiligung des ↗ *HLA-Systems*). Durch eine stark beschleunigte Epidermisbildung kommt es zu schuppenden, teilweise juckenden klar umrissenen Herden, die häufig an Ellenbogen, Knie, dem behaarten Kopfbereich und in Körperfalten auftreten. Weiterhin können – neben anderen Sonderformen – die Nägel betroffen sein (Ölfleckbildung, Tüpfelnägel, Krümelnagel) oder (bei etwa 5% der Erkrankten) arthritische Veränderungen der Gelenke (Psoriasis-Arthropathie/Arthritis).
Einfluss der Ernährung: Einige Lebens- und Genussmittel lösen besonders häufig Krankheitsschübe aus (Alkohol [u.a. über Freisetzung von Histamin], Kaffee, Tee, scharfe Gewürze, Anis, Kümmel, Muskat, einige Nüsse und Citrusfrüchte). Eine spezifische P.-Diät wird nicht empfohlen. Der Entzündungsprozess der P. wird durch Leukotriene (besonders Leukotrien B_4) vermittelt (↗ *Eicosanoide*). In diesem Zusammenhang wird über positive Effekte von Vollwertkost mit hohem Rohkostanteil, ω-3-Fettsäuren (Fischöl) und vegetarischer Ernährung (Verminderung der Synthese entzündungsfördernder Eicosanoide im Vergleich zu gesättigten Fetten und hohem Verzehr von Fleisch, Ei und Milchprodukten (vermehrte Synthese des entzündungsfördernden Leukotrien B_4) berichtet. In der Naturheilkunde wird auch Heilfasten als Therapie eingesetzt.

P/S-Quotient, Ⓔ *p/s ratio*, Verhältnis der • *mehrfach ungesättigten Fettsäuren* zu den • *gesättigten Fettsäuren* (*polyunsaturated fatty acids/saturated fatty acids*) in • *Fettsäuren* in einem Speisefett oder -öl, in einem verarbeiteten Lebensmittel oder in der Tageskost. Empfohlen wird ein Wert von 1(–1,5) (in Deutschland ermittelte die ↗ *Nationale Verzehrsstudie* im Durchschnitt aller Altersgruppen nur 0,32). Das bedeutet, dass pro Gramm gesättigter Fettsäuren 1–1,5 g mehrfach ungesättigte Fettsäuren verzehrt werden sollen. Hierbei wird davon ausgegangen, dass die gleiche Menge gesättigter Fettsäuren die Cholesterinkonzentration um etwa das Doppelte erhöht, wie es der Konzentrationsverringerung durch eine entsprechende Menge ungesättigter Fettsäuren entspricht. Dieser Effekt des P. kommt erst dann zum Tragen, wenn die Fettzufuhr 30–35% der Nahrungsenergie beträgt. Durch die Neubewertung der einfach ungesättigten Fettsäuren hat der P. an Bedeutung verloren (↗ *Monoensäure/Diensäure-Verhältnis*). An seine Stelle tritt das Verhältnis der drei Fettsäuregruppen – gesättigt, einfach und mehrfach ungesättigt – zueinander (↗ *Fett[e]*; ↗ *fettmodifizierte Kost*).

PSP, Abk. für Ⓔ *Paralytic Shellfish Poisoning*, ↗ *Muschelvergiftung*.

Psychoanalyse, Ⓔ *psychoanalysis*, Teilgebiet der Psychologie, das auf eine von dem Neurologen Sigmund Freud (1856–1939) entwickelte Theorie zur seelischen Entwicklung und Erklärung vieler psychischer Vorgänge, v.a. auch der Entstehung von Neurosen, zurückgeht. Die P. dient einerseits als Forschungsmethode für unbewusste Vorgänge und stellt andererseits eine Methode der ↗ *Psychotherapie* dar. Nach der P. wird der Mensch sehr stark durch das Unbewusste bestimmt und strebt vor allem nach sexueller Lustbefriedigung. Schon das Kind besitzt dieses ausgeprägte Sexualstreben und durchläuft verschiedene ↗ *Entwicklungsphasen*. Bei Störungen der Entwicklung kann es zur Fixierung eines bestimmten Entwicklungsstadiums oder zur Regression, d.h. zum Rückfall auf ein früheres Stadium kommen.
Das von Freud und seinen Schülern entwickelte *Strukturmodell der Psyche* enthält drei Instanzen, das „Es", repräsentiert die Triebe (Sexualtrieb, Destruktionstrieb), das „Ich" ist das Ergebnis des Sozialisations- und Lernprozesses und regelt das Verhältnis des Individuums zur Umwelt und das „Über-Ich" umfasst Normen und Moralvorstellungen – ist also das „Gewissen".
Die wichtigsten *Techniken* der P. sind: 1) Die *Katharsis*, das Offenlegen von Gefühlen im therapeutischen Gespräch und die Befreiung des Patienten von negativen Emotionen, 2) die *freie Assoziation*, bei der die Gedanken nicht gesteuert werden und der Therapeut dadurch Informationen über Unbewusstes enthält und 3) die *Traumdeutung*, die als Fenster zum Unbewussten angesehen wird.
Die P. als Grundkonzept wurde im Laufe der Zeit weiterentwickelt und es sind mehrere Therapieformen und Theorien daraus entstanden: die ↗ *Individualpsychologie*, ↗ *Ich-Psychologie*, • *Gestalttherapie* und ↗ *Transaktionsanalyse*, aber auch die ↗ *themenzentrierte Interaktion*, ↗ *interpersonale Psychotherapie* sowie die ↗ *klientenzentrierte Beratung* (vgl. • *humanistische Psychologie*). Im Bereich der Ernährung hat die P. vor allem Bedeutung bei der Erklärung der Entstehung von ↗ *Essstörungen*. Diese werden deshalb häufig mit Therapieformen behandelt, die auf der P. fußen.

Psycho-Diät, *Pearson-Diät*, Bewusstseins- und Verhaltenstraining bei Adipösen mit dem Ziel, die

Situationen zu erkennen, die zu falscher/überreichlicher Nahrungsaufnahme führen und so das Ernährungsverhalten zu verändern (↗ *Adipositastherapie*). Konkrete Ernährungsberatung wird nicht gegeben. Die von dem US-amerikanischen Ehepaar Pearson entwickelte P. teilt Speisen in „summend" und „winkend" ein. Erstere entsprächen den physiologischen und psychischen Bedürfnissen, Letztere regten durch äußere Reize (Aussehen, Geruch, Geschmack) zum Essen an, ohne dass ein inneres Verlangen danach bestehe.

Ernährungswissenschaftliche Bewertung: Das bewusste Wahrnehmen der Lebensmittel fördert die kritische Überprüfung des Essverhaltens; ohne konkrete Handlungsanweisungen für die Lebensmittelauswahl, besteht jedoch die Gefahr, dass die Ernährung einseitig und damit unvollständig wird.

psychodynamische Therapie, E *psychodynamic therapy*, Therapieform, die auf der Theorie basiert, dass das Verhalten einer Person in hohem Maß von unbewussten psychischen Kräften bestimmt wird (vgl. • *Persönlichkeitstheorie*). Da diese Kräfte miteinander interagieren, werden sie als „dynamisch" bezeichnet. Der Begründer der p.T. ist der Neurologe Sigmund Freud. Die Therapieform wurde weiterentwickelt und es sind mehrere neue Methoden daraus entstanden, die auch zur Behandlung von Essstörungen eingesetzt werden (↗ *Psychoanalyse*).

psychomotorische Lernziele, E *behavioral objectives*, Zielformulierungen, die Verhaltensmuster betreffen, deren Kennzeichen wohlkoordinierte willentliche (durch psychische Vorgänge beeinflusste) Bewegungen sind, z.B. Essen mit Messer und Gabel. In Abhängigkeit vom Entwicklungsstand der Grob- und Feinmotorik sind Kleinkinder, aber auch alte Menschen noch nicht bzw. nicht mehr in der Lage, die Normen der Esskultur („Tischmanieren") befriedigend einzuhalten. Kinder lernen sie primär in der Familie, alte Menschen benötigen ggf. Pflegepersonal. Hilfsmittel werden vorübergehend oder dauerhaft nötig (Lätzchen, Schnabeltasse).

Eine Hierarchie für den psychomotorischen Bereich umfasst folgende Stufen (mit Beispielen): 1) *Imitation*: Der Patient soll in der Lage sein, die ihm in einzelnen Zubereitungsschritten erklärte und vorgeführte Mahlzeit nachzukochen. 2) *Manipulation*: Der Patient soll aufgrund verbaler Korrekturen durch den Berater die Zubereitung seiner Mahlzeit verbessern können. 3) *Handlungsgliederung*: Der Patient soll in verschiedenen Arten sein Mittagessen zubereiten können. 4) *Naturalisierung*: Der Patient soll in der Lage sein, im Alltag sein Mittagessen richtig zuzubereiten.

Psychosomatik, E *psychosomatics*, Krankheitslehre der wechselseitigen Beziehungen zwischen psychischen Faktoren und somatischen (körperlichen) Vorgängen. Der Begriff geht auf Heinroth (1818) zurück, der ihn als Wechselwirkung von Körper und Seele definierte. Die P. misst psychischen Prozessen bei der Entstehung körperlicher Krankheiten eine große Bedeutung bei. Sie erforscht seelische Ursachen einer Krankheit unter Einbeziehung genetischer, anatomischer, physiologischer, psychologischer und sozialer Faktoren und stellt damit ein Grenzgebiet zwischen Medizin und Psychologie dar. Bei der Entstehung psychosomatischer Krankheiten werden zwei grundlegende Mechanismen unterschieden:

1) die *Konversion*, bei der es zu Störungen oder Ausfällen willkürlicher motorischer oder sensorischer Funktionen kommt, deren Beginn oder eine Verschlechterung auf Konflikte oder andere Belastungssituationen erfolgt. Genaue Diagnosekriterien sind im DSM-IV (↗ *Diagnostic and Statistical Manual of Mental Disorders*) festgelegt. Die Entstehung der Konversion wird damit erklärt, dass sich starke Gefühle, die nicht zugelassen werden (psychischer Konflikt), in körperliche Symptome umwandeln, z.B. Lähmungen, Bewegungsstörungen.

2) die *vegetative Störung* (psychovegetatives Syndrom), die durch Körperreaktionen (z.B. Veränderungen in Nervensystem, Drüsenfunktion, hormonelle Veränderungen) auf langfristig wiederkehrende Gefühlszustände hervorgerufen wird und sich bei den überlasteten Organen in z.T. irreversiblen Veränderungen äußert (z.B. Magengeschwüre, Herz-Kreislauf-Erkrankungen, Asthma) (↗ *psychosomatische Krankheiten*). Darüber hinaus kann auch der sog. „sekundäre Krankheitsgewinn" eine Rolle bei der Entstehung funktioneller Störungen spielen: Krankheit wird als Vorteil erlebt, Leiden wird zum Lebensinhalt bei Menschen mit mangelhaft entwickelter Identität oder die Krankheit dient als Mittel, gesellschaftliche Ansprüche, z.B. Leistungsdruck, zu umgehen.

psychosomatische Krankheiten, E *psychosomatic disorders*, chronische Krankheiten mit phasischem Verlauf, (Funktionsstörungen oder Organschäden), bei deren Entstehung psychosoziale Faktoren eine wichtige Rolle spielen, die auch ein Wiederauftreten oder die Verschlimmerung der Symptome beschleunigen. Eine allgemein gültige Klassifizierung der p.K. existiert zur Zeit noch nicht, üblich ist die in der Tab. gezeigte Einteilung.

P.K. stellen die Reaktion eines Individuums auf starke psychische Belastungen (v.a. • *Stress*, Konfliktsituationen) dar, die zur Aktivierung des autonomen Nervensystems führt. Die Folgen sind eine Stimulation innersekretorischer Drüsen (z.B. Schilddrüse) und Ausschüttung von Hormonen (z.B. Adrenalin, Noradrenalin, Cortison). Die Entstehung der p.K. stehen in direktem Zusammen-

psychosomatische Krankheiten. Tab. Einteilung nach den betroffenen Organsystemen bzw. Symptomen.

Verdauungssystem	z. B. Magengeschwüre, Aerophagie (Luftschlucken), Erbrechen
Atmungsorgane	z. B. Asthma
Herz-Kreislaufsystem	z. B. Hypertonie, Koronarsklerose
Hautstörungen	z. B. Nesselsucht (Urticaria), Neurodermitis
innere Sekretion	z. B. Menstruationsstörungen, Diabetes mellitus, Hyperthyreose
Essstörungen	z. B. Anorexia nervosa, Bulimia nervosa

hang mit diesen Stressreaktionen, z. B. entstehen Magengeschwüre durch Veränderung der Magenschleimhaut in Folge der Reizung des autonomen Nervensystems (vgl. • *Psychosomatik*).
In der Therapie der p. K. hat sich eine Kombination aus 1. Änderung der Lebensweise (z. B. Bewegung), 2. medikamentöser Behandlung, 3. ↗ *Psychotherapie* und 4. sozialer und beruflicher Entlastung bewährt.

psychosoziale Entwicklungsphasen, E *psychosocial development stages*, vom Jugendpsychologen Erikson (1963) aufgestelltes Modell der psychosozialen Entwicklung, das sowohl Triebkräfte (Psychoanalyse) als auch soziale Faktoren berücksichtigt, und der ↗ *Ich-Psychologie* zuzuordnen ist. Jede der p. E. ist nach Erikson mit einer Krise verbunden, die zu bewältigen ist. Der Erfolg oder Misserfolg der Krisenbewältigung beeinflusst die Persönlichkeitsentwicklung der betreffenden Person (Tab.).
Für die Beratungstätigkeit ist es vorteilhaft, Entwicklungsphasen und die sich daraus ergebenden Krisen der Ratsuchenden zu beachten, um Störungen in der Persönlichkeitsentwicklung, zum Beispiel bei Essstörungen, zu erkennen und entsprechend im Rahmen einer ↗ *Psychotherapie* zu behandeln.

psychosoziale Entwicklungsphasen. Tab.

Alter	Entwicklungsphase	Besonderheiten
0–1	(Ur)vertrauen versus (Ur)misstrauen	– entwickelt sich aufgrund der Qualität der Zuwendung gegenüber dem Säugling – Ursprung für Optimismus und Pessimismus
2–3	Autonomie versus Scham und Zweifel	– wachsende Autonomie des Kindes aufgrund der Zunahme an motorischen und intellektuellen Fähigkeiten – Schamhaftigkeit und Selbstzweifel können sich z. B. bei übermäßiger Kritik entwickeln
4–5	Initiative versus Schuld	– selbstständige Aktivitäten des Kindes nehmen zu – ein Gefühl der Initiative oder Schuld entsteht durch die Reaktion der Eltern auf die Handlungen
Latenz	Leistung versus Minderwertigkeitsgefühl	– das Kind erforscht die Umwelt, formiert Regeln, lernt Aufgaben produktiv zu bewältigen – mangelnde Anerkennung und übermäßige Kritik kann Minderwertigkeitsgefühle hervorrufen
Adoleszenz	Identität versus Rollendiffusion	– durch Übernahme von Werten und Zielen sowie Wahrnehmung eigner Fähigkeiten und Aufgaben wird eine integrierte eigene Identität erworben – Misserfolg in dieser Phase äußert sich als Rollendiffusion – bei essgestörten Jugendlichen liegt zumeist eine Rollendiffusion vor
frühes Erwachsenenalter	Intimität versus Isolierung	– sexuelle, emotionale und geistige Beziehungen werden aufgebaut – misslingt der Aufbau von engeren Beziehungen, kann Isolierung die Folge sein
Erwachsenenalter	zeugende Fähigkeit versus Stagnation	– verstärktes Interesse an Familie, Mitmenschen, Gesellschaft und Arbeit – geht das Interesse nicht über die eigene Person hinaus, so beschränkt sich das Streben auf materielles und körperliches Wohlbefinden
Alter	Ich-Integrität versus Verzweiflung	– Lebenszufriedenheit ergibt sich, wenn der alte Mensch seine Vergangenheit positiv bewertet – Unzufriedenheit mit dem Leben führt zu Verzweiflung und Verbitterung

Psychotherapie, Ⓔ *psychotherapy*, Sammelbegriff für eine Vielzahl von Methoden zur Behandlung psychischer und psychogener (psychisch verursacht, ↗ *Psychosomatik*) Störungen. Die einzelnen Methoden der P. werden nach ihrem theoretischen Konzept und der praktischen Durchführung unterschieden Die wichtigsten Methoden sind:

1) psychodynamische Verfahren (↗ *psychodynamische Therapie*),

2) kommunikationsorientierte Therapien (z.B. ↗ *systemische Therapie*),

3) Verhaltenstherapie (↗ *verhaltensmodifizierende Beratung*) und

4) erlebnisorientierte Therapien (z.B. ↗ *Gestalttherapie*.

P. ist deutlich abzugrenzen von der psychologischen (Ernährungs)beratung: während die P. angewendet wird, wenn seelische Störungen bereits eingetreten sind, dient die Beratung zur Bewältigung von geringeren Beeinträchtigungen oder Orientierungsaufgaben im alltäglichen Leben. Aus den psychotherapeutischen Konzepten können allerdings Grundsätze oder bestimmte Verfahren für die Vorgehensweise in psychologischen Beratungssituationen übernommen werden. Ernährungsprobleme, denen eine psychische Störung zugrunde liegt, werden psychotherapeutisch, oft in Kombination mit ↗ *Ernährungsberatung*, behandelt.

Psyllium, Ⓔ *psyllium*, 1) ein • *Pflanzenschleim*, der aus der Samenschale von Wegerich*(Plantago)*-Arten (Tab.) gewonnen wird und im Wesentlichen aus hochverzweigten, wasserlöslichen • *Arabinoxylanen* besteht. Die Hauptkette ist aus (1→4)- und einzelnen (1→3)-β-glycosidisch gebundenen D-Xyloseeinheiten aufgebaut. Die unregelmäßigen Seitenketten bestehen aus L-Arabinose, D-Xylose und Disacchariden aus D-Galacturonsäure und L-Rhamnose. Ballaststoffpräparate auf der Basis von P. (auch unter der Bezeichnung *Ispaghula*, s. Tab.) sind in Deutschland als Abführmittel im Handel, besitzen aber als • *lösliche Ballaststoffe* auch cholesterinspiegelsenkende Eigenschaften, da sie die Rückresorption von Gallensäuren vermindern. In den USA dürfen Frühstückcerealien mit P. angereichert und als cholesterinsenkend beworben werden.

2) Die auch als *Flohsamen* bezeichneten (gr. *psyllium*, Floh) Samen bzw. Samenschalen verschiedener Plantago-Arten, die hauptsächlich in Indien angebaut werden.

Psyllium. Zur Gewinnung von P. oder als sog. Flohsamen genutzte Plantago-Arten.

Plantago psyllium = Plantago afra	Strauchwegerich
Plantago indica	Sandwegerich
Plantago ovata	indischer Flohsamen, Ausgangspflanze für das Faserprodukt „Ispaghula"

Pteridine, Ⓔ *pteridines*, eine Gruppe von Verbindungen, die das Pteridinringsystem enthalten (Abb.). Der Grundkörper der meisten natürlich vorkommenden P. ist das Pterin (Abb.). Sowohl ↗ *Folsäure* als auch ↗ *Tetrahydrobiopterin* sind P. und dienen als Cofaktor der Wasserstoffübertragung. Für Säugetiere stellt Folsäure ein Vitamin dar, dagegen sind sie fähig, Tetrahydrobiopterin zu synthetisieren. Diese beiden Verbindungen werden trotz ihrer chemischen Ähnlichkeit auf unterschiedlichen Wegen gebildet.

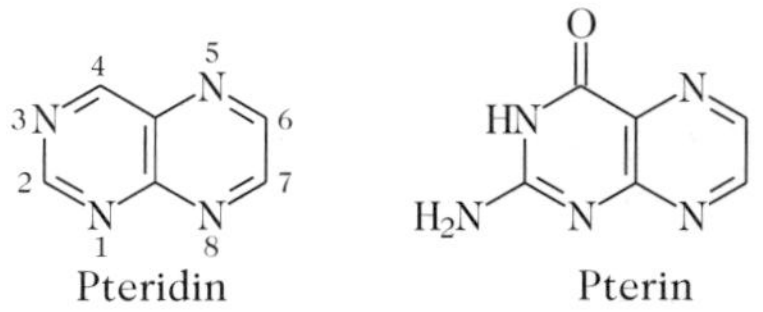

Pteridine

Pteroylglutaminsäure, Syn. für ↗ *Folsäure*.

PTH, Abk. für *parathyroid hormone*, ↗ *Parathyrin* (Parathormon).

Ptomain, veralt. für ↗ *Cadaverin*.

Ptyalin, Ⓔ *ptyalin*, Syn. für die von der Ohrspeicheldrüse sezernierte ↗ *α-Amylase*.

Ptyalismus gravidarium, gesteigerte Produktion von Speichel in der (Früh-)Schwangerschaft. Vgl. • *Frühgestose*.

Pubertät, Ⓔ *puberty*, ↗ *Entwicklungsphase* des Menschen zwischen der beginnenden Ausbildung der sekundären Geschlechtsmerkmale und der Geschlechtsreife, in Europa bei Jungen etwa zwischen dem 9.–18. und bei Mädchen vom 11.–16. Lebensjahr mit Tendenz zu jüngerem Alter (↗ *Akzeleration*). Die P. ist auch gekennzeichnet durch einen deutlichen Wachstumsschub (meist bis zum 14. Lebensjahr; ↗ *Wachstum*, vgl. • *Pubertätsfettansatz*), der hierfür nötige Mehrbedarf an Energie und Nährstoffen wird in den jeweiligen Referenzwerten berücksichtigt. Mangelernährung vor und während der P. (v.a. in Entwicklungsländern) kann eine Verzögerung der körperlichen und sexuellen Reife bewirken, in den westlichen Industrienationen hingegen führt eine überhöhte Zufuhr an Energie und Protein und Fetten zu beschleunigter körperlicher Entwicklung (s.o.) und vermehrt zu Übergewicht (↗ *Pubertätsfettansatz*).

Die P. ist als wichtige ↗ *psychosoziale Entwicklungsphase* auch ein Abschnitt mit großer Bedeutung für das ↗ *Ernährungsverhalten* (s.a. ↗ *Peer-*

group), in der sich ↗ *Essstörungen* manifestieren können.

Pubertätsfettansatz, Ⓔ *pubertal fat gain, fat accretion*, erhöhter Aufbau von Körperfett in der frühen Pubertät. Mit dem Beginn der ↗ *Pubertät* (mit 8,5–13 Jahren bei Mädchen bzw. 9,5–14 Jahren bei Jungen) setzt ein deutlicher Wachstumsschub ein, der über 2–3 Jahre anhält und anfänglich bei beiden Geschlechtern mit einer erhöhten Fettakkumulation verbunden ist. Insgesamt ist der Zuwachs an fettfreier Körpermasse (Muskulatur, Knochen, Wasser u.a.) bei Jungen jedoch größer als bei Mädchen, die über die gesamte pubertäre Wachstumsphase vorrangig Fett akkumulieren. Nach dem Ende des Wachstums (im 16. bis 18.Lebensjahr) liegt der Körperfettgehalt bei jungen Männern im Bereich von 10–20%, bei normalgewichtigen jungen Frauen bei 20–30%. Für die reproduktiven Funktionen der Frau ist der höhere Körperfettgehalt eine wichtige Bedingung. Neuere Befunde zeigen, dass zwischen dem P. und dem Plasma-Leptingehalt (↗ *Leptin*) eine enge positive Beziehung besteht und dass die Höhe des P. (und möglicherweise auch der Beginn der Pubertät) von der Höhe des Plasmaleptins mitbestimmt werden.
Vom physiologischen P. ist die *Pubertätsfettsucht*, Ⓔ *pubertal adiposity*, aufgrund überhöhter Nahrungszufuhr (↗ *Adipositas*), selten aufgrund endokriner Störungen zu unterscheiden.

Pubertätsmagersucht, Syn. für ↗ *Anorexia nervosa*.

Public Health, eingedeutscht mit jeweils unterschiedlicher Bedeutungsschattierung als • *Volksgesundheit*, ↗ *öffentliches Gesundheitswesen*, Gesundheitswissenschaften, öffentliche Gesundheitsförderung bezeichnet. Sammelbegriff für alle organisierten Aktivitäten in einer Gesellschaft, um die Gesundheit der Bevölkerung positiv zu beeinflussen. Darunter fallen wissenschaftliche und praktische Aufgaben, die Gesundheit zu erhalten und das physische und psychische Wohlbefinden zu verbessern (↗ *Gesundheitsförderung*), das Entstehen von Krankheiten zu verhindern (↗ *Prävention*) und so letztlich das Leben jedes Einzelnen zu verlängern. Die unter dem Begriff P.H. zusammengefassten Programme, Dienstleistungen und institutionellen Strukturen richten sich grundsätzlich auf die Gesellschaft als Ganzes.

Publikationsverzerrung, Ⓔ *publication bias*, in der Epidemiologie ein v.a. in • *Meta-Analysen* auftretender systematischer Fehler. Er kann dadurch entstehen, dass unterschiedliche Studienergebnisse zu einem Thema nicht mit gleicher Wahrscheinlichkeit/Häufigkeit publiziert werden. Beispiel: Untersuchungen, die für einen Zusammenhang zwischen ↗ *Exposition* und Erkrankungen sprechen, werden häufiger veröffentlicht als solche, die keinen Zusammenhang finden konnten.

Pudding-Vegetarier, umgangssprachlich für Personen, deren Ernährung formal den Kriterien des ↗ *Vegetarismus* genügt (kein Fleisch, kein Fisch), die aber entgegen der Grundregel ↗ *alternativer Ernährungsformen* stark verarbeitete Lebensmittel mit geringer Nährstoffdichte bevorzugen (Weißmehlerzeugnisse; Zuckerwaren). Die ernährungsbedingten Gesundheitsprobleme der P. entsprechen weitgehend denen der Mischköstler; wegen der eingeschränkten Lebensmittelauswahl können sie noch gravierender sein (↗ *Mangelernährung*). In Forschungsstudien zu Vegetariern sind P. meist nicht einbezogen.

Pu-Er(r)h-Tee, ↗ *Tee*.

Puffbohne, Syn. für ↗ *Ackerbohne*.

PUFA, Abk. für Ⓔ *polyunsaturated fatty acids*, ↗ *mehrfach ungesättigte Fettsäuren*.

Puffer(lösung), Ⓔ *buffer (solution)*, Lösung aus einer schwachen Säure oder Base mit einem Neutralsalz derselben Säure bzw. Base. Wird etwas Base oder Säure zugesetzt, ändert sich der pH-Wert kaum, weil die Hydroxid- bzw. Wasserstoffionen abgefangen also „gepuffert" werden.
Man unterscheidet Säurepuffer und Basenpuffer: Säurepuffer bestehen aus einer schwachen Säure (z.B. Essigsäure) und einem Salz dieser Säure mit einer starken Base (z.B. Natriumacetat). Basenpuffer bestehen aus einer schwachen Base (z.B. Ammoniak) und einem Salz dieser Base mit einer starken Säure (z.B. Ammoniumchlorid).
In einer P. ist die Säure oder Base nur in geringem Maße, das Neutralsalz jedoch völlig dissoziiert. Die hinzugefügten Ionen werden durch die Ionen des dissoziierten Salzes abgefangen und in einen undissoziierten Zustand überführt. Dabei entsteht eine schwache Säure bzw. Base und das Dissoziationsgleichgewicht wird wieder eingestellt. So erfolgen in einer P. die aus Essigsäure und Natriumacetat besteht, je nach Zugabe von Salzsäure oder Natronlauge folgende Reaktionen:
$H_3C\text{-}COONa + HCl \rightleftarrows NaCl + H_3C\text{-}COOH$
$H_3C\text{-}COOH + NaOH \rightleftarrows H_3C\text{-}COONa + H_2O$
Die Puffersysteme des Organismus sorgen gemeinsam mit dem Gasaustausch in der Lunge und den renalen Regulationsmechanismen für die Aufrechterhaltung des ↗ *Säure-Basen-Haushalts*. Wird die Fähigkeit, zusätzliche säuernde bzw. alkalisierende Substanzen abzupuffern, die sog. Pufferkapazität, überschritten, kommt es zur ↗ *Acidose* bzw. ↗ *Alkalose*. Als Puffersubstanzen sind v.a. die Basen Hydrogencarbonat (HCO_3^-) und Phosphat (HPO_4^{2-}), sowie Plasmaproteine ($Prot^-$) und Hämoglobin (Hb) mit ihren entsprechenden Säuren wirksam. Alle Puffersysteme stehen miteinander in einem funktionellen Gleichgewicht. Der ↗ *Hydrogencarbonat-*

Kohlensäure-Puffer dient als wichtigster Puffer der extrazellulären Flüssigkeit. Die gesamte Pufferkapazität des Körpers beträgt etwa 15 mmol/kg Körpergewicht. Die normale Bildungsrate nicht flüchtiger Säuren würde ausreichen, um die Puffersysteme des Körpers innerhalb 10–20 Tagen völlig zu erschöpfen, wenn nicht über die Niere Wasserstoffionen eliminiert und dabei das Hydrogencarbonat und die Zellpufferkapazität wieder regeneriert werden könnte.

PUFS, Abk. für polyungesättigte Fettsäuren, Syn. für ↗ *mehrfach ungesättigte Fettsäuren*.

Punica granatum, bot. Artname des ↗ *Granatapfels*.

Purging-Typ, Form der ↗ *Anorexia nervosa*.

Purinabbau, *Purinkatabolismus*, E *purine degradation, purine katabolism*, Reaktionen, die zum Abbau von Purinverbindungen durch Spaltung des Purinrings führen. Die Aminogruppen des Adenins und des Guanins werden durch spezifische Desaminasen auf der Stufe des Nucleotids, des Nucleosids oder der freien Base hydrolytisch entfernt. Durch Katalyse des Schlüsselenzyms des *aeroben* P., Xanthin-Oxidase (EC 1.2.3.2), entsteht ↗ *Harnsäure* (Abb.). Beim Menschen und Menschenaffen wird sie meist unverändert im Harn ausgeschieden. Die meisten Reptilien und Säugetiere oxidieren Harnsäure mittels Uricase (EC 1.7.3.3) zu ↗ *Allantoin* (Uricolyse). Mikrorganismen sind teilweise zu einem anaeroben P. fähig.

Purinalkaloide, E *purine alkaloids*, Syn. für ↗ *Methylxanthine*.

purinarme Diät, *purinarme Kost*, E *low-purine diet*, therapeutische Ernährungsform mit reduziertem Gehalt an • *Purinen*. P.D. ist eine der 3 Diätsäulen bei • *Hyperuricämie* als Vorstufe der Gicht (weitere Maßnahmen: Gewichtskontrolle; Alkoholkarenz). Bei ↗ *Purinstoffwechselstörungen* steht die p.D. im Mittelpunkt der Diätbehandlung. Nur Purine aus Nucleinsäuren sind diätetisch relevant; sie kommen reichlich vor in Fleisch(waren), Fisch, einigen Gemüsesorten, z.B. Hülsenfrüchten sowie Hefe und anderen ↗ *Einzellerproteinen*; mäßige Mengen finden sich in Vollgetreide, Nüssen, den meisten Gemüsesorten und Kartoffeln. Milch(produkte), Eier und Fette sind nahezu purinfrei, die meisten Obstsorten sind purinarm. Nährwerttabellen geben den Puringehalt in der Regel als ↗ *Harnsäure* an, gelegentlich als Purinstickstoff (3 mg Purin-N ≙ 1 mg Harnsäure). Methylpurine (↗ *Coffein*, ↗ *Theobromin*) werden nicht zu Harnsäure angebaut; sie sind für die p.D. ohne Bedeutung.
Die klassische p.D. enthält <300 mg Purin berechnet als Harnsäure/d bzw. <2.000 mg/Woche; die DGEM setzte den Grenzwert aus Praktikabilitätsgründen auf 500 mg/d bzw. 3.500 mg/Woche herauf (Rationalisierungsschema für Ernährungs- und Diätformen). Die aus älteren Lehrbüchern bekannte streng p.D. (<150 mg/d bzw. <1.000 mg/Woche) wird nur noch in Ausnahmefällen verordnet.
Die p.D. ist ovo-lacto-vegetabil; kleine Fleisch- und Fischbeilagen sind zulässig (max. 100 g/d), keine Innereien. Backhefe und Fleisch- oder Hefeextrakt sind wegen der geringen Menge als Be-

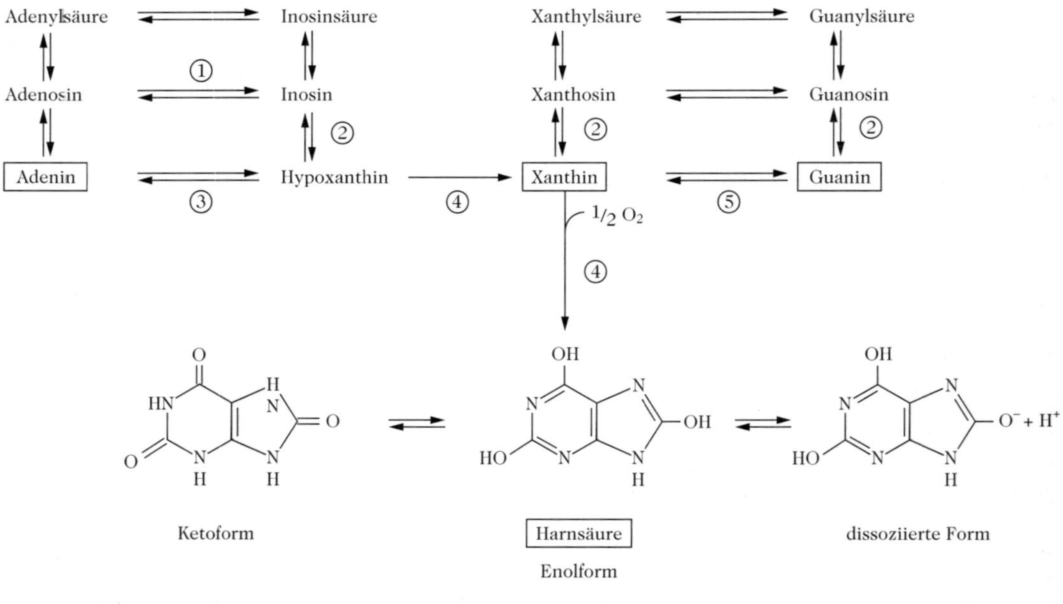

Purinabbau. Aerober Purinabbau bis zur Harnsäure. 1 = Adenosin-Desaminase, 2 = Nucleosid-Phosphorylase, 3 = Adenase (EC 3.5.4.2), 4 = Xanthin-Oxidase (EC 1.2.3.2), 5 = Guanase (EC 3.5.4.3).

standteil zubereiteter Lebensmittel (Brot; Brühe) unbedenklich, Hefeflocken/-pasten sind zu meiden (Fleischextrakt). Die Differenzierung der Nahrungspurine nach DNA/RNA wird in der Ernährungspraxis nur indirekt berücksichtigt; die meisten Lebensmittel mit hohem Puringehalt aus RNA (Fleisch, Fisch, Hülsenfrüchte) werden ohnehin eingeschränkt.
Die p.D. ist nicht identisch mit der Purinbeschränkung, die in Wohlstandsländern mit überreichlichem Fleischkonsum für die Allgemeinbevölkerung empfohlen wird zur Prophylaxe von Hyperuricämie und Harnsäuresteinen.

Purinbasen, Ⓔ *purine bases*, zu den ↗ *Purinen* zählende Basen der ↗ *Nucleinsäuren*: 1) ↗ *Adenin*, 2) ↗ *Guanin*.

Purinbiosynthese, *de-novo-Purinsynthese*, Ⓔ *purine biosynthesis*, ein allgemeiner Pfad zur Neusynthese des Purinringsystems, der auf allen Stufen der evolutionären Entwicklung vertreten ist. Beim Erwachsenen werden täglich etwa 400–700 mg Purin- und Pyrimidinbasen neu synthetisiert, ein weiterer Anteil wird aus den mit der Nahrung aufgenommenen Nucleobasen wiederverwertet.
Abb. 1 zeigt dass wesentliche Teile des Puringerüsts aus den Aminosäuren Glycin, Aspartat und Glutamin stammen, in Abb. 2 sind die einzelnen Stoffwechselschritte dargestellt.

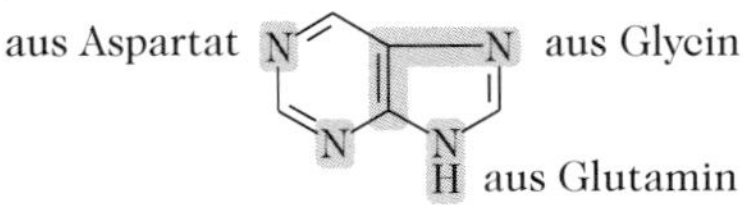

Purinbiosynthese. Abb. 1. Purin-Grundstruktur und die Anteile von Aminosäuren im Verlauf der Biosynthese.

α-D-Ribose-5-phosphat wird pyrophosphoryliert zu 5-Phosphoribosyl-1-pyrophosphat. Die Pyrophosphatgruppe wird anschließend durch eine Aminogruppe ersetzt, welche aus der Amidgruppe von L-Glutamin übertragen wird. Der Stickstoff dieser Gruppe ist für das N9 des Purinringsystems vorgesehen. Die Ribosephosphatgruppe bleibt während der nachfolgenden enzymatisch katalysierten Stufen gebunden, die letztendlich zum vollständigen Purinringsystem führen. Die Purine werden also in Form ihrer Nucleosidmonophosphate synthetisiert. Das erste Produkt mit einem vollständigen Purinringsystem ist die ↗ *Inosinsäure* (Inosin-5'-monophosphat, IMP), sie ist Ausgangspunkt für die Synthese der Purinnucleotide Adenosin-5´-monophosphat (AMP) und Guanosin-5´-monophosphat (GMP) durch sog. Interkonversion.
Die Nucleosidmonophosphate werden durch zwei Kinase-Reaktionen in die Triphosphate (die direkten Vorstufen von RNA) überführt. Diese Kinasen sind wenig spezifisch. Sie katalysieren die Phosphorylierung von Adenin-, Guanin-, aber auch von Pyrimidinnucleotiden.
Die P. wird durch beide Endprodukte, AMP und GMP, reguliert, die beide die Phosphoribosylpyrophosphat-Amidotransferase (EC 2.4.2.14) gemeinsam inhibieren. GMP inhibiert ferner die IMP-Dehydrogenase (EC 1.2.1.14), AMP die Adenylsuccinat-Synthetase (EC 6.3.4.4). Die Biosynthese von AMP und GMP wird auch reguliert durch die wechselseitige Abhängigkeit der GMP-Biosynthese von ATP und der AMP-Synthese von GTP. ATP inhibiert die GMP-Reduktase, die in einem Schritt GMP in IMP umwandelt.

Purine, Ⓔ *purines*, Derivate des Purins, eines bizyklischen Heterosystems, das formal aus einem Pyrimidin- und einem Imidazolring besteht (↗ *Purinbiosynthese* Abb. 1; M_r 120,1 Da). Emil ↗ *Fischer* stellte 1884 erstmals die Stammverbindung aus Harnsäure her; in der Natur wurde sie bisher nicht aufgefunden. Für die menschliche Ernährung sind zwei Gruppen von P. von Bedeutung:
Purinbasen, hydrophobe, in pH-neutralem, wässrigem Medium kaum lösliche, schwach basische (Name!) Amino- und Hydroxy-/Keto-P. Hierzu gehören die Nucleotidbausteine und Bestandteile der Adenosin- und Guanosinphosphate ↗ *Adenin* und ↗ *Guanin* (↗ *Nucleinsäuren*) und ihre Abbauprodukte ↗ *Hypoxanthin* und ↗ *Xanthin*. Adenin und Guanin werden im Organismus aus Vorstufen synthetisiert (↗ *Purinbiosynthese*); in Form energiereicher Derivate (ATP [↗ *Adenosinphosphate*], GTP [↗ *Guanosinphosphate*]) sind P. am Energiestoffwechsel beteiligt. Der Abbau erfolgt über Hypoxanthin und Xanthin zu ↗ *Harnsäure* (↗ *Purinabbau*). Bei einigen Tieren (Vögel, Reptilien, Insekten) verläuft die Hauptroute der Stickstoffausscheidung über die Purinsynthese. Übliche Ausscheidungsprodukte sind ↗ *Harnsäure* sowie bei Organismen, die über das Enzym ↗ *Uricase* verfügen, deren Oxidationsprodukt, das ↗ *Allantoin*. Spinnen scheiden Guanin aus. Der Mensch (bzw. alle Primaten) besitzt keine Uricase.
Die endogenen P.-basen werden ergänzt durch exogene aus Lebensmitteln (↗ *purinarme Kost*). Die Summe der Einzelpurine – frei und gebunden– (Ⓔ *total purines*) wird in Nährwerttabellen als Harnsäure oder als P.-Stickstoff angegeben; durch Multiplikation mit dem Faktor 3 erhält man aus P.-N das • *Harnsäure-Äquivalent*. In metabolischen Studien ließ RNA den Serum-Harnsäurespiegel und die renale Harnsäure stärker ansteigen als DNA; als Mechanismus werden unterschiedliche Resorptionsraten diskutiert.
Purinalkaloide, • *Methylpurine*, ↗ *Methylxanthine*, wasserlösliche Xanthinderivate, die in einigen

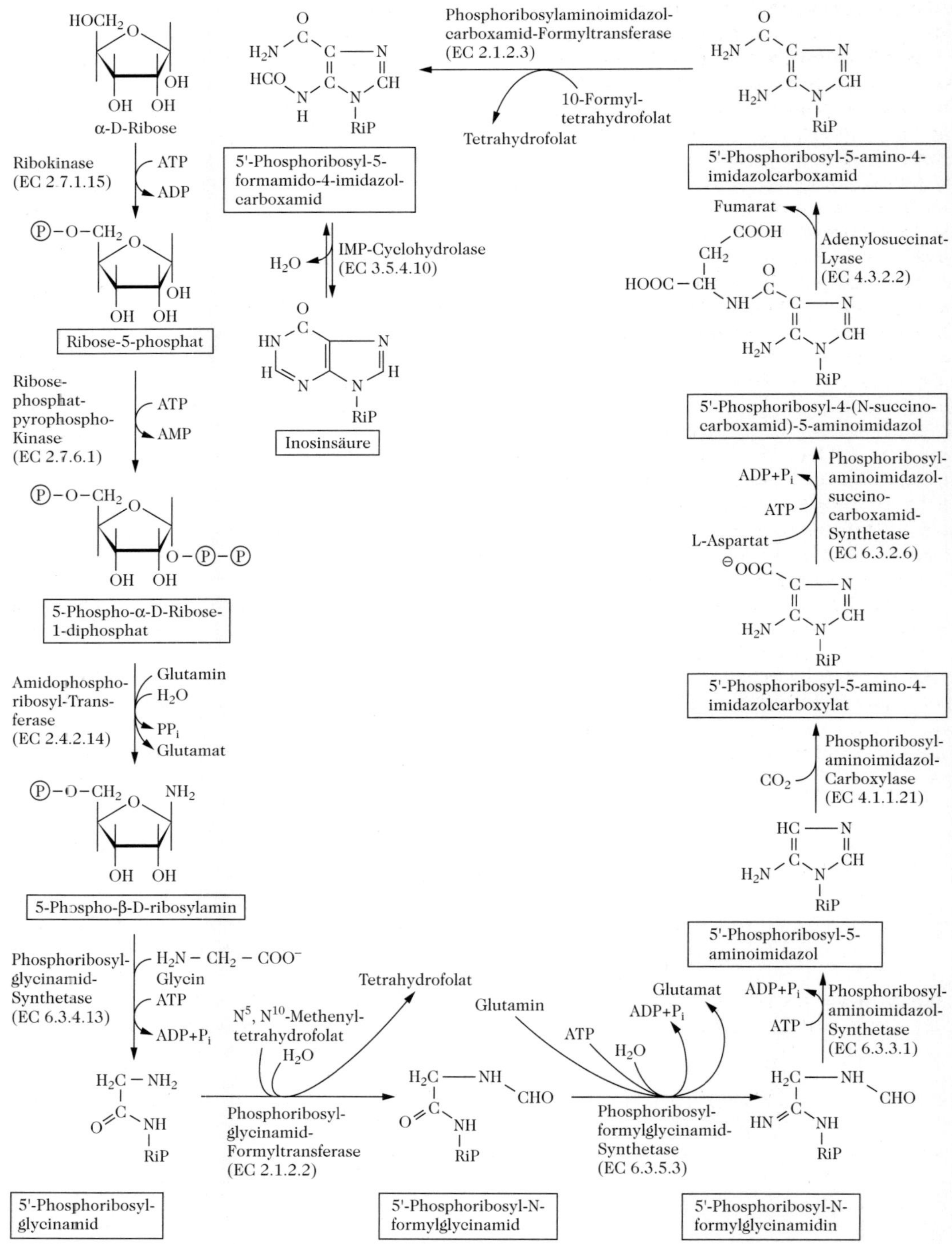

Purinbiosynthese. Abb. 2. Bildung des Purinringsystems bis zur Inosinsäure.

pflanzlichen Lebensmitteln/Genussmitteln vorkommen und in nutritiver Dosierung leicht anregende, in höherer Dosierung pharmakologische Wirkungen haben (↗ *Coffein*). P.-alkaloide werden nicht zu Harnsäure abgebaut; sie spielen keine Rolle bei ↗ *Hyperuricämie* und anderen Störungen des P.-Stoffwechsels. In neueren Nährwerttabellen werden sie getrennt ausgewiesen.

Purin-Nucleosid-Phosphorylase-Mangel, Syn. für ↗ *Nucleosid-Phosphorylase-Mangel*.

Purin-5'-Ribonucleotide, E *purine 5'-ribonucleotides*, Verbindungen, die aus einer Purin-Base (z.B. Hypoxanthin, Guanin, Adenin), dem Zucker Ribose und Phosphorsäure zusammengesetzt sind (Abb.). Letztere ist mit der 5'-Position der Ribose verknüpft. Physiologisch haben die P. Bedeutung als Bestandteile der Ribonucleinsäuren (vgl. • *Nucleotide*), Intermediate wichtiger Stoffwechselwege und als Glieder von Signalübertragungs- bzw. Regulationsvorgängen (↗ *Adenosinphosphate*, ↗ *Guanosinphosphate*, ↗ *Inosinphosphate*).

Lebensmitteltechnologische Bedeutung: P. sind eine Gruppe wichtiger Geschmacksverstärker (Calcium-P.: E 634, Dinatrium-P. E 635; ↗ *Flavormodifizierende Substanzen*), sie zählen zu den Umami-Substanzen (↗ *Umami*). Industriell bedeutsam sind Inosinmonophosphat (IMP, als Dinatrium-5'-Inosinat) und Guanosinmonophosphat (GMP, als Dinatrium-5'-Guanylat). Weniger bedeutsam ist das Adenosinmonophosphat (AMP, als Dinatrium-5'-Adenylat). Typische Anwendungsgebiete von IMP und GMP sind Suppen, Saucen, Dressings, Fertiggerichte, Fleisch- und Fischprodukte, Snacks und Gemüseprodukte (Dosierung: 0,001 bis 0,150 % im verzehrsfertigen Lebensmittel). Eine 1:1-Mischung aus IMP und GMP wird unter dem Handelsnamen Ribotide® vertrieben und von der Industrie eingesetzt. IMP und GMP wurden ursprünglich aus natürlichen Quellen isoliert. Heute werden sie fermentativ gewonnen, vor allem mit *Brevibacterium ammoniagenes*.

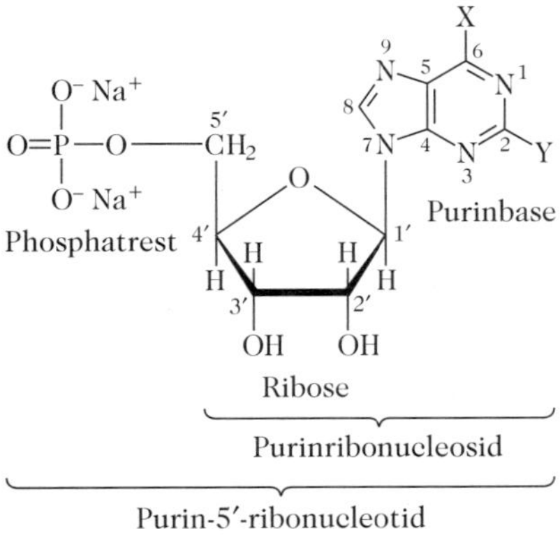

X = OH, Y = H: Inosinmonophosphat (IMP) = Dinatrium-5'-inosinat
X = OH, Y = NH_2: Guanosinmonophosphat (GMP) = Dinatrium-5'-guanylat
X = NH_2, Y = H: Adenosinmonophsphat (AMP) = Dinatrium-5'-adenylat

Purin-5'-Ribonucleotide. Allgemeine Struktur.

Purinstoffwechselstörungen, E *inborn errors of purine metabolism*, ↗ *erbliche Stoffwechselerkrankungen*, verursacht durch Enzymdefekte bei der ↗ *Purinbiosynthese* oder dem ↗ *Purinabbau* und bei der Wiederverwertung von Purinderivaten. Sie sind gekennzeichnet durch ↗ *Hyperuricämie*, seltener durch Hypouricämie, hinzu kommen vielfach Neuropathien, Wachstumsverzögerung, Niereninsuffizienz, Muskelschwund, gehäuftes Auftreten von Infekten u.a. Am häufigsten beschrieben sind das ↗ *Lesch-Nyhan-Syndrom* und der ↗ *Xanthinoxidase-Mangel*. Für beide gilt als Basistherapie ↗ *purinarme Diät* und reichlich Flüssigkeit. ↗ *Gicht* gehört definitionsgemäß nicht zu den P.

Pute, E *turkey (hen)*, Truthahn E *turkey (cock)*; ↗ *Geflügel(fleisch)*.

Putrescin, *Tetramethylendiamin*, *1,4-Diaminobutan*, E *putrescine*, H_2N-$(CH_2)_4$-NH_2, ein biogenes Diamin mit unangenehmem Geruch, das durch Decarboxylierung von • *Ornithin* entsteht. P. wurde 1883 von Brieger in faulenden Eiweißstoffen gefunden (lat. *putrescere*, verfaulen). Bei Krebs ist die Ausscheidungsrate von P. im Harn erhöht. Andererseits wird P. durch Verknüpfung mit Cytostatika zur Herstellung selektiv wirkender Cytostatika eingesetzt. Vom P. leiten sich Spermin und Spermidin ab (Polyamine).

Pyelitis, E *pyelitis*, Nierenbeckenentzündung, die im Allgemeinen durch bakterielle Infektionen ausgelöst wird. Häufig kommt es zu einer Beteiligung des Nierengewebes (↗ *Pyelonephritis*).

Pyelographie, E *pyelography*, Syn. für ↗ *Urographie*.

Pyelonephritis, E *pyelonephritis*, • *Nierenerkrankung* mit bakterieller Entzündung des Nierenbeckens unter Beteiligung von Nierengewebe. Bei den auslösenden Erregern handelt es sich vor allem um *Escherichia coli*, Enterokokken und Staphylokokken. Zu den begünstigenden Faktoren zählen Obstruktionen der Harnwege (↗ *Harnsteine*, Vergrößerung der Prostata, Missbildungen), Entzündungen (Enteritis), Stoffwechselanomalien wie z.B. ↗ *Diabetes mellitus* sowie funktionelle Änderungen oder Störungen (Schwangerschaft, Querschnittslähmung). Die Symptome der chronischen P. sind sehr unspezifisch und wenig ausgeprägt. In akuten Schüben entsprechen die Symptome denen der akuten P. (Fieber, Schüttelfrost, lokale Schmerzen).

Bei der Therapie steht die Beseitigung der auslösenden Faktoren im Vordergrund. Die Trinkmenge sollte erhöht und eine Antibiotikabehandlung eingeleitet werden. Senfölhaltige Lebensmittel, wie z.B. Meerrettich, wirken antibakteriell und können therapiebegleitend eingesetzt werden. Eine Ansäuerung des Harnes mit L-Methionin kann einem Rezidiv vorbeugen. ↗ *Eiweißarme Diät*.

Pylorus, *Magenpförtner, Magenausgang*, Ⓔ *pylorus*, Öffnung des ↗ *Magens* zum Duodenum. Der P. ist mit einem Schließmuskel (Musculus sphincter pylorus) ausgestattet, der einen unkontrollierten Übergang von Speisebrei in das Duodenum sowie einen Rückfluss verhindert. Die peristaltischen Wellen im Magen führen zu einer kurzzeitigen Erschlaffung des Schließmuskels und dadurch zu einer portionsweisen Abgabe von Chymus an das Dudenum. Dieser Prozess wird durch eine Vielzahl von Faktoren gesteuert. ↗ *Magenentleerung*. Vgl. • *hypertrophe Pylorusstenose*; • *Cardia*.

Pyranosen, Ⓔ *pyranoses*, ↗ *Monosaccharide*, die durch Halbacetalbildung in einer dem Pyran entsprechenden sechsgliedrigen Ringkonformation vorliegen. Über die offenkettige Form stehen P. mit ihren • *Anomeren*, den • *Furanosen* (fünfgliedriges Ringsystem) im Gleichgewicht.

Pyrazin, *1,4-Diazin*, Ⓔ *pyrazine*, Grundgerüst verschiedener Naturstoffe (Abb.), z.B. von Flavinen. Alkyl-substituierte P. (• *Acetylpyrazin*, ↗ *Alkylpyrazine*) sind als Aromastoffe in rohen Kartoffeln, Erbsen, Pilzen, Paprika, aber auch in geröstetem Kaffee, Kakao, gebratenem Fleisch, Kartoffelchips u.a. enthalten. Sie können ein Produkt der Maillard-Reaktion sein. Als möglicher Bestandteil von Sulfonamiden kann das P. an der antibakteriellen Chemotherapie beteiligt sein.

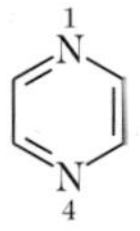

Pyrazin

Pyrethrum, Ⓔ *pyrethrum*, aus den getrockneten Blütenköpfen verschiedener *Chrysanthemum*-Arten durch Pulverisieren oder durch Extraktion gewonnenes • *Insektizid*. Die Hauptwirkstoffe sind die Ester der Chrysanthemum- und Pyrethrinsäure sowie die Hydroxyketone Pyrethrolon, Cinerolon und Jasmolon. P. ist ein Kontaktgift, das schnell in das Nervensytem gelangt und bei Insekten zu starker Erregung, Koordinationsstörungen, Lähmung und Tod führt. Bei Beachtung der Anwendungsvorschriften ist P. für Menschen und Warmblüter relativ harmlos (MAK-Wert 5 mg/m^3).

Pyridin, Ⓔ *pyridine*, C_5H_5N (Abb.), ist eine farblose, brennbare Flüssigkeit mit unangenehmem, stechendem Geruch. Die Dämpfe reizen Haut und Atemwege (↗ *MAK-Wert* 5 ml/m^3 bzw. mg/m^3). Schwere Vergiftungen mit P. können zu Blutdruckabfall und mit Verzögerung zu Leber-, Nieren und Herzschäden führen. Das heterozyklische P. dient u.a. als Lösungsmittel, Vergällungsmittel für Alkohol, Sprühinsektizid, histologisches Fixier-, Härtungs- und Aufhellungsmaterial und ist Ausgangsstoff für synthetische Pharmaka.

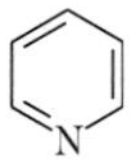

Pyridin

Pyridin-3-carbonsäure, Syn. für Nicotinsäure, ↗ *Niacin*.

Pyridin(nucleotid)coenzyme, Nicotin(säure)amid-adenin-dinucleotid und Nicotin(säure)amid-adenin-dinucleotidphosphat; ↗ *Niacin*.

Pyridoxal, Ⓔ *pyridoxal*, ein Vitamer des ↗ *Pyridoxins*.

Pyridoxalphosphat, Ⓔ *pyridoxalphosphate*, eine Coenzymform des Vitamins B_6 (↗ *Pyridoxin*).

Pyridoxamin, Ⓔ *pyridoxamine*, ein Vitamer des ↗ *Pyridoxins*.

Pyridoxaminphosphat, Ⓔ *pyridoxamine phosphate*, eine Coenzymform des Vitamins B_6 (↗ *Pyridoxin*).

Pyridoxin, *Vitamin B_6*, *Adermin*, *Pyridoxol*, Ⓔ *pyridoxine*, Trivialname des wasserlöslichen • *Vitamins* 2-Methyl-3-hydroxy-4,5-bis(hydroxymethyl)-pyridin. P. wird auch häufig als Sammelbegriff für der Vitamin-B_6-Vitamere (alle 2-Methyl-3-hydroxypyridin-Derivate mit der biologischen Aktivität von P.) gebraucht (Abb.).

Eigenschaften: P. ist eine wasserlösliche, farblose Substanz, die unter neutralen und alkalischen Bedingungen lichtempfindlich ist. In saurer Lösung ist P. stabil. Pyridoxal ist hitzeempfindlich.

Vorkommen: Tierische Produkte enthalten vor allem Pyridoxal und Pyridoxamin, pflanzliche Produkte vor allem P. Einen hohen *Gehalt* findet man in Fleisch (0,3–0,5 mg%), Fisch (0,2–1,0 mg%), Leber (0,6–0,9 mg%), Weizenkeimen (4 mg%) und Getreideprodukten (0,1–0,4 mg%). Mittlere Gehalte haben Milch und Milchprodukte (0,10–0,15 mg%), Ei (0,12 mg%), Hülsenfrüchte (0,1–0,6 mg%), div. Gemüse (0,1–0,3 mg%) und Kartoffeln (bis 0,3 mg%). Die *Zubereitungsverluste* betragen bis zu 20%, die *körpereigenen Reserven* reichen für 2–6 Wochen aus.

Bedarf (nach DGE): Die von den DACH-Fachgesellchaften empfohlene Zufuhr für verschiedene Bevölkerungsgruppen zeigt die Tab.

Resorption, Metabolismus: P., Pyridoxal und Pyridoxamin werden durch passive Diffusion im gesamten Dünndarm resorbiert. Phosphorylierte Vitamine können als solche resorbiert werden, jedoch findet in der Regel eine Dephosphorylierung an der Mucosaseite statt. In der Mucosazelle findet wieder eine Phosphorylierung statt, gefolgt von einer erneuten Dephosphorylierung, bevor die Vitamine an der serosalen Seite abgegeben werden. P.,

Vitaminformen

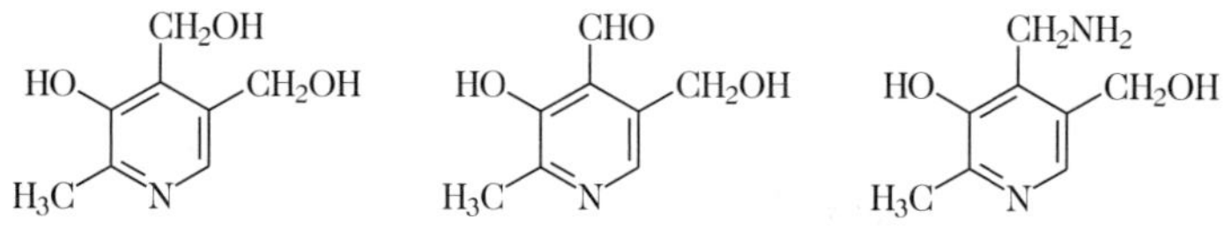

Pyridoxin Pyridoxal Pyridoxamin

Coenzymformen

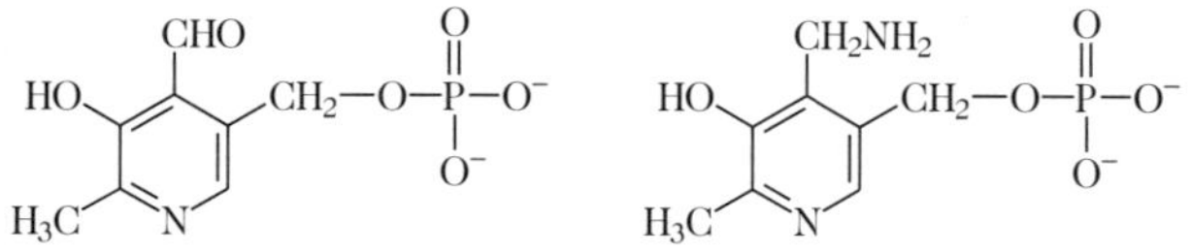

Pyridoxalphosphat Pyridoxaminphosphat

Pyridoxin. Strukturformeln der Vitamin- und Coenzymformen.

Pyridoxal und Pyridoxamin gelangen nach der Resorption (nahezu quantitativ, >70%) in die Leber und werden dort oder in peripheren Geweben phosphoryliert. Mit Hilfe von Phosphorylierung und Dephosphorylierung, Oxidation und Reduktion, Aminierung und Deaminierung können die Vitaminformen und Coenzymformen ineinander überführt werden (Pyridoxolphosphat hat keine Coenzymfunktion). Im Plasma liegt Vitamin B_6 albumingebunden und vorwiegend in Form von Pyridoxalphosphat (60%), P. (15%) und Pyridoxal (14%) vor. Über den Urin wird es in Form von 4-Pyridoxinsäure (85%) und unverändert (15%) ausgeschieden. 4-Pyridoxinsäure entsteht durch irreversible Oxidation von Pyridoxal mit Hilfe einer FAD-abhängigen Aldehydoxidase und einer NAD-abhängigen Aldehyddehydrogenase.

Pyridoxin. Tab. Empfohlene Zufuhr [Quelle: DACH, *Referenzwerte für die Nährstoffzufuhr*, Umschau-Braus Verlag, Frankfurt, 2000]

Alter	[mg/d]	
	Männer	Frauen
bis 4 Monate[1]	0,1	
4–12 Monate	0,3	
1–4 Jahre	0,4	
4–7 Jahre	0,5	
7–10 Jahre	0,7	
10–13 Jahre	1,0	
13–15 Jahre	1,4	
15–19 Jahre	1,6	1,2
19–65 Jahre	1,5	1,2
65 Jahre und älter	1,4	1,2
Schwangere ab 4. Monat		1,9
Stillende		1,9

1 = Schätzwert

Biochemische Funktionen: Pyridoxalphosphat ist Coenzym zahlreicher Enzyme, vor allem im Aminosäurestoffwechsel. Auch Pyridoxaminphosphat erfüllt Coenzymfunktionen, jedoch ausschließlich bei Transaminasen. Vitamin B_6-abhängige Enzyme sind z.B. Lysyloxidase (Kollagenbiosynthese), δ-Aminolävulinsäuresynthetase (Porphyrinbiosynthese), Glycogenphosphorylase (Glycogenolyse), Aspartataminotransferase (Transaminierung), Kynureninase (Niacinbiosynthese aus Tryptophan), Glutamatdecarboxylase (GABA-Biosynthese).

Daneben entfaltet hochdosiertes Vitamin B_6 eine Vielzahl unspezifischer Wirkungen aufgrund der Bildung von Schiffschen Basen zwischen der Aldehydgruppe von Pyridoxal und Pyridoxalphosphat und freien Aminogruppen von Proteinen. Dies führt zu Konformationsänderungen, die Einfluss auf Aktivität und Funktion von Proteinen haben.

Vitamin-B_6-Antagonisten: Eine Reihe von natürlichen Substanzen (1-Amino-D-prolin, Methylhydrazin, α-[1-Methylhydrazino]-Essigsäure, L-Canalin, D-Cycloserin, O-Amino-D-serin) pflanzlichen oder mikrobiellen Ursprungs und synthetischen Verbindungen (4'-Desoxypyridoxin, 5'-Thiopyridoxin) wurden als Vitamin-B_6-Antagonisten beschrieben.

Mangel: Pyridoxinmangel wird meist im Rahmen einer kombinierten Unterversorgung auch an anderen B-Vitaminen beobachtet. Klinische Symptome sind Cheilosis, Glossitis, Stomatitis, Pellagraähnliche Dermatitis, periphere Neuropathien sowie hypochrome (eisenrefraktäre) Anämie bei Resorptionsstörungen, Alkoholabusus und Arzneimittelinteraktionen (östrogenhaltige orale Konzeptiva, D-Penicillamin). Suboptimale Versorgung zeigt sich in Veränderungen von Haut und Schleimhäuten im Mund-, und Rachenbereich und Nervosität.

Überdosierung: Eine Überdosierung von P. ist über die Nahrung ausgeschlossen, die akute Toxizität von Vitamin B_6 (4–20 g) ist gering. Eine chronische Toxizität (ca. 500 mg/d über Monate) äußert sich durch Auftreten einer peripheren sensorischen Neuropathie (ataktische Gangstörungen, Reflexausfälle, Störungen des Tast-, Vibrations-, und Temperaturempfindens). Die Erscheinungen sind nach Absetzen von P. weitgehend reversibel.

Therapeutischer Einsatz: Eine Reihe von Erkrankungen kann mittels Vitamin-B_6-Therapie teilweise erfolgreich behandelt werden: Isoniazidvergiftung, prämenstruelles Syndrom, Homocystinurie, Cystathioninurie, Pyridoxin-responsive Anämie, primäre Oxalose Typ I. Die therapeutischen Dosen liegen bei 40–1.250 mg/d.

Statusbestimmung: Routineparameter zur Beurteilung des Vitamin-B_6-Versorgungszustandes sind die Pyridoxalphosphatkonzentrationen im Plasma (bestimmt durch HPLC oder enzymatisch), die 4-Pyridoxinsäureausscheidung im Urin (HPLC), der Tryptophanbelastungstest und der α-EAST (Aktivierungskoeffizient der erythrocytären Aspartataminotranferase).

4-Pyridoxinsäure, Ausscheidungsprodukt des Pyridoxins (↗ *Pyridoxin*, Abschnitt Statusbestimmung)

Pyridoxol, Syn. für ↗ *Pyridoxin*.

Pyrimidinabbau, *Pyrimidinkatabolismus*, Ⓔ *pyrimidine degradation, pyrimidine catabolism*, beim Menschen reduktiv verlaufende Reaktionen zum Abbau von Pyrimidinen durch Spaltung des Pyrimidinrings.

In Umkehrung der ↗ *Pyrimidinbiosynthese* nach dem Orotsäureweg wird der Pyrimidinring partiell hydriert und die entsprechende Dihydroverbindung hydrolytisch gespalten. Cytosin wird durch Desaminierung in Uracil umgewandelt, dessen Abbau bis zu β-Alanin verläuft; aus Thymin entsteht β-Aminoisobutyrat. Die Endprodukte können durch Transaminierungsreaktionen weiter metabolisiert werden (Abb.). ↗ *Pyrimidin-Stoffwechselstörungen*.

Pyrimidinbiosynthese, *de-novo*-Pyrimidinsynthese, Ⓔ *pyrimidine biosynthesis*, die Neubildung des Pyrimidinrings von Uracil, Thymin, Cytosin und deren Derivaten (↗ *Pyrimidine*) aus • *Carbam(o)ylphosphat* und Aspartat (Ausnahme ist der Pyrimidinring des ↗ *Thiamins* in allen lebenden Zellen); ↗ *Purinbiosynthese*; ↗ *Pyrimidin-Stoffwechselstörungen*.

Uridin- und Cytidinnucleotide: Die P. führt über Orotsäure, die Muttersubstanz der Pyrimidine, durch mehrere enzymatisch katalysierte Reaktionen zu Pyrimidinnucleotiden. Als erstes Pyrimidinnucleotid wird *de novo* Uridin-5'-monophosphat (UMP, Uridylsäure) gebildet, dessen weitere enzymatische Umsetzung Uridin-5'-triphosphat (UTP) liefert. Aus UTP entsteht Cytidin-5'-triphosphat (CTP), wobei Glutamin als Aminogruppendonator dient.

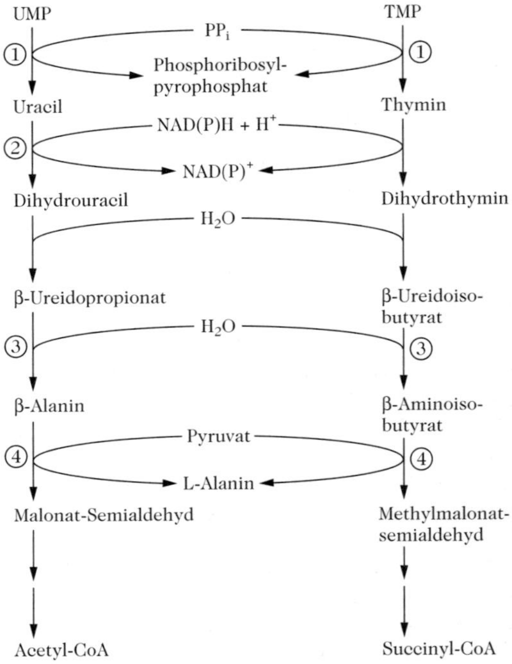

Pyrimidinabbau. Reduktiver Abbau von Uracil und Thymin. 1 = UMP-Pyrophosphorylase, 2 = Dihydropyrimidin-Dehydrogenase, 3 = β-Ureidopropionase, 4 = β-Alanin-Aminotransferase.

Thymidinnucleotide: Da Thymidin Baustein der DNA ist, enthält das korrespondierende Nucleotid 2-Desoxyribose. Die *de-novo*-Synthese des DNA-Bausteins Thymidin-5'-monophosphat (TMP, Thymidylsäure; exakter: Desoxythymidin-5'-monophosphat, dTMP, Desoxythymidylsäure) erfolgt durch die Reaktionssequenz:

CMP → CDP → dCDP → dCMP → dUMP → TMP (dTMP) → TDP (dTDP) → TTP (dTTP).

Die Methylierung von dUMP zu TMP wird durch die Thymidylat-Synthase (EC 2.1.1.45) katalysiert, Cofaktor ist N5,N10-Methylentetrahydrofolsäure.

Pyrimidine, Ⓔ *pyrimidines*, Derivate des Pyrimidins (*1,3-Diazin*), einer heterozyklischen Verbindung, die aus einem Sechsring mit 2 Stickstoffatomen besteht (Abb.), M_r 80,1 Da. Pyrimidin ist Baustein wichtiger Naturstoffe, wie Antibiotika (Nucleosidantibiotika), Pterine, Purine und Vitamine, z.B. Vitamin B_1. Besondere Bedeutung hat der Pyrimidinring als Bestandteil der stickstoffhaltigen Basen ↗ *Cytosin*, ↗ *Uracil* und ↗ *Thymin* (Pyrimidinbasen der ↗ *Nucleinsäuren*). Neben diesen drei wichtigsten Pyrimidinbasen kommen weitere als sel-

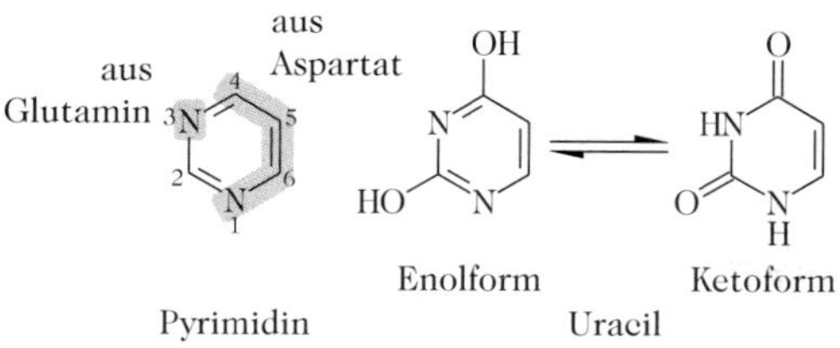

Pyrimidine. Pyrimidin-Grundstruktur (unterlegt sind die aus dem Aminosäure-Stoffwechsel stammenden Strukturbestandteile) und Keto-Enol-Tautomerie der Pyrimidinbase Uracil.

tene Nucleinsäurebausteine vor. Auch Pyrimidinanaloga können in die Nucleinsäuren eingebaut werden. Die P. der Nucleinsäuren tragen in 6-Stellung eine Amino- oder Hydroxylgruppe, in 2-Stellung stets eine Sauerstofffunktion. Dadurch treten tautomere Strukturen auf, in denen der Wasserstoff am Sauerstoff oder am Ringstickstoff gebunden sein kann (Abb.).

Pyrimidin-Stoffwechselstörungen, 🄴 *inborn errors of pyrimidine metabolism*, erbliche Stoffwechselerkrankungen, verursacht durch Enzymdefekte bei der • *Pyrimidinbiosynthese*, dem • *Pyrimidinabbau* oder der Wiederverwertung von Pyrimidinbasen (↗ *Pyrimidine*). Hierzu gehören z.B. *UMP-Synthetase-Mangel* = hereditäre Orotacidurie (🄴 *hereditary orotic aciduria*): Die Blockade der Uridinsynthese bedingt eine Hemmung der Pyrimidinnucleotidsynthese. • *Orotsäure* wird vermehrt im Harn ausgeschieden. Die Therapie erfolgt medikamentös durch Uridinsupplementation.
Dihydropyrimidin-Dehydrogenase-Mangel (🄴 *dihydropyrimidine dehydrogenase deficiency*): Der Abbau von Thymin und Uracil ist blockiert, beide Metabolite sind in Körperflüssigkeiten angereichert. Eine Kausaltherapie ist nicht verfügbar. Erfolgversprechende Ernährungsmaßnahmen sind nicht bekannt.

Pyrithiamin, 🄴 *pyrithiamin*, ein ↗ *Antithiamin*.

Pyrolyse, 🄴 *pyrolysis*, von gr. *pyro*, Feuer und *lysis*, Auflösung abgeleitete Bezeichnung für die Zersetzung von Stoffen durch Einwirkung hoher Temperaturen. Im Bereich der Ernährung treten Pyrolysereaktionen bei starker Hitzebehandlung von Lebensmitteln auf, z.B. beim Braten, Backen, Räuchern und Grillen. Eine weitere Expositionsquelle für P.-produkte für den Menschen stellt die Aufnahme von Tabakrauch dar. Bei den durch P. entstehenden Substanzen handelt es sich meist nicht um reine Abbauprodukte der Ausgangsstoffe, sondern es werden z.T. komplexe Substanzen gebildet. So können bei der Erhitzung eiweißhaltiger Lebensmittel Aminosäure-Pyrolyseprodukte entstehen. Die Menge der hierbei gebildeten, z.T. stark mutagenen ↗ *heterozyklischen (aromatischen) Amine* (HAA), hängt dabei von der Erhitzungsdauer und der Erhitzungstemperatur ab. Typische Beispiele sind die in gebratenem Fleisch oder Fisch vorkommenden IQ-Verbindungen (Imidazol-Chinoline) sowie die Tryptophan-Pyrolyseprodukte Trp-P-1 und Trp-P-2. Weiterhin kommen Pyrolyseprodukte in zahlreichen, meist pflanzlichen Lebensmitteln als Kontaminanten aus der Umwelt vor. Typische unerwünschte Pyrolyseprodukte sind hier die z.T. cancerogenen ↗ *polyzyklischen (aromatischen) Kohlenwasserstoffe* (PAK), die bei der unvollständigen, d.h. unter Sauerstoffmangel erfolgenden Verbrennung von organischen Stoffen, z.B. bei der Müllverbrennung, durch Heizungsabgase und durch Industrieemissionen freigesetzt werden.

Pyrophosphate, Syn. für ↗ *Diphosphate*.

Pyrrole, 🄴 *pyrroles*, 1) Pyrrol ist eine farblose, beißend riechende und stark lichtbrechende Flüssigkeit. Es verfärbt sich gelb-braun an der Luft und polymerisiert zu roten P.-Harzen. P. hat eine leicht narkotisierende Wirkung und ist chemisch sehr reaktiv. P. wurde im Steinkohleteer entdeckt und kommt zudem in Knochenölen vor, tritt in der Natur jedoch nicht frei auf.
2) Zu den Pyrrolderivaten, oft kurz als P. (Mono-, Di-, Tri- und Tetrapyrrole) bezeichnet, gehören z.B. die Gallenfarbstoffe (lineare Tetrapyrrole) und die Porphyrine (zyklische Tetrapyrrole). ↗ *Pyrrolring*.

(S)-Pyrrolidin-2-carbonsäure, Syn. für ↗ *L-Prolin*.

Pyrrolizidin-Alkaloide, *Senecio-Alkaloide*, 🄴 *pyrrolizidine alkaloids*, Mono- oder Diester, die als basische Komponente gesättigte oder 1,2-ungesättigte Aminoalkohole (Necine) und als Säurekomponente Necinsäuren (z.B. Dicarbonsäure) aufweisen. Allen Vertretern ist das Pyrrolizidin-Grundgerüst (Abb.) gemeinsam.

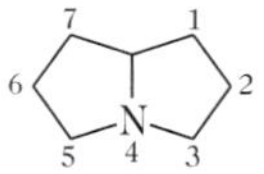

Pyrrolizidin-Alkaloide. Grundstruktur.

P. sind im Pflanzenreich weit verbreitet (u.a. in Kreuzkraut-, Hanf- und *Heliotropium*-Arten). Wichtige Vertreter sind Retorsin, Heliotrin oder Jacobin. Der Gehalt der Pflanzen kann sich durch Trocknung deutlich vermindern. Von den etwa 260 bekannten P. sind 90 toxisch. P. weisen eine starke hepatotoxische Wirkung auf. Sie werden in der Leber zu Pyrrolverbindungen oxidiert, die mit Makromolekülen der Leberzellen kovalente Bindungen eingehen, was zu nekrotischen Veränderungen oder zum Venenverschluss der Leber führen kann. Außerdem wurden Megalocytose und Lungenschädigungen beobachtet. Darüber hinaus zählen P. zu den natürlichen Cancerogenen, da sie nach meta-

bolischer Aktivierung zu DNA-Quervernetzungen führen können.
Mögliche Belastungsquellen für den Menschen sind Gesundheitstees, aber auch Honig oder Milch. Endemische Vergiftungsfälle (Afghanistan, Jamaika) durch bestimmte Teezubereitungen oder durch Verzehr von mit Samen der Sonnenwende und verschiedener Hanfspezies verunreinigten Getreide sind aufgetreten. Akute Vergiftungen mit P.-haltigen Pflanzen treten v.a. bei Weidetieren auf. Sie sind durch Koliken, Durchfälle, Krämpfe bis zum Tod gekennzeichnet. Chronische Vergiftungen führen zu Leberzirrhosen, Nekrosen und Leberkrebs. Seit 1991 gelten in Deutschland eine Reihe von Beschränkungen für P.-haltige Phytopharmaka.

Pyrrolring, 🄴 *pyrrole ring*, ein heterozyklischer Fünfring (Abb.), der Grundbaustein der • *Pyrrole*, des Porphins und des ↗ *Porphyrinrings* und somit vieler Blut-, Blatt- und Gallenfarbstoffe sowie des Vitamins B_{12}.

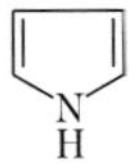

Pyrrolring

Pyrus, bot. Gattungsname der ↗ *Birne*.

Pyruvat, 🄴 *pyruvate*, das Anion der Ketosäure • *Brenztraubensäure*. P. ist wichtige Verzweigungsstelle im anaeroben und aeroben Stoffwechsel (Abb.).
Synthese: Sie erfolgt
1) bei der ↗ *Glycolyse* aus Phosphoenolpyruvat. Dieses enthält als Enolester eine energiereiche Bindung, bei deren hydrolytischer Spaltung 50,24 kJ (12 kcal) frei werden. Durch die Katalyse der ↗ *Pyruvat-Kinase* wird diese Energie zur Übertragung des Phosphatrests auf Adenosindiphosphat unter Synthese von Adenosintriphosphat genutzt.
2) im Stoffwechsel bestimmter Aminosäuren, besonders durch die Transaminierung von ↗ *L-Alanin*, die oxidative Desaminierung von ↗ *L-Serin* und die Desulfhydrierung von ↗ *L-Cystein*.
Stoffwechsel: P. wird umgesetzt:
1) Bei der anaeroben Glycolyse zu Lactat.
2) Unter aeroben Bedingungen mittels des ↗ *Pyruvat-Dehydrogenase-Komplexes* durch oxidative Decarboxylierung zu Acetyl-Coenzym A; dieser Prozess ist für die Verknüpfung verschiedener Stoffwechselwege besonders wichtig.
3) Bei der Carboxylierung durch verschiedene Enzymsysteme zu Oxalacetat. Diese Reaktion ist Ausgangspunkt für die ↗ *Gluconeogenese*.
4) In Hefen z.B. bei der anaeroben ↗ *alkoholischen Gärung* zu Ethanol.

Pyruvat-Carboxylase, *PC*, EC 6.4.1.1, 🄴 *pyruvate carboxylase*, erstes regulatorisches Enzym (• *Schrittmacherenzyme*) der ↗ *Gluconeogenese*, das die Umwandlung von Pyruvat in Oxalacetat katalysiert; dabei wird 1 ATP verbraucht. Das mito-

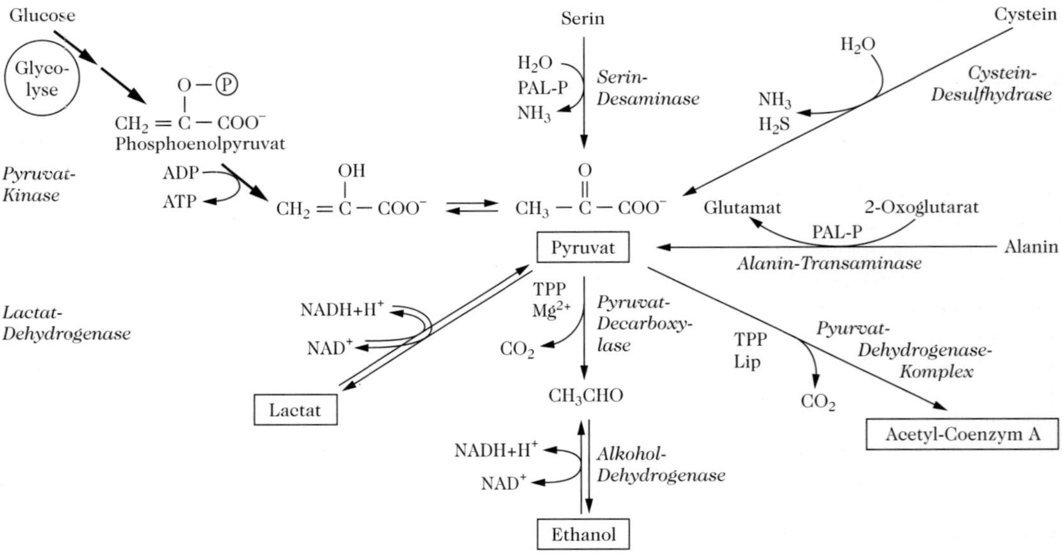

Pyruvat. Die zentrale Stellung des Pyruvats im Stoffwechsel. TPP = Thiaminpyrophosphat, PAL-P = Pyridoxalphosphat, Lip = Liponsäureamid.

chondriale Enzym gehört zur Gruppe der ↗ *Biotinenzyme*. Die P. wird allosterisch durch Acetyl-CoA aktiviert. Induziert wird die P. durch cAMP und durch Glucocorticoide. Insulin ist ein Repressor aller gluconeogenetischen Schlüsselenzyme.

Pyruvat-Decarboxylase, Ⓔ *pyruvate decarboxylase*, 1) ein im Tierreich fehlendes Enzym (EC 4.1.1.1) der alkoholischen Gärung, es katalysiert die Decarboxylierung von Pyruvat zu Acetaldehyd. Die P. der Hefe benötigt das Vitamin Thiamin in Form des Thiaminpyrophosphats als Cofaktor. 2) Untereinheit des ↗ *Pyruvat-Dehydrogenase-Komplexes*.

Pyruvat-Dehydrogenase-Komplex, *PDH-Komplex*, *Pyruvat-Dehydrogenase*, EC 1.2.4.1, Ⓔ *pyruvate dehydrogenase*, ist ein Multi-Enzym-Komplex, der den oxidativen Abbau (= dehydrierende Decarboxylierung) von ↗ *Pyruvat* zu ↗ *Acetyl-Coenzym A* katalysiert. Der P. verbindet somit die • *Glycolyse* mit dem ↗ *Tricarbonsäure-Zyklus*.
Die dehydrierende Decarboxylierung erfolgt in den Mitochondrien und ist Schlüsselreaktion des Energiestoffwechsels. Der P., der mit einer molaren Masse von 4×10^3 kDa sehr groß ist, ist aus mehreren Komponenten aufgebaut (Tab.).
Die Regulation des P. erfolgt hauptsächlich über Endprodukthemmung und Interkonvertierung durch Phosphorylierung und Dephosphorylierung.
Ein genetischer Defekt des P. (Ⓔ *pyruvate dehydrogenase deficiency*) führt entsprechend der zentralen Bedeutung des Enzymkomplexes zu schweren metabolischen Störungen (Energiemangel). Häufig tritt gleich nach der Geburt eine Hypotonie auf, die begleitet wird von Trinkschwierigkeiten, Atemstörungen, später psychomotorische Retardierung, Koordinationsstörungen und Sehstörungen. Weiterhin entwickelt sich eine ↗ *Lactacidose*, die auf der Reduktion des angestauten Pyruvats zu Lactat basiert. Gelegentlich sind die Lactatspiegel auch nur in der Gehirnflüssigkeit erhöht. Prinzipiell ist die Prognose dieser Erkrankung schlecht, auch die Behandlungserfolge scheinen nur gering zu sein. Die diätetische Behandlung mit einer ↗ *ketogenen Diät* (60–75% der Energiezufuhr in Form von Fett, das zum Teil aus MCT bestehen kann) sollte unter Kontrolle der Lactat- und Ketonkörper-Produktion möglichst früh begonnen werden. Das Ziel dieser diätetischen Maßnahme ist eine hohe Produktion von Acetyl-CoA für den Tricarbonsäure-Zyklus und eine Hemmung der Glycolyse. In wenigen Fällen hat sich die Verabreichung von Thiamin als günstig erwiesen. Über Behandlungserfolge durch Aktivierung des PDH-Komplexes durch Dichloroacetat in einer Dosis von 50 mg/kg wird berichtet.

Pyruvat-Dehydrogenase-Komplex. Tab. Enzyme des Multi-Enzym-Komplexes.

Enzym	Beschreibung
Pyruvat-Decarboxylase	Cofaktor Thiaminpyrophosphat, es entsteht Hydroxyethyl-thiaminpyrophosphat
Lipoat-Transacetylase	oxidiert Hydroxyethyl-thiaminpyrophosphat zum Acetylrest, es entsteht enzymgebundenes S-Acetyl-hydrolipoat; vgl. • *Liponsäure*
Lipoat-Transacetylase	Transacetylierung von Acetyl-hydrolipoat auf Coenzym A
Dihydrolipoat-Dehydrogenase	NAD-abhängige Reoxidation des reduzierten Lipoats

Pyruvat-Kinase, EC 2.7.1.40, Ⓔ *pyruvate kinase*, ein • *Schlüsselenzym* der ↗ *Glycolyse*, es katalysiert den letzten Schritt der Glycolyse, die Übertragung des energiereichen Enolphosphats von Phosphoenolpyruvat auf ADP, wobei ATP und ↗ *Pyruvat* als Produkte hervorgehen. Bei der P.-Reaktion handelt es sich um eine • *Substratketten-Phosphorylierung*. Die Biosynthese der P. wird von Insulin induziert und die Enzymaktivität wird von ATP, Acetyl-CoA, Fettsäuren, Kohlenhydratmangel, Citrat, Alanin und Glucagon (cAMP-vermittelt) gehemmt sowie von Fructose-1,6-diphosphat und einem Kohlenhydratüberschuss aktiviert.

Pyruvinsäure, *Brenztraubensäure*, Ⓔ *pyruvic acid*, ↗ *Pyruvat*.

Pythagoras (um 570–497/496 v.Chr.), griechischer Philosoph. P. übernahm von asiatischen Religionen den Glauben an Seelenwanderung und Wiedergeburt. Daher verbot sich für ihn der Verzehr beseelter Lebewesen (= Tiere). P. gilt als der Begründer des Vegetarismus in Europa (vgl. • *alternative Ernährungsformen*).

PZ, Abk. für *Pankreozymin*, Ⓔ *pancreozymin*, Syn. für ↗ *Cholecystokinin*.

Q

Q, 1) in der Einbuchstabenschreibweise der Aminosäuren Abk. für ↗ *L-Glutamin*. 2) Abk. für Coenzym Q. ↗ *Ubichinon*.

QDA, Ⓔ *QDA*, Abkürzung für quantitative deskriptive Analyse, ↗ *Profilprüfung*.

QFP, Abk. für für qualitative/quantitative Flavor-Profil-Methode, ↗ *Profilprüfung*.

QM, Abk. für ↗ *Qualitätsmanagement*.

QMS, Abk. für ↗ *Qualitätsmanagement-System*.

Qualität, Ⓔ *quality*, 1) ↗ *Lebensmittelqualität*; 2) ↗ *Qualitätsmanagement*.

Qualitätsmanagement, *QM*, Ⓔ *quality management*, nach DIN ISO 8402 Oberbegriff für „alle Tätigkeiten des Gesamtmanagements, die im Rahmen des QM-Systems die Qualitätspolitik, die Ziele und Verantwortungen festlegen sowie diese durch Mittel wie Qualitätsplanung, Qualitätslenkung, QM-Darlegung und Qualitätsverbesserung verwirklichen". QM entspricht dem früheren Begriff • „*Qualitätssicherung*", der heute ein Synonym für QM-Darlegung darstellt. • *QM-Systeme* haben, wie in allen Wirtschaftsbereichen, auch in der Ernährungswirtschaft in den letzten Jahren an Bedeutung gewonnen, nicht nur für Lebensmittelproduzenten, sondern auch für Dienstleistungen wie z.B. Gemeinschaftsverpflegung und Ernährungsberatung. Auch rechtliche Vorschriften (z.B. Lebensmittelhygieneverordnung und Produkthaftungsgesetz) haben zu dieser Entwicklung beigetragen. In der europäischen Hygiene-Richtlinie (93/43/EWG) wird Lebensmittelunternehmen ausdrücklich empfohlen, QM-Systeme für die Erfüllung der Hygieneforderungen zu nutzen.
Im Lebensmittelbereich nimmt außerdem die sog. „Gute Herstellungspraxis" (GHP bzw. GMP für Ⓔ *Good Manufacturing Practice*) eine zentrale Stellung ein. Dieser liegt die lebensmittelrechtlich nicht spezifizierte Forderung gegenüber Lebensmittelherstellern zugrunde, dass diese ihrer besonderen Sorgfaltspflicht nachzukommen verpflichtet sind. Sie umfasst sämtliche Maßnahmen und Anstrengungen zur Ausstattung, Ausgangsmaterialien, Spezifikationen, Lagerbedingungen, Kennzeichnung, Qualitätsüberwachung etc., die dem „Stand der Technik" entsprechen und deshalb für den Hersteller als zumutbar angesehen werden.
Die Ziele des QM sind jedoch nicht nur die Einhaltung von Rechtsvorschriften und Forderungen, sondern im Wesentlichen die Verminderung von Qualitätskosten (durch Senkung der Kosten durch Fehler sowie Prozessverbesserungen), eine bessere Kundenorientierung (Abstimmung der eigenen Leistungen auf die Erwartungen des Kunden) sowie die interne (Mitarbeiter) und externe (Lieferanten und Kunden) Vertrauensbildung des Betriebs.
Als Hilfsmittel für den Auf- und Ausbau eines QM-Systems dient die international gültige, branchenneutrale Normenreihe DIN ISO 9000ff. Die wesentlichsten Teilaufgaben des QM sind Qualitätsplanung, -lenkung, -verbesserung und QM-Darlegung. Dabei werden jeweils Input, Prozess und Output sämtlicher qualitätswirksamer Tätigkeiten betrachtet und die zugehörigen Verantwortlichkeiten, Befugnisse, Verfahren und Mittel festgelegt und dokumentiert. Sämtliche Prüfungen müssen aufgezeichnet werden und das Produkt muss so gekennzeichnet werden, dass eine Rückverfolgbarkeit gewährleistet ist. Das zentrale Dokument ist das QM-Handbuch, das die Struktur des QM-Systems beschreibt und sämtliche Verfahrensanweisungen enthält bzw. auf diese verweist. Auch die Bewertungen des QM-Systems (sog. Audits) sollen zu einer erhöhten Effektivität und Effizienz beitragen. Unterschieden wird zwischen internen Audits (*first party*), die der Betrieb selbst durchführt und externen Qualitätsaudits, die vom Kunden (*second party*) oder durch eine unabhängige Stelle (*third party*, Zertifizierungsaudit) durchgeführt werden. Zertifizierungsaudits müssen durch akkreditierte (anerkannte) Zertifizierungsstellen erfolgen, die im Falle der positiven Bewertung das offizielle Zertifikat vergeben.

Qualitätsmanagement-System, *QM-System*, *QMS*, Ⓔ *quality system, quality management system*, nach DIN ISO 8402 „die zur Verwirklichung des Qualitätsmanagements festgelegte Organisationsstruktur, Zuständigkeiten, Verfahren und erforderlichen Mittel". Es stellt einen Teilaspekt des gesamtbetrieblichen Managements dar. ↗ *Qualitätsmanagement*.

Qualitätssicherung, *QS*, *Qualitätsmanagement-Darlegung* (*QM-Darlegung*), Ⓔ *quality assurance*, nach DIN ISO 8402 definiert als „alle geplanten und systematischen Tätigkeiten, die innerhalb des QM-Systems verwirklicht sind, und die wie erforderlich dargelegt werden, um angemessenes Vertrauen zu schaffen, dass eine Einheit die Qualitätsforderung erfüllen wird". Bis 1993 wurde QS im gesamten deutschsprachigen Raum als Bezeichnung für den heutigen, im Zuge der internationalen Begriffsnormung entstandenen Begriff ↗ „*Qualitätsmanagement*" verwendet. Sie stellte damit den Oberbegriff dar, währen sie heute nur noch Element des Qualitätsmanagementsystems ist. Um Missverständnisse zu vermeiden, wird empfohlen, das Synonym „QM-Darlegung" zu verwenden.

Unterschieden werden interne und externe QM-Darlegung. Die interne QM-Darlegung soll innerhalb der Organisation Vertrauen in das QM-System schaffen. Die externe erfolgt für Kunden, Behörden, eine akkreditierte (anerkannte) Zertifizierungsstelle u. a., mit dem Ziel, die Anerkennung der Qualitätsfähigkeit des eigenen QM-Systems zu erreichen. Das abschließende Ziel der QM-Darlegung ist die Zertifizierung, d.h. die Anerkennung durch eine Zertifizierungsstelle und die damit verbundene Aushändigung eines offiziellen Zertifikats.

quantitative deskriptive Analyse, *QDA*, *quantitative beschreibende Analyse*, in der Sensorik eine Form der ↗ *Profilprüfung*.

quantitative Zutatenkennzeichnung, *QUID*, *mengenmäßige Kennzeichnung*, *Mengenkennzeichnung*, Ⓔ *quantitative ingredient declaration*, die mengenmäßige Angabe von Zutaten im Rahmen des ↗ *Zutatenverzeichnisses* oder in Verbindung mit der Verkehrsbezeichnung. Hierbei handelt es sich um eine EU-weite Regelung, nach der Zutaten, die in der ↗ *Verkehrsbezeichnung* des Produktes genannt sind oder werbend hervorgehoben werden, prozentual im Zutatenverzeichnis angegeben werden müssen. So muss z.B. bei einer Tomatensuppe die Menge an Tomaten oder Tomatenmark angegeben werden. In Ausnahmefällen müssen keine mengenmäßigen Angabe erfolgen: Zutaten, die aus geschmacklichen Gründen in kleinen Mengen in einem Produkt enthalten sind (z.B. Gewürze, Aromen), müssen mengenmäßig nicht angegeben werden, auch wenn sie in der Bezeichnung genannt sind. So muss z.B. die Menge an Vanillearoma bei einem „Pudding Vanillegeschmack“ nicht angegeben werden.

Quark, *Topfen*, Ⓔ *curd (cheese)*, streichbarer Frischkäse (↗ *Käse*), aus dickgelegter (geronnener) Käsereimilch nach dem Abtrennen von Molke (vgl. Bruch).

Quartärstruktur, Ⓔ *quaternary structure*, Überstruktur von ↗ *Proteinen*, die aus mehreren Polypetidketten zusammengesetzt sind (z.B. Hämoglobin).

Quartile, ↗ *Percentile*.

Quecksilber, *Hg*, Ⓔ *mercury*, einziges metallisches Element, das bei Zimmertemperatur flüssig ist und bereits bei 20°C einen Dampfdruck von 0,0017 mbar aufweist. Der MAK-Wert (↗ *maximale Arbeitsplatzkonzentration*) beträgt 0,1 mg/m^3 Luft. Hg ist als ↗ *krebserzeugend* Kategorie 3 eingestuft. Wegen der Gefährlichkeit von Hg-Dämpfen muss verschüttetes Hg so schnell wie möglich unschädlich gemacht werden. Dies kann durch Aufstreuen Hg-bindender Stoffe (z.B. Schwefel-Blumen) unterstützt werden und sollte mittels speziellen Vakuumpipetten, mit PU-Schaumstoffen oder durch Aufbringen von Trockeneis und Auffegen der erstarrten Kügelchen erfolgen. Hg-Dämpfe und zahlreiche Hg-Verbindungen (solche des zweiwertigen Hg sind giftiger als des einwertigen) wirken stärker toxisch als flüssiges Hg.

Die Giftigkeit von anorganischen Hg-Verbindungen nimmt mit zunehmender Löslichkeit der Substanz zu, ist jedoch immer geringer als die von organischen Verbindungen, v.a. von ↗ *Methylquecksilber*-Verbindungen. Akute Vergiftungen nach Einatmen von Hg-Dampf, Hg-haltigem Staub oder durch orale Aufnahme bzw. eine solche über die Haut (aus Salben) führt zu schweren Magen- und Darmkoliken, Übelkeit, Erbrechen, Schleimhautverätzungen und ev. Nierenversagen. Die LD50 für Hg(II)-Salze beträgt bei enteraler Gabe etwa 50 mg/kg KG. Die minimal tödliche orale Dosis für den Menschen wird mit 3–5 mg/kg KG angegeben.

Hg-Ionen reagieren mit freien Thiolgruppen von Proteinen und wirken daher als starke Enzyminhibitoren. Lipophile Hg-Verbindungen beeinflussen v.a. das Zentralnervensystem. Chronische Hg-Vergiftungen (↗ *Minamata-Krankheit*) sind durch Entzündungen der Mundschleimhaut (↗ *Zahnfleischerkrankungen*), leichte Erregbarkeit, Kopf- und Nackenschmerzen, Darmkatarrh sowie Zittern der Hände gekennzeichnet. Sie können zu Gedächtnisschwäche oder weiteren ausgeprägten Störungen des ZNS (Seh-, Sprach-, Hör-, Sensibilitäts-, Gehstörungen) bis hin zum Tod führen. Über den globalen Kreislauf kann sich Hg auch in Lebensmitteln, v.a. Meeresprodukten, anreichern. Eine weitere wichtige Expositionsquelle für den Menschen sind • *Amalgame*.

Quecksilberdiuretika, Ⓔ *mercurial diuretics*, den Harnfluss fördernde (↗ *Diuretika*) Quecksilber-organische Verbindungen (z.B. Mersalyl). Q. werden aufgrund von Nebenwirkungen (Nephrotoxizität) nicht mehr verwendet.

Quecksilberstomatitis, Ⓔ *mercurial stomatitis*, durch Quecksilbervergiftung induzierte Entzündung der Mundschleimhaut. Die Q. kann mit verstärktem Speichelfluss, Zahnausfall, Quecksilbersaum und evtl. mit nekrotischen Veränderungen der Schleimhaut verbunden sein.

Quecksilbervergiftung, *Mercurialismus*, *Hydrargyrose*, Ⓔ *mercurialism, mercury poisoning*, Vergiftungen durch metallisches ↗ *Quecksilber* (Vergiftungssymptome s. dort) oder dessen Salze (vgl. • *anorganische Gifte*). Q. sind v.a. in Zahnarztpraxen (Bereitung von • *Amalgamen*) und im Gewerbe denkbar und resultieren meist aus dem hohen Dampfdruck und dem damit gegebenen Risiko der Anreicherung in der Luft. Dämpfe aus erhitztem Metall oder Amalgam während der Spiegelherstellung oder Vergoldung mit Goldamalgam haben früher häufig zu Q. geführt. Verschlucktes Metall ist nur wenig toxisch. Die heute nicht mehr übliche Verwendung von Quecksilber zur Therapie der Lues mittels grauer Salbe (33% Hg in Schweinefett) hat jahrhundertelang Anlass zu Q. gegeben, die wahrscheinlich v. a. aus einer inhalativen Aufnahme resultierte. Quecksilber(I)-chlorid wird nur in sehr kleinen Mengen resorbiert und wurde früher als Abführmittel und Diuretikum (↗ *Quecksilberdiuretika*) verwendet. Durch eine mögliche Umwandlung im Darm in die gut resorbierbare zweiwertige Form sind dennoch Vergiftungen möglich. Quecksilber(II)-chlorid ist leicht wasserlöslich und gehört zu den stärksten Ätzgiften. Durch die unkontrollierte Verbringung quecksilberhaltiger Fabrikabfälle in Flüsse und Seen kann es zur Anreicherung in der aquatischen Nahrungskette kommen, was die Ursache für schwere Vergiftungen war (↗ *Minamata-Krankheit*). Die Vergiftungssymptomatik ist vielfältig (↗ *Quecksilberstomatitis*) und betrifft neben den Schleimhäuten v. a. das ZNS. Die Toxizität organischer Quecksilberverbindungen ist bedingt durch die gute Lipidlöslichkeit höher (↗ *Methylquecksilber*).

Zur primären Giftentfernung im Rahmen der Therapie einer akuten Q. werden Kohle oder MgO eingesetzt. Bereits resorbiertes Quecksilber wird durch BAL (*British Anti-Lewisit* = Dimercaptopropanol) gebunden und ausgeschieden. Bei totaler Anurie kann eine Hämodialyse helfen. Gegen Ätzschmerzen werden Analgetika eingesetzt. Die Therapie chronischer Vergiftungen besteht in wiederholten BAL-Kuren.

Quellstärke, Ⓔ *pregelatinized starch*, in kaltem Wasser quellbare, nur wenig gelbildende ↗ *modifizierte Stärke* mit hohem Wasserbindungsvermögen für Instantprodukte, Puddingpulver, Desserts, Kuchenmischungen, Tortenfüllungen, Soßenpulver und Brot.

Quellstoffe, *Quellmittel*, Dickungs- und Geliermittel, umgangssprachliche Bezeichnung für chemisch unterschiedliche, hochmolekulare Substanzen mit hohem Wasserbildungsvermögen (↗ *Hydrokolloide*), die Gele oder hoch viskose Lösungen bilden können (z. B. ↗ *Guar*, ↗ *Pektine*). Die meisten Q. sind im menschlichen Organismus nicht oder nur geringfügig verwertbar (↗ *Ballaststoffe*). Q. werden in der gewerblichen und industriellen Lebensmittelverarbeitung und bei der Lebensmittelzubereitung vielseitig eingesetzt, aus technologischen Gründen (↗ *Geliermittel*; ↗ *Verdickungsmittel*) und aus diätetischen Gründen (↗ *Dumping Syndrom*; ↗ *Reduktionskost*). Die Verwendung als ↗ *Schlankheitsmittel* in Form von Kapseln, Granulat und Kautabletten ist umstritten. Q. sollen das Hungergefühl dämpfen und so die energiereduzierte Kost unterstützen. Voraussetzung für die Anwendung ist eine reichliche Flüssigkeitsaufnahme.

Quellwasser, Ⓔ *natural water*, Wasser aus unterirdischen Wasservorkommen. Es muss nicht ursprünglich rein sein und braucht keine ernährungsphysiologische Wirkung nachzuweisen. In der Zusammensetzung muss Q. alle Kriterien erfüllen, die für ↗ *Trinkwasser* vorgeschrieben sind. Anders als bei ↗ *Mineralwasser* ist eine amtliche Nutzungsgenehmigung nicht erforderlich. Q. muss am Quellort abgefüllt werden. Erlaubt ist das Entziehen oder Hinzufügen von Kohlensäure und das Entfernen von Schwefel (↗ *Entschwefelung*) oder von Eisen (↗ *Enteisenung*). Q. unterliegt der *Verordnung über natürliches Mineralwasser, Q. und Tafelwasser* (↗ *Mineral- und Tafelwasserverordnung*).

Quercetin, *3,3',4',5,7-Pentahydroxyflavon*, ein sekundärer Pflanzenstoff aus der Gruppe der • *Flavonoide*, der sehr weit verbreitet ist in Baumrinden und in Rinden bzw. Schalen vieler Obst- und Gemüsearten, in Blättern und Blüten (Abb.). Q. ist

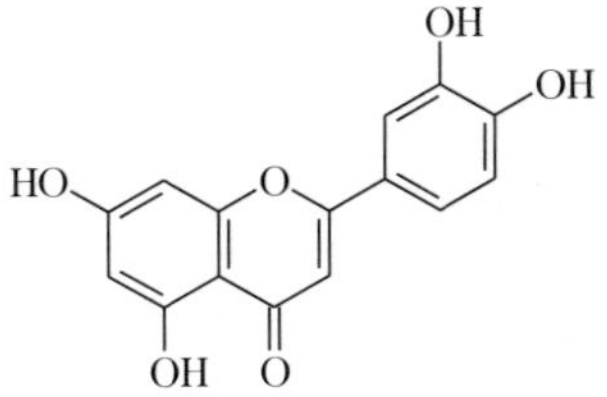

Quercetin

das bedeutendste • *Flavonol* für die Ernährung in Deutschland. Hauptquellen sind Zwiebeln (Gehalte bis zu 300 mg/kg), Tee und Äpfel. Q.-reiche Obst- und Gemüsearten zeigt die Tabelle. Q. bzw. sein Glycosid • *Quercitrin* kommen hauptsächlich in den äußeren Schichten der Pflanzen vor, z. B. in den äußeren Blättern von Salaten oder in den Schalen von Äpfeln und Birnen. Die Schalen von Äpfeln enthalten z. B. 1 mg/g Q., in geschälten Äpfeln ist kein Q. mehr enthalten. Kochen führt über einen Auswaschprozess zu einem Verlust an Q., der z. B. bei Zwiebeln zwischen 20 und 25% liegt. Anbraten in Fett führt zu geringeren Q.-Verlusten. Q. ist *in vitro* antioxidativ wirksam, z. B. hemmt es selektiv die Aktivität der prooxidativen ↗ *Lipoxygenasen*. Außerdem hemmt Q. das Wachstum bestimmter Tumorarten, z. B. inhibiert es bei Mäusen die Tumorpromotion in der Haut. Es besitzt eine antivirale und ähnlich wie • *Allicin* aus Knoblauch antimikrobielle Wirkung (vgl. • *Antibiotika*), erhöht die Insulinausschüttung von Bauchspeicheldrüsen-Zellen und senkt den Blutglucose-Spiegel. Alle diese Effekte wurden bisher *in vitro* und/oder

Quercetin. Tab. Quercetingehalte ausgewählter Lebensmittel. Alle Angaben sind Durchschnittswerte in mg/kg Frischgewicht bzw. mg/l bei Getränken.

Produkt	Quercetingehalt
Zwiebeln	185–330
Grünkohl	110
Grüne Blattsalate	95
Grüne Bohnen	40
Broccoli	30
Äpfel (mit Schalen)	36
Birnen (mit Schalen)	6,4
Erdbeeren	8,6
Weintrauben (grün, blau)	12–15
Aprikosen	25
Süßkirschen	15
Rote Johannisbeeren	13
Pflaumen	9
Schwarzer Tee	ca. 17
Traubensaft	4,4
Rotwein	ca. 8

im Tierversuch festgestellt. Ein wichtiges Glycosid des Q. ist ↗ *Rutin*.

Quercitrin, *Quercetin-3-L-rhamnosid*, Ⓔ *quercitrin*, ein sekundärer Pflanzenstoff aus der Gruppe der Flavonoide, Glycosid von ↗ *Quercetin*.

Querschnittsstudie, Ⓔ *cross-sectinal survey*, deskriptive Form einer analytischen • *epidemiologischen Studie*. Hierbei werden zu einem bestimmten Zeitpunkt (d.h. einmalig und zeitgleich) verschiedene Merkmale der Studienpopulation erfasst, um z.B. den Gesundheits- oder Ernährungsstatus zu beschreiben und aus den Ergebnissen Hypothesen zu formulieren.

Quesenbandwurm, Syn. für ↗ *Multiceps multiceps*.

Quetelet-Index, Syn. für Körpermasse-Index, Ⓔ ↗ *body mass index* (BMI).

Quick-Test, Ⓔ *quick test*, ↗ *Prothrombin*.

QUID, Abk. für Ⓔ *quantitative ingredient declaration*, quantitative Zutatenkennzeichnung.

Quillajaextrakt (E 999, ADI 5,0mg), Ⓔ *extract of quillaia*, wässriger Extrakt aus der Rinde des Baumes *Quillaja saponaria*, einer *Rosacee*, mit einem hohem Gehalt an ↗ *Saponinen*. Q. fördert die Schaumbildung in alkoholfreien Getränken und trägt wegen seines Gehaltes an Aromastoffen auch zur Aromatisierung (z.B. in *Ginger Ale*) bei.

Quincke-Ödem, Syn. für ↗ *Angioödem*.

Quinoa, *Reismelde*, bot. *Chenopodium quinoa*, Ⓔ *quinoa*, *pigweed*, zur Familie der Gänsefußgewächse (Chenopodiaceae) gehörende, südamerikanische Pflanze, deren Blütenstände ca. 2mm große Nussfrüchte hervorbringen. Die Früchte enthalten bitter schmeckende ↗ *Saponine*, die durch Waschen in alkalischer Lösung entfernt werden (inzwischen gibt es auch saponinarme Züchtungen). Frucht- und Samenschale werden entfernt und die Körner zu Mehl vermahlen oder geröstet zu Suppe oder Brei verarbeitet. Quinoa ist glutenfrei und enthält ca. 14% Protein, 5% Fett und 58% Kohlenhydrate.

Quintile, ↗ *Percentile*.

Quitte, bot. *Cydonia oblonga*, Ⓔ *quince*, aus Westasien stammender, zur Familie der Rosengewächsen gehörender Baum oder Strauch bzw. seine apfelförmigen (var. maliformis) oder birnenförmige (var. pyriformis) Früchte. Die harten, holzigen Früchte sind reich an ↗ *Tanninen* und eignen sich nicht für den Rohverzehr. Erst durch Kochen werden sie genießbar. Q. sind sehr pektinreich (↗ *Pektin*) und werden deshalb hauptsächlich zu Marmelade oder Gelee verarbeitet.

R

R, in der Einbuchstabenschreibweise der Aminosäuren Abk. für ↗ *L-Arginin*.

Racemasen, Ⓔ *racemases*, zu den Isomerasen gehörende Enzyme, die Racemisierungen katalysieren. ↗ *Racemat*.

Racemat, Ⓔ *racemate*, eine Mischung aus gleichen Anteilen beider • *Enantiomeren* einer optisch aktiven Substanz (↗ *optische Isomerie*), deren Drehungsbeiträge in Lösung sich gegenseitig aufheben. Daher ist ein R. als chemische Verbindung immer optisch inaktiv, obwohl es aus chiralen, also optisch aktiven, • *Isomeren* besteht. R. werden mit den Symbolen „rac-", „±", „RS-" oder „DL-" vor dem Namen der Verbindung kenntlich gemacht.
Der Begriff R. stammt aus dem lat. *acidum racemicum* = Traubensäure, einem R. aus D- und L-Weinsäure bzw. R- und S-Weinsäure (Abb.).

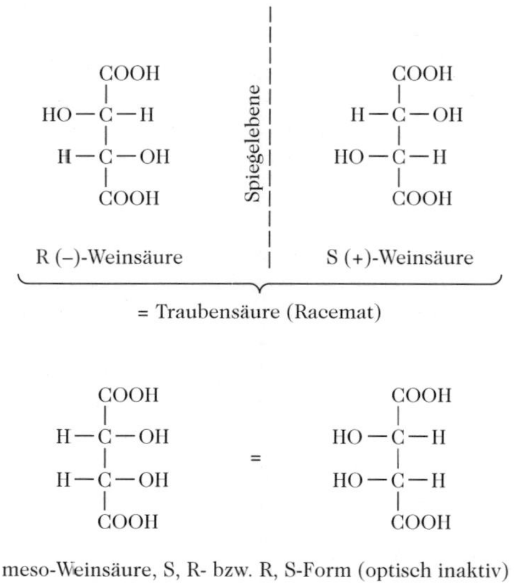

Racemat. Traubensäure, das Racemat aus R(–)- und S(+)-Weinsäure (oben) sowie die optisch inaktive Verbindung meso-Weinsäure (unten).

Man erkennt ein R,R(–)/S,S(+)-Enantiomerenpaar (oben) und ein R,S/S,R-Paar (unten). Letzteres scheint auf den ersten Blick auch ein Enantiomerenpaar zu sein, lässt sich jedoch durch Drehung um 180° zur Deckung bringen. Somit stellt es zwei identische Verbindungen dar. Sie besitzen eine interne Spiegelebene und sind damit achiral und optisch inaktiv. Solche Verbindungen nennt man *meso*-Verbindungen. *Meso*-Verbindungen sind also Verbindungen mit mehreren Chiralitätszentren, die mit ihrem Spiegelbild in Deckung gebracht werden können. Sie stellen optisch inaktive innermolekulare R. dar. Die R,R- oder die S,S-Weinsäure für sich verhalten sich zur R,S- (bzw. zur S,R-) • *meso-Form* diastereomer (↗ *optische Isomerie*).
R. entstehen meist bei Synthese durch enzymatische (• *Racemasen*) oder chemische Katalyse im Labor. Optisch reine Formen gibt es fast nur in der Natur, weil Biosynthesen im Allgemeinen als assymmetrische Synthesen verlaufen. Im kristallinen Zustand kann man noch racemische Verbindungen, racemische Gemische oder Konglomerate und Pseudoracemate unterscheiden.
Racemate lassen sich durch Salzbildung mit optisch aktiven Säuren oder Basen trennen, da sich hierbei Salze mit unterschiedlichen physikalischen Eigenschaften isolieren lassen.

Rachitis, Ⓔ *rachitis*, *rickets*, eine gestörte Mineralisation bzw. • *Demineralisation* der Grundsubstanz (Matrix) des wachsenden Knochens infolge unzureichender Calcium- bzw. Phosphatversorgung meist aufgrund eines Vitamin-D-Mangels (• *Vitaminmangelkrankheiten*). R. führt zu Knochendeformationen des Kindes, die sich als frühester Form als ↗ *Kraniotabes* manifestieren. Sobald das Kind zu laufen beginnt, kommt es zur Deformation der Beine (O-Beine). Weitere Deformationen finden sich im Bereich der Rippen (Rosenkranz). Im Röntgenbild sind bandförmige ↗ *Looser-Umbauzonen* sichtbar.
Zwei Formen der R. werden unterschieden: Die Vitamin-D-Mangel-R. (• *englische Krankheit*, • *Glisson-Krankheit*) ist die Form der • *Osteomalazie* bei Kindern. Ein Mangel an Vitamin D – z.B. durch unzureichende Resorption oder mangelnde UV-Bestrahlung – führt hierbei zu Störungen des Phosphor- und Calciumstoffwechsels. Diese Form der R. trat v.a. im 19. Jahrhundert bei englischen Bergarbeiterkindern auf. Angeboren auftreten kann diese Rachitis-Form, wenn bereits die Mutter an Osteomalazie erkrankt ist. Durch systematische ↗ *Rachitis-Prophylaxe* mit • *Calciferol*-(Vitamin D-) Präparaten kann die Vitamin-D-Mangel-R. vermieden werden.
Die • *Vitamin-D-resistente Rachitis* kann hingegen mit therapeutischen Dosen von Vitamin D nicht erfolgreich behandelt werden. Sie wird ausgelöst durch gestörte Reabsorption von Phosphat (• *primäre Phosphatstörungen*) bzw. Calcium im proximalen Nierentubulus, z.B. bei • *Niereninsuffizienz*, • *chronischem Phosphodiabetes* (• *genuine Vitamin-D-resistente Rachitis*, • *Albright-Butler-Bloomberg-Syndrom*) oder renaler tubulärer Acidose (• *renale Rachitis*).

Rachitisprophylaxe, Ⓔ *ricket prevention*, Supplementierung von Vitamin D zur Prophylaxe von • *Rachitis*. In Ländern mit geringer Sonneneinstrahlung reicht die endogene Synthese von Vitamin D aus seiner Vorstufe 7-Dehydrocholesterol nicht aus, um durch Vitamin-D-Mangel bedingte Veränderungen des Knochensystems zu verhindern (Kraniotabes, Thorax- und Wirbelsäulendeformierungen, plattrachitisches Becken, O- und X-Beine). Gesunde, reif geborene, gestillte und nichtgestillte Säuglinge sollten ab Ende der 1. Lebenswoche bis zum Ende des 1. Lebensjahres und im Winter geborene Kinder auch während des 2. Winters eine Vitamin D-Substitution in Form einer Vitamin D-Tablette pro Tag mit einem Gehalt von 400–500 IE Vitamin D_3 bekommen.
Säuglingsanfangsnahrungen sind mit 1–1,5 µg Vitamin D/100 ml, Folgenahrungen mit 1,4–2,0 µg/100 ml und Frühgeborenennahrungen mit 1,65–2,4 µl/100 ml angereichert. Die Frauenmilch hat mit 0,006–0,25 µg/100 ml eine vergleichsweise niedrige Vitamin-D-Konzentration. Die theoretisch zu erwartende höhere Inzidenz der Rachitis des gestillten Säuglings tritt wegen der höheren Bioverfügbarkeit des Calciums und des Phosphats in der Muttermilch nicht in Erscheinung. Antirachitisch wirken auch UV-Strahlen (Sonnenlicht, Höhensonne) und Vitamin-D-haltige Nahrungsmittel (Fische, Lebertran, Milch, Eier).

Radicchio, bot. *Cichorium intybus var. foliosum*, Ⓔ *radicchio*, in Norditalien beheimatete Salatpflanze (Varietät des ↗ *Chicorée*) mit weinroten oder rot-weißen Blättern und weißen Blattrippen. ↗ *Salat*.

Radieschen, bot. *Raphanus sativus, var. sativus*, Ⓔ *small radish*, ↗ *Rettich*.

Radikale, Ⓔ *radicals*, im echten Sinn ↗ *freie Radikale*, sind Atome, Moleküle oder Ionen mit einem oder mehreren ungepaarten Elektronen, welche ein Atom- oder Molekülorbital allein besetzen. Neben ↗ *Sauerstoffradikalen*, zu denen auch die • *Hydroxylradikale* zu rechnen sind, zählen zu den R. u.a. Stickstoffmonoxyd ($^{\cdot}NO$), Stickstoffdioxid ($^{\cdot}NO_2$) oder die sog. organischen R. mit einem einsamen Elektron am C-Atom (s.a. ↗ *Antioxidanzien* Tab. 1).
Die Bildung von R. erfolgt durch Abgabe oder Aufnahme eines Elektrons oder durch homolytische Spaltung einer kovalenten Bindung. Der Metabolismus von Fremdstoffen führt häufig zur Bildung organischer freier R. Prototyp eines solchen Fremdstoffes, bei dessen Verstoffwechslung ein Kohlenstoff-R. gebildet wird, ist Tetrachlorkohlenstoff (CCl_4). Mischfunktionelle Oxidasen der Leber katalysieren zunächst eine Ein-Elektronen-Reduktion, dem die Abspaltung eines Chloratoms, d.h. die Bildung des reaktionsfreudigen Trichlormethylradikals ($^{\cdot}CCl_3$) folgt (kann Wasserstoffatome aus anderen Verbindungen aufnehmen). Unter Reaktion mit molekularem Sauerstoff kann dies in das noch reaktivere Trichlormethylperoxylradikal ($^{\cdot}OOCCl_3$) überführt werden.
↗ *Chinone* und verwandte Verbindungen können ebenfalls einer Ein-Elektronen-Reduktion, wobei ein Semichinon entsteht, unterliegen. Durch Reaktion mit Sauerstoff wird die chinoide Struktur regeneriert und ein Superoxid gebildet. Dieser Redoxzyklus, der durch eine weitere Reduktion zum Hydrochinon oder eine direkte DT-Diaphorase vermittelte Zwei-Elektronen-Reduktion des Chinons zum Hydrochinon unterbunden werden kann, führt zur kontinuierlichen Erzeugung von Superoxid-R.
Physiologische Bedeutung: Alle R. weisen eine extrem hohe Reaktionsfähigkeit auf. Oft reagieren sie nach sehr kurzer Halbwertszeit (10^{-11} sec) mit anderen Substanzen und bilden neue R., wodurch eine Kettenreaktion ausgelöst werden kann (Bildung von sekundären Radikalen z.B. aus Lipiden), die essenzielle Zellbestandteile schädigen bzw. das Ausmaß vorhandener Schäden verstärken kann. Mögliche Reaktionen sind die Addition an Doppelbindungen, die Reaktion mit nucleophilen Gruppen, die Abspaltung von Wasserstoffatomen aus biologischen Molekülen oder die Bildung von Dimeren, was zu einer akut eingeschränkten Zellfunktion v.a. durch Membranschäden, Zerstörung von Rezeptoren, Inaktivierung von Enzymen sowie verminderte Proteinbiosynthese führen kann. Neben nekrotischen oder fibrotischen Zell-/Gewebeveränderungen können infolge der Reaktion mit der DNA auch Spätfolgen (Verminderung der Zelllebensdauer, Weitergabe der Fehlfunktionen bei der Zellteilung bzw. Initiation der Carcinogenese) auftreten.

Radikalfänger, Ⓔ *radical quenchers*, ↗ *Antioxidanzien*, die in der Lage sind freie ↗ *Radikale* abzufangen, d.h. unschädlich zu machen und daher Lebensmitteln zugesetzt werden, um deren oxidativen Verderb zu verzögern, also die Haltbarkeit (v.a. Schutz vor Peroxidation von Fetten und Ölen) zu verlängern.

radioaktive Substanzen, Ⓔ *radioactive substances*, ↗ *Radioisotope*.

radioaktiver Niederschlag, Ⓔ *radioactive fallout*, Zerfallsprodukte von Kernspaltungsprozessen (↗ *Radioisotope*; ↗ *Radioaktivität*), die bei nuclearen Tests und kerntechnischen Prozessen anfallen und als Staubpartikel oder mit dem Niederschlag aus der Luft zur Erdoberfläche gelangen. Durch die zwischen 1945 und 1990 weltweit überirdisch durchgeführten atomaren Tests kam es zu einem r.N., bei welchem Spaltprodukte wie Jod-131, ↗ *Cäsium*-137 und Strontium-90 insbesondere auf der nördlichen Hemisphäre abgelagert wurden und sich über die Nahrungsketten in den Organismen anreicherten. Die effektive Dosis durch langlebige Spaltprodukte lag in den Jahren von 1963–67, in denen die höchsten Aktivitäten, zu verzeichnen waren bei 0,05–0,1mSv pro Jahr. Beim Reaktorunfall von Tschernobyl im April 1986 wurde ein erheblicher Anteil des Kerninventars freigesetzt, was zu einem erneuten r.N. von Spaltprodukten führte. Dadurch entstand in Osteuropa eine Strahlenbelastung, deren Spätfolgen (Schilddrüsencarcinome, Leukämien, andere Tumoren) heute noch schwer abzuschätzen sind. Für die Bundesrepublik wurde etwa die fünffache Menge an Cäsium-137 und ein Zehntel der Menge an Strontium-90 abgelagert wie durch den r.N. während des gesamten Zeitraumes der Atomtests. Besonders Proben von Wildfrüchten und -pilzen waren zeitweise sehr hoch belastet.

Radioaktivität, Ⓔ *radioactivity*, die Eigenschaft instabiler Nuclide (Radionuclide, ↗ *Radioisotope*; s.a. ↗ *Isotope*), spontan unter Umwandlung des Atomkerns Teilchen- und Gammastrahlung oder nach Einfang eines Hüllenelektrons (Elektroneneinfang) Röntgenstrahlung zu emittieren (Entdeckung 1896 durch Becquerel). Die von instabilen Nucliden in der Natur freigesetzte R. wird als natürliche R. bezeichnet. Die meisten Radionuklide werden künstlich hergestellt. Die Stärke eines Präparats wird durch die Aktivität

A = Anzahl der Zerfälle/Zeit

charakterisiert. SI-Einheit der Aktivität ist das ↗ *Becquerel* (Bq). Jede radioaktive Substanz besitzt eine charakteristische Zerfallsart (α-, β-, γ-Zerfall), eine spezifische Art und Energie der emittierten Strahlung und eine bestimmte ↗ *Halbwertszeit* des Zerfalls. Die Abnahme der Aktivität einer radioaktiven Substanz wird durch das Zerfallsgesetz beschrieben.

R. – auch in Form kontaminierter Lebensmittel (• *radioaktiver Niederschlag*) – spielt eine Rolle bei der Auslösung von Gewebe- bzw. DNA-Schäden (s.a. ↗ *Strahlenenteritis*) durch ionisierende Strahlung, in der medizinischen Therapie (Strahlentherapie) und Diagnostik (z.B. Szintigraphie, Bestimmung der fettfreien Körpermasse mittels ↗ *Kalium*-41). Teilweise in Kombination mit immunologischen Verfahren ist sie Grundlage vieler Methoden der Molekularbiologie, Biochemie bzw. Physiologie und wird darüber hinaus zur ↗ *Lebensmittelbestrahlung* eingesetzt.

Radio-Immunassay, *RIA*, Ⓔ *radioimmunoassay*, ein empfindlicher Immunassay, der auf der kompetitiven Bindung eines Antigens an einen Antikörper beruht, wobei der gebundene Anteil mit Hilfe von radioaktiv markiertem Antigen quantitativ bestimmt wird. Für den RIA sind erforderlich 1) Antikörper, die man durch Behandlung von Versuchstieren mit der zu untersuchenden Substanz gewinnt, 2) ein radioaktiv markiertes Antigen, 3) ein Verfahren zur Trennung von freiem und an Antikörper gebundenem Antigen sowie 4) ein Messgerät für radioaktive Strahlung.

Radioisotope, *Radionuclide*, Ⓔ *radionuclids*, *radioisotopes*, instabile bzw. metastabile • *Isotope* natürlicher oder künstlicher Elemente des Periodensystems. R. unterliegen einer spontanen radioaktiven Umwandlung bzw. gehen unter Emission von Gammastrahlung in ihren Grundzustand über (• *Radioaktivität*). Der Herkunft nach unterscheidet man natürliche und künstliche R. Die Erzeugung künstlicher R. erfolgt durch Aktivierung von stabilen Atomen oder durch Abtrennung und Aufarbeitung von Spaltprodukten, die bei der Kernspaltung entstehen. Anwendung finden R. v.a. in der Nuclearmedizin für diagnostische und therapeutische Zwecke sowie zur ↗ *Strahlentherapie* und zur Herstellung von Radiopharmaka.

Die Gesamtstrahlendosis und die Dosierung bestimmen die Auswirkungen auf den Körper (↗ *Radionuclidinkorporation*). Da sich mit der Nahrung aufgenommene R. (bio-)chemisch/physiologisch wie die nicht radioaktiven Isotope des entsprechenden Elements verhalten (was für physiologische Untersuchungen genutzt werden kann), werden sie wie diese resorbiert/in die Körpersubstanz eingebaut bzw. ausgeschieden. Neben der physikalischen Halbwertszeit (durch Zerfall) ist daher die physiologische ↗ *Halbwertszeit* für die Beurteilung möglicher Strahlenschäden wichtig.

Die derzeit üblichen Maßeinheiten sind:

– das *Röntgen* (R): ein Maß für die Menge der Röntgen- oder ionisierenden γ-Strahlung in der Luft,

– das *Gray* (Gy): gibt die Menge der von einem Gewebe absorbierten Energie nach Strahlenexposition an und ist auf alle Strahlungsarten anwendbar;

– das *Sievert* (Sv): Ausdruck der Beobachtung, dass bestimmte Strahlungsarten, wie z.B. Neutronen, pro Äquivalenzdosis absorbierter Energie stärkere biologische Effekte haben.

Die Einheit • *Rem* ist nicht mehr gebräuchlich.

Die Strahlenempfindlichkeit der Gewebe ist verschieden. Es gilt die Regel: Je rascher die Zellregeneration eines Gewebes ist, umso größer ist auch die Strahlenempfindlichkeit.

Radionuclidinkorporation, Ⓔ *radionuclide ingestion*, die Aufnahme von • *Radioisotopen* durch Inhalation oder Nahrungsaufnahme ins Körperinnere (innere Strahlenbelastung). Die Isotope Radon-220 und -222 aus den Zerfallsreihen von Uran-238 und Thorium-232 diffundieren aus Böden, dem Grundwasser oder Baumaterialien in die Atmosphäre und gelangen über die Atemluft in die Lunge, wo ihre Zerfallsprodukte ↗ *Bronchialcarcinome* induzieren können. Sie liefern den größten Beitrag zur Inhalationsdosis. Von besonderer Bedeutung ist die Belastung durch Radon und seine Zerfallsprodukte in Innenräumen, wenn das Edelgas im Untergrund in hoher Konzentration vorkommt und durch mangelhafte oder schlechte Isolation des Kellers ins Haus eindringen kann. Kalium-41, das in natürlichem Kalium zu ca. 0,012% vorhanden ist, hat den größten Anteil an der Ingestionsdosis. Die gesamte interne • *Strahlenbelastung* wird mit 1,4 mSv pro Jahr angenommen, wobei der Beitrag der Zerfallsreihe von Radon-222 etwa 0,86 Sv pro Jahr beträgt. Die gesamte natürliche Strahlenbelastung wird auf etwa 2 mSv pro Jahr geschätzt.

Radiotherapie, E *radiotherapy*, Syn für ↗ *Strahlentherapie*.

Raffinade, *raffinierter Zucker*, *raffinierter Weißzucker*, E *refined sugar*, Zucker höchsten Reinheitsgrades. Es handelt sich um gereinigte und kristallisierte, schneeweiße ↗ *Saccharose* mit einem maximalen Invertzuckergehalt von 0,04%, die durch • *Raffination* des hellgelb bis dunkelbraun gefärbten • *Rohzuckers* gewonnen wird. R. kommt in verschiedenen Körnungen (grob, mittel und fein) in den Handel und ist Ausgangsprodukt für viele andere Zuckersorten wie Puderzucker, Würfelzucker oder den Zuckerhut. In der ↗ *Vollwert-Ernährung* wird R. als „leerer Energieträger" und aufgrund der starken Verarbeitung als nicht empfehlenswert eingestuft (s.a. ↗ *Industriezucker*).

Raffination, E *refining*, Entfernung unerwünschter Begleitsubstanzen. 1) R. von *Fetten*: ↗ *Fettraffination*. 2) R. von *Zuckern*: In Zuckerraffinerien erfolgender Teilschritt bei der Produktion von ↗ *Raffinade* aus Zuckerrüben oder Zuckerrohr. Als R. bezeichnet man die Reinigung des in verschiedenen Schritten gewonnenen, hellgelb bis dunkelbraun gefärbten Rohzuckers. Dieser wird mit wenig Wasser zu einem Sirup (Kläre) aufgelöst und einem weiteren Kristallisationsschritt mit Aktivkohlefiltration unterzogen. Der so erhaltene hochreine, strahlendweiße Zucker wird als Raffinade bezeichnet.

Raffinose, *Melitose*, E *raffinose*, ist ein nicht süß schmeckendes Oligosaccharid (Trisaccharid) aus Glucose, Fructose, und Galactose (Gal [α-1$\rightarrow$6] Glc[α1$\rightarrow$ β2]Frc). R. kommt in Bienenhonig, Zuckerrüben, Baumwollsamen und anderen Blütenpflanzen vor, sie ist mit verantwortlich für die blähende Wirkung von • *Leguminosen*. R. reichert sich bei der Rübenzuckergewinnung in der Melasse an.

Rahm, E *cream*, Syn. für ↗ *Sahne*.

Rahmenrichtlinie über Lebensmittelzusatzstoffe, im Rahmen der • *EU-Harmonisierung* erlassene Richtlinie zum Einsatz von ↗ *Zusatzstoffen* (s.a. Zusatzstoff-Zulassungsverordnung).

RAL, Abk. für *Reichsausschuss für Lieferbedingungen* (gegründet 1925), heute *Deutsches Institut für Gütesicherung und Kennzeichnung e.V.* (↗ *Internetadressen und Kontakte*) gemeinnütziger deutscher Spitzenverband der Wirtschaft und des Staates zur alleinigen Vergabe von Gütezeichen. Das RAL-Gütezeichen wird seit 1953 in seiner heutigen Form vergeben. Neben den klassischen Gütezeichen gibt es noch weitere Arbeitsgebiete der RAL, die Normierung von Farben (RAL-Farbkarten), das Umweltzeichen „Blauer Engel" oder das „Messer- und Gabelzeichen". Das Institut ist im Auftrag seiner 139 Mitgliedverbände sowie neutraler Gremien tätig. Vgl. • *Gütegemeinschaft Diät und Vollkost e.V.*

Ramadan, E *Ramadan*, der Fastenmonat (• *Fasten*) der • *Muslime*, der sich nach dem islamischen Mondkalender richtet und in jedem Jahr in eine andere Zeit fällt.

Ramadan-Fasten, E *Ramadan fasting*, *fasting the month of Ramadan*, Gebot des • *Fastens* im neunten Monat des muslimischen Mondjahres (↗ *Ramadan*/Ramazan). Essen und Trinken jeder Art sind von Morgengrauen bis Sonnenuntergang verboten. Kinder und Kranke sind vom R. ausgenommen (vgl. • *religiöse Ernährungsvorschriften*).

Randle-Zyklus, *Glucose-Fettsäure-Zyklus*, E *Randle cycle*, Regulationsmechanismus, der durch Hemmung von Glucose-Aufnahme und -abbau in der Zelle bei erhöhtem Angebot freier Fettsäuren gekennzeichnet ist. Der Mechanismus zur Senkung der Glucose-Aufnahme in die Zelle ist noch unklar, die Hemmung der enzymatischen Umsetzung wird über Rückkopplung durch die Fol-

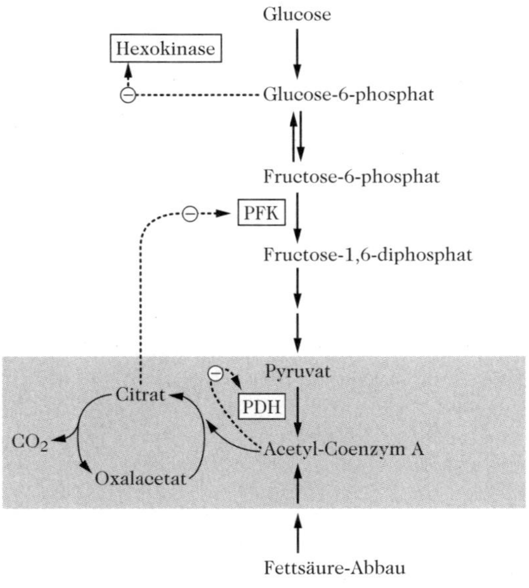

Randle-Zyklus. Hemmung des Glucose-Abbaus bei vermehrtem Angebot freier Fettsäuren. PFK = Phosphofructokinase, PDH = Pyruvat-Dehydrogenase. Grau unterlegt sind die Reaktionen, die im Mitochondrium ablaufen.

geprodukte bewirkt (Abb.). Dies ist z.B. beim Frühsport vor der ersten Mahlzeit von Bedeutung, wenn die Reserven an Leberglycogen nach der Nacht erschöpft sind. Durch den R. wird auch bei geringem Glucose-Angebot z.B. die Glucose-Versorgung des Gehirns sichergestellt (vgl. • *Hungerdiabetes*). Umgekehrt wird die Freisetzung freier Fettsäuren (↗ *Lipolyse*) durch einen hohen Blutzuckerspiegel gehemmt.

Rangordnungsprüfung, Ⓔ *ranking test*, eine • *sensorische Prüfmethode*, bei der ein Panelist drei oder mehrere Proben erhält und diese nach steigender Intensität (z.B. Geschmack, Geruch, Farbe) oder nach Beliebtheit sortiert.

Ranzidität, *Ranzigkeit*, Ⓔ *rancidity*, ↗ *Fettverderb*.

Raphanus sativus, bot. für ↗ *Rettich*.

Raps, *Brassica napus*, Ⓔ *rape (seed)*, als Viehfutter oder zur Gewinnung von ↗ *Rapsöl* v.a. in Europa und Asien angebaute zweijährige Pflanze (bzw. deren Samen) aus der Familie der Kreuzblütler (*Bassicaceae/Cruciferae*), die durch ihre leuchtend gelbe Blütenfarbe im späten Frühjahr auffällt.
Gentechnisch veränderter R.: Mit Hilfe der ↗ *Gentechnik* ist es gelungen, herbizidtolerante, männlich sterile (wichtig für Züchtungszwecke) und gegen Pilzkrankheiten/Schädlinge resistente Rapssorten zu züchten. Speiseöle und -fette aus transgenem R. sind in der EU bereits zugelassen, der Anbau von gentechnisch verändertem Raps im Freiland ist derzeit Gegenstand heftiger Kontroversen. Ein weiterer Schwerpunkt des Einsatzes der Gentechnik zielt auf die Darstellung von Rapsölen mit speziell ausgerichteter Fettsäurezusammensetzung für die industrielle Verwertung. Beispielsweise wurden Rapssorten mit einem jeweils besonders hohen Anteil an Laurin-, Öl- beziehungsweise Erucasäure entwickelt (s.a. ↗ *Rapsöl*).

Rapsöl, *Rüb(sen)öl*, Ⓔ *rapeseed oil*, • *pflanzliches Fett*, gepresst oder extrahiert aus den Samen von Raps oder Rübsen (*Brassica napus*; *Brassica rapa*). R. ist in Nord-, Mittel- und Osteuropa und in Teilen Asiens die mengenmäßig wichtigste einheimische Ölsorte. Klassisches R. enthält 25–50% ↗ *Erucasäure* und ca. 80µmol ↗ *Glucosinolate*/g Saat. R. ist in Europa als Speiseöl nicht mehr zugelassen. An seine Stelle treten erucasäure- und glucosinolatarme Neuzüchtungen, in Nordamerika als • *Canola-Öl* bekannt. Das neue Rapsöl enthält 52–73% Monoenfettsäuren, hauptsächlich ↗ *Ölsäure* und bis zu 3,4% Gadoleinsäure, 16–25% ↗ *Linolsäure*, 6–14% ↗ *α-Linolensäure* und 4–9% Palmitin- und Stearinsäure. Die Zusammensetzung entspricht damit weitgehend der des • *Senföls*. R. ist trotz des hohen α-Linolensäuregehaltes vergleichsweise oxidationsstabil. Es wird in der EU in drei Qualitätsstufen angeboten:
1) *raffiniert* als geschmacksneutrales Speiseöl für die Kalt- und Heißanwendung oder teilhydriert als Margarine-Rohstoff;
2) *schonend gepresst* bis 60 °C, nicht raffiniert (1. Pressung);
3) *kaltgepresst*.
Die beiden letzteren Öle haben einen typischen Geschmack und werden bevorzugt als Salatöl verwendet.

rationale Einsicht, Ⓔ *understanding, realization*, in der (Ernährungs)beratung wichtiger Faktor für die • *Compliance*. ↗ *Health-Belief-Modell*.

rational-emotive Therapie, *RET*, Ⓔ *rational-emotive therapy*, von Albert Ellis zwischen 1955 und 1960 in den USA entwickelte Modifikation der kognitiven Verhaltenstherapie (↗ *verhaltensmodifizierende Beratung*), die oft bei ernährungsabhängigen Erkrankungen eingesetzt wird. Im Mittelpunkt dieses Ansatzes stehen das gegenwärtige Denken und Fühlen des Menschen, das auf die Realisierung zentraler Bedürfnisse und Werte gerichtet ist. Dabei hängen Denken und Fühlen kausal zusammen. Bei einer „*gesunden Persönlichkeit*“ ist das Denken weitgehend rational und die zugehörigen Gefühle sind positiv. Bei „*gestörten Persönlichkeiten*“ führen irrationale Auffassungen zu negativen Gefühlen und individuellen Problemen der unterschiedlichsten Art. Solche irrationalen Gedanken im Ernährungsbereich, die oft in Selbstgesprächen geäußert werden, sind z.B. „*schlank ist schön*“, „*ich bin ein Versager, weil ich schon wieder meine Diät nicht eingehalten habe*“, oder „*man muss immer den Teller leer essen*“.
Wie solche irrationalen Gedanken emotionale Störungen hervorrufen können, hat Ellis in seiner (empirisch noch nicht bestätigten) *A-B-C-Theorie* dargestellt: Aktivierende Ereignisse (A: *activating events*) rufen beim Individuum spezielle irrationale Überzeugungen und Bewertungen (B: *belief systems*) hervor, die dann ihrerseits negative Gefühle und falsches Verhalten (C: *consequences*) erzeugen. *Beispiel:* A: Das aktivierende Ereignis ist das Übergewicht des Klienten. B: Der Klient ist davon überzeugt, dass ihn daraufhin die Umwelt diskriminiert. C: Dadurch können beim Klienten Niedergeschlagenheit, Schuldgefühle und eine Schwächung seines Selbstwertgefühls auftreten. Der Klient wird seine sozialen Kontakte reduzieren. Nicht das auslösende Ereignis selbst, sondern das – irrationale – Denken und die falsche Bewertung bestimmen also die Konsequenzen.
In der Therapie nimmt der Berater die Rolle eines „*Erziehers*“ ein und versucht, solche irrationalen Auffassungen zu korrigieren. Dabei wird der Klient mit seinen irrationalen Auffassungen konfrontiert; und in einem „*Streitgespräch*“ wird die Logik des Klienten angesprochen. Der Berater überzeugt den

Klienten, dass seine Auffassungen falsch sind, und er ermutigt ihn, positiv zu denken. Wenn der Klient Einsicht gewonnen und seine Gedanken zu steuern gelernt hat (↗ *Selbstinstruktion*), dann verschwinden auch die negativen Gefühle und die Symptome der Persönlichkeitsstörung. In der *„Nacherziehung"* werden diese neuen Denkweisen gefestigt und die Eigenverantwortlichkeit gestärkt.

Rationalisierungsschema (für die Dätetik), ↗ *rationelle Diätetik*.

rationelle Diätetik, Ⓔ *„rational dietetics"*, 1976 von der Deutschen Arbeitsgemeinschaft für Klinische Ernährung und Diätetik (heute: • *Deutsche Gesellschaft für Ernährungsmedizin*) geprägter Begriff zur Anpassung der Diättherapie in Kliniken an den aktuellen Stand der Ernährungswissenschaft und Medizin. Die r.D. wird wie folgt definiert:

- Elimination unwissenschaftlicher Kostformen
- Minimierung der Diätenzahlen und Diätstufen
- Aufbau eines Qualitätssicherungssystems
- Häufigere Diätverordnungen
- Aufbau stationärer Ernährungsberatung und diätetischer Patientennachsorge
- Optimierung der Vollkostversorgung
- Ernennung eines ↗ *ernährungsbeauftragten Arztes* (EBA)
- Übertragung von bestimmten Kompetenzen auf den EBA, insbesondere die Leitung des diätetischen Teams. [R. Kluthe, 20 Jahre „Rationelle Diätetik", *Aktuelle Ernähr.-Med.*, 21 (1996), 269].

Das Rationalisierungsschema wurde mehrfach aktualisiert, zuletzt im Jahr 2000. Es ist in den meisten Einrichtungen der Gemeinschaftsverpflegung Grundlage für die Erstellung von Vollkost, leichter Vollkost und Spezialdiäten; für die individuelle Ernährungsberatung dient das R. als Orientierungshilfe.

rationelle Ernährung, Ⓔ *efficient nutrition*, eine Ernährungsform, bei der der ökonomische Nutzeffekt eine zentrale Rolle spielt, sich Ergebnis und Aufwand also in einem günstigen Verhältnis zueinander befinden. In diese Betrachtungsweise eingeschlossen sind hier nicht nur die Ökonomie der Nahrungsmittelbereitstellung (Lebensmittelproduktion, Lebensmittelhandel) und des Lebensmittelverbrauchs (ökonomischer Umgang mit Lebensmitteln im Haushalt), sondern auch die wirtschaftlichen Konsequenzen einer ernährungsbedingten guten Volksgesundheit (↗ *Kosten ernährungsabhängiger Krankheiten*) und eines sorgfältigen Umgangs mit Naturressourcen (Kosten der Abfallverwertung sowie der Ressourcenerneuerung).

Ökonomische Nutzeffektbetrachtungen sind vor allem bei den volksgesundheitlichen und ökologischen Aspekten bestimmter Ernährungsformen schwierig, da diese in den meisten Fällen nicht exakt messbar/bewertbar sind. Sowohl der Aufwand bzw. der Mehraufwand einzelner Ernährungsformen als auch die Auswirkungen dieser Ernährungsformen sind oft nur unvollkommen oder nicht exakt bekannt. Einschätzung darüber, ob eine Ernährungsform mehr oder weniger rationell ist, sparen dabei oft wesentliche Teile einer kompletten Nutzeffektbetrachtung aus. In der Praxis bedeutet r.E.

– die Nahrungsgüterproduktion und -zirkulation (Nahrungsgütermarkt) zu rationalisieren und dadurch kostengünstiger zu gestalten; das heißt vor allem Anpassung an die natürlichen und ökonomischen Standortbedingungen;

– den Gebrauchswert der ↗ *Nahrungsgüter* zu erhöhen, d.h. Produkte zu erzeugen bzw. anzubieten, die den veränderten Ernährungsbedürfnissen der Bevölkerung entsprechen;

– die Ernährungsbedürfnisse und das Ernährungsverhalten auf eine gesunde, sparsame, ökologische und damit auf Nachhaltigkeit ausgerichtete Ernährung zu orientieren, d.h. Rationalität im Verbraucherbewusstsein zu verankern. (Vgl. Essay: • *Ernährungspolitik*; • *Lebensmittelbedarf*)

Raubfisch, Ⓔ *predatory fish*, in der Nahrungskette über den • *Friedfischen* stehender • *Fisch*, wodurch seine Schadstoffbelastung höher sein kann (↗ *Biomagnifikation* Abb.).

Raucharoma, Ⓔ *smoke flavo(u)ring*, Begriff aus der • *EU-Aromenrichtlinie*. Zubereitung aus Rauch (*„liquid smoke"*), der bei den herkömmlichen Verfahren zum Räuchern von Lebensmitteln verwendet wird, im Gegensatz zu ↗ *Räucherrauch* jedoch keine konservierende Wirkung hat.

Rauchen, Ⓔ *smoking*, das Inhalieren von Rauch getrockneter und teilweise mit Zusätzen versehener Blätter des Tabaks (*Nicotiana tabacum*) in versch. Formen (Zigaretten, Zigarren, Pfeifen etc.). Am häugsten ist R. in der Altergruppe von 30–40 Jahren (BRD 1999: Männer, 48%, 36% Frauen). Neben dem von der Tabakwerbung transportierten Image des R. und dem bewussten Einsatz des R. als „Schlankheitsmittel" spielt das Suchtpotenzial des Tabakalkaloids ↗ *Nicotin* (von der britischen Ärztekammer auf eine Stufe mit dem von Heroin gestellt) für die Verbreitung des R. und Schwierigkeiten bei der Raucherentwöhnung eine große Rolle. Trotz zahlreicher Kampagnen gegen das Rauchen sterben in der BRD jährlich > 110.000 Menschen (alle 5 Min. ein Toter!) an den Folgen des R. Die Krankheitskosten durch R. werden für die BRD auf 17 Mrd. /Jahr geschätzt. Weltweit schätzt die WHO die Todesopfer durch Rauchen auf 4,2 Mio. jährlich. Hauptrisiko für Raucher ist die Ausbildung eines • *Bronchialcarcinoms*, aber auch maligner Tumoren in Ösophagus, Magen, Darm und Harnblase.Verantwortlich sind im Tabakrauch enthaltene N-Nitroso-

Verbindungen, polyzyklische aromatische Kohlenwasserstoffe (hier v.a. Benzpyren, das auch für Passivraucher extrem schädlich ist), Formaldehyd und cyanogene Glycoside sowie cancerogene Verbindungen des Tabakteers. Zur Senkung des Krebsrisikos kann eine an Obst und Gemüse reiche Kost (Vitamine als Antioxidanzien, Spurenelemente) beitragen, die Supplementation von Präparaten mit ↗ *β-Carotin* erhöht das Risiko für Lungenkrebs jedoch. R. ist auch Risikofaktor für andere Erkrankungen (z.B. Arteriosklerose, Herz-Kreislauf-Erkrankungen) und während Schwangerschaft und Stillzeit hochproblematisch. Die bei Nicotinentwöhnung auftretende Gewichtszunahme ist teilweise Folge von „Ersatzhandlungen" (Süßigkeiten), geht aber auch auf eine Normalsierung der Nährstoffverwertung bei abklingender Nicotinvergiftung zurück.

Räuchern, *Selchen*, Ⓔ *smoke drying*, neben ↗ *Trocknen* von Lebensmitteln und ↗ *Salzen* das älteste Verfahren zur Haltbarmachung von Lebensmitteln (↗ *Haltbarmachungsverfahren*). Die Wirkung beruht in erster Linie auf der Bildung von antimikrobiell wirkenden Rauchinhaltsstoffen wie Phenolen (z.B. Gujacol, Phenol, Kresol) und Aldehyden (z.B. Formaldehyd und Acetaldehyd) aus Lignin und Cellulose bei der pyrolytischen Zersetzung (↗ *Pyrolyse*) von Holz. Durch Bildung farbiger Kondensationsprodukte mit Proteinen tragen diese Substanzen weiterhin zur Ausbildung der typisch gelblichen Farbe geräucherter Produkte bei. Die konservierende Wirkung beruht bei der Heißräucherung weiterhin auf der aw-Wert-Absenkung (↗ *Wasseraktivität*) und der Hitzeabtötung der Mikroorganismen an der Oberfläche der Räuchererzeugnisse. R. wird heute allerdings i.d.R. nicht mehr als alleiniges Haltbarmachungsverfahren eingesetzt, sondern in Kombination mit anderen Verfahren wie Salzen, Pökeln, Erhitzen oder Trocknen. Neben Fleisch und Fleischerzeugnissen sowie Fisch und Fischerzeugnissen werden z.T. auch Hartkäse geräuchert.

Toxikologische Bewertung: Im Räucherrauch sind verschiedene carcinogene ↗ *polyzyklische aromatische Kohlenwasserstoffe* (PAK) enthalten, deren Gehalt mit steigender Holzverbrennungstemperatur zunimmt. Als Transportmittel für die festen höhermolekularen PAK (vgl. • *Aerosol*) wie deren Leitsubstanz Benz(a)pyren in das Räuchergut dienen v.a. die Rußbestandteile des Räucherrauchs, deren Anteil daher möglichst gering sein sollte. Besonders hohe Gehalte an PAK haben die sog. „schwarzgeräucherten" Produkte, die jedoch immer mehr an Bedeutung verlieren. Die Zulassung von ↗ *Räucherrauch* als Zusatzstoff erfolgte ausschließlich aufgrund seiner historischen Verwendung und nicht aufgrund seiner toxikologischen Unbedenklichkeit. Als Grenzwert für Benz(a)pyren in geräucherten Fleischerzeugnissen wurde 1 µg/kg festgelegt.

Räucherrauch, *„Rauch"*, Ⓔ *smoke*, wird durch gezieltes Verschwelen von naturbelassenem Holz (• *Räuchern*, Abschnitt toxikologische Bewertung) frisch hergestellt. Er wirkt als • *Konservierungsstoff* und als Aromastoff (vgl. • *Raucharomen*) und wird vor allem bei Fleisch-, Fisch- und Käseerzeugnissen benutzt. ↗ *Räuchern*.

Rauchpunkt, Ⓔ *smoke point*, Temperatur, bei der aus Fett beim Erhitzen unter Luftzutritt erstmals Rauch entweicht (↗ *Fetterhitzen*). Der R. liegt für reine Speisefette und -öle bei 200–230 °C, abhängig von der Konzentration an freien Fettsäuren (langkettige Fettsäuren und hoher Anteil an freien Fettsäuren → hoher R.), weniger vom Sättigungsgrad. Ein R. unter 170 °C ist ein Indikator für ↗ *Fettverderb*. Der R. dient zur Qualitätsbeurteilung von Frittierfetten und zur Identifizierung einzelner Fettsorten (vgl. • *Fettkennzahlen*), bei der Lebensmittelzubereitung darf er nicht erreicht werden. Für Garverfahren, die hohe Temperaturen erfordern, sind nur Fette mit hohem R. geeignet.

Raumisomerie, Syn. für ↗ *Stereoisomerie*.

Rb, Elementsymbol für Rubidium, ein ↗ *Ultraspurenelement*.

Reaktionsaromen, Ⓔ *reaction flavours*, *process flavourings*, in der • *EU-Aromenrichtlinie* definierte Bezeichnung für eine Gruppe von ↗ *Aromen*, die durch • *Maillard Reaktion* beim Erhitzen einer Mischung von reduzierende Zucker und Aminosäuren enthaltenden Substanzen, wie z.B. Getreide, Zucker, Fleisch und Gemüse, erzeugt werden. Diese Ausgangssubstanzen müssen selber keine Aromaeigenschaften besitzen (• *Aromavorstufe*). Zur Vermeidung der Bildung toxikologisch nicht unbedenklicher Stoffe darf eine Temperatur von 180 °C und eine Erhitzungszeit von 15 min nicht überschritten werden. Typische Anwendungsbeispiele für R. sind Fleisch-, Gemüse- und Schokoladenaromen für vorgefertigte Suppen, Saucen und süße und herzhafte Snackprodukte.

RDA, Abk. für Ⓔ ↗ *Recommended Dietary Allowance*.

RDI, Abk. für Ⓔ *Recommended Dietary Intake*, ↗ *Referenzwerte*.

Reabsorption, Ⓔ *reabsorption*, Syn. für ↗ *Rückresorption*.

reaktive Sauerstoffintermediate, Syn. für ↗ *reaktive Sauerstoffspezies*.

reaktive Sauerstoffspezies, *ROS*, *reaktive Sauerstoffintermediate*, *Sauerstoffradikale*, Ⓔ *reactive oxygen intermediates*, *ROI*, *oxygen radicals*, Sammelbegriff für die verschiedenen Radikale des Sauerstoffs. In seinem Grundzustand (Triplett-Sauerstoff $3O_2$) ist Sauerstoff reaktionsträge. Die schritt-

weise Reduktion des Sauerstoffmoleküls führt zur Bildung des Superoxidradikalanions ($\cdot O_2^-$), des Wasserstoffperoxides (H_2O_2), des Hydroxylradikals ($\cdot OH$) und schließlich des Wassers (H_2O), die bis auf das Wasser stärkere Oxidationsmittel als Triplett-Sauerstoff sind (s.a. ↗ *Antioxidanzien* Tab. 1).
Das ***Superoxidradikalanion*** $\cdot O2^-$ wird durch Aufnahme eines Elektrons durch das Sauerstoffmolekül gebildet. Es handelt sich dabei um eine starke Base, die Protonen aus verschiedenen Verbindungen abspalten kann. Darüber hinaus wirkt es als Reduktionsmittel, z.B. für die Übergangsmetalle Eisen und Kupfer oder die Chinone. Außerdem ist es ein Nucleophil und reagiert mit elektrophilen Gruppen und kann als schwaches Oxidationsmittel einige Verbindungen (z.B. Ascorbinsäure) oxidieren.
Singulett-Sauerstoff entsteht durch energieabhängige Spinkonversion eines der beiden ungepaarten Elektronen des molekularen Sauerstoffs. Diese energiereiche Sauerstoff-Form hat im wässrigen Milieu nur eine sehr kurze Lebensdauer (ca. 2µs). Sie wird bei einigen physiologischen und pathophysiologischen Prozessen gebildet, so bei der Biosynthese der Prostaglandine oder der Phagocytose. Durch weitere Reduktion des Superoxidradikalanions oder durch eine Zweielektronenübertragung auf das Sauerstoffmolekül entsteht ***Wasserstoffperoxyd***, eine stabile Verbindung, die auch das Endprodukt vieler Reaktionen in lebenden Zellen ist. H_2O_2 ist selbst kein Radikal, bildet aber die Vorstufe für mittels ↗ *Fenton-Reaktion* gebildete Hydroxylradikale. Das ***Hydroxylradikal*** ($\cdot OH$) wirkt als ein starkes Oxidationsmittel.
Die Quellen für r. S. sind vielfältig (vgl. • *oxidativer Stress*). So wirken verschiedene Enzyme (Cytochrom-P450-abhängige Monooxygenasen, Xanthinoxidase, Aldehydoxidase, Prostaglandin-Synthase) sauerstoffaktivierend. Ebenso sind Autoxidationsreaktionen z.B. von Thiolen, Flavinen oder Catecholaminen eine mögliche Quelle. Nicht zuletzt werden auch von phagocytierenden Zellen sowie innerhalb der mitochondrialen und der mikrosomalen Elektronentransportkette r. S. gebildet.
Zur physiologischen Wirkung von r. S. ↗ *Radikale*, ↗ *Antioxidanzien*.

Realimentation, Ⓔ *realimentation*, Kostaufbau nach Nahrungskarenz oder minimaler Nahrungszufuhr, z.B. nach Fasten („Fastenbrechen"), Entleerung und Ruhigstellung des Magen-Darm-Trakts aus diagnostischen und/oder chirurgischen Gründen, Anorexie, bei Protein-Energie-Mangel-Syndromen oder in Katastrophensituationen. Ziel der R. ist die Reaktivierung der Verdauungsfunktionen, um dann schrittweise zur Normalkost oder einer energiereichen • *Aufbaukost* überzugehen. Die R. gliedert sich in drei Phasen:
1) ***Akutphase***, (Ⓔ *initial acute phase*) – entfällt bei sachgerecht durchgeführtem Fasten und medizinisch indizierter Nahrungskarenz: Bei ↗ *Dehydratation* sind Flüssigkeitszufuhr und Stabilisierung der Elektrolytbilanz vorrangig. Kleine Mengen leicht resorbierbarer Nährstoffe, bevorzugt Glucosesaccharide (↗ *Maltodextrin*; ↗ *Glucosesirup*) und Peptide, können hinzukommen, ausreichend, um Hypothermie und Hypoglycämie zu vermeiden und weiteren Katabolismus aufzuhalten. Vorsicht vor Überlastung von Herz, Leber, Nieren und Darm (↗ *Refeeding-Syndrom*)!
2) ***Stabilisationsphase***, (Ⓔ *intermediate phase*): Nach Appetit und Allgemeinzustand des Patienten wird die Nahrung bis zum 7. Tag auf bedarfsdeckende Menge gesteigert mit vorsichtigem Übergang auf eine ↗ *nährstoffdefinierte Diät*. Nach Fastenkuren erfolgt der Kostaufbau rascher.
3) ***Rehabilitationsphase*** (Ⓔ *rehabilitation phase*): altersangepasste Aufbaukost; nach Fastenkuren energiebegrenzte Kost nach ↗ *Referenzwerten* für die Nährstoffzufuhr.

Realitätstherapie, Ⓔ *reality therapy*, von William Glasser Ende der 50er Jahre in den USA entwickelte Therapieform, verwandt mit der ↗ *rational-emotiven Therapie*. Im Mittelpunkt stehen weniger die Gefühle (↗ *Gesprächs[psycho]therapie*) als das Verhalten des Klienten, z.B. sein Ernährungsverhalten, das sich an der Realität orientieren sollte, und sein Bedürfnis nach Identität, welches aus dem Selbstwertgefühl und dem Bedürfnis, Zuwendung zu geben und zu empfangen, besteht. Der Mensch gewinnt diese Identität durch verantwortungsbewusstes und realitätsgerechtes Handeln. In der Therapie lernt der Klient, die Realität nicht mehr zu verleugnen, Verantwortung für seine Entscheidungen und sein Handeln zu übernehmen und so seine Probleme zu lösen.

Rebhuhn, Ⓔ *partridge*, ↗ *Wildfleisch* Tab. 2.

***recall*-Methoden**, ↗ *retrospektive Ernährungserhebungen*.

rechtsdrehende Milchsäure, *D(–)-Milchsäure*, ↗ *Milchsäure*.

Recommended Dietary Allowance(s), *RDA*(s), Empfehlung(en) für die Nährstoffzufuhr (↗ *Zufuhrempfehlungen*) in tabellarischer Form mit Erläuterungen, herausgegeben von der *Food and Drug Administration* (↗ *Nahrungs- und Arzneimittelaufsicht*) der USA erstmals 1941, mehrfach aktualisiert bis 1989 (10. Auflage). Die RDA ist die Menge eines Nährstoffs, die den Bedarf nahezu aller Personen (97–98%) einer Gruppe deckt; sie basiert auf Daten zur Verhütung von Mangelerkrankungen. Die RDA dienten als Vorlage für nationale und internationale Nährstoffempfehlungen weltweit (WHO/FAO), auch in Deutschland (DGE). Das System wird zurzeit erweitert und grundlegend neu gestaltet (*Dietary Reference Intakes*, ↗ *Referenzwerte* für die Nährstoffzufuhr). Die RDAs sind darin integriert.

Recommended Dietary Intake, *RDI*, ↗ *Referenzwerte*.

Redoxpotenzial, Ⓔ *redox potential*, ein quantitatives Maß für die Elektronenaffinität (d.h. Oxidationskraft) bzw. die Tendenz der Glieder der Redoxkette, Elektronen abzugeben (d.h. Reduktionskraft). Oxidations- bzw. Reduktionsmittel lassen sich nach Vorzeichen und Stärke ihres R. in einer Redoxkette anordnen. Das physiko-chemisch definierte Standardpotenzial bzw. Normalpotenzial E_0 (pH 0, pH 2 ca. 0,1MPa) ist allerdings für biologische Zwecke nicht geeignet. Man wählt daher als Bezugspunkt das Normalpotenzial E_0' bei pH 7,0. E_0' hat gegenüber dem E_0 eine Potenzialdifferenz von –0,42Volt. Der Wert von E_0' gilt aber nur unter Standardreaktionsbedingungen (s. Lehrbücher der Biochemie). Diese sind unter physiologischen Verhältnissen nicht gegeben, da das Konzentrationsverhältnis der oxidierten und reduzierten Stufe eines Redoxpaares in die Rechnung eingeht. So ist der • *NAD^+/NADH-Quotient* eine wichtige regulatorische Größe der Reduktionskraft enzymatischer Systeme in der Zelle.
Das aktuelle R. E' wird deshalb ausgedrückt durch: $E' = E_0' + (0{,}06/n) \log Ox/Red$ (30 °C). Das R. ist mit der freien ↗ *Enthalpie* (gibbssches Potenzial) ΔG_0 wie folgt verknüpft: $\Delta G_0 = -nFE_0$. Hierbei bedeuten n den Valenzwechsel und F die Faraday-Konstante.
Eine Anordnung von Redoxpaaren – z.B. NAD^+/NADH + H^+ – nach steigenden E_0'-Werten zu einer Redoxskala wird z.B. bei der Formulierung der Reihenfolge der Glieder der ↗ *Atmungskette* vorgenommen. Je höher der Wert von E_0', um so stärker oxidierend wirkt ein Stoff bzw. Redoxpaar: Das System mit dem positiveren (höheren) E_0' oxidiert ein System mit einem negativeren E_0'.

Redoxreaktion, *Reduktions-Oxidations-Reaktion*, Ⓔ *redox reaction*, ↗ *Redoxsystem*.

Redoxsystem, Ⓔ *redox system*, Kurzwort für Reduktions/Oxidationssystem. Begriff der die Tatsache beschreibt, dass die *Reduktion* (Aufnahme von Elektronen bzw. Elektronen + Protonen) einer Substanz immer mit der *Oxidation* (Elektronenabgabe) einer anderen einhergeht (• *Redoxreaktion*). Durch „Hintereinanderschalten" von Redoxsystemen mit passendem ↗ *Redoxpotenzial* entstehen sog. Elektronentransportketten (↗ *Atmungskette*). Wichtige physiologische R. stellen z.B. die Flavochinone des Riboflavins dar (↗ *Riboflavin* Abb. 2).

Reduktasen, Ⓔ *reductases*, heterogene Gruppe von Oxidoreduktasen, die Flavinnucleotide als prosthetische Gruppe haben (↗ *Flavinenzyme*) und bevorzugt mit Cytochromen reagieren.

Reduktion, 1) ↗ *Reduktionskost*, 2) ↗ *Redoxsystem*.

Reduktionsäquivalente, Ⓔ *reduction equivalents*, biochemische Bezeichnung für die bei Reduktionsvorgängen im Stoffwechsel gebildeten Pyridinnucleotide NADH + H^+ und NADPH + H^+ (↗ *Niacin*). Während NADPH für reduktive Biosynthesen zur Verfügung gestellt wird, transferiert NADH den bei Dehydrogenase-Reaktionen übernommenen Wasserstoff in die ↗ *Atmungskette*. Zu den R. zählt auch $FADH_2$, dessen Reoxidation in der Atmungskette auch zur ATP-Synthese bei der oxidativen Phosphorylierung beiträgt. Während ATP (↗ *Adenosinphosphate*) die universelle Transportform für chemische Bindungsenergie ist, stellen die R. die Transportform für Elektronen bzw. Reduktionskraft dar.

Reduktionsdiät, Syn. für ↗ *Reduktionskost*.

Reduktionskost, *Reduktionsdiät*, *Abmagerungskost*, *Schlankheitsdiät*, Ⓔ *slimming diet*, *reducing diet*, *weight reduction regime*, *dietary restriction*, *low-calorie diet*, im Energiegehalt nicht bedarfsdeckende (hypokalorische) Ernährungsform zur • *Gewichtsreduktion*. Die R. ist keine • *alternative Ernährungsform*. R. ist essenzieller Bestandteil der meisten ↗ *Gewichtsreduktionsprogramme*, nach Möglichkeit in Kombination mit Verhaltens- und Bewegungstherapie. Man unterscheidet folgende R.-Formen:
1) ↗ *energiereduzierte Mischkost*. Sie ist die ernährungsphysiologisch und verhaltenstherapeutisch günstigste Form der R. mit der besten Aussicht auf Langzeiterfolg, in Deutschland empfohlen von den Berufsverbänden und Fachgesellschaften der Ernährungswissenschaftler, Ernährungsmediziner und Diätassistenten [Das Rationalisierungsschema 2000, energiedefinierte Kostformen: *Aktuelle Ernähr.-Med.*, 25 (2000), 264–265]. S.a. ↗ *Adipositastherapie*; ↗ *fettarme Ernährung*.
2) *energiereduzierte Mischkost mit zeitlicher Trennung der Kohlenhydrat- und Fettzufuhr* (KFZ-Diät): wie 1, aber Fett und fetthaltige Lebensmittel (Fleisch, Fisch, Milchprodukte, Ei) nur am Abend in begrenzter Menge. Die Lipolyse des Depotfetts soll so angeregt und die Gewichtsreduktion beschleunigt werden.
3) • *Formula-Diäten*: Sie werden als Tagesration, in Form von Milchshake oder Suppe oder als Ersatz für eine Mahlzeit angeboten. Die Energie- und Nährstoffgehalte sind in einer EU-Richtlinie geregelt (800–1.200kcal/d bzw. 200–400kcal/Mahlzeit), in Deutschland §14a der ↗ *Diätverordnung* (daher die umgangssprachliche Bezeichnung §14a-Lebensmittel). Die Energievorgaben liegen über den Empfehlungen der ↗ *Deutschen Adipositas Gesellschaft* für ↗ *niedrig kalorische Kost* (700–1.000kcal/d), da die ärztliche Überwachung der

Anwendung nicht sichergestellt werden kann. Die meisten F. enthalten energiefreie ↗ *Quellstoffe* als „Magenfüller". F. sind beliebt zum raschen Abbau mäßigen Übergewichts. Der Langzeiteffekt ist gering, da keine systematische Ernährungsumstellung eingeübt werden kann. • *Extrem niedrig kalorische Kost* (<700kcal/d) ist nur bei extrem Übergewichtigen und nur unter ärztlicher Überwachung akzeptabel (modifiziertes • *Fasten*; S.a. ↗ *Markert-Diät*.

4) ↗ *Extremdiäten*: Der Effekt beruht – entgegen mancher Werbeaussage – auf reduzierter Nahrungsaufnahme: das einseitige Lebensmittelangebot dämpft meist schon nach wenigen Tagen den Appetit. Kurzzeitig sind Extremdiäten für gesunde Erwachsene gesundheitlich unbedenklich, häufig kommt es aber zum Jojo-Effekt! Längerfristig drohen Mangelernährung und Stoffwechselstörungen. ↗ *Crash-Diäten*, ↗ *Schalttage*, vgl. auch • *Kempnersche Reisdiät*.

5) ↗ *Heilfasten*: Die verschiedenen, meist stationär durchgeführten Kuren sind nicht primär zur Gewichtsreduktion bestimmt, sie werden aber häufig so verstanden.

6) ↗ *Nulldiät*: Die extremste Form des Nahrungsentzugs bedarf einer strengen Indikationsstellung und sollte nur stationär durchgeführt werden.

1000-kcal-Reduktionskost, E *reducing diet*, im Rahmen der ↗ *Adipositastherapie* häufig zur Gewichtsreduktion eingesetzte Form der Reduktionskost. Sie ist eine energiereduzierte Mischkost, zusammengestellt aus konventionellen Lebensmitteln. Sie sollte 50–55% der Energie in Form von Kohlanhydraten, 30 bis maximal 35Energie% Fett und 15–20Energie% Protein enthalten, wovon die Hälfte hochwertiges Eiweiß (Milch-, Eier-, Muskeleiweiß) sein sollte.

reduzierende Zucker, E *reducing sugars*, Zucker, die eine Reduktionswirkung aufweisen, da sie noch über eine freie glycosidische OH-Gruppe verfügen (das sog. *reduzierende Ende* des Saccharids). Zu den reduzierenden Zuckern zählen die Disaccharide Maltose, Lactose und Isomaltose. Die Aldehyd-Gruppe r.Z. ist von Bedeutung bei der ↗ *Maillard-Reaktion*.

Refeeding-Syndrom, E *refeeding syndrome*, Symptomkomplex, der bei abrupter Beendigung einer ↗ *katabolen Stoffwechsellage* entsteht. Durch die plötzlich gesteigerte Verfügbarkeit von Glucose kommt es (insulinvermittelt) zu einem Einstrom von Glucose, Wasser und Elektrolyten aus dem Extrazellulärraum in die Zellen. Der bei Katabolie bereits erniedrigte Serum-Phosphatspiegel kann dadurch weiter sinken (Hypophosphatämie). Folge sind Störungen der Erythrocyten und Leukocytenfunktion, der Nerven- und Muskelfunktion bis hin zur eingeschränkten Funktion des Herzmuskels. Eine ↗ *Realimentation* muss daher langsam aufbauend bis zur Deckung des Energiebedarfs erfolgen, ggf. ist Phosphatsubstitution nötig.

Referenzlabor, national oder EU-weit (EU-R.) ernannte Laboratorien, deren Methoden für bestimmte Untersuchungsgebiete als Vergleichsstandard für andere Laboratorien dienen. Dies kann in Form von Ringversuchen kontrolliert werden. Ein R. stellt die Kalibrierstandards der eingesetzten Methoden zur Verfügung. In Deutschland ist z.B. das • *Bundesinstitut für gesundheitlichen Verbraucherschutz und Veterinärmedizin* (BgVV) nationales R. u.a. für die Epidemiologie der Zoonosen, Salmonellosen, Stoffe und Rückstände.

Referenzprotein, E *reference protein*, (nach FAO/WHO) ↗ *Aminosäuren* (ernährungsphysiologische Bedeutung), ↗ *biologische Wertigkeit*.

Referenzwerte für die Nährstoffzufuhr, *Nährstoffreferenzwerte*, umgangssprachl. auch ↗ *Zufuhrempfehlungen*, E *dietary reference intakes, DRIs*, aktualisierte und erweiterte Form der klassischen Empfehlungen für die Nährstoffzufuhr (DGE) bzw. der US-amerikanischen ↗ *Recommended Dietary Allowances*. R. sind bestimmt zur Ermittlung des Versorgungszustandes der stoffwechselgesunden Bevölkerung, unterteilt nach Alter, Geschlecht und besonderen physiologischen Situationen (Schwangerschaft, Stillzeit, körperliche Schwerarbeit), zur Planung einer bedarfsdeckenden Ernährung (↗ *Ernährungspolitik*; Erstellung von ↗ *Speiseplänen*), für die ↗ *Ernährungsinformation* und für die ↗ *Lebensmittelkennzeichnung*. Zur exakten Bestimmung des Ernährungsstatus einer Einzelperson reichen R. nicht aus.

D-A-CH-Referenzwerte: Fortschreibung der Empfehlungen für die Nährstoffzufuhr der DGE auf internationaler Basis (Deutschland, Schweiz, Österreich). Die im Jahr 2000 in erster Auflage erschienenen D-A-CH-R. beinhalten die tabellarische Angabe von Daten und erläuternden Text zu den jeweiligen (Nähr)stoffgruppen. Bei den Daten handelt es sich um:

– *Empfehlungen:* wissenschaftlich gesichert (Protein, ω-6-Fettsäuren, die meisten Vitamine, Mineralstoffe und Spurenelemente),
– *Schätzwerte:* experimentell ermittelt aber noch nicht wissenschaftlich exakt abgesichert (ω-3-Fettsäuren, einige Spurenelemente, β-Carotin, Biotin, Natrium, Chlorid, Kalium),
– *Richtwerte:* Orientierungshilfe (unterer Grenzwert für Wasser, Fluorid, Ballaststoffe, oberer für Fett, Cholesterin, Alkohol, Speisesalz).

Die Daten für Nährstoffe und andere gesundheitsrelevante Lebensmittelinhaltsstoffe sind so berechnet, dass sie den Bedarf nahezu aller Personen (97–98%) einer Gruppe decken; die Empfehlungen für die Energiezufuhr basieren auf dem Durch-

Referenzwerte für die Nährstoffzufuhr. Tab. Parameter der *Dietary Reference Intakes* (DRI).

Estimated average requirement (EAR)	Zufuhrmenge, bei der die Hälfte der jeweiligen Gruppe ausreichend versorgt ist. Der EAR ist bestimmt für die Beurteilung des Versorgungszustandes von Bevölkerungsgruppen.
Recommended Dietary Allowance (RDA)	Zufuhrmenge, bei der nahezu alle (97–98%) Personen der jeweiligen Gruppe ausreichend versorgt sind. Der RDA wird für die Beurteilung des Versorgungszustandes von Einzelpersonen herangezogen.
Adequate Intake (AI)	Entspricht dem Schätzwert der D-A-CH-R. Der AI ersetzt den RDA, wenn Letzterer nicht zur Verfügung steht.
Tolerable Upper Intake Level (UL):	Höchstwert, der nicht überschritten werden sollte, abgeleitet von NOAEL mit Sicherheitszuschlägen.
No Observed Adverse Effect Level (NOAEL)	Höchstwert, bei dem in experimentellen Untersuchungen noch keine unerwünschten Wirkungen beobachtet werden.

schnittsbedarf, d.h. der Bedarf ist für 50% der jeweiligen Gruppe gedeckt, für die restlichen 50% nicht. Grundlagen: ↗ *körperliche Aktivität*.

Dietary Reference Intakes: Von den USA und Kanada gemeinsam erarbeitete R., die mittelfristig die US-amerikanischen RDAs und die kanadischen RNIs (*Recommended Nutrient/Dietary Intakes, RDI*) ersetzen. Das umfangreiche Werk ist in 7 Gruppen unterteilt, die jeweils als eigenständiger Band veröffentlicht werden (DRI-Report 1–7; der 1. Band erschien 1997):

1) Calcium, Phosphor, Magnesium, Vitamin D, Fluorid (Knochenstoffwechsel)

2) B-Vitamine, Cholin

3)Vitamine C und E, Selen, Carotinoide (Antioxidanzien)

4) Vitamine A und K, Spurenelemente

5–7) Protein, Fett, Ballaststoffe, Elektrolyte u.a. (stehen noch aus – Stand: Januar 2002).

Ebenso wie bei den D-A-CH-R. beziehen sich alle Daten auf gesunde Personen, gegliedert nach Geschlecht und Alter sowie Schwangere und Stillende. Die Berechnungsgrundlage ist jedoch erheblich differenzierter. Für jede Substanz werden mehrere Werte angegeben (Tab.).

Unterschiede zwischen den D-A-CH-R. und den DRIs ergeben sich insbesondere bei der Lebensmittelkennzeichnung. In den USA und Kanada basieren die Bezugswerte auf der EAR, in den deutschsprachigen Ländern mit Ausnahme des Energiewerts auf der RDA.

Zu weiteren Empfehlungen für die Nährstoffzufuhr ↗ *Zufuhrempfehlungen*; ↗ *Ernährungsempfehlungen*.

Refluxkrankheit, 1) Ⓔ *gastro-oesophagal reflux disease, GERD*, durch beeinträchtigte Schließfunktion des unteren Ösophagus-Sphinkters (↗ *Ösophagus*) oder andere anatomische Fehlbildungen ausgelöster unphysiologich häufiger Rückfluss von Mageninhalt in die Speiseröhre (Häufigkeit in Europa 1:20–1:10). Der stark saure Mageninhalt kann zur Komplikation ↗ *Refluxösophagitis* der führen.

2) als duodenogastrischer Reflux, Ⓔ *duodenogastric reflux*, wird ein Zurückfließen des Duodenal-Inhalts (↗ *Galle*) in den Magen bezeichnet, hierdurch kann sich eine Reflux-↗ *Gastritis* ausbilden.

Refluxösophagitis, Ⓔ *reflux oesophagitis*, Verschlussstörung des Mageneingangs v.a. bei Cardiainsuffizienz (Ⓔ *cardia insufficiency*), die zum Reflux von Mageninhalt in die Speiseröhre (gastrooesophagealer Reflux), zum • *Erbrechen* und zur Aspiration von Mageninhalt führen kann. Der stark saure Mageninhalt ruft eine Verätzung der Oesophagusschleimhaut hervor, die in eine Oesophagitis übergehen kann. Die konservative Behandlung besteht in einer Hochlagerung des Kopfes und Oberkörpers. Diätetisch sind kleine, häufige Mahlzeiten und das Andicken der flüssigen Nahrung mit Johannisbrotkernmehl hilfreich.

Speien infolge einer noch nicht voll entwickelten Cardiafunktion tritt bei 40% aller Neugeborenen als harmloser (physiologischer) Reflux auf. Massives Erbrechen und Gedeihstörungen lassen an ein pathologisches Refluxgeschehen denken, z.B. Hiatushernien (Verlagerung von Magenanteilen durch das Zwerchfell hindurch in den Brustraum), Brachyoesophagus, Cardiainsuffizienz mit begleitender Pylorusstenose (= Roviralta-Syndrom).

Reformkost, Ⓔ *health food*, naturnahe, vorwiegend vegetarische Kostform (vgl. • *alternative Ernährungsformen*, • *Vegetarismus*), nach der Zielsetzung der • *Lebensreform-Bewegung* (zurück zur Natur), entstanden als Reaktion auf die sozialen und gesundheitlichen Probleme der Industrialisierung in der zweiten Hälfte des 19. Jahrhunderts (M. O. ↗ *Bircher-Benner*, vgl. auch C. W. • *Hufeland*, W. • *Kollath*). Das erste Reformhaus (Ⓔ *health food store*) wurde 1900 in Wuppertal eröffnet als Zentrum zur Verbreitung von Waren und

Ideen für eine ganzheitliche Lebensweise (↗ *Grunddiät-System*). Das Konzept hat sich in zahlreichen europäischen Ländern und in Amerika durchgesetzt; in Deutschland vertritt die *Neuform Vereinigung Deutscher Reformhäuser e. G.* die Interessen der Hersteller und Vertreiber von R. (↗ *Internetadressen und Kontakte*) Sie vergibt auf Antrag das Markenzeichen *neuform*®, wenn Lebensmittel u. a. folgende Anforderungen erfüllen:
– bevorzugt ↗ *biologisch erzeugte Lebensmittel*, auch als Zutaten für vorgefertigte Lebensmittel,
– Getreideprodukte mit hohem Ausmahlungsgrad (↗ *Mehltype*), möglichst Vollkorn,
– bevorzugt pflanzliche Lebensmittel und Milchprodukte,
– keine chemisch-synthetisierten Konservierungsstoffe, Lebensmittelfarbstoffe und Geschmacksverstärker; wenige technologisch unentbehrliche Lebensmittelzusatzstoffe (↗ *Zusatzstoffe*) werden toleriert,
– kein ↗ *Weißzucker*, zum Süßen Obstdicksaft, Honig, ggf. Rohzucker,
– Meersalz anstelle von Stein- und Siedesalz,
– ungehärtete Pflanzenfette (↗ *Margarine*, kaltgepresste Speiseöle).

Ernährungswissenschaftliche Bewertung: Die R. ist bei fachgerechter Lebensmittelauswahl als Dauerkost geeignet. *Vorzüge*: Aufnahme von reichlich Kohlenhydraten und Ballaststoffen, dagegen mäßig Fett mit einem günstigen Fettsäuremuster (Ausnahme: Kokos- und Palmkernfett als „ungehärtetes Pflanzenfett“ in vorgefertigten Produkten), wenig Cholesterin und Purine (Ausnahme: Hefepasten, Hefeextrakt). *Nachteile*: Wie bei allen vegetarischen Kostformen kann die Eisenversorgung knapp werden; nicht jodiertes Meersalz reicht nicht aus für die Jodversorgung.

Reformwarenhandel, E *health food stores*, ↗ *Reformkost*.

Refsum-Syndrom, *Morbus Refsum*, *Phytansäurelipidose*, *Phytansäurespeicherkrankheit*, *Heredopathia atactica polyneuritiformis*, E *Refsum's disease*, autosomal • *erbliche Stoffwechselerkrankung* der α-Oxidation verzweigtkettiger Fettsäuren, verursacht durch Mangel an Phytansäureoxidase (EC 1.1.3.27). • *Phytansäure* aus der Nahrung kann nicht abgebaut werden und reichert sich in Serum- und Leberlipiden an.

Krankheitsbild: Polyneuropathie und cerebrale Ataxie (Bewegungsstörung) als Folge des Einbaus von Phytansäure in die Myelinsubstanz, Seh-, Riech- und Hörstörungen.

Ernährungstherapie: Notwendig ist Phytansäurefreie Ernährung (keine Milchprodukte, kein Fleisch und Fett von Wiederkäuern), ggf. muss Calcium supplementiert werden. Empfehlungen, Chlorophyll-haltige Lebensmittel, d. h. Obst und Gemüse, zu meiden, stehen im Widerspruch zu der Aussage, dass aus Chlorophyll im menschlichen Darm kein Phytol abgespalten und somit auch kein Phytol aus Chlorophyll resorbiert wird.

regenerierfertige Lebensmittel, Syn. für ↗ *aufbereitungsfertige Lebensmittel*.

Regenerierküche, E *regeneration kitchen*, Syn. für ↗ *Aufbereitungsküche*.

regionale Fettgewebeverteilung, ↗ *Fettgewebeverteilung*.

Regurgitation, E *regurgitation*, Rückfluss von Speisebrei in die Mundhöhle. S. a. ↗ *Refluxkrankheit*.

Rehabilitation(sphase), E *reablement*, *rehabilitation*, im Ernährungszusammenhang: ↗ *Realimentation*.

Rehydratation, E *rehydration*, 1) oral/intragastral (↗ *orale Rehydratation*); 2) parenteral/intraperitoneal (E *intravenous/intraperitoneal rehydration*): Flüssigkeits- und Elektrolytsubstitution über einen parenteralen Zugang bzw. durch das Bauchfell bei gravierender ↗ *Dehydratation*, wenn orale/intragastrale R. allein nicht ausreicht oder nicht möglich ist, insbesondere bei Kleinkindern und multimorbiden alten Menschen. Die intraperitoneale R. bietet den Vorteil, große Flüssigkeitsmengen innerhalb kurzer Zeit verabreichen zu können (500–800ml/10–15 Min.).

Rehydratationslösungen, ↗ *orale Rehydratationslösungen*.

Reichsteins Substanz F, Syn. für ↗ *Cortison*.

Reifgeborenes, E *term infant*, ↗ *Neugeborenes* mit den Zeichen der Reife: Brustdrüsenkörper mit 10 mm Durchmesser, die Fingernägel überragen die Fingerkuppen, das Fußsohlenrelief gliedert die gesamte Fußsohle, der Ohrmuschelknorpel ist vollständig geformt, die Hoden befinden sich im Hodensack/die großen Labien bedecken die kleinen Labien.

Reihenuntersuchung, Syn. für ↗ *Screening*.

Reinasche, *Asche*, E *ash residue*, mineralischer Rückstand (• *anorganische Substanz*) beim völligen Verbrennen (• *Veraschung*) organischer Substanzen (↗ *Nährstoffbestimmung* Abb.). Der • *Aschegehalt* (Mineralstoffgehalt) ist ein wichtiges analytisches Unterscheidungsmerkmal, das u. a. die verschiedenen ↗ *Mehltypen* charakterisiert. Bei ↗ *Gewürzen* und ↗ *Pilzen* ist die R. ein Maß für Reinheit und Sauberkeit.

Reineclaude, bot. *Prunus domestica ssp. italica*, E *greengage*, Unterart der ↗ *Pflaume* (↗ *Prunus-Arten*).

Reis, bot. *Oryza sativa*, E *rice*, mehrjährige, aber überwiegend einjährig kultivierte Gräserart (Familie: *Graminaceae*), die in China schon vor ca. 6.000 Jahren angebaut wurde und somit zu den ältesten Kulturpflanzen zählt. R. bildet eine 20–

30cm lange Rispe, die an ihren Ästen kleine Ährchen trägt, deren endständige Blüte die Frucht entwickelt. Die geernteten Körner sind bespelzt („Paddyreis") und werden i.d.R. in Reismühlen zu „Naturreis" („brauner Reis") entspelzt. Dieser wird meist zusätzlich poliert, d.h. die Fruchtsamenschale (• *Silberhäutchen*) samt Aleuronschicht wird entfernt, wodurch wichtige Inhaltsstoffe verloren gehen. In Gebieten, in denen polierter R. das Hauptnahrungsmittel darstellt, können daher Mangelerscheinungen auftreten (↗ *Beriberi*). Beim sog. ↗ *Parboiling-Verfahren* wird der Reis vor dem Polieren mit Wasserdampf behandelt, wodurch wasserlösliche Inhaltsstoffe in den Mehlkörper des Korns überführt werden. Der Nährstoffverlust ist dadurch geringer (Tab.). Wegen des fehlenden ↗ *Klebers* eignet sich R. nicht als • *Brotgetreide*.

Reis. Tab. Nährstoffgehalt von gekochtem Reis. [Quelle: B. Heseker, H. Heseker, *Nährstoffe in Lebensmitteln*, 2. Aufl. Umschau Zeitschriftenverlag, Frankfurt, 1999]

Nährstoffe/Energie (in 100g)	Reis, poliert	Reis, parboiled	Reis, unpoliert
Energie [kcal]	104	123	127
Wasser [g]	73	69	67
Protein [g]	2,1	2,4	2,7
Fett [g]	0,2	0,3	0,8
Kohlenhydrate [g]	23,5	27,6	27,3
Ballaststoffe [g]	0,2	0,2	1,3
Mineralstoffe			
– Kalium [mg]	9	30	25
– Calcium [mg]	9	33	33
– Magnesium	8	8	26
– Eisen [mg]	0,1	0,7	0,7
Vitamine			
– Thiamin [mg]	0,01	0,08	0,07
– Riboflavin [mg]	0,01	0,01	0,02
– Folsäure [µg]	4	6	10

Die mehreren tausend Reissorten werden in drei Subspezies unterteilt: 1) Langkornreis (ssp. indica) mit langen, schmalen Körnern, 2) Mittelkornreis (ssp. indo-japonica, 3) Rundkornreis (ssp. japonica), der aufgrund seines höheren Stärkeanteils beim Kochen klebrig wird.

In Asien ist R. das wichtigste Nahrungsmittel. Er wird meist gekocht als Beilage verzehrt. Bei der Verarbeitung anfallender Bruchreis wird zu Gries, Mehl und Stärke verarbeitet. Aus R. wird außerdem Reiswein (Sake), Reisbier und Reisschnaps (Arrak) hergestellt. Die Spelzen dienen als Verpackungs-, Isolier- und Brennmaterial, Abfälle, die beim Polieren entstehen, als Viehfutter. Aus dem Reiskeim kann ↗ *Reiskeimöl* gewonnen werden.

R. dient aufgrund seines kompakten Genoms in der Gentechnologie als Modellpflanze für einkeimblättrige Getreidepflanzen. Die Forschungsergebnisse geben Einblick in die Erborganisation aller wichtigen Getreidepflanzen wie Weizen, Roggen, Gerste, Mais und Hirse. Gentechnische Veränderungen bei R. dienen zum einen der Ertragssicherung (Bakterienresistenz, Insektenresistenz), zum anderen der Qualitätsverbesserung (β-Carotin-Gehalt). Der an der Eidgenössischen Technischen Hochschule in Zürich entwickelte β-Carotin-haltige Reis („Goldkorn-Reis") soll dem in armen Ländern weit verbreiteten Mangel an Vitamin A entgegenwirken. Er wird z.Z. auf den Phillipinen in lokale Reissorten eingekreuzt und soll kostenlos an Reisbauern abgegeben werden. In der Weltproduktion liegt R. nach Mais und Weizen an dritter Stelle (568 Mio. t, 1998).

Reisdiät, Ⓔ *rice diet*, ↗ *Kempnersche Reisdiät*, eine ↗ *Extremdiät*, s. Tabelle.

Reisediarrhö, „Montezumas Rache", Ⓔ *traveler's diarrhoe*, versch. Formen akuter ↗ *Diarrhö*, die bei Reisen welche mit starken Veränderungen des Klimas, ungewohnten Lebensmitteln, Lebens- und Hygiene-Bedingungen verbunden sind, auftreten. Neben Lebensmittelinfektionen /-vergiftungen (etwa die Hälfte aller Fälle geht auf Toxin-bildende *E.-coli*-Stämme zurück, Prophylaxe: nur geschältes Obst, gegarte Lebensmittel und abgekochtes Wasser verzehren) spielen auch psychosomatische Faktoren (Stress, Zeitverschiebung, extreme Temperaturen) eine Rolle. Therapie: ↗ *Diarrhö*.

Reiskeimöl, Ⓔ *rice bran oil*, aus Kleie, die beim Schleifen und Polieren von • *Reis* anfällt, durch Pressen oder Extraktion gewonnes Speiseöl (vgl. • *Getreidekeimöl*). R. ist in Asien von regionaler Bedeutung als Speiseöl. Es zeichnet sich aus durch einen hohen Gehalt an ↗ *Fettbegleitstoffen* (bis zu 6%) mit antioxidativen und cholesterinspiegelsenkenden Eigenschaften. Das Fettsäuremuster liegt bei 18:38:42 für gesättigte:einfach:mehrfach ungesättigte Fettsäuren, wobei Linolsäure den Hauptanteil der Letzteren ausmacht. R. enthält ↗ *Squalen* in geringen Mengen.

Reismehl, ↗ *Reiswasser*.

Reismelde, Syn. für ↗ *Quinoa*.

Reisölkrankheit, Syn. für ↗ *Yusho-Krankheit*.

Reiswasser, Ⓔ *rice water*, ↗ *orale Rehydratationslösung* auf der Basis von gekochtem Reis/ Reismehl (Ⓔ *rice-based ORS*) mit Elektrolytzusätzen. Die Stärke erlaubt eine höhere Dosierung (50g Reis/l; klassische ORS: 20g Glucose/l) bei verringerter Osmolalität (220 bzw. 320mOsm/ l). R. wurde in den 1970er–1980er Jahren im *International Centre for Diarrhoeal Disease Research* (ICDDR) in Bangladesch entwickelt und an Kindern mit Cholera und akuter Diarrhö anderer Ätiologie erfolgreich getestet. Neben der ↗ *Rehydrata-*

tion wirkt R. stuhlverfestigend. Die Weltgesundheitsorganisation diskutiert den Austausch der klassischen Glucose-Elektrolyt-Lösungen durch R. für die weltweite Bekämpfung der ↗ *Diarrhö*.

Reizcolon, Syn. für *Colon irritabile*.

Reizkontrolle, Ⓔ *stimulus control*, Verfahren zur ↗ *Selbstkontrolle* im Rahmen der ↗ *verhaltensmodifizierenden Beratung* insbesondere bei übergewichtigen Klienten. Wenn ein Verhalten in einer bestimmten Reizsituation verstärkt wurde, wird es mit dieser verknüpft. Der auftretende Reiz (z.B. Fernsehen, Ärger im Büro) „kontrolliert" das Verhalten (z.B. Griff zu Bierflasche und Chips, Essen eines Stücks Sahnetorte). Der Klient mit gestörtem Essverhalten muss lernen, diese Kopplung zu erkennen und schrittweise zu durchbrechen. Dazu werden in der Therapie bestimmte Regeln aufgestellt und z.B. in Verhaltensverträgen schriftlich fixiert (z.B. „ich esse und trinke nie beim Fernsehen", oder „wenn ich mich im Büro geärgert habe, mache ich einen Spaziergang").

Reizmagen, *funktionelle Dyspepsie*, *Gastropathia nervosa*, Ⓔ *functional dyspepsia*, periodisch rezidivierende Magenbeschwerden mit Druck- und Völlegefühl, Aufstoßen, Sodbrennen, auch Übelkeit und Erbrechen. Die ↗ *Magenmotilität* ist erhöht, gelegentlich auch die Magensäuresekretion (↗ *Magenübersäuerung*; Risiko einer • *Gastritis*); ein organischer Befund fehlt. Der R. wird den ↗ *psychosomatischen Erkrankungen* zugeordnet; charakteristisch ist die Zunahme der Beschwerden in Belastungssituationen.
Ernährungstherapie: Eine ursächliche E. gibt es nicht. Im Vordergrund steht die Einübung von Entspannungstechniken: langsam essen, gut kauen; kleine Mahlzeiten und der Verzicht auf Rauchen, Alkohol und Kaffee können hilfreich sein (↗ *leichte Vollkost*).

Reizqualität, ↗ *Sinne*.

Reizschwelle, Ⓔ *detection threshold*, ↗ *Schwellenwert*.

Reizüberflutung, Ⓔ *flooding*, Methode, die ähnlich wie die • *Implosionstherapie* zur Angstreduktion eingesetzt wird. Allerdings wird hier – im Gegensatz zur Implosionstherapie – der Klient *in der Realität* massiv mit den angstauslösenden Reizen konfrontiert, und zwar so lange, bis die Angst abnimmt. Für die Wirksamkeit dieses Verfahrens gibt es zwei Gründe: Einmal kann der Klient die der Angst zugeordnete physiologische Erregung nur eine begrenzte Zeit aufrechterhalten. Zum anderen treten die erwarteten negativen Konsequenzen nicht ein. Diese Erfahrung würde der Klient normalerweise nie machen, da er angsterzeugende Situationen aus Furcht vor den Konsequenzen meidet.

rekombinante DNA-Technik, Ⓔ *DNA recombination*, die Isolierung und Untersuchung einzelner Gene und die Wiedereinführung dieser Gene in Zellen der gleichen oder unterschiedlicher Arten; dabei können ↗ *transgene Organismen* (Mikroorganismen, Tiere oder Pflanzen) erzeugt werden. der Begriff wird teilweise synonym zu ↗ *Gentechnik* gebraucht. Die r.D. hat entscheidende Bedeutung sowohl für die molekularbiologische Grundlagenforschung als auch für die biotechnologisch-industrielle Anwendung erlangt.

Rekonvaleszenz, Ⓔ *convalescence*, Zeitabschnitt vom Abheilen einer Krankheit bis zur Wiederherstellung des Gesundheitszustandes vor Krankheitsbeginn. Ernährungsempfehlungen richten sich nach der vorangehenden Erkrankung, ggf. (v.a. nach Nahrungskarenz) erfolgt Kostaufbau mit ↗ *leichter Vollkost*. Dem erhöhten Nährstoffbedarf (↗ *Postaggressionssyndrom*) kann durch spezielle Aufbaukost (vgl. • *Lebensmittelanreicherung*) Rechnung getragen werden.

rektifiziertes etherisches Öl, Ⓔ *rectified essential oil*, ↗ *etherisches Öl*, das der fraktionierten ↗ *Destillation* unterworfen wurde, um den Gehalt bestimmter Inhaltsstoffe zu modifizieren. Beispiel: Rektifiziertes Pfefferminzöl.

Rektum, *Mastdarm*, Ⓔ *rectum*, letzter Abschnitt des Verdauungstraktes, bildet zusammen mit dem Colon den • *Enddarm* (↗ *Darm*). Das R. ist etwa 15–20 cm lang, ähnelt im Aufbau dem Dickdarm, besitzt aber einen geringeren Durchmesser. Der M. dient der Stuhlkontinenz und der Ausscheidung (Darmentleerung). Er ist jedoch auch zur Resorption befähigt (v.a. Wasser). Dies wird bei der Medikamentengabe in Form von Suppositorien (Zäpfchen) genutzt. Die in den Schleimhautfalten verlaufenden Venen können sich zu Hömorrhoiden erweitern.

Relaisküche, Einrichtung der Gemeinschaftsverpflegung, die zum einen die im Allgemeinen von einer • *Zentralküche* derselben Organisation oder desselben Trägers hergestellten und gelieferten „unempfindlichen" Menükomponenten wie Soßen, Braten, Eintöpfe etc. verteilt. Zum andern werden in der R. „empfindliche" Menükomponenten wie Kurzbratspeisen, Salate, Kartoffeln und Teigwaren selbst zubereitet und mit den angelieferten Menükomponenten der Zentralküche portioniert und ausgegeben. Der Unterschied zur • *Verteilerküche* besteht darin, dass diese Speisen nur in begrenztem Umfang selbst herstellt, z.B. nur Ergänzungskost wie Salate und Desserts, und im Allgemeinen nicht für eine thermische Zubereitung von Speisen ausgestattet ist.

relative Molekülmasse, M_r, früher • *Molekulargewicht*, Ⓔ *relative molecular mass*, der Quotient aus der (absoluten) Masse eines Moleküls (• *Molekülmasse*) und der atomaren Masseneinheit u (in Dalton). Der Begriff M_r darf nur auf solche Substanzen angewendet werden, die aus Molekülen aufgebaut sind, z.B. Wasser H_2O und Kohlendioxid CO_2. In allen anderen Fällen, z.B. bei Ionensubstanzen, ist er durch den Begriff relative Formelmasse zu ersetzen. Die M_r (mit der Einheit eins) hat denselben Zahlenwert wie die • *molare Masse* (mit der Einheit g/mol) derselben Molekülsubstanz. Da die M_r für stöchiometrische und andere chemische Berechnungen häufig benötigt wird, liegen ihre Werte für viele Verbindungen tabelliert vor.

relative Süßkraft, Ⓔ *relative sweetening capacity*, ↗ *Süßkraft*.

relatives Risiko, Ⓔ *relative risk*, ↗ *Risiko*.

Relativgewicht, Ⓔ *relative weight*, ↗ *Broca-Index*.

religiöse Ernährungsvorschriften, Ⓔ *religious dietary laws, religious customs affecting food intake*, Ge- und Verbote des Verzehrs bestimmter Lebensmittel und/oder einzelner Gewinnungs- und Zubereitungsmethoden, sie gelten grundsätzlich oder zeitweise. R.E. gibt es in fast allen Religionen, besonders ausgeprägt bei den ↗ *Juden*, ↗ *Muslimen* (↗ *Ramadan-Fasten*), ↗ *Hindus*, ↗ *Buddhisten*, ↗ *Sikhs*, ↗ *Mormonen*, ↗ *Trappisten* und ↗ *Adventisten vom siebenten Tage*, so gut wie nicht (mehr) bei ↗ *Christen* (teilweise noch Verzicht auf Fleisch an Freitagen), ↗ *Zeugen Jehovahs* und gar nicht bei Schintoisten und ↗ *Konfuzianisten*. Die r.E. können den Genuss bestimmter Lebensmittel ganz oder zu bestimmten Zeiten und Gelegenheiten einschränken (↗ *Fastenspeisen*) oder total verbieten (• *Nahrungstabus*). R. beruhen nicht auf ernährungsphysiologischen, hygienischen. medizinischen oder naturwissenschaftlichen Erkenntnissen, sondern ausschließlich auf dem Willen, ein gottesfürchtiges Leben zu führen.
R.E. können zu einer ernährungsphysiologisch oder unter hygienischen Gesichtspunkten positiv zu bewertetenden Ernährung führen (Alkoholverbot, Verbot von ↗ *Schweinefleisch* und Raubtierfleisch in den heißen Ursprungsländern des Judentums und des Islam, Bevorzugung einer vegetabilen Kost), aber auch zu Ernährungs- und Versorgungsproblemen – gerade bei sich verändernden kulturellen Rahmenbedingungen – führen (Tabu von Rindfleisch bei Hindus, Gemeinschaftsverpflegung für Arbeitnehmer unterschiedlicher Religionszugehörigkeit).
Die Berücksichtigung r.E. gewinnt – gerade im Sinne einer multikulturellen Gesellschaft – an Bedeutung in der Gemeinschaftsverpflegung und der Gastronomie, unverzichtbar ist sie bei der Erstellung individueller Diätpläne (Diätetik).

Rem, von Ⓔ *roentgen equivalent man, rem*, die bis Ende 1985 zugelassene Einheit der Äquivalentdosis (• *Strahlendosis*) mit der nun gültigen SI-Einheit Sievert (Sv). 100 Rem entsprechen 1 Sievert, ↗ *Radioisotope*.

Remissionsphase, *Honeymoon-Phase*, vorübergehende Regeneration der Insulinproduktion im Rahmen einer Insulintherapie. Nach der Diabetesmanifestation müssen häufig sehr hohe Insulindosen verabreicht werden. Nicht selten kommt es nach einiger Zeit zu einer vorübergehenden Abnahme des Insulinbedarfs. Die insulinproduzierenden Zellen der Bauchspeicheldrüse haben sich erholt und arbeiten zunächst wieder, doch hält dieser Zustand meist nur einige Wochen oder Monate an. Anschließend muss die zu spritzende Menge Insulin langsam wieder erhöht werden. Die eigene Insulinproduktion nimmt erneut ab. Bereits kleine Mengen an von außen zugeführtem Insulin können die R. verlängern.

Remnant-Hyperlipidämie, Syn. für ↗ *Dysbetalipoproteinämie*.

Remnants, Ⓔ für Überbleibsel, im engeren Sinne Intermediär- und Abbauprodukte im Stoffwechsel. Besonders große Bedeutung haben R. im Metabolismus der ↗ *Lipoproteine* (z.B. Chylomikronen-Remnants).

Ren, 1) anatomische Bezeichnung der ↗ *Niere*; 2) *Rentier*, Ⓔ *eindeer*, eine in Skandinavien als Nutztier gehaltene Hirschart.

renale Molenlast, Belastung der Nieren mit ↗ *harnpflichtigen Substanzen*. Relevante Substanzen sind v.a. Harnstoff, Natrium, Chlor, Kalium und Phosphat. Sie sind osmotisch wirksam und benötigen für ihre Ausscheidung deshalb Wasser. Die r.M. ist für die Säuglingsernährung von Bedeutung, da die Ausscheidungsfunktionen der Niere anfangs noch nicht voll entwickelt sind. Eine Ernährung des Säuglings mit Kuhmilch würde aufgrund des hohen Protein- und Mineralstoffgehaltes gegenüber • *Muttermilch* eine etwa dreifache r.M. bewirken. Für die Herstellung von Säuglingsnahrung muss Kuhmilch deshalb immer verdünnt werden.

renale Osteodystrophie, ↗ *renale Osteopathie*.

renale Osteopathie, Ⓔ *renal osteopathy*, eine generalisierte Knochenstoffwechselstörung (• *Osteopathie*) bei chronisch kompensierter • *Niereninsuffizienz* oder bei Patienten unter • *Dialyse* (• *Dialyse-Osteopathie*). Ursache ist v.a. ein gestörter Vitamin-D-Stoffwechsel und daraus folgende Verminderung der Resorption von Calcium aus dem Darm und verzögerte Knochenmineralisation. Unter Dialysebedingungen kann es auch zu Osteosklerose (verstärktes Knochenwachstum), möglicherweise durch verstärkten Transfer von Fluorid aus dem Blut in den Knochen kommen.

renale Rachitis, ↗ *Rachitis*.

renale tubuläre Acidose, Ⓔ *renal tubuar acidosis*, • *Acidose*, die sich a) entweder aufgrund des Unvermögens, im distalen Nierentubulus (↗ *Niere*) einen ausreichenden pH-Gradienten zwischen Blut und Urin zu stabilisieren (z.B. bei ↗ *Wilson-Krank-*

heit, ↗ *Galactosämie*, ↗ *Cystinose*), oder b) durch mangelnde Reabsorption von ↗ *Hydrogencarbonat* (bei ↗ *Debré-de-Toni-Fanconi-Syndrom*). Komplikation: ↗ *Niereninsuffizienz*. ↗ *Säure-Basen-Haushalt*.

Renin, Ⓔ *renin*, EC 3.4.99.19, eine Protease, welche die Freisetzung des Hormons ↗ *Angiotensin* aus dem Angiotensinogen katalysiert („Angiotensinogenase"). R. wird in Glomerulus-nahen (*juxtaglomerulären*) Zellen der ↗ *Niere* (=Ren, Name!) gebildet und in die Blutbahn abgegeben. Bei unzureichender Durchblutung der Niere und Na^+-Mangel wird die Freisetzung von R. gesteigert. Zur Bekämpfung der Hypertonie versucht man durch den Einsatz von R.-Inhibitoren (z.B. Pepstatin) bereits auf den ersten Faktor des ↗ *Renin-Angiotensin-Aldosteron-Systems* Einfluss zu nehmen.

Renin-Angiotensin-Aldosteron-System, Ⓔ *renin-angiotensin-aldosterone system*, regulatorisches System, zur Sicherstellung einer ausgeglichenen Flüssigkeits- bzw. Wasserbilanz (↗ *Wasserhaushalt*). Die von den Rezeptoren des R. ermittelten Messgrößen (Plasmavolumen, Osmolarität des Blutplasmas, Blutdruck) beeinflussen über das Enzym Renin, sowie die Hormone Angiotensin, Aldosteron und Adiuretin (= antidiuretisches Hormon) und deren Antagonisten atriales natriuretisches Peptid über ein komplexes Rückkopplungssystem (Farbtafel XX) die Steuerung von Wasseraufnahme und -abgabe. Am R. sind mehrere Organe beteiligt:
1) Über den ↗ *Hypothalamus* (↗ *Durstzentrum*) wird zum einen über Auslösung des Durstgefühls (ab einem Wasserverlust von ca. 0,5% des Körpergewichts) eine Wasseraufnahme bewirkt, zum anderen durch Synthese des ↗ *antidiuretischen Hormons* (Ausschüttung erfolgt durch den speichernden Hypophysen-Hinterlappen) die ↗ *Rückresorption* von Wasser in der Niere gesteigert. Beide Faktoren führen zum Anstieg des Plasmavolumens. Die Wasseraufnahme durch Trinken wird i.d.R. beendet, bevor das getrunkene Wasser resorbiert ist und das R. einen Ausgleich des Plasmavolumens meldet. Der Mechanismus dieser • *präresorptiven Durststillung* ist noch nicht bekannt.
2) Das Blutvolumen wird sowohl über Dehnungsrezeptoren (im rechten Herzvorhof, in den Gefäßwänden der großen Venen) als auch über Drucksensoren (= Barorezeptoren; im Aortenbogen und im Sinus carotis) registriert. Ein absinkendes Plasmavolumen bewirkt die Ausschüttung von • *Renin*, welches das im Blut zrkulierende Angiotensinogen in ↗ *Angiotensin* I umwandelt. Dieses wird durch das Angiotensin-Konversionsenzym in Angiotensin II überführt, welches eine Gefäßverengung im Bereich der Arteriolen und damit Blutdruck-Anstieg bewirkt. Das Octapeptid-Hormon Angiotenin II kann aufgrund seiner geringen Größe die ↗ *Blut-Hirn-Schranke* passieren und wirkt im Gehirn auch als Neurotransmitter (Wirkung auf Hypothalamus, s. 1).
3) In der ↗ *Nebennierenrinde* steuert Angiotensin II außerdem Biosynthese und Sekretion von ↗ *Aldosteron*.
4) Aldosteron wiederum steigert die ↗ *Rückresorption* von Natrium im distalen Tubulus (Niere), was zu einem Anstieg der Plasma-Osmolarität führt. Der osmotisch bedingte Wassereinstrom in die Gefäße bewirkt einen weiteren Blutdruck-Anstieg.
5) Das • *atriale natriuretische Peptid* wird v.a. in rechten Vorhof des Herzens gebildet, senkt die Sekretion von Renin (Niere) und Aldosteron (Nebennierenrinde) und führt zu gesteigerter Diurese und Ausscheidung von Natrium.
Zahlreiche erbliche bzw. erworbene Störungen des R. auf unterschiedlichen Ebenen sind bekannt (vgl. • *Hyperaldosteronismus*, • *Pseudo-Bartter-Syndrom*, • *Pseudohyper/hypoaldosteronismus*).

Rennin, Ⓔ *rennin*, Syn. für ↗ *Chymosin*.

Reoviren, Ⓔ *respiratory-enteric orphan viruses*, membranlose, hitzestabile, durch Ethanol inaktivierbare RNA-Viren, die ein Hämagglutinin enthalten und für Mensch und Tier pathogen sind. R. verursachen Zellschäden, bilden Einschlusskörperchen und Plaques. Sie bestehen aus einem Nucleoid, einem kleinen inneren Capsid und hochzylindrischen Capsomeren. R. sind im Stuhl und im Nasen-Rachen-Sekret nachweisbar. Infektionen (• *Lebensmittelinfektion*) verlaufen meist unauffällig oder äußern sich als respiratorisches Syndrom mit Fieber und Hautausschlägen bzw. als Diarrhö oder bei Kindern mit Enzephalitis-Hepatitis-Symptomen.

Repaglinide, Ⓔ *repaglinides*, orale • *Antidiabetika*, welche die β-Zellen des Pankreas zu einer gesteigerten Insulinsekretion anregen. Der Vorteil der R. liegt darin, dass die Unterzuckerungsgefahr geringer ist als bei den Sulfonylharnstoffen und dass sie auch bei eingeschränkter Nierenfunktion eingesetzt werden können. Da die Wirkung sehr schnell einsetzt (30–120 min), werden R. jeweils kurz vor den Hauptmahlzeiten eingenommen. Dies ermöglicht den Diabetikern eine variablere Mahlzeitengestaltung.

Replikation, *Reduplikation*, Ⓔ *replication*, der enzymatisch katalysierte Prozess der identischen und sequenzgetreuen Verdopplung von • *Desoxyribonucleinsäure* (DNA). Die R. verläuft semikonservativ, d.h., dass an beiden Strängen der DNA-Doppelhelix jeweils ein neuer Tochterstrang synthetisiert wird.
Die R. hängt von der Zusammenarbeit von mehr als 20 Enzymen und anderen Proteinen ab. Die verschiedenen aufeinanderfolgenden Schritte der R.

schließen die Erkennung des Ursprungs bzw. Startpunkts des Prozesses, Entwindung der Elternduplex (durch Helicasen, Topoisomerasen), Aufrechterhaltung der Strangtrennung im Replikationsbereich, Initiation der Tochterstrangsynthese, Elongation der Tochterstränge, Wiederverwindung der Doppelhelix durch Topoisomerasen und Termination des Prozesses ein. Der Komplex an Faktoren, der an der R. beteiligt ist, wird DNA-Replikase-System bzw. Replisom genannt.

Reportergen, *Indikatorgen*, Ⓔ *reporter/indicator gene*, in der ↗ *Gentechnik* ein Gen, dessen Produkt sich mit einfachen Mitteln nachweisen lässt. R. werden wie • *Markergene* zusammen mit einem einzubringenden Fremd-Gen übertragen. Im Gegensatz zu diesem dienen R. nicht zur Selektion, sondern lediglich zum Nachweis, dass und in welchem Ausmaß fremde DNA in die Zielzelle eingebracht werden konnte. R. codieren für Enzyme, deren Aktivität leicht und schnell, zum Beispiel durch eine Farbreaktion nachgewiesen werden kann. Häufig verwendete R. sind die Gene für die β-Galactosidase aus *Escherichia coli*, das Gen für eine alkalische Phosphatase oder verschiedene Luciferase-Gene, die die markierten Zellen zum Leuchten bringen können.

Repressor, Ⓔ *repressor*, ↗ *Enzymrepression*.

Reservestoffe, *Speichersubstanz*, Ⓔ *storage substances*, Substanzen, die von Organismen in bestimmten Organellen, Zellen oder Organen eingelagert werden und zur Speicherung von chemischer Energie oder Nährstoffen, die nicht immer leicht verfügbar sind, dienen. R. sind meist entweder unlöslich und/oder Biopolymere mit hohem Molekulargewicht und müssen zur Verwertung (hydrolytisch) in eine lösliche Form überführt werden. In beiden Fällen ist die geringe osmotische Wirksamkeit im Vergleich zur gespeicherten Stoff-/energiemenge entscheidend.

Für die menschliche Ernährung spielen v.a. die im Endosperm oder den Keimblättern gespeicherten R. der Pflanzen (↗ *Stärke*, ↗ *Proteine*, ↗ *pflanzliche Fette*) eine Rolle. Reservestoffe der Tiere sind das ↗ *Glycogen* sowie ↗ *Depotfett*.

Resinoid, Ⓔ *resinoid*, durch Extraktion eines trockenen Pflanzenmaterials mit einem lipophilen Lösungsmittel erhaltenes Produkt. Beispiel: Resinoid Benzoe.

Resistanz, Ⓔ *resistance*, ↗ *bioelektrische Impedanzanalyse*.

resistente Stärke, *RS*, Ⓔ *resistant starch*, • *Stärke* und Stärkebruchstücke, die im Dünndarm gesunder Menschen nicht verdaut werden. RS wird in drei Gruppen eingeteilt. *RS1* kommt in Zellen mit intakten (dicken) Wänden oder in Lebensmittelstrukturen vor, welche eine mechanische Barriere für die • *Amylasen* darstellen (ganze oder grob zerkleinerte Getreidekörner oder Leguminosensamen). *RS2* wird in nativer Form wegen des Aufbaus der Stärkekörner bzw. der Anordnung der Stärkemoleküle im Korn nicht verdaut (rohe ↗ *Kartoffelstärke*, Stärke in grünen Bananen, Amylomais-Stärke). *RS3* ist retrogradierte Stärke, die beim Abkühlen gelatinisierter Stärke entsteht, weil dispergierte Amylose- (z.T. auch Amylopektin-)Moleküle spontan reassoziieren und kristalline Bereiche bilden, die für die Amylase nicht zugänglich sind (in Brot, Teigwaren, abgekühlten gekochten Kartoffeln). Die Zufuhr an RS aus Lebensmitteln beträgt in Europa durchschnittlich 3–6g/Tag. RS aus Amylomais ist auch in isolierter Form im Handel und als • *unlöslicher Ballaststoff* potenzieller Bestandteil von • *funktionellen Lebensmitteln*. Ein Verzehr von 30–40g isolierter RS wird von den meisten Menschen toleriert, wenn die Menge auf mehrere Mahlzeiten verteilt wird. RS wird von der Dickdarmflora größtenteils fermentiert und bewirkt eine Erhöhung des Stuhlgewichts. Da aus RS wie auch bei anderen • *Ballaststoffen* bei der Fermentation mehr Buttersäure entsteht als aus anderen Polysacchariden, wird RS eine besondere Rolle für die Gesundheit des Dickdarms zugesprochen.

Die Uppsala-Methode ist eine der • *Ballaststoffbestimmungsmethoden*, die neben Nicht-Stärke-Polysacchariden auch RS erfasst.

Resorption, Ⓔ *absorption*, in der Ernährungsphysiologie Syn. für ↗ *Absorption*.

Resorptionsgeschwindigkeit, ↗ *Resorptionskinetik*.

Resorptionskinetik, oft Syn. für *Resorptionsgeschwindigkeit*, Ⓔ *absorption kinetics*, in der Ernährungsphysiologie Aufnahmegeschwindigkeit eines Lebensmittelinhaltsstoffs durch das Darmepithel in die Blutbahn (↗ *Absorption*). Die R. ist nicht gekoppelt an die ↗ *Resorptionsrate*; primär ist sie abhängig von der chemischen Struktur der jeweiligen Substanz (Glucose sehr rasch, ungekochte, native Maisstärke stark verzögert, beide quantitativ resorbierbar), hinzu kommen der Füllungsgrad des Magens und die Interaktion mit anderen Inhaltsstoffen des Chymus und ggf. mit Arzneimitteln. Die R. der Nährstoffe beeinflusst das Hunger- und Sättigungsgefühl; für bestimmte Diätformen ist sie ausschlaggebend (↗ *Diabetesdiät*; ↗ *Glycogenosen*).

Resorptionsrate, Ⓔ *rate of absorption*, *absorption rate*, in der Ernährungsphysiologie prozentualer Anteil einer Substanz, der im Darm resorbiert wird (↗ *Absorption*) und dem Stoffwechsel zur Verfügung steht (↗ *Bioverfügbarkeit*). Die R. (Tab.) wird beeinflusst durch

– Ernährungsstatus: Anstieg bei Mangelversorgung (Calcium; Eisen),

Resorptionsrate Tab. Resorption von Nahrungsbestandteilen.

Substanz	Hauptresorptionsort	(Haupt)-Resorptionsmechanismus	Resorptionsrate bzw. -kapazität
Kohlenhydrate			
Glucose	Duodenum	Na^+-abhängig, sekundär-aktiv	vollständig, bis 120g/h
Galactose	Jejunum	Na^+-abhängig, sekundär-aktiv	
Fructose	Jejunum	passiv, erleichterte Diffusion	
Zuckeralkohole	Jejunum	passive Diffusion	vollständig
			ca. 90%
Protein			
Tri- und Dipeptide	Jejunum	H^+-Cotransport, tertiär-aktiv	> 90%
neutrale Aminosäuren	Jejunum	Na^+-abhängig, sekundär-aktiv	
Cystin	Jejunum	Na^+-abhängig, sekundär-aktiv	
Glycin, (Hydroxy-)Prolin	Jejunum	Na^+-abhängig, sekundär-aktiv	
basische Aminosäuren	Jejunum	erleichterte Diffusion	
saure Aminosäuren	Jejunum	Na^+-abhängig, sekundär-aktiv	
Fett			
Lipide	Duodenum und Jejunum	passive Diffusion	> 95%
Gallensäuren	Ileum	Na^+-abhängig, sekundär-aktiv	> 90%
Mineralstoffe			
Natrium	85% Dünndarm, 15% Dickdarm	primär aktiv	nahezu vollständig
Chlorid	gesamter Darm	passiv	vollständig
Kalium	oberer Dünndarm	aktiver Transport	> 90%
Calcium	Duodenum	aktiv und passiv	15–40%
Phosphat	gesamter Dünndarm	Na^+-abhängig, sekundär-aktiv	50–60%
Magnesium	Ileum	passiv, parazellulär	35–55%
Eisen	oberer Dünndarm	sekundär-aktiv	7–15%
Vitamin A	Duodenum und Jejunum	aktiv	bis 80%
Vitamin D	Jejunum und Ileum	passive Diffusion, nicht sättigbar	bis 99%
Vitamin E	oberer Dünndarm	passive Diffusion, nicht sättigbar	bis 60%
Vitamin K	Dünn- und Dickdarm	energieabhängig (K_1) und durch Diffusion (K_2, K_3)	40–80%
Vitamin B_1	Duodenum und Jejunum	Na^+-abhänigig, sekundär-aktiv	bis 25mg/d
Vitamin B_2	Jejunum und Ileum	Na^+-abhängig, sekundär-aktiv	bis 25mg/d
Vitamin B_6	Jejunum und Duodenum	passive Diffusion	proportional zur Dosis (bis 100mg)
Vitamin B_{12}	Ileum	aktiv, als B_{12}-Intrinsic-Faktor-Komplex	max. 2µg/Tag
Folsäure	Duodenum und Jejunum	Na^+-abhängig, sekundär-aktiv	ca. 50%
Vitamin C	Duodenum und Jejunum	Na^+-abhängig, sekundär-aktiv	70–80%
Wasser	osmotisch	85% Dünndarm 15% Dickdarm	ca. 99%

– Menge der zu resorbierenden Substanz: für einige Nährstoffe besteht eine indirekte Korrelation zur R.
– andere Nährstoffe/Lebensmittelinhaltsstoffe,
– Arzneimittel (Essay: ↗ *Lebensmittel-Medikamenten-Interaktionen*),
– Genussmittel,
– ↗ *Rauchen*,

- Alter: die R. einiger Nährstoffe (↗ *Cobalamin*) nimmt im Alter ab, der Bedarf steigt,
- Gesundheitszustand: Gastritis u.ä. Erkrankungen können die R. von Nährstoffen hemmen (↗ *Malabsorption*).

Resorptionsstörung, Ⓔ *malabsorption*, Syn. für ↗ *Malabsorption*.

Respiration, Ⓔ respiration, Syn. für • *Atmung*.

Respirationskalorimeter, ↗ *Respirationskammer*.

Respirationskammer, Ⓔ *respiration chamber*, Versuchseinrichtung, die je nach Auslegung zur indirekten oder zur direkten Kalorimetrie eingesetzt wird (vgl. Carl v. • *Voit*).
Zur direkten Kalorimetrie dient die Respirationskammer nach • *Atwater* und Rosa (• *Atwater-Respirationskalorimeter*): Sie besteht aus einem geschlossenen System, gebildet aus einer von isolierten Wänden umgebenen Kammer, in der sich die Versuchsperson aufhält. Die von der Versuchsperson abgegebene Wärme wird von fließendem Wasser absorbiert, welches in einem Rohrsystem durch die Kammer geleitet wird. Die Temperaturdifferenz von zugeführtem und aus der Kammer austretendem Wasser wird bestimmt. Durch eine Klappe können Nahrung und Getränke in die Kammer sowie Exkremente aus dieser heraus gelangen (zur weiteren kalorimetrischen Untersuchung). In die Kammer wird von außen Sauerstoff eingeleitet, die Abluft wird über ein Gebläse durch Absorptionstanks zur Bestimmung der Wasser- und CO_2-Bildung geleitet (↗ *Respiratorischer Quotient*) und wieder der Kammer zugeführt. Eine moderne Abwandlung dieser Kammer ist ein Spezialanzug für die Probanden, der ebenfalls die Bestimmung aller Parameter der zugeführten und abgeführten Substanzen sowie der Wärmeabgabe ermöglicht, ohne dass die Testperson „eingesperrt" werden muss.
Die R. nach dem offenen System zur indirekten Kalorimetrie unterscheidet sich v.a. in der Zu- und abführung der Atemgase: Es wird Luft bekannter Zusammensetzung in die Kammer geleitet und die Zusammensetzung der Abluft bestimmt, diese jedoch nicht mehr in die Kammer zurückgeführt. Gemessen werden das Gasvolumen, welches die Kammer durchströmt, deren Zusammensetzung sowie Druck, Feuchtigkeit und Temperatur in der Kammer. Aus diesen Daten lässt sich der ↗ *respiratorische Quotient* bestimmen.
Versuche mit R. sind aufwändig (hoher Anschaffungspreis), eignen sich nur für Ruhestudien (keine Belastung durch körperliche Aktivität) und setzen gut instruierte Probanden voraus.

respiratorische Acidose, *Atmungsacidose*, Ⓔ *respiratory acidosis*, Form der • *Acidose*, ausgelöst z.B. durch Hypoventilation/eingeschränkte ↗ *Atemarbeit*. Die Zunahme des arteriellen CO_2-Partialdrucks auf über 45 mm Hg übersteigt die Pufferkapazität des Blutes (↗ *Puffer*). Bei chronischer r.A. stellt sich nach einiger Zeit eine Gegenregulation durch vermehrte Säureabgabe über die Niere ein. Die Therapie gilt der Grunderkrankung, ggf. Beatmung.

respiratorische Alkalose, *Atmungsalkalose*, Ⓔ *respiratory alkalosis*, Form der • *Alkalose*, ausgelöst durch vermehrte Abgabe von CO_2 mit der Atemluft bei Hyperventilation (z.B. bei Atmung in großer Höhe, bewusst vor Tauchgängen ohne Gerät, starker psychischer Erregung [vgl. • *Alkoholentzugssyndrom*]). Mittelfristig kann die Niere durch verstärkte Ausscheidung von Hydrogencarbonat zur Gegenregulation beitragen. Die Therapie gilt den auslösenden Faktoren; eine Wiederzuführung der Ausatmungsluft (Atmung in eine Tüte) kann hilfreich sein.

respiratorischer Quotient, *RQ*, Ⓔ *respiratory quotient*, das molare Verhältnis des im Stoffwechsel aus den Nährstoffen gebildeten CO_2 zum aus der Atemluft aufgenommenen Sauerstoff:
$RQ = \Delta CO_2/\Delta O_2$
Methodisch wird zur Bestimmung des RQ im Rahmen der • *Atemgasanalyse* jeweils die Differenz des CO_2- und des O_2-Volumens in ein- und ausgeatmeter Luft bestimmt. Für den (idealisierten) Fall, dass die Änderungen der Gasvolumina unmittelbar die Oxidation der Nahrungsinhaltsstoffe widerspiegelt, lassen sich die in der Tab. gezeigten RQ ermitteln.

respiratorischer Quotient. Tab. 1. [n. A. Schek, *Ernährungslehre kompakt*, Umschau Zeitschriftenverlag, Frankfurt, 1998]

	Fett	Kohlenhydrate	Protein
CO_2-Abgabe [ml/g]	1427	829	814
O_2-Aufnahme [ml/g]	2019	829	996
RQ	0,7	1,0	(0,8)*

* Es erfolgt keine vollständige Oxidation (↗ *physiologischer Brennwert* der Proteine).

Im Zusammenhang mit dem energetischen Äquivalent lassen sich aus dem ermittelten RQ Rückschlüsse auf die zur Energiebereitstellung eingesetzten Nährstoffe ziehen (• *indirekte Kalorimetrie*), dabei wird der Proteinanteil der Nahrung nicht berücksichtigt (RQ* = *nonprotein RQ*).

respondentes Konditionieren, Syn. für ↗ *klassisches Konditionieren*.

Restaurantfachmann/-fachfrau, ↗ *Ausbildungsberufe im Bereich Ernährung/Hauswirtschaft* Tab.

Restoration, Ⓔ *restoration*, im angelsächsischen Sprachraum verbreiteter Begriff für den Ersatz von wertgebenden Lebensmittelinhaltsstoffen, die bei der Verarbeitung zerstört oder abgetrennt wurden. R. ist eine Form der • *Lebensmittelanreicherung*. Die zugesetzten Substanzen entsprechen nach Art und Menge denen, die von Natur aus im unverarbeiteten Lebensmittel enthalten waren. Die R. von Vitaminen wird auch als Revitaminierung (Ⓔ *revitamination*) bezeichnet.

***Restraint*-Skala**, ↗ *RS*, von Hermann und Polily (1975) entwickelter ↗ *Fragebogen zur Untersuchung des Essverhaltens*. Er enthält 10 Fragen zu Diäthalten, Gewichtsveränderungen und Beschäftigung mit dem Essen. Personen mit einer hohen Punktzahl auf der Skala zeigen ↗ *gezügeltes Essverhalten* (Ⓔ *restraint eating*). Der Fragebogen wird in vielen Untersuchungen zum Essverhalten zur Gruppierung der Versuchspersonen verwendet. Andere Methoden zur Erfassung des Essverhaltens sind *Dutch Eating Behavior Questionnaire* und *Eating Inventory*, Inventar zum Essverhalten und Gewichtsproblemen sowie *Eating Disorder Inventory*.

Restriktionsendonucleasen, *Restriktionsenzyme* (EC 3.1.23.1 bis EC 3.1.23.45), Ⓔ *restriction endonucleases, restriction enzymes*, eine große Gruppe an Enzymen, die die DNA an spezifischen Sequenzen spalten (• *Desoxyribonucleasen*). Sie besitzen alle unterschiedliche Spezifitäten und kommen in einer großen Vielzahl von prokaryotischen Organismen vor. R. dienen physiologisch zur Spaltung fremder DNA-Moleküle (z.B. Phagen-DNA). Sie erkennen häufig spezifische Palindromsequenzen (z.B. CTTAAG) in Doppelstrang-DNA und sind ein wichtiges Instrument der rekombinanten DNA-Technik. Die DNA des Wirts wird vor der Wirkung der eigenen R. durch Methylierung (mit Hilfe von S-Adenosyl-L-methionin) geschützt. R. sind zusammen mit DNA-verbindenden Enzymen (Ligasen) unverzichtbare Werkzeuge der Gentechnik.

restrukturierte Triglyceride, Syn. für ↗ *strukturierte Triglyceride*.

Restsüße, Zuckergehalt in ↗ *Wein*, der darauf beruht, dass der im Most der verwendeten Trauben vorhandene Zucker während der Gärung nicht vollständig zu Alkohol umgesetzt wurde. Spezieller ↗ *Diabetiker-Wein* darf max. 4g Restzucker/l aufweisen, „trockene" Weine haben bis zu 9g/l. Die R. wird meist erst bei noch höheren Zuckergehalten (z.B. Auslesen) als „süß" wahrgenommen.

Resveratrol, *3,4,5´-trihydroxy-trans-stilben*, Ⓔ *resveratrol*, natürlich vorkommendes • *Polyphenol* aus der Gruppe der • *Stilbene*, das vor allem in Rotwein, Weintrauben und Erdnüssen enthalten ist (Abb.). Seine Eigenschaften als ↗ *Anticancerogen* werden auf eine Hemmung der • *Cyclooxygenasen*, Unterdrückung der DNA-Synthese und Zellzyklusprogression und Induktion der ↗ *Apoptose* (programmierter Zelltod) zurückgeführt. Im Tierversuch konnte gezeigt werden, dass R. auf alle Stadien der Carcinogenese hemmend wirkt.

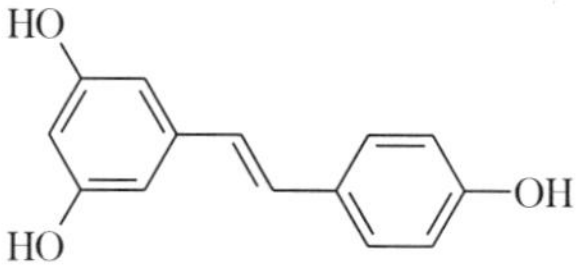

Resveratrol

RET, Abk. für ↗ *rational-emotive Therapie*.

Retardierung, Ⓔ *retardation*, Verzögerung oder Verlangsamung der motorischen, körperlichen und/oder geistigen Entwicklung im Vergleich zu den normalen Entwicklungsdaten der jeweiligen Altersgruppe (↗ *Entwicklungsphasen*). *Beispiele:* Frühkindliche Hirnschäden, Malnutrition, psychosozialer Minderwuchs, Hypothyreose, Chromosomenaberrationen, angeborene Stoffwechselerkrankungen, hypothalamisch-hypophysärer Minderwuchs, verspätet einsetzende Pubertät u.a.

Retina, *Netzhaut*, Ⓔ *retina*, zwischen Glaskörper und Aderhaut gelegene innerste Schicht des Auges, u.a. Träger der lichtempfindlichen Zellen (Zapfen und Stäbchen). ↗ *Retinopathie*.

Retinal, Ⓔ *retinal*. Aldehyd des ↗ *Retinols*. Durch in der Darmmucosa erfolgende zentrale Spaltung von • *β-Carotin* (katalysiert von 15,15'-Dioxygenase) entstehen zwei Moleküle all-*trans*-R., die über ↗ *Retinol* oder Retinsäure weiter verstoffwechselt werden. Gesichert ist die Wirkung von all-*trans*-R. im Rhodopsinzyklus des Auges: • *Rhodopsin* (11-*cis*-Retinal + Opsin) → Opsin + all-*trans*-Retinal. Diese Reaktion aktiviert ein G-Protein, welches eine Phosphodiesterase aktiviert, die eine Erniedrigung der cGMP-Konzentration bewirkt. Das führt zum Schließen der Na^+-Kanäle und damit zur Hyperpolarisation. Für den Zerfall von Rhodopsin wird Energie (Licht) benötigt.

Retinoide, Ⓔ *retinoids*, ↗ *Retinol*.

Retinol, *all-trans-Retinol* (veralt. *Axerophtol*), *Vitamin A*, Ⓔ *retinol*, *vitamin A*. R., Retinylester und Retinal werden als Vitamin A bezeichnet, sie verfügen über alle Wirkungen des • *fettlöslichen Vitamins*. Davon unterscheidet man diejenigen • *Retinoide* (Retinsäure und ihre synthetischen Derivate), die nicht vollständig wie Vitamin A wirken (kein Einfluss auf Spermatogenese und Sehzyklus), da sie nicht zur Ausgangssubstanz R. verstoffwechselt werden können (Abb.).

Eigenschaften: R. ist fettlöslich und kann bei Hitze/Licht isomerisieren. R. ist oxidationsanfällig, der Retinylester ist wesentlich stabiler.

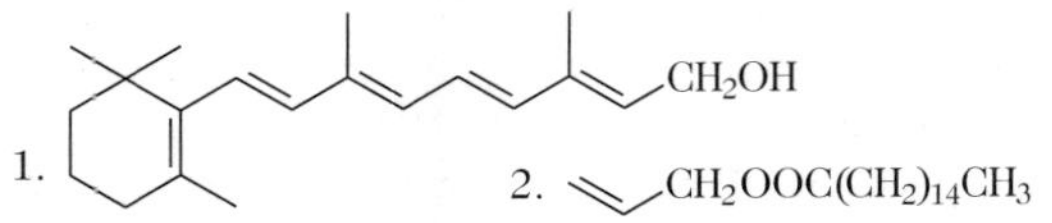

1. all-*trans*-Retinol
2. Retinyl-palmitat (Retinolester)

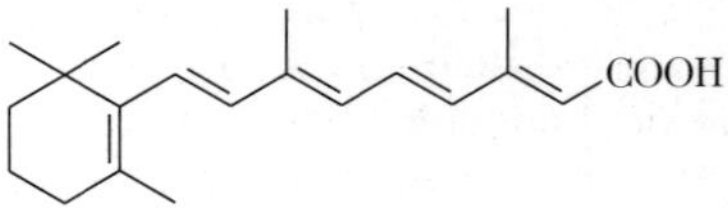

all-*trans*-Retinsäure

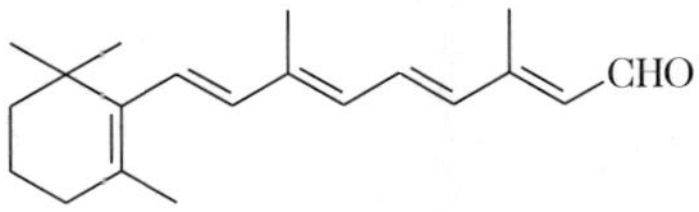

all-*trans*-Retinal

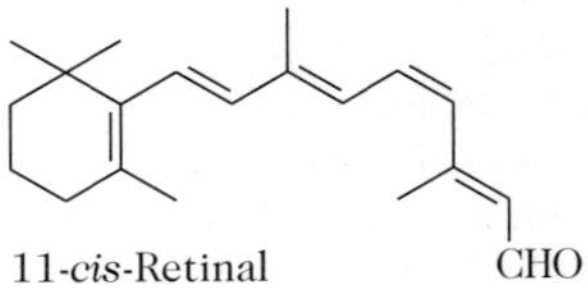

11-*cis*-Retinal

Retinol. Strukturformeln von Retinol und Retinoiden.

Vorkommen: Retinoide kommen nur in tierischen Produkten vor, Carotinoide (Provitamin A, ↗ *β-Carotin*) hauptsächlich in Produkten pflanzlicher Herkunft. Einen hohen *Gehalt* haben Leber (15–39 µgRÄ%), Butter (653 µgRÄ%), Ei (190 µgRÄ%), Vollmilchpulver (250 µgRÄ%) und Käse (250–450 µgRÄ%). Mittlere Gehalte findet man in Fleisch (bis 15 µgRÄ%), Fettfischen (100–900 µgRÄ%) und Vollmilch (31 µgRÄ%). Die *Zubereitungsverluste* betragen etwa 10–30%, die *körpereigenen Reserven* reichen für 1–2 Jahre.

Retinoläquivalente (RÄ): Eine Internationale Einheit (IE) Retinol ist definiert wie folgt:
1 IE = 0,3 µg Retinol.
Das entspricht 0,344 µg Retinylacetat, 0,6 µg all-*trans*-β-Carotin und 1,2 µg anderer Carotinoide mit Provitamin-A-Aktivität.
1 µgRÄ = 1 µg Retinol.
Das entspricht 6 µg all-trans-β-Carotin und 12 µg anderer Carotinoide mit Provitamin-A-Aktivität.
1 mgRÄ = 3.000 IE.

Bedarf (nach DGE): Als Gruppen mit einer kritischen R.-Versorgung gelten Neugeborene, Kinder mit häufigen Infekten (bei Erkrankung an Masern auch Erwachsene) sowie ältere Menschen (↗ *Seniorenernährung*). Die Referenzwerte für die empfohlene Zufuhr zeigt die Tab. 1.

Retinol. Tab. 1. Empfohlene Zufuhr an Retinol-Äquivalenten (RÄ). [Quelle: DACH, *Referenzwerte für die Nährstoffzufuhr*, Umschau-Braus Verlag, Frankfurt, 2000]

Alter	RÄ [mg/d]	
	Männer	Frauen
bis 4 Monate[1]	0,5	
4–12 Monate	0,6	
1–4 Jahre	0,6	
4–7 Jahre	0,7	
7–10 Jahre	0,8	
10–13 Jahre	0,9	
13–15 Jahre	1,1	1,0
15–19 Jahre	1,1	0,9
19 Jahre und älter	1,0	0,8
Schwangere ab 4. Monat		1,1
Stillende[2]		1,5

[1] = Schätzwert, [2] = ca. 70 µg RÄ/100 g sezernierte Milch

Resorption, Metabolismus: Vitamin A wird entweder in Form seines Provitamins (meist all-E-β-Carotin) aus Pflanzen oder aber in Form seiner Fettsäureester aus tierischen Produkten aufgenommen. Die Fettsäureester werden von einer Pankreaslipase (Cholesterylesterase) im Intestinallumen gespalten, das entstehende R. von den Mucosazellen aufgenommen. Im Enterocyten wird R. von zwei Enzymen reverestert: *Lecithin-Retinol-Acyltransferase* (LRAT) verestert R., das nach Resorption an ein Bindungsprotein (CRBPII) gebunden wird, *Acetyl-CoA-Retinol-Acyltransferase* (ARAT) verestert ungebundenes R. Die so entstandenen Ester werden in Chylomikronen inkorporiert, gelangen über die Lymphbahn in das Blut, werden zu Chylomikronenresten (*remnants*) abgebaut und gelangen so in die Leber (auf die Speicherung von Vitamin A spezialisierte Zellen der Leber werden Als Ito-Zellen bezeichnet). Teilweise werden die Retinylester während des Transports zur Leber über die Lipoproteinlipase in verschiedene Gewebe aufgenommen (unabhängig vom Transfer in die Leber). In die Leber werden die Chylomikronenreste durch den Remnant-Rezeptor (Apo-E, eventuell Apo-B,E-LDL-Rezeptor) aufgenommen, zu Retinol hydrolisiert und zu den perisinusoidalen Stellatumzellen (Langzeitspeicher) der Leber transportiert, wo sie erneut verestert werden.

Die Abgabe des R. in die Blutbahn erfolgt nach Hydrolyse (spezifische Retinylester-Hydrolase) und Bindung an Apo-Retinol-bindendes Protein (Apo-RBP). Als Holo-RBP wird R. nach Bindung an Transthyretin (TTR) ins Plasma sezerniert. An der Zielzelle wird R. durch ein entsprechendes Bindungsprotein gebunden, teilweise metabolisiert oder reverestert und in dieser Form gespeichert. Der Plasmaspiegel von R. wird homöostatisch reguliert, er bleibt in engen Grenzen konstant, solange der Leberspeicher nicht unter 10µg/g absinkt, sodass die Bestimmung der Vitamin A-Konzentration im Plasma keine verwertbaren Aussagen zulässt.

Biochemische Funktionen: Es gibt keine einheitliche Wirkungsweise aller Vitamin-A-aktiven Verbindungen, vielmehr zeigen die verschiedenen Derivate teilweise sehr unterschiedliche funktionelle Wirkungen (Tab. 2).

Mangel: Retinolmangel ist eine der häufigsten Vitaminmangelerkrankungen, die durch Fehlen des Vitamins in der Nahrung und/oder Proteinmangel (unzureichende Synthese von Retinol-bindendem Protein (RBP, s. Abschnitt Resorption) vor allem in unterentwickelten Ländern hervorgerufen wird. Klinische Symptome betreffen die Augen (↗*Xerophtalmie*, ↗*Bitot-Flecken*, ↗*Keratomalazie*, Erblindung), Haut und Schleimhäute (Degenerierung, Verhornung), Knochen und Zähne (Störung des Wachstum und der Zahnbildung) und die Keimdrüsen (Störung der Spermatogenese). Außerdem kann es beim Fötus zu Missbildungen kommen. Eine suboptimale Versorgung zeigt sich in Schleimhautveränderungen und einer Störung der Dunkeladaptation (↗*Nachtblindheit*).

Überdosierung: Für R. ist eine *akute Toxizität* im Zusammenhang mit dem Verzehr von Fisch-, und Seehundleber beschrieben worden. Symptome sind Kopfschmerzen, Schwindel, Benommenheit und Erbrechen, die Zufuhr liegt dann bei 2–5 Mio. IE/d (600–1.600mgRÄ/d) bei Erwachsenen (Kinder: 75.000–300.000IE/d bzw. 25–100mgRÄ/d). *Chronische Toxizität*, die meist durch Supplementierung verursacht wird, zeigt sich v.a. bei Kindern in Appetitverlust, einem Austrocknen der Haut, Haarausfall, Mundwinkelrhagaden, Knochenschmerzen, Hirndrucksymptomatik und Wachstumsverzögerung. Diese Symptome treten bei einer Zufuhr von 100.000IE/d (30mgRÄ/d) bei Erwachsenen und 18.000–60.000IE/d (6–20mgRÄ/d) bei Kindern auf. R. hat außerdem eine *teratogene Wirkung*. So sind Missbildungen des Föten (Mikrotie, Mikrognathie, Gaumenspalte, Herz- und Gefäßanomalien, Thymusdefekte, Sehnerven-, ZNS-Anomalien) nach Einnahme von Isotretinoin (13-*cis*-Retinsäure) zur Behandlung cystischer Akneformen während der Schwangerschaft beschrieben worden. Diese Effekte waren aber nur bei synthetischen Retinoiden zu beobachten, Zufuhrempfehlungen während der Schwangerschaft

Retinol. Tab. 2. Biochemische Funktionen von R. und seinen Vitameren.

Retinol	Vitamin-A-Transportform und bedeutsam für die Fortpflanzung (Cholesterin für Steroidhormone) und das Wachstum der Epithelzellen und Schleimhäute: Retinol → Retinylphosphat, Retinylphosphat-Mannose + Oligosaccharid → Oligosaccharid-Mannose + Retinylphosphat
Retinylester	Speicherformen vor allem in der Leber, vorwiegend Retinylpalmitat, aber auch Retinylstearat und -oleat
11-cis- und *all-trans-Retinal*	Wirkung im Rhodopsinzyklus des Auges: Rhodopsin (11-*cis*-Retinal + Opsin) → Opsin + all-*trans*-Retinal. Dieses setzt eine Reaktionskaskade in Gang über Aktivierung eines G-Proteins zur Aktivierung von Phosphodiesterase, zur Senkung der cGMP-Konzentration, damit zum Schließen der Na^+-Kanäle und schließlich zur Hyperpolarisation. Für den Zerfall von Rhodopsin wird Energie benötigt.
Retinsäure	Ausgeprägte Wirkung auf Proliferation und Differenzierung verschiedener Gewebe (Respirationsepithel, Darmschleimhaut, Haut, div. Tumorzellen), die durch Interaktionen mit zwei Subfamilien nucleärer Retinsäurerezeptoren, *RAR* (α,β,τ) und *RXR* (α,β,τ) erklärt werden (Familie der Steroid-Thyroid-Rezeptoren). Nach Bindung der Retinsäure wirkt der Retinoidrezeptor als Transcriptionsfaktor durch Bindung an spezifische DNA-Sequenzen (RARE, *retinoic acid responsive element*, TRE, *thyroid responsive element*). Dies führt zur Expression vieler Faktoren die in Wachstum und Differenzierung von Zellen und Geweben eingreifen (Wachstumshormonrezeptoren, Oncogene, Interleukine, Cytokine, Zell-Zell-Interaktionsfaktoren).
glucuronidierte Verbindungen des Retinols	Ausscheidungsprodukte mit biologischer Wirkung auf Wachstum und Differenzierung *in vitro*.

stützen sich ausschließlich auf epidemiologische Daten. ↗ *Leber*, ↗ *Schwangerschaft*.

Statusbestimmung: Der Retinolstatus wird mittels HPLC oder durch photometrische Messungen bestimmt. Die Normalwerte liegen bei 50–85mg/dl (Erwachsene). Der Plasmaretinolspiegel wird über mehrere Tage hin gemessen, ein Abfall zeigt ein Defizit an. Bei einem RDR-Test (*relative dose response* Test) wird der Plasmaspiegel vor und 5h nach einer Einmaldosis (25.000IE) ermittelt. Ein Anstieg >15%weist auf ein Defizit hin.

Retinoläquivalente, *RÄ*, Ⓔ *retinol equivalents*. ↗ *Retinol*.

Retinol-bindende Proteine, Ⓔ *retinol binding proteins*, 1) *RPB*, ein im Blutplasma vorkommendes Protein mit hoher Affinität zum all-*trans*-Retinol. Das in der Leber synthetisierte RBP (M_r 21kDa) bindet ↗ *Retinol* (Abschnitt Resorption) und transportiert es extrazellulär. 2) CRBP, zelluläre Retinol-bindende Proteine a) Typ I in Vitamin-A-empfindlichen Zellen zum Transport von Retinol, b) Typ II in den Zellen der Darmmucosa, beteiligt an der Resorption und am Transport von Retinol. Als Retinsäure-Bindungsproteien werden Proteine analoger Funktion mit Affinität zu all-*trans*-Retinsäure bezeichnet.

Mangelnde Synthese von RPB infolge von Proteinmangel (↗ *Protein-Energie-Mangelsyndrome*) kann unbehandelt zur Erblindung führen.

Retinolester, *Retinylester*, ↗ *Retinol* Abb.

Retinopathie, *Retinose*, Ⓔ *retinopathy*, Sammelbegriff für nicht-entzündliche Erkrankungen der • *Retina*. Als Ursachen der R. kommen neben physikalischen Einflüssen (hohe Lichtintensitäten, ionisierende Strahlung) und Vergiftungen auch ernährungsabhängige Erkrankungen (Nierenerkrankungen, Hypertonie, Arteriosklerose) in Frage, die v.a. über eine Minderdurchblutung zur Schädigung der Retina führen. Eine diabetische Folgekrankheit ist die

diabetische Retinopathie, *Retinopathia diabetica*, Ⓔ *diabetic retinopathy*, eine chronische, durch ↗ *Diabetes mellitus* ausgelöste Durchblutungsstörung der Netzhaut, die das Sehen beeinträchtigt und unter Umständen zur Erblindung führen kann. Durch die diabetische Stoffwechsellage verändern sich die Blutgefäße in der Netzhaut, sie verlieren ihre Fähigkeit, das Gefäßinnere gegen das umliegende Gewebe abzudichten. Gleichzeitig nimmt aber die Wanddicke zu, sodass der Innendurchmesser der Gefäße kleiner wird. Diese Veränderungen führen einerseits zu „Aussackungen" und undichten Stellen, sodass Blut oder Blutbestandteile austreten können, andererseits aber auch zu Gefäßverschlüssen. Die Folge ist eine chronische Durchblutungsstörung der Retina. Im weiteren Verlauf bilden sich krankhaft neue Blutgefäße, die aus der Netzhaut in den Glaskörper (Augeninnenraum) wuchern. In diesem Stadium ist das Sehvermögen bereits stark gefährdet. Aus den Gefäßwucherungen kommt es zu Blutungen (Glaskörperblutungen), die die Sehachse verlegen und so zu einer plötzlichen Sehverschlechterung führen können. Gleichzeitig können sich Gewebestränge bilden, die sich zusammenziehen und wie „Zugseile" die Netzhaut von ihrer Unterlage, der sie ernährenden Aderhaut, ablösen können. Diese Form bezeichnet man als *proliferative diabetische Vitreo-Retinopathie*.

Die Prognose bei der d. R. ist umso besser, je früher diese diagnostiziert wird. Empfehlenswert ist daher eine regelmäßige Funduskontrolle. Die optimale Stoffwechseleinstellung und normaler Blutdruck sind die besten präventiven und therapeutischen Maßnahmen. Die intensivierte Insulintherapie hat in diesem Zusammenhang deutliche Vorteile gegenüber der konventionellen Therapie. Das Fortschreiten der Krankheit kann weiterhin durch Photokoagulation mit Laser oder Xenonlicht aufgehalten werden. Medikamente mit nachgewiesener Wirksamkeit sind zur Zeit noch nicht verfügbar. Wird der Krankheitsentwicklung nicht Einhalt geboten, führt sie unweigerlich zur Erblindung. Nach 10–15 Jahren haben ca. 80 % der Diabetiker eine Durchblutungsstörung der Netzhaut.

all-*trans*-Retinsäure, Ⓔ *all-trans-retinoic acid*, (ionisierte Form: all-*trans*-Retinoat) im Stoffwechsel gebildet aus Retinal oder ↗ *Retinol*. All-*trans*-R. interagiert mit zwei Subfamilien nucleärer Retinsäurerezeptoren, RAR(α,β,τ) und RXR (α,β,τ), die zur Familie der Steroid-Thyroid-Rezeptoren gehören. Es hat eine ausgeprägte Wirkung auf Proliferation und Differenzierung verschiedener Gewebe (Respirationsepithel, Darmschleimhaut, Haut, div. Tumorzellen).

Retinylester, *Retinolester*, ↗ *Retinol* Abb.

Retrogradation, Ⓔ *retrogradation*, weitestgehend irreversibler Prozess, der zum Unlöslichwerden von Stärkekleistern und -gelen führt. Verantwortlich für die R. der • *Stärke* ist hauptsächlich die Amylose, deren Ketten sich beim Abkühlen von Gelen unter Wasseraustritt und Ausbildung von Wasserstoff-Brücken-Bindungen linear aneinander lagern, was zu einer quasikristallinen Stärkestruktur führt. Das verzweigtkettige Amylopektin neigt nur in geringem Maße zur R., weshalb zur Herstellung gefriertaustabiler Suppen und Saucen die zu etwa 99% aus Amylopektin bestehende Wachsmaisstärke (Maisstärke) gut geeignet ist (vgl. • *phopsphatiertes Distärkephosphat*). Die R. ist weiterhin verantwortlich für das Altbackenwerden von Brot und Backwaren. Wasserbindende Stoffe erhöhen, • *Emulgatoren* wie Mono- und Diacylglyceride vermindern durch sterische Hinderung der

Aneinanderlagerung der Amyloseketten die R. (vgl. Frischhaltemittel).

retronasaler Geruch, Ⓔ *retronasal odo(u)r*, Syn. für indirekter Geruch (↗ *Geruch*).

retrospektive Ernährungserhebung, Ⓔ *retrospective dietary assessment*, Ernährungserhebung mittels direkter Methoden, die die zurückliegende Ernährung erfassen, z.B. über einen Verzehrshäufigkeiten-Fragebogen oder ein 24-h-Erinnerungsprotokoll (recall-Methoden). Gegenteil: ↗ *prospektive Ernährungserhebung*.

retrospektive Studie, Ⓔ *retrospective study*, epidemiologische Studie, die die Parameter (z.B. von ↗ *Exposition* und ↗ *Endpunkt* im Rahmen einer ↗ *Kohortenstudie*) in einem zurückliegenden Zeitraum erfasst und auswertet.

Rettich, bot. *Raphanus sativus*, Ⓔ *radish*, zweijährige, krautige Pflanzen aus der Familie der Kreuzblütler (*Brassicaceae/Cruciferae*), die im ersten Jahr eine weiße, rote oder schwarze Rübe (bzw. Knolle, vgl. • *Rüben*) bilden. Unterschieden wird der weiße Sommerrettich, der schwarze Winterrettich und das Radieschen (Ⓔ *small radish*). Der scharfe Geschmack ist auf den Gehalt an ↗ *Glucosinolaten* zurückzuführen (13 mg/100 g, v.a. Glucoraphanin, Glucobrassicin und Neoglucobrassicin). Diese stellen wichtige sekundäre Pflanzenstoffe mit v.a. anticancerogener und antimikrobieller Wirkung dar.

Rezeptoren, Ⓔ *receptors*, 1) In der Sensorik/Sinnesphysiologie: Zellen zur Wahrnehmung von Reizen. Man kennt optische R., akustische R., Chemorezeptoren, Thermorezeptoren, Mechanorezeptoren und Schmerzrezeptoren (Noci[re]zeptoren). ↗ *Sinne*.
2) Subzelluläre Strukturen (Proteine), die als Glied einer (bio)chemischen Signaltransduktionskette fungieren und membranständig, im Cytoplasma oder im Zellkern lokalisiert sein können. Solche Rezeptoren vermitteln die Wirkung von Hormonen, Neurotransmittern, sind an der Immunreaktion und Zell-Zell-Erkennung genauso beteiligt wie an den Vorgängen der Exo- und Endocytose; sie werden nach ihren spezifische Liganden in Klassen unterteilt. Im Zusammenhang mit (ernährungsabhängigen) Erkrankungen stehen z.B. Störungen des ↗ *LDL-Rezepors* (führt zu Hyperlipoproteinämie) und des ↗ *Insulinrezeptors* (führt zu Diabetes mellitus Typ II).
Als Betarezeptoren/β-Rezeptoren oder β-adrenerge R. werden R. bezeichnet, die die ↗ *Catecholamine* Adrenalin und Noradrenalin sowie best. Pharmaka (↗ *β-Blocker*) binden. Sie werden weiter unterteilt in β_1-R. (stärkere Noradrenalin-Wirkung) und β_2-R. (schwächere Noradrenalin-Wirkung) und sind u.a. sowohl an der Regulation des Blutdrucks, der Glycogenolyse und der Lipolyse (• *Adipocyten*) beteiligt.

rezessive Vererbung, Ⓔ *recessive heredity*, Erbgang, bei der nur im homozygoten Zustand („väterliches“ und „mütterliches“ Allel gleich) der beiden Allele (die beiden, einander entsprechenden Genorte auf den homologen Chromosomen) das entsprechende Merkmal als sog. Phänotyp in Erscheinung tritt. Gegensatz: • *dominante Vererbung*. Für die Mehrzahl der Stoffwechselerkrankungen wurde r.V. beobachtet.

Rhabarber, bot. *Rheum rhaponticum*, *R. rhabarbarum*, Ⓔ *rhubarb*, mehrjährige Staude aus der Familie der Knöterichgewächse (*Polygonaceae*), deren bis zu 4 cm dicke Stängel v.a. zu Kompott verarbeitet werden. R. zeichnet sich durch einen hohen Gehalt an ↗ *Oxalsäure* (500–800 mg/100 g) aus, der im Frühjahr niedriger als im späteren Jahresverlauf liegt. Die getrockneten Rhizome des R. werden als Heilmittel verwendet (abführende Wirkung).

L-Rhamnose, *6-Desoxymannose*, *Isodulcit*, Ⓔ *rhamnose*, eine 6-Desoxyhexose, die Bestandteil bakterieller • *Polysaccharide* und von Hemicellulosen, Pflanzenschleimen und -gummen ist. L-R. ist Bestandteil des Glycosids ↗ *Rutin*.

Rheologie, Ⓔ *rheology*, ursprünglich die Lehre und Wissenschaft von den Fließeigenschaften. Die R. untersucht heute alle Zusammenhänge bei der Deformation von Stoffen, z.B. die Gesetzmäßigkeiten, die die ↗ *Viskosität* von Flüssigkeiten und pastösen Stoffen (relevant z.B. für die Blutströmung, technische Lebensmittelproduktion) beeinflussen (Messgerät: Rheometer, Viskosimeter).

Rheuma, *Reumatismus*, ↗ *rheumatische Erkrankungen*.

Rheuma-Diäten, Ⓔ *diets for rheumatics*, aus der Erfahrungsmedizin herrührende, bevorzugt (lacto-) vegetabile Kostformen (vgl. • *Lacto-Vegetarismus*, • *Vegetarismus*), die bei rheumatoider Arthritis entzündungshemmend und schmerzlindernd wirken sollen.
Die R. gewinnen neue Aktualität durch Studien des Münchner Internisten Olaf Adam zur Bedeutung der ↗ *Eicosanoide* als Entzündungsmediatoren bei ↗ *rheumatischen Erkrankungen*. Im Mittelpunkt stehen die Einschränkung der ↗ *Arachidonsäure* (<80 mg/d ≈ max. 2 Fleischmahlzeiten und 1 Eigelb/Woche) und die reichliche Zufuhr von ↗ *Eicosapentaensäure* (Fisch). Die weiteren Vorgaben entsprechen denen für lacto-vegetabile Kost. Milchfett soll weitgehend durch Pflanzenöle mit hohem Anteil an ω-3-Fettsäuren ersetzt werden. Der Bedarf an Vitamin C und E (↗ *Antioxidanzien*) ist erhöht. [Das Rationalisierungsschema 2000: *Aktuelle Ernähr.-Med.*, 25 (2000) 267–269].

rheumatische Erkrankungen, *Erkrankungen des rheumatischen Formenkreises*, Ⓔ *rheumatic diseases*, Sammelbegriff für Krankheiten, die das

Stütz- und Bindegewebe des Bewegungsapparats und innerer Organe betreffen. R.E. gehen oft mit Schmerzen und Funktionsbeeinträchtigungen der betroffenen Organe einher. Die Ätiologie (eine Rolle spielen neben Infektionen auch Stoffwechselstörungen und autoimmunologische Prozesse) und die Ausprägung (entzündlich, mit degenerativen Veränderungen der betroffenen Gelenkbereiche oder als Weichteilrheumatismus außerhalb der Gelenke), kann sehr unterschiedlich sein. Gemeinsame Merkmale sind z.B. das Vorliegen eine sog. Rheumafaktors (E *rheumatoid factor*, ein Autoantikörper gegen menschliches Immunglobulin G), der bei rund 50% der Patienten mit rheumatoider Arthritis nachweisbar ist (bei Rauchern doppelt so häufig wie bei Nichtrauchern, was oxidativen Stress als auslösenden Faktor wahrscheinlich macht), und die Beteiligung von Entzündungsmediatoren (↗ *Eicosanoide*), auf deren Beeinflussung sog. • *Rheuma-Diäten* abzielen.

Rheumatismus, *Rheuma*, E *rheumatism*, ↗ *rheumatische Erkrankungen*.

rheumatoide Arthritis, aus dem angloamerikanischen *rheumatoid arthritis* übernommenes Syn. für chronische • *Polyarthritis*. Wie bei anderen ↗ *rheumatoiden Erkrankungen* ist häufig der sog. Rheumafaktor nachweisbar. Auf die positive Beeinflussung der entzündlich-degenerativen Prozesse zielen ↗ *Rheuma-Diäten* ab.

Rhinitis, (und Lebensmittelallergie) ↗ *allergische Rhinitis*.

Rhizomgewürze, ↗ *Gewürze*.

Rhodanase, *Thiosulfat-Cyanid-Transferase*, *Thiosulfat-Thiotransferase*, EC 2.8.1.1, E *rhodanase, thiosulfate canide transferase*, Enzym welches formal die Reaktion

Thiosulfat + Cyanid $\rightleftarrows$ Sulfit + Thiocyanat katalysiert. Das Enzym spielt eine Rolle bei der Entgiftung von Cyaniden (↗ *Cyanidvergiftung*; ↗ *Rhodanid*).

Rhodanid, E *rhodanid*, CNS^-, ein enzymatisches Abbauprodukt von Glucosinolaten, welches als sog. • *Goitrogen* das Schilddrüsenwachstum beeinflussen kann. R. wird bei Warmblütern durch das Enzym • *Rhodanase* aus Cyanid-Ionen synthetisiert, ↗ *Cyanidvergiftung*.

Rhodopsin, *Sehpurpur*, E *visual purple*, *rhodopsin*, ein integrales Membranprotein (M_r 40kDa), das als Photorezeptorprotein der Stäbchenzellen der ↗ *Retina* am Sehvorgang beteiligt ist. Es gehört zur G-Protein-gekoppelten Rezeptor-Familie. R. ist das lichtempfindliche Molekül in den Scheiben der Stäbchen und besteht aus dem Protein *Opsin* und der prosthetischen Gruppe 11-*cis*-↗ *Retinal*, dessen Vorstufe das all-*trans*-Retinol (Vitamin A) ist.

RIA, Abk. für E ↗ *Radio-Immunassay*.

Ribit, *Ribitol*, *Adonit*, E *ribitol*, ein fünfwertiger Zuckeralkohol, der frei in der Familie der Hahnenfußgewächse (Ranunculaceae) vorkommt und Bestandteil des ↗ *Riboflavins* ist.

Riboflavin, *Vitamin B_2*, *Lactoflavin*, (veralt. *Vitamin G*, *Antigrauhaarfaktor*, *Antidermatitisfaktor*), E *riboflavin*, *vitamin B_2*, Trivialname für 7,8-Dimethyl-10-(1'-D-ribityl)isoalloxazin (Abb. 1) aus der Gruppe der • *wasserlöslichen Vitamine*.

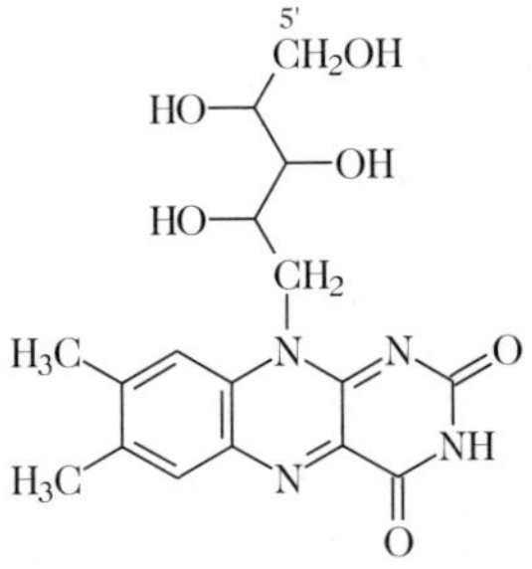

Riboflavin

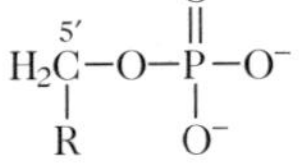

Flavinmononucleotid (FMN)

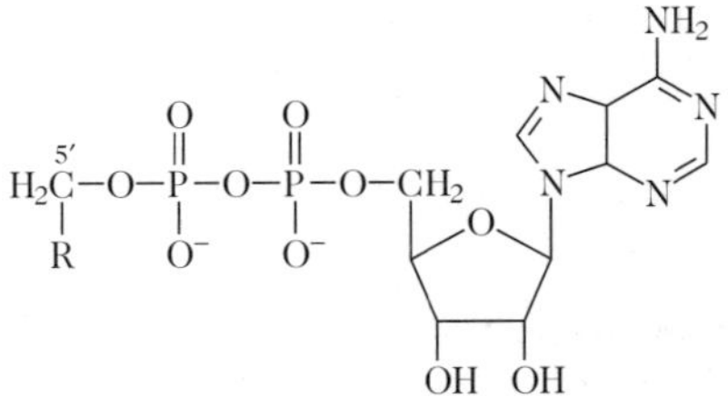

Flavinadenindinucleotid (FAD)

Riboflavin. Abb. 1. Strukturformel des Vitamins (oben) und seiner Coenzymformen (die 5'-CH_2-H-Gruppe des Riboflavins ist in den beiden unteren Formeln mit dargestellt).

Eigenschaften: R. ist wasserlöslich (10mg/dl). Wässrige Lösungen von Riboflavin, FMN und FAD sind gelb (λ_{max} = 445nm). R. ist lichtempfindlich, photochemischer Abbau führt zu Lumiflavin und Lumichrom. In neutralem oder saurem Milieu ist es thermostabil. Flavine bilden ein Redoxsystem (Abb. 2).

Vorkommen: R. liegt in der Natur größtenteils in Form von ↗ *Flavinmononucleotid* (FMN) und ↗ *Flavinadenindinucleotid* (FAD) proteingebunden vor (Abb. 1.). Hohe *Gehalte* haben Milch und Milchprodukte (0,18–0,50mg%), Fleisch (0,25mg%),

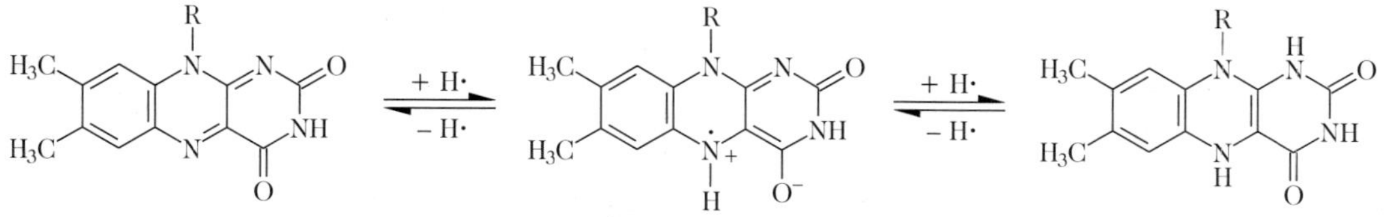

Riboflavin. Abb. 2. Redoxsystem der Flavine.

Leber (3,2mg%), Fisch (bis 0,35mg%), Weizenkeime (0,72mg%), Hülsenfrüchte (bis 0,3mg%), Nüsse (bis 0,6mg%) und Pilze (bis 0,45mg%). Mittlere Gehalte findet man in Brot (0,1–0,8mg%), Getreideprodukten (0,15mg%) und div. Gemüse (bis 0,2mg%). Die *Zubereitungsverluste* betragen etwa 20%, die *körpereigenen Reserven* reichen für 2–6 Wochen.

Bedarf (nach DGE): Die von den DACH-Fachgesellschaften empfohlene tägliche R.-Zufuhr zeigt die Tab. Der Bedarf steigt mit der körperlichen Aktivität, im Rahmen des sog. ↗ *Postaggressions-Syndroms*, bei ↗ *Alkoholismus* und unter dem Einfluss versch. Medikamente (s.a. Essay: ↗ *Lebensmittel-Medikamenten-Interaktion*).

Resorption, Metabolismus: R. wird im proximalen Dünndarm über einen spezifischen, sättigbaren aktiven Transportmechanismus aufgenommen (max. 25mg/d). Die proteolytische Aktivität des Darmlumens ermöglicht die Abspaltung von FMN und FAD vom Protein und mit Hilfe verschiedener Phosphatasen (alkalische Phosphatase, FAD-Pyrophosphatase, FMN-Phosphatase) wird freies R. gebildet. In der Darmmucosa findet unter ATP-Verbrauch eine Phosphorylierung des freien Riboflavins zu FMN statt (katalysiert durch Flavokinase). Im Plasma wird R. sowohl in freier Form, als auch als FMN an Proteine (Albumin, Globulin, Fibrinogen) gebunden transportiert. Östrogen stimuliert die Bildung spezifischer • *Riboflavin-bindender Proteine* (RfBPs), die die Plazentaschranke passieren können. Zellen nehmen R. in freier Form auf. Im Gewebe wird vorwiegend FMN (60–95%), aber auch FAD (5–22%) gebildet (reguliert durch das Schilddrüsenhormon T3) und häufig an Proteine gebunden (Flavoproteine). Sind diese Proteine mit Flavinen abgesättigt, findet analog zur Resorption ein Abbau zum freien R. statt. Riboflavin wird schnell über den Urin ausgeschieden. Neben R. finden sich verschiedene Metabolite, wie Lumichrom, 7- oder 8-Hydroxymethylflavin und 10-Formyl-methylflavin.

Riboflavin. Tab. Empfohlene Zufuhr. [Quelle: DACH, *Referenzwerte für die Nährstoffzufuhr*, Umschau-Braus Verlag, Frankfurt, 2000]

Alter	[mg/d]	
	Männer	Frauen
bis 4 Monate[1]	0,3	
4–12 Monate	0,4	
1–4 Jahre	0,7	
4–7 Jahre	0,9	
7–10 Jahre	1,1	
10–13 Jahre	1,4	1,2
13–15 Jahre	1,6	1,3
15–25 Jahre	1,5	1,2
25–51 Jahre	1,4	1,2
51–65 Jahre	1,3	1,2
65 Jahre und älter	1,2	1,2
Schwangere ab 4. Monat		1,5
Stillende		1,6

[1] = Schätzwert

Biochemische Funktionen: Wegen ihres ausgeprägten Redoxcharakters (Abb. 2) und der Fähigkeit, direkt mit Sauerstoff reagieren zu können, nehmen die Flavoproteine eine zentrale Rolle im Stoffwechsel ein. Neben ihrer zentralen Bedeutung in der ↗ *Atmungskette* (Elektronentransport) spielen Flavoproteine eine wichtige Rolle beim Metabolismus von Kohlenhydraten, Fettsäuren, Aminosäuren und Pyrinen, sowie beim Wasserstofftransfer von spezifischen Dehydrogenasen zur Endoxidation in der Atmungskette. Die Flavoprotein-Monooxygenase ist in Verbindung mit dem Cytochrom-P450-Monooxygenasesystem für die oxidative Entgiftung von Xenobiotika verantwortlich (Drogen, Carcinogene, Pestizide). ↗ *Flavinenzyme*.

Riboflavin-Antagonisten: (Ⓔ *riboflavin antagonists*), als solche wirken Analoge des Isoalloxazinringes, z.B. Diethylriboflavin oder Dichlororiboflavin und der Ribityl-Seitenkette, z.B. D-Araboflavin oder D-Galactoflavin.

Mangel: Reiner Riboflavinmangel tritt fast nur unter experimentellen Bedingungen auf. Meist findet man gleichzeitig auch Mangelzustände an anderen B-Vitaminen, z. B. bei Pyridoxinmangel (↗ *Pyridoxin*), sodass sich die Symptome überschneiden. (Riboflavin ist als Flavinmononucleotid zur Umwandlung von Pyridoxin in seine Coenzymform nötig.) Die klinischen Symptome sind relativ uncharakteristisch (↗ *Ariboflavinose*). Suboptimale Versorgung ist meistens mit anderem Nährstoffmangel vergesellschaftet und äußert sich in Anämien, Gewichtsabnahme, Schleimhautveränderungen und Cheilosis.
Überdosierung: Diese ist über die Nahrung ausgeschlossen, selbst bei hohen Dosen wurden keine Intoxikationen beobachtet.
Therapeutische Verwendung: In erster Linie wird R. zur Substitutionstherapie bei Mangel-, und Fehlernährung, Resorptionsstörungen und Alkoholismus eingesetzt. Die therapeutische Dosis liegt bei >10 mg/d. ↗ *Glutaracidurie Typ I.*
Statusbestimmung: Der Riboflavinstatus wird mit mikrobiellen und enzymatischen (Gluthationreduktase) Methoden bestimmt.
Lebensmitteltechnologische Anwendungen: R. (E 101i) und die leicht wasserlöslichen Natriumsalze seines 5'-Phosphates (E 101ii) sind gelbe, wasserlösliche • *Farbstoffe* für Fettemulsionen, Mayonnaise, Suppen, Desserts, Kartoffeltrockenprodukte, Schmelzkäse und Süßwaren.

Riboflavin-bindende Proteine, E *riboflavin binding proteins*, ↗ *Riboflavin* (Abschnitt Resorption).

Riboflavinmangel, E *riboflavin deficiency*. Syn. für ↗ *Ariboflavinose*; ↗ *Riboflavin*.

Riboflavin-5´-phosphat, der Lebensmittelfarbstoff E 101a, Syn. für ↗ *Flavinmononucleotid*.

Ribonucleasen, E *ribonucleases*, ↗ *Nucleasen*, die spezifisch ↗ *Ribonucleinsäuren* abbauen.

Ribonucleinsäuren, *RNS*, E *ribonucleic acids, RNA*, neben der • *Desoxyribonucleinsäuren* (DNA) die zweite Gruppe der • *Nucleinsäuren*. RNA ist ein aus Ribonucleotiden aufgebautes Biopolymer, das in allen lebenden Zellen und einigen Viren vorkommt.
Struktur: Die durch 3',5'-Phosphodiesterbindungen verbundenen ↗ *Nucleotide* der RNA bestehen aus • *Ribose*, die am C3 phosphoryliert ist und mit einer der vier Basen Adenin, Guanin, Cytosin oder Uracil N-glycosidisch verknüpft ist. In geringem Umfang findet man auch andere, v. a. methylierte Basen (seltene Nucleinsäurebausteine). RNA bildet keine doppelsträngige α-Helixstruktur wie DNA. Die einfachen Ketten falten sich jedoch teilweise durch Wasserstoffbrücken zwischen komplementären Basen innerhalb eines Strangs zu komplexen Raumstrukturen.
RNA-Typen: Man unterscheidet drei Haupttypen von RNA, die im Zuge der ↗ *Transcription* gebildet werden: ↗ *messenger-RNA ribosomale RNA* (rRNA, ↗ *Ribosomen*) und ↗ *transfer-RNA*, die sich funktional und in der Sekundär- und Tertiärstruktur voneinander unterscheiden. Viren können RNA anstelle von DNA als Träger der genetischen Information enthalten. Eukaryotische Zellen enthalten RNA im Zellkern, im Cytoplasma und in den Ribosomen, Mitochondrien sowie den Chloroplasten bei Pflanzen.
Funktion: Die Bedeutung der RNA für alle lebenden Zellen liegt in der *Übertragung* der genetischen Information von der DNA zu den Orten der ↗ *Protein-Biosynthese* (mRNA) und deren *Umsetzung* (beteiligt: mRNA, rRNA und tRNA). RNA ist daher auch Ansatzpunkt gentechnischer Experimente (↗ *Antisense-Konzept*).
Ernährungsphysiologische Bedeutung: Der DNA- bzw. RNA-Gehalt der Nahrung spielt eine Rolle bei ↗ *purinarmer Ernährung* (s. a. ↗ *Hyperuricämie*). RNA-Verdauung: Vgl. • *Nucleinsäuren*.

Ribonucleoside, E *ribonucleosides*, ↗ *Nucleoside*; ↗ *Purin-5'-Ribonucleotide*.

5'-Ribonucleotide, E *5'-ribonucleotides*, ↗ *Purin-5'-Ribonucleotide*.

Ribonucleotid-Reduktase, 1) EC 1.17.4.1, *Ribonucleotiddiphosphat-Reduktase*, E *ribonucleotiddiphosphat reductase*, wandelt 2-Desoxyribonucleosid-Diphosphate unter Reduktion von Thioredoxin in Ribonucleotid-Diphosphate um. Cofaktoren sind Eisen und ATP. 2) EC 1.17.4.2, *Ribonucleotidtriphosphat-Reduktase*, katalysiert die entsprechende Umsetzung von Triphosphaten, Cofaktoren: Kobalt und ATP.

D-Ribose, E *ribose*, eine Pentose (Abb.), die sich als Kohlenhydratbaustein in den ↗ *Ribonucleinsäuren* (über Ribose-5-phosphat), in einigen Coenzymen, im Cobalamin, in den Ribosephosphaten und verschiedenen Glycosiden findet. Durch Kulturhefen ist R. nicht vergärbar.

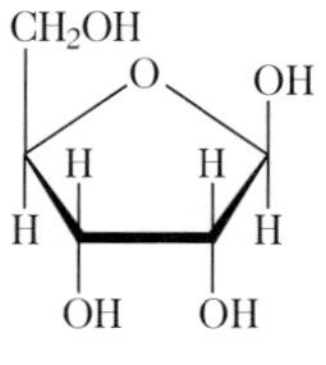

D-Ribose. β-D-Ribose.

Ribosomen, E *robosomes*, nur aus RNA und Proteinen aufgebaute ↗ *Organellen* der ↗ *Protein-Biosynthese*. Nach dem Sedimentationsverhalten während der Ultrazentrifugationen unterscheidet man 70S- bzw. 55S-R. (65% RNA und 35% Protein, in Bakterien, Mitochondrien und Plastiden) sowie 80S-R. (je 50% RNA und Protein, im Cytoplasma der Eukaryoten), die sich u. a. auch in der Hemmbarkeit durch Antibiotika unterscheiden.

Ribozyme, Ⓔ *ribozymes*, katalytisch wirksame RNA-Moleküle (↗ *Ribonucleinsäure*). R. werden häufig auch als RNA-Enzym bezeichnet. Häufig wird unter der Bezeichnung R. auch selbstspleißende RNA verstanden (Spleißen: Entfernen von spezifischen Sequenzbereichen aus RNA-Molekülen), obwohl diese nicht unverändert aus der katalytischen Reaktion hervorgehen, wie das im Allgemeinen von Katalysatoren gefordert wird. Aufgrund der adaptierbaren Sequenz-spezifischen Ribonuclease-Aktivität einiger R., sind sie auch für die ↗ *Gentechnik* von Bedeutung. R. werden zur gezielten Ausschaltung bestimmter messenger-RNAs diskutiert und könnten beim Menschen eventuell als Therapeutika gegen Krebs und virale Erkrankungen eingesetzt werden. Im Agrarbereich versprechen R. Erfolg bei der Entwicklung von Virus-resistenten Nutzpflanzen (↗ *Virusresistenz*).

D-Ribulose, Ⓔ *ribulose*, Monosaccharid, das zu den Ketopentosen gehört. Der Monophosphatester Ribulose-5-phosphat ist im Kohlenhydratstoffwechsel ein Intermediärprodukt des ↗ *Pentosephosphat-Zyklus*. R.-1,5-diphosphat ist außerdem das zentrale Akzeptormolekül der pflanzlichen ↗ *Photosynthese*.

Ribulose-5-phosphat-Epimerase, *Ribulosephosphat-3-Epimerase*, Ⓔ *ribulose-5-phosphate epimerase*, EC 5.1.3.1, Enzym des ↗ *Pentosephosphat-Zyklus*, das die Umwandlung von Ribulose-5-phosphat in das 3-epimere Xylose-5-phosphat katalysiert.

Ribulose-5-phosphat-Ketoisomerase, *Ribosephosphat-Isomerase* Ⓔ *ribulose-5-phosphate isomerase*, EC 5.3.1.6, Enzym des ↗ *Pentosephosphat-Zyklus*, das die Bildung von Ribose-5-phosphat, einem essenziellen Vorläufer der Nucleotidbiosynthese, aus Ribulose-5-phosphat katalysiert.

Richner-Hanhart-Syndrom, Ⓔ *Richner-Hanhart syndrome*, Syn. für ↗ *Tyrosinämie* Typ II.

Richtlinien, Ⓔ *directive*, Begriff aus dem ↗ *EU-Recht*.

Ricin, Ⓔ *ricin*, zu den • *Lectinen* zählendes toxisches Protein aus den Samen von *Ricinus communis*, welches durch Endocytose in die Zelle gelangt. R. besteht aus einer A- und B-Kette, die durch eine Disulfidbrücke miteinander verbunden sind. Die B-Kette heftet sich an die Zelloberfläche und die A-Kette fungiert als potenter Hemmer der ribosomalen Proteinsynthese (durch Abspaltung von Adenin aus der RNA). Schon der Verzehr weniger Samen kann tödlich auf den Menschen wirken (5 µg R./kg KG). Bei Arbeitern in Rizinusmühlen wurden Glieder-, Kopf- und Halsschmerzen sowie bronchiale Reizsymptome, Fieber und Nesselsucht beobachtet. Kalt gepresstes ↗ *Rizinusöl* enthält kein R.

Ricinolsäure, *12-Hydroxy-9,10-cis-octadecensäure*, *12-Hydroxy-Ölsäure*, Ⓔ *ricinoleic acid*,

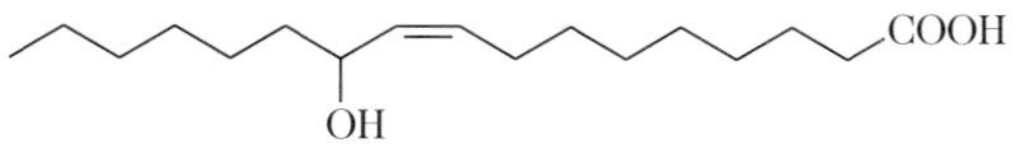

Ricinolsäure

eine • *Hydroxyfettsäure* (Abb.) die verestert (als Triglycerid) in ↗ *Rizinusöl* vorkommt. Die im Darm freigesetzte R. senkt die Absorption von Wasser und regt vermutlich über eine Stimulation der Synthese von Prostaglandin E2 die Sekretion von Elektrolyten und Wasser ins Darmlumen an (laxative Wirkung).

Rickettsia burnettii, Syn. für ↗ *Coxiella burnetii*.

Riechepithel, Syn. für ↗ *Riechschleimhaut*.

Riechschärfe, Ⓔ *odo(u)r acuity*, Sensibilität für Duftstoffe, wie sie sich z.B. in niedrigen Schwellen(werten) oder Unterschiedsschwellen äußert.

Riechschleimhaut, *Riechepithel*, *regio olfactoria*, Ⓔ *olfactory epithelium*, beim Menschen etwa 5–10 cm^2 großer Bereich der Schleimhaut der oberen Nasenhöhlen (↗ *Geruch* Abb.). In das R. eingelagert sind die sog. Bowmannschen Drüsen (sondern das Sekret ab, welches das R. bedeckt) sowie etwa 3–50 Mio. olfaktorische Sinneszellen (= • *Riechzellen*, Farbtafel XXI); mehrere Riechzellen sind jeweils um sog. Stützzellen angeordnet.

Riechstoff, Syn. für ↗ *Geruchsstoff*.

Riechzellen, *olfaktorische Zellen*, *Geruchszellen*, Ⓔ *olfactory cells*, spezialisierte Neuronen (primäre Sinneszellen) der ↗ *Riechschleimhaut* (Abb. dort) zur Wahrnehmung von ↗ *Geruch*. R. sind – eine Ausnahme unter den Nervenzellen – zur Zellteilung fähig. Ihre mittlere Lebensdauer bis zur Erneuerung aus basalen Zellen beträgt ca. 60 Tage.

Rieselhilfsmittel, *Trennmittel*, Ⓔ *anticaking agents*, Stoffe, die pulverförmige oder kristalline Produkte, wie Kochsalz, Gewürze oder Getränkepul-

Rieselhilfsmittel. Tab. Zugelassene Rieselhilfsmittel.

E-Nr.	Bezeichnung
E 170	↗ *Calciumcarbonat*
E 341	Calciumphosphate
E 479 b	↗ *thermooxidiertes Sojaöl*
E 504	↗ *Magnesiumcarbonate*
E 530	↗ *Magnesiumoxid*
E 535–E 536	↗ *Ferrocyanide*
E 551–E 559	↗ *Siliciumdioxid* und Silicate
E 570	↗ *Fettsäuren*
E 901	↗ *Bienenwachs*
E 902	↗ *Candelillawachs*
E 903	↗ *Carnaubawachs*

ver, fließ- und rieselfähig halten, oder bei stückigen Lebensmitteln, z.B. Süßwaren oder Kaugummi, ein Aneinanderkleben verhindern (Tab.). Sie sind abzugrenzen von den ↗ *Formtrennmitteln*.

rigide Kontrolle des Essverhaltens, ↗ *gezügeltes Essverhalten*.

Rinderbandwurm, *Rinderfinnenbandwurm*, 🄴 *beef tapeworm*, *measly tapeworm*, wissenschaftlicher Name *Taenia saginata* (↗ *Taenia*). Die Bezeichnung R. ist falsch, da nicht der Bandwurm im Rind vorkommt, sondern seine ↗ *Finne* (der Cysticercus).

Rinderfett, *Rindertalg*, 🄴 *suet*, *beef dripping*, *beef tallow*, aus dem Fettgewebe von Rindern durch Ausschmelzen gewonnenes Fett (vgl. • *tierische Fette*). Man unterscheidet nach Handelssorten in Feintalg (*premier jus*), fraktioniert in das flüssige • *Oleomargarin* für die Margarineherstellung (vgl. • *Margarinsäure*) und das feste • *Oleostearin* für die Herstellung von Backfetten, und in • *Speisetalg* (Sekundartalg). Kennzeichnend für R. sind der hohe Gehalt an Stearinsäure (6–40%) und ca. 5% ↗ *trans-Fettsäuren*, die von der Pansenflora aus Linol- und α-Linolensäure des Futters gebildet werden. Weitere Fettsäuren sind: 17–37% Palmitin-, 1–8% Palmitolein- und 0,5–7% Linol- und α-Linolensäure, dazu kommen 70–140mg% Cholesterin. R. unterscheidet sich in seiner Zusammensetzung grundlegend von den ↗ *Strukturlipiden* im mageren Muskelfleisch. In der Ernährung findet sich R. im Wesentlichen in Fleisch- und Wurstwaren und als Bestandteil von Spezialfetten für die Lebensmittelverarbeitung (↗ *verstecktes Fett*).

Rinderinsulin, 🄴 *bovine insulin*, aus den β-Zellen des Rinder-Pankreas gewonnenes • *Insulin*. R. unterscheidet sich in seiner chemischen Struktur durch drei Aminosäuren vom Humaninsulin. Nach der Extraktion wird das R. aufbereitet und gereinigt, so dass aus einem Kilo Rinderpankreas 100–200mg reines Insulin gewonnen werden. Die Wirkcharakteristika entsprechen im Wesentlichen denen des Humaninsulins, jedoch ist die Gefahr einer allergischen Reaktion bzw. die Bildung von Insulinantikörpern höher. R. werden deshalb heute nicht mehr bei Diabetes-Neueinstellungen verwendet.
R. gibt es in Deutschland nur als U 40 Insulin (Insulinkonzentration). Die Insulinfläschchen sind mit dem Namen des Insulins und einem zusätzlichem Vermerk für Rinderinsulin beschriftet.

Rindertalg, 🄴 *suet*, Syn. für ↗ *Rinderfett*.

Rinderwahnsinn, *bovine spongiforme Enzephalopathie*, *BSE*, 🄴 *bovine spongiform encephalopathia*, *BSE*, *mad cow disease*, • *Prionenkrankheit*, übertragbare neurodegenerative Erkankung bei Rindern, zählt aufgrund von typischen schwammartigen Veränderungen im Gehirn zur Krankheitsgruppe der *Transmissiblen Spongiformen Enzephalopathien* (TSE; ↗ *Prionen-Krankheiten*). 1985 in Großbritannien erstmals beobachtete, stets tödlich verlaufende Infektionskrankheit des Rinds mit Proteinablagerungen im Gehirn. Die Verhaltensanomalien (s.u. Abschnitt: *Krankheitsverlauf*) der erkrankten Tiere führten zur Bezeichnung R. Ein hohes Auftreten von R. wurde in Portugal, der Schweiz und Frankreich festgestellt, wenn auch nicht in dem Ausmaße wie in Großbritannien. Im Jahre 1992 erreichte die Epidemie dort mit knapp 36.680 Fällen/Jahr ihren Höhepunkt. Weitere Länder mit bestätigten BSE-Fällen sind die Niederlande, Belgien, Luxemburg, Irland, Italien, Spanien und Dänemark. Bis zum November 2000, als das erste deutsche BSE-Rind aktenkundig wurde, stufte der wissenschaftiche Lenkungsausschuss der EU (Report vom 6. Juli 2000) Deutschland als ein Land mit „niedrigem BSE-Risiko“ in die Statusklasse III ein. Mittlerweile sind in Deutschland 177 BSE-Fälle gemeldet (Stand 14/5/2002).
Auslöser: Verursacht wird die Rinderseuche durch krankhaft veränderte ↗ *Prionen*. Auf welche Weise das erste krankhafte Prion entstand, ist ungewiss. Zunächst wurde angenommen, dass die Infizierung der Rinder über die Verfütterung von Tierkörpermehl erfolgte, welches Kadaver von • *Scrapie*-infizierten Schafen enthielt. Für diese Hypothese spricht, dass die Schafpopulation in Großbritannien stark angestiegen war und somit zwangsläufig auch die *Scrapie*-Abfälle, welche vermehrt der Verwertung zu Tiermehl zugeführt wurden. Gleichzeitig wurden die Herstellungsverfahren für Tierkörpermehl in Großbritannien Ende der 70er Jahre auf niedrigere Temperaturen umgestellt und es wurde auf zusätzliche Extraktionsverfahren verzichtet. Dadurch wurde der *Scrapie*-Erreger nicht mehr hinreichend inaktiviert. Zudem gelang es, Rinder experimentell mit Scrapie zu infizieren. Inzwischen sind sich die Experten jedoch nicht mehr so sicher. Denn BSE gehört nicht zum gleichen Prionenstamm der TSE wie *Scrapie*. Kühe, die mit *Scrapie* infziert wurden, litten an einer anderen Krankheit. BSE hat zudem ein anderes Wirtsspektrum als *Scrapie*. Zusatzlich ist das pathologisch veränderte Prion sehr viel widerstandsfähiger als ursprünglich angenommen. Eine andere Hypothese besagt, dass BSE sich in den Rindern selbst entwickelt haben könnte, ähnlich wie auch beim Menschen sporadisch CJK spontan auftritt. Auf welche Weise auch immer das erste krankhafte Prion entstand, dass die erkrankten Rinder bis 1988 ebenfalls zur Futtermittelherstellung verwendet wurden, erhöhte den Infektionsdruck ganz erheblich und führte dem zufolge erst zu den epidemischen Ausmaßen der Rinderseuche.
Übertragungsweg: Die Übertragung geschieht vermutlich durch die Aufnahme des BSE-Erregers

über das Futter. Unklar ist bislang, ob das Rind den Erreger ausscheidet, oder ob eine horizontale und/oder vertikale Übertragung vorkommt. Die horizontale Verbreitung scheint jedoch keine große Rolle zu spielen, da nur einzelne Tiere in betroffenen Herden erkranken.

Krankheitsverlauf: Erkrankte Rinder zeigen Gewichtsverluste und geringe Milchleistung, sie fallen zunächst durch ihre besondere Aggressivität und Ängstlichkeit auf. Ferner kann vermehrte Schmerzempfindlichkeit auftreten. Die Tiere verlieren schließlich die Kontrolle über ihre Gliedmaßen. Sie torkeln, knicken ein, bis sie zu Boden stürzen. Die ersten Krankheitszeichen sind somit nicht unbedingt BSE-spezifisch, sodass sie oft übersehen werden. Die Inkubationszeit für BSE beträgt im Schnitt 3–7 Jahre. Rinder erkranken frühestens im Alter von etwa zwei Jahren, meist zwischen dem vierten und fünften Lebensjahr. Innerhalb von ein bis fünf Monaten versterben die Tiere.

BSE und nCJK: Nachdem zahlreiche BSE-infizierte Rinder in die menschliche Nahrungskette gelangt sind, wird nun eine weitere menschliche Krankheit ursächlich mit dem Auftreten von BSE in Zusammenhang gebracht. 1996 wurde eine neue Variante der menschlichen ↗ *Creutzfeld-Jakob-Krankheit* (nvCJK) beschrieben. Eine Reihe von histopathologischen und biochemischen Befunden unterstreichen, dass die nvCJK eher Eigenschaften des BSE-Erregers, als von sporadischer CJK zeigt, z.B. ein ähnliches Läsionsmuster im Gehirn. Charakteristische, massive, floride Plaques, die von einem Kranz schwamm-artiger Strukturen umgeben werden. Darüber hinaus sind die Glycosylierungsmuster der Erreger von BSE und nvCJK identisch. BSE- und nvCJK-Prionen verursachen bei infizierten Mäusen gleiche Symptome; Inkubationszeit und Krankheitsverlauf sind identisch. Diese Indizien lassen den Schluss zu, dass die beiden Prionenkrankheiten eine gemeinsame Ursache haben. Zu diesem Schluss kommt auch ein Ende Oktober 2000 veröffentlichter Untersuchungsbericht der britischen Regierung, wonach es „jetzt ausreichend Beweise gibt, um sicher sein zu können, dass nvCJD durch die Übertragung von BSE auf den Menschen verursacht wird". Aus den bisherigen Erkenntnissen ist anzunehmen, dass das Übertragungsrisiko auf den Menschen mit zunehmender Infektiosität der Rinder steigt.

Risikomaterialien: Als sog. Risikomaterialien werden bestimmte Körperteile und Organe von Rindern, Schafen und Ziegen bezeichnet. Dort treten bei infizierten Tieren die BSE-Erreger hauptsächlich auf. Grundsätzlich sind insbesondere diejenigen Teile des Rindes mit BSE verseucht, die eine große Dichte an Nervenzellen und Lymphe besitzen. Nach einer Entscheidung der EU werden bei Rindern Schädel, inklusive Augen, Tonsillen, Rückenmark und Ileum von Tieren, die älter als 12 Monate sind als „spezifiziertes Risikomaterial" definiert. Bei reinem Muskelfleisch ist das Ansteckungsrisiko gering, eine 100%ige Sicherheit besteht jedoch nicht, da durch unsterile Verarbeitungsweise das Fleisch infiziert sein kann. In Milch ist der BSE-Erreger bisher nicht nachweisbar. Ebenso ist die Infektiösität von Blut noch nicht abschließend geklärt. Im Tierexperiment mit Schafen gelang der Nachweis der BSE-Infektiösität von Blutbestandteilen (v.a. Leukocyten). Eine Übertragung durch Blut gelang jedoch weder von natürlicherweise *Scrapie*-infizierten Schafen und Ziegen auf Mäuse noch von CJK-Patienten auf Primaten.

BSE-Tests: Eine sichere Diagnose ist bis heute erst nach dem Tod der Tiere möglich und dann erst, wenn sich das Rind in einer späten Phase der Krankheit befunden hat. Sie beruht auf histologischen Gehirnuntersuchungen. Dabei handelt es sich um Vakuolen in den Nervenzellen, wie auch im Zellleib um den Kern herum und in den Nervenfortsätzen. Alle derzeit in Anwendung befindlichen BSE-„Schnelltests" beruhen auf dem *Postmortem*-Nachweis des proteaseresistenten Prion-Proteins in Hirngewebe von Rindern. Untersucht wird Gewebe aus dem Stammhirn von toten Rindern, weil dort die höchste Prionenkonzentration vorzufinden ist. Die derzeitigen Teste gelten erst sechs Monate, bevor die ersten Symptome auftreten, als zuverlässig. Erst dann ist die Prionenkonzentration im Nervengewebe hoch genug, um von den Tests detektiert zu werden. Ein negatives Testergebnis bedeutet jedoch nicht, dass Tiere BSE-frei sind. Testverfahren am lebenden Tier befinden sich noch in der Entwicklungsphase. Ein möglicher Ansatz zur Entwicklung eines Bluttests könnte ein Plasminogen genanntes Blutprotein bilden, das nur mit defekten Prionen eine Verbindung eingeht.

Rind(fleisch), Ⓔ *beef*, Sammelbezeichnung von ↗ *Fleisch*, das von Rindern unterschiedlichen Alters und Geschlechts stammt. Da die Qualität abhängig vom Alter und Geschlecht variiert, wird das Fleisch deshalb in Kategorien unterteilt (Tab.).Die Teilstücke des Rindes sind in ihrer Zusammensetzung und Wertschätzung sehr unterschiedlich. Das teuerste Teilstück ist die Lende (Filet), die aufgrund der feinen Faserstruktur besonders zart ist. In Deutschland wurden 1998 1,54 Mio. t Rind- und Kalbfleisch erzeugt und damit große Überschüsse erzielt, die nur zum Teil exportiert werden konnten. Der Verzehr an Rind- und Kalbfleisch lag mit 10,2 kg pro Kopf und Jahr geringfügig höher als im Vorjahr. Nachdem sich die Turbulenzen auf dem Rindfleischmarkt etwas beruhigt hatten, sorgten jedoch Ende 2000 erste Fälle der Rinderseuche

Rindfleisch. Tab. Kategorien.

Jungrindfleisch
– stammt von unter 1 Jahr alten Rindern – Zwischenstufe zwischen Kalb- und Rindfleisch („Baby beef„) – hochwertiges Fleisch, feinfaserig und zart
Jungbullenfleisch
– männliche, nicht kastrierte Rinder aus Stallmast (16–22 Monate) – geringer Fettanteil, aber grobfaseriger als Ochsen-, oder Färsenfleisch
Färsenfleisch
– Fleisch von weiblichen Rindern, die noch nicht gekalbt haben (20–30 Monate) – feinfaseriges und aromatisches Fleisch mit Fetteinlagerungen (Marmorierung),
Ochsenfleisch
– Fleisch vom kastrierten männlichen Rind (20–30 Monate) – feinfaseriges und aromatisches Fleisch mit Fetteinlagerungen (Marmorierung), – gilt als bestes Rindfleisch
Kuhfleisch
– Fleisch von weiblichen Rindern, die gekalbt haben (i.d.R. mehr als 3 Kälber) – wird meist verarbeitet, das Fleisch jüngerer Kühe (bis etwa 5 Jahre) wird zum Teil auch als Frischfleisch angeboten – dunkle Farbe, ausgeprägtes Rindfleischaroma

BSE (↗ *Rinderwahnsinn*) bei deutschen Rindern für eine erneute Verunsicherung des Verbrauchers. Aufgrund der hohen Lagerbestände stellt die EU öffentliche Mittel zur Verfügung, um die Rindfleischerzeugung zu drosseln. Die Marktordnungsausgaben für Rindfleisch betrugen 1998 umgerechnet 10,167 Mrd. DM. (Zusammensetzung ↗ *Fleisch*).

Rindfleischextrakt, ↗ *Fleischextrakt*.

Risiko, 1) *absolutes Risiko*, E *(absolute) risk*, die Wahrscheinlichkeit, dass ein bestimmtes Ereignis eintritt (allgemein), bzw. dass eine Person aus einer Population innerhalb eines bestimmten Zeitraums eine bestimmte Erkrankung erleidet bzw. verstirbt (in epidemiologischen/analytischen Studien). Das R. entspricht der kumulativen ↗ *Inzidenz*; vgl. • *attributables Risiko*.
2) • *relatives Risiko*, E, *relative risk*, *risk ratio*, der Quotient aus dem Erkrankungs- oder Sterberisiko unter Exponierten und der gleichen Größe unter Nichtexponierten. Das r. R. ist der Faktor, um den sich das Risiko erhöht (r.R. > 1) bzw. vermindert (r.R. < 1, also die Exposition einen protektiven Einfluss darstellt), wenn ein Mitglied der Studienpopulation der jeweiligen Exposition ausgesetzt ist. Vgl. • *Odds ratio*.
Einflussfaktoren, die das R. einer Erkrankung oder eines anderen gesundheitsbezogenen ↗ *Endpunkts* verändern (z.B. genetische Dispositionen; Lebensstilfaktoren, darunter Ernährungsfaktoren; Umwelteinflüsse) werden als Risikofaktoren (E *risk factors*) bezeichnet.

Risikoschwangerschaft, E *high-risk pregnancy*, Schwangerschaft bei Bestehen bestimmter Risikofaktoren, die das Basisrisiko einer Schwangerschaft eindeutig erhöhen und zur Gefährdung des Fetus oder der Mutter führen. (etwa 20–30% der Schwangerschaften). In der Schwangerschaftsvorsorge werden die Risikofaktoren in anamnetische (ergeben sich aus der allgemeinen und gynäkologisch-geburthilflichen Vorgeschichte, z.B. familiäre Belastung, schwere Erkrankung der Mutter, Zustand nach mehreren Aborten) und befundete Schwangerschaftsrisiken (alle Untersuchungsbefunde, z.B. abnormes Gewichtsverhalten, Gestationsdiabetes, Anämie) eingeteilt. Der Mutterpass enthält Checklisten zur Erfassung möglicher Risikofaktoren.

Rispenhirse, bot. *Panicum miliaceum*, ↗ *Hirse*.

Rizinusöl, *Oleum ricini*, E *castor oil*, kaltgepresstes Öl der Samen von *Ricinus communis*, besteht zu 80–90% aus • *Ricinolsäure* R. wirkt stark laxierend (↗ *Laxanzien*), es ist deshalb ungeeignet als Lebensmittel oder Futtermittel. Vgl. • *Ricin*.

RMR, Abk. für E *resting metabolic rate*, ↗ *Grundumsatz*.

RNA, Abk. für E *ribonucleic acid*, ↗ *Ribonucleinsäuren*.

RNA-Polymerase, E *RNA polymerase*, Enzyme, die die Synthese von ↗ *Ribonucleinsäuren* (RNA) durch Verknüpfung von Ribonucleosid-5′-triphosphaten unter Abspaltung von Diphosphat katalysieren. DNA-abhängige RNA-P. (EC 2.7.7.6) nutzen DNA als Matrize (↗ *Desoxyribonucleinsäure*). In den Zellen von ↗ *Eukaryoten* sind mindestens vier Typen von DNA-abhängigen RNA-P. zu unterscheiden. Typ I liegt im Nucleolus vor und katalysiert bevorzugt die Synthese von ribosomaler RNA (rRNA). Typ II kommt im Nucleoplasma vor und wird durch α-Amanitin (Gift des Knollenblätterpilzes, ↗ *Amatoxine*) spezifisch gehemmt. Sie ist für die Synthese der messenger-RNA (mRNA) verantwortlich. Typ III synthetisiert transfer-RNA (tRNA) und andere kleine RNA-Moleküle. Typ IV ist für die Transcription mitochondrialer ↗ *Gene* verantwortlich. Die DNA-abhängigen RNA-P. aus Mitochondrien und Chloroplasten besitzen eine große Ähnlichkeit zur prokaryotischen DNA-abhängigen RNA-P. und werden wie diese durch Rifampicin gehemmt. Nach einer Virusinfektion von Bakterien bzw. pflanzlichen und tierischen Zellen wird RNA-abhängige RNA-Polymerase (EC

2.7.7.48) gefunden, die als Matrize einzelsträngige RNA nutzen kann.

RNS, Abk. für ↗ *Ribonucleinsäure*.

Roboranzien, Ⓔ *roborants*, veralt. Syn. für Kräftigungs-/↗ *Stärkungsmittel*

Roggen, bot. *Secale cereale*, Ⓔ *rye*, Getreideart (Familie: *Graminaceae*), die als Unkraut des Weizens nach Europa gelangt ist und dort als sog. sekundäre Kulturpflanze seit etwa 3000 Jahren angebaut wird. R. wird hauptsächlich als • *Brotgetreide* verwendet und stellt v.a. in Nordeuropa eine wichtige Kulturpflanze dar. Das Protein des Roggens ist wenig quellfähig (kleberarm). Roggen enthält jedoch Pentosane, die bei Ansäuerung (↗ *Sauerteig*) quellfähig werden und dadurch entscheidend für die Backfähigkeit des R. sind. Mit einer Weltproduktion von ca. 21 Mio t/a (1998) steht Roggen an siebter Stelle der Getreideproduktion, ist also, im Vergleich zu anderen Getreidearten, weltweit von untergeordneter Bedeutung. R.-Pollen sind wichtige Auslöser der ↗ *Getreidepollenallergie*. Inhaltsstoffe: Vgl. • *Getreide*.

Gentechnisch veränderter R.: Weltweit gibt es bis heute noch keine gentechnisch veränderte R.-, Weizen- oder Gerstensorte im Anbau, denn eine geeignete Technik für den Gentransfer bei Monocotyledonen wurde erst vor wenigen Jahren entwickelt. Wie bei den anderen ↗ *Nutzpflanzen* konzentrierten sich die Aktivitäten zunächst auf die Einführung von Resistenzen mit Hilfe ↗ *gentechnicher Methoden*. Aktuell fokussieren sich die züchterischen Aktivitäten auf die Ertragssteigerung und die Verbesserung der spezifischen Qualität wie zum Beispiel der Backqualität von R .

Rohapfeldiät, Syn. für ↗ *Apfeldiät*.

Rohasche, Ⓔ *inorganic matter*, Syn. für ↗ *anorganische Substanz*.

Rohcresol, ↗ *Cresole*.

Rohfaser, Ⓔ *roughage, crude fibre*, Bezeichnung für die Zellwandbestandteile, die mit der • *Weender-Analyse* (i.e. sequenzielles Kochen mit verdünnter Schwefelsäure und verdünnter Natronlauge, Subtraktion der Asche) erfasst werden. Die R. enthält 50–80% der Cellulose, ca. 20% der Hemicellulosen und 10–50% des Lignins des Ausgangsmaterials. Bei hemicellulosereichen Produkten (Getreideprodukte) werden mit der Bestimmung der R. wesentlich geringere Anteile der Zellwände erfasst als bei cellulosereichen (grüne Gemüse). Die Bestimmung der R. wird teilweise noch in der Futtermittelanalytik angewandt; als • *Ballaststoffbestimmungsmethode* für die Lebensmittelanalytik hat sie keine Bedeutung mehr.

Rohfett, Ⓔ *crude fat*, ↗ *Fettgewinnung* (s.a. ↗ *Fettraffination*); ↗ *Nährstoffbestimmung* Abb.

Rohkost, Ⓔ *raw food*, vor dem Verzehr nicht erhitzte Lebensmittel. In der Küchentechnik ist R. der Sammelbegriff für Blattsalate und Zubereitungen aus rohem Gemüse und Obst, ggf. auch Getreide. R. sollte 1/3–1/2 der Gesamtlebensmittelmenge ausmachen. Die ↗ *Rohkost-Ernährung* umfasst zusätzlich Nüsse, Trockenfrüchte, kaltgeschleuderten Honig und kaltgepresstes Speiseöl, seltener Getreide und Rohmilch (↗ *Bircher-Mü[e]sli*), in Einzelfällen auch rohes Ei, rohen Fisch und rohes Fleisch sowie kaltgeräucherte Erzeugnisse (• *Instinctotherapie*). Eine vegane R. ist auch die Schnitzer-Normalkost (vgl. Johann Georg • *Schnitzer*). R. ist ein Teil der • *Vollwertkost* nach M. O. Bruker und der • *Waerland-Kost*.

Rohkost-Ernährung, Ⓔ *eating of raw food, omophagia*, • *alternative Ernährungsform*, die weitgehend oder ausschließlich aus • *Rohkost* besteht. Besonders strikt ist die R. nach H. Wandmaker. Er sieht die Ursache für Zivilisationskrankheiten einschließlich Krebs und AIDS in hitzegeschädigten, säurebildenden Lebensmitteln, z.B. in „Fabrikkost". Zur „Entgiftung" empfiehlt er vegane Rohkost aus >60% Obst, dazu Gemüse und Nüsse. Milch verschleime die Organe und sei deshalb ungeeignet, auch für Kinder. In der Praxis wird diese extreme Form der R. kaum eingehalten, wie eine Fragebogenerhebung der Universität Gießen zeigt (*Ernähr.-Umschau* 44, 444–448 [1997]). Immerhin lehnten aber 60% der Befragten Milch und Milchprodukte und 40% Getreideprodukte ab.

Ernährungswissenschaftliche Bewertung: Die vegane R. ist extrem einseitig und deshalb als Dauerkost ungeeignet (↗ *Extremdiäten* Tabelle, ↗ *vegane Ernährung*). Die lactovegetabile Variante und die R. mit Fleisch und Fisch (↗ *Instinctotherapie*) können bei sachgerechter Lebensmittelauswahl eine vollwertige Ernährung sicherstellen. Die ausreichende Versorgung mit Eisen und Jod ist schwierig.

Rohköstler, Ⓔ *person who eats raw food only*, Person, die weitgehend oder ausschließlich ↗ *Rohkost* zu sich nimmt. Die meisten R. sind ↗ *Veganer* (Ⓔ *new vegans*), einige verwenden auch tierische Lebensmittel (↗ *Instinctotherapie*).

Rohmilch, Ⓔ *raw milk*, • *Milch*, die außer Filtern und Kühlen keinerlei Behandlung erfahren hat. R. hat natürlichen Fettgehalt (3,7 bis über 4%), sie ist nicht wärmebehandelt und nicht homogenisiert. R. darf direkt ab Hof an Verbraucher abgegeben werden, wenn sie an der Abgabestelle gekennzeichnet ist mit dem Hinweis „Rohmilch, vor dem Verzehr abkochen". Für den Vertrieb über den Handel gelten besondere Anforderungen (↗ *Vorzugsmilch*). R. wird empfohlen für alternative Ernährungsformen (vgl. • *anthroposophische Ernährung*). Für Säuglinge ist R. nicht geeignet, wird jedoch für die so genannte ↗ *Frischkornmilch* nach M.O. Bruker eingesetzt (↗ *Säuglingsmilchnahrung*). R. und Lebensmittelinfektionen (auch durch Rohmilchkäse): ↗ *Campylobacter jejuni*, ↗ *Byssochlamys*, ↗ *Listeriose*.

Rohprotein, Ⓔ *crude protein*, beim Säureaufschluss von organischer Substanz anfallende Proteinfraktion, die noch Nicht-Protein-Stickstoffverbindungen enthält (zur Proteingewinnung oder ↗ *Nährstoffbestimmung* Abb.).

Rohrzucker, ↗ *Zucker*.

Rohwasser, Ⓔ *crude water*, für die zur Gewinnung von Leitungs- bzw. ↗ *Trinkwasser* aus dem Wasserkreislauf (Verdunstung, Niederschläge: Regen, Grund- bzw. Oberflächenwasser) entnommenes Wasser. Es entstammt zu etwa zwei Dritteln dem Grundwasser, und einem Drittel aus ↗ *Oberflächenwasser* (Seen, Talsperren, Uferfiltrat). Bevor es für den Verzehr geeignet ist, muss es technisch und chemisch aufbereitet werden. Laut Trinkwasserverordnung sind mehr als 50 Stoffe zur Aufbereitung erlaubt, z.B. Chlor, Chlordioxid, Salzsäure oder Konservierung mit Silber.

Rohwurst, ↗ *Fleischerzeugnisse*.

Rohzucker, Ⓔ *brown sugar*, ↗ *Zucker*, ↗ *Raffinade*.

ROI, Abk. für Ⓔ *reactive oxygen intermediates*, ↗ *reaktive Sauerstoffspezies*.

Rooibos, *Rooibusch*, Syn. für ↗ *Rotbusch*.

Roquefort, mit ↗ *Penicillium-Arten* als Reifekulturen hergestellter ↗ *Käse*.

ROS, Abk. für Ⓔ *reactive oxygen species*, ↗ *reaktive Sauerstoffspezies*.

Röse-Gottlieb-Verfahren, eine Methode zur ↗ *Fettbestimmung*/-analytik in Lebensmitteln.

Rosenkohl, *Sprossenkohl*, bot. *Brassica oleracea spp. oleracea var. gemmifera*, Ⓔ *brussels sprout*, ↗ *Kohlgemüse*.

Rosinen, Ⓔ *raisins*, getrocknete Weinbeeren, bei denen der Wassergehalt von ursprünglich etwa 75% auf unter 16% reduziert wurde. Unterschieden werden die bernsteinfarbenen, kernlosen Sultaninen und die kleineren, dunklen Korinthen. R. dürfen bei entsprechender Kennzeichnung geschwefelt werden und, um ein Zusammenkleben zu verhindern, mit Spezialöl behandelt werden.

Rosmarin, bot. *Rosmarinus officinalis*, Ⓔ *rosemary*, im Mittelmeerraum beheimateter, mehrjähriger, immergrüner Strauch mit nadelartigen Blättern und blauen Lippenblüten (Familie der Lippenblütler, *Lamiaceae/Labiatae*). Das würzig-herbe, leicht bittere Gewürzkraut besteht zu 1–2% aus etherischen Ölen (↗ *Pinen*, Camphen, Borneol, ↗ *Campher*, ↗ *Cineol*) und enthält Flavonoide, Saponin, organische Säuren, Bitterstoffe und Harze. Es wird zum Würzen von Fleisch und Fisch, Gemüse, Gemüseeintöpfen, Soßen, Kartoffeln und Grillgut verwendet. In der Medizin wird Rosmarin (und R.-Extrakt, Ⓔ *rosemary extract*) zur Anregung des Kreislaufs und der Verdauung eingesetzt.

Röstaroma, Ⓔ *roasting aroma*, Summe der Aromastoffe, die beim • *Rösten* (z.B. von • *Kaffee*) entstehen und den typischen „Röstgeruch" bewirken. Sie bilden sich v.a. durch die ↗ *Maillard-Reaktion* und sind in erster Linie ↗ *Alkylpyrazine* und andere Derivate des ↗ *Pyrazins*, Pyrroline, Pyridin-Derivate, aliphatische und zyklische Dicarbonylverbindungen und Thiole (↗ *Schlüsselaromastoffe*).

Röstdextrine, ↗ *Dextrine*.

Rösten, Ⓔ *roasting*, trockenes Erhitzen auf Temperaturen von mindestens 100°C.

1) • *Kaffee* wird auf Endtemperaturen zwischen etwa 220 und 250°C erhitzt. Dabei entweichen Wasser und Röstgase (↗ *Röstprodukte*). Trotz des Gewichtsverlusts (= *Einbrand*, in der Wissenschaft meist auf Trockenmasse bezogen, = *Organischer Röstverlust*) vergrößert sich das Volumen auf etwa das Doppelte. Das Röstgut verändert sich in Abhängigkeit von Temperatur und Zeit erheblich (↗ *Röstprodukte*). Die verschiedenen Röstverfahren, die sich im Endeffekt nicht allzu sehr unterscheiden, können nach der Art der Wärmeeinwirkung in Kontakt- und Konvektions-Verfahren eingeteilt werden (Röstung durch Strahlung hat sich nicht bewährt). Reine Kontaktröstung (typisch: Erhitzen in einer Pfanne oder weitgehend geschlossenem Metallbehälter) wird heutzutage industriell nicht mehr angewandt, weil das Gut ungleichmäßig erhitzt wird. Eine reine Konvektionsröstung (Erhitzen der Bohnen in der Schwebe durch indirekt erwärmte Luft) findet nach dem *Aerotherm-Verfahren* statt. Die meisten Röstereien verwenden kombinierte Kontakt/Konvektionsverfahren mit hohem Konvektionsanteil, seit Mitte der 80er Jahre Wirbelschicht- oder Zentrifugalverfahren mit schnellem Wärmeübergang (Schnellröstung).

2) *Toasten*, ↗ *Garverfahren* (Tab.).

Röstkaffee, ↗ *Kaffee*.

Röstprodukte, Ⓔ *roasting products*, Substanzen, die während des • *Röstens* entstehen. Bei der Kafferöstung entstehen vor allem: die Farbstoffe (Melanoidine) und ein großer Teil des ↗ *Röstaromas* sowie verschiedene Säuren (mengenmäßig wichtigste: Essig-, Ameisen-, Pyrrolidoncarbon-, China-, Hydroxyessig- und Milchsäure), und zwar durch ↗ *Maillard-Reaktion* aus Kohlenhydraten (Saccharose, Oligo- und wahrscheinlich auch Polysaccharide) und Aminogruppen enthaltenden Verbindungen (Proteine, Peptide, freie Aminosäuren), ferner einige ↗ *Röstaroma*-Komponenten aus den ↗ *Chlorogensäuren*, freie Phosphorsäure aus der Phytinsäure bzw. ihren Abbauprodukten sowie Röstgase (vor allem Kohlendioxid und etwas Kohlenmonoxid sowie niedere Kohlenwasserstoffe). Aus dem im Rohkaffee zu 3–13g/kg enthaltenen ↗ *Trigonellin* entstehen etwa 100–400mg/kg Niacin (• *Kaffee*) und Röstaromastoffe (Pyridin, Pyrrole).

Rot 2G (E 128, ADI 0,1mg), Ⓔ *red 2 G*, ein blauroter, wasserlöslicher • *Farbstoff* aus der Gruppe der • *Azofarbstoffe*, der in Großbritannien bei Wurst mit einem Gehalt an Cerealien verwendet wird.

Rotbusch, *Rooibos*, *Rooibusch*, *roter Tee*, *Massai-Tee*, die fermentierten und getrockneten Triebe des südafrikanischen immergrünen Strauchs *Aspalathus linearis*. Er wird pur, mit schwarzem Tee gemischt und/oder aromatisiert angeboten. R. ist coffeinfrei, enthält Gerbstoffe (Tannin ca. 1%) sowie geringe Mengen an Vitamin C, Mangan und Silizium. R. soll gesundheitsfördernde Wirkungen besitzen und v.a. beruhigend und krampflösend wirken.

Rote Bete, *Rote Rübe*, bot. *Beta vulgaris ssp. vulgaris, var. conditiva*, Ⓔ *red beet, beetroot*, im Mittelmeerraum beheimatete, zur Familie der Gänsefußgewächse gehörende Wild- und Kulturpflanze mit kugelförmig bis zylindrischer Hypokotylknolle (vgl. • *Rübe*). Charakteristisch ist ihre rote Farbe (• *färbende Lebensmittel*) aufgrund der hohen Konzentration an Betanin (stickstoffhaltiges Glycosid, ↗ *Betenrot*) und einer geringeren Menge an Anthocyanen. R.B. sind reich an Kalium (336mg/100g), Magnesium (25mg/100g) und Folsäure (83mg/100g). Auffallend ist auch ihr hoher Gehalt an Zucker (7,9g Mono- und Disaccharide von insgesamt 8,6g Kohlenhydraten/100g). Die R.B. enthält allerdings auch größere Mengen ↗ *Oxalsäure* (180mg/100g) und gehört zu den nitratreichsten Gemüsesorten (100–400mg/100g).

rote Blutkörperchen, Ⓔ *red blood cells*, Syn. für ↗ *Erythrocyten*.

Rote Liste, Ⓔ k.e.B., Kurzbezeichnung für das Arzneimittelverzeichnis für Deutschland (einschließlich EU-Zulassungen und bestimmter Medizinprodukte), herausgegeben vom Bundesverband der Pharmazeutischen Industrie e.V. (BPI), dem Verband Forschender Arzneimittelhersteller e.V. (VFA), dem Bundesfachverband der Arzneimittel-Hersteller e.V. (BAH) und dem Deutschen Generikaverband e.V. (Grüne Liste: ↗ *ProDiät*). ↗ *Internetadressen und Kontakte*

Rote Rübe, Syn. für ↗ *Rote Bete*.

Rote-Bete-Farbstoff, Syn. für ↗ *Betenrot*.

Rotkohl, *Rotkraut*, *Blaukraut*, bot. *Brassica oleracea convar. capitata var. rubra*, Ⓔ *red cabbage*, ↗ *Kohlgemüse*. R. unterscheidet sich von Weißkohl v.a. in seinem Gehalt an ↗ *Anthocyanen*, die die blaue (unter Einwirkung von Säure, z.B. Essig, rote) Farbe bewirken.

Rotlauf, *Schweinerotlauf*, *Erysipeloid*, Ⓔ *swine erysepelas*, durch • *Erysipelothrix rhusiopathiae* übertragene Infektionskrankheit (↗ *Zoonose*) von Schweinen, Geflügel, Schalentieren und Fischen. Durch den Kontakt (bes. bei Hautverletzungen) mit infizierten Tieren wird der Erregr auch auf den Menschen übertragen (Fischer, Fleischereiangestellte und Küchenpersonal, Hausfrauen). Die Behandlung erfolgt mit Antibiotika.

Rotschmiere, durch Schmieren mit Reifekulturen der Gattung • *Brevibacterium* hervorgerufene (essbare) orange-rote Färbung von Käse(rinde).

Rotwild, ↗ *Wildfleisch*.

Rotwein, Ⓔ *red wine*, ↗ *Wein*.

RPB, Abk. für ↗ *Retinol-bindende Proteine*.

RQ, Abk. für ↗ *respiratorischer Quotient*.

r-RNA, ↗ *Ribonucleinsäuren*.

RS, 1) Abk. für ↗ *resistente Stärke*; 2) Abk. für ↗ *Restraint Skala*.

Rüben, Ⓔ *turnip*, fleischig verdickte Hauptwurzel einer Pflanze, im engeren Sinn (botanisch) allerdings nur, wenn diese aus mehr als einem Organ gebildet wird, z.B. aus Hauptwurzel und Hypokotyl (Verbindungsstück zwischen Wurzelhals und Keimblättern). Dies ist z.B. bei der ↗ *Zuckerrübe*, ↗ *Karotte*, ↗ *Pastinake*, ↗ *Schwarzwurzel* und ↗ *Rettich* der Fall. Wird die Verdickung von nur einem Organ gebildet, wird dieses als Knolle bezeichnet. ↗ *Rote Bete* sind meist reine Hypokotylknollen, Radieschen ebenfalls.

Rübensirup, *Rübenkraut*, *Zuckerrübensirup*, durch Extraktion aus Zuckerrübenschnitzeln (Kochprozess) gewonnener eingedickter Zuckerrübensaft. Er enthält mind. 60% Zucker, besitzt einen relativ hohen Mineralstoffgehalt, v.a. Eisen (9mg/100g). R. wird als Brotaufstrich verwendet, aber auch in der Brotindustrie, pharmazeutischen Industrie (z.B. Hustensaft) und Süßwarenindustrie (z.B. Lakritz) eingesetzt.

Rübenzucker, ↗ *Zucker*.

Rubidium, *Rb*, Ⓔ *rubidium*, im Ernährungszusammenhang ein ↗ *Ultraspurenelement*. Das instabile ^{81}Rb wird in der medizinischen Dignostik eingesetzt.

Rubinpigment, *Litholrubin BK* (E 180, ADI 1,5mg), Ⓔ *litholrubine BK*, ist ein roter, unlöslicher • *Farbstoff* aus der Gruppe der • *Azofarbstoffe* für die nicht zum Verzehr geeignete Rinde von Käse.

Rubner, Max (1854–1932), deutscher Stoffwechselphysiologe, Schüler von Carl v. • *Voit*, einer der Begründer der modernen, experimentellen Ernährungswissenschaft. Aufbauend auf den Arbeiten von ↗ *Pettenkofer* und Voit erkannte R. die Gültigkeit des Gesetzes von der Erhaltung der Energie für lebende Organismen. Er formulierte anhand von Untersuchungen am Respirationskalorimeter (↗ *Respirationskammer*) das Gesetz von der Isodynamie der Nährstoffe (↗ *Isodynamiegesetz*) und, zusammen mit W. O. ↗ *Atwater*, die „spezifisch-dynamische Wirkung" (↗ *induzierte Thermogenese*) der Nährstoffe. R. erkannte als Erster, dass Fleischextraktivstoffe keine Wärme erzeugen, d.h. keine Energie liefern (↗ *Fleischextrakt*). Als Leiter des Kaiser-Wilhelm-Instituts für Arbeitsphysiologie in Berlin beschäftigte sich R. mit grundlegenden Fragen zum Einfluss von Ernährung und Klima auf die körperliche Leistungsfähigkeit des Menschen. Die *Deutsche Gesellschaft für Ernährung* und die *Deutsche Gesellschaft für innere Medizin* vergeben an Nachwuchswissenschaftler den nach R. benannten Preis für herausragende Arbeiten zur Prävention und Therapie ernährungsabhängiger Krankheiten.

Rüb(sen)öl, Ⓔ *rapeseed oil*, Syn. für ↗ *Rapsöl*.

Rückfallverhinderung, Ⓔ *relapse prevention*, wichtiges Element der • *verhaltensmodifizierenden Beratung*. Der Klient muss auf risikoreiche Situationen nach Abschluss der Therapie so vorbereitet werden, dass er sie ohne Hilfe von außen erfolgreich meistern kann. Durch entsprechende Programme werden Klienten dabei unterstützt, ihre neu erworbenen Fähigkeiten und Verhaltensweisen langfristig in der Realität einzusetzen und nicht wieder in falsches Verhalten zurück zu fallen. Dabei ist der erste Rückfall besonders problematisch. In diesem Falle muss der Klient lernen, ihn als „Ausrutscher" zu interpretieren und richtig zu verarbeiten. Gelingt das nicht, dann ist der Therapieerfolg langfristig gefährdet. Zu den Techniken der Rückfallverhinderung gehören:
1) Das richtige Verhalten in problematischen Situationen (z.B. ein Festessen) sollte im Voraus besprochen und ggf. im Rollenspiel eingeübt werden.
2) Die Klienten sollten lernen, ihre Gedanken und Gefühle, die bei Rückfällen auftreten (Gefühl der Inkompetenz, Resignation), zu kontrollieren.
3) Die Klienten sollten lernen, unterstützende Fähigkeiten zu aktivieren (Zeiteinteilung, Selbstbehauptung, spezielle kognitive Fähigkeiten).
4) Die Klienten sollten lernen, sich für ein angemessenes Essverhalten selbst zu verstärken und auf die positiven Konsequenzen ihres neu erworbenen Verhaltens zu achten.

Rückfluss..., Syn. für Reflux..., ↗ *Refluxkrankheit*, ↗ *Refluxösophagitis*.

Rückkopplung, Ⓔ *feed back*, in der Physiologie ein Regulationsmechanismus, bei dem die Folge(n) eines Reaktionsschrittes auf diesen selbst verstärkend (positive R.) oder hemmend (negative R., vgl. • *Endprodukthemmung*) zurückwirken.

Rückresorption, *Reabsorption*, Ⓔ *reabsorption, for fluids only: resorption*, Aufnahme von Körpersekreten aus dem Lumen in die Blutbahn. (↗ *Sekretion* = Abgabe ins Lumen; R. = Aufnahme aus dem Lumen). Die R. ist ein essenzieller physiologischer Vorgang zur Rückgewinnung von Wasser und darin gelösten Substanzen, z.B. Glucose, Aminosäuren, Elektrolyten, (Gallen)säuren aus dem Darm (↗ *enterohepatischer Kreislauf*), aus dem Primärharn (Niere) und aus dem Interstitialraum (↗ *interstitielle Flüssigkeit*). Der Mechanismus der R. entspricht dem der ↗ *Absorption* aus dem Darm.

Rückstände, Ⓔ *residues*, ursprünglich im/am Lebensmittel nicht vorhandene Substanzen, die während der landwirtschaftlichen Produktion oder Lagerung angewendet wurden und im Lebensmittel nachweisbar sind (• *Rückstandsanalytik*; ↗ *Lebensmittelkontamination*; vgl. • *Fremdstoffe*). Für pflanzliche Lebensmittel handelt es sich dabei um alle Arten von Pflanzenschutzmitteln, Pestiziden und Herbiziden, Wachstumsreglern, Vorratsschutz- und Schädlingsbekämpfungsmitteln, Mitteln zur Bodenbehandlung oder Düngung sowie deren Umwandlungsprodukten. Tierische Lebensmittel können ebenfalls Rückstände dieser Mittel enthalten, die aus dem Futter stammen, darüber hinaus aber auch Reste an Arznei-, oder Masthilfsmitteln. Für viele als R. vorkommende Stoffe sind Höchstmengen in Rechtsverordnungen vorgeschrieben.

Rückstandsanalytik, Ⓔ *analysis of residues*, Nachweis und Charakterisierung von ↗ *Rückständen* (↗ *Lebensmittelkontamination*) in pflanzlichen (z.B. Pflanzenschutz- oder Düngemittel) oder tierischen Lebensmitteln (z.B. Arznei- oder Masthilfsmittel) mittels moderner Analysenmethoden. Seit 1995 existiert EU-weit ein ständiges Mess- und Beobachtungssystem (↗ *Lebensmittel-Monitoring*) das die Belastung mit unerwünschten Stoffen überwacht, um den Verbraucherschutz zu gewährleisten.

Rückstandshöchstmengen, Ⓔ *maximum level of residues*, • *Höchstmengen* an unerwünschten Stoffen (Fremd- oder Schadstoffe), mit denen ein Lebensmittel oder Bedarfsgegenstand noch verkehrsfähig ist. Für diese Stoffe werden in der Regel EU-weit ↗ *Höchstmengen* aufgrund toxikologischer Bewertungen und unter Berücksichtigung der üblichen Verzehrsgewohnheiten festgelegt. Im Lebensmittelbereich wird dieser Begriff vor allem bei Rückständen von Tierarzneimitteln und Pflanzenschutzmitteln, aber auch für bestimmte Umweltschadstoffe, verwendet. Sofern keine EU-weiten Regelungen existieren, haben einzelne Mitgliedsstaaten Vorschriften darüber erlassen. In der Schweiz sind die Höchstmengen in einer Verordnung über Fremd- und Inhaltsstoffe geregelt, vgl. • *Schadstoffhöchstmengen*.

Rückstandshöchstmengenverordnung, Ⓔ *regulation of the maximum level of residues*, EU-Rechtsvorschrift („Verordnung über Höchstmengen an Pflanzenschutz- und Schädlingsbekämpfungsmitteln, Düngemitteln und sonstigen Mitteln in oder auf Lebensmitteln und Tabakerzeugnissen"), die die ↗ *Rückstandshöchstmengen* festlegt (s.a. ↗ *EU-Recht*).

Rucola, *Rauke*, *Salatrauke*, *Ölrauke*, *Ruke*, bot. *Eruca sativa*, Ⓔ *rocket*, in den Mittelmeerländern und Westasien beheimatetes, würzig-aromatisches Kraut aus der Familie der Kreuzblütler (*Brassicaceae/Cruciferae*). Die Samen dienen zur Ölgewinnung (Jambaöl) und werden in Afrika auch als Lebensmittel genutzt. Die Blätter werden als Salat (meist gemischt mit milden anderen Salaten) oder als Gewürz verwendet, sie können auch gedünstet werden. Der scharfe Geschmack der R. ist auf ihren Gehalt an Senfölglucosiden (↗ *Glycosinolate*) zurückzuführen.

Ructus, *Ructatio(n)*, Ⓔ *ructus*, Syn. für ↗ *Aufstoßen*.

Ruhe-(Nüchtern-)Umsatz, *Ruheumsatz*, Ⓔ *resting metabolic rate, RMR*, Energieumsatz, der im Gegensatz zum im Liegen gemessenen ↗ *Grundumsatz*, im Sitzen bestimmt wird und 5–10% höher ist als dieser.

Ruhestoffwechsel, Ⓔ *energy metabolism at rest*, Substratauf- und -abbau im ruhenden Skelettmuskel. Der ruhende Muskel nimmt Fettsäuren und Glucose aus dem Blut auf. Sie werden für die aerobe Energiebereitstellung herangezogen, dienen aber im Wesentlichen der Synthese von Triglyceriden und Glycogen.

Ruhr, 1) ↗ *Amöbenruhr*, 2) Bakterienruhr, Bakterien-Dysenterie, Ⓔ *shigellosis*, ↗ *Shigellose*.

Ruhramöbe, Syn. für ↗ *Entamoeba histolytica*.

Rum, Ⓔ *rum*, ↗ *Spirituosen*.

Rumex acetosa, bot. Bezeichnung für ↗ *Sauerampfer*.

Rumination, *Wiederkäuen*, Ⓔ *rumination*, 1) physiologisches Hervorwürgen, Zermahlen und erneutes Verschlucken zum Zwecke des besseren Nahrungsaufschlusses bei Wiederkäuern. 2) *Pathologisch beim Menschen*: Gewohnheitsneurose bei Säuglingen mit Hochwürgen, Kauen und Wiederverschlucken von Nahrung. Dabei gehen u.U. große Nahrungsmengen durch Speien oder Erbrechen verloren (↗ *Säuglingsdystrophie*). In der Behandlung wird versucht, das Hochwürgen der Nahrung durch mehrere kleine Mahlzeiten, Andicken der Nahrung, Breifütterung und Hochlagerung des Oberkörpers zu verhindern. Dies hat meist nicht den gewünschten Erfolg. Wirksamer ist eine permanente Ablenkung und Beschäftigung des Kindes in der Phase des Wachseins. Die oft zu beobachtende physische ↗ *Retardierung* sollte physiotherapeutisch gefördert werden. In hartnäckigen Fällen ist eine kurzzeitige parenterale Ernährung oder die transpylorische Sondenernährung indiziert.

Rundwürmer, Ⓔ *roundworms*, Syn. für ↗ *Nematoden*.

Ruta graveolens, bot. Bezeichnung der ↗ *Weinraute*.

Rutin, *Rutosid*, *„Vitamin P“* (P für Anti-Permeabilitätsfaktor), *Quercetin-3-β-(6-O-α -L-rhamnosyl)-D-glucosid*, *Quercetin-3-rutinosid* (Abb.), Ⓔ *rutin*, ein sekundärer Pflanzenstoff aus der Gruppe der Flavonoide bzw. der Untergruppe der • *Flavonole*. R. ist das Glycosid des Flavonoids • *Quercetin* und kommt zu etwa 1–2% im • *Buchweizen* außerdem in der • *Weinraute* und zu etwa 20% in den Blütenknospen des ostasiatischen Baumes *Sophora japonica* vor. R. wirkt als Antioxidans und wird therapeutisch zur Verringerung der Membranpermeabilität bei Hämorrhoiden, Varizen und Exanthemen eingesetzt.

Rutosid, Syn. für ↗ *Rutin*.

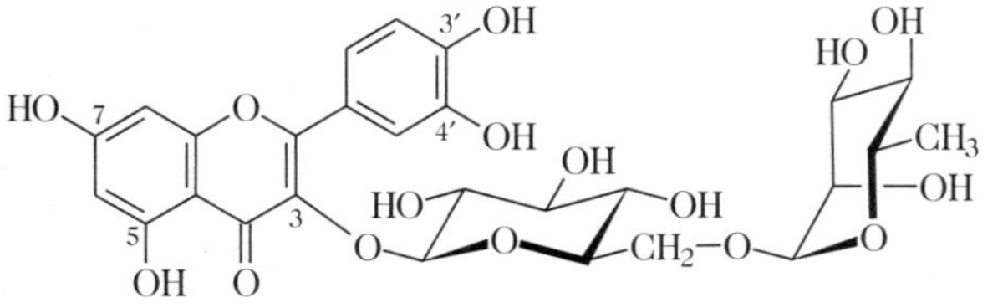

Rutin

Referenzwerte für die Nährstoffzufuhr

Günther Wolfram, Weihenstephan

Ernährung besteht nicht einfach aus der Summe aller lebensnotwendigen Nährstoffe, sondern ist auch das Ergebnis von Interaktionen und Synergismen aller Bestandteile einer vollwertigen Ernährung. Aus diesem Grund kann man Ernährung, streng genommen, nicht in Faktoren oder einzelne Abschnitte des Stoffwechsels oder des Genoms zerlegen. Zur wissenschaftlichen Untersuchung der

Frage, welche Inhaltsstoffe der Nahrung zu diesen unentbehrlichen Nährstoffen gehören und welche Mengen davon zugeführt werden müssen, um ein Optimum an Wachstum, Leistungsfähigkeit, Fertilität und Lebenserwartung zu erreichen, wird man zwar immer wieder einzelne Komponenten der Nahrung, z.B. in Form von Referenzwerten, isoliert betrachten müssen. Dieses Vorgehen ist aber nur statthaft, wenn die Wirkungen von isolierten Faktoren und in einzelnen Abschnitten des Stoffwechsels abschließend im Kontext der vollwertigen Ernährung am Menschen selbst beurteilt werden.

Meilensteine auf dem Weg zu Empfehlungen

Der erste Ansatz, aus empirischen Befunden und naturwissenschaftlichen Erkenntnissen qualitative und quantitative Rückschlüsse auf den Nährstoffbedarf des Menschen zu ziehen und daraus Empfehlungen für eine bestimmte Ernährung herzuleiten, stammt von dem deutschen Physiologen Carl von ↗ *Voit* aus der zweiten Hälfte des vorletzten Jahrhunderts. Das voitsche Kostmaß bestand aus 118g Protein, 500g Kohlenhydraten, 56g Fett und Aschebestandteilen und war in der Ernährungswissenschaft über lange Zeit als Empfehlung für die Nährstoffzufuhr gültig. Die ersten modernen Empfehlungen für eine bedarfsdeckende Ernährung und die Nährstoffzufuhr waren die *Recommended Dietary Allowances* (RDA) des *National Research Council* von 1943, die im zweiten Weltkrieg in den USA als Grundlage für die Truppenverpflegung aufgestellt wurden und nach Alter, Geschlecht und Arbeitsschwere differenzierte Angaben für die wünschenswerte Zufuhr von Energie, Protein, Calcium, Eisen und 5 Vitaminen enthielten.

Die *Food and Agriculture Organization of the United Nations* (FAO; ↗ *Welternährungsorganisation*) setzte nach dem zweiten Weltkrieg mit ihren Empfehlungen andere Schwerpunkte, da ihre Hauptaufgabe die ausreichende Ernährung in den Entwicklungsländern ist. In ihrer ersten Veröffentlichung im Jahre 1950 behandelte sie nur den Energiebedarf, dem dann nach und nach Angaben zu Protein, Calcium, Fett, wasserlöslichen Vitaminen und Spurenelementen folgten. Eine Zusammenfassung dieser Empfehlungen enthält das WHO *Handbook on Human Nutritional Requirements* aus dem Jahr 1974, das 1988 neu bearbeitet wurde.

Die Deutsche Gesellschaft für Ernährung (DGE) erarbeitete als erstes nationales Gremium nach den USA im Jahr 1955 die „wünschenswerte Höhe der Nahrungszufuhr“. Diese „Empfehlungen“ wurden bis 1991 mehrmals überarbeitet. Im Jahr 2000 wurden sie von den ↗ *DACH*-Referenzwerten der Deutschen Gesellschaft für Ernährung, der Österreichischen Gesellschaft für Ernährung, der Schweizerischen Gesellschaft für Ernährungsforschung und der Schweizerischen Vereinigung für Ernährung abgelöst. In der Zeit nach dem zweiten Weltkrieg entstanden zahlreiche weitere Empfehlungen nationaler wissenschaftlicher Gesellschaften zur wünschenswerten Zufuhr von Nährstoffen beim Menschen. Weiterhin gibt es seit 1993 die „*Nutrient and Energy Intakes for the European Community*“ der *Commission of the European Communities, Scientific Committee for Food* (SCF).

Mit der Zunahme der Erkenntnisse über die Auswirkungen eines mehr oder weniger ausgeprägten Mangels an unentbehrlichen Nährstoffen und über deren Wirkungsmechanismen wurde es immer besser möglich, den Mangel, den Bedarf und die wünschenswerte Zufuhr genauer zu definieren. Meilensteine auf dem Weg dahin waren die Definitionen der FAO/WHO-Expertengruppen von 1967 und 1970. „Als Nährstoffbedarf wird die kleinste von außen zugeführte Menge betrachtet, die erforderlich ist, um Mangelerscheinungen zu verhüten, die durch klinische Merkmale und Symptome und/oder durch Messwerte biochemischer oder physiologischer Funktionen überprüfbar sind“. Diese kleinsten notwendigen Zufuhrmengen weisen natürlich individuelle Streuungen auf und gelten nur für definierte Situationen. Für die Erstellung von Zufuhrempfehlungen für unentbehrliche Nährstoffe lieferte die Expertengruppe der FAO/WHO die Definition: „Die empfohlene Zufuhr entspricht Nährstoffmengen, von denen anzunehmen ist, dass sie genügen, um nahezu alle Personen gesund zu erhalten“.

Der *Food and Nutrition Board* des *Institute of Medicine* der *National Academy of Sciences* der USA schlug 1998 neue Definitionen für ↗ *Referenzwerte* vor. Diese *Dietary Reference Intakes* (DRI) liefern quantitative Angaben zur Nährstoffzufuhr, die zur Planung und Festlegung der Ernährung von gesunden Personen dienen sollen. Sie beinhalten Empfehlungen für die Nährstoffzufuhr (*Recommended Dietary Allowance*), aber außerdem drei weitere Arten von Referenzwerten, nämlich den durchschnittlichen Bedarf (*Estimated Average Requirement*), Schätzwerte für die Nährstoffzufuhr (*Adequate Intake*) und eine risikofreie obere Zufuhrmenge (*Tolerable Upper Intake Level*). Diese neuen Definitionen wurden zum Teil von anderen nationalen wissenschaftlichen Gremien übernommen.

Referenzwerte für die Nährstoffzufuhr

Die DACH-Referenzwerte der ernährungswissenschaftlichen Gesellschaften von Deutschland, Österreich und der Schweiz stellen im deutschsprachigen Raum die neuesten quantitativen und qua-

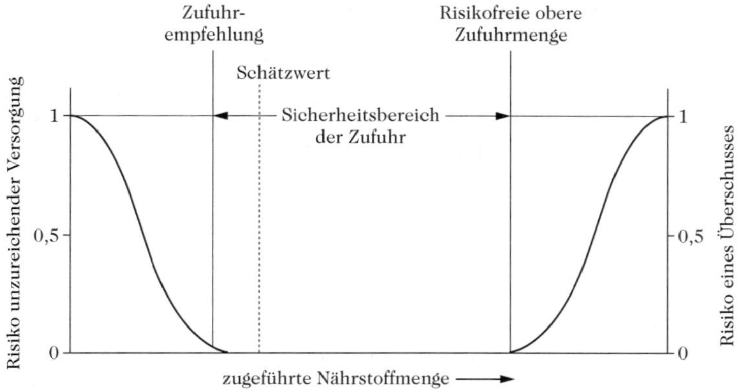

Referenzwerte für die Nährstoffzufuhr. Die Beziehung zwischen der aktuellen Nährstoffzufuhr und dem Risiko einer unzureichenden oder überschüssigen Versorgung.

litativen Angaben zur Nährstoffzufuhr dar, von denen angenommen wird, dass sie nahezu alle Personen der jeweiligen Bevölkerungsgruppe vor ernährungsmitbedingten Gesundheitsschäden schützen und ihre volle Leistungsfähigkeit gewährleisten. Darüber hinaus sind sie dazu bestimmt, eine gewisse Körperreserve zu schaffen, die bei unvermittelten Steigerungen eines Bedarfs sofort verfügbar ist und gesundheitliche Beeinträchtigungen verhindert. Diese Referenzwerte beziehen sich nicht auf die Versorgung von Patienten und Rekonvaleszenten und sie sind auch, mit Ausnahme der Empfehlungen für die Jodzufuhr, nicht ausreichend, um bei Personen mit einem Nährstoffmangel entleerte Speicher wieder aufzufüllen. Sie gelten auch nicht für Personen, die durch Genussgifte (z.B. erhöhten Alkoholkonsum) oder eine regelmäßige Arzneimitteleinnahme belastet sind.

Nutritive und präventive Aspekte
In letzter Zeit gibt es immer mehr Hinweise darauf, dass bestimmte Nährstoffe neben ihrem nutritiven Wert, d.h. ihrer Fähigkeit Nährstoffmangel zu verhüten, auch präventive Wirkungen haben. In Anlehnung an die DACH-Referenzwerte werden im Folgenden hier zunächst die nutritiven und dann die präventiven Aspekte behandelt. Die nutritiven Aspekte der Referenzwerte werden als Empfehlungen, Schätzwerte oder Richtwerte formuliert (Abb. und Tab.).

Nährstoffbedarf

Die Menge eines Nährstoffes, die notwendig ist, um eine Mangelkrankheit zu verhüten, wird Bedarf genannt und ist von Mensch zu Mensch und von Tag zu Tag verschieden. Sie hängt von vielen endogenen und exogenen Einflüssen ab. Experimentell kann der jeweilige Bedarf nur bei kleinen, umschriebenen, hinsichtlich Geschlecht, Alter, Gewicht etc. möglichst einheitlichen Personengruppen unter definierten Bedingungen bestimmt wer-

Referenzwerte für die Nährstoffzufuhr. Tab. Empfehlungen, Schätzwerte und Richtwerte pro Tag für Männer im Alter von 19 bis unter 25 Jahre (% d. E. = Energie-Prozent).

Empfehlungen	
Protein	59 g
Linolsäure	2,5 % d. E.
Vitamin A	1,0 mg
Vitamin D	5,0 µg
Thiamin	1,3 mg
Riboflavin	1,5 mg
Niacin	17 mg
Vitamin B_6	1,5 mg
Folsäure	400 µg
Vitamin B_{12}	3,0 µg
Vitamin C	100 mg
Calcium	1000 mg
Phosphor	700 mg
Magnesium	400 mg
Eisen	10 mg
Jod	200 mg
Zink	10 mg
Schätzwerte	
α-Linolensäure	0,5 % d. E.
β-Carotin	2–4 mg
Vitamin E	15 mg
Vitamin K	70 µg
Pantothensäure	6 mg

(s. Fortsetzung)

Referenzwerte für die Nährstoffzufuhr. Tab. – Fortsetzung.

Schätzwerte	
Biotin	30–60 µg
Natrium	550 mg
Chlorid	830 mg
Kalium	2000 mg
Selen	30–70 µg
Kupfer	1,0–1,5 mg
Mangan	2,0–5,0 mg
Chrom	30–100 µg
Molybdän	50–100 µg
Richtwerte	
Energie	2500 kcal
Fett	30 % d. E.
Cholesterin	300 mg
Kohlenhydrate	> 50 % d. E.
Ballaststoffe	> 30 g
Alkohol	20 g
Wasser	2700 ml
Fluorid	3,8 mg

den. Die dabei gewonnenen Befunde müssen dann auf größere Gruppen der Allgemeinbevölkerung übertragen werden.

Diese experimentell ermittelten Werte unterliegen einer statistischen Verteilung. Sofern es sich um eine ↗*Normalverteilung* (gaußsche Kurve) handelt, deckt die dem Durchschnittwert der Gruppe entsprechende Zufuhr den Bedarf von 50% der untersuchten Personen (mit einem niedrigeren Bedarf) ab, während sie den Bedarf der anderen 50% der Gruppe, deren Bedarf oberhalb des Durchschnittswertes liegt, nicht erreicht. Diese Tatsache muss dann bei der Formulierung von Empfehlungen für Personengruppen berücksichtigt und so der Bedarf auch dieser Personen abgedeckt werden.

Für die Feststellung des Nährstoffbedarfs ist zunächst die Definition des Begriffs „Bedarf" wichtig. Der „Minimalbedarf", bezeichnet die Nährstoffmenge, die unbedingt gebraucht wird, um klinisch nachweisbare Funktionsstörungen zu verhüten. Mehr Sicherheit bietet der Bedarf, der auch noch die Anlage von Gewebereserven erlaubt, bei einem unvermittelten Mehrbedarf für einen Puffer sorgt und auch die Funktionen Wachstum und Reproduktion ausreichend berücksichtigt. Letztere sind bei den klassischen Mangel- und Repletionsuntersuchungen am Menschen, wie sie in aller Regel durchgeführt werden, nicht zu erfassen.

Für die Höhe des Nährstoffbedarfs ist die gewählte Zielgröße, die durch eine bestimmte Nährstoffzufuhr zuverlässig erreicht werden soll, von entscheidender Bedeutung. Als Zielgrößen können Plasmakonzentrationen von Nährstoffen oder von Metaboliten, Konzentrationen in Geweben, Enzymaktivitäten oder auch bestimmte Funktionen, z.B. antioxidative Wirkungen, gewählt werden. Für derartig unterschiedliche Zielgrößen sind auch die durchschnittlichen Bedarfszahlen unterschiedlich. Während früher für den Bedarf an Vitamin C als Zielgröße die Sättigung im Plasma verwendet wurde und dafür eine Empfehlung von 75 mg/d gültig war, zieht man heute die Sättigung von Leukocyten mit Vitamin C als Zielgröße vor und benötigt dafür eine höhere Zufuhr mit einer Empfehlung von 100 mg/d Vitamin C. Wegen ihres Coenzym-Charakters im Energiestoffwechsel wird die Ableitung der Referenzwerte für Thiamin, Riboflavin und Niacin auf die Richtwerte für den Energieverbrauch bezogen. Für die Ableitung der empfohlenen Zufuhr von Vitamin B_6 wird die empfohlene Proteinzufuhr zugrunde gelegt. Für die Ableitung der Schätzwerte für Vitamin E ist die Zufuhr der Menge und Art der ungesättigten Fettsäuren der Nahrung wichtig. Bei den Vitaminen A, E, Niacin und Folsäure wird als Hilfsgröße für die zusätzliche Erfassung stoffwechselwirksamer Vorstufen, Derivate oder Folgeprodukte der Begriff „Äquivalente" verwendet.

Sehr häufig können nicht für alle Altersstufen durchschnittliche Bedarfswerte experimentell bestimmt werden. In diesen Fällen müssen für die dazwischen liegenden Altersgruppen die Werte interpoliert werden. Derartige Werte für das Kleinkindes- und Kindesalter gehen von der Zufuhr beim voll gestillten Säugling aus. Dabei gilt, dass bei einer ausreichenden Milchmenge der Frau der Säugling während der ersten vier Monate gut gedeiht. Aufgrund der nach zwei Monaten Stillzeit durchschnittlich abgegebenen Frauenmilchmenge von etwa 750 ml/d, lässt sich aus der Zusammensetzung der Frauenmilch ein Schätzwert für den Säugling ableiten. Da der Nährstoffgehalt der Frauenmilch Schwankungen unterliegt, haben die auf diese Weise abgeleiteten Nährstoffmengen nur die Qualität von Schätzwerten. Dennoch müssen diese Werte als Ausgangswerte für die Interpolation bis hin zum Jugendalter dienen.

Referenzwerte sind mit Ausnahme von Wasser (Volumeneinheit) in Gewichtseinheiten angegeben. Sie werden in aller Regel für Männer und Frauen und für einzelne Altersgruppen festgelegt. Die jeweiligen Werte sind für den Mittelwert der Alters-

gruppen berechnet und beziehen sich auf die tägliche Zufuhr pro Person. Für Energie, Protein und Wasser findet man zusätzliche Angaben zur täglichen Zufuhr pro kg Körpergewicht. Für die Energieträger Kohlenhydrate und Fett sowie essenzielle Fettsäuren werden Werte in Prozent der Energiezufuhr angegeben.
Die in den Referenzwerten genannten Zahlen beziehen sich auf die Nährstoffmengen, die zum Zeitpunkt des Verzehrs im Lebensmittel noch vorhanden sind. Die ↗ *Bioverfügbarkeit* ist dabei bereits berücksichtigt. Für die Planung oder Beurteilung der Nährstoffversorgung müssen aber Nährwerttabellen, die den Nährstoffgehalt des verzehrbaren Anteils der eingekauften Ware wiedergeben, verwendet werden.

Empfehlungen
Die angestrebte „sichere Höhe der Zufuhr" (E *save level of intake*) beschreibt die Zufuhr, die auf die Dauer Gesundheit und ausreichende Nährstoffreserven bei nahezu allen gesunden Personen gewährleistet. Bei der Formulierung „nahezu alle Personen" handelt es sich aus statistischer Sicht um den obersten Bereich der Streubreite des individuellen Nährstoffbedarfs. Bei symmetrischer Verteilung der Werte für den individuellen Bedarf würde dies dem Mittelwert plus zwei Standardabweichungen entsprechen. Die Voraussetzung für eine derart exakte Aussage wird jedoch nur von den Daten für den Bedarf an Protein bzw. Eisen (Ausnahme Frauen mit Menstruation) bei gesunden jüngeren Erwachsenen mit ausreichend großen Messreihen erfüllt. Auf diese Weise gelangt man zu Mengen, deren Zufuhr bei nahezu 98% aller Personen einer Population den Bedarf deckt und vor mangelbedingten Gesundheitsschäden schützt.
Weit häufiger ergeben jedoch die so gewonnenen Werte für den individuellen Bedarf an einem Nährstoff eine schiefe Verteilung. Wegen der unterschiedlichen Qualität der für die Festlegung des durchschnittlichen Bedarfs verwendeten Informationen wird für die Ableitung der empfohlenen Zufuhr in einer Bevölkerungsgruppe gewöhnlich ein Zuschlag von 20–30% angegeben. Dieser Zuschlag beruht auf einem angenommenen Variationskoeffizienten von 10–15% und ist größenmäßig mit einer hypothetischen Standardabweichung vergleichbar.

Schätzwerte
Für einige Nährstoffe kann der Bedarf des Menschen wegen unzureichender Befunde oder zu ungenauen Bestimmungsmethoden noch nicht mit der wünschenswerten Genauigkeit bestimmt werden. In diesen Fällen werden Schätzwerte festgesetzt. Dafür werden Werte verwendet, die experimentell zwar gestützt und meist aus dem Verzehr gesunder, adäquat ernährter Personengruppen abgeleitet, aber nicht genau genug abgesichert sind. Die Schätzwerte geben jedoch gute Hinweise auf eine angemessene und gesundheitlich unbedenkliche Zufuhr. Aus Sicherheitsgründen liegen die Werte im Allgemeinen höher als sie später bei einer genaueren Formulierung von Empfehlungen liegen werden. So weit wie möglich wird jeweils ein Zahlenwert und nicht ein Bereich angegeben. Für Natrium und Kalium werden Schätzwerte für eine minimale Zufuhr angeführt.

Richtwerte
Richtwerte sind Orientierungshilfen und dienen dazu, aus gesundheitlichen Gründen eine Regelung der Zufuhr zwar nicht innerhalb scharfer Grenzwerte, aber doch in bestimmten Bereichen und in einer bestimmten Richtung zu treffen. In diesem Sinn gibt es für Wasser, Fluorid und Ballaststoffe eine erwünschte Begrenzung nach unten und für Fett, Cholesterin, Alkohol und Speisesalz eine solche nach oben.

Energie
Da die Energiezufuhr in Deutschland, Österreich und in der Schweiz im Vergleich zum Energieverbrauch im Allgemeinen zu hoch ist, wird für die Energiezufuhr bewusst der durchschnittliche Bedarf der jeweils bezeichneten Bevölkerungsgruppe als Richtwert gewählt. Diese Richtwerte für die Energiezufuhr sind nicht ohne weiteres auf einzelne Personen anwendbar, da neben Geschlecht und Körpermasse vor allem die individuelle ↗ *körperliche Aktivität* einen großen Einfluss auf den Energieumsatz hat.
Die Messung des Energieverbrauchs erfolgte früher mit der ↗ *indirekten Kalorimetrie*, neuerdings mit einer moderneren Methode unter Einsatz von doppelt stabil markiertem Wasser ($^{2}H_{2}{}^{18}O$). Zur Ermittlung des Richtwerts für die Energiezufuhr dient als Basis der Grundumsatz, der nach Formeln wie z.B. der von Harris und Benedict berechnet werden kann. Die körperliche Aktivität wurde durch so genannte *„Physical Activity Level"* (PAL) berücksichtigt. Zu diesem Zweck wurde experimentell bei Personen während unterschiedlicher körperlicher Belastungen mit doppelt stabil markiertem Wasser der durchschnittliche tägliche Energieumsatz gemessen und der Grundumsatz mittels indirekter Kalorimetrie bestimmt . Aus beiden Größen wurde der durchschnittliche tägliche Energiebedarf als ein Mehrfaches des Grundumsatzes in Form von PAL-Werten berechnet. Für eine ausschließlich sitzende Lebensweise gilt ein PAL-Wert von 1,2, für teils sitzende, teils stehende Tätigkeiten von 1,4–1,6 und für körperlich sehr anstrengende Berufe von 2,0–2,4. Auf diese Weise lassen sich für einzel-

ne Personen einigermaßen zutreffende Richtwerte der Energiezufuhr ableiten. Entscheidend für eine dem Energieverbrauch angepasste Energiezufuhr ist jedoch die regelmäßige Kontrolle des Körpergewichts auf der Personenwaage.

Nährstoffdichte
Aufgrund der allgemeinen Ernährungssituation, die durch einen geringen Energiebedarf infolge geringerer körperlicher Aktivität geprägt ist, sollte die Versorgung mit essenziellen Nährstoffen bei möglichst geringer Energiezufuhr erfolgen. Diesem Problem wird mit dem Begriff der ↗ *Nährstoffdichte*, d.h. der Menge eines Nährstoffes pro MJ, Rechnung getragen. Diese Nährstoffdichte ist als ein Richtwert zu verstehen. Die Nährstoffdichte kann für Lebensmittel, Speisepläne oder Ergebnisse von Ernährungserhebungen berechnet werden.

Risikofreie obere Zufuhrmengen

Bei einer deutlich über den Referenzwerten liegenden Zufuhr des Nährstoffs muss mit unerwünschten pharmakologischen oder toxischen Wirkungen gerechnet werden. Besonders riskant sind hohe Dosen der fettlöslichen Vitamine A und D, da sie im Körper angereichert werden. Soweit dies beim gegenwärtigen Erkenntnisstand möglich ist, werden deshalb für die einzelnen Nährstoffe auch die Mengen (Summe aus der täglichen Zufuhr mit der Nahrung und den angereicherten Lebensmitteln einschließlich der Supplemente) genannt, bei deren chronischer Zufuhr noch keine unerwünschten Wirkungen bekannt geworden sind.

Anwendung der Referenzwerte

Die empfohlenen Nährstoffmengen sind so bemessen, dass die Zahlenwerte nicht im Verlauf eines Tages oder gar mit einer einzigen Mahlzeit erfüllt werden müssen. Es ist vollkommen ausreichend, wenn die empfohlene Zufuhr im Wochendurchschnitt erreicht wird. Bei Aufnahme großer Mengen eines Nährstoffs bei einer Mahlzeit sinkt die Absorptionsrate. Die empfohlene Zufuhr sollte deshalb möglichst gleichmäßig und nicht in wenigen hohen Dosen erfolgen, z.B. nicht mit angereicherten Lebensmitteln in einer einzigen Mahlzeit.
Bei der Verwendung der Referenzwerte ist die unterschiedliche Aussagekraft von Empfehlungen, Schätzwerten und Richtwerten zu beachten. Bezogen auf eine Einzelperson ist die empfohlene Zufuhr nur ein – relativ genauer – Näherungswert, da der individuelle Bedarf nicht bekannt ist. Bei einer täglichen Nährstoffzufuhr in Höhe der Empfehlungen ist aber eine unzureichende Versorgung sehr unwahrscheinlich. Die Unterschreitung dieses Wertes erlaubt auch nicht zwangsläufig die Diagnose eines Mangels, sondern macht nur eine Unterversorgung wahrscheinlicher. Zur Beurteilung des Ernährungszustands einer Einzelperson müssen zusätzlich geeignete anthropometrische, biochemische und klinische Kenngrößen herangezogen werden.
In diesem Sinn ist die Planung der bedarfsdeckenden Ernährung einer Einzelperson, etwa in Form von Speiseplänen, ebenfalls nicht mit absoluter Richtigkeit möglich, da der individuelle Bedarf nicht bekannt ist. Die Zahlen bieten aber, wie bei der Ableitung der Empfehlungen dargelegt, ausreichend Sicherheit vor einer Mangelversorgung. Für die Ernährungsberatung von Einzelpersonen können die Referenzwerte ebenfalls mit ausreichender Genauigkeit verwendet werden. Auch für die Planung einer bedarfsdeckenden Ernährung in Bevölkerungsgruppen sind die Referenzwerte geeignet, wenngleich man genau betrachtet eine aufwändigere mathematische Ableitung durchführen müsste.
Auf dem Boden dieser Referenzwerte formuliert die DGE Ernährungsregeln (*Dietary Guidelines*) in Form der „10 Regeln" und des „↗ *Ernährungskreises*". Bei der Lebensmittelkennzeichnung werden die Referenzwerte in gewisser Weise auch berücksichtigt. Sie finden außerdem Verwendung für Ernährungsinformationen und Ernährungserziehung.

Präventive Aspekte

Die Empfehlungen für die Nährstoffzufuhr betreffen in aller Regel nur die nutritiven Aspekte. Allerdings sind in den Referenzwerten für Vitamin C, β-Carotin, Calcium, Fluorid und Ballaststoffen bereits präventive Aspekte enthalten. Durch eine Begrenzung der Zufuhr von Energie, Fett, Alkohol, Cholesterin oder von Speisesalz berücksichtigen die Referenzwerte für die Nährstoffzufuhr zusätzlich präventive Aspekte im Sinne der Verhütung von ernährungsmitbedingten Krankheiten.
Darüber hinaus haben bestimmte Inhaltsstoffe der Nahrung wie ω-3-Fettsäuren antioxidative Vitamine, Folsäure, Vitamin K und sekundäre Pflanzenstoffe eigenständige präventive Wirkungen im Sinne einer Verhütung von vorzeitiger Arteriosklerose, Krebs und weiteren Krankheiten. Diese Aspekte werden in den DACH-Referenzwerten getrennt von den nutritiven Aspekten betrachtet, um die präventive Bedeutung speziell herauszustellen.
Wertvolle Hinweise auf diese Wirkungen stammen aus der Epidemiologie und sie werden durch weitere Untersuchungen in verschiedenen Systemen von der Zellkultur bis zum Menschen sinnvoll ergänzt. Bisher fehlen aber, mit wenigen Ausnahmen wie Folsäure zur Verhütung des Neuralrohrdefektes, ausreichend zuverlässige Daten über die notwendige Dosis, die Interferenzen, die optimale Mi-

schung und die Bioverfügbarkeit dieser Substanzen in der Nahrung des Menschen. Die Ergebnisse epidemiologischer Untersuchungen führten zu Ernährungsregeln wie „5-mal am Tag Obst und Gemüse" zur Krebsprävention. Weitere Untersuchungen sind jedoch notwendig, um konkrete Empfehlungen zu einzelnen präventiv wirksamen Substanzen in der vollwertigen Ernährung des Menschen auszusprechen.

Weiterführende Literatur:

Deutsche Gesellschaft für Ernährung (Hrsg.): *Empfehlungen für die Nährstoffzufuhr*. 5. Überarbeitung. Umschau Verlag, Frankfurt/Main (1991)

DGE (Deutsche Gesellschaft für Ernährung): Die wünschenswerte Höhe der Nahrungszufuhr. Empfehlungen des Ausschusses für Nahrungsbedarf der Deutschen Gesellschaft für Ernährung e.V., Frankfurt a. M. Erste Mitteilung. Umschau Verlag, Frankfurt a. Main (1955)

Deutsche Gesellschaft für Ernährung, Österreichische Gesellschaft für Ernährung, Schweizerische Gesellschaft für Ernährungsforschung, Schweizerische Vereinigung für Ernährung (Hrsg.): *Referenzwerte für die Nährstoffzufuhr*, Umschau-Braus-Verlag, 1.Aufl., Frankfurt am Main, 2000.

FAO/WHO: *Requirements of Vitamin A, Iron, Folate, and Vitamin B_{12}, Report of a Joint FAO/WHO Expert Consultation*. FAO Food a. Nutrit. Ser., No. 23. FAO, Rome (1988)

FAO/WHO: *Energy and Protein Requirements. Report of a Joint FAO/WHO/UNU. Expert Consultation*. FAO/WHO/UNU Techn. Rep. Ser., No. 724. WHO, Geneva (1985)

FAO/WHO: *Requirements of Ascorbic Acid, Vitamin D, Vitamin B12, Folate, and Iron. Report of a Joint FAO/WHO Expert Group*. WHO Tech. Rep. Ser., No. 452. WHO, Geneva (1970)

FAO/WHO: *Requirements of Vitamin A, Thiamine, Riboflavine, and Niacin. Report of a Joint FAO/WHO Expert Group*. WHO Tech. Rep. Ser., No. 362. WHO, Geneva (1967)

Food and Nutrition Board/Institute of Medicine: *Dietary Reference Intakes for Calcium, Phosphorus, Mangesium, Vitamin D, and Fluoride*. National Academy Press, Washington D.C. (1997). *Dietary Reference Intakes for Thiamin, Riboflavin, Niacin, Vitamin B6, Folate, Vitamin B12, Pantothenic Acid, Biotin and Choline*. National Academy Press, Washington D.C. (1998)

National Research Council: *Recommended Dietary Allowances*. 10th ed., National Academy of Sciences, Washington D.C. (1989)

Scientific Committee for Foods (SCF), Commission of the European Communities: *Nutrient and Energy Intakes for the European Community*. Office for the Official Publications of the European Communities, Luxembourg (1993)

Truswell, A.S.: *Recommended dietary intakes around the world*. Part 2. Nutr. Abstr. Rev. 53, (1983) 1075–1119

WHO: *Handbook on Human Nutritional Requirements*. WHO Monograph Ser., No. 61. WHO, Geneva (1974)

Yates, A.A., Schlicker, S.A., Suitor, C.A.: *Dietary Reference Intakes: The new basis for Recommendations for calcium and related nutrients, B vitamins, and choline*. J. Am. Diet. Assoc. 98 (1998) 699–706

S

S, 1) in der Einbuchstabenschreibweise der Aminosäuren Abk. für ↗ *L-Serin*; 2) die sog. Svedberg-Einheit S (1S = 10^{-13}s), die die Sedimentation von Makromolekülen während der Ultrazentrifugation angibt und Rückschlüsse auf deren relative Molekülmasse M_r zulässt.

Sabinen, Ⓔ *sabinene*, ein Monoterpen (Abb.) aus den Blättern des Sadebaumes (*Juniperus sabina*), das zu schweren Vergiftungserscheinungen (Koliken, Nierenversagen) und äußerlich zu Hautverätzungen führen kann (missbräuchlich als Abortivum verwandt). In der Homöopathie werden Präparate aus frischen Zweigspitzen bei Erkrankungen der weiblichen Geschlechtsorgane, der Nieren und ableitenden Harnwege sowie bei rheumatischen Erkrankungen eingesetzt. S.-Hydrat ist zu 2–6% auch Bestandteil des etherischen Öles aus • *Majoran*.

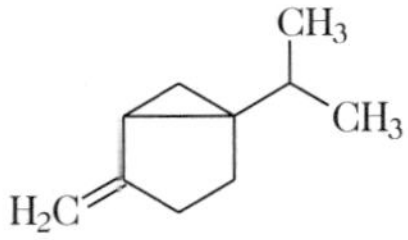

Sabinen

Saccharase, *Invertase*, *β-Fructofuranosidase*, EC 3.2.1.26, Ⓔ *sucrase, invertase*, spaltet das Disaccharid • *Saccharose* in die Monosaccharide Glucose und Fructose (↗ *Disaccharidasen*). In der Lebensmitteltechnologie hat sich der Begriff ↗ *Invertase* durchgesetzt, in der Physiologie S. Saccharase ist beim Menschen in der intestinalen Bürstensaummembran lokalisiert als Komplex mit Isomaltase, EC 3.2.1.10 (• *Saccharase-Isomaltase-Komplex*; ↗ *Saccharose-Isomaltose-Malabsorption*).

Saccharase-Isomaltase-Komplex, EC 3.2.1.48, Ⓔ *sucrase-isomaltase*, ein heterodimerer membranständiger Enzymkomplex der Dünndarmschleimhaut, welcher die Hydrolyse von Disacchariden, kurzkettigen Oligosacchariden und der α-Grenzdextrine katalysiert. Durch Einwirkung der Pankreasproteasen wird der Komplex in seine Untereinheiten gespalten Isomaltase und Grenzdextrinase (= ↗ *Dextrin-6-α-D-Glucanohydrolase*), ↗ *Lactase*, ↗ *Trehalase* und ↗ *Saccharase*. ↗ *Lactasemangel*; ↗ *Saccharose-Isomaltose-Malabsorption*.

Saccharide, Ⓔ *saccharides*, Syn. für ↗ *Kohlenhydrate*.

Saccharidose, von M.O. • *Bruker* geprägter Begriff für „Stoffwechselstörungen, die durch den Genuss von raffinierten Kohlenhydraten (Sacchariden) verursacht sind". Gemeint ist der in der Schulmedizin als ↗ *metabolisches Syndrom* zusammengefasste Krankheitskomplex. Bruker hält ↗ *Auszugsmehl* und ↗ *Industriezucker* für auslösende Faktoren dieser Krankheiten. Die These ist wissenschaftlich nicht belegt.

Saccharin, *Ortho-Benzoesäure-Sulfimid* (E 954, ADI 5,0mg), Ⓔ *saccharin*, ist ein • *Süßstoff*, der 450–550-mal süßer ist als Saccharose (Abb.). Die Süße ist von einem metallischen bis bitteren Beigeschmack begleitet, deshalb wird S. (E 954i) nur noch in Abmischung mit ↗ *Cyclamaten* benutzt, mit denen es synergistisch wirkt. S. wird hauptsächlich als leicht wasserlösliches Saccharin-Natrium (E 954ii), in geringem Umfang auch als Saccharin-Kalium (E 954iv) und Saccharin-Calcium (E 954iii) in Süßstofftabletten, Getränken, Senf und Soßen angewendet. S. ist in Lösungen gut hydrolyse-, temperatur- und lagerstabil. Die Verwendung von S. geht zu Gunsten modernerer Süßstoffe, wie ↗ *Acesulfam* und ↗ *Aspartam* mehr und mehr zurück.
Der Verdacht, S. könne Blasenkrebs auslösen, hat sich nicht bestätigt.

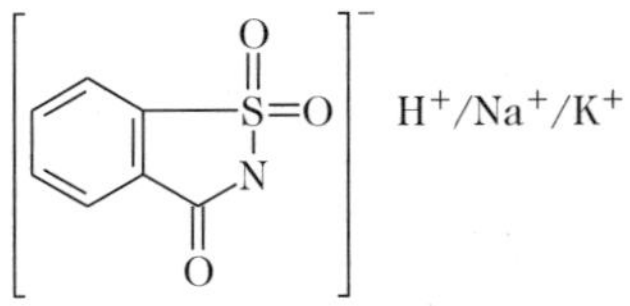

Saccharin. Freie Säure bzw. Na-/K-Salz.

saccharogene Amylase, Syn. für ↗ *β-Amylase*.

Saccharomyces cerevisiae, *Bierhefe*, *Backhefe*, ↗ *Hefe*.

L-Saccharopin, Intermediat des Abbaus von L-Lysin (Abb.), erhöhte Urinkonzentrationen bei Saccharopinurie (↗ *Hyperlysinämie*).

Saccharopinurie, Syn. für ↗ *Hyperlysinämie*. Namensgebend ist die erhöhte Konzentration von ↗ *Saccharopin* (Intermediat des Lysin-Abbaus) im Urin.

Saccharose, *Rohrzucker*, *Rübenzucker*, Ⓔ *sucrose*, *„sugar"*, das wichtigste • *Disaccharid*, aufgebaut aus den Monosacchariden ↗ *D-Glucose* und ↗ *D-Fructose* (Abb.). Bei der Verdauung wird S. durch Disaccharidasen im Darm gespalten. Glucose und Fructose können dann rasch resorbiert werden. ***Vorkommen:*** S. ist ein wichtiges Stoffwechselprodukt aller chlorophyllhaltigen Pflanzen und die Transportform der Kohlenhydrate innerhalb ihrer Leitgewebe. Im tierischen Organismus kann S. nicht synthetisiert werden. Besonders reichlich ist das Vorkommen in • *Zuckerrohr* (12–26%) und • *Zuckerrübe* (12–20%), aus denen bevorzugt die

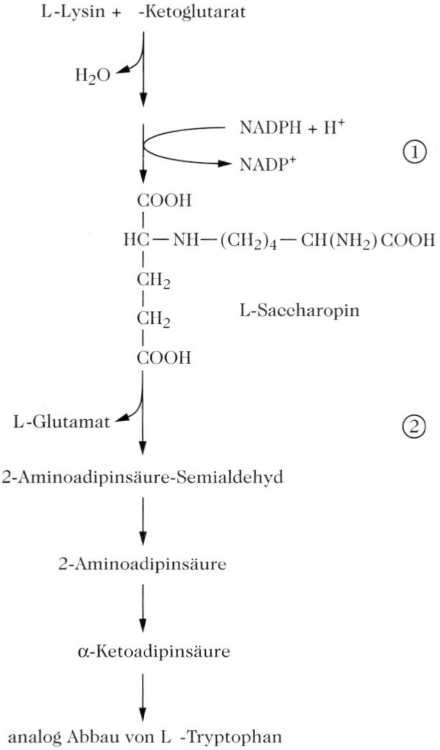

L-Saccharopin. Abbau von L-Lysin durch zwei unabhängige Einheiten des Enzyms 2-Aminoadipatsemialdehyd-Synthetase in Leber und Niere. Im ersten Teilschritt wird Lysin durch das Enzym Lysin-Ketoglutarat-Reduktase (1) zu Saccharopin umgewandelt, im zweiten Schritt wird letzteres unter dem Einfluss der Saccharopin-Dehydrogenase (2) zu 2-Aminoadipinsäure abgebaut. Enzymdefekte führen zu ↗ *Hyperlysinämie*.

Gewinnung erfolgt, aber auch in Zuckerhirse, -mais (je 10–18%) u.a. Aufgrund physiologischer Unterschiede der Photosynthese von Zuckerrohr und Zuckerrüben, lassen sich *Rohrzucker* und *Rübenzucker* mit aufwändigen Analysenmethoden unterscheiden (unterschiedliche Häufigkeiten der stabilen Kohlenstoff-Isotope ^{12}C und ^{13}C). Für die Verwertung der S. im menschlichen Organismus ist der Unterschied nicht relevant. Durch Hydrolyse (durch Säure oder enzymatisch) wird S. zu D-Glucose und D-Fructose im Verhältnis 1:1 (↗ *Invertzucker*) gespalten.

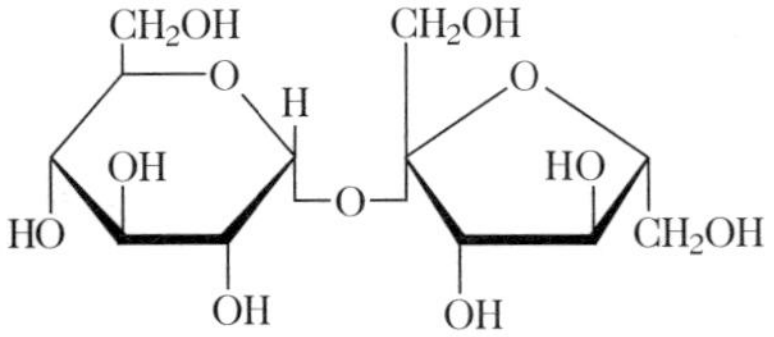

Saccharose

Ernährungsphysiologische Bedeutung: S. ist der im Haushalt am häufigsten verwendete • *Zucker* (Haushaltszucker, • *Raffinade*). Auch Süßwaren und Erfrischungsgetränke sind reich an S. Der Verbrauch in Industrieländern ist sehr hoch. Zwischen hohem Zuckerkonsum und ↗ *Adipositas*, ↗ *Zahnkaries* und möglicherweise auch Arteriosklerose und Herzinfarkt wurde eine positive Korrelation festgestellt. Wegen seiner hohen Süßkraft (Prägung der ↗ *Süßpräferenz*) sowie der Gefährdung von Säuglingen mit hereditärer Fructoseintoleranz wurde die S. in Säuglingsmilchnahrungen durch Lactose, Glucose und Maltose ersetzt.

Lebensmitteltechnologische Anwendungen: S. ist das wichtigste • *Süßungsmittel* für die Küche und die Lebensmittelindustrie. S. hat darüber hinaus aber viele technologische Wirkungen: Bei der Lebensmittelverarbeitung reagieren die aus S. entstehende Glucose und Fructose mit anderen Lebensmittelbestandteilen, wie Aminosäuren und Peptiden zu farbgebenden Bräunungsprodukten und Aromastoffen. Diabetiker müssen anstelle von S. zum Süßen ↗ *Zuckeraustauschstoffe* oder ↗ *Süßstoffe* benutzen. Als brennwertverminderte Alternative für S. bieten sich ↗ *Füllstoffe* an. In höheren Konzentrationen wirkt S. durch Erniedrigung der ↗ *Wasseraktivität* als Konservierungsstoff, z.B. in Obsterzeugnissen und Backwaren.

Saccharoseacetatisobutyrat (E 444, ADI 10,0 mg), Ⓔ *sucrose acetate isobutyrate*, synthetischer Isobuttersäureester von Saccharoseacetat, wirkt in trüben alkoholfreien Getränken als • *Trubstabilisator*, indem es infolge seiner höheren Dichte das Absetzen der in S. löslichen etherischen Öle verhindert. Die gesundheitliche Bewertung ist noch nicht abgeschlossen.

Saccharoseintoleranz, Ⓔ *sucrose intolerance*, unpräziser, an den therapeutischen Konsequenzen orientierter Sammelbegriff für 2 genetisch nicht miteinander verwandte Stoffwechselstörungen, ↗ *hereditäre Fructose-Intoleranz* und ↗ *Saccharose-Isomaltose-Malabsorption*.

Saccharose-Isomaltose-Malabsorption, Abk. *SI*, Ⓔ *sucrose-isomaltose malabsorption*, fehlende/unzureichende Aktivität des Saccharase-Isomaltase-Komplexes im Dünndarm (• *Saccharase*). Saccharose wird nicht/unvollständig gespalten, gelangt ins Colon und führt zu Bauchkrämpfen, Erbrechen und Diarrhö (vgl. • *Kohlenhydrat-Malabsorption*). Die primäre SI ist eine seltene, • *erbliche Stoffwechselerkrankung*, verursacht durch einen Gendefekt (Punktmutation), der verhindert, dass das Enzym an der Darmmucosa verankert wird. Es kann seine Funktion nicht/nur unzureichend wahrnehmen. SI wird meistens erst im 2. Lebenshalbjahr manifest, wenn Muttermilch/Säuglingsanfangsnahrung durch saccharosehaltige

Beikost ergänzt wird. Eine sekundäre (erworbene), reversible Form der SI kann bei akuten Darmentzündungen und anderen Schäden an der Darmmucosa auftreten; auch als Begleiterkrankung der ↗ *Zöliakie* wird SI beschrieben (primär, sekundär?).

Ernährungstherapie: Saccharose und Saccharose-haltige Lebensmittel einschließlich Obst und Gemüse werden stark eingeschränkt bzw. völlig ausgeschlossen; ggf. muss Vitamin C supplementiert werden. Weitergehende Einschränkungen sind nicht erforderlich. Lebende Hefezellen haben sich als Verdauungshilfen bewährt, wenn die zuckerfreie Kost nur schwer einzuhalten ist, z.B. bei Kleinkindern. Mit dem Alter der Kinder steigt häufig die Saccharose-Toleranz.

Saccharose-Polyester, *SPE*, Ⓔ *sucrose polyesters*, an den freien OH-Gruppen mit Fettsäuren veresterte Saccharose (Abb.). SPE haben fettähnliche funktionelle Eigenschaften (• *Pseudofette*), sie sind jedoch unverdaulich und werden als akalorische ↗ *Fettersatzstoffe* eingesetzt (↗ *Olestra*®). Auch die glycosidische Bindung ist im Dünndarm nicht spaltbar. (Vgl. Essay: • *Funktionelle Lebensmittel*. Abschnitt neuartige Lebensmittel).

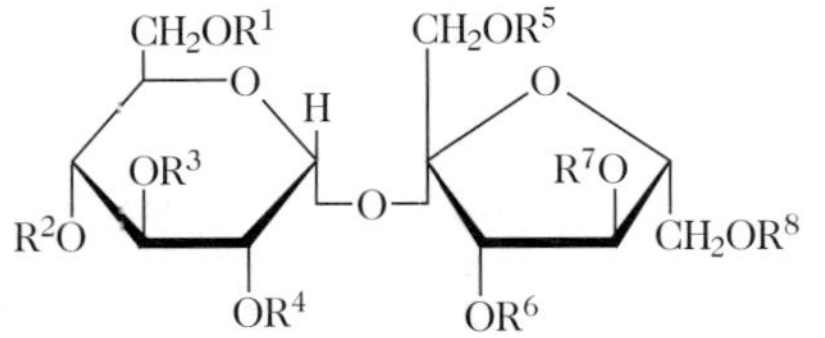

Saccharose-Polyester. Struktur der Saccharose-Polyester. R1–R8 = Acylreste; es wurde auch teilveresterte Saccharose entwickelt mit je drei Acylresten am Glucose- und Fructosering.

Sachbezeichnung, in der Schweiz verwendeter Begriff für ↗ *Verkehrsbezeichnung*.

Safloröl, Ⓔ *safflower seed oil*, Syn. für ↗ *Distelöl*.

Safran, bot. *Crocus sativus*, Ⓔ *saffron*, die zum Würzen und Färben verwendeten Blütennarben des in Kleinasien beheimateten Safrankrokus (Familie der Schwertliliengewächse, *Iridaceae*). Um 500g Safran zu ernten braucht man etwa 100.000 Blüten. Daher ist Safran das teuerste Gewürz und wird häufig durch Zugabe anderer Pflanzenteile oder Zutaten verfälscht. S. besteht zu 0,4 bis 1,3% aus etherischen Ölen (v.a. Cineol und Pinen) und enthält bis zu 4% den Bitterstoff Picrocrocin. Dieses Glycosid wird bei der Trocknung zu dem charakteristischen Aromastoff Safranal (und Glucose) gespalten.
Die Inhaltsstoffe werden in der Naturheilkunde bei dyspeptischen Beschwerden (Bestandteil der Schwedenkräuter) eingesetzt. In hohen Dosen sind sie toxisch und wirken abortiv (in der Schwangerschaft kontraindiziert).
Für den färbenden Effekt ist das wasserlösliche Carotinoid Crocin verantwortlich. S. dient zum Würzen und Färben von Speisen, v.a. in der indischen und arabischen Küche. Es wird z.B. Eintöpfen, Reisgerichten und Currys zugegeben, aber auch zur Herstellung von Likören und Kosmetika verwendet.

Safranwurz, Syn. für ↗ *Gelbwurzel*, bot. *Curcuma longa*.

Safrol, *Shikimol*, *Allylbrenzcatechinmethylenether*, *3,4-Methylendihydroxy-1-allylbenzen*, Ⓔ *safrole*, ein Phenylpropanderivat (Abb.) aus der Gruppe der Terpene, welches u.a. in ↗ *Zimtöl* (bis 3%) und ↗ *Muskatnussöl* (bis 11%) vorkommt. Auch in Sternanis und Fenchel sind geringe Mengen enthalten. Im Tierversuch wirkt S. in Konzentrationen von >25% im Futter carcinogen (Lebertumoren), was zu einem Verbot der Verwendung in Lebensmittelaromen führte. In Zahn- und Mundpflegemitteln dürfen maximal Höchstmengen von 50mg/kg als Riechstoff verwendet werden.

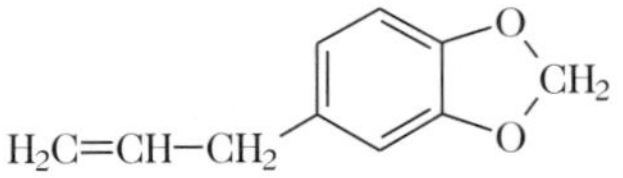

Safrol

Saft, Ⓔ *juice*, ↗ *Fruchtsaft*.

Saftaromaöl, *Fruchtsaftaromaöl*, *Saftaroma*, Ⓔ *essence oil*, *juice aroma oil*, *recovery aroma*, die bei der Saftkonzentration wiedergewonnenen flüchtigen Aromastoffe (• *etherische Öle*) der Öl- oder Wasserphase. Beispiel: Orangensaftaromaöl.

Saftfasten, ↗ *Heilfasten*; ↗ *Fasten*.

Saftkonzentrat, Ⓔ *juice concentrate*, durch Verdampfung eines Teils des Wassers eingedickter Frucht- oder Gemüsesaft. Beispiele: Orangensaftkonzentrat, Karottensaftkonzentrat.

Sago, Ⓔ *sago*, (in der Sprache der Papua: *sago* = Brot), ursprünglich (= echter Sago) aus dem „Stamm" der Sagoplame *Metroxylon sagu*, heute auch aus anderen Pflanzen hergestellte gekörnte ↗ *Stärke*.

Sahne, *Rahm*, *Schmand*, *Obers*, Ⓔ *cream*, Öl-in-Wasser-Emulsion, hergestellt aus Milch durch Abscheiden von Magermilch oder Einstellen des Fettgehaltes auf mindestens 10%. Man unterscheidet nach dem Fettgehalt zwischen Kaffeesahne/-rahm bzw. saurer Sahne (10–15% Fett) und Schlagsahne/-rahm/-obers bzw. Crème fraîche mit mindestens 30% Fett, in Österreich min. 32% Fett, in Halbrahm 25%, Vollrahm 35% und Doppelrahm 45% Fett. Kaffeesahne gerinnt im heißen und sauren

Kaffee. Die Ausflockung bleibt durch spezielle Homogenisierungs- und Erhitzungsverfahren aber so fein, dass sie für den Konsumenten nicht sichtbar ist.
Der hohe Fett- und Energiegehalt und die meist gute Verträglichkeit machen S. zu einem wertvollen Bestandteil von Aufbaukost, auch bei Anorexie. In der Normalkost sollte S. wie jedes Fett sparsam dosiert werden.

säkuläre Akzeleration, E *secular acceleration*, ↗ *Akzeleration*.

Salami, E *salami*, eine Rohwurst (↗ *Fleischerzeugnisse*).

Salat, E *salad*, 1) *Blattsalat*, zusammenfassende Bezeichnung für einige Arten aus der Familie der Korbblütler (*Compositae*), im Wesentlichen Lactuca-Arten und ↗ *Cichorium*-Arten sowie der zur Familie der Baldriangewächse (*Valerianaceae*) gehörende ↗ *Feldsalat*. Den S.-Pflanzen ist gemein, dass sie meist in kurzen Vegetationsperioden wachsen und ihre blattartigen, chlorophyllhaltigen Pflanzenteile (fast ausschließlich) roh gegessen werden. Sowohl Lactuca- als auch Cichorium-Arten enthalten einen weißen Milchsaft, der beim Anschneiden austritt. Die Cichorium-Arten besitzen im Gegensatz zu den Lactuca-Arten einen mehr oder weniger bitteren Geschmack durch den Bitterstoff Intybin, der Bestandteil des Milchsaftes ist.
Sämtliche S. gelten als kalorienarme Nährstofflieferanten (Tab.). Sie sind wichtige Quelle für ↗ *Blattlipide*. Besonders hervorzuheben ist ihr Gehalt an Folsäure. Der sonstige Vitamin- und Mineralstoffgehalt schwankt stark in Abhängigkeit von der Sorte. Generell sind (dunkel)grüne Salate nährstoffreicher als helle oder rote Sorten. Problematisch ist allerdings der hohe Nitratgehalt, der in Abhängigkeit von Bodenstickstoffgehalt, Düngung und Lichteinfluss schwankt und beim Feldsalat und Sommerkopfsalat Werte bis 2500 mg/100 g, im Winterkopfsalat sogar bis 3500 mg/100 g erreicht.
2) kalte Speise aus verschiedenen zerkleinerten Zutaten pflanzlicher und/oder tierischer Herkunft, wie Gemüse, Wurst, Käse, Nudeln, Reis oder Kartoffeln, die gemischt und mit einer würzenden Soße versehen werden. Die Einteilung erfolgt nach der Hauptkomponente z.B. in Kartoffel-, Nudel-, Eier- oder Wurstsalate. Vgl. ↗ *Feinkostsalat*.

Salatcreme, *Salatsauce*, *Salattunke*, E *salad dressing*, würzige Soße, mit der Salate gebunden werden. Industrielle S. sind emulgierte Produkte mit einem Anteil von mind. 25% Pflanzenöl. Sie werden durch Milcheiweiß stabilisiert. ↗ *Mayonnaise*.

Salatöle, ↗ *Speiseöle*.

Salatrim, Abk. für E *short and long acyl triglyceride molecule*, *salatrim*, Gruppe (re-)strukturierter Triglyceride, die jeweils zur Hälfte eine langkettige, gesättigte Fettsäure, bevorzugt Stearinsäure, und Essig-, Propion- und/oder Buttersäure einzeln oder als Mischung enthalten. S. wurde entwickelt als ↗ *Fettersatzstoff*; der hohe Stearinsäureanteil (ca. 66%) wird nur unvollständig resorbiert; kurzkettige Fettsäuren liefern weniger Energie als längerkettige. Der Hersteller (Nabisco Inc.) gibt den Gehalt an verwertbarer Energie nach Tierexperimenten und Ernährungsstudien am Menschen mit 4,5–6 kcal/g an, für die Lebensmittelkennzeichnung 5 kcal/g S.

Salat. Tab. Energie- und Nährstoffgehalt verschiedener Salate. [Quelle: B. und H. Heseker, *Nährstoffe in Lebensmitteln*, Umschau Zeitschriftenverlag Frankfurt, 2. Aufl. 1999]

Nährstoffe/Energie (in 100 g)	Chicoree	Eichblatt-salat	Eisberg-salat	Endivie	Feldsalat	Kopfsalat	Radic-chio	Schnitt-salat
Energie [kcal]	17	11	13	10	14	11	13	19
Wasser [g]	94	95	96	95	93	95	94,5	93
Protein [g]	1,3	1,3	0,7	1,8	1,8	1,3	1,2	1,3
Fett [g]	0,2	0,2	0,3	0,2	0,4	0,2	0,2	0,3
Kohlenhydrate [g]	2,3	1,1	1,9	0,3	0,7	1,1	1,5	2,8
Ballaststoffe [g]	1,3	1,5	0,6	1,5	1,5	1,5	1,5	1,5
Mineralstoffe								
– Kalium [mg]	194	224	160	346	421	172	240	264
– Calcium [mg]	26	37	19	54	35	20	40	68
– Magnesium [mg]	13	11	5	10	13	8	11	11
– Eisen [mg]	0,7	1,1	0,4	1,4	2,0	0,3	1,5	1,4
Vitamine								
– β-Carotin [μg]	3430	890	1250	1680	3900	1440	1400	1100
– Folsäure [μg]	50	100	53	109	145	75	70	70
– Vitamin C [mg]	9	15	3	9	35	13	28	18

Salbei, bot. *Salvia officinalis*, E *sage*, in den Mittelmeerländern beheimateter Halbstrauch (Familie der Lippenblütler, *Labiatae/Lamiaceae*) mit länglichen, silbergrauen filzigen Blättern. Er gehört zu den ältesten Heil- und Gewürzkräutern. Sein intensives würzig-bittereres Aroma ist auf den Gehalt an etherischen Ölen (bis 2,5%, v.a. Thujon, Borneol, Campher und Cineol) zurückzuführen. S. dient zum Würzen von Fleischgerichten, Fisch, Suppen, Soßen und Salaten. In der Naturheilkunde wird er vorwiegend gegen Entzündungen im Mund- und Rachenraum sowie als schweißhemmendes Mittel und zur Wundbehandlung verwendet.

Salicylate, E *salicylates*, als • *Antiphlogistika* eingesetzte Salze der Salicylsäure.

Salicylsäure, *2-Hydroxybenzoesäure*, *Phenolcarbonsäure*, E *salicylic acid*, ein sekundärer Pflanzenstoff aus der Gruppe der • *Phenolsäuren* (Abb.). S. kommt in freier Form, verestert und z.T. glycosidisch gebunden in vielen Obst- und Gemüsearten (z.B. Johannisbeeren, Erdbeeren, Kirschen, Weintrauben, Citrusfrüchte, Karotten, Mais) vor, der Name leitet sich von *Salix* (bot. Weide) ab, aus deren Rinde sie isoliert wurde. S. wirkt antibakteriell und wurde früher in der Lebensmittelindustrie als • *Konservierungsstoff* verwendet. Da S. pharmakologische Wirkungen ausübt (z.B. als Analgetikum), die Gefahr einer Kumulation im Körper besteht und es zu Unverträglichkeitsreaktionen kommen kann, ist sie in den meisten Ländern nicht mehr als Konservierungsstoff zugelassen. Acetylierung der S. ergibt die • *Acetylsalicylsäure* (Wirkstoff von z.B. Aspirin).

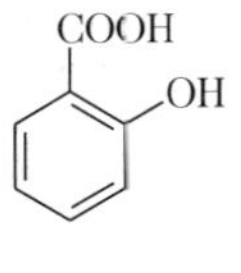

Salicylsäure

Saliva, Syn. für ↗ *Speichel*.

Salmiak, Syn. für ↗ *Ammoniumchlorid*, E *ammonium chloride*.

Salmonellen, *Salmonella*, E *salmonella*, Gattung gramnegativer, beweglicher, meist peritrich begeißelter Stäbchenbakterien der Familie *Enterobacteriaceae*. S. bilden keine Sporen aber Enterotoxine (↗ *Exotoxine*), die zur ↗ *Salmonellose* führen können. Es werden ca. 2.000 Serovarianten unterschieden. Die wichtigsten Spezies sind: *S. typhi*, Erreger des Typhus, *S. paratyphi*, Erreger des Paratyphus, *S. enteriditis*, Erreger von akuter Gastroenteritis (↗ *Enteritis*). S. sind relativ resistent gegenüber Umwelteinflüssen. Eine Abtötung kann durch Desinfektionsmittel oder z.B. durch Erhitzen auf 55°C für 1h erfolgen.

Salmonellose, E *salmonelloses*, durch Salmonellen verursachte Infektionskrankheiten, die der • *Meldepflicht* unterliegen. Unterschieden werden • *Lebensmittelvergiftungen* durch Salmonellen der Enteritis-Gruppe (S. im engeren Sinne, hierbei nach Abheilung Dauerausscheider selten) und die durch Salmonellen der Typhus- bzw. Paratyphusgruppe ausgelösten hochinfektiösen (Isolierpflicht für Patienten, Letalität ca. 1% in Industrienationen) Formen *Typhus abdominalis* (Auslöser *S. typhi*) und Paratyphus (Auslöser *S. paratyphi*, v.a. in wärmeren Regionen, etwas schwächere Symptomatik). Letztere führen nach dem Abheilen meist zu Immunität, 2–5% werden ohne Behandlung mit Antibiotika Dauerausscheider. Nach dem Bundesseuchengesetz dürfen Dauerausscheider im Lebensmittelgewerbe nicht in Bereichen beschäftigt werden, in denen sie mit Lebensmitteln in Berührung kommen (gesundheitsamtliches Zeugnis).
Die Infektion erfolgt hauptsächlich durch kontaminierte bzw. nicht ausreichend gegarte Lebensmittel (• *Eier*, • *Geflügel[fleisch]*, • *Mayonnaise*). Nach kurzer Inkubationszeit (ca. 1 Tag) treten mehr oder weniger heftiges Erbrechen und Diarrhö auf, Komplikationen können bei älteren oder geschwächten Patienten zum Tode führen. Die Behandlung gilt den Symptomen (Antiemetika, Ausgleich des Flüssigkeitsverlustes).

Salpeter, E *salpetre* (br.)/*salpeter* (am.), Sammelbegriff für Natriumnitrat und Kaliumnitrat, ↗ *Nitrate*.

Salpetersäure, E *nitric acid*, HNO_3, ↗ *Nitrate*.

Salurese, E *saluresis*, besondere Form der ↗ *Diurese*, bei der neben Wasser vermehrt Kationen (Na^+, K^+) und Anionen (Cl^-, HCO_3^-) ausgeschieden werden.

Saluretika, E *saluretics*, • *Diuretika*, deren Wirksamkeit auf einer verstärkten Natriumausscheidung durch Hemmung der tubulären Natriumresorption beruht.

Salz, E *salt*, im chemischen Sinn Verbindungen, die ein aus Ionen bestehendes Kristallgitter aufweisen. Im Zusammenhang mit Lebensmitteln meist Syn. für ↗ *Kochsalz* (s.a. ↗ *Natriumchlorid*).

Salze der Speisefettsäuren, ↗ *Magnesiumsalze von Speisefettsäuren*, ↗ *Natrium-, Kalium- und Calciumsalze von Speisefettsäuren*.

Salzen, E *salting*, *curing*, eine der ältesten Methoden zur Haltbarmachung von Lebensmitteln (• *Haltbarmachungsverfahren*). Im Gegensatz zur • *Pökelung* beruht die konservierende Wirkung beim S. ausschließlich auf der Senkung des aw-Wertes (↗ *Wasseraktivität*) und der toxischen Wirkung von Chlorid auf einige Mikroorganismen.
Ein wichtiges Anwendungsgebiet ist das S. von Fisch und Fischprodukten. Hartgesalzene Fische bzw. Fischprodukte enthalten 20–24% Kochsalz im

Fischgewebewasser, mildgesalzene Fische 6–20%. Das Salzgaren von Fischen ist ein wichtiges nicht thermisches ↗ *Garverfahren*.

Das S. von Fleisch spielt heute wegen des durch den hohen Salzgehalt von bis zu 20% bedingten starken Salzgeschmacks und der Möglichkeit alternativer Verfahren zur Haltbarmachung keine Rolle mehr (vgl. • *Räuchern*).

Das S. von Gemüse wird v. a. für die Erzeugung von Halberzeugnissen für die industrielle Weiterverarbeitung angewandt.

salzig, Ⓔ *salty*, Geschmackseindruck, der durch niedermolekulare anorganische Salze hervorgerufen wird, z. B. Kochsalz, Kaliumchlorid, Natriumbromid, Natriumjodid. Kochsalz ist der einzige Stoff, der als „rein salzig" bezeichnet wird (wobei viele Menschen Kochsalz in ganz niedriger Konzentration als ↗ *süß* empfinden!). Alle Kochsalzsubstitute rufen Mischeindrücke hervor, z. B. Kaliumchlorid und Natriumbromid „vorwiegend, aber nicht rein salzig" oder Kaliumbromid „salzig und bitter". Höhermolekulare Salze können rein ↗ *bitter* (z. B. Kaliumjodid, Cäsiumchlorid) oder süß (z. B. Bleiacetat, Berylliumchlorid) schmecken. Daher der Trivialname Bleizucker für Bleiacetat.

Der Mechanismus, der dem Eindruck „salzig" zugrunde liegt, ist nicht vollständig aufgeklärt. Es ist allgemein anerkannt, dass der Ionencharakter der Salze Vorbedingung ist und dass der anionische Anteil bestimmt, welche Geschmacksnoten zusätzlich auftreten bzw. den Eindruck s. ganz verschwinden lassen.

Salzsäure, *Chlorwasserstoffsäure*, *HCl*, Ⓔ *hydrochloric acid*, als Bestandteil des Magensaftes (0,15–0,2%): ↗ *Magensäure*.

Lebensmitteltechnologische Bedeutung: S. (E 507) dient als • *Säureregulator* für Trinkwasser und als Aufschlussmittel bei der Hydrolyse von Stärke und Eiweiß, zur Herstellung von Würze sowie als Neutralisations- und Fällungsmittel von Fettsäuren nach alkalischem Aufschluss.

Salzsensitivität, ↗ *Natriumsensitivität*.

Salzverlustsyndrom, Ⓔ *salt loosing syndrome*, durch erhöhte Kochsalzverluste ausgelöste Krankheitsbilder:

- gestörte Natriumrückresorption in der Niere infolge Aldosteronmangels (adrenogenitales S.),
- Nierenerkrankungen (renales S.) oder
- zentrale Störungen der Osmoseregulation (cerebrales S.) bei entzündlichen und traumatischen Hirnerkrankungen.

Auch bei hohem Fieber und bei der cystischen Fibrose (↗ *Mucoviszidose*) gehen größere Mengen an Natriumchlorid durch die Schweißsekretion verloren.

Symptom des adrenogenitalen Syndroms ist die Virilisierung durch vermehrte Bildung von Androgenen. Die begleitende Hyperkaliämie kann zu schweren Herzrhythmusstörungen (EKG) und zum Herzstillstand führen. Der Natriumverlust bewirkt wie bei der renalen und cerebralen Form des S. eine Hypovolämie und Dehydratation mit Absinken des Blutdrucks. Die Akuttherapie besteht in der Infusion von Natriumchloridlösungen (*cave*: Infusion kaliumhaltiger Lösungen!) und von Mineralocorticoiden (beim adrenogenitalen Salzverlustsyndrom). Diätetisch sind bei allen Formen des erhöhten Salzverlustes zusätzlich Kochsalzgaben erforderlich.

Sambal Oelek, ↗ *Samballan*.

Samballan, Plural von *Sambal*, Sammelbezeichnung für ↗ *Würzsoßen* auf Paprikabasis, die in der indischen und indonesischen Küche zur Reistafel gereicht werden. Das bei uns bekannteste S. ist *Sambal Oelek*, das aus ca. 87% Paprika (scharf oder mild), 12% Salz, Essig und dem Konservierungsstoff ↗ *Benzoesäure* besteht. Andere S. können zusätzlich z. B. Zucker, Öl, Tamarindenmus, und Gewürze wie Zitronengras, Knoblauch, Zwiebeln und Koriander enthalten. In Indonesien werden S. frisch vor dem Essen hergestellt.

Sambucus, bot. Bezeichnung für die Gattung ↗ *Holunder*.

Samengemüse, alle Pflanzen, deren Samen als • *Gemüse* verzehrt werden, v. a. die reifen Samen der ↗ *Leguminosen*, außerdem die, meist dem Schalenobst zugeordnete, Marone (↗ *Nüsse*) sowie die bei uns in Dosen erhältliche, in China kultivierte Wasserkastanie.

Samengewürze, ↗ *Gewürze*.

Samenobst, Obstsorten, bei denen die Samen den essbaren Anteil darstellen. Unterschieden werden die Früchte nacktsamiger Pflanzen (z. B. ↗ *Pinienkerne*) und Früchte bedecktsamiger Pflanzen, die von einer festen, verholzten Schale umgeben sind (↗ *Nüsse*). Weiterhin gibt es Früchte mit essbarer Samenschale (z. B. ↗ *Granatapfel*) oder essbarem Samenmantel (z. B. Passionsfrucht, Litchi, Mangostane), die jedoch als eigenständige Gruppe aufgefasst und vom S. differenziert werden.

Samenschale, ↗ *Getreidekorn* (Farbtafel XIII).

Samenschleime, Ⓔ *mucilages*, Syn. für ↗ *Pflanzenschleime*.

Sammlung lebensmittelrechtlicher Entscheidungen, *LRE*, laufend aktualisierte Zusammenstellung lebensmittelrechtlicher Entscheidungen (derzeit 40 Bände + Registerbände), erschienen im Carl Heymanns Verlag, Köln. ↗ *EU-Recht*.

Sanddorn, *Seedorn*, bot. *Hippophae rhamnoides*, Ⓔ *sea buckthorn*, bis 4 m hoher Strauch, der v. a. an der Nord- und Ostseeküste und im Alpenvorland verbreitet ist. Er bringt erbsengroße, orange Früchte hervor, die im rohen Zustand ungenießbar sind. Die Sanddornbeeren (bot. Nüsse) zeichnen sich durch einen hohen Vitamingehalt, v.a. an Vitamin C (450 mg/100 g), Vitamin E (3,2 mg/100 g) und β-Carotin (1,5 mg/100 g) aus. Sie werden zu Saft, Mus oder Marmelade verarbeitet. Der Vitamin-C-Gehalt von S.-Saft wird oft durch Zusatz von ↗ *Acerola* standardisiert.

Sandhoffsche Krankheit, *eine* ↗ *Sphingolipidose*. Ernährungstherapeutische Maßnahmen sind nicht bekannt.

Sapogenine, Ⓔ *sapogenins*, die Aglycone der ↗ *Saponine*.

Saponine, Ⓔ *saponins*, wasserlösliche, oberflächenaktive sekundäre Pflanzenstoffe, die zu den • *antinutritiven Substanzen* gerechnet werden. S. bilden mit Wasser stark schäumende, seifenähnliche Lösungen (lat. *sapo*, Seife). Früher wurden S. wegen ihrer schaumbildenden Eigenschaften zu Wasch- und Reinigungszwecken verwendet.
S. bestehen aus einem lipophilen Aglyconrest (Steroide oder Triterpene) und einem hydrophilen Zuckerrest. Die Zuckerkomponente besteht meistens aus D-Glucose, D-Galactose, D-Glucuronsäure, D-Galacturonsäure, D-Xylose, L-Arabinose oder L-Rhamnose. Die Aglycone werden • *Sapogenine* genannt (Abb.).

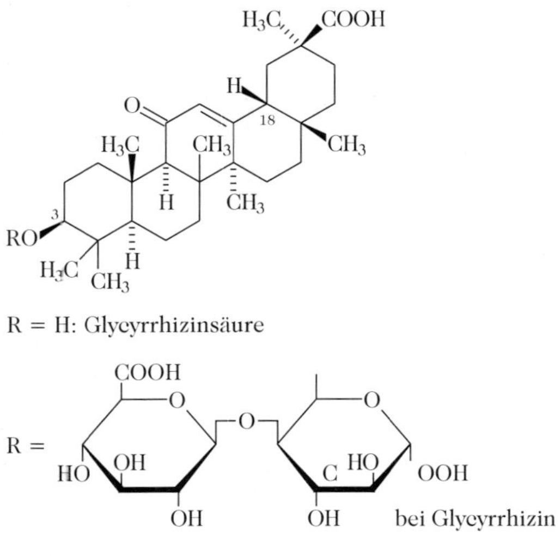

Saponine. Formelbeispiel: Glycyrrhizinsäure (Aglycon) und Glycyrrhizin (Saponin).

S. sind bei Pflanzen weit verbreitet, sie haben eine insektizide Wirkung. S. sind z.B. enthalten in Ginseng, Süßholz (↗ *Glycyrrhizin*), Schachtelhalm, Hülsenfrüchten (z.B. Sojabohnen, Kichererbsen, Grüne Bohnen), grünen Tomaten und Kartoffeln (• *Solanin*), Spinat und Zuckerrüben. Nach Aufnahme mit der Nahrung erfolgt praktisch keine Resorption. Die S. reichern sich in den Schleimhautepithelzellen des Gastrointestinaltraktes an und können dort in hohen Konzentrationen zu starken Reizerscheinungen und Schädigungen führen (Kratzen und Brennen im Mund- und Rachenraum, Husten, Niesreiz, Speichel- und Tränenfluss). Ferner kann es zu Übelkeit und Erbrechen und zum Teil zu schweren blutigen Durchfällen kommen. Tod durch Schock ist möglich. Durch die lokalen Schleimhautschädigungen kann es zu einer erhöhten Permeabilität der gastrointestinalen Mucosa kommen. Resorbierte S., z.B. bei vorgeschädigter Darmschleimhaut, verursachen durch die Zerstörung der Erythrocytenmembranen eine Hämolyse. Die Kornrade (*Agrostema githago*), ein Ackerwildkraut, war häufiger Anlass für Vergiftungen. Durch den Verzehr von mit den Samen (enthält das Githaginglycosid) des Nelkengewächses verunreinigtem Getreide kam es früher zu Massenvergiftungen mit Todesfällen. Heute sind Todesfälle durch S.-haltige Pflanzen selten. Therapeutisch werden S. als Schleimlöser (Expektoranzien) in verschiedenen Hustenmedikamenten verwendet. Sie sollen außerdem antimikrobiell, Cholesterin-senkend und entzündungshemmend wirken.

Sarcocystiose, *Sarcosporidiose*, *Sarcosporidiosis*, Ⓔ *sarcosporidiosis*, durch Protozoen der Gattung • *Sarcocystis* verursachte • *parasitäre Infektion* des Dünndarms. Der Mensch infiziert sich durch den Verzehr von nicht ausreichend gegartem oder rohem, cystenhaltigem Schweine- oder Rindfleisch. Massive Infektionen führen beim Mensch nach kurzen Inkubationszeiten von 12–24 h zu Durchfällen, Übelkeit und Benommenheit von wenigen Tagen Dauer. Die Schadwirkung von *Sarcocystis suihominis* ist größer als die von *S. hominis*. Im Gegensatz zum Menschen können Schweine an massiven *Sarcocystis*-Infektionen schwer erkranken und auch sterben. Der Verzicht auf den Verzehr rohen Fleisches von Rind und Schwein bietet den sichersten Schutz vor *Sarcocystis*-Infektionen. Cysten können im Fleisch durch Erhitzen (>60 °C) und Tiefgefrieren unter –20 °C) abgetötet werden.

Sarcocystis, *Sarcosporidien*, Erreger der ↗ *Sarcocystiose*, weltweit bei Schlacht- und Wildtieren vorkommende cystenbildende • *Protozoen*-Gattung (Ordnung Eucoccidiida, Familie Sarcocystidae). *S.*-Arten sind Parasiten mit einem Zwei-Wirte-Zyklus. Die Infektion der Zwischenwirte (Rind, Maus, Schwein) erfolgt durch die Aufnahme von Sporocysten, die in der Muskulatur, die so genannten Muskelcysten (• *Miescherschе Schläuche*) bilden. Infolge daraus resultierender gallertartiger Veränderungen wird das Fleisch genussuntauglich bzw. minderwertig. Nehmen Endwirte (Hund, Katze, Mensch) infiziertes, nicht behandeltes Muskelfleisch auf, kommt es zum schnellen Ablauf einer geschlechtlichen Entwicklung mit der Bildung der infektionstüchtigen reifen Dauerform (Sporocysten). Die Endwirte scheiden ihrerseits infektionstüchtige Stadien (Sporocysten), die über eine außerordentlich hohe Widerstandskraft verfügen, mit dem Stuhl aus und bilden somit die Hauptinfektionsquelle für die o.g. Zwischenwirte. In Mitteleuropa betragen die Prävalenzraten mit *S.* bei Rind und Schaf bis zu 100% und bei Schweinen bis zu 35%. Von den bekannten 188 *S.*-Arten spielen beim Mensch nur *S. hominis* und *S. suihominis* eine Rolle (Tab.).

Sarcocystis. Tab. Die beiden humanpathogenen S.-Arten.

Sarcocystis hominis, Syn. *Sarcocystis bovihominis*
Wird im Allgemeinen als weniger pathogen im Vergleich zu *S. suihominis* beschrieben. Für *S.h.* fungieren Rinder als Zwischenwirte, in denen die ungeschlechtliche Entwicklung stattfindet, während der geschlechtliche Vermehrungszyklus im Menschen als Endwirt abläuft.
Sarcocystis suihominis
Stark pathogener Erreger der ↗ *Sarcocystiose*. Die Benennung erfolgt nach der Kombination von Zwischen- und Endwirten. Ungeschlechtliche Vermehrungsstadien (Merozoiten) treten in Endothelzellen der Leber und anderer Organe, später in Cysten vorwiegend in der Zunge, Kaumuskulatur und Zwerchfell des Schweines (Zwischenwirt) auf, während die geschlechtlichen Stadien im Dünndarm des Menschen (Endwirt) zu finden sind. Die bereits sporulierten *Oocysten* werden dann über einen Zeitraum von mehreren Monaten mit dem Stuhl ausgeschieden.

Sarcosporidien, Ⓔ *sarcosporidia*, Syn. für Vertreter der Gattung ↗ *Sarcocystis*.

Sarcosporidiose, Ⓔ *sarcosporidiosis*, Syn. für ↗ *Sarcocystiose*.

Sarin, Ⓔ *sarin*, Methylfluorophosphonsäureisopropylester, $C_4H_{10}FO_2P$, zu den Nervengasen zählender, 1939 in Deutschland entwickelter Kampfstoff. S. wird leicht über Lunge und Haut aufgenommen. Es wirkt irreversibel hemmend auf die Acetylcholinesterase und führt daher zu Atemlähmung und Herzstillstand. Als Antidot wirkt ↗ *Atropin*.

Satsuma, bot. *Citrus unshiu*, Ⓔ *satsuma*, in Japan gezüchtete, kernlose, der Mandarine ähnliche ↗ *Citrusfrucht*.

Sättigungsfaktor, veralt. für ↗ *Leptin*.

Sättigungshormone, Ⓔ *satiety hormones*, während bzw. nach Nahrungsaufnahme ausgeschüttete Hormone, die zu einer Beendigung der Mahlzeit führen; zu unterscheiden von ↗ *Verdauungshormonen* im engeren Sinn. S. sind wesentliche Bestandteile der Mechanismen zur Regulation der Nahrungsaufnahme, ihnen obliegt vor allem eine Regulation der Größe einzelner Mahlzeiten. S. sind dadurch charakterisiert, dass sie während oder nach einer Mahlzeit im Allgemeinen von spezialisierten Zellen des Gastrointestinaltraktes sezerniert werden und durch ihre spezifische Wirkung auf periphere oder zentral liegende Rezeptoren zur Beendigung einer Mahlzeit beitragen.
S. gehören zu den Signalen, die direkt die Größe von Mahlzeiten bestimmen, sie stehen allerdings unter dem modulierenden Einfluss langfristiger Regulatoren der Nahrungsaufnahme (sog. indirekte Kontrolle der Mahlzeitengrösse), so z.B. Leptin und Insulin (• *Nahrungsaufnahme*; ↗ *lipostatische Sättigungstheorie*; vgl. • *Catecholamine*).
Zu den S. gehören ↗ *Cholecystokinin* (CCK), das ↗ *gastrinfreisetzende Peptid* (bzw. das verwandte, vor allem bei Amphibien vorkommende Hormon Bombesin [BBS]), die Pankreashormone ↗ *Amylin*, ↗ *Glucagon* sowie evtl. *glucagon-like peptide-1* (GLP-1) und weitere Peptide. Auch Insulin wird von manchen Autoren zu den S. im engeren Sinn gezählt. Amylin wird zusammen mit Insulin aus den B-Zellen der Bauchspeicheldrüse sezerniert, es gilt als sehr potentes, direkt im Hirnstamm ansetzendes S. Demgegenüber beruht der verzehrshemmende Effekt von Glucagon, das den A-Zellen der Bauchspeicheldrüse entstammt, offensichtlich vor allem auf einer peripheren Wirkung in der Leber. Schließlich gibt es auch Hinweise darauf, dass das u.a. aus den L-Zellen des Ileums stammende GLP-1 als S. fungieren könnte, wobei noch nicht definitiv abgeklärt ist, ob tatsächlich peripher gebildetes GLP-1 diese Wirkung besitzt, oder ob im zentralen Nervensystem synthetisiertes GLP-1 als Neurotransmitter an der Vermittlung der Sättigungswirkung anderer Stimuli beteiligt ist.

Sättigungskaskade, Ⓔ *satiety cascade*, aus der Verhaltensforschung an Tieren bekannte – relativ starre – Verhaltenssequenz im Anschluss an eine Mahlzeit. Sobald sich aufgrund der verschiedenen im Gefolge einer Mahlzeit gebildeten Sättigungssignale (↗ *Nahrungsaufnahme*; ↗ *Appetitregulation*) Sättigung einstellt, kommt es zur Beendigung einer Mahlzeit. Daran schließt sich typischerweise ein Herumlaufen und Erkunden der Umgebung an, worauf sich die Tiere zu putzen beginnen, bevor sie eine Ruhestellung einnehmen. Das Ablaufen dieser normalen Verhaltenssequenz dient auch zur Beurteilung der Wirkung bestimmter Substanzen auf die Nahrungsaufnahme hinsichtlich einer Unterscheidung in einen echten, spezifischen Sättigungseffekt oder eine reduzierte Nahrungsaufnahme infolge einer krankmachenden Wirkung der zu untersuchenden Substanz.

Sättigungsphasen, Ⓔ *phases of satiety*, in der Ernährungsphysiologie der sequenzielle Ablauf der Sättigung, unterteilt in *prägastrische*, *postingestionale* (gastrische, intestinale) und *postabsorptive*

Phase (• *Appetitregulation*, • *Nahrungsaufnahme*). Experimente zur Unterscheidung der verschiedenen S. basieren oft auf Versuchstechniken, wie sie erstmals von ↗ *Pawlow* eingesetzt und beschrieben wurden (z.B. chronisch im Ösophagus bzw. im Magen fistulierte Tiere).

Die *prägastrische Sättigung* wird durch Signale vermittelt, die zentralen Ursprungs sind oder die als negative Rückkopplungssignale vor allem nerval über verschiedene Hirnnerven zum Hirnstamm weitergeleitet werden. Die entsprechenden Rezeptoren bzw. Sensoren liegen im Bereich von Mund- und Rachenhöhle sowie im Ösophagus. Prägastrische Signale können aber auch positiver Natur sein, d.h. sie fördern die Nahrungsaufnahme. Letzteres sind vor allem Signale, die von Geschmacks- und Geruchsrezeptoren erfasst werden. Die prägastrische Sättigung wird u.a. bestimmt vom circadianen Rhythmus (↗ *Tag-Nacht-Rhythmus*), d.h. dass z.B. in der Aktivitätsphase Mahlzeiten größer sind, wobei genaue Untersuchungen hinsichtlich der zu Grunde liegenden Ursachen aber fehlen. Ein weiterer Faktor, der an der prägastrischen Sättigung beteiligt ist, ist die Dauer des vor einer Mahlzeit liegenden sog. *Zwischenmahlzeitenintervalls*, d.h. der Dauer der Nahrungskarenz. Je länger diese dauert, desto schwächer ist die prägastrische Sättigung ausgebildet. Auch hier ist die zentrale Vermittlung dieses Effekts aber unbekannt. Weiterhin scheint durch entsprechende Sensoren die Zahl der Kaubewegungen erfasst werden zu können, d.h. es gibt eine direkte Korrelation zwischen der Nahrungsaufnahme und der Zahl der Kau- und Schluckbewegungen. Schließlich spielt auch eine gewisse Gewöhnung an und Erfahrung mit bestimmten Nahrungsstimuli eine Rolle, wobei der Übergang bzw. das Verhältnis zu geschmacksspezifischer Sättigung unklar ist.

An die prägastrische S. schließt sich die *postingestionale gastrische und intestinale Sättigungsphase* an. Auf die in diesen Phasen ebenfalls ausgeschütteten ↗ *Sättigungshormone* und deren Bedeutung bei der Regulation der Nahrungsaufnahme wird an anderer Stelle eingegangen. Auch die gastrischen und intestinalen Signale werden vor allem nerval an den Hirnstamm zur dortigen Informationsverarbeitung weitergeleitet, die entsprechenden Sensoren sind im Magen ↗ *Dehnungsrezeptoren*, im Darm vor allem Chemosensoren. An der postabsorptiven Sättigung sind Sensoren vor allem in der Leber und im Pfortadergebiet beteiligt, aber auch das Gehirn besitzt zumindest für Glucose Sensoren, über die die Nahrungsaufnahme beeinflusst wird. Die Leber bzw. das Pfortadergebiet sind maßgeblich an der metabolischen Regulation der Nahrungsaufnahme beteiligt, wobei die Oxidation der Fettsäuren, die Glucoseverstoffwechselung und der Energiehaushalt insgesamt über entsprechende Rezeptoren erfasst werden können (↗ *glucostatische Sättigungstheorie*). Die Informationsweiterleitung an das zentrale Nervensystem erfolgt vor allem über vagale Afferenzen.

Über ein Zusammenspiel der verschiedenen Mechanismen, die in den jeweiligen S. von Bedeutung sind, wird letztendlich die Nahrungsaufnahme reguliert, d.h. die Größe einzelner Mahlzeiten (vor allem gastrische und intestinale Signale und Sättigungshormone) sowie deren Abstand (vor allem metabolische Signale).

Sättigungsregulation, E *regulation of satiety*, ↗ *Appetitregulation*; ↗ *Sättigungsphasen*.

Sättigungsschwelle (Sensorik), E *terminal threshold*, ↗ *Schwellenwert*.

Sättigungsverstärker, neben anderen Methoden zur • *Adipositastherapie* eingesetzte Medikamente (z.B. Sibutramin), die über serotoninerge Regelkreise des Zentralnervensystems frühere/stärkere Sättigungssignale bewirken. Problematisch sind Nebenwirkungen (Hypertonie, Herzklappenfehler). ↗ *Appetitregulation*.

Sättigungszentrum, E *satiety centre*, traditioneller Begriff für den ventromedialen ↗ *Hypothalamus* als Zentrum, von dem aus die ↗ *Nahrungsaufnahme* gehemmt wird, im klassischen (inzwischen als überholt angesehenen) *„dual centre model"* der • *Appetitregulation* das zu dem ↗ *Hungerzentrum* antagonistisch wirkende Hirnzentrum. Es spielt eine Rolle in der • *aminostatischen Sättigungstheorie*.

Satureja, bot. Gattungsname für ↗ *Bohnenkraut*.

Saubohne, Syn. für ↗ *Ackerbohne*.

sauer, E *acid*, 1) ein ↗ *ph-Wert* <7,0; 2) E *sour, acid*, Geschmackseindruck, der durch Wasserstoffionen (Protonen, chemisch korrekter: durch Hydroniumionen) von Säuren ausgelöst wird. Das allein macht aber nicht den Gesamteindruck „sauer" aus. Sensorisch empfundene Säure ist nicht immer direkt proportional zur chemisch gemessenen Säure (pH-Wert). Offenbar ist die Struktur des Säuremoleküls beim sensorischen Eindruck s. von gewisser Bedeutung. In vielen Lebensmitteln wird der saure Geschmack durch organische Säuren bewirkt (z.B. Citronensäure, Milchsäure, Essigsäure). Phosphorsäure ist die einzige anorganische Säure, die als ↗ *Säuerungsmittel* von Lebensmitteln von Bedeutung ist (z.B. in der Getränkeindustrie).

Sauerampfer, *Gartensauerampfer*, bot. *Rumex acetosa*, E *(garden) sorrel*, wild in feuchten Wiesen wachsende, z.T. auch kultivierte Staude (Familie der Knöterichgewächse, *Polygonaceae*) mit breitlanzettlichen Blättern. Diese haben einen säuerlich-bitteren Geschmack und werden zum Würzen von Kräuterquark, Suppen, Soßen und Salaten verwendet. S. ist reich an β-Carotin (5mg/100g),

Vitamin C (50 mg/100 g), Magnesium (40 mg/100 g) und Eisen (8 mg/100 g). Er enthält allerdings auch viel Oxalsäure (500 mg/100 g).

Sauerbrunnen, Syn. für ↗ *Säuerling*.

Sauerkraut, ↗ *Gärungsgemüse*.

Säuerling, *Sauerbrunnen*. Natürliches ↗ *Mineralwasser* darf auch als S. bezeichnet werden, wenn es aus einer natürlichen oder künstlich erschlossenen Quelle stammt, einen natürlichen Kohlendioxidgehalt von mehr als 250 mg/l aufweist und, abgesehen von einem etwaigen weiteren Kohlendioxidzusatz, keine willkürliche Veränderung erfahren hat (↗ *Mineral- und Tafelwasserverordnung*, 2. Abschnitt, § 8 Kennzeichnung).

Sauermilch, 1) ↗ *Sauermilcherzeugnisse*; 2) teilweise zur Kinderernährung eingesetzte, zur besseren Verträglichkeit mit Citronen- oder Milchsäure angesäuerte (verdünnte) Milch.

Sauermilcherzeugnisse, E *sour milk products, curdled milk products*, im engeren Sinne unter Verwendung von mesophilen • *Milchsäurebakterien* (z. B. *Streptococcus lactis*, *S. cremoris*, *S. diacetylactis*, *Leuconostoc cremoris* aus erhitzter Milch oder Sahne hergestellte saure Milcherzeugnisse, im weiteren Sinne werden auch Jogurterzeugnisse und Kefir eingeschlossen (Tab.). Homofermentative Bakterien bilden aus der Lactose (Milchzucker) nur Milchsäure, heterofermentative Kulturen bilden neben der Milchsäure auch andere Produkte (Aromastoffe, z. B. Diactetyl und Acetoin in Butter, Acetaldehyd in Jogurt, geringe Mengen Alkohol, CO_2). Die Säuerung bewirkt eine mehr

Sauermilcherzeugnisse. Tab. Warenübersicht.

Produkt	übliche Kulturen	Besonderheiten
Jogurt	*Streptococcus thermophilus, Lactobacillus bulgaricus,* z. T. auch *Lactobacillus acidophilus, Bifidobacterium bifidum*	– typisches Aroma durch Acetaldehyd – stichfeste oder gerührte Produkte – in Fettgehaltsstufen entsprechend der Ausgangsmilch (Vollmilchjogurt, fettarmer Jogurt, Magermilchjogurt) und Sahnejogurt (10 % Fett) – Zusatz von Dickungsmitteln möglich (Kennzeichnung)
Dickmilch (Sauermilch, dickgelegt)	*Streptococcus lactis, S. cremoris, S. diacetylactis*	– mit Milchsäurebakterien mild gesäuert und dickgelegt – Fettgehaltsstufen entsprechend der Ausgangsmilch, außerdem Sahnedickmilch mit 10 % Fett
Sauermilch (Trinksauermilch)	*Streptococcus lactis, S. cremoris, S. diacetylactis*	– durch Milchsäurebakterien gesäuerte, nicht dickgelegte Milch (gerührt) – Fettgehaltsstufen entsprechend der Ausgangsmilch, außerdem Sahnedickmilch mit 10 % Fett
Buttermilch	*Streptococcus lactis, S. cremoris,* bei Nachsäuerung auch *Luconostoc citrovorum*	– bei der Butterung anfallendes, flüssiges Erzeugnis – bei Herstellung von Sauerrahmbutter bereits gesäuert, bei Süßrahmbutter ist eine nachträgliche Säuerung zulässig – Buttermilch darf bis zu 10 % Fremdwasser oder 15 % Magermilch aus dem Butterungsprozess (Butterwaschwasser) enthalten, auch eine Erhöhung der Trockenmasse ist möglich – „reine Buttermilch" enthält weder Fremdwasser noch Magermilch
Kefir	Milchsäurebakterien: *Streptococcus lactis, S. cremoris, S. diacetylactis, Lactobacillus kefir, L. brevis, L. caucasicus, Leuconostoc spp.* lactosevergärende Hefen: *Candida kefir, Kluyveromyces lactis, Turola kefir, Saccharomyces kefir*	– ursprünglich mit Kefirknöllchen, einer Symbiose aus Mikroorganismen, koaguliertem Casein und quellfähigem Polysaccharid (Kefiran), industriell mit Starterkulturen hergestellt – leicht moussierendes, alkoholhaltiges Sauermilchgetränk – durch die Hefen werden typische Aromastoffe, Alkohol und CO_2 produziert – traditionell hergestellter Kefir enthält ca. 5 g Alkohol pro Liter, industriell hergestellter Kefir durchschnittlich 0,09 g
Kumyß	Milchsäurebakterien: *Streptococcus lactis, S. thermophilus, Lactobacillus bulgaricus, Torula kumyß,* lactosevergärende Hefen: *Saccharomyces*-Hefen	– traditionelles, aus Stutenmilch durch alkoholische und milchsaure Gärung hergestelltes Heil- und Nahrungsmittel aus Zentralasien – nach dem Lebensmittelrecht keine Milcherzeugnis, da es aus Stutenmilch hergestellt wird (Lebensmittel eigener Art) – enthält 0,5–2,5 % Ethanol – industriell kaum angeboten

oder weniger starke Dicklegung der Erzeugnisse durch Koagulation des Caseins sowie eine Verlängerung der Haltbarkeit. Die mit mesophilen Milchsäurebakterien hergestellten S. sind i.d.R. milder im Geschmack als die mit thermophilen Milchsäurebakterien hergestellten Jogurterzeugnisse. Zur Gewinnung von Kefir und Kumyß werden zusätzlich Hefekulturen eingesetzt, wodurch es zur Bildung von Alkohol kommt.

Ernährungsphysiologische Bewertung: Zu den ernährungsphysiologisch günstigen Eigenschaften von S. zählen die verdauungsregulierende Wirkung, die Bildung leicht verdaulicher Abbauprodukte des Milcheiweißes, die Verbesserung der Milchzuckerverwertung bei Lactose-Intoleranz (Lactasebildung der Milchsäurebakterien) und die Verbesserung der Calciumversorgung (Milchsäure erhöht die Calciumresorption) sowie die Erhöhung der Aufnahme von B-Vitaminen (↗ *Milchmischerzeugnisse*). S. besitzen eine regulierende Wirkung auf die Säureproduktion des Magens und unterstützen eine günstige Darmflora.

Säuglingsernährung: Bis zur Einführung der adaptierten Milchnahrung wurde in der Säuglingsernährung die Säuglings-Sauermilchnahrung eingesetzt, die sich gegenüber nicht-gesäuerter Milch durch eine bessere Verträglichkeit auszeichnete und heute noch als Säuglings-Heilnahrung Verwendung findet. Während früher die rechtsdrehende Milchsäure als positiv für die Gesundheit und die linksdrehende als „körperfremd“ und nicht zu verstoffwechseln beurteilt wurde, ist inzwischen nachgewiesen worden, dass auch die linksdrehende Milchsäure – allerdings langsamer – verstoffwechselt wird. Zu einer Übersäuerung des Blutes kommt es nicht. Nur Säuglinge sollten in den ersten Lebensmonaten keine linksdrehende Milchsäure bekommen, da ihr Stoffwechsel noch nicht voll funktionsfähig ist.

In Deutschland liegt der Verbrauch von S. und Milchmischerzeugnissen bei ca. 23kg pro Kopf und Jahr (1996), davon entfielen 14,6kg auf Jogurt. Obwohl der Verbrauch an Frischmilcherzeugnissen insgesamt zurückgeht, zeigt Jogurt (neben Sahne) einen signifikant positiven Trend.

Säuern, 🄴 *acidifying, making sour*, • *Haltbarmachungsverfahren* für Lebensmittel, bei dem der mikrobiologische und durch enzymatisch katalysierte Vorgänge bedingte Verderb durch Absenken des pH-Wertes verzögert oder verhindert wird. Klassische Beispiele sind die durch Milchsäuregärung (↗ *Gärung*) hergestellten Sauergemüse bzw. ↗ *Gärungsgemüse* wie Sauerkraut oder saure Gurken, Blumenkohl, Möhren, Bohnen etc. (*Mixed Pickles*) sowie gesäuerte Milcherzeugnisse wie Jogurts und ↗ *Sauermilcherzeugnisse*.

säuernde Kost, 🄴 *acidic diet*, Kostform mit hohem Anteil an ↗ *säurebildenden Lebensmitteln*. Eine eiweißreiche Mischkost, wie sie typischerweise in westlichen Industrienationen verzehrt wird, enthält säuernde schwefelhaltige Aminosäuren, Phosphate und Lactate im Überschuss.

Ernährungsformen, die zu einer Senkung des Harn-pH-Wertes führen, werden vor allem bei der Behandlung von bestimmten Nierensteinen (Calciumphosphat; ↗ *Harnsteine*) eingesetzt, um diese löslich und damit ausscheidungsfähig zu machen (vgl. • *Harnneutralisierung*). Die Löslichkeit von steinbildenden Substanzen hängt vom ↗ *pH-Wert* des Harns ab. Vor allem die Art der Getränke beeinflusst den pH-Wert des Harns. Harnsäuernd wirken Pils, Kölsch und Mineralwässer mit einem niedrigen Hydrogencarbonat- und hohen Sulfatgehalt.

Sauerrahm-Butter, aus gesäuerter Sahne (↗ *Sauermilcherzeugnisse*) hergestellte ↗ *Butter*.

Sauerstoff, chem. Symbol *O*, 🄴 *oxygen*, unter Normalbedingungen ein farb-, geruchs- und geschmacksloses Gas, das als O_2 (neben Spuren von O_3 = ↗ *Ozon*) 20,9 Vol.-% der Luft und als Bestandteil von Mineralien ca. 50 Masse-% der Erdrinde ausmacht. Dieser Sauerstoffgehalt wird durch die grünen Pflanzen praktisch als „Abfallprodukt“ der Photosynthese freigesetzt. Damit sind die Pflanzen nicht nur Primärproduzenten der ↗ *Nahrungskette*, sie liefern auch den für die Dissimilation der Nährstoffe nötigen S.

S. ist Grundlage der Atmungsprozesse aller ↗ *aeroben* Organismen (↗ *Atmungskette*; ↗ *respiratorischer Quotient*; ↗ *Sauerstoffmetabolismus*) sowie der technischen Verbrennungsprozesse. Im menschlichen Organismus wird S. in Bindung an ↗ *Hämoglobin* über die Blutbahn zu den Zellen transportiert. Ein Erwachsener benötigt im Ruhezustand ca. 20l O_2/h. Sinkt der S.-Gehalt der Atemluft unter 7% kommt es zu Bewusstlosigkeit, ein Gehalt unter 3% führt zum Erstickungstod. Als bedeutendes ↗ *Bioelement* – Sauerstoff kommt praktisch in allen biochemischen Verbindungen (z.B. Kohlenhydrate, Proteine, Lipide, Nucleinsäuren) und Wasser vor – beträgt sein Anteil an der Körpersubstanz ca. 63 Masse-%.

Im Ernährungszusammenhang sind neben molekularem die sog. ↗ *reaktiven Sauerstoffspezies* (Sauerstoff-Radikale) als Verursacher von oxidativem Stress von Bedeutung.

Lebensmitteltechnologische Bedeutung: S. (E 948), dient in Mischung mit Kohlendioxid und/oder Stickstoff als • *Packgas* für frisches Fleisch. S. wirkt als • *Farbstabilisator*, indem er die rote Fleischfarbe durch Bildung von Oxymyoglobin vertieft. Infolge seiner oxidierenden Wirkung fördert S. die Alterung von Branntwein.

Sauerstoff-Fließgleichgewicht, Ⓔ *steady state oxygen uptake*, konstante Sauerstoff-Aufnahme bei gleich bleibender • *Arbeitsschwere*. Eine Steigerung der Arbeitsschwere (Erhöhung des Belastungsniveaus) bewirkt eine Steigerung der Sauerstoffaufnahme. Diese erfolgt in Form einer Sättigungskurve, sodass nach einer kurzen Zeit der Anpassung ein Wert erreicht wird, der solange konstant bleibt (Ⓔ *steady state* = Gleichgewicht) bis eine Änderung der Arbeitsschwere erfolgt. Bei submaximaler Arbeitsschwere im S. überwiegt die • *aerobe* Energiebereitstellung; mit steigender Arbeitsschwere nimmt der Anteil der • *anaerob-lactaciden* Energiebereitstellung zu. Im S. koppelt der sog. • *Kreatin*-Shuttle die oxidative ATP-Synthese im Mitochondrium mit der ATP-Resynthese im Cytosol.

Sauerstoffmetabolismus, Ⓔ *oxygen metabolism*, Stoffwechselreaktionen, an denen • *Sauerstoff* beteiligt ist, wie z.B. 1) allgemeine Oxidation von Metaboliten durch Dehydrierung, Abspaltung von Elektronen (Oxidasen, Flavinenzyme), Addition von Sauerstoff an das Substrat (Oxygenasen); 2) Oxidation reduzierter Coenzyme über die ↗ *Atmungskette*.

Sauerstoffradikale, Syn. für ↗ *reaktive Sauerstoffspezies*.

Sauerstoffverbrauch, Ⓔ *oxygen consumption*, ↗ *Sauerstoff*, ↗ *respiratorischer Quotient*, ↗ *Sauerstoff-Fließgleichgewicht*, ↗ *indirekte Kalorimetrie*.

Sauerteig, Ⓔ *sour dough, leaven*, durch Milchsäurebakterien gesäuerter und durch Hefen gelockerter Teig, dessen Säuerungsprozess durch Zugabe von Mehl und Wasser fortlaufend aktiv gehalten werden kann. Aus mit Wasser angeteigtem Roggenmehl bildet sich nach einigen Tagen selbstständig ein sog. „Spontansauer", in Backbetrieben werden kommerziell erhältliche „Reinzuchtsauer" eingesetzt, die aus definierten Gemischen aus homo- und heterofermentativen Milchsäurebakterien und Hefen bestehen. Als „Anstellsauer" bezeichnet man die zur Einleitung der Sauerteiggärung ebenfalls verwendbaren Teile eines reifen Sauerteiges.
Roggenmehl wird erst durch Säuerung des Teiges backfähig, da ihm die kleberbildenden Eigenschaften des Weizenmehls fehlen (↗ *Brot*). Die Säuerung bewirkt hierzu eine Veränderung des Quellungszustandes verschiedener Proteine und Pentosane, die dann an der zur Teigbildung benötigten Wasserbindung und Gashaltung (• *Backtriebmittel*) mitwirken können. Weiterhin bewirkt die Säuerung eine Hemmung der stärkeabbauenden Amylasen, die ohne pH-Absenkung einen weitgehenden Abbau der Stärke und damit einhergehenden Verlust der Backfähigkeit bewirken. Das spezielle Aroma des S. wird zum einen durch Milchsäure und Essigsäure und ihr Verhältnis zueinander und zum anderen durch den enzymatischen Eiweißabbau bewirkt, wobei aus den freigesetzten Aminosäuren in nachfolgenden Maillard-Reaktionen Aromastoffe gebildet werden.

Ernährungsphysiologische Bewertung: Die Sauerteiggärung fördert die Spaltung der Phytinsäure-Mineralstoff-Komplexe (• *Phytinsäure*) durch ↗ *Phytasen*, wodurch die Calcium- und Eisen-Ausnutzung von Roggenvollkornbrot verbessert wird. Die Phytase stammt dabei sowohl aus dem Getreide selber als auch aus den zur Gärung eingesetzten Mikroorganismen.

Säuerungsmittel, Ⓔ *acidifiers, acidulants* (US), Stoffe, die den Säuregrad eines Lebensmittels erhöhen und/oder diesem einen sauren Geschmack verleihen (Tab.). S. geben Protonen an die damit versetzten Lebensmittel ab, die auf der menschlichen Zunge das saure Geschmacksempfinden hervorrufen. Dessen Intensität kann von evtl. gleichzeitig vorhandenen süßschmeckenden Verbindungen beeinflusst werden. Die meisten S. haben einen geringen zusätzlichen Eigengeschmack, nur ↗ *Äpfelsäure* und Orthophosphorsäure (↗ *Orthophosphate*) schmecken ausschließlich sauer. S. wirken zusätzlich speichelfördernd und aromaverstärkend. Verwendet werden S. bei Lebensmitteln, in denen man einen mehr oder minder ausgeprägten Sauergeschmack wünscht, wie Feinkostsalaten, Fischpräserven, Sauerkonserven, Obstprodukten, alkoholfreien Erfrischungsgetränken, manchen Dessertspeisen und Süßwaren. Bei ausreichend starker Absenkung des pH-Wertes wirken einige S. (Essigsäure, Milchsäure) als • *Konservierungsstoffe*. S. sind abzugrenzen von den ↗ *Säureregulatoren*.

Säuerungsmittel. Tab. Zugelassene Säuerungsmittel.

E-Nr.	Substanz
E 260	↗ *Essigsäure*
E 270	↗ *Milchsäure*
E 290	↗ *Kohlendioxid* s.a. ↗ *Carbonate*
E 296	↗ *Äpfelsäure*
E 297	↗ *Fumarsäure*
E 330	↗ *Citronensäure*
E 334	↗ *Weinsäure*
E 363	↗ *Bernsteinsäure*
E 338	Orthophosphorsäure (↗ *Orthophosphate*)
E 355	↗ *Adipinsäure*
E 574	↗ *Gluconsäure*

Saugerflaschensyndrom, Syn. für ↗ *Nursing-Bottle-Syndrom.*

Säugling, Ⓔ *baby, infant*, ↗ *Entwicklungsphasen.*

Säuglingsanfangsnahrung, *Anfangsnahrung*, Ⓔ *breast milk substitute, infant formula*, Lebensmittel bzw. • *Formula-Diäten*, die für die besondere Ernährung von Säuglingen während der ersten 4–6 Lebensmonate bestimmt sind und für sich allein den Ernährungserfordernissen dieser Personengruppe entsprechen. Die Zusammensetzung der • *diätetischen Lebensmittel für Säuglinge und Kleinkinder* wird in Richtlinien der Europäischen Kommission (91/325/EWG, ABL L 175/35/49 vom 14.5.1991 und 96/4/EG, ABL L 49/12 vom 16.2.1996) geregelt.
Als Protein darf modifiziertes Kuhmilch- (↗ *Säuglingsmilchnahrung*) oder Sojaprotein (↗ *Sojanahrungen*) verwendet werden. Als Kohlenhydrate sind Lactose, aber auch Glucose, Maltose, Saccharose, Maltodextrine und Stärke zugelassen. Des Weiteren werden die Gehalte von Taurin, Vitaminen und Mineralstoffen festgelegt sowie quantitative und qualitative Vorgaben zum Lipidgehalt und einzelnen • *essenziellen Fettsäuren* (z.B. ↗ *Arachidonsäure*, vgl. • *langkettige mehrfach ungesättigte Fettsäuren*) und anderen Fettsäuren (↗ *Laurinsäure*) gemacht.
In Deutschland werden S., die als einziges Kohlenhydrat Lactose enthalten (früher: • *adaptierte S.*) als „Pre"-Nahrungen bezeichnet. S., die zusätzlich andere Kohlenhydrate enthalten, werden als „1"-Nahrungen (früher: • *teiladaptierte S.*) bezeichnet. S.a. ↗ *Hypoallergene Nahrungen*. Für die besondere Ernährung von Säuglingen über 4 Monaten ist • *Folgenahrung* ausgelegt, vgl. auch • *Flaschennahrung*.

Säuglingsdiarrhö, *Säuglingsenteritis*, Ⓔ *diarrheal disease of infants, enteritis in infancy*, akute, überwiegend entzündliche Erkrankung mit Entleerung dünner, übel riechender, gelegentlich auch blutig-schleimiger Stühle und Erbrechen (Brechdurchfall).
Erreger: Rotaviren, Enteroviren, enteropathogene ↗ *Escherichia coli*, ↗ *Salmonellen*, ↗ *Shigellen*, ↗ *Klebsiella*-Arten, ↗ *Staphylokokken*, ↗ *Streptokokken*, ↗ *Clostridium*-Arten, ↗ *Yersinia*-Arten, ↗ *Candida albicans* u.a.
Pathogenese: Die Infektion führt von leichten Störungen der bakteriellen Homöostase bis zur völligen Vernichtung der physiologischen ↗ *Darmflora* mit Überwucherung des Dickdarms und Dünndarms durch pathogene Keime (Ⓔ *bacterial overgrowth syndrome*). Bei fortgeführter Nahrungszufuhr kommt es zu einer Verschlechterung der Krankheitssymptome. Die mikrobielle Eiweiß- und Kohlenhydratspaltung erzeugt Fäulnis- und Gärungsprodukte, die im Zusammenwirken mit bakteriellen Toxinen Schädigungen der Darmschleimhaut hervorrufen. Dies führt zu einer beschleunigten Peristaltik mit Spritzstühlen, zu Störungen der Digestion sowie der Resorption von Nährstoffen, Wasser und Elektrolyten. Es kommt zu einer verstärkten Darmsekretion und – in Abhängigkeit vom Erreger – zur Translokation von Keimen und Permeation von Toxinen durch die geschädigte Darmwand. Bei plötzlichem und rapidem Verlauf treten rasch zunehmende Wasser-, Elektrolyt- und Hydrogencarbonatverluste auf, die innerhalb kurzer Zeit in eine lebensbedrohliche Dehydratation mit Mangeldurchblutung der Organe, Elektrolytentgleisungen und Übersäuerung des Körpers übergehen können (Säuglingstoxikose).
Krankheitsbild: Durchfallerkrankungen im Säuglingsalter beginnen mit Appetitlosigkeit, Nahrungsverweigerung, Unruhe, weinerlicher Stimmung, Schlaflosigkeit, Erbrechen und Entleerung dünner, graugelber oder grün gefärbter Stühle, die Schleim- und Blutbeimengungen (bei Infektionen durch Shigellen, Rotaviren) enthalten können. Die Stuhlentleerungen erfolgen mehr als fünf Mal/d. Zeichen des zunehmenden Flüssigkeitsverlustes bilden sich aus: Blässe der Haut, kalte Extremitäten, eingesunkene Fontanelle, tief liegende Augen, trockene Schleimhäute, verzögert verstreichende Bauchhautfalte.
Diätprinzip: Die verminderte Toleranz zur Verwertung der altersgerechten Nahrungsmenge erfordert eine initiale ↗ *Nahrungskarenz* bei gleichzeitiger Sicherung der bedarfsgerechten Flüssigkeitszufuhr und anschließendem stufenweisen ↗ *Kostaufbau*. Zur Vermeidung von Hypoglucosämien hat sich anstelle der früher üblichen Teepause die initiale Applikation von 5–10%iger Glucose als Energieträger in ↗ *oralen Rehydratationslösungen* durchgesetzt. Die Gesamtzufuhr soll 200 ml/kg/d, verteilt auf fünf bis sechs Mahlzeiten, betragen und 1.000 ml nicht überschreiten. Der Nahrungsaufbau erfolgt in Deutschland traditionell über Reisschleim (6%) bzw. über ↗ *Karotten-Reisschleim-Diät* (für Säuglinge jenseits des 4. Lebensmonats). In Abhängigkeit vom weiteren Verlauf der Durchfallerkrankung werden der Trinkflüssigkeit steigende Mengen Frauenmilch oder Säuglingsmilchnahrungen zugefügt.

Säuglingsdyspepsie, Ⓔ *infant dyspepsia*, ↗ *Verdauungsstörungen* des Säuglings, die besonders bei der Umstellung von Muttermilch auf Säuglingsanfangs- bzw. Folgenahrung auftreten können (• *Abstilldyspepsie*), s.a. ↗ *Säuglingsdiarrhö*.

Säuglingsdystrophie, Ⓔ *infant malnutrition/protein-energy malnutrition*, Fehlentwicklung im Säuglingsalter mit mangelhaftem Gewichts- und Längenwachstum, deren schwere Form (Atrophie) mit der Erschöpfung aller körperlichen Re-

serven und erheblichen Funktionsstörungen einhergeht.
Ursachen: Quantitativ oder qualitativ mangelhaftes Nährstoffangebot infolge von Armut und Vernachlässigung, Fehlernährung durch Unwissenheit oder in Notsituationen (Analphabetentum; • *Mehlnährschaden*), Erbrechen (bei Pylorusstenose u. a. Erkrankungen), unzureichender Nährstoffverwertung (Maldigestion, Malabsorption) sowie symptomatisch bei angeborenen Herzfehlern, Nieren-, Lungen- und Hirnerkrankungen.
Pathophysiologie: Der Nährstoffmangel führt zu fortschreitendem Katabolismus, Gewichtsstillstand bzw. -abnahme, Proteinmangel, Infektanfälligkeit, ↗ *Anämien* und einer Toleranzminderung gegenüber der altersgerechten Nahrung. Wassereinlagerungen (↗ *Ödeme*) und überschießende Wasserausscheidung mit Exsikkose führen zu extremen täglichen Gewichtsschwankungen. Im fortgeschrittenen Stadium sinken die Körpertemperatur und die Glucosekonzentration im Blut. Das Finalstadium ist durch schwere Infektionen und Atemstillstand geprägt.
Wie bei dem analogen Krankheitsbild der Erwachsenen (↗ *Protein-Energie-Mangelsyndrome*) lässt sich bei der Dystrophie des Säuglings und Kleinkindes ein Marasmustyp mit überwiegender Verminderung der Muskelmasse (↗ *Marasmus*) von einem Kwashiorkortyp (↗ *Kwashiorkor*) mit überwiegendem Defizit an enteralen Proteinen abgrenzen. In der Praxis überwiegen jedoch Mischtypen. Die verringerte altersbezogene Körperlänge (E *height for age*) wird in der englischsprachigen Welt als „*stunting*" bezeichnet, die Verringerung des auf die Körperlänge bezogenen Gewichts als „*wasting*".
Krankheitsbild: Abnahme des Fettpolsters und der Muskelmasse, greisenhaftes Aussehen; Hautfalten an den Oberschenkeln und dem Gesäß verlaufen nicht mehr quer, sondern längs (Tabacksbeutelgesäß). Ödembildung und Exsikkosezustände wechseln. Neigung zu Durchfällen, septischen Infektionen, Atemstillständen und Herzinsuffizienz.
Diätprinzip: In schweren Fällen parenterale Ernährung, Immunglobuline, Albumininfusionen und Bluttransfusion. Toleranzangepasster ↗ *Kostaufbau*, am besten mit Frauenmilch oder mit Säuglingsanfangsnahrungen. ↗ *Czerny*.

Säuglingsernährung, E *infant feeding*, Ernährung von Kindern im 1. Lebensjahr. Säuglinge gelten als besondere Risikogruppe in Bezug auf die Ernährung. Wegen des schnellen Wachstums und der z. T. noch unausgereiften Verdauungs- und Stoffwechselfunktionen ist der Bedarf an Energie und Nährstoffen bezogen auf das Körpergewicht besonders hoch. Als Mitbegründer der modernen S. gilt der deutsche Kinderarzt • *Czerny*. Die S. in Deutschland ist verglichen mit internationalen Empfehlungen zu fettarm, dagegen ist die Zufuhr von Vitaminen und Mineralstoffen gut bis sehr gut. ↗ *Ernährungsplan für das 1. Lebensjahr*; ↗ *Stillen* (vgl. • *Innocenti-Deklaration*); s. a. ↗ *alternative Säuglingsernährung*
Zur Situation in Entwicklungsländern: Essay: ↗ *Ernährungssituation ärmerer Menschen in so genannten Entwicklungsländern*.

Säuglingsflaschennahrung, ↗ *Säuglingsnahrung*.

Säuglingsmilchnahrung, E *infant formula*, • *Säuglingsanfangsnahrung*, die als Proteinquelle ausschließlich Kuhmilchprotein enthält.

Säuglingsnahrung, *Babynahrung*, Oberbegriff für ↗ *Säuglingsanfangsnahrungen* und ↗ *Folgenahrungen*.

Säuglingsnahrungswerbegesetz, auf EU-Recht basierende Vorschrift, die in Deutschland die Werbung für Säuglingsnahrung (= Säuglingsanfangs- und Folgenahrung) regelt. Durch das S. sollen Schwangere, Mütter und Väter objektivere Informationen zum Thema Säuglings- und Kleinkinderernährung erhalten. Die Muttermilch darf in keiner Weise diskriminiert werden. Insbesondere darf auf keinen Fall der Eindruck erweckt werden, dass Flaschennahrung der Muttermilch gleichwertig oder gar überlegen ist (• *Werbeverbot für Muttermilchersatzprodukte*). Der Pflichthinweis, der die Überlegenheit des Stillens darstellt, ist festgeschrieben (• *Stillförderung*). Verboten ist auch die Verwendung von Kinderbildern, die den Gebrauch eines Ersatzproduktes für Muttermilch idealisieren. Die Werbung ist auf wissenschaftliche Publikationen, die sich mit dem Thema Säuglingspflege befassen, beschränkt. Darüber hinaus wird die Verwendung des Begriffes „*adaptiert*" geregelt. Die Aussage „*adaptiertes Protein*" darf nur verwendet werden, wenn der Proteingehalt unter 0,6 g/100 kJ bezogen auf das verzehrfertige Erzeugnis beträgt und das Verhältnis zwischen Molkenproteinen und Casein mindestens 1,0 beträgt.

Säuglingssterblichkeit, *Erstjahressterblichkeit*, E *infant mortality*, die innerhalb des ersten Lebensjahres Sterbenden bezogen auf 1.000 Lebendgeborene (Tab.). Für die sog. Neonatalsterblichkeit (1.–28. Lebenstag) sind vor allem Komplikationen während der Schwangerschaft und Geburt, eine verkürzte Schwangerschaftsdauer, Untergewicht und Fehlbildungen verantwortlich. Bei der Nachsterblichkeit (29.–365. Lebenstag) stehen in den westlichen Industrieländern, neben den Folgen von Schwangerschafts- und Geburtskomplikationen, der plötzliche Kindstod, infektiöse Erkrankungen und Unfälle im Vordergrund.

Saugreflex, E *sucking reflex*, Bewegungsablauf zum Saugen aus der Brust oder der Flasche. Der intakte S. gilt beim Neugeborenen als Reifezeichen.

Säuglingssterblichkeit. Tab. Säuglingssterblichkeit in ausgewählten Staaten [Quelle: Bundesministerium für Gesundheit: Statistisches Taschenbuch Gesundheit 2000]

Staat	1970	1980	1990	1998
Deutschland davon:	22,5	12,4	7,0	4,7
– früheres Bundesgebiet	23,4	12,7	7,1	4,6
– neue Bundesländer	18,5	12,1	7,3	4,8
Finnland	13,2	7,6	5,6	4,2
Frankreich	18,2	10,0	7,3	4,8
Griechenland	29,6	17,9	9,7	6,8
Großbritannien und Nordirland	18,5	12,1	7,9	5,6
Italien	29,6	14,6	8,2	5,3
Niederlande	12,7	8,6	7,1	5,0
Österreich	25,9	14,3	7,8	4,9
Portugal	55,5	24,3	10,9	6,0
Schweden	11,0	6,9	6,0	3,5
Spanien	28,0	12,3	7,6	5,7

Der S. ist direkt nach der Geburt am größten (↗ *Stillförderung*) und wird während der ersten 3–4 Lebensmonate beibehalten.

Saugverwirrung, Ⓔ *nipple confusion*, Schwierigkeiten des Säuglings, die Brust zu erfassen, die entsprechende Zungen- und Mundkonfiguration herzustellen und das richtige Saugmuster für erfolgreiches Stillen zu finden. S. soll durch zwischenzeitliches Saugen aus der Flasche hervorgerufen werden.

Saugwürmer, Ⓔ *trematoda*, Syn. für ↗ *Trematoden*.

saure Aminosäuren, die Aminosäuren ↗ *L-Asparaginsäure* ↗ *und L-Glutaminsäure*, ↗ *Aminosäuren*.

saure Maltase, Syn. für ↗ *γ-Amylase*.

saure Phosphatasen, ↗ *Phosphatasen*.

Säureausscheidung, Ⓔ *acid excretion*, ↗ *Säure-Basen-Haushalt*.

Säure-Basen-Haushalt, Ⓔ *acid base household/homeostasis*, die Gesamtheit der Regulationsprozesse zur Konstanthaltung des physiologischen pH-Wertbereiches in den verschiedenen Körperkompartimenten. Ein Indikator für den Säure-Basen-Status des Organismus ist das Blut, da es mit allen Zellen des Organismus direkt/indirekt im Austausch steht. Bereits kleinste Veränderungen der H^+-Ionenkonzentration können den Ablauf biochemischer Reaktionen und physiologischer Prozesse beeinflussen (↗ *pH-Wert*). So wird die H^+-Ionenkonzentration der extrazellulären Flüssigkeit in einem engen Bereich konstant gehalten. Normalerweise beträgt sie 4×10^{-8}, das entspricht einem pH-Normbereich ($-\log[H^+]$) von 7,36–7,44.

Im Rahmen des Stoffwechsels fallen laufend Säuren und Basen an:

a) Das im Stoffwechsel nicht wiederverwertete CO_2 (ca. 24 mol/d beim Erwachsenen) wird über das Blut (in Form von ↗ *Hydrogencarbonat* HCO_3^- und H^+) zur Lunge transportiert und abgeatmet (vgl. • *Carboanhydrase*). Ist dieser Prozess gestört, kommt es zur ↗ *respiratorischen Alkalose* bzw. ↗ *respiratorischen Acidose*.

b) Im Zellstoffwechsel unter ↗ *anaerob-lactaziden* Bedingungen entstehende Milchsäure dissoziiert zu Lactat und H^+, welches bei der Gluconeogenese wiederverwertet wird, im Überschuss jedoch zur ↗ *Lactacidose* führt.

c) Die Bildung von ↗ *Ketonkörpern* setzt durch Dissoziation ebenfalls Protonen H^+ frei (↗ *Ketoacidose*).

d) Schwefelsäure, H_2SO_4, die zu Sulfat SO_4^{2-} und $2H^+$ dissoziiert, entsteht beim Abbau der schwefelhaltigen Aminosäuren L-Methionin und L-Cystein.

e) Mit der Nahrung werden freie organische Säuren (↗ *Fruchtsäuren*) aufgenommen.

Der Protonenüberschuss der ↗ *metabolischen Acidosen* b und c sowie der unter d und e beschriebenen Vorgänge muss über die Niere ausgeschieden werden.

f) Lacto-vegetabile Ernährung hingegen bewirkt einen Überschuss an OH^--Ionen (s.a. ↗ *Alkalose*), die ebenfalls über die Niere ausgeschieden werden.

Leistungsfähige Puffersysteme (• *Puffer[lösung]*) des Organismus sorgen dafür, dass der Blut-pH-Wert selbst bei hohem Säure- oder Basenangebot in engen Grenzen gehalten wird (*Säure-Basen-Gleichgewicht*).

Störungen des S. werden anhand der *Henderson-Gleichung* bewertet:

$pH = 6{,}1 + \log HCO_3^-/CO_2$

Die Fähigkeit der gesunden ↗ *Niere* bis zu 1.000 mmol H^+/d auszuscheiden (• *Säureausscheidung*) bzw. bis zu 400 mmol/d zurückzuhalten sichert einen ausgeglichenen S. auch bei sehr einseitiger Ernährung (Protonenüberschuss bei Mischkost ca. 60 ± 20 mmol H^+/d; maximaler ernährungsbedingter Säure- bzw. Basenüberschuss ca. 150 mmol/d.)

Veränderungen im S. können jedoch durch körperliche Anstrengungen oder durch verschiedene Erkrankungen (z.B. ↗ *Diabetes mellitus*, ↗ *Hypertonie*) auftreten.

säurebildende Lebensmittel, Ⓔ *acidic food*, Lebensmittel, die im Stoffwechsel zu einer erhöhten Protonenkonzentration führen (↗ *Säure-Basen-Haushalt*, Abschnitte a–f). Proteinreichen Lebensmitteln wie z.B. Fleisch, Fisch und Eiern wird die intensivste Säurebildung zugeschrieben (säureüberschüssige/• *säuernde Kost*). Getreideprodukte, Nüsse, Öl, Kaffee und Tee gehören zu den schwächeren s.L. ↗ *basenbildende Lebensmittel*.

Säuredetergenzienfaser, Ⓔ *acid detergent fiber, ADF*, Bezeichnung für die Bestandteile pflanzlicher Zellen, die nach einstündigem Kochen mit einer sauren Detergenzienlösung (0,5M Schwefelsäure und 2% Cetyltrimethylammoniumbromid; • *ADF-Methode*) als unlöslicher Rückstand verbleiben. ADF besteht zum überwiegenden Teil aus Cellulose und Lignin, kann aber auch geringe Mengen anderer Substanzen (Hemicellulose, Pektin, Cutin, Maillardprodukte, säureunlösliche Mineralstoffe) enthalten. Die ADF-Methode wird in der Futtermittelanalytik verwendet. Als • *Ballstoffbestimmungsmethode* für Lebensmittel ist die Bestimmung der • *Detergenzienfasern* (vgl. ↗ *Neutraldetergenzienfaser*) nicht geeignet, da nur Teile der Gesamtballaststoffe erfasst werden. ↗ *Säuredetergenzienlignin*.

Säuredetergenzienlignin, Ⓔ *acid detergent lignin, ADL*, Bezeichnung für die Fraktion der • *Säuredetergenzienfaser*, die nach dem Herauslösen der Cellulose mit 72%iger Schwefelsäure und Subtraktion der Asche als • *Ballaststoffbestimmungsmethode* verbleibt. ADL enthält neben Lignin noch geringe Mengen an Maillardprodukten und Cutin.

Säuredextrine, ↗ *Dextrine*.

Säureerosion der Zähne, Ⓔ *acidogenic tooth erosion*, säurebedingte Demineralisation des Zahns bzw. • *Zahnschmelzes*. Zahnschädigende Säuren werden in der Hauptsache in der Mundhöhle durch • *Plaquebakterien* gebildet, können aber auch direkt mit der Nahrung aufgenommen werden oder durch Erbrechen sauren Mageninhalts in die Mundhöhle gelangen. Zu den erodierend wirkenden Säuren zählen organische Säuren – hauptsächlich Milchsäure, daneben Propion-, Essig- und Buttersäure –, die bei der bakteriellen Fermentation von vergärbaren Sacchariden (Mono-, Di-, Polysaccharide) entstehen. Die Säureproduktion in den • *Dentalplaques* kann ohne Zahnpflege nach den Mahlzeiten innerhalb von 45–60 Minuten pH-Werte von 4–5 erreichen.
Lebensmittel mit natürlichem Säuregehalt (z.B. Zitronen-, Äpfel-, Essigsäure) sind Obst(säfte), Gemüse(säfte) und Essigprodukte (z.B. Apfelessig). Über einen erosiven Zahnverschleiß wird auch bei Weintestern mit längerer Berufspraxis berichtet. Weiß- und Rotweine weisen pH-Werte von 3,3–3,6 auf. Ebenfalls berufsbedingt ist die S. beim • *Bäckerkaries*. Eine Säureerosion der Zähne ist weiterhin durch krankheitsbedingtes häufiges Erbrechen (Ⓔ *bulimic dental disease*, ↗ *Bulimie-assoziierte Zahnfäule*) von saurem Mageninhalt (Magensalzsäure, Gallensäure) möglich. Tritt eine ausreichende Säuremenge lange genug (Zeitfaktor ist wesentlich) in Kontakt mit der Zahnoberfläche, führt dies zur Herauslösung von Calcium und Phosphat aus dem Zahnschmelz, im fortgeschrittenen Stadium zur Demineralisation des Dentins.

Säureregulatoren, Ⓔ *acidity regulators*, Stoffe, die den Säuregrad oder die Alkalität eines Lebensmittels verändern oder steuern (Tab.). Sie können den pH-Wert herauf- oder herabsetzen. Im Gegensatz zu den • *Säuerungsmitteln* werden sie nicht dazu benutzt, den Geschmack eines Lebensmittels zu verändern; sie werden vielmehr aus technischen Gründen zugesetzt, z.B. als ↗ *Fällungsmittel*, ↗ *Festigungsmittel*, ↗ *Stabilisatoren*, ↗ *Aufschlussmittel*, zur Einstellung eines bestimmten pH-Wertes oder zur Unterstützung der Wirkung von ↗ *Konservierungsmitteln*.

Säureregulatoren. Tab. Zugelassene Säureregulatoren.

E-Nr.	Substanz
E 170	Calciumcarbonat
E 260–263	↗ *Essigsäure* und Acetate
E 270	↗ *Milchsäure*
E 296	↗ *Äpfelsäure*
E 297	Fumarsäure
E 325–327	Lactate (↗ *Milchsäure*)
E 330–333	↗ *Citronensäure* und Citrate
E 334–337	Weinsäure und ↗ *Tartrate*
E 339–341	↗ *Orthophosphate*
E 350–352	↗ *Malate*
E 450–452	Di-, Tri- und ↗ *Polyphosphate*
E 500–504	↗ *Carbonate*
E 507	↗ *Salzsäure* (und Chloride)
E 513–517	↗ *Schwefelsäure* und Sulfate
E 524–528	Hydroxide
E 529–530	Oxide
E 355–357	↗ *Adipinsäure* und Adipate
E 574–578	↗ *Gluconsäure* und Gluconate
	Natrium-, Kalium- und Calciumsalze von Speisefettsäuren.

saures Natriumaluminiumphosphat (E541, ADI 1,0mg), Ⓔ *acid sodium aluminium phosphate*, ↗ *Orthophosphate* Tab.

Säurestarre, erniedrigter ↗ *pH-Wert* des Harns (pH unter 5,5), bei dem die Auskristallisation von bestimmten Kristallbildnern (z.B. Harnsäure) begünstigt wird (↗ *Harnsteine*).

säureüberschüssige Kost, Ⓔ *acidic food*, Syn. für ↗ *säuernde Kost*.

Säurezahl, Ⓔ *acid number/value*, eine ↗ *Fettkennzahl*.

Saxitoxin, Ⓔ *saxitoxin*, ein ↗ *Muschelgift*, das eine Form der • *Muschelvergiftung* (*Paralytic Shellfish Poisoning*) hervorrufen kann.

Sb, chem. Symbol für Stibium, Syn. für ↗ *Antimon*.

Scavenger-Rezeptoren, (Ⓔ *scavenger*, Aasfresser, Straßenkehrer, Abfallverwerter) Rezeptoren für ↗ *Lipoproteine*, die neben den ↗ *LDL-Rezeptoren* die Aufnahme von etwa 20% der • *LDL*-Fraktion (mit hoher Affinität zu oxidierten, glycosilierten Lipoproteinen bzw. LPa) in die Zelle bewirken. S. unterliegen keiner Regulation durch Rückkopplung und führen daher bei hohen Plasma-Cholesterinspiegeln zu erhöhter Cholesterinaufnahme in die Zellen und haben wesentlichen Anteil an arteriosklerotischen Prozessen.

SCF, Abk. für Ⓔ *Scientific Committee for Foods*, ↗ *Wissenschaftlicher Lebensmittelausschuss bei der EG*.

SCFA, Abk. für Ⓔ *short-chain fatty acids*, ↗ *kurzkettige Fettsäuren*.

Schächten, Ⓔ *shehitah*, ist das rituelle Schlachten warmblütiger Tiere mit einem einzigen geraden Schnitt durch Speiseröhre, Luftröhre und Halsschlagader. Strenggläubige ↗ *Juden* und ↗ *Muslime* dürfen nur Fleisch von geschächteten Tieren verzehren. Weil die Tiere vor dem S. nicht betäubt werden dürfen, ist S. in den meisten westeuropäischen Ländern durch Tierschutzgesetze verboten. Es gibt jedoch Ausnahmeregelungen unter dem Aspekt der freien Religionsausübung. In der aktuellen Diskussion ist die im Jahr 2002 erteilte Ausnahmeregelung für muslimische Schlachtbetriebe in Deutschland.

Schädlinge, Ⓔ *pests*, ↗ *Vorratsschädlinge*.

Schädlingsbekämpfungsmittel, ↗ *Pestizide*.

Schädlingsresistenz von Pflanzen, Ⓔ *pest resistance of plants*, die Fähigkeit von Pflanzen, sich selbst gegen Schädlinge schützen zu können. Eine gewisse Schädlingsresistenz bzw. -toleranz ist innerhalb eines Ökosystems bei Pflanzen bereits natürlicherweise vorhanden. Da der Anbau von Nutzpflanzen meist in schädlingsanfälligeren Monokulturen erfolgt, reicht dies jedoch zur Ertragssicherung nicht aus. Ziel der Landwirtschaft ist daher – neben Anbaumethoden, die die Schädlingsanfälligkeit verringeren (ökologischer Landbau) – die Steigerung dieser natürlichen bzw. das Erzielen neuer Resistenzmechanismen. Durch Auswahl und Kreuzung resistenter Sorten erfolgt dies bislang auch in der klassischen Pflanzenzüchtung.
Die Gewinnung s.P. mit Hilfe ↗ *gentechnischer Methoden* ist ein wesentliches Forschungsziel der modernen, nicht klassischen Pflanzenzüchtung. ↗ *Nutzpflanzen* werden hierzu mit geeigneten Abwehrmechanismen gegen Fraßfeinde, ↗ *Bakterien*, ↗ *Nematoden*, Pilze (↗ *Pilzresistenz* von Pflanzen) und Pflanzenviren (↗ *Virusresistenz* von Pflanzen) ausgestattet. Einen breiten Raum unter diesen Resistenzzüchtungen nehmen insektenresistente Nutzpflanzen (z.B. ↗ *Bt-Nutzpflanzen*) ein. In der Entwicklung weit fortgeschritten sind auch transgene Pflanzen (Kürbis, Papaya, Zuckerrüben), die sich durch Expression eines Virushüllproteins erfolgreich vor dem entsprechenden ↗ *Virus* schützen können. Beim Anbau von s.P. erwartet man eine Einsparung an Pflanzenschutzmitteln und damit eine umweltverträglichere Pflanzenproduktion, sowie eine selektivere Wirkung gegen bestimmte Schädlinge, da solche Pflanzen nicht durch klassische Pflanzenschutzmittel, sondern durch die interne Produktion von Abwehrstoffen vor Schädlingsbefall geschützt werden. Auf lange Sicht sind jedoch in den Schädlingspopulationen Resistenzentwicklungen zu erwarten.

Schadstoffbelastung, *Schadstoffanreicherung*, Ⓔ *contamination with/accumulation of pollutants*, ↗ *Schadstoffe*.

Schadstoffe, Ⓔ *pollutants*, Substanzen in Organismen, Ökosystemen oder Lebensmitteln, die bereits in geringer Konzentration selbst, durch ihre Abbauprodukte oder im Zusammenwirken mit anderen Stoffen schädigend auf den Menschen oder die Umwelt wirken. Im Verlauf der Nahrungskette kommt es zu einer Schadstoffanreicherung (↗ *Biomagnifikation*). Der teilweise synonym gebrauchte Begriff • *Noxen* umfasst neben S. auch andere schädigende Einflüsse (Strahlung, Krankheitserreger). Die ↗ *Schadstoffhöchstmengen* in Lebensmitteln sind EU-weit einheitlich geregelt.
Nach der Rückstands-Höchstmengenverordnung vom 16.10.1989 dürfen Lebensmittel des allgemeinen Verzehrs pro kg nicht mehr als die zugelassene Höchstmenge des betreffenden S. enthalten. Diese entspricht der duldbaren täglichen Menge eines Fremdstoffs, der bei lebenslanger Aufnahme mit hoher Wahrscheinlichkeit keine gesundheitlichen Schäden verursacht. Für diätetische Lebensmittel, zu denen die für Säuglinge und Kleinkinder bestimmten Lebensmittel zählen, darf die Konzentration für jeden einzelnen S. (Pflanzenschutzmittel, Schädlingsbekämpfungsmittel, Vorratsschutzmittel) nicht mehr als 0,01 mg/kg betragen. Die Toxizität der S. wird in Langzeitversuchen an empfindlichen Tierarten geprüft. Als NOEL-Wert (Ⓔ *no observed effect level*) wird die Menge der täglichen Aufnahme eines S. bezeichnet, die bei lebenslanger Zufuhr keine Veränderungen der untersuchten Messgrößen hervorruft. Zur Errechnung der ↗ *vertretbaren Ta-*

gesdosis beim Menschen (ADI-Wert) wird der NOEL-Wert mit Sicherheitsfaktoren multipliziert.
Während der Schadstoffgehalt von Säuglings- und Kleinkindnahrungen aus industrieller Produktion i.d.R. unbedenklich ist, war ↗ *Muttermilch* in den zurückliegenden Jahren zum Teil erheblich mit Umweltgiften belastet. Inzwischen sind die Analysenwerte glücklicherweise rückläufig. Zu den unerwünschten Rückständen zählen u.a: DDT und seine Metaboliten, ↗ *Dieldrin*, HCB (Hexachlorbenzol), ↗ *Lindan* und seine Isomere, ↗ *polyzyklische aromatische Kohlenwasserstoffe*, ↗ *polychlorierte Biphenyle*, PCDD/PCDF (polychlorierte Dibenzodioxine und -furane [↗ *Dioxine*]), polybromierte Verbindungen, ↗ *Phthalate* (Weichmacher in PVC), ↗ *Mycotoxine*, ↗ *Nitrat*, ↗ *Nitrit*, ↗ *Nitrosamine*, ↗ *Schwermetalle*, synthetische Nitromoschusverbindungen. Im erweiterten Sinne sind auch Nicotin, Coffein, Alkohol und Arzneimittel zu den S. in der Muttermilch zu rechnen.

Schadstoffhöchstmengen, 🄴 *maximum level of contaminants*, • *Höchstmengen* an unerwünschten bedenklichen Stoffen wie Schwermetallen (z.B. Blei, Cadmium, Quecksilber) oder Nitraten, aber auch Pflanzenschutzmitteln, mit denen ein Lebensmittel noch verkehrsfähig ist. Bei Pflanzenschutzmitteln ist der Begriff ↗ *Rückstandshöchstmengen* üblicher. Die Höchstmengen verschiedener Stoffe sind EU-weit einheitlich geregelt, z.B. Quecksilber in Fischen, Pflanzenschutzmittel (• *Höchstmengenverordnung*).

Schadstoffhöchstmengen-Verordnung, 🄴 *regulation of the maximum level of contaminants*, regelt die ↗ *Schadstoffhöchstmengen*.

Schaffleisch, 🄴 *sheep (meat)*, Fleisch von männlichen und weiblichen Schafen verschiedener Altersgruppen. Der Frischfleischverkauf besteht in Deutschland fast ausschließlich aus Lammfleisch (Tiere unter 12 Monaten). Angeboten wird weiterhin Fleisch von über 1 Jahr alten männlichen kastrierten Tieren (Hammelfleisch) und zur Zucht verwendeten weiblichen Tieren. Das Fleisch älterer Tiere besitzt einen typisch strengen Geruch und Geschmack und ist deswegen weniger beliebt. S. ist meist fettreich und muss heiß gegessen werden, da das Fett schon oberhalb der menschlichen Körpertemperatur erstarrt.
S. macht nur einen geringen Anteil des Fleischkonsums in Deutschland aus. 1997 wurden bei einem Gesamtfleischverzehr von 60,0kg pro Kopf und Jahr 0,8kg Schaf- und Ziegenfleisch verzehrt. (Zusammensetzung: Vgl. • *Fleisch* Tab. 2).

Schalenobst, 🄴 *shell fruit*, handelsübliche Bezeichnung für Obstarten, deren essbarer Samen von einer festen Schale umgeben ist. ↗ *Nüsse*.

Schalotte, bot. *Allium cepa L. var. ascalonicum*, 🄴 *shallot*, Zwiebeln mit rötlich-brauner Schale, bei denen um die Hauptzwiebel herum zahlreiche Tochterzwiebeln entstehen. ↗ *Zwiebelgemüse*.

Schalttage, Einzeltage, an denen keine Nahrung aufgenommen oder eine besonders restriktive Diät eingehalten wird. S. werden eingehalten aus religiösen (rituelles Fasten) oder aus therapeutischen Gründen. Zu Letzteren zählen Hafertage bei Diabetes sowie Reis-, Reis-Obst- und Safttage bei Hypertonie und Adipositas (vgl. • *Extremdiäten*, • *Reduktionskost*).

Scharbock, veralt. für ↗ *Skorbut*.

Schardinger-Dextrine, ↗ *Dextrine*.

scharf, 🄴 *hot*, ein ↗ *Mundgefühl*. Scharfer „Geschmack" ist eigentlich eine Schmerzempfindung (beachte die englische Entsprechung). So haben die meisten Menschen beim ersten Kontakt eine Aversion gegen Chili (↗ *Cayennepfeffer* und ↗ *Ingwer*), die erst im Laufe der Zeit – evtl. durch positive Reaktionen (erhöhter Speichelfluss und Magenmotorik) – überwunden wird, wobei die „Schärfe"-Unterschiede zwischen den regionalen Küchen sehr groß sind. Auf die unterschiedliche Toleranz gegenüber s. Speisen ist z.B. bei der ↗ *leichten Vollkost* zu achten.

Schätzwerte, ↗ *Referenzwerte für die Nährstoffzufuhr* (Stichworteintrag und Essay).

Schaukelgewicht, Syn. für ↗ *Jojo-Effekt*, 🄴 *weight cycling*.

Schaumbackwaren, ↗ *Feine Backwaren*.

Schaummittel, *Aufschlagmittel*, 🄴 *foaming/whipping/aerating agents*, • *Zusatzstoffe*, die die Bildung einer einheitlichen Dispersion (↗ *Emulsion*) einer gasförmigen Phase in einem flüssigen oder festen Lebensmittel ermöglichen. Sie ermöglichen oder erleichtern vor allem das Einbringen von Luft und gewährleisten stabile Schäume. Angewendet werden Proteine, hauptsächlich aus Eiern und Magermilch, ↗ *Verdickungsmittel* und ↗ *Emulgatoren* bei Backwaren, Süßwaren, Desserts, und Sahne.

Schaumverhütungsmittel, *Entschäumer*, 🄴 *antifoaming agents (br.)*, *defoamers* (am.), • *Zusatzstoffe*, die die Schaumbildung verhindern oder verringern. Sie werden hauptsächlich während der Fabrikation von Würzen, Suppen, Zucker, Konfitüren und Süßwaren eingesetzt (Tab.).

Schaumverhütungsmittel. Tab. Zugelassene Schaumverhütungsmittel.

E-Nr.	Substanz
E 470a	↗ *Natrium-, Kalium- und Calciumsalze von Speisefettsäuren*
E 471	↗ *Monoglyceride und Diglyceride von Speisefettsäuren*
E 475	↗ *Polyglycerinester von Speisefettsäuren*
E 900	↗ *Dimethylpolysiloxan*

Schaumwein, ↗ *Wein*.

Schaumzellen, *Xanthomzellen*, Ⓔ *foam cells, xanthoma cells*, Makrophagen-Typ, der sich durch im Plasma verteilte Lipidgranula (mit hohen Gehalten an Cholesterin) auszeichnet. S. treten bei Lipidosen und Gewebeuntergang auf (Beteiligung an der Gefäßwandschädigung bei ↗ *Arteriosklerose*).

Schaumzuckerwaren, ↗ *Zuckerwaren*.

Scheie-Syndrom, *Scheie-Krankheit*, Typ I S der ↗ *Mucopolysaccaridosen*.

Schelllack (E 904, ADI –), Ⓔ *shellac*, aus den harzartigen Ausscheidungen der weiblichen Gummischildlackläuse (*Kerria lacca*) gewonnener • *Zusatzstoff*. Er wird als ↗ *Kaumasse* und meist gemeinsam mit anderen Wachsen als • *Überzugsmittel* für Äpfel, Birnen, Melonen und Citrusfrüchte, Schokolade, Feine Backwaren und Rohkaffee (vgl. • *Kaffee-Verordnung*) zur Verminderung des Austrocknens und als Glanzmittel verwendet.

Scheunert, Carl-Arthur (1879–1957), deutscher Physiologe und Chemiker; Begründer der Vitaminforschung in Deutschland. Vor dem Hintergrund der Ernährungsprobleme am Ende des ersten Weltkriegs entwickelte S. bereits 1920 das Konzept für ein disziplinübergreifendes, zentrales Institut für Ernährungs- und Lebensmittelforschung; eine Teilrealisierung ergab sich 1941 mit der *Anstalt für Vitaminforschung und Vitaminprüfung* in Leipzig, die 1948 nach Potsdam-Rehbrücke übersiedelte und aus der später das *Zentralinstitut für Ernährung* der *Akademie der Wissenschaften der DDR*, heute *Deutsches Institut für Ernährungsforschung*, hervorging. S. leitete das Institut bis zu seinem Tode.

Schierling, bot. *Conium maculatum*, Ⓔ *hemlock*, in Europa, Asien und Nordafrika beheimateter, auf nährstoffreichen Böden wachsender, nach Mäuseurin riechender, 0,8–1,8 m hoher, gifthaltiger Doldenblütler (*Umbelliferae/Apiaceae*). Der S. enthält neben Flavon-Glycosiden v.a. das zentrallähmend wirkende ↗ *Coniin* (↗ *Conium-Alkaloide*). Ein Verwandter des S. ist der Garten-S. (= Hundspetersilie, Ⓔ *fool's parsley*), ein petersilienähnliches Wildkraut, welches dem Coniin ähnliche Alkaloide enthält. Beide Pflanzen können mit den Gewürzpflanzen • *Kerbel* und • *Petersilie* verwechselt werden.

Schilddrüse, *Glandula thyroidea*, Ⓔ *thyroid gland*, im Übergangsbereich vom Kehlkopf zur Luftröhre und diese von vorne mit zwei Lappen umfassende, etwa daumengliedgroße endokrine Drüse. Schilddrüsengewebe ist zur aktiven Aufnahme von Jodid aus dem Blut/Extrazellulärraum befähigt (bis zu 100fache Anreicherung durch den Natrium-Jod-Symporter), dieses wird durch eine Peroxidase H_2O_2-abhängig zu elementarem ↗ *Jod* oxidiert und dient der Synthese der ↗ *Schilddrüsenhormone*. Jodmangel führt zu einer pathologischen Vergrößerung der S. (↗ *Jodmangelkropf*). Ein Kropf (Struma) kann aber bei ↗ *Hypothyreodismus* oder ↗ *Hyperthyreodismus* auftreten.

Schilddrüsencarcinom, Ⓔ *thyroid carcinoma*, häufigste Form der malignen Schilddrüsentumoren mit versch. Untertypen. Ca. 95% aller S. manifestieren sich zunächst als knotige Vergrößerung der Schilddrüse, wobei schnelles Auftreten und Wachstum eines Knotens sowie Heiserkeit, Atemnot und Schluckbeschwerden insbesondere bei Patienten vor dem 60. Lebensjahr als besonders verdächtig gelten. Einzig gesicherte Ursache von S. ist ihre Entstehung infolge der Anwendung ionisierender Strahlen im Kopf-Hals-Brustbereich, v.a. in der Kindheit (vgl. • *radioaktiver Niederschlag*). Möglicherweise ist ein längerfristig erhöhter TSH-Spiegel ätiologisch relevant, wenngleich keine vermehrte Krebshäufigkeit in endemischen Jodmangelgebieten nachgewiesen werden konnte (hier finden sich jedoch häufiger prognostisch ungünstigere Carcinomformen). Die Therapie besteht meist in einer Thyreoidectomie, d.h. operativen Entfernung der Schilddrüse, mit adjuvanter postoperativer Schilddrüsenhormonsubstitution sowie postoperativer Radiotherapie/Bestrahlung (Telecobalt). Die Fünf-Jahres-Überlebensrate beträgt ca. 90% beim differenzierten, ca. 50% beim medullären und ca. 10% beim undifferenzierten Carcinom.

Schilddrüsenerkrankungen, Ⓔ *diseases of the thyroid, thyroses*; ↗ *Jodmangelkropf*, ↗ *Struma*, ↗ *Hypothyreodismus*, ↗ *Kretinismus*, ↗ *Hyperthyreodismus*.

Schilddrüsenhormone, Ⓔ *thyroid hormones*, von L-Tyrosin abgeleitete Verbindungen, die in der • *Schilddrüse*, in Form des Glycoproteins • *Thyreoglobulin* (Prohormon) gebildet und gespeichert werden. Thyreoglobulin enthält ca. 115 Tyrosinreste, die durch elementares Jod (Jodradikale) jodiert werden, wobei zunächst 3-Monojodtyrosin (MIT) und durch erneute Jodierung 3,5-Dijodtyrosin (DIT) entsteht (Abb.). Kopplung zweier MIT-Moleküle und Abspaltung eines Serylrestes führt zum Tetrajodthyronin (T_4 = Thyroxin). Durch Kopplung von MIT und DIT entsteht Trijodthyronin (T_3). Bei Bedarf an Schilddrüsenhormonen werden T_3 und T_4 in den Lysosomen des Schilddrüsenepithels aus der Bindung an Thyreoglobulin freigesetzt und ins Blut ausgeschleust. Die Freisetzung von T_3 und T_4 aus der Schilddrüse wird durch übergeordnete hormonelle Regelkreise (thyreoidstimulierendes Hormon =TSH, TSH-Releasing-Hormon = TRH) gesteuert. T_3 und T_4 hemmen wiederum über eine Rückkopplung die Sekretion von TRH (aus dem Hypothalamus) und TSH (aus der Hypohyse). Effiziente Wiederverwertungssysteme (T_3-Recycling zu T_4; Dejodasen in Leber, Niere und

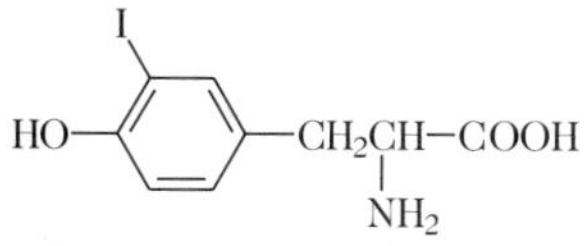

3-Monoiodtyrosin (MIT)

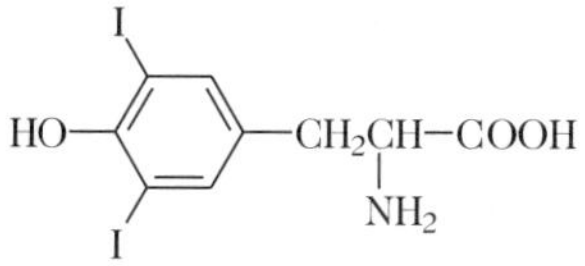

3,5-Diiodtyrosin (DIT)

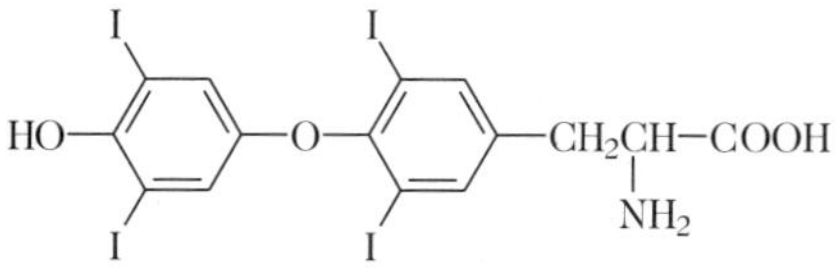

3,5,3 ,5 -Tetraiodthyronin (Thyroxin [T_4])

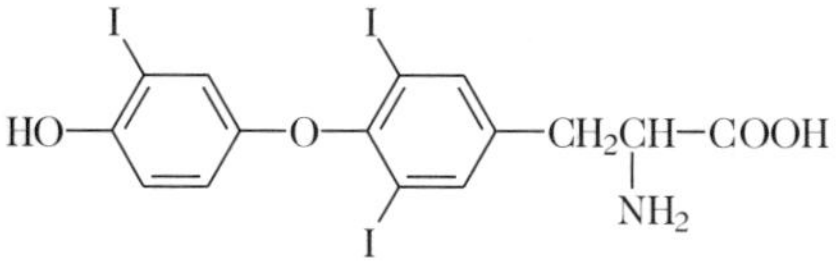

3,5,3 -Triiodthyronin (T_3)

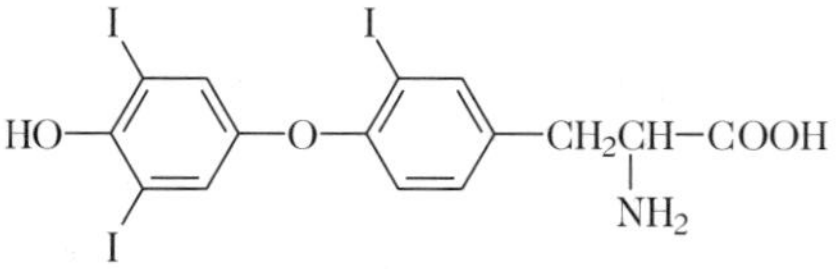

3,3 ,5 -Triiodthyronin (Revers T_3 [rT_3]), inaktiv

Schilddrüsenhormone. Struktur der S. und deren Vorläufer. [aus G. Rehner u. H. Daniel, *Biochemie der Ernährung*, Spektrum Akademischer Verlag, Heidelberg, 1999]

Hypophyse) bewirken einen relativ geringen Bedarf an ↗ *Jod*. Jodmangel führt zu einer verringerten Synthese von T_3 und T_4; unter dem ungebremsten TSH-Einfluss kommt es zur Proliferation des Schiddrüsengewebes (↗ *Jodmangelkropf*).
Im Blut sind die Schilddrüsenhormone zu 99,5% an Thyroxin bindendes Globulin und Präalbumin gebunden. Nur freies T_3 und T_4 sind stoffwechselwirksam. T_3 ist die stoffwechselaktivere Hormonverbindung mit kurzer Halbwertszeit, an Erfolgsorganen wird es durch Dejodierung von T_4 gebildet.
Die S. fördern die geistige und körperliche Entwicklung (u.a. durch Erhöhung der Transcription des ↗ *Somatotropin*-Gens), bewirken eine Steigerung des Energieumsatzes im Organismus („kalorigener Effekt"), fördern die Proteinbiosynthese und beschleunigen den Abbau von Kohlenhydraten und Fetten. Eine Unterfunktion der Schilddrüse ist charakterisiert durch herabgesetzte Stoffwechselleistung und physische und psychische Trägheit. Eine angeborene Unterfunktion ruft das Krankheitsbild des ↗ *Kretinismus* hervor.

Schilddrüsenüberfunktion, Syn. für ↗ *Hyperthyreodismus*.

Schilddrüsenunterfunktion, Syn. für ↗ *Hypothyreodismus*.

Schilddrüsenvergrößerung, *Schilddrüsenhyperplasie*, ↗ *Struma*.

Schilling-Test, E *Schilling test*, Verfahren zum Nachweis eines Mangels an intrinsischem Faktor (↗ *perniciöse Anämie*). Die Ausscheidung von injiziertem, radioaktiv markiertem, freiem (mit ^{58}Co) und bereits an intrinsischem Faktor inkubierten ↗ *Cobalamin* (mit ^{57}Co) wird verglichen.

Schimmel, *Schimmelpilz*, *Schimmelbildung*, E *mo(u)lds*, Sammelbegriff für saprophytäre Pilze (z.B. ↗ *Aspergillus*-, ↗ *Candida*-, ↗ *Penicillium*-Arten, Zygomyceten wie *Rhizopus nigricans* [Gemeiner Brotschimmel], *Mucor mucedo* [Köpfchenschimmel]), die organische Substrate (Lebensmittel und deren Rohstoffe, aber auch Textilwaren, Holz, Leder, Farben, Leim, Gummi, Papier u.a.) mit einem watte- oder mehlähnlichen, weißen oder farbigen (grün, gelb, rosa, blau) sporulierenden Mycel (Verband von Hyphen, der fadenförmigen Wuchsform vieler Pilze) überziehen.
Einige S. sind pathogen. ↗ *Mycotoxine* und ↗ *Aflatoxine* führen zu ↗ *Lebensmittelvergiftungen* und Sporen können Allergie auslösend wirken. Manche S. sind nicht toxisch, sondern zeichnen sich durch eine spezifische Aromabildung aus („Edelpilz"), weshalb sie gezielt verwendet werden (z.B. Blauschimmelkäse). Andere dienen der Gewinnung von Antibiotika (z.B. Penicillin). Zur S.-Bekämpfung werden Antimycotika, Desinfektions- und Konservierungsmittel sowie Fungizide eingesetzt.

Schimmelpilzgifte, ↗ *Mycotoxine*.

Schinken, E *ham*, (Schinkenspeck, E *bacon*), ↗ *Fleischerzeugnisse*; ↗ *Pökelung*.

Schlachttierfett, das aus Fettgewebe von Schlachttieren (Schwein, Rind) durch schonendes Erhitzen (Auslassen) gewonnene ↗ *tierische Fett*: ↗ *Rindertalg*, Schweineschmalz (↗ *Schmalz*). *Gänseschmalz* ist von besonders weicher Konsistenz, der Schmelzpunkt liegt bei 25°C. Zur Verbesserung der Konsistenz wird es daher oft mit Schweineschmalz versetzt (kennzeichnungspflichtig).

Schlachttieruntersuchung, ↗ *Fleischbeschau*.

schlackenreiche Diät, E *high fiber* (am.)/*fibre* (br.) *diet*, unwissenschaftliche Bezeichnung für ↗ *ballaststoffreiche Diät*.

Schlaganfall, *Apoplexie*, *Apoplexia cerebri, apoplektischer Insult, Gehirnschlag*, *Cerebralinfarkt*, Ⓔ *stroke*, schwerste Form akuter cerebraler Durchblutungsstörungen (• *cerebrovaskuläre Erkrankungen*) mit neurologischen Ausfällen. Man unterscheidet den *ischämischen S.* (ca. 85% der Fälle) und den *hämorrhagischen Insult* (ca. 15% der Fälle). Dem ischämischen S. liegen arteriosklerotische Veränderungen der Hirngefäße zugrunde, wobei dann entweder lokale Thrombosen oder Thromboembolien (Gefäßverschluss durch einen verschleppten Thrombus), zum Gefäßverschluss und zum plötzlichen Sauerstoffmangel des betroffenen Hirnbezirks führen. Der hämorrhagische Insult wird durch eine intracerebrale Blutung hervorgerufen, die durch ein geplatzes Hirngefäß häufig in Folge von Aneurysmen (angeborene oder krankheitsbedingte arterielle Gefäßerweiterungen durch Veränderungen der Gefäßwand) verursacht wird.
Schwere und Dauer der Symptomatik hängen von der Lokalisation, dem Ausmaß und Ablauf der cerebralen • *Ischämie* ab. Es werden vier Stadien unterschieden:
1. transitorisch-ischämische Attacke (TIA), eine kurzfristige Hirnischämie, bei der sich die Symptome spätestens nach 24h zurückgebildet haben;
2. prolongiertes reversibles ischämisches neurologisches Defizit (PRIND), mit Symptomen, die länger als 24h anhalten, sich aber schließlich vollständig zurückbilden;
3. partiell reversible ischämische neurologische Symptomatik (PRINS), charakterisiert durch Symptome, die sich nur unvollständig oder gar nicht zurückbilden;
4. kompletter Hirninfarkt, gekennzeichnet durch eine neurologische Symptomatik, die sich nur sehr wenig oder gar nicht zurückbildet bzw. zum Tode führt. Charakteristisch sind Sensibilitätsstörungen, Sprachstörungen bis zur Aphasie und Halbseitenlähmung.
Die wichtigsten beeinflussbaren Risikofaktoren insbesondere für den ischämischen Schlaganfall sind • *Hypertonie*, Zigarettenrauchen (• *Nicotin*), • *Hyperlipoproteinämie*, Diabetes mellitus, • *Übergewicht*, insbesondere abdominale • *Adipositas*, und erhöhte Plasmakonzentration von • *Homocystein*. Auch Patienten mit Herzerkrankungen (u.a. • *Herzinfarkt*, Linksherzhypertrophie, Endocarditis) sind stärker gefährdet, ebenso besteht eine erbliche Prädisposition.

Schlagsahne, ↗ *Sahne*.

Schlankheitsdiät, Ⓔ *slimming diet*, *low-calorie diet*, umgangssprachlich für ↗ *Reduktionskost*.

Schlankheitsmittel, Ⓔ *weight reduction products*, Sammelbezeichnung für Hilfsmittel, die zur Gewichtsreduktion angeboten werden. Es kann sich um Produkte zum Einnehmen handeln (Tabletten, Pulver, Tropfen - auch homöopathische - oder ↗ *Formuladiäten* u.ä.), ebenso wie Cremes, Pflaster, Akupunktur-Chips u.a. Der Begriff S. sagt nichts über die Seriosität des jeweiligen Mittels/Verfahrens aus.

Schlankheitstee, Ⓔ *weight reduction tea*, Kräutertee mit diuretisch wirkenden Inhaltsstoffen. Die Entwässerung führt zur Gewichtsreduktion, Körperfett wird nicht abgebaut. Das Ausschwemmen von Mineralstoffen kann bei Langzeitanwendung schwere Gesundheitsschäden hervorrufen. Erzeugnisse, die als S. vermarktet werden, unterliegen in der EU dem Arzneimittelrecht, als Lebensmittel sind sie nicht verkehrsfähig.

„schlechtes" Cholesterin, umgangssprachliche Bezeichnung für ↗ *LDL-Cholesterin*.

Schlehe, *Schlehdorn*, *Schwarzdorn*, bot. *Prunus spinosa*, Ⓔ *blackthorn*, zu den Rosengewächsen (*Rosaceae*) gehörender Strauch mit langen, spitzen Sprossdornen und dunkelblauen, bereiften, 10–15mm großen Steinfrüchten. Diese besitzen einen saueren, adstringierenden Geschmack. Nach Frosteinwirkung wird das Fruchtfleisch weicher, süßer und löst sich leichter vom Stein. Die Früchte werden zu Saft, Kompott, Gelee, Likör, Schlehenschnaps oder -wein verarbeitet. Sie sind reich an Flavonoiden, Tanninen und organischen Säuren (ca. 3mg/100g).

Schleimhaut, Syn. für ↗ *Mucosa*.

Schleimhaut-assoziiertes Immunsystem, *Mucosa-assoziiertes Immunsystem*, Ⓔ *mucosa associated lymphoid tissue*, *MALT*, System diffus verteilter Lymphocyten und Plasmazellen im Bindegewebe der Schleimhäute des Gastrointestinal- und des Harntraktes sowie der Atemwege. Zusammen mit dem • *Darm-assoziierten Immunsystem* (GALT) stellt es das immunbiologische Organ mit der größten Ausdehnung dar und wirkt (neben der Haut) als wichtige Immun-Barriere zwischen Körper-Außenwelt (Lumen des Gastrointestinal-, Respirations- und Harntrakts) und dem Körperinneren.

Schleimstoffe, Ⓔ *mucilages*, Syn. für ↗ *Pflanzenschleime*.

Schluckstörung, *Dysphagie*, Ⓔ *dysphagia*, Probleme oder Unvermögen, Speisen, Getränke oder auch Speichel abzuschlucken. Mögliche Ursachen sind Entzündungen, Carcinome und postoperative Zustände im Mund-Rachen-Bereich, bei Kindern auch Störungen der • *Kieferentwicklung* sowie Stenosen der Speiseröhre, meist jedoch neurologische Störungen, z.B. infolge von Schlaganfall, Demenz oder Morbus Parkinson, (↗ *Senioren-Ernährung*). Als Folge der S. kann beim Verschlucken Nahrung in die Luftwege gelangen (Aspiration), was zur Lungenentzündung (Aspirationspneumonie) führen kann. Weiterhin wird eine ausreichende Nahrungsaufnahme verhindert, was die Entstehung einer Mangelernährung und/oder Dehydratation zur Folge hat. Wichtig in der Behandlung der S. ist die genaue Abklärung der Ursache (Erstickungsgefahr!) sowie die Zusammenarbeit von Ernährungsfachkräften, Pflegepersonal, Ärzten und Logopäden. Ernährungsmaßnahmen stellen einerseits einen wichtigen Bestandteil der Therapie dar (Schlucktraining mit bestimmten Lebensmitteln), andererseits dienen sie zur Sicherstellung einer ausreichenden Energie- und Nährstoffzufuhr. Eine wichtige Rolle bei der Verpflegung von Patienten mit S. spielt die Konsistenz der Speisen, die dem Problem des Patienten individuell angepasst werden sollte. Eine homogene Beschaffenheit der Nahrung ist dabei generell von Vorteil – schlecht geeignet sind Speisen mit unterschiedlichen Konsistenzen (z.B. Suppe mit Einlage). Dickflüssige Nahrung ist meist besser geeignet als dünnflüssige, da sie im Mund leicht einen Bolus bildet. Ungünstig sind dagegen klebrige, krümelige oder sehr glatte Konsistenzen. Hilfreich, besonders auch zur Verhütung von Mangelerscheinungen, ist die Verwendung vollbilanzierter Trink- oder Sondennahrungen, deren Konsistenz ggf. durch Verdickungsmittel der S. angepasst werden muss. Wichtig für eine erfolgreiche Ernährung des Patienten ist außerdem eine aufrechte Position beim Essen, die langsame Gabe kleiner Nahrungsmittelmengen, die Reinigung des Mundes nach dem Essen (Entfernung von Essensresten) und – nicht zu unterschätzen – eine angenehme, entspannte Atmosphäre beim Essen. Bei schweren S. (völliges Fehlen der Schutzreflexe) muss der Patient enteral oder parenteral ernährt werden.

Schlüsselaromastoffe, *geruchsbestimmende Aromastoffe*, Ⓔ *key odorants*, *character impact odour compounds*, Geruchsstoffe, die zur Erzielung eines bestimmten und spezifischen Geruchs unbedingt erforderlich sind. Bei manchen Lebensmitteln ist das nur eine Verbindung, z.B. • *Vanillin* in der Vanilleschote. Bei Röstkaffee (↗ *Kaffee*) sind 25–30 Verbindungen notwendig. Dazu zählen Schwefelverbindungen (als wichtigste, gemessen am Aromawert, ↗ *2-Furfurylthiol*, dann 3-Mercapto-3-methylbutylformiat, 3-Methyl-2-butenthiol, 2-Methyl-3-furanthiol, Methanthiol, ferner Methional und Dimethyltrisulfid), einige ↗ *Alkylpyrazine*, einige ↗ *Furanone*, ↗ *Strecker-Aldehyde* und Phenole (vor allem ↗ *4-Vinylguaiacol*, Guaiacol, Vanillin, 4-Ethylguaiacol). Im Einzelnen weisen diese Verbindungen sehr unterschiedliche Geruchsqualitäten auf. Die Bedeutung für das Gesamtaroma ändert sich bei unterschiedlichen Sorten, Röstgraden (unterschiedlicher Abbau der • *Chlorogensäuren*)und vor allem im Kaffeegetränk, in das die Aromastoffe in sehr unterschiedlichem Prozentsatz (12–100%) übergehen.

Schlüsselenzyme, Ⓔ *key enzymes*, an Schlüsselpositionen des Stoffwechsels wirkende Enzyme, die eine exponierte Funktion im Metabolismus einnehmen. Sie können, müssen aber nicht, gleichzeitig ↗ *Schrittmacherenzyme* sein. In vielen Fällen erfolgt eine Kontrolle der S. auf der Transcriptions- oder Translationsebene. Beispiele für S. sind die ↗ *Acetyl-CoA-Carboxylase* (Fettsäurebiosynthese), Isocitrat-Dehydrogenase, die δ-Aminolävulinsäure-Synthase (↗ *Porphyrinstoffwechsel*), die ↗ *Phosphofructokinase* und die ↗ *Pyruvat-Kinase* (beide Glycolyse), die ↗ *Fructose-1,6-diphosphatase* und die ↗ *Phosphoenolpyruvat-Carboxykinase* (Gluconeogenese).

Schmalz, *Schweineschmalz/-fett*, Ⓔ *lard*, aus dem Fettgewebe von Schweinen durch Ausschmelzen gewonnenes • *tierisches Fett*. Das Fettsäuremuster lässt sich durch die Fütterung beeinflussen; Ölsaaten mit hohem Anteil an mehrfach ungesättigten Fettsäuren führen zu einem weichen Fett mit vergleichsweise hohem Linolsäuregehalt, das wegen seiner „öligen" Konsistenz vom Verbraucher eher abgelehnt wird, Baumwollsaatpresskuchen im Futter lässt den Schmelzpunkt des Fettes ansteigen (↗ *Sterculiasäure*). S. enthält 20–32% Palmitin-, 5–24% Stearin-, bis zu 2,5% Myristin-, <1% Arachin-, 35–62% Öl-, 1–5% Palmitolein-, 3–16% Linol-, <1,5% α-Linolensäure und 50–120mg% Cholesterin. Hinzu kommen bei Verfütterung von Fischmehl geringe Mengen an langkettigen, polyungesättigten Fettsäuren. Die Verwendung von S. als Streich- und Zubereitungsfett im Haushalt ist rückläufig; über Fleisch- und Wurstwaren hat S. aber nach wie vor einen hohen Anteil an der Fettzufuhr in Deutschland, Österreich und der Schweiz.

Schmand, Syn. für ↗ *Sahne*.

Schmelzfluorose, Ⓔ *enamel fluorosis*, Auftreten von weißlichen Schmelzflecken auf der Zahnoberfläche („*mottled enamel*") als Folge von lokaler Fluoridanwendung oder bei geringgradiger systemischer (bei Kindern: mehr als 0,1mg/kg Körpergewicht/d) • *Fluoridüberdosierung*. Die S. gilt als gesundheitlich unbedenklich, aber ästhetisch störend. Bei geringgradiger Ausprägung ist sie oft nur für den Zahnarzt erkennbar und verschwindet durch natürliche Abnutzung der äußeren Schmelzpartien. Die S. entwickelt sich bevorzugt an Schneide- und Eckzähnen während der Schmelzbildung und -reifung, d.h. bis etwa zum 8. Lebensjahr. Wahrscheinlich kommt es zur Funktionsstörung der schmelzbildenden Ameloblasten. Der Zusammenhang zwischen endemischer Schmelzfleckenbildung (fortgeschrittene Form = • *Dentalfluorose*) und überhöhter Fluoridaufnahme wurde erstmals in den 30er Jahren in USA in Regionen mit natürlich hohem Trinkwasser-Fluoridgehalt (>4–8ppm) beobachtet.

Schmelzkäse, Ⓔ *processed cheese*, ↗ *Käse*; ↗ *Schmelzsalze*.

Schmelzsalze, Ⓔ *emulsifying salts*, • *Zusatzstoffe*, die in ↗ *Käse* enthaltene Proteine in eine dispergierte Form überführen und hierdurch eine homogene Verteilung von Fett und anderen Bestandteilen herbeiführen. Sie ermöglichen die Herstellung von Schmelzkäse aus Rohkäse. Angewendet werden Mischungen von Salzen der ↗ *Citronensäure* und Phosphaten (↗ *Polyphosphate*).

schmerzhaft, ↗ *Mundgefühl*.

Schmerzsinn, Ⓔ *sense of pain*, ↗ *Sinne*.

Schmidt, ↗ *Anti-Krebs-Diäten*.

Schmierinfektion, Ⓔ *smear infection, indirect infection*, Übertragung von Krankheitserregern durch Kontakt mit einem bereits infizierten Menschen oder Tier bzw. durch Kontakt mit kontaminierten Gegenständen.

Schmoren, *Braisieren*, ↗ *Garverfahren* (Tab.).

Schnecken, ↗ *Weichtiere*.

Schnellgaststätte, Ⓔ *quick service restaurant*, früher häufig verwendeter Begriff für eine Einrichtung der Individualverpflegung, die den Gast innerhalb kurzer Zeit mit Speisen und Getränken versorgt. ↗ *Fast-food-Gastronomie*.

Schnellgericht, 1) *Schnellverpflegung*, *Fertigmahlzeit*, Ⓔ *quick lunch, ready to serve meal*, Syn. für ↗ *Fertiggericht*; 2) Ⓔ *fast food*, selten gebrauchte Bezeichnung für Produkte der ↗ *Fast-Food-Gastronomie*.

Schnellimbiss, Ⓔ *snack bar*, Syn. Imbissbude, eine Einrichtung der ↗ *Individualverpflegung* (s.a. ↗ *Fast-Food-Gastronomie*).

Schnellkraftsport, ↗ *Sportartgruppen*.

Schnittlauch, bot. *Allium schoenoprasum*, Ⓔ *chivers*, eines der bekanntesten Küchenkräuter mit kleinen unterirdischen Zwiebeln und röhrenförmigen Oberblättern (Familie der Liliengewächsen, *Liliaceae*). S. zeichnet sich durch einen hohen Vitamin-C-Gehalt aus (40–60 mg/100 g) und wurde deshalb früher als Mittel gegen ↗ *Skorbut* eingesetzt. Das scharfe Aroma ist in erster Linie auf den Gehalt an Senfölen zurückzuführen. S. wird kleingeschnitten für Kräuterquark, Kräutersoßen, Salate, aber auch für gegarte Gerichte (nach dem Garen zugegeben) verwendet. Er gilt als appetitanregend, verdauungsfördernd und entwässernd. Vgl. ↗ *Zwiebelgemüse*.

Schnittsalat, bot. *Lactuca sativa convar. sativa var. crispa*, Ⓔ *curled lettuce*, ↗ *Salat*.

Schnitzer, Johann Georg (geb. 1930), deutscher Zahnarzt, der mit alternativen Ernährungsformen, der ovolacto-vegetabilen Schnitzer-Normalkost (vgl. • *Ovolacto-Vegetarismus*) mit Produkten aus ökologischem Landbau und der restriktiveren Version, der • *Schnitzer-Intensivkost*, bekannt wurde. Letztere ist eine vegane ↗ *Rohkost* ohne Brot. Nach S. besteht die artgemäße Ernährung des Menschen aus Samen, Wurzeln und Blattschösslingen. S. bezieht sich auf die Genesis (Bibel, 1. Buch Moses) und postuliert, das menschliche Gebiss bestätige diese These. S. erhebt den Anspruch, mit seiner „zivilisierten Urnahrung" die Selbstheilungskräfte des Organismus zu mobilisieren und so Zivilisationskrankheiten einschließlich Diabetes und Krebs verhindern und sogar heilen zu können. Das „Schnitzer-Gesundheitsforum" informiert im Internet ausführlich über die Lehrmeinung (↗ *Internetadressen und Kontakte*).

Ernährungswissenschaftliche Bewertung: Die extrem einseitige *Intensivkost* führt auf Dauer zu Mangelernährung, für Kinder und Schwangere ist sie auch kurzzeitig ungeeignet. Die *Normalkost* ist bei sachkundiger Lebensmittelwahl für gesunde Erwachsene akzeptabel. Die Heilversprechen sind wissenschaftlich nicht haltbar, sie können gefährlich werden, wenn sie Patienten von der notwendigen ärztlichen Behandlung abhalten.

Schnitzer-Intensivkost, Ⓔ k.e.B., von Johann Georg ↗ *Schnitzer* entwickelte alternative Ernährungsform.

Schokolade, Ⓔ *chocolate*, • *Kakaoerzeugnis*, das aus Kakaomasse, Kakaobutter, Zucker u.a. Zutaten besteht und durch spezielle Verarbeitungsverfahren hergestellt wird (Tab.). S. wird seit Ende des 18. Jahrhunderts fabrikmäßig hergestellt. Ihre Qualität hängt von der Qualität der verwendeten Kakaobestandteile und den Verarbeitungsverfahren ab. S. muss keine Zutatenlisten enthalten.

Das Ausgangsprodukt für die S.-Herstellung ist die Kakaomasse (↗ *Kakaopulver*), die etwa 52–56% Kakaobutter enthält. Sie wird mit den übrigen Zutaten, im Wesentlichen Zucker (etwa die Hälfte des

Schokolade. Tab. Warensortiment (Beispiele).

Produkt	Zusammensetzung
Bitterschokolade	• Kakaobestandteile meist 60 %
Halbbitter- oder Zartbitterschokolade	• mind. 50 % Kakaobestandteile
kakaohaltige Fettglasur, Kuvertüre	• Schokoladenersatz • enthält anstelle der teuren Kakaobutter gehärtete pflanzliche oder tierische Fette
Vollmilchschokolade	• niedrigere Gehalte an Kakaobestandteilen (mind. 25 %) zugunsten von Milchpulver • Kakaobestandteile bestehen zu ca. 4/5 aus Kakaobutter
weiße Schokolade	• enthält als Kakaobestandteil nur Kakaobutter

Rohstoffanteils), Kakaobutter, Milchpulver (für Milchschokolade), Lecithin und Kakaopulver vermischt und im Knetmischer fein verrieben. Diese S-Grundmasse wird anschließend durch sog. *Conchieren* (von franz. *conche*, Muschel, nach den ersten, muschelförmigen Bottichen genannt) veredelt. Dabei wird sie bis zu zwei Tage oder länger bei 40–95°C gerührt, gerieben, gewendet und belüftet, sodass eine homogene Masse entsteht. Hierdurch werden unerwünschte Substanzen entfernt (flüchtige Säuren, Aldehyde und Ketone), das Aroma und der Schmelz verbessern sich (harte Kakao- und Zuckerteilchen werden von Kakaobutter umhüllt). Durch das sog. *Temperieren*, d.h. durch stufenweises Abkühlen und Wiedererwärmen erhält die Schokolade beim Erstarren die typische Konsistenz.

Ernährungsphysiologische Bewertung: Schokolade wird aufgrund ihres hohen Fettgehaltes (30–40%) und Zuckergehaltes (Saccharose 50–60%) negativ beurteilt. ↗ *Kakaobutter* (ihr Schmelzpunkt nahe der Körpertemperatur bewirkt das als angenehm empfundene Schmelzen der S. im Mund) ist arm an essenziellen Fettsäuren (2–4%), durch Zusatz von Nüssen oder Mandeln wird die Fettsäurezusammensetzung allerdings leicht verbessert. Kakao enthält ↗ *Coffein* und ↗ *Theobromin*, zwei Purinalkaloide, die anregend wirken. Aufgrund der niedrigen Konzentration (in dunklen Schokoladen 0,4%–0,8%, in Vollmilchschokolade die Hälfte) und dadurch, dass Theobromin (macht 80–90% der Purinalkaloide in S. aus) eine schwächere Wirkung hat, ist die anregende Wirkung von S. gering. S. enthält außerdem geringe Mengen ↗ *biogener Amine* (z.B. 2-Phenylethylamin), die blutdrucksteigernd wirken und Gehirnfunktion und psychisches Befinden beeinflussen können. Eine gemütsaufhellende Wirkung ist in diesen Dosierungen jedoch nicht anzunehmen. Bei Personen, die empfindlich auf biogene Amine reagieren, kann der Genuss von Schokolade allerdings u.U. Unverträglichkeitsreaktionen auslösen (z.B. Migräne).

Bei ordnungsgemäßer Lagerung ist Schokolade gut haltbar (Milchschokoladen bis 12 Monate), allerdings nimmt sie leicht Fremdgerüche an. Mikrobieller Verderb ist aufgrund des geringen Wassergehaltes selten. Bei Lagerung über 23°C kann sich grauweißer Fettreif (E *fat-bloom*) bilden, der darauf zurückzuführen ist, dass Kakaobutter austritt und eine filmartige Schicht bildet. Zuckerreif (E *sugar-bloom*) ist bei feuchter Lagerung zu beobachten, wenn sich Zucker aus der Schokolade herauslöst und auskristallisiert.

Schokoladenbraun HT, Syn. für ↗ *Braun HT*.

Schonkaffee, *veredelter Kaffee*, Sammelbezeichnung für • *Kaffee*, der besonders schonend für Herz/Kreislauf oder/und Magen/Darm ist. Im weiteren Sinn kann dazu auch der (nicht behandelte) naturmilde Kaffee gerechnet werden (milder Geschmack, rund 20% des in Deutschland verbrauchten), obwohl er nicht unbedingt schonend wirkt. Sinngemäß müssten auch die ↗ *Kaffeezubereitungen* Espresso und Cappuccino dazu gezählt werden, weil sie, möglicherweise infolge Verwendung milderer Kaffeesorten und Vermeidung der Extraktion einiger Röststoffe durch kurze Extraktionszeit, oft besonders bekömmlich sind. Im engeren Sinn versteht man unter S. zum einen entcoffeinierten Kaffee, der Herz und Kreislauf weniger belastet (↗ *Coffein*, • *Entcoffeinierung*), zum anderen mild behandelten Kaffee (rund 15% in Deutschland), der speziell für Magen/Darm-Empfindliche entwickelt wurde. Manche Personen leiden nach dem Kaffeegenuss unter Sodbrennen, Blähungen und Unruhegefühl im Magen-Darm-Trakt. Die Ursachen sind nicht sicher bekannt. Das wichtigste Behandlungsverfahren ist das • *Dämpfen*. Andere Veredlungsverfahren sind: Entfernen des Kaffeewachses mittels Lösungsmitteln (• *Carbonsäure-5-hydroxytryptamide*), Durchwirbeln des frisch gerösteten Kaffees mit flüssigem Kohlendioxid (*Bach-Verfahren*), mechanische Reinigung der Oberfläche, z. B. durch Abbürsten.

Schonkost, E *mild diet, bland diet*, wissenschaftlich nicht abgesicherte Organschondiäten zur Therapie von Magen- und Duodenalulcera, akuter Hepatitis, chronischen Leber- und Gallenerkrankungen (↗ *Fettleber*), Colitis ulcerosa u. a. Erkrankungen mit Verdauungsstörungen. S. war jahrzehntelang fester Bestandteil der klinischen Ernährung (↗ *Diätetik*); sie wurde eingeteilt in Magen-, Darm-, Leber- und Gallendiät (oder ...schonkost) und üblicherweise in mehreren Stufen verordnet, z.B. Ulcusdiät – strenge, mittlere und erweiterte Form. Gemeinsam ist allen S.-Formen die einseitige, ernährungsphysiologisch unausgewogene und sensorisch unbefriedigende Lebensmittelauswahl auf der Grundlage fettarmer Milchprodukte und rasch verwertbarer, ballaststoffarmer Kohlenhydrate, meist in Form gekochter, wenig gewürzter Zubereitungen. Die weltweite Forschung zur physiologischen Bedeutung der ↗ *Ballaststoffe* initiierte in den 70er Jahren des 20. Jahrhunderts ein Umdenken; S. ist heute obsolet (↗ *Deutsche Gesellschaft für Ernährungsmedizin*; ↗ *rationelle Diätetik*). An ihre Stelle trat die ↗ *Leichte Vollkost*.

Schrittmacherenzyme, E *pacemaker enzymes*, • *Enzyme*, welche die Reaktionsgeschwindigkeit bestimmende Reaktionen einer Stoffwechselkette katalysieren. S. befinden sich meist an besonderen Stellen des Stoffwechsels, d.h. entweder am Beginn einer Reaktionssequenz oder an Verzweigungsstellen, wo sich Stoffaufbau und -abbau kreuzen. Häufig sind S. • *Schlüsselenzyme* im Stoffwechsel. Die Effektivität der S. kann je nach speziellem Bedarf einer bestimmten Stoffwechselsituation durch verschiedene Regelmechanismen verändert werden. Erstens kann die Menge an S. variiert werden, indem die Synthese und/oder die Abbaurate des Enzymproteins modifiziert wird. Zweitens kann die • *Enzymaktivität* der S. bei konstanter Enzymmenge geändert werden, wofür es mehrere hochwirksame Mechanismen gibt. Somit kann die Geschwindigkeit und gegebenenfalls Richtung von Stoffwechselwegen reguliert werden. Beispiel: ↗ *Pyruvat-Carboxylase*.

Schrotbrot, ↗ *Brot* Tab. 1.

Schrothkur, Ⓔ k.e.B., Naturheilverfahren (• *Naturheilkunde*), entwickelt von Johann Schroth (1798–1856) und fortgeführt in Spezialkliniken, ursprünglich in Nieder-Lindewiese/Riesengebirge, seit 1945 in verschiedenen Kurorten ausgehend von Oberstaufen/Allgäu. Kennzeichnend für die S. sind Schwitzpackungen, der Wechsel von Trink- und Trockentagen und eine fett-, eiweiß- und kochsalzarme, energiereduzierte Diät (ca. 450 kcal/d) bestehend aus altbackenen Semmeln, Brot, Kartoffeln, Grieß, eingeweichtem Trockenobst und Gemüsesuppen, dazu ein Glas Orangensaft/Tag und pro Woche für Frauen 1,5, für Männer 3 Liter Wein, abwechselnd bis zu 1l/d, dazwischen Tage ohne Wein. Der Wein kann durch Wasser, Tee oder Saft ersetzt werden, zusätzliche Flüssigkeitszufuhr ist nicht erlaubt. Die S. soll Stoffwechselschlacken aus dem Körper ausschwemmen und so die Selbstheilungskräfte stimulieren (• *Entschlackung*). Die Gewichtsreduktion während der 3–4wöchigen Kur wird als Nebeneffekt gewertet; eine eingehende Ernährungsberatung für die Zeit danach ist Bestandteil der Therapie. Im Mittelpunkt der Heilanzeigen stehen „zivilisationsbedingte" Erkrankungen einschließlich chronisch entzündlicher Erkrankungen, Hauterkrankungen und Migräne. Kontraindikationen sind katabole Stoffwechsellage (Krebs, Leberzirrhose, akute Infektionskrankheiten, Schilddrüsenüberfunktion), insulinpflichtiger Diabetes, Alkoholismus und endogene Depressionen.
Ernährungswissenschaftliche Bewertung: Die Flüssigkeitsbeschränkung bei energiereduzierter Kost belastet den Stoffwechsel und widerspricht anerkannten physiologischen Grundsätzen. Die hohe Alkoholzufuhr ist nicht empfehlenswert, für Patienten mit Hyperuricämie und Gicht ist sie kontraindiziert. Bei sorgfältiger ärztlicher Überwachung kann die Kur für Stoffwechselgesunde den Einstieg in eine geänderte Ernährungs- und Lebensweise erleichtern.

Schrumpfleber, Syn. für ↗ *Leberzirrhose*.

Schrumpfniere, *Nephrozirrhose*, Ⓔ *sclerotic kidney*, Verkleinerung der ↗ *Niere*, die durch die Umwandlung von funktionsfähigen Nephronen in Bindegewebe ausgelöst wird. Die primäre S. tritt als Folge einer ↗ *Arteriosklerose*, die sekundäre S. im Endstadium einer ↗ *Glomerulonephritis* bzw. ↗ *Pyelonephritis* auf. Die S. ist eine häufige Ursache einer arteriellen Hypertonie. Symptome einer ↗ *Urämie* treten in der Regel nur bei beidseitigem Befall und längerer Krankheitsdauer auf.

Schülerspeisung, Syn. für ↗ *Schulverpflegung*.

Schulfrühstück, ↗ *Pausenverpflegung*; s.a. ↗ *Schulverpflegung*.

schulische Erziehung, Ⓔ *scolar education*, umfasst alle pädagogischen Maßnahmen, in denen ein Lehrer auf Schüler einwirkt. Im Rahmen der ↗ *Gesundheitserziehung* spielt die Ernährung eine wichtige Rolle als Unterrichtsthema und als Thema für die Zusammenarbeit von Elternhaus und Schule (Elternabend, Elternfortbildung, Schulprogramm). Die Ernährungslehre ist i.d.R. kein eigenständiges Fach, sondern in traditionelle Unterrichtsfächer integriert, im Wesentlichen Sachunterricht (Grundschule), Hauswirtschaft und Biologie (allgemeinbildende Schulen). Einheitliche und zweckmäßig aufeinander abgestimmte Lehrpläne gibt es für den Bereich der Ernährungslehre zur Zeit noch nicht.

Schulmilch, Ⓔ *school milk*, Konsummilch, Milchmisch- und Sauermilcherzeugnisse, die im Rahmen des Schulmilchprogramms der Europäischen Union zu ermäßigten Preisen in Schulen und Kindergärten angeboten werden (↗ *Schulverpflegung*). Die regelmäßige Versorgung der Kinder mit Milch erhöht die Zufuhr an Nährstoffen, v.a. Calcium und anderen Mineralstoffen, Protein und Vitaminen, und besitzt somit eine gesundheitliche Vorsorgefunktion. Von der EU werden die entsprechenden Fördermittel (Beihilfe) bereitgestellt, die zur Senkung des Verkaufspreises verwendet werden müssen. Die Abgabe von S. in Deutschland zeigt eine deutlich sinkende Tendenz. Im Schuljahr 1995/1996 wurden noch 100 Mio l, im Schuljahr 1999/2000 nur noch 74,5 Mio l S. bereitgestellt. Als Gründe werden eine unattraktive Produktpalette, die Reduzierung des Beihilfesatzes, hohe Kosten der S.-Lieferungen, v.a. bei kleinen Mengen, organisatorische Probleme und der Verwaltungsaufwand genannt.

Schulspeisung, Syn. für ↗ *Schulverpflegung*.

Schulverpflegung, *Schülerspeisung, Schulspeisung*, Ⓔ *school feeding*, Teilbereich der • *Verpflegung im Bildungs- und Ausbildungsbereich*, der alle Verpflegungsangebote umfasst, die an Schulen angeboten werden. Das Spektrum der Verpflegungsangebote ist sehr breit. Es reicht von der • *Schulmilch* und Pausenangeboten am Kiosk oder einer Cafeteria über das organisierte Schulfrühstück (↗ *Pausenverpflegung*) und die warme Mittagsmahlzeit bis zum organisierten Nachmittagsimbiss. Dabei unterscheiden sich Umfang und Qualität der Angebote von Schule zu Schule. In der Bundesrepublik Deutschland wird die warme Mittagsmahlzeit in erster Linie in Ganztagsschulen angeboten. Am häufigsten sind ↗ *Verteilerküchen* mit warmgehaltenen Speisen anzutreffen, es folgen ↗ *Zubereitungsküchen* (vor allem bei größeren Essenteilnehmerzahlen) und ↗ *Mischküchen*.

Schutzgase, 🄴 *protective gases*, Syn. für ↗ *Packgase*.

Schutzkulturen, 🄴 *protective cultures*, definierte Mikroorganismenkulturen, die den Rohstoffen oder Lebensmitteln zugesetzt das Wachstum von apathogenen Verderbsorganismen beziehungsweise pathogenen Keimen, wie zum Beispiel ↗ *Clostridium*-Arten, ↗ *Listerien* oder ↗ *Salmonellen*, hemmen. Diese biologische Lebensmittelkonservierung stellt eine Alternative zu den klassischen chemischen oder physikalischen ↗ *Haltbarmachungsverfahren* dar oder kann in Kombination mit letzteren eingesetzt werden. Sie ist somit ein weiteres Mittel zur Sicherung des hygienischen Status und der Lagerfähigkeit der Erzeugnisse.
Gentechnisch veränderte S. sind in der Entwicklung; eine kommerzielle Nutzung steht jedoch noch aus. Transgene S. lassen sich durch Steigerung der Expressionsrate vorhandener Gene für die Synthese bakteriostatischer oder bakteriozider Substanzen oder durch Überführung solcher Gene erhalten. Die hierfür verwendeten antimikrobiell wirkenden Substanzen gehören fast ausschließlich zur Gruppe der Peptide beziehungsweise Proteine. Hierzu gehören z.B. ↗ *Nisin* sowie Enzyme zum spezifischen Abbau von mikrobiellen Zellwänden, wie zum Beispiel ↗ *Lysozym* zur Bekämpfung von Bakterien, Lysostaphin zur Bekämpfung von *Staphylococcus aureus*, Chitinasen zur Bekämpfung von Schimmelpilzen oder Glucanasen zur Bekämpfung von ↗ *Hefen*. Ein weiteres Ziel des Einsatzes ↗ *gentechnischer Methoden* ist die Vereinigung der Eigenschaften von ↗ *Starterkulturen* und S. auf eine einzige Kultur (vgl. Essay: • *Gentechnik und Lebensmittel*).

Schwangerschaft, *Gravidität, Graviditas*, 🄴 *pregnancy*, Zeitraum von der Konzeption bis zur Geburt (Dauer im Durchschnitt 266 Tage), der mit deutlich erhöhtem Nährstoff- und • *Energiebedarf* sowie • *Gewichtszunahme* der Mutter einhergeht.
Die ***Gewichtszunahme*** in der S. liegt durchschnittlich bei 12–13kg mit großer Streubreite (9–18kg Gewichtszuwachs werden als physiologisch angesehen). Untergewichtigen Frauen wird eine höhere Gewichtszunahme empfohlen (bei BMI <19,8 12,5–18kg), übergewichtigen Frauen eine geringere (bei BMI von 26,0–29,0 7,0–11,5kg). Bei einem Gewichtsanstieg von 12,5kg entfallen ca. 3300g auf den Fetus, 650g auf die Placenta, und 800g auf das Fruchtwasser, die Gewichtszunahme des Uterus beträgt ca. 800g, die der Brust 405g und die Zunahme des mütterlichen Blutvolumens (↗ *Hypervolämie*) 1200g.
Die durchschnittliche Gewichtszunahme beträgt bis zur 25. SSW ca. 250–300g/Woche, danach bis zur 40. Woche 400–500g/Woche. Bei einem Gewichtsanstieg ab 3kg pro Monat oder plötzlichen Gewichtssprüngen ist die Ursache abzuklären. Ein deutlicher Zusammenhang zwischen dem Geburtsgewicht des Kindes und der Gewichtszunahme der Mutter besteht nur bei sehr geringer Energieaufnahme (ca. 1500–1800kcal). Eine engere, positive Korrelation besteht dagegen zwischen dem Ausgangsgewicht der Schwangeren und dem Geburtsgewicht des Kindes.
Die ***Energie- und Nährstoff-Zufuhrempfehlungen*** für Schwangere sind der Tabelle zum Stichwort ↗ *Stillzeit* zu entnehmen.
Aufgrund des deutlich höheren durchschnittlichen Mehrbedarfs an Nährstoffen im Vergleich zum zusätzlichen Energiebedarf ergibt sich die generelle Forderung nach einer Erhöhung der ↗ *Nährstoffdichte* während der S., wobei den Nährstoffen Folsäure, Jod und Eisen eine besondere Bedeutung zukommt. Die drastische Steigerung des Eisenbedarfs resultiert aus dem Aufbau des fetalen Organismus, der zum Zeitpunkt der Geburt ca. 300mg Eisen enthält, sowie aus der Vergrößerung des Blutvolumens der Mutter und des Aufbaus der Placenta. Die empfohlene Zufuhr von 30mg Eisen pro Tag kann allein mit der Nahrung nicht verwirklicht werden – eine generelle Eisensubstitution wird zur Zeit kontrovers diskutiert (↗ *Eisen*). Jod stellt ebenfalls einen kritischen Nährstoff in der S. dar, da Jodmangel (↗ *Jod*) eine Hypothyreose und geistige Retardierung des Kindes (↗ *Kretinismus*) zur Folge haben kann. Da auch bei Verwendung von jodiertem Salz sowie einer seefischreichen Ernährung die Zufuhrempfehlungen für Schwangere nicht erfüllt werden, wird vom • *Arbeitskreis Jodmangel* eine Jodsubstitution für schwangere Frauen (200µg/Tag) empfohlen. Auch Folsäure besitzt eine besondere Bedeutung in der S. Die Zufuhrempfehlungen für Folsäure werden bereits für das erste Schwangerschaftstrimenon erhöht. Ein ↗ *Folsäuremangel* scheint das Risiko der Entwicklung von Neuralrohrdefekten und weiteren Fehlbildungen (orale Spalten, Herzfehler, Veränderungen der ableitenden Harnwege) deutlich zu erhöhen. Zur Vorbeugung von Neuralrohrdefekten wird die perikonzeptionelle Folsäuresubstitution empfohlen, die das Risiko um 70–100% senken kann. Da der Verschluss der Neuralrinne bereits im ersten Schwangerschaftsmonat erfolgt, kann eine Folsäurepro-

phylaxe nur dann wirksam sein, wenn sie sehr früh einsetzt – zu einem Zeitpunkt, an dem die S. oft noch nicht bekannt ist.

Weitere wichtige Ernährungsempfehlungen für Schwangere betreffen den • ***Genussmittelkonsum***. • *Rauchen* hat v.a. aufgrund des vasokonstriktorisch wirkenden Nikotins eine Minderdurchblutung der Placenta und somit eine Unterversorgung an Nährstoffen und Sauerstoff (dieser Effekt wird durch Kohlenmonoxid verstärkt) zur Folge. Kinder rauchender Mütter haben im Durchschnitt ein um 200–300g geringeres Geburtsgewicht als Kinder von Nichtraucherinnen, das Risiko für Fehl- und Frühgeburten liegt höher. Während der S. sollte daher auf Rauchen möglichst völlig verzichtet werden. • *Alkohol* beeinträchtigt die körperliche und geistige Entwicklung des Kindes. Alkoholmissbrauch während der S. kann zum fetalen Alkoholsyndrom (↗ *Alkoholembryopathie*) führen, das durch Mikrocephalie, enge Lidspalten, Wachstumsretardierung, geistige Retardierung, und Störung der Feinmotorik gekennzeichnet ist. Da eine Schädigung auch bei gelegentlichem und mäßigem Alkoholkonsum nicht ausgeschlossen werden kann, sollte auf alkoholische Getränke in der S. ebenfalls vollständig verzichtet werden. Eine schädigende Wirkung größerer Mengen • *Coffein* auf die fetale Entwicklung konnte dagegen bisher nur im Tierversuch beobachtet werden. Coffein führte dabei zu einer Minderdurchblutung der Placenta und damit zur Verschlechterung der Nährstoff- und Sauerstoffversorgung (intrauterine Mangelentwicklung). Obwohl bislang negative Auswirkungen beim Menschen nicht beobachtet wurden, wird eine Beschränkung der täglichen Coffeinaufnahme auf ca. 2–3 Tassen Kaffee empfohlen.

Bereits der Verzehr einer einzigen üblichen Portion • *Leber* kann aufgrund des hohen Gehaltes an • *Vitamin A* (bedingt durch Vitamin A-Tierfutterzusätze) zu Missbildungen beim Fetus führen. Daher rät das ↗ *Bundesinstitut für gesundheitlichen Verbraucherschutz und Veterinärmedizin* (BgVV) vom Verzehr von Leber, zumindest im ersten Schwangerschaftsdrittel ab.

Auch bei der Anwendung von ***Medikamenten*** ist in der S. besondere Vorsicht geboten. Abgesehen von wenigen teratogen (= Fehlbildungen verursachend) wirkenden oder verdächtig teratogenen Arzneimitteln scheinen die meisten • *Pharmaka* keinen nachteiligen Effekt auf die Entwicklung des Embryos bzw. Feten zu haben. Da eine Schädigung jedoch nie vollständig ausgeschlossen werden kann, sollten Arzneimittel, vor allem im ersten Trimenon, nur nach strenger Indikation durch den Arzt angewendet werden. Es sollten bevorzugt gut erprobte Substanzen verwendet werden, wobei Monopräparate Kombinationspräparaten vorzuziehen sind und die Dosierung möglichst gering gehalten werden sollte. Zu den beim Menschen teratogen wirkenden Arzneimitteln gehören Androgene und Anabolika sowie Steroidhormone mit feminisierender Wirkung, Cumarine, Lithiumsalze, Thalidomid, hochdosiertes Vitamin A (Retinol) oder Vitamin-A-Analoga sowie Zytostatika. Verdacht auf teratogene Wirkung besteht außerdem bei den Antikonvulsiva Phenytoin, Trimethadion und Valproinsäure (und andere • *Antikonvulsiva*) und bei Tetracyclinen.

Besondere Ernährungsempfehlungen in der S. betreffen die Prävention der ↗ *Toxoplasmose* und ↗ *Listeriose* und bestehen darin, bestimmte Lebensmittel und Lebensmittelgruppen, im Wesentlichen rohes bzw. ungenügend erhitztes Fleisch, Rohwurst, Rohmilchprodukte und Weichkäse zu meiden. Auch vom Verzehr von Leber wird abgeraten, da dieser zu einer überhöhten Vitamin-A-Zufuhr mit teratogener Wirkung führen kann (↗ *Vitamin A*).

Zu den ***speziellen Problemen*** der S. zählen die typischen ↗ *Schwangerschaftsbeschwerden*, sowie ↗ *Gestationsdiabetes* und ↗ *hypertensive Schwangerschaftserkrankungen*.

Schwangerschaftsanämie, Ⓔ *anaemia of pregnancy*, 1) Scheinanämie, Pseudoanämie, physiologische Abnahme des Hämoglobin-Wertes (Normbereich für Frauen: 12–16g/dl) infolge der Blutplasmazunahme. Das mütterliche Blutvolumen nimmt in der Schwangerschaft um ca. 30–40% zu, wobei das maximale Blutvolumen in der 32. bis 36. Schwangerschaftswoche (SSW) erreicht wird. Die Erythrocytenmenge erhöht sich demgegenüber nur um 20–25%, sodass der Wassergehalt des Blutes sich erhöht (Blutverdünnung, Hydrämie) und die Hämoglobinkonzentration sich um etwa 15% vermindert. Ein Hb-Gehalt bis zu 11g/dl ist als physiologisch anzusehen.

2) echte Schwangerschaftsanämie mit Hb-Wert unter 11g/dl. Die Anämiehäufigkeit beträgt am Ende der Schwangerschaft ca. 30%, wovon über 90% auf ↗ *Eisenmangel* zurückzuführen sind, die Häufigkeit der megaloblastären Anämie (Folsäure- oder Vitamin-B_{12}-Mangel) beträgt 0,1–4% und von Infektanämien 1–4%.

• *Anämien* erhöhen die Rate an Frühgeburten und Totgeburten – ein Hb-Wert von 8g/dl wird als kritische Grenze für das Überleben des Fetus angesehen.

Schwangerschaftsbeschwerden, Ⓔ *pregnancy complaints*, durch Anpassung des Organismus zu Beginn der • *Schwangerschaft* sowie durch die vermehrte Belastung von Stoffwechsel, Kreislauf, Bewegungs- und Stützapparat im letzten Trimenon auftretende Beschwerden, von denen auch gesunde Schwangere betroffen sind. Der Schwangerschaftsverlauf wird in drei Stadien unterteilt. Im Stadium der Anpassung (1. Trimenon) treten als S. vor allem Übelkeit, morgendliches Erbrechen (↗ *Emesis gravidarium*), Abneigung gegen bestimmte Speisen und Gerüche, Schwindel und Obstipation auf. Das Stadium der Toleranz (5.–7. Schwangerschaftsmonat) ist im allgemeinen frei von Beschwerden. Im Stadium der Belastung (3. Trimenon) kann es v.a. zu statischen Beschwerden, Sodbrennen, Völlegefühl und Schlafstörungen kommen.

Schwangerschaftsdiabetes, E *gestational diabetes*, Syn. für ↗ *Gestationsdiabetes*.

Schwangerschaftserbrechen, je nach Schwere der Symptome wird unterschieden zwischen ↗ *Emesis gravidarium* und ↗ *Hyperemesis gravidarium*.

Schwangerschaftsgestose, ↗ *Gestose*.

Schwangerschaftsniere, E *pregnancy kidney*, Syn. für ↗ *Nephropathia gravidarum*.

Schwarz PN, Syn. für ↗ *Brilliantschwarz BN*.

Schwarzdorn, Syn. für ↗ *Schlehe*.

schwarzer Tee, ↗ *Tee*.

Schwarzwurzel, bot. *Scorzonera hispanica*, E *black salsify*, in Südeuropa beheimatete, zu den Korbblütlern (*Compositae*) gehörende Kulturpflanze, die eine fleischige ca. 30 cm lange und 1–2 cm dicke, zylindrische Hauptwurzel ausbildet. Die Wurzel ist von einer schwarzen Korkschicht umgeben. Das Gewebe enthält zahlreiche Milchgänge, aus denen beim Anschneiden, Milchsaft austritt, der an der Luft sehr schnell oxidiert und sich braun verfärbt. S. werden gekocht wie Spargel zubereitet, mit anderen Gemüsesorten gemischt verzehrt, oder auch paniert gebraten oder frittiert. S. enthalten als Kohlenhydrat u.a. ↗ *Inulin*, außerdem sind sie reich an Calcium (53 mg/100 g) und Eisen (3,3 mg/100 g). Die getrocknete S. diente früher zur Herstellung von Kaffeeersatz.

Schwedendiät, nicht proteinselektive • *eiweißarme Diät* zur Behandlung der chronischen ↗ *Niereninsuffizienz*, bei der die Proteinquelle frei gewählt werden kann. Da bei der S. mit einer täglichen Proteinzufuhr von 20–30 g der Bedarf an essenziellen Aminosäuren nicht gedeckt werden kann, müssen diese in Form von Tabletten oder als Granulat zugeführt werden (• *Aminosäurenmischungen*). Häufig werden dabei auch ↗ *Aminosäureanaloga* eingesetzt. Aufgrund der höheren Variationsmöglichkeiten in der Kostzusammenstellung stellt die S. eine Alternative zur ↗ *Kartoffel-Ei-Diät* dar. Nachteilig wirken sich die tägliche Aminosäure-Supplementierung mit den damit verbundenen hohen Kosten aus.

Schwefel, chem. Symbol *S*, E *sulphur*, ein Nichtmetall aus der VI. Hauptgruppe des Periodensystems der Elemente. Als ↗ *Bioelement* gehört S mit 2% Masseanteil am menschlichen Organismus zu den • *Mengenelementen*, die Zufuhr gilt bei ausreichender Aufnahme der schwefelhaltigen Aminosäuren ↗ *L-Cystein* und ↗ *L-Methionin* als gesichert, weshalb keine getrennten Zufuhrempfehlungen gegeben werden.
Zur reduktiven Sulfatassimilation des oxidierten S in Form von Sulfat bis zur Stufe des Sulfids, welches nachfolgend zur Biosynthese von L-Cystein verwendet wird, sind nur Pflanzen und Mikroorganismen befähigt, der Mensch nimmt verwertbaren S in Form der reduzierten Sulfhydryl-(= Mercapto- = SH-)Verbindungen auf. Auch die biochemischen Funktionen übt S vorwiegend in Form der SH-Gruppe von Cystein und Methionin aus (Redoxsystem $2\ SH \rightleftarrows S{=}S + 2\ H^+$; ↗ *Cystin*), außerdem ist S Bestandteil des ↗ *Thiamins*. Sulfat-(SO_4^{2-}-)Gruppen kommen in sauren Mucopolysacchariden vor. S-haltige sekundäre Pflanzenstoffe sind die ↗ *Thiocyanate*, ↗ *Isothiocyanate*.

Lebensmitteltechnologische Anwendungen: Als „Schwefeln" wird die Behandlung von Lebensmitteln mit ↗ *Schwefeldioxid* (SO_2), schwefliger Säure (H_2SO_3) oder deren Salzen bezeichnet.

Schwefeldioxid und Sulfite (E 220–E 224, E 226–E 228, ADI für alle Substanzen 0,7 mg), „schweflige Säure", E *sulphur dioxide and sulfites*, sind multifunktionelle • *Zusatzstoffe*, deren Wirkung auf der chemischen Reaktionsfähigkeit beruht. Wegen der schwierigen Dosierbarkeit des gasförmigen S. wird es meist in Form von Sulfiten verwendet, die als wasserlösliche feste Stoffe leichter zu handhaben sind.
Als • *Konservierungsstoff* wirkt S. hauptsächlich gegen Bakterien, es werden aber auch viele Hefen und Schimmelpilze gehemmt. Die Wirkung als • *Antioxidans* beruht auf den reduktiven Eigenschaften; S. wirkt als Sauerstoff-Fänger, wobei es in Sulfat übergeht.
Als • *Farbstabilisator* wirkt S., weil es viele Enzyme hemmt, besonders oxidierend wirkende Polyphenoloxidasen, die Maillard-Reaktion und das nicht-enzymatische Braunwerden von pflanzlichen Produkten, speziell bei Obst- und Kartoffelprodukten.
S. wird hauptsächlich bei Vor- und Zwischenprodukten eingesetzt, aus denen es im Laufe der Lebensmittelverarbeitung wieder entfernt wird. Eine herausragende Bedeutung hat S. bei der Bereitung von • *Wein*, indem bakteriell bedingte Weinkrankheiten verhindert werden und eine reintönige Gärung sichergestellt wird; durch Hemmung oxidativer Enzyme wird die Farbe stabilisiert, unerwünschte Gärungsnebenprodukte werden abgebunden, besonders Acetaldehyd, die den Geschmack und den Geruch des Weines negativ beeinflussen können.
Als problematisch gelten S. und Sulfite, da Sie bei entsprechend disponierten Personen Asthma und

Kopfschmerzen („Kater" nach Alkoholkonsum teilweise durch S. bedingt) auslösen und zu Übelkeit bzw. Reizungen des Gastrointestinaltraktes führen können. Außerdem bewirken S. bzw. Sulfite Vitamin-B_1-Verluste (↗ *Thiamin*) in Lebensmitteln. Zugelassene Sulfite zeigt die Tabelle.

Schwefeldioxid. Tab. S. und als Zusatzstoffe zugelassene Sulfite.

E-Nr.	Substanz
E 220	Schwefeldioxid
E 221	Natriumsulfit
E 222	Natriumhydrogensulfit
E 223	Natriummetabisulfit oder Natriumdisulfit
E 224	Kaliummetabisulfit oder Kaliumdisulfit
E 226	Calciumsulfit
E 227	Calciumhydrogensulfit
E 228	Kaliumhydrogensulfit

schwefelhaltige Aminosäuren, E *sulphur containing amino acids*, die Aminosäuren ↗ *L-Cystein* und ↗ *L-Methionin*.

Schwefelsäure (E 513), E *sulfuric acid*, Zusatzstoff, der als • *Säureregulator* für Trinkwasser und als ↗ *Aufschlussmittel* bei der Hydrolyse von Stärke und Eiweiß dient.

Schwefelung, *Schwefeln*, ↗ *Schwefeldioxid*.

Schweinebandwurm, E *pork tapeworm*, fälschliche Bezeichnung für den Schweinefinnenbandwurm (nicht der Bandwurm, sondern seine Finne ist im Schwein zu finden) des Menschen, *Taenia solium*, ↗ *Taenia*.

Schweinefett, ↗ *Schmalz*.

Schweinefinnenbandwurm, wissenschaftlicher Name *Taenia solium*, ↗ *Taenia*.

Schweinefleisch, E *pork*, Fleisch von männlichen und weiblichen Schweinen, dessen Qualität durch Alter, Rasse und Mästung der Tiere bestimmt wird. Schweine werden meist im Alter von 6–7 Monaten und einem Mastendgewicht von 90–120 kg geschlachtet. Spanferkel werden im Alter von 4–6 Wochen mit einem Schlachtgewicht von 2–20 kg geschlachtet. Das Fleisch ist feinfaserig, blassrosa, rosa oder weißlich-grau. Es ist von Fett durchzogen und umwachsen (↗ *Schmalz*). Das Fleisch älterer Eber kann einen unangenehmen Geruch nach Harn aufweisen. S. ist das in Deutschland am meisten verzehrte Fleisch. 1998 wurden bei einem Gesamtfleischkonsum von 60,0 kg 38,4 kg S. verzehrt. (Zusammensetzung vgl. • *Fleisch* Tab. 2)

S. wird von Juden und Muslimen, nicht aber den Christen abgelehnt, deren religiöse Wurzeln ebenfalls im Vorderen Orient liegen (• *religiöse Ernährungsvorschriften*). Die Ablehnung des Schweines als unreines Tier basiert nach einhelligen theologischen Auffassungen weder auf hygienischen (Gefahr von ↗ *Zoonosen*) noch auf ökologischen Gründen, sondern ausschließlich auf religiösen Überzeugungen.

Schweineinsulin, aus den β-Zellen des Schweins gewonnenes • *Insulin*. S. unterscheidet sich in seiner chemischen Struktur durch eine Aminosäure vom menschlichen Insulin. Nach der Extraktion wird das S. aufbereitet und gereinigt, sodass aus einem Kilo Schweinepankreas zwischen 100 und 200 mg reines Insulin gewonnen werden.
Die Wirkcharakteristika entsprechen im Wesentlichen denen des • *Humaninsulins*, jedoch ist die Gefahr einer allergischen Reaktion bzw. die Bildung von Insulinantikörpern höher. S. werden deshalb heute nicht mehr bei Diabetes-Neueinstellungen verwendet.

Schweineschmalz, Syn. für ↗ *Schmalz*.

Schweiß, E *sweat*, *perspiration*, von den Schweißdrüsen der Haut abgegebenes hypotones Sekret. Zusammensetzung: Wasser (ca. 99%), Natrium-, Magnesium-, Kalium-Salze, Hydrogencarbonat, Harnstoff, Harnsäure, außerdem flüchtige Fettsäuren. Die Zusammensetzung ändert sich bei Sportlern abhängig von Trainingszustand (Essay: ↗ *Ernährung und Leistungssport* Abschnitt Wasserhaushalt).
Hauptfunktion des Schweißes ist der durch die Verdunstung des S. bewirkte Wärmeentzug der Haut und damit die Temperaturregulation des Körpers. Entsprechend variiert die Menge des abgegebenen S. – und der zum Ausgleich benötigte ↗ *Flüssigkeitsbedarf* – abhängig von der Umgebungstemperatur und der körperlichen Aktivität sowie weiteren Faktoren (Fieber, postprandiale Wärmeerzeugung). ↗ *Schweißsekretion*.

Schweißsekretion, *Perspiratio*, E *secretion of sweat*, die Abgabe von • *Schweiß* über die Haut. Man unterscheidet die im Ruhezustand und bei Raumtemperatur auftretende *Perspiratio insensibilis* – sie beruht auf der Flüssigkeitsdiffusion durch die Haut ohne Beteiligung der Schweißdrüsen, zu ihr wird zusätzlich der Flüssigkeitsverlust mit der Atemluft gerechnet (Erwachsener ca. 840 ml/d) – und die *Perspiratio sensibilis*, die von Temperatur, körperlicher Aktivität und anderen Faktoren (Nahrungsaufnahme, emotionaler Stress) abhängt. Sie liegt bei 1–1,5 l/d und kann bei starker körperlicher Beanspruchung bis zu 1,5 l/h betragen.
Ein durch S. bedingter Gewichtsverlust von 2% der Körpermasse vermindert die Leistungsfähigkeit bei Ausdauersportlern.

Schweizerische Gesellschaft für Ernährungsforschung, *SGE*, pluridisziplinäre, akademische Gesellschaft zur Forschungsförderung auf dem Gebiet der Human- und Tierernährung. Die SGE wurde 1953 als Bindeglied zwischen Human- und Tierernährung ergründet. Sie ist ein Gesprächsforum für Forscher verschiedener Disziplinen (Biologen, Biochemiker, Physiologen, Mediziner) und an ernährungswissenschaftlichen Fragen interessierte Fachleute. Sie hat über 220 Mitglieder (Stand 12/1999). Die Haupttätigkeit liegt in der Förderung des Informationsaustausches in Form von Tagungen, Symposien und Seminaren, z.B. Durchführung der SGE-Jahrestagung, der Dreiländertagung zusammen mit der DGE und ÖGE. Die SGE kooperiert sehr eng mit der ↗ *Schweizerischen Vereinigung für Ernährung* (SVG) – diese führt seit 1999 auch kommissarisch die Geschäftsstelle der SGE. Die SGE ist Mitglied der Union Schweizerischer Gesellschaften der Experimentellen Biologie und der Schweizerischen Naturforschenden Gesellschaft. Weiterhin ist sie Mitglied der ↗ *Vereinigung der europäischen Gesellschaften für Ernährung* (FENS) und der ↗ *International Union of Nutritional Sciences* (IUNS); sie kooperiert mit anderen nationalen Fachorganisationen wie der DGE und der ÖGE (↗ *DACH*). ↗ *Internetadressen und Kontakte*.

Schweizerische Phosphatliga, 1985 unter dem Eindruck der Phosphattheorie (Auslösung von ↗ *Hyperaktivität* durch Phosphate in der Nahrung) gegründete Vereinigung. 1991 hat sich die S.P. umbenannt in *Arbeitskreis Ernährung und Verhalten* (AEV), um – nach eigener Darstellung – Kritik von Seiten der Schulmedizin, in welcher die Phsophattheorie für widerlegt gilt, zu vermeiden. Der AEV beschäftigt sich mit dem Zusammenhang von Ernährung und Verhalten. ↗ *Internetadressen und Kontakte*.

Schweizerische Vereinigung für Ernährung, *SVE*, 1965 gegründete halbstaatliche Institution (subventioniert vom Bundesamt für Gesundheit) mit dem Ziel, das Wissen über eine gesunde und ausgewogene Ernährungsweise durch Medien- und Öffentlichkeitsarbeit zu fördern. Sie hat fast 6.200 Mitglieder (Stand 6/2000), davon 5.880 Einzelmitglieder (Hauswirtschaftslehrer, Ernährungsberater, Ernährungswissenschaftler, Ärzte und Köche) und ca. 320 Kollektivmitglieder (Lebensmittelproduzenten, Schulen, Fach- und Berufsverbände und nationale und internationale Organisationen. Ziel der SVE ist die Aufklärung der Bevölkerung über alle Fragen einer gesunden Ernährung mit aktuellen, wissenschaftlich gesicherten und ausgewogenen Maßnahmen der Ernährungsinformation, -erziehung und -ausbildung sowie die Förderung des Erfahrungsaustausches und der Zusammenarbeit zwischen den wissenschaftlich sowie den praktisch auf dem Gebiet der Ernährung tätigen Personen und Organisationen. Die SVE erteilt Auskünfte zu Ernährungsfragen, veranstaltet nationale und regionale Tagungen, publiziert wissenschaftliche Schriften, Bücher, Faltblätter, Informationsbroschüren zu unterschiedlichen Ernährungsthemen und die vierteljährlich erscheinende Mitgliederzeitschrift „Tabula". Die SVE gab 2000 erstmals gemeinsam mit der ↗ *Deutschen Gesellschaft für Ernährung* (*DGE*), der ↗ *Österreichischen Gesellschaft für Ernährung* (*ÖGE*) und der ↗ *Schweizerischen Gesellschaft für Ernährungsforschung* (*SGE*) die „D.A.CH. Referenzwerte 2000 – Referenzwerte für die Nährstoffzufuhr" heraus (↗ *DACH*). ↗ *Internetadressen und Kontakte*.

Schweizerischer Verein der Mütterberaterinnen, *SVM*, schweizerischer Berufsverband für Mütter- und Väterberaterinnen mit über 400 Mitgliedern (Stand 5/2000). Der SVM vertritt die beruflichen Interessen seiner Mitglieder gegenüber den Behörden, den Arbeitgebern und weiteren zugewandten Organisationen und engagiert sich dafür, dass die öffentliche Hand ihre Verantwortung im Gesundheits-, Sozial- und Erziehungswesen weiterhin zum Wohle der Familien und Kleinkinder wahrnimmt, und die verschiedenen Aufgaben mitträgt. Der SVM fördert ein einheitliches Auftreten der Mütterberaterinnen HFD (Höheres Fach-Diplom) in der Öffentlichkeit, zugleich sichert und fördert er die Qualität in der Mütter- und Väterberatung. Die Grundausbildung für die Mütterberaterin ist eine Ausbildung in Krankenpflege Diplom Niveau II und eine zweijährige Zusatzausbildung zur Mütterberaterin HFD beim Interdisziplinären Bildungszentrum in Zürich (vgl. • *Arbeitgeberverband der Mütter- und Väterberatung der Schweiz und des Fürstentums Liechtenstein*). ↗ *Internetadressen und Kontakte*.

Schweizerisches Lebensmittelbuch, ↗ *Lebensmittelbuch*.

Schwellenländer, Ⓔ *new industrialized countries*, zu dieser Gruppe der ↗ *Entwicklungsländer* zählen ca. 30 Länder, die einen fortgeschrittenen Entwicklungsstand erreicht haben und denen es aufgrund ihres wirtschaftlichen Wachstums voraussichtlich gelingen wird, die Strukturmerkmale der Entwicklungsländer zu überwinden. Dazu gehören z.B. die sog. Tigerstaaten (Thailand, Singapur) und die erdölexportierenden Länder (Kuwait, Libyen, Saudi-Arabien, Vereinigte Arabische Emirate).

Schwellenwert, Ⓔ *threshold*, *threshold value*, 1) Begriff aus der • *Sensorik*. Man unterscheidet vier S.-Typen:

a) *Reizschwelle* (Ⓔ *detection threshold*): Niedrigste Konzentration bzw. Intensität, bei der eine Ver-

änderung gegenüber einer anderen Probe wahrgenommen wird. Die Art der Veränderung wird noch nicht erkannt. Es wird nur festgestellt, dass irgend etwas anders ist.
b) *Erkennungsschwelle* (E *recognition threshold*): Niedrigste Konzentration bzw. Intensität, bei der ein Merkmal oder eine Substanz identifiziert werden kann (z. B. süß).
c) *Unterschiedsschwelle* (E *difference threshold*): Niedrigster Konzentrations- bzw. Intensitätsunterschied, der nötig ist, um einen Unterschied wahrzunehmen.
d) *Sättigungsschwelle* (E *terminal threshold*): Konzentration bzw. Intensität, oberhalb derer eine weitere Steigerung keinen stärkeren Eindruck mehr hervorruft.
In der Praxis spielen fast nur Reiz- und Erkennungsschwellen eine Rolle. Bedauerlicherweise wird bei Literaturangaben über S. selten erwähnt, um welchen S. es sich handelt (Reiz oder Erkennung). S. können für verschiedene Merkmale erstellt werden, z.B. Geruch, Geschmack, S. für trigeminale Eindrücke. ↗ *Geruchserkennung*, ↗ *Geschmack*.
2) ↗ *Nierenschwelle*.

Schwerarbeit, E *heavy work*, ↗ *Arbeitsschwere*.

Schwermetalle, E *heavy metals*, Sammelbegriff für alle metallischen Elemente, die in Bezug auf ihre Dichte den Leichtmetallen folgen. Allgemein weisen S. eine Dichte von größer als 4,6 g/cm^3 auf. Nach der Stellung im Periodensystem zählt man auch die Elemente ↗ *Barium* (Dichte 3,5), Ytrium (Dichte 4,5) und Titan (Dichte 4,52) zu den S., so dass die Grenze teilweise niedriger gewählt wird. Die höchste Dichte (22,6) weist Iridium auf.
Vorkommen: Die meisten S. kommen in der Natur (Gesteine, Böden, Wasser, Pflanzen) nur in sehr geringer Konzentration vor. Ca. 70 Elemente gehören zu den S. Wichtige Vertreter sind Eisen, Quecksilber, Wolfram, ↗ *Zink*. Einige S. weisen als Spurenelemente essenziellen Charakter auf (z.B. ↗ *Eisen* im Hämoglobin, ↗ *Kobalt* im Vitamin B_{12}), viele andere wirken v. a. toxisch. Aufgrund der chemischen Beständigkeit können sich z.B. ↗ *Blei*, ↗ *Cadmium*, ↗ *Kupfer* und ↗ *Quecksilber* in der Nahrungskette anreichern und so zu einem gesundheitlichen Risiko für den Menschen werden (↗ *Bioakkumulation*). Verschiedene S. haben v.a. als Legierungsbestandteile technische Bedeutung. Hierzu zählen ↗ *Chrom*, ↗ *Mangan*, ↗ *Molybdän*, Niob, Tantal, Titan, ↗ *Vanadium*, Wolfram und Zirkonium. Einige S. (Thorium, Uran) weisen bedingt durch ihre Radioaktivität ein Gefährdungspotenzial auf. Die Quellen für S.-Immissionen sind teils natürlichen Ursprungs (Verwitterung, Vulkane) teils anthropogen bedingt (Abwässer, Rauchgase, Sondermüll, Autoabgase). Verschiedene Maßnahmen, wie das Verbot von Blei im Benzin oder die Beschränkung von Emissionen, haben zu einer Verringerung der S.-Belastung der Umwelt geführt.

Schwerstarbeit, E *very heavy work*, die höchste Berufsschweregruppe, ↗ *Arbeitsschwere*.

Schwindsucht, ↗ *Tuberkulose*.

Schwitzen, E *sweating*, die auch als *perspiratio sensibilis* bezeichnete ↗ *Schweißsekretion* der Schweißdrüsen als Reaktion auf erhöhte Umgebungstemperatur, körperliche Anstrengung u.a. Faktoren. Zur Aufrechterhaltung des Wasserhaushalts reagiert der Körper auf S. mit Durst. Bei Schwerstarbeit und Leistungssport sollte ein Trinkplan zum schnelleren Ersatz der Körperflüssigkeit eingehalten werden (↗ *Durst*).

Scleroglucan, *β-1,3 / β-1,6-D-Glucan*, E *scleroglucan*, ein von Mikroorganismen (z. B. *Sclerotium glucanicum*) gebildetes neutrales Exopolysaccharid (• *Einzellerpolysaccharide*). S. wird nach Wachstum auf verschiedenen Kohlenhydraten (z.B. Glucose, Saccharose) in Ausbeuten um 10 g/l gebildet. Ähnlich wie andere Exopolysaccharide ist es potenziell für einen Einsatz insbesondere in der pharmazeutischen Industrie geeignet.

Scolex, Mz. Scolices, E *scolex*, Kopfsegment von Bandwürmern (↗ *Cestoden*).

Scombroid poisoning, ↗ *Scombrotoxismus*.

Scombrotoxismus, E *scombroid toxicity*, zu den • *„Fischvergiftungen“* zählende ↗ *Lebensmittelvergiftung*. Ursache sind die infolge von Zersetzungsprozessen in toten Fischen gebildeten ↗ *biogenen Amine*. Hierbei hat ↗ *Histamin*, das durch bakterielle enzymatische Decarboxylierung (beteiligt: ↗ *Enterobacteriaceae*, ↗ *Enterokokken*, ↗ *Streptokokken*, *Lactobacillus*-Arten) aus Histidin bei einem Temperaturoptimum von +25 °C entsteht, die größte gesundheitliche Relevanz. Betroffen sind hiervon v.a. Fische (Makrelenvergiftung, E • *Scombroid poisoning*), aber auch langgereifte Käsesorten (z. B. Emmentaler oder Blauschimmel), fermentierte Lebensmittel (z.B. Sauerkraut, Wein) und sogar Hühnerfleisch. Während mit normalen Malzeiten weniger als 4 mg Histamin aufgenommen werden, kann dies durch verdorbene Lebensmittel wesentlich höher liegen, so dass die Entgiftungssysteme (Diaminooxidase und Histamin-N-Methyltransferase im Intestinaltrakt) überfordert sind. Allerdings fehlen bisher klare ↗ *Dosis-Wirkungs-Beziehungen*, sodass zusätzliche „Potenziatoren“ (andere Diamine oder Alkohol), diskutiert werden. Histamin wird als Leitsubstanz mikrobieller Abbauprodukte angesehen. Als Grenzwert für Lebensmittel gelten allgemein 80–100 mg/kg. Die EU-Fischhygiene-Richtlinie schreibt einen Grenzwert von 200 mg Histamin/kg Fisch vor. Intoxikationen sind durch Erbrechen, Übersäuerung, Spasmen, Kopfschmerzen und Erythembildung gekennzeichnet. Sie sind durch verdorbene Produkte mit einem Histamingehalt ab 1000 mg/kg zu erwarten.

Scopoletin, *6-Methoxy-7-Hydroxycumarin*, *β-Methylaesculetin*, Ⓔ *scopoletin*, ein ↗ *Cumarinderivat* aus der Gruppe der Hydroxycumarine; es kommt in Möhren, Sellerieknollen, Feldsalat, Kartoffeln, Aprikosen, Pflaumen und in der Samenschale von Gerste vor.

scrapie, Ⓔ für ↗ *Traberkrankheit*.

Screening, *Reihenuntersuchung*, *Filteruntersuchung*, 1) die vorläufige Prüfung der Frage, welche Personen einer Population von einer bis dahin bei ihnen unentdeckten Erkrankung betroffen sind. Dabei werden vorrangig schnelle, wenig aufwändige Testverfahren eingesetzt, v.a. bei großen Teilnehmerzahlen (Gesamtbevölkerung: Massenscreening). Die als positiv erkannten Personen sowie solche mit zweifelhaftem Befund werden sodann einer genaueren Diagnostik unterzogen. Für die Güte eines S. spielen ↗ *Sensitivität* und ↗ *Spezifität* eine wesentliche Rolle. 2) Prüfung einer größeren Anzahl potenzieller Studienteilnehmer auf das Vorliegen (Einschlusskriterien) bzw. die Abwesenheit (Ausschlusskriterien) von Charakteristika für eine experimentelle Studie.

SDA, Abk. für Spektrum deskriptive Analyse, ↗ *Profilprüfung*.

Se, Elementsymbol für ↗ *Selen*.

Secale cornutum, das auch als ↗ *Mutterkorn* bezeichnete Sklerotium des Pilzes ↗ *Claviceps purpurea*.

Secoisolariciresinol, Ⓔ *secoisolariciresinol*, ein pflanzliches ↗ *Lignan*.

second messenger, Ⓔ für ↗ *sekundärer Botenstoff*.

Secretin, H-His^{1}-Ser-Asp-Gly-Thr^{5}-Phe-Thr-Ser-Glu-Leu^{10}-Ser-Arg-Leu-Arg-Asp^{15}-Ser-Ala-Arg-Leu-Gln^{20}-Arg-Leu-Leu-Gln-Gly^{25}-Leu-Val-NH_2, ein in der Schleimhaut des Zwölffingerdarms (• *Duodenum*) und des oberen Dünndarms (• *Jejunum*) gebildetes 27AS-Peptidamid. Daneben wurde S. auch im Hypothalamus, in der Hypophyse u.a. gefunden. S. hemmt die Freisetzung von ↗ *Gastrin*. Im Dünndarm bewirkt die aus dem Magen stammende Salzsäure eine pH-Erniedrigung auf <4 und dadurch eine Ausschüttung von S. in den Blutstrom. Das dadurch im Pankreas gebildete $NaHCO_3$-haltige wässrige Sekret neutralisiert die in den Dünndarm gelangte Salzsäure. Durch ↗ *Somatostatin* wird die Freisetzung des S. gehemmt und die Pankreassekretion reduziert. Im Fettgewebe zeigt S. lipolytische und glycolytische Wirkungen. Es beeinflusst auch den Plasmaspiegel von Insulin und Glucagon. In den Zielzellen wird die Wirkung über die Adenylat-Cyclase vermittelt. Die Aktivität von S. wird in der Regel in klinischen Einheiten (KE bzw. CU für Ⓔ *clinical units*) angegeben, die am Hund bestimmt werden. 1 mg S. hat etwa 4.000–5.000 CU. Der physiologische S.-Spiegel beträgt etwa 20 pg/ml. Aufgrund der Sequenzhomologie gehört das Gewebshormon S. der Glucagon-Secretin-VIP-Familie an.

D-Sedoheptulose, *Volemose*, *D-altro-Fructoheptose*, Ⓔ *sedoheptulose*, eine nach Ihrem Vorkommen in Sedum-Arten (Dickblattgewächse) benannte • *Heptose*. Bei Pflanzen ist S. Intermediat der ↗ *Photosynthese*; S.-7-Phosphat ist ein Intermediat des ↗ *Pentosephosphat-Zyklus*.

Seefische, Ⓔ *see-water fish*, alle zum Verzehr bestimmten Fische, die nicht zu den ↗ *Süßwasserfischen* gehören. ↗ *Fisch*.

Seedorn, Syn. für ↗ *Sanddorn*.

Seeger, ↗ *Anti-Krebs-Diäten*.

Seetang, Ⓔ *seaweed*, ↗ *Algen*.

Seetieröle, Ⓔ *marine oils*, *fat of sea-water animals*, Sammelbegriff für Fett von Meeressäugetieren (vgl. • *tierische Fette*) und Fischen. Mit der Einstellung des Robben- und Walfangs sind für die Ernährung nur noch die ↗ *Fischöle* von Bedeutung.

Seewasser, *Meerwasser*, Ⓔ *sea water*, ↗ *Oberflächenwasser*, das zur Aufbereitung von Trinkwasser und Tafelwasser eingesetzt werden kann. ↗ *Trinkwasser-Aufbereitung*.

Sehpurpur, Syn. für ↗ *Rhodopsin*.

Sekretion, *Absonderung*, (lat. *secernere*, absondern), Ⓔ *secretion*, die Abgabe von Sekreten (Molekülen oder Flüssigkeiten) aus Zellen (bzw. Zellorganellen). Die S. von Hormonen, Enzymen, Mediatoren usw. erfolgt meist aus Drüsen. Sekrete erfüllen immer eine biologische Funktion, sind also für den Organismus verwertbar. Im Gegensatz dazu stehen die Exkrete, wie Schweiß, Harn oder Kot, die abgeschieden und entfernt werden müssen. Verschiedene Formen der S. lassen sich nach Bestimmungs- bzw. Wirkungsort der Sekrete oder nach dem Mechanismus unterscheiden (Tab.).
Die S. wird durch verschiedene nervale oder endokrine Reize ausgelöst, die über Aktivierung von Membran- oder Transmitterrezeptoren und sekundäre Botenstoffe wie cAMP und Ca^{2+} übertragen werden. Der Sekretionsvorgang besteht aus zwei aktiven Prozessen:
1) die Sekretbereitung mit Protein- bzw. Glycoproteinbiosynthese, Sammlung und Verpackung des Sekrets in Versikeln und intrazellulärer Transport zur Zellmembran und
2) die Sekretabgabe über verschiedene Sekretionsmechanismen (Tab.), wobei im Fall der Exocytose die Vesikelmembran mit der Zellmembran verschmilzt und der Vesikelinhalt nach außen abgegeben wird.

sekretorisches Immunglobulin A, Abk. *sIgA*, Ⓔ *secretory IgA*, *secretory immunoglobulin A*, ↗ *Immunglobulin* der ↗ *Muttermilch*, das als antimikrobieller Schutzstoff im ersten Lebensmonat in

Sekretion. Tab. Unterschiedliche Sekretionstypen.

Sekretionstyp	Sekretionsvorgang	Beispiele
	Unterteilung nach Sekretions- und Wirkort	
exokrin (äußere S.)	Drüsen geben das Sekret über eine oder mehrere Ausführungsgänge nach außen auf Haut oder Schleimhaut.	Brustdrüsen (Milch) Drüsen der Magenschleimhaut (Salzsäure, Schleim, Pepsinogen usw.)
endokrin (innere S. = Inkretion)	Drüsen geben das Sekret an die Blut- oder Lymphbahn bzw. in die Gehirn-Rückenmark-Flüssigkeit ab.	Inselorgan des Pankreas (Insulin und Glucagon) Schilddrüse (Schilddrüsenhormone T_3 und T_4)
parakrin	Sekretabgabe erfolgt an die Nachbarzelle.	Somatostatin, gebildet in den D-Zellen des Inselorgans des Pankreas, hemmt die Freisetzung von Insulin (B-Zellen) und Glucagon (A-Zellen) des Pankreas
autokrin	Das Produkt einer Zelle wirkt von außen (extrazellulär) auf diese selbst.	Wachstumsfaktoren, die auf die Zellen wirken, die sie produzieren. Mechanismus wird als mögliche Ursache für das Tumorwachstum diskutiert.
intrakrin	Das Produkt einer Zellorganelle wirkt innerhalb der selben Zelle (intrazellulär).	Ein in einer Zelle synthetisierter Wachstumsfaktor wirkt auf die Zelle, in der er verbleibt.
	Unterteilung nach Sekretionsmechanismus	
merokrin (ekkrin)	Der Inhalt des Sekretvesikels wird ohne Cytoplasma- und Membranverlust durch Exocytose ausgeschleust.	Speicheldrüsen, kleine Schweißdrüsen
apokrin	Sekret wird unter einer kuppelförmigen Ausbildung der Zellmembran zusammen mit Teilen der Membran und des Cytoplasmas abgegeben.	Milchdrüse, große Schweißdrüsen
holokrin	Die gesamte Drüsenzelle wird zum Sekret, daher erfolgt bei der Sekretabgabe der Untergang der sezernierenden Zelle.	Talgdrüsen

einer Menge von 130 ± 50 mg/kg/Tag vom gestillten Säugling aufgenommen wird. Die antimikrobielle Wirkung des sIgA ist gegen *Clostridium difficile*, *E. coli*, *Klebsiella pneumoniae*, *Salmonellen*, *Shigellen*, *Vibrio cholerae*, *Giardia lamblia*, Polioviren und Rotaviren, *Haemophilus influenza*, *Streptococcus pneumoniae*, Influenzaviren, gegen den *respiratory syncytial virus* und *Candida albicans* gerichtet. Die sIgA-Antikörper schützen die Mucosa des Darmes und des Respirationstraktes vor pathogenen Keimen und der Wirkung ihrer Toxine und überbrücken so den Zustand der postnatalen Immunschwäche des Säuglings.

Sekt, ↗ *Wein*.

sekundär aktiver Transport, ↗ *aktiver Transport*, ↗ *Transportmechanismen*.

sekundäre Amine, E *secondary amines*, Derivate des Ammoniaks, bei denen zwei H-Atome durch Alkyl- oder Arylreste (↗ *aromatische Amine*) ersetzt sind. Ein Vertreter dieser Stoffklasse ist z.B. das nach Ammoniak riechende Dimethylamin, $(CH_3)_2NH$. Neben den s.A. werden primäre A. (Ersatz eines H-Atoms, Methylamin, CH_3-NH_2, ein Fäulnisprodukt) und tertiäre A. (Ersatz der drei H-Atome, z.B. das Trimethylamin mit typischem Fischgeruch, $[CH_3]_3N$) unterschieden. Als • *biogene Amine* werden s.A. beim Kochen und Braten, aber auch beim Verderb von proteinhaltigen Lebensmitteln gebildet.

sekundäre Botenstoffe, E *second messengers*, chemische Substanzen, die nach Stimulierung Membran-gebundener Rezeptoren einer Zelle durch Hormone oder andere *erste Botenstoffe* (E *first messengers*) als Signalstoffe wirken. S. B. beeinflussen über GTP-bindende-Proteine intrazelluläre Regulationsmechanismen. S.B. sind z.B. Cyclonucleotide (z.B. cAMP [↗ *Adenosinphosphate*], cGMP), ↗ *Calcium*-Ionen und Inositol-1,4,5-triphosphat, Diacylglycerin sowie Stickstoffmonoxid (↗ *Stickoxide*).

sekundäre Ernährungserziehung, E *secondary nutritional education*, zweite Prägung und Veränderung grundlegender Ernährungsgewohnheiten, Nahrungsmittelkenntnisse, Nahrungsmittelauswahl mit Vorlieben und Abneigungen, Zubereitungs- und Verzehrsgewohnheiten, Tischsitten und Esskultur im Rahmen der sekundären ↗ *Sozialisa-*

tion. S.E. findet in der Regel in der Phase der Kindheit und Jugendzeit in Sekundärgruppen statt: Kindergarten, Schule, Berufsausbildung und Gleichaltrigengruppen. Im weiteren Verlauf der menschlichen Entwicklung nimmt die Bedeutung der s.E. zu, der Einfluss der primären Erziehung (Elternhaus) nimmt ab. ↗ *Ernährungserziehung*.

sekundäre Gallensäuren, ↗ *Gallensäuren*.

sekundäre Hyperlipidämie, ↗ *Hyperlipoproteinämie*.

sekundäre Pflanzenstoffe, *Phytoprotektanten*, Ⓔ *phytochemicals, secondary plant compounds*, im • *Sekundärstoffwechsel* von Pflanzen gebildete, chemisch sehr unterschiedliche Verbindungen (Tab.). Heutige Schätzungen gehen von bis zu 100.000 verschiedenen s.P. aus. Sie kommen im Gegensatz zu den primären Pflanzenstoffen (Kohlenhydrate, Proteine, Fette) nur in geringen Mengen vor und weisen in der Regel pharmakologische Wirkungen auf. Von daher werden sie bereits seit langem in Form von Heilpflanzen in der Volksheilkunde (bewusst oder unbewusst), der Phytotherapie und der Pharmokologie eingesetzt und erforscht. Auch für die Nahrungszubereitung spielen s.P., zu denen praktisch alle charakteristischen Inhaltsstoffe der Gewürzpflanzen (• *Gewürze*) zählen, von Alters her eine Rolle. Mit der Verfeinerung der biochemischen und ernährungsphysiologischen Untersuchungsmethoden sind die teilweise präventiven, teilweise unerwünschten (↗ *antinutritive Substanzen*) Effekte der s.P. noch mehr ins aktuelle Interesse der Ernährungsforschung gerückt.
Für die Pflanzen haben s.P. Bedeutung als Abwehrstoffe gegen Krankheiten und Schädlinge, als Farb- und Duftstoffe (↗ *Pflanzenfarbstoffe*, ↗ *etherische Öle*, vgl. • *Gewürze*) oder als Wachstumsregulatoren. Mit einer Mischkost werden täglich etwa 1,5 g s.P. aufgenommen. Neben gesundheitsschädlichen, toxischen Effekten (↗ *Pflanzengifte*) weisen s. P. vielfältige gesundheitsfördernde Wirkungen auf. Sie können u.a. anticancerogen (vgl. • *Anti-Krebs-Diäten*), als • *Antioxidanzien*, verdauungsfördernd, antimikrobiell (• *Infektabwehr*, s.a. ↗ *antimikrobielle Nahrungsinhaltsstoffe*), entzündungshemmend, Cholesterinspiegel-senkend oder immunmodulierend wirken. Auf die Wirkmechanismen wird bei den einzelnen Substanzgruppen bzw. Wirkstoffen eingegangen. Vgl. • *Auxone*.

Sekundärharn, ↗ *Harn*.

Sekundärprävention, Ⓔ *secondary prevention*, die Sicherung optimaler Behandlung durch möglichst frühe Entdeckung (symptomlose Frühstadien) und korrekte Diagnose von Krankheiten. Maßnahmen der S. sind zum Beispiel das ↗ *Neugeborenen-Screening* zur Entdeckung ↗ *erblicher Stoffwechselerkrankungen* oder die Bestimmung von Faktoren eines bestehenden ↗ *Koronarrisikos*. ↗ *Prävention*.

Sekundärstoffwechsel, Ⓔ *secondary metabolism*, hauptsächlich bei Pflanzen gebrauchter Begriff für Stoffwechselwege, die nicht dem unmittelbaren Aufbau bzw. der Erhaltung der Körpersubstanz (• *Primärstoffwechsel*) dienen, aber wichtig für das Überleben des Organismus sind (ökologische Anpassung, Abwehr von Infekten oder Fraßfeinden). Intermediate des S. werden als Sekundärmetabolite bezeichnet. Vom Begriff S. leitet sich die Bezeichnung ↗ *sekundäre Pflanzenstoffe* ab.

Sekundärstruktur, Ⓔ *secondary structure*, bei ↗ *Proteinen* und ↗ *Nucleinsäuren* die auf der Ami-

sekundäre Pflanzenstoffe. Tab. Beispiele wichtiger Stoffgruppen und Vertreter.

Stoffgruppe	Untergruppe	Beispiele
Apocarotinoide		↗ *α-Crocetin*
↗ *Carotinoide*	– ↗ *Carotine* – ↗ *Xantophylle*	↗ *β-Carotin* ↗ *Astaxanthin*, ↗ *Lutein*, ↗ *Zeaxanthin*
↗ *Glucosinolate*		↗ *Allylsenföl*
↗ *Phytoöstrogene*	↗ *Isoflavonoide* ↗ *Lignane*	
↗ *Polyphenole*	– ↗ *Flavonoide*	↗ *Anthocyane* ↗ *Catechine* (inkl. einiger ↗ *Tannine*)
	– ↗ *Hydroxyzimtsäuren* – ↗ *Phenolsäuren*	einige ↗ *Tannine*
↗ *Porphyrine*		↗ *Chlorophylle*
Proteine	↗ *Lectine*	↗ *Abrin*, ↗ *Phasin*, ↗ *Phythämagglutinin*, ↗ *Ricin*,
↗ *Terpene*		↗ *Anethol*, ↗ *Campher*, ↗ *Fenchon*
versch. Stoffgruppen	↗ *Alkaloide*	

nosäure-/bzw. Nucleotidsequenz (= Primärstruktur) beruhende Anordnung der Polymerkette z.B. zu α-Helix- oder β-Faltblatt-Abschnitten. Sie wird hauptsächlich durch Wasserstoffbrückenbindungen stabilisiert.

Sekundartalg, *Speisetalg*, ↗ *Rinderfett*.

Selacholeinsäure, 🄴 *selacholeic acid*, Syn. für ↗ *Nervonsäure*.

Selbstberatung, 🄴 *self advice*, gegenseitige Beratung und Unterstützung von Laien, die von einem bestimmten Problem bzw. einer Krankheit betroffen sind. Sie findet durch eigene Betroffenheit und den Willen, in eigener Sache aktiv zu werden, statt. Die Aussicht auf langfristigen Erfolg und die Motivation zum Durchhalten wird für die Mehrzahl der Klienten/Patienten in einer entsprechenden ↗ *Selbsthilfegruppe* eher gestärkt als durch Einzelaktivitäten. Die psychosoziale Unterstützung durch gleichermaßen Betroffene wirkt sich auf das erwünschte Verhalten des Individuums motivierend aus. Durch gegenseitige Stärkung und Kontrolle lässt sich ein bisheriges Risikoverhalten minimieren.

selbstbestimmtes Lernen, 🄴 *self-regulated learning*, Form des Lernens, bei dem der Lernende die wesentlichen Entscheidungen – ob, was, wann, wie und woraufhin er lernt – beeinflusst. Die Spannweite der Definitionen reicht vom selbstbestimmten Lernen als einer Fertigkeit, sich selbst zu unterrichten bis hin zum selbstbestimmten Lernen als einer Strategie der Selbstverwirklichung bzw. Selbstentwicklung. Die Selbstbestimmung des Lernens muss gelehrt und gelernt werden. Es kann nicht am Anfang der kognitiven Entwicklung stehen, vielmehr sind Mischformen von fremdbestimmten und selbstbestimmten Lernmodi sinnvoll, mit der Tendenz, zur allmählichen Verselbständigung der Lernaktivitäten zu kommen. Selbstbestimmtes Lernen bei anspruchsvollen Inhalten, Aufgaben und Zielen ohne qualifizierte Voraussetzungen auf Seite des Lernenden führt mit hoher Wahrscheinlichkeit zu Lerndefiziten, fehlerbehafteten Kenntnissen und Misserfolgserlebnissen.

Selbsthilfegruppe, 🄴 *self-help group*, Personengruppe, die die Unterstützung zur Lösung/Milderung eines gemeinsamen Problem (Sucht, Krankheit), oft ohne *externe* professionelle Hilfe über Erfahrungsaustausch und andere Maßnahmen (vgl. • *Selbstberatung*) sucht, z.B. ↗ *Anonyme Alkoholiker*. ↗ *Deutsche Arbeitsgemeinschaft Selbsthilfegruppen e.V.*

Selbstinstruktion, 🄴 *self-instruction*, Verfahren zur ↗ *Selbstkontrolle* im Rahmen der • *verhaltensmodifizierenden Beratung*. Auf der Grundlage des kognitiven Modelllernens (Mahoney und Mahoney 1976) lernen die Klienten, in angemessenen Selbstgesprächen ihre Gedanken und Gefühle im Zusammenhang mit ihren Problemen und der Therapie zu äußern und damit ihr Verhalten zu steuern. Der Berater zeigt zunächst als Modell, wie man solche Monologe führt. Der Klient übernimmt diese Technik und verinnerlicht sie. Vgl. • *systematische Desensibilisierung*, rational-emotive Therapie.

Selbstkontrolle, 🄴 *check on oneself*, Fähigkeit, einen auslösenden Reiz so zu verarbeiten, dass unerwünschtes Verhalten seltener auftritt oder gelöscht wird. Das Training der Selbstkontrolle stellt eine wichtige Methode der • *verhaltensmodifizierenden Beratung* dar, das auch in der Ernährungsberatung genutzt werden kann. Wichtige Methoden der Selbstkontrolle sind die • *Reizkontrolle* (z.B. Meiden von problematischen Situationen wie Restaurantbesuch, Einladung) die Selbstbeobachtung (z.B. Ernährungsprotokoll) und die positive Verstärkung wünschenswerter Verhaltensweisen (Belohnung).

Selbstkonzept, die Gesamtheit von Einstellungen und Urteilen einer Person in Bezug auf ihre eigenen Eigenschaften, Verhaltensweisen und Fähigkeiten. Das S. entwickelt sich aus der Summe der Wahrnehmungen bezüglich der eigenen Person und deren Bewertung. Eine Diskrepanz zwischen dem S. und der idealen Selbstbeschreibung (↗ *Inkongruenz*) kann zu psychischen Störungen führen. Dies ist zum Beispiel bei jungen Frauen zu beobachten, die unzufrieden mit ihrer Körperform sind und, um dieses negative Körperbild zu korrigieren, extremes Ernährungsverhalten entwickeln (↗ *Essstörungen*).

Selbstsicherheitstraining, 🄴 *assertive training*, Verfahren im Rahmen der • *verhaltensmodifizierenden Beratung* bei Störungen der sozialen Interaktion oder bei sozialen Ängsten (wie sie z.B. bei ↗ *Anorexie* oder ↗ *Adipositas* auftreten können), allgemein zur Stärkung des Selbstwertgefühls. Die Klienten sollen lernen, die Kommunikation zu Verwandten und Freunden zu verbessern, leichter Kontakte mit Fremden zu knüpfen, eigene berechtigte Ansprüche durchzusetzen, Belastungssituationen zu bewältigen und Misserfolge besser zu verarbeiten. Das Selbstsicherheitstraining wird in der Einzel- oder Gruppentherapie durchgeführt und reicht von der Einübung spezieller Verhaltensweisen in Rollenspielen bis zur Konfrontation mit realen Problemsituationen.

Selbstverdauung, Syn. für ↗ *Autolyse*.

Selbstversorgung, 🄴 *self-sufficiency*, die Lebensmittelversorgung aus eigenem individuellen bzw. einheimischem gesamtstaatlichen Aufkommen. Sie wird häufig als Grad der Selbstversorgung angegeben, indem die Mengen des Eigenaufkommens auf den Gesamtverbrauch bezogen werden. Der Selbstversorgungsgrad betrug für Deutschland (bzw. die EU) 1998 bei Milch 97% (107), Rind-

fleisch 119% (106), Geflügelfleisch 62% (109) und Schweinefleisch 82% (108).
Eine besondere Form der S. liegt bei der ↗ *Subsistenzwirtschaft* vor. Hier beträgt der Grad der S. nahezu 100%.

Selchen, Syn. für ↗ *Räuchern*.

Selen, *Se*, Ⓔ *selenium*, halbmetallisches Element der VI. Hauptgruppe des Periodensystems. Einerseits ist Se ein essenzielles • *Spurenelement* für höhere Tiere und den Menschen, dessen ungenügende Aufnahme bei Patienten mit totaler parenteraler Ernährung vorkommen kann bzw. in einigen Selen-Mangelgebieten Chinas zu der dort verbreiteten ↗ *Keshan-Krankheit* (Herzmuskelschwäche) führt (vgl. • *Kaschin-Beck-Krankheit*). Obwohl • *Selenmangel* nicht der einzige verursachende Faktor ist, kann die Keshan-Krankheit durch Supplementierung mit Selen erfolgreich behandelt werden. Auch bösartige Tumore, v.a. im Magen-Darm Trakt, scheinen bei S-Mangel gehäuft aufzutreten. In Form von Selenocystein ist Se Bestandteil von über 20 Proteinen, das bekannteste ist die ↗ *Glutathion-Peroxidase*. Für Tiere sind darüber hinaus die Maulbeerherzkrankheit (Schwein), Lebernekrose (Schwein, Ratte, Maus), Pankreasatrophie (Huhn) und exsudative Diathese (Huhn) beschrieben.
Andererseits wirken Se und seine Verbindungen stark toxisch, obgleich ↗ *Selenvergiftungen* recht selten sind. Als MAK-Wert wurden 0,05 mg/m^3 festgelegt. Als untere Grenze einer sicheren Se-Aufnahme zur Deckung des normativen Bedarfs der Mehrheit der Bevölkerung wurden von der WHO 30 µg Se für Frauen und 40 µg für Männer vorgeschlagen. Als maximale sichere Aufnahmemenge gelten 400 µg.

Selenmangel, Ⓔ *selenium deficiency*, ↗ *Selen*.

Selenocystein, Ⓔ *selenocysteine*, modifizierte Aminosäure, die erst kürzlich als Bestandteil der ↗ *Selenoproteine* nachgewiesen werden konnte, wo sie an zellulären Redoxreaktionen, am Schilddrüsenhormon-Stoffwechsel und an der Regulation der Transcription beteiligt ist.

Selenoproteine, Ⓔ *selenoproteins*, bisher mehr als 15 bekannte Proteine, die alle im Zentrum die modifizierte Aminosäure • *Selenocystein* enthalten. S. übernehmen wichtige Schutz- und Abwehrfunktionen. Es wird vermutet, dass die potenzielle Schutzwirkung von Selen gegenüber Tumoren über S. vermittelt wird. Sie tragen Selen als aktives Zentrum und können schnell oxidativem Stress entgegenwirken. Gegenwärtig wird untersucht, ob spezielle S., die in der Magen- und Darmschleimhaut nachgewiesen werden konnten, zur Prävention von Tumoren wichtig sind.

Selenvergiftung, Ⓔ *selenium intoxication*, Vergiftung durch anorganisches • *Selen* (• *anorganische Gifte*). Die ersten Vergiftungsanzeichen sind unspezifisch (Übelkeit, Erbrechen, Diarrhö, Fingernägel- und Hautveränderungen, periphere Neuropathien), allerdings äußert sich früh der durch Dimethylselenid bedingte knoblauchartige Geruch der Atemluft. Chronische Intoxikationen sind durch Haarausfall, Fingernagelverlust, Hautläsionen und ev. Schädigung des Nervensystems gekennzeichnet.

Sellerie, bot. *Apium graveolens var. rapaceum* (• *Knollensellerie/Wurzelsellerie)*, Ⓔ *celery, celeriac* bzw. *var. dulce* (• *Bleichsellerie/Stangensellerie)*, zu den Doldenblütlern (*Apiaceae*/*Umbelliferae*) gehörende Gemüsepflanze, die im Mittelmeerraum beheimatet ist und, je nachdem, welches Pflanzenteil zur Verwendung kommt, in zwei Varianten vorkommt: der Bleichsellerie liefert weiße oder grüne kräftige Blattstiele, der Knollensellerie bildet eine Sprossrübe aus. Bleichsellerie wird als Rohkost verzehrt oder zum Würzen für Suppen und Soßen verwendet, Knollensellerie wird meist gekocht und ebenfalls für die Herstellung von Suppen, Soßen und Braten verwendet. Selleriesamen werden getrocknet und gemahlen als Bestandteil des Selleriesalzes verwendet. Alle Pflanzenteile des S. enthalten Ölgänge mit etherischen Ölen, die für das charakteristische Aroma verantwortlich sind. Die wichtigsten aromagebenden Substanzen sind 3-n-Butylphtalid und 3-n-4,5-dihydrophtalid.
In der Naturheilkunde gilt S. als appetitanregend, magenstärkend und die Verdauung fördernd, harntreibend und entkrampfend.
Bei entsprechend disponierten Personen kann S. schwere Lebensmittelallergien bis hin zum ↗ *anaphylaktischen Schock* auslösen (s.a. ↗ *Apfel-Kontakturticaria-Syndrom*).

semantisches Differenzial, Syn. für ↗ *Polaritätsprofil*.

Semichinon, Ⓔ *semiquinone*, nicht vollständig reduzierte Übergangsform der ↗ *Chinone* zum Hydrochinon (zum Reaktionsmechanismus: ↗ *Ubichinon*).

Semidehydroascorbinsäure, ↗ *Ascorbinsäure* Abb.

semi-essenzielle Metabolite, nicht ganz korrekt: *semi-essenzielle Nährstoffe*, Ⓔ *accessory nutrients*, Stoffwechsel-Intermediate (Metabolite), die unter bestimmten physiologischen Bedingungen, z.B. Enzymmangel, verknappen und so zum limitierenden Faktor für nachgeschaltete Stoffwechselschritte und damit essenziell werden. Ein Beispiel ist die • *Arachidonsäure*: als Ausgangssubstanz für die Synthese bestimmter Eicosanoide ist sie durch keine andere Substanz ersetzbar; sie wird aus Linolsäure gebildet. Ist deren Zufuhr oder Stoffwechsel gestört, kann dies durch Zufuhr von Arachidonsäure (z.B. in Fischöl) kompensiert werden.

semi-essenzielle Nährstoffe, nicht ganz korrektes

Synonym für ↗ *semi-essenzielle Metabolite*.

Semipermeabilität, „Halbdurchlässigkeit", Ⓔ *semipermeability*, die Eigenschaft von (Zell)membranen, aus dem umgebenden Medium nur bestimmte Teilchen durchzulassen. Dies beruht auf ihrem Aufbau, der eine passive ↗ *Diffusion* von kleinen Teilchen (z.B. Wasser, Ionen) durch Poren oder molekulare Kanäle zulässt, während größere Teilchen (z.B. Proteine, Ionen mit großer Hydrathülle) nur durch andere Mechanismen, wie dem aktiven oder dem erleichterten Transport die Membran durchwandern können. S. ist die Basis der ↗ *Osmose* sowie selektiver Transportvorgänge aus der Zelle hinaus/in diese hinein.

Semi-Vegetarier, *Halb-Vegetarier*, Ⓔ *semi vegetarian*, Person, die den Verzehr von Fleisch und Fisch stark einschränkt aber nicht völlig aufgibt (1–3 Fleischmahlzeiten pro Monat, vgl. • *Vegetarismus*). Der Begriff ist nicht eindeutig definiert, manche Anhänger der • *Vollwert-Ernährung* sind S., bezeichnen sich aber oft als Vegetarier. Ernährungsphysiologisch ist die semi-vegetarische Ernährung vergleichbar mit dem • *Ovolacto-Vegetarismus*.

Senecio-Alkaloide, Syn. für ↗ *Pyrrolizidin-Alkaloide*.

Seneszenz, ↗ *Altern*.

Senf, Ⓔ *mustard*, 1) zu den Kreuzblütlern (*Cruciferae/Brassicaceae*) gehörende senfölhaltige Gewürzpflanzen, die Schoten mit 3–4 (weißer S.) bzw. 8–16 (schwarzer S.) Samen enthalten. Die Samen werden überwiegend zur Herstellung von Speisesenf verwendet. 2) Würzpaste aus gemahlener Senfsaat und weiteren Zutaten wie Essig oder Säuerungsmittel, Salz, Zucker, Süßstoffe und Gewürze. Verwendet wird sowohl der scharfe schwarze Senf (*Brassica niger*) als auch der mildere weiße Senf (*Sinapis alba*). Die Saat wird teilentfettet, vermahlen und mit den weiteren Zutaten vermischt. Innerhalb weniger Stunden setzt das gewebeeigene Enzym Myronidase die im Senf enthaltenen Senfölglycoside (↗ *Glucosinolate*) zu scharf schmeckenden Substanzen frei: Sinalbin (bis 5%) des weißen Senfes wird zu *p*-Hydroxybenzylsenföl, Sinigrin (bis 4,5%) aus schwarzem Senf zu Allylsenföl abgebaut. Die Senföle wirken antimikrobiell. Da sie innerhalb kürzester Zeit über die Nieren ausgeschieden werden, bleibt ihre Wirkung auf die Vorbeugung von Infektionen der ableitenden Harnwege beschränkt. S. besitzt normalerweise ohne weitere Konservierungsmaßnahmen eine ausreichende Haltbarkeit, selten werden Konservierungsstoffe zugesetzt.

Senfgas, *Lost*, *Gelbkreuzkampfstoff*, Bis(2-chlorethyl)sulfid, Ⓔ *mustard gas*, Cl-CH_2-CH_2-S-CH_2-CH_2-Cl, in reiner Form fast geruchloser, durch Schwefelverunreinigung knoblauch- bzw. senfartig riechender flüssiger Kampfstoff. S. dringt leicht durch die Haut ein und wirkt als schweres Zellgift. S. führt schnell zu inneren Blutungen, verminderter Herzleistung und zu Entzündungen der Schleimhäute des Magen-Darm-Traktes. Das Knochenmark und das Lymphsystem werden angegriffen. Eine cancerogene Wirkung beim Menschen ist wahrscheinlich.

Senföl, Ⓔ *mustard oil*, 1) Syn. für ↗ *Isothiocyanate*. 2) • *pflanzliches Fett*, das aus den Samen von schwarzem und weißem Senf (*Brassica nigra* und *Sinapis alba*) durch Auspressen oder Extraktion gewonnen wird. Die Zusammensetzung entspricht weitgehend der des ↗ *Rapsöls* mit 40–45% ↗ *Erucasäure*. S. ist in Teilen Indiens und Chinas das meistverwendete Speiseöl. In Europa hat es praktisch keine Bedeutung; die Mengen, die über Speisesenf aufgenommen werden, sind ernährungsphysiologisch zu vernachlässigen.

Senfölglucoside, Ⓔ *mustard oil glucosides*, *glucosinolates*, Syn. für ↗ *Glucosinolate*.

senile Demenz, Syn. für ↗ *Altersdemenz*.

senile Plaques, Ⓔ *neuritic plaques*, mikroskopisch kleine, kugelförmige Gebilde im Nervengewebe, die Glycoproteine spezieller Struktur (• *Amyloide*) enthalten und häufig von degenerierten Nervenzellfortsätzen umgeben sind. Senile P. treten z.B. bei • *Alzheimer-Demenz*, • *Creutzfeld-Jakob-Krankheit*, in wesentlich geringerer Zahl auch beim normalen Hirnalterungsverlauf auf.

Senioren, *ältere Menschen*, Ⓔ *elderly (persons)*, Gruppe der Menschen, die das gesetzliche Rentenbzw. Pensionsalter (60–65 Jahre) erreicht haben. ↗ *Seniorenernährung*.

Senioren-Ernährung, *Altersernährung*, Ⓔ *nutrition of the elderly*, Ernährung, die den aufgrund des • *Alterns* veränderten Energie- und Nährstoffbedarf berücksichtigt. Aufgrund des inter- und intraindividuell unterschiedlichen Verlaufs des Alterungsprozesses ist die Gruppe der älteren Menschen sehr heterogen – entsprechend variabel muss die Ernährung angepasst werden. Grundphänomen der Altersernährung ist der rückläufige Energiebedarf (sinkender • *Grundumsatz*, abnehmende körperliche Aktivität) auf etwa 1700–1900 kcal/Tag für über 65-Jährige bei gleichbleibendem oder sogar ansteigendem Nährstoffbedarf. Die S. sollte daher abwechslungsreich aus Nahrungsmitteln aller Lebensmittelgruppen zusammengestellt werden (Farbtafel XX).

Bevorzugt werden dabei Lebensmittel mit hoher ↗ *Nährstoffdichte*, also solche, die in Relation zu ihrem Energiegehalt einen hohen Gehalt an essenziellen Nährstoffen besitzen. Für ältere Menschen gelten wie für jüngere Erwachsene die Empfehlungen zur vollwertigen Ernährung nach den 10 Regeln der Deutschen Gesellschaft für Ernährung. Dies

gilt unabhängig davon, ob Senioren sich selbst verpflegen, an Altenheimverpflegung teilnehmen oder durch Mahlzeitenlieferung (Essen auf Rädern) verpflegt werden. Je weiter die Lebensmittelauswahl krankheitsbedingt eingeschränkt wird oder je stärker der Nährstoffbedarf ansteigt (z.B. bei Krebsleiden), desto größer ist das Risiko einer unzureichenden Nährstoffbedarfsdeckung. Dann empfiehlt sich der Einsatz von ↗ *Nahrungsergänzungsmitteln*. Häufige Ernährungsprobleme älterer Menschen sind:
1) eine unzureichende Flüssigkeitszufuhr und dadurch bedingt ein erhöhtes Risiko für die ↗ *Exsikkose*. Ursachen sind das im Alter abnehmende Durstempfinden, bewusst geringes Trinken bei Harn-Inkontinenz und Vergesslichkeit. 25% der Senioren trinken weniger als 1l/Tag und 50% 1–1,5l / Tag. Dabei tragen Kaffee und Tee im Durchschnitt zu 40–48% zur Getränkezufuhr bei. Empfohlen wird eine Flüssigkeitsaufnahme von ca. 2l (ohne Verluste durch Fieber u.ä.). Die Trinkmenge muss um so höher sein (mindestens 1,5l), je niedriger die Energiezufuhr bzw. die verzehrte Lebensmittelmenge ist. Erwünschte Getränke sind wegen des Nährstoffgehalts calcium- und magnesiumreiche Mineralwässer, Obst-, Gemüse-, Vitaminsäfte, Obstsaftschorlen und Milchmixgetränke.
2) Erhebliche Kaloriendefizite bei • *Hochbetagten* (mittlere Aufnahme 1500–1700kcal) und geriatrischen Klinikpatienten (mittlere Aufnahme 1000–1400kcal). Als Ursachen gelten Lustlosigkeit am Essen, Appetitmangel, Probleme mit der Altenheim- oder Klinikverpflegung, mangelnde Betreuung beim Essen, psychische Leiden, nachlassendes Geruchs- und Geschmacksempfinden sowie • *Kaubeschwerden* und • *Schluckstörungen*.
3) Inadäquate Versorgungslage mit Vitaminen, Mineralstoffen, Spurenelementen, die bei quantitativ mangelernährten Hochbetagten und geriatrischen Klinikpatienten erheblich sein kann, aber auch bei quantitativ ausreichender oder überreichlicher Ernährung auftreten kann. Zu den kritischen Nährstoffen zählen Vitamin D, Folsäure und Vitamin B_{12}, die Vitamine C, B_1, B_2, B_6, A und β-Carotin sowie Calcium, Magnesium, Kalium, Eisen, Jod und Zink. Ursachen sind eine unzureichende Essenaufnahme und einseitige Kostwahl, dabei vor allem ein zu geringer Verzehr an Gemüse, Salaten, Zitrusfrüchten, Käse, Fisch und Vollkornprodukten. Weitere Gründe können sein: hohe Zubereitungsverluste (bes. bei Folsäure, Vitamin C und B_1), Resorptionsbeeinträchtigungen (B_{12} und Eisen bei ↗ *Altersgastritis*), ein erhöhter Nährstoffbedarf (Vitamin C zur Stärkung der Immunabwehr, antioxidative Vitamine als Zellschutz, B_{12}, Folsäure und B_6 zur Verzögerung der Gefäßsklerose) sowie Medikamentenwirkungen.
Energie- und Nährstoffdefizite verstärken altersbedingte Gesundheitsprobleme, wie allgemein nachlassende geistige und körperliche Leistung, Osteoporose, degenerative Gefäßveränderungen, Immunschwäche, verzögerte Wundheilung, Nachlassen der Sehfunktion sowie Veränderungen am Auge (grauer Star, Netzhautveränderungen), neurologische Störungen und Schilddrüsenfunktionsstörungen. Bei den so genannten ↗ *Alterskrankheiten* wie ↗ *Altersdiabetes*, ↗ *Gicht* oder ↗ *Hypertonie* oder bei ↗ *Lebensmittelallergien* und -unverträglichkeiten (z.B. gegenüber Milchzucker) sind spezifische Diäten angezeigt (vgl. • *Geriatrie*).

Seniorenheim, *Altenheim*, Ⓔ *old people's home, home for the aged, eventide home*, Form der institutionellen Unterbringung und Betreuung älterer Menschen, wenn die Eigenversorgung teilweise oder vollständig nicht mehr zu bewerkstelligen ist.
S. mit voller Selbstverpflegung sind für relativ gesunde ältere Menschen geeignet. Die Unterbringung erfolgt im eigenen Zimmer oder Appartement, bei möglicher Inanspruchnahme von Zimmer- und Wäschereinigung sowie medizinischer und pflegerischer Betreuung im Sinne der präventiven Geriatrie.
S. mit teilweiser Selbstversorgung bieten die Unterbringung im eigenen Zimmer, die Übernahme von Zimmer- und Wäschereinigung, Hilfe beim Ankleiden und meist eine Vollversorgung mit Mahlzeiten. Es besteht eine medizinische, pflegerische und soziale Infrastruktur sowie pflegerischer Notfalldienst. Diese S. sind daher geeignet für physisch und/oder psychisch im mittleren Grad behinderte alte Menschen.
Rehabilitationsabteilungen in Seniorenheimen nehmen zu pflegende ältere Menschen aus geriatrischen Spezialkliniken oder Akutkliniken auf. Ziel ist es, ältere Menschen nach akuten Problemen (z.B. Schlaganfall, Oberschenkelhalsbruch) zu pflegen und soweit wieder herzustellen, dass eine Wiedereingliederung in den häuslichen/familiären Bereich oder eine Rückverlegung ins Seniorenheim mit teilweiser Selbstverpflegung möglich ist.
Die ***Verpflegung im Seniorenheim*** kann entsprechend als Vollverpflegung oder Teilverpflegung mit Mittagstisch bzw. Hauptmahlzeiten mit individuellen Ergänzungsmöglichkeiten für Speisen und Getränke erfolgen. Sie muss den heterogenen Ernährungsbedürfnissen älterer, zu pflegender Menschen gerecht werden und gleichzeitig wirtschaftliche, personelle und strukturelle Gegebenheiten berücksichtigen. Sowohl die ernährungsphysiologische als auch die sensorische Qualität der Speisen ist von großer Bedeutung – die ernährungsphysiologische Qualität zur Vermeidung einer Malnutrition, die sensorische für die Akzeptanz der Verpflegung (↗ *Senioren-Ernährung*). Die gemeinsame Mahlzeiteneinnahme kann für ältere Menschen von er-

heblicher psychosozialer Bedeutung sein (z.B. Regeneration, Entspannung, soziale Kontakte/ Kommunikation, etc.) – die Atmosphäre in Speiseräumen und Art der Essensdarbietung haben wesentlichen Einfluss auf diese positive Wirkung der Gemeinschaftsverpflegung.
Die Verpflegung im S. besteht nicht nur in der Bereitstellung von Speisen und Getränken, sondern wird je nach individuellem Bedarf durch pflegerische Leistungen ergänzt z.B. durch persönliche Hilfestellung beim Essen, Kontrolle der Flüssigkeitsaufnahme, Abstimmung von Medikamenten- und Essensgabe u.a.

Seniorenpflegeheim, *Altenpflegeheim*, E *nursing home for aged people*, spezielle Einrichtungen oder Abteilungen von Seniorenheimen für physisch und psychisch schwer behinderte alte Menschen, die mit hoher Pflegeintensität betreut werden müssen. Die Unterbringung erfolgt in Ein- oder Mehrbettzimmern. Im Idealfall erfolgt eine aktivierende bzw. rehabilitierende Pflege, um den Allgemeinzustand zu verbessern und evtl. eine Rückverlegung in ein ↗ *Seniorenheim* zu ermöglichen.

Senium, *Alter*, E *senium*, auch *Greisenalter*, Spanne des betagten und hochbetagten Alters oder „viertes Lebensalter" – die Lebensspanne jenseits des 75. Lebensjahres. Sie umfasst das betagte (76–90 Jahre) und hochbetagte Alter (über 90 Jahre). Es gibt auch Definitionen, die von einem zeitlich individuellen Beginn des S. ausgehen: vgl. biologisches • *Alter*, ↗ *Altern*.

Sensitivität, E *sensitivity*, neben der Spezifität die zweite Kennzahl einer Untersuchungsmethode; sie gibt in der Epidemiologie an, mit welcher Wahrscheinlichkeit z.B. bei einem ↗ *Screening* eine exponierte bzw. erkrankte Person als exponiert bzw. erkrankt erkannt (als korrekt klassifiziert) wird. Vgl. • *Informationsverzerrung*. Der Begriff wird auch auf die Nachweiswahrscheinlichkeit biochemischer Analysenmethoden angewandt.

Sensogramm, E *sensogramme*, Darstellung der Sinneseindrücke beim Verzehr eines Lebensmittels (Abb.).
Der erste Kontakt des Konsumenten mit einem Lebensmittel geschieht üblicherweise durch Sehen, Riechen (mit der Atemluft durch die Nase), Hören (z.B. das Brutzeln eines Steaks in der Pfanne) oder Tasten (z.B. das Anfassen eines Apfels) oder aber durch zwei oder drei dieser Sinneswahrnehmungen gleichzeitig. Die nächsten Eindrücke sind gewöhnlich Tasten mit den Lippen und im Mundraum (wobei z.B. auch Kälte, Wärme und Schmerz empfunden werden können) und ein erneutes Hören (Kaugeräusche oder Knacken von Kartoffelchips). Unmittelbar darauf folgen Schmecken und ein erneutes Riechen, diesmal indirekt über den Rachenraum. Alle diese Empfindungen beeinflussen unser Gesamturteil über das Lebensmittel. Die Sinneswahrnehmung, die wir umgangssprachlich häufig vereinfacht als den Geschmack eines Lebensmittels bezeichnen, ist in Wahrheit sehr komplex. Diese komplexe Wahrnehmung ist in der Abb. als S. eines Lebensmittels dargestellt, allerdings ohne Berücksichtigung der zeitlich verschobenen Abläufe der einzelnen Wahrnehmungen. Das S. ist eine Erweiterung des ↗ *Aromagramms*.

Sensorik, *sensorische Analyse*, E *sensory evaluation*, *sensory analysis*, Beurteilung von Lebensmitteln oder Aromen mit den Sinnen. Der Begriff S. wird nicht einheitlich verwendet. Oft wird er noch synonym mit dem Begriff • *Organoleptik* gebraucht. Die moderne S. wird von gut ausgebildeten Prüfpersonen (Panelisten) durchgeführt, sie führt zu reproduzierbaren und statistisch gesicherten Ergebnissen (Abb.). Bei der Organoleptik dagegen sind die Ergebnisse nur bedingt reproduzierbar und statistisch nicht gesichert. In der S. lassen sich drei Hauptgebiete klassifizieren:
1) Wahrnehmung (z.B. Ermittlung von ↗ *Schwellenwerten*),

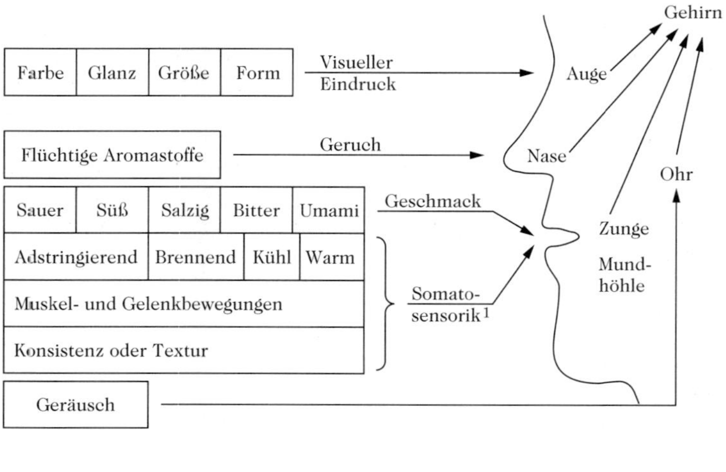

Sensogramm. [1] Somatosensorik = Tastsinn, Schmerz-, Kälte- und Wärmeempfindung.

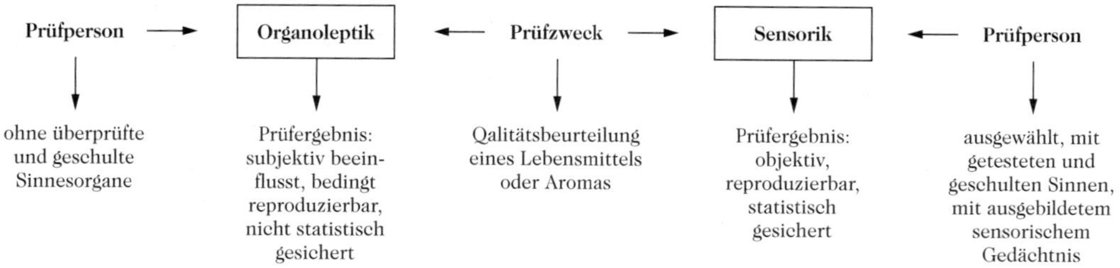

Sensorik. Unterschiede zwischen Sensorik und Organoleptik. Erläuterungen im Text.

2) analytische (objektive) Prüfungen (z.B. ↗ *Unterschiedsprüfungen*)
3) affektive (subjektive, hedonische) bzw. Beliebtheitsprüfungen (z.B. Akzeptanz beim/Bevorzugung durch Konsumenten), d.h. es werden ungeschulte Personen um ihre Meinung befragt.
↗ *Sensorische Prüfmethoden*.

sensorische Prüfmethoden, Verfahren der • *Sensorik* zur *analytischen* (objektiven) oder *affektiven* (subjektiven) Beurteilung der durch Lebensmittel ausgelösten Sinneseindrücke. Zum Einsatz kommen beschreibende und bewertende Prüfungen, z.B. ↗ *Rangordnungsprüfung*, Unterschiedsprüfungen, wie ↗ *paarweise Unterschiedsprüfung*, ↗ *Dreiecksprüfung* und ↗ *Duo-Trio-Prüfung*, aber auch die ↗ *Profilprüfung*.

sensorische Qualität, ↗ *Lebensmittelqualität*, ↗ *Sensorik*.

Separatorenfleisch, maschinell von grob ausgelösten Knochen ausgenommen Kopf- und Röhrenknochen sowie Gliedmaßenenden unterhalb der Karpal- oder Tarsalgelenke und Schweineschwänze, gewonnenes Erzeugnis, das keine Fleischstruktur mehr besitzt (Fleischhygiene-Verordnung – FlHV). Separatoren (sog. Hartseparatoren) arbeiten nach unterschiedlichen Verfahren, z.B. mit Druckanwendung, wobei anhaftendes Fleisch abgepresst und über Filtersysteme von Knochenpartikeln getrennt wird. In einem anderen Verfahren wird das Restfleisch durch Zentrifugalkraft vom Knochen gelöst. Es sollten nur Plattenknochen zur Restfleischgewinnung eingesetzt werden, da bei der Verwendung von Röhrenknochen Knochenmark in das Fleisch gelangt. S. darf Koch- und Brühwurst in einer Menge von 5–10% zugesetzt werden. Im Zusammenhang mit der BSE-Krise (↗ *Rinderwahnsinn*) zählt S. neben Knochenmark aus Rind als Risikomaterial. Bei der Gewinnung von S. können Rückenmarksteile von mit BSE infizierten Rindern in die Fleischmasse gelangen.

Ser, Dreibuchstabencode für ↗ *L-Serin*.

L-Serin, *L-α-Amino-β-hydroxypropionsäure*, *Ser*, *S*, Ⓔ *serine*, proteinogene, entbehrliche (nicht-essenzielle), glucogene Aminosäure mit ungeladener polarer hydroxylierter Seitenkette (-CH_2-OH), die erstmals 1865 aus Sericin (Protein des Seidenspinners) isoliert wurde. S. ist Bestandteil des intrazellulären (584 ± 120µmol/l icw, Mittelwert ± SD) und extra-zellulären (114 ± 20 µmol/l Plasma) Pools an freien Aminosäuren im menschlichen Organismus. Aus Proteinen bzw. Peptiden im Darm freigesetztes S. wird aktiv mittels der ↗ *Transportsysteme* A und ASCP absorbiert.
S. wird ausgehend von 3-Phosphoglycerat durch Transaminierung und Hydrolyse gebildet. S. kann direkt oder indirekt in ↗ *Glycin* umgewandelt werden (• *Serin-Hydroxymethyl-Transferase*). S. wird durch Serin-Dehydratase zu Pyruvat abgebaut. Nahrungsproteine enthalten ca. 4–8% S. In Phosphoproteinen sind Phosphat-Reste O-glycosidisch an S. gebunden.

Serin-Hydroxymethyl-Transferase (EC 2.1.2.1), Ⓔ *serine-hydroxymethyl transferase*, ein Pyridoxalphosphat-enthaltendes Enzym, das die Umwandlung von Glycin in ↗ *L-Serin* katalysiert. Der für die Umwandlung benötigte C1-Körper entstammt dem Coenzym N^5,N^{10}-Methylen-Tetrahydrofolat.

Serinproteasen, Ⓔ *serine proteases*, eine wichtige Gruppe von ↗ *Endopeptidasen* (Proteasen), die als aktives Zentrum einen Serinrest enthalten. Zu den S. zählen die Verdauungsenzyme Chymotrypsin, Elastase, Trypsin sowie die Proteasen der ↗ *Blutgerinnung* und Komplement-Enzymkaskaden.

Serotonin, *Enteroamin*, *Oxyindolalkylamin*, *5-Hydroxytryptamin*, ein Hormon und Neurotransmitter (Abb.), welches durch Hydroxylierung von • *L-Tryptophan* zu 5-Hydroxytryptophan und anschließende Decarboxylierung entsteht. S. wird im Zentralnervensystem, in Lunge, Milz und argentaffinen „hellen" Zellen der Darmschleimhaut synthetisiert und in Thrombocyten und Mastzellen des Bluts gespeichert. Es fördert den Schlaf, regt die

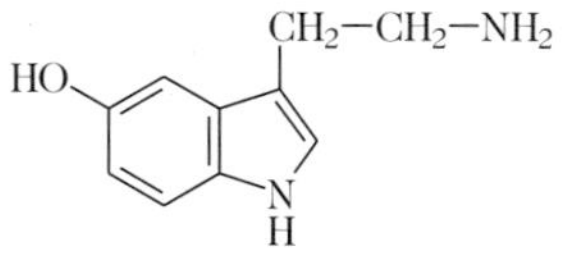

Serotonin

Peristaltik des Darmtrakts an, und ruft eine dosisabhängige Konstriktion glatter Muskulatur hervor. S. bewirkt die Freisetzung einer dilatatorisch wirkenden Substanz aus dem Arterienendothel, die der primären Konstriktionswirkung des S. entgegen wirkt. S. reguliert die nährstoffspezifische Nahrungsaufnahme, indem es Hunger nach Kohlenhydraten bzw. Proteinen erzeugt: Proteinreiche Nahrung führt zu geringen, kohlenhydratreiche Nahrung zu hohen S.-Spiegeln im Gehirn (zum Mechanismus: • *L-Tryptophan*; • *Gehirnstoffwechsel*). Mangel an S. steht im Zusammenhang zu Kohlenhydrathunger, Depressionen und möglicherweise dem prämenstruellen Syndrom.

S. ist eine Vorstufe des Hormones ↗ *Melatonin*. Inaktivierung und Abbau von S. erfogt durch Monoamin-Oxidasen (gehemmt durch • *Antidepressiva*) und Aldehyd-Oxidasen zu 5-Hydroxyindolessigsäure. Unerwünschte Derivate des S. in Kaffee sind die ↗ *Carbonsäure-5-hydroxytryptamide*.

Serratia, Gattung gramnegativer, peritrich begeißelter, fakultativ anaerober Stäbchenbakterien aus der Familie der ↗ *Enterobacteriaceae*. S. kommen in Wasser, Boden und Nahrungsmitteln vor und bilden Bakterientoxine und Endotoxine, einige Stämme einen roten Farbstoff. *S. liquefaciens* und *S. rubideae* gelten als wichtige Hospitalismuskeime und opportunistische Erreger bei Atem-, Harn- und Wundinfektionen.

Serum, ↗ *Blutserum*.

Serumcholesterin, Ⓔ ↗ *serum cholesterol*, ↗ *Blutcholesterinkonzentration*.

Serum-Ferritin, ↗ *Ferritin*.

Serumglucose, ↗ *Blutzuckerspiegel*.

Serumlipide, *Blutlipide*, (umgangssprachlich) *Blutfette*, Ⓔ *serum lipides*, Sammelbegriff für die im Blut als Lipoproteine enthaltenen Lipide (Cholesterin und ↗ *Serumtriglyceride*). Sie lassen sich im Rahmen des Lipoproteinprofils näher analysieren.

Serumtriglyceride, Ⓔ *serum triglycerides*, im Serum vorhandene und quantifizierbare Menge an • *Triglyceriden*, welche in triglyceridreichen Lipoproteinen (↗ *Chylomikronen*, ↗ *VLDL*) transportiert werden. Klinisch wichtig sind Erhöhungen (normal <200 mg/dl, ideal <150 mg/dl) der S. zum einen wegen ihrer Rolle bei der ↗ *Arteriosklerose* und zum anderen, da exzessive Erhöhungen (>1.000 mg/dl) zum ↗ *Chylomikronämiesyndrom* führen können.

Sesam, bot. *Sesamum indicum*, Ⓔ *oriental sesame*, zu den Sesamgewächsen (*Pedaliaceae*) gehörende einjährige Pflanze mit Kapselfrüchten, die zahlreiche ca. 2 mm lange Samenkörner enthält. S. wird v. a. in China und Indien angebaut. Sesamsaat enthält ca. 50% Fett davon einen hohen Anteil ungesättigter Fettsäuren, vorwiegend Ölsäure und, außerdem das antioxidativ wirkende Sesamol, das einen guten Schutz vor Fettoxidation bietet und eine lange Haltbarkeit des ↗ *Sesamöls* bewirkt. S. wird geschält und ungeschält angeboten, Sesamöl dient als Speiseöl und zur Margarineherstellung. Der Pressrückstand ist eiweißreich und wird als Viehfutter verwendet, z. T. wird er nach Entfernung der oxalsäurehaltigen Schalen auch zu Mehl verarbeitet, das als Nahrungsmittel dient.

Sesamöl, Ⓔ *sesame seed oil*, • *pflanzliches Fett*, das aus den Samen der von alters her im Vorderen Orient, in Ostafrika und später in Indien und China kultvierten Sesampflanze (*Sesamum indicum*) durch Auspressen oder Extraktion gewonnen wird. Hauptanbaugebiete sind heute China, Indien, Teile Afrikas, Mittelamerika und die Türkei.

Fettsäuremuster: S. enthält 42–48% Linolsäure, 36–42% Ölsäure, 8–10% Palmitin- und 5–6% Stearinsäure, α-Linolensäure in Spuren. S. ist reich an γ-Tocopherol. Charakteristisch sind die phenolischen Begleitstoffe (↗ *Lignane*); sie wirken antioxidativ. Das Haupt-Lignan, *Sesamol*, ist über eine Farbreaktion leicht nachweisbar. Sie wird in einigen Ländern genutzt zur Erkennung von Margarine und Speiseölen. S. wird als Speiseöl oder gehärtet (↗ *Fetthärtung*) als Margarinerohstoff verwendet. Neu ist der Zusatz kleiner Mengen zu Frittierfetten als natürliches Antioxidans.

Sesquiterpene, Ⓔ *sesquiterpenes*, variantenreichste Isoprenoidgruppe, zu denen auch einige Pheromone zählen. Zu den zyklischen S. gehört z.B. das α-Caryophyllen (= ↗ *Humulen*) des Hopfens. Eigenschaften: ↗ *Terpene*.

Sexualhormone, *Geschlechtshormone*, *Keimdrüsenhormone*, Ⓔ *sex hormones*, • *Steroidhormone*, die in den männlichen (Hoden) und weiblichen (Ovarien) Gonaden produziert werden. Die S. bestimmen den männlichen bzw. weiblichen Charakter eines Organismus, indem sie die normale Entwicklung und Funktion der Geschlechtsorgane und die Ausbildung der sekundären Geschlechtsmerkmale bewirken. Man unterscheidet männliche (↗ *Androgene*) und weibliche S. Letztere werden in die beiden physiologisch unterschiedlich wirksamen Gruppen ↗ *Östrogene* und Gestagene unterteilt. Besonders die Synthese u. Wirkung der weiblichen S. setzt erst bei einem bestimmten Körperfettanteil ein und kann so z.B. bei ↗ *Anorexia nervosa* gestört sein.

SFA, Abk. für Ⓔ *saturated fatty acids*, ↗ *gesättigte Fettsäuren*.

S9-Fraktion, Ⓔ *S9 fraction*, aus Lebergewebe gewonnenes enzymhaltiges Präparat zur metbolischen Aktivierung von Testsubstanzen in bakteriellen Testsystemen für toxikologische Untersuchungen. Nach chemischer *In-vivo*-Induktion der metabolisierenden Enzyme wird die Rattenleber gewonnen, bei 4 °C homogenisiert und bei 9000 × g abzentrifugiert. Der Überstand (Ⓔ *supernatant*) ist die S9-F. und enthält die cytosolische Fraktion löslischer Enzyme und Kofaktoren sowie die ↗ *Mikrosomen*.

SGE, Abk. für ↗ *Schweizerische Gesellschaft für Ernährungsforschung*.

Shemin-Zyklus, Ⓔ *Shemin cycle*, Syn. für ↗ *Succinat-Glycin-Zyklus*.

Shigatoxine, Ⓔ • *shigatoxins*, Vertreter der intrazellulär wirkenden ↗ *Exotoxine*. Das S. im engeren Sinne wird von • *Shigella dysenteria* Serotyp 1, einem Erreger der bakteriellen Ruhr, produziert. Die Aufnahme des Toxins erfolgt durch rezeptorvermittelte Endocytose. Von unterschiedlichen enteroinvasiven *E. coli*-Stämmen werden shigaähnliche Toxine synthetisiert (Ⓔ *shiga-like-toxins*, SLT-I und SLT-II, • *Verotoxin*), die in der Struktur, Bindungsselektivität und in der Wirkung mit dem beschriebenen S. nahezu identisch sind.

Shigella, Gattung gramnegativer, aerober und unbeweglicher, sporenloser Stäbchenbakterien (Fam. ↗ *Enterobacteriaceae*). S. bilden v.a. ↗ *Endotoxine*, einige Spezies zusätzlich ↗ *Exotoxine* (↗ *Shigatoxine*) und sind die Erreger der Shigellose (bakterielle Ruhr). S. kommt nur beim Menschen vor und wird über fäkal-orale Kontaktinfektion, kontaminiertes Wasser bzw. Lebensmittel (Lebensmittelinfektion) übertragen. Eine Verbreitung durch Fliegen ist möglich. S. werden in 4 Gruppen mit jeweils mehreren Serotypen unterteilt, die sich in Krankheitsverlauf und Verbreitung unterscheiden.
Gruppe A: *S. dysenteriae* mit 10 Serotypen ist v.a. in Tropen und Subtropen verbreitet (bilden Exotoxine, die zur Geschwürbildung und allgemeinen Schäden führen).
Gruppe B: *S. flexneri* mit 6 Serotypen tritt weltweit auf, wobei Erkrankungen leichter verlaufen als die der Gruppe A.
Gruppe C: *S. boydii* mit 13 Serotypen ist v.a. in Vorderasien und Nordafrika zu finden.
Gruppe D: *S. sonnei* mit 2 Serotypen sind die in Mitteleuropa am häufigsten (v.a. bei Kindern) nachgewiesenen S., die zur harmlosen Sommer-Diarrhö führen.
Die Inkubationszeit beträgt 2–7 d. Zwei klinische Verlaufsformen werden unterschieden: 1) die toxische • *Shigellose* mit Fieber, Appetitlosigkeit, Bauchschmerzen bis Koliken, Erbrechen, schleimig-blutigen Durchfällen und 2) eine leichtere Form, die einer infektiösen Gastroenteritis ähnelt. Differenzialdignose: vgl. • *Enteroinvasive Escherichia coli*. Die Prognose ist bei den leichten Fällen günstig, bei klinisch schweren Formen verlaufen 3–10 % letal. Eine überstandene Shigellose führt zu einer gewissen Immunität gegen die Erreger gleichen Typs.

Shigellose, Ⓔ *shigellosis*, durch Vetreter der Gattung *Shigella* verursachte bakterielle • *Ruhr*.

Shikimol, Syn. für ↗ *Safrol*.

Shogaol, Ⓔ *shogaol*, neben Gingerol ein Scharfstoff des ↗ *Ingwers*.

Shortenings, Ⓔ Syn. für ↗ *Backfette*.

Shôshin, (jap.) eine akute, meist tödliche Herzmuskelinsuffizienz bei ↗ *Beriberi*.

Shwachman-Diamond-Syndrom, Ⓔ *Shwachman-Diamond syndrome*, seltene, autosomal rezessiv erbliche Stoffwechselerkrankung mit exokriner • *Pankreasinsuffizienz*, Neutropenie und in deren Folge erhöhter Infektanfälligkeit. Auffallend ist die Wachstumsverzögerung der Kinder. Das ↗ *Pankreassekret* ist enzymarm; das Volumen liegt, anders als bei der Mucoviscidose, im Normbereich.
Ernährungstherapie: analog ↗ *Mucoviscidose* mit oraler Supplementierung von Pankreasenzymen.

Si, Elementsymbol für ↗ *Silicium*, Ⓔ *silicon*.

SI, 1) Abk. für ↗ *Saccharose-Isomaltose-Malabsorption*; 2) SI-Einheiten, Abk. für Einheiten nach dem *Système international d'Unités* (z.B. Joule anstelle von Kalorie).

Sialidose, *Neuraminidase-Mangel*, eine ↗ *Oligosaccharidose*.

Sialinsäuren, *N-Acyl-Neuraminsäuren*, Ⓔ *sialic acids*, ein glycosidisch gebundener, endständiger Bestandteil von Glycolipiden und Glycoproteinen, der fast ausschließlich in Tieren vorkommt. Unter den S. ist am weitesten verbreitet die • *N-Acetylneuraminsäure* (NeuAc). Die Sialinsäurereste der äußeren Zellmembran sind an wesentlichen Funktionen der Membran, wie Zell-Zell-, Zell-Virus- oder Zell-Wirkstoff-Wechselwirkungen (s.a. ↗ *Ganglioside*), beteiligt.

Sialorrhö, *Ptyalismus*, *Hypersalivation*, Ⓔ *sialorrhoea*, *ptyalism*, in Folge von Entzündungen der Mundschleimhaut, bei Vergiftungen (Quecksilber), in der Frühschwangerschaft (Gestose-Symptom) oder auch bei der Parkinson-Krankheit auftretende gesteigerte ↗ *Speichelsekretion*.

Sibutramin, ein ↗ *Anorektikum*.

Sichelzellanämie, *Drepanocytose*, *Herrick-Syndrom*, Ⓔ *sickle cell anemia, sickle cell disease*, autosomal-rezessiv vererbte hämolytische Anämie mit einer Aggregation der ↗ *Hämoglobin*(Hb)-Moleküle und nachfolgender Verformung der Erythrocyten (Sichelzellbildung). Zugrunde liegt eine Strukturanomalie der β-Kette des Hb-Moleküls durch den Austausch der Aminosäure Glutamat gegen Valin. Es resultiert eine Veränderung der Fließeigenschaften des Blutes mit lebensbedrohlichen Verschlüssen der Endstrombahn. Diese führen zu trophischen Störungen bis hin zu Infarkten mit sekundärem Organversagen (Lunge, Leber, Milz). Die Manifestation beginnt im Alter von 4–5 Monaten bevorzugt bei Schwarzen aus tropischen Regionen Afrikas. Die einzige kausale Behandlung besteht in einer Knochenmarktransplantation bei Patienten mit schweren Manifestationen. Im Ernährungszusammenhang ist die Hydrierung (reichliche Flüssigkeitszufuhr zur Vermeidung von Nierenschäden durch modifiziertes Hb) zu beachten. Gentherapeutische Ansätze befinden sich noch im experimentellen Stadium.

sichtbares Fett, Ⓔ *visible fat*, Begriff aus der Ernährungsberatung für Nahrungsfett, das für den Laien problemlos als solches erkennbar ist. Zu den s.F. zählen ↗ *Speisefette und -öle*, ↗ *Streichfette* und andere Fettemulsionen, gelegentlich auch „sichtbares" Fett an Fleisch und Schinken (Fettrand). Für die Praxis hat sich die Aufgliederung in Streichfett und Zubereitungsfett (↗ *Koch-, Back- und Bratfett*) bewährt. S.F. und ↗ *verstecktes Fett* ergeben zusammen das • *Nahrungsfett*.

SIDA, frz. Entsprechung der Abk. AIDS, ↗ *HIV-Infektion*.

sideropenische Dysphagie, Syn. für ↗ *Plummer-Vinson-Syndrom*.

Siderophiline, Ⓔ *siderophilins*, hämfreie, eisenbindende, einkettige tierische Glycoproteine (M_r etwa 77kDa; Kohlenhydratgehalt etwa 6%). Nach ihrem Vorkommen unterscheidet man ↗ *Transferrin* (im Wirbeltierblut), ↗ *Lactoferrin* (in der Säugetiermilch und anderen Körpersekreten) und • *Conalbumin* oder Ovotransferrin (im Vogelblut und Vogeleiklar). Obwohl in den physikalischen, chemischen und immunologischen Eigenschaften Unterschiede bestehen, ist die Eisenbindungsfähigkeit der S. gleich: zwei Eisenbindungsorte für je ein Eisen(III)-ion/Molekül. Im Gegensatz zum ↗ *Ferritin* ist die Eisenbindung in den S. weniger fest. Aufgrund ihrer Chelatbildung mit Eisen wirken alle S. hemmend auf das mikrobielle Wachstum. Diese zweite Funktion der S. als Bakteriostatika ist besonders im Vogelei und in der Milch von physiologischer Bedeutung.

Siderose, *Eisenablagerung*, Ⓔ *siderosis*, ↗ *Eisenvergiftung*.

Sieden, *Kochen*, Ⓔ *cooking, boiling*, ↗ *Garverfahren* (Tab.).

Siedesalz, ↗ *Kochsalz*.

Sievert, *SV*, Einheit der Strahlenschutzmessgröße ↗ *Äquivalentdosis*.

sIgA, Abk. für ↗ *sekretorisches Immunglobulin A*.

Signaltransduktion, Ⓔ *signal transduction*, ↗ *sekundäre Botenstoffe*; ↗ *Phopshoinositol-Kaskade*.

Sikhs, Ⓔ *sikhs*, Ende des 15. Jh. in Nordindien gegründete Religionsgemeinschaft. S. vereinigen weitgehend die • *religiösen Ernährungsvorschriften* der ↗ *Muslime* und der ↗ *Hindus*. Sie lehnen insbesondere den Genuss alkoholischer Getränke ab.

Silber, *Ag*, (lat. *Argentum*), Ⓔ *silver*, ein Edelmetall, das neben seinem Einsatz in Technik und zur Schmuckherstellung lebensmitteltechnologische Bedeutung hat. Als • *Zusatzstoff* (E 174, ADI –) wird es als wasserunlöslicher • *Farbstoff* für Dragees eingesetzt. Die Wirkung von S. als Konservierungsstoff bei Getränken, oligodynamische Wirkung genannt (vgl. die Verwendung von silbernem Trinkgeschirr!), ist umstritten.

Silberhäutchen, Bezeichnung für die beim Polieren entfernte Samenschale von ↗ *Reis*.

Silikate, ↗ *Siliciumdioxid*.

Silicium, *Si*, Ⓔ *silicon*, bislang zu den ↗ *Ultraspurenelementen* gerechnetes Halbmetall der IV. Hauptgruppe des Periodensystems. Bisher wurde nur im Tierexperiment eine Essenzialität nachgewiesen, so dass evtl. eine Zuordnung zu den Spurenelementen erfolgen muss. S. ist an der Synthese von Kollagen und der Calcifizierung der Knochen beteiligt. Gute Nahrungsquellen für S. sind Vollkornprodukte und Wurzelgemüse. Ein Mangel an S. wurde bisher bei Ratten und Hühnern beschrieben und geht mit Abnormalitäten der Knochenbildung einher. Beim Menschen werden Hauterkrankungen mit Si-Mangel in Verbindung gebracht. S.a. ↗ *Kiesel*.

Siliciumdioxid und Silikate (E 551, E 552, E 553, E 554, E 555, E 556, E 558, E 559), Ⓔ *silicon dioxide and silicates*, unlösliche weiße, inerte Pulver mineralischer Herkunft, die als • *Zusatzstoffe* hauptsächlich als • *Rieselhilfsmittel* und ↗ *Füllstoffe*, außerdem als • *Entfärbungsmittel* verwendet werden (Tab.).

Siliciumdioxid. Tab. Als Zusatzstoffe zugelassene Silikate.

E-Nr.	Substanz
E 551	Siliciumdioxid
E 552	• *Calciumsilikate*
E 553 a	• *Magnesiumsilikate*
E 553 b	• *Talkum*
E 554	• *Natriumaluminiumsilikat*
E 555	• *Kaliumaluminiumsilikat*
E 556	• *Calciumaluminiumsilikat*
E 558	↗ *Bentonit*
E 559	• *Aluminiumsilikat* (Kaolin)

Simplesse®, Ⓔ *simplesse®*, mikropartikuliertes Eiweißpräparat, hergestellt aus Hühnerei- und Milchprotein mit Wasser, Zucker, Genusssäuren und pflanzlichen Bindemitteln mit einem Partikeldurchmesser von 0,1–0,3µ. Dadurch verhält sich S. sensorisch wie Fett. Es wird eingesetzt als ↗ *Fettersatzstoff* in vorgefertigten Lebensmitteln, nicht zur

Heißanwendung. S. ist voll verdaulich und liefert 17 kJ [4 kcal]/g Trockensubstanz.

simultane Isotopen-Verdünnungsmethode, E *simultaneous isotope dilution method*, Methode zur Bestimmung der ↗ *Körperzusammensetzung*, die auf der unterschiedlichen Verteilung natürlicher Isotope im Körper (↗ *Kalium*: ↗ *fettfreie Körpermasse*) sowie der Messung applizierter Isotope (austauschbares ↗ *Natrium* ^{22}Na oder ^{24}Na zur Ermittlung der Extrazellulärmasse; Evans-Blue bzw. mit ^{51}Cr, ^{55}Fe oder ^{59}Fe markierte Erythrocyten zur Bestimmung des Plasmavolumens) beruht.

Sinalbin, *p*-Hydroxybenzyl, Arylglucosinolat, E *sinalbin*, Glucosinolat aus *Sinapis*-Arten wie z.B. weißem Senf (vgl. Tab. 2 ↗ *Glucosinolate*). Durch mechanische Zerkleinerung beim Zerkauen oder bei der Lebensmittelverarbeitung und der damit verbundenen Enzymfreisetzung erfolgt der enzymatische Abbau von S. in das scharf schmeckende Sinalbinsenföl (*p*-Hydroxybenzylsenföl, *p*-Hydroxyisothiocyanat). ↗ *Isothiocyanate*.

Sinapin, *Sinapinsäurecholinester*, E *sinapine*, mit ↗ *Cholin* veresterte • *Sinapinsäure*, der ↗ *adstringierende* Wirkung zugesprochen wird.

Sinapinsäure, *3,5-Dimethoxy-4-hydroxyzimtsäure*, E *sinapic acid*, ein sekundärer Pflanzenstoff aus der Gruppe der • *Hydroxyzimtsäuren* (Abb.), der u.a. in Weizenkeimen, Gartenkresse und im Rotkohl vorkommt. ↗ *Sinapin*.

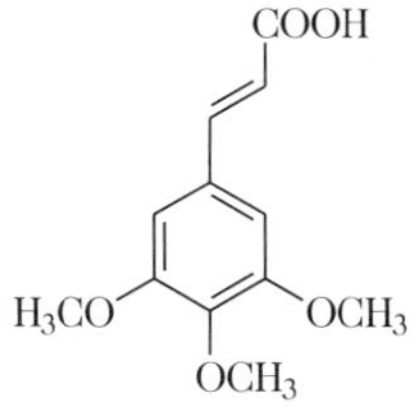

Sinapinsäure

Sincalid, ein 8 Aminosäuren langes, dem ↗ *Cholecystokinin* homologes Peptid (CCK-8), das neben ↗ *Caerulein* in der Pankreasdiagnostik eine Rolle spielt.

Sinesetin, ↗ *Tangeretin*.

Single-Haushalt, E *single-person household*, Syn. für ↗ *Einpersonenhaushalt*.

Singulett-Sauerstoff, E *singlet oxygen*, ↗ *reaktive Sauerstoffspezies*.

Sinigrin, *2-Propenyl-glucosinolat*, E *sinigrin*, ein Alkenylglucosinolat aus schwarzem und braunem Senf und diversen Kohlarten (vgl. Tab. 2, • *Glucosinolate*). Der enzymatische Abbau führt zu leicht flüchtigem ↗ *Allylsenföl* (Allylisothiocyanat, vgl. ↗ *Isothiocyanate*).

Sinne, *Modalität*, E *senses*, Empfindungsmodalitäten, die durch physikalische oder chemische Reize ausgelöst und durch die Sinnesorgane aufgenommen werden. Die S. sind, zusammen mit der

Sinne. Tab.

Sinn	Sinnesorgane u. Rezeptoren	Sinneseindruck	Empfindungsqualität (Beispiele)
Gehörsinn	Ohr, Mechanorezeptoren	akustisch	Ton, Klang, Geräusch
Gesichtssinn	Auge, Photorezeptoren	optisch	Helligkeit, Dunkelheit, Farbe
Geruchssinn	Nase, Chemorezeptoren	olfaktorisch	Gerüche
Geschmackssinn	Zunge, Chemorezeptoren	gustatorisch	süß, sauer, salzig, bitter
Tastsinn	Mechanorezeptoren	haptisch, taktil	
Berührungssinn (mechanischer Hautsinn)	Getast, Mechanorezeptoren	haptisch, taktil	Druck, Berührung
kinästhetischer Sinn	Getast, Mechanorezeptoren	haptisch, taktil	absolute Körperlage, Körperbeschleunigung, relative Bewegung von Körperteilen und Gelenken, Kraftempfindung
Temperatursinn	Haut, Thermorezeptoren	thermisch	Wärme, Kälte (elektromagnetische Strahlung [700–900 µm])
Schmerzsinn	Dehnungs-, Nozizeptoren		somatischer Schmerz: Oberfläche (Haut), Tiefe (Muskeln, Bindegewebe), visceraler Schmerz (Eingeweide)

Empfindungsqualität und den Sinneseindrücken in der Tab. aufgeführt.
Der • *Gesichtssinn* umfasst die Gesamtheit der mit dem Auge wahrnehmbaren Merkmale. Sie sind bei der Beurteilung von Lebensmitteln von Bedeutung. Noch vor • *Geruch* und • *Geschmack* kommt es je nach Farbe, Aussehen oder Form zu einer ersten Entscheidung über Akzeptanz oder Ablehnung.
Der • *Geruchssinn* gibt Auskunft über den Geruch (oder das Aroma) eines Lebensmittels (Akzeptanz, Frische, Verderb). Das Geruchsorgan ist die Nase.
Der Geschmackssinn wird besonders auf der Zunge, aber auch in anderen Bereichen der Mundhöhle wahrgenommen (Geschmack).
Durch den Tastsinn (• *Getast*) sind Aussagen über Konsistenz, Struktur, Textur und andere Eindrücke möglich. Zum Tastsinn gehören Berührungs-, Temperatur-, Schmerzsinn (das sind haptische, taktile Sinneseindrücke) und der kinästhetische Sinn (Muskel- oder Kraftsinn). In der Praxis werden die Begriffe *Konsistenz*, *Struktur* und *Textur* gebraucht.
↗ *Konsistenz* bedeutet Dichte, Festigkeit oder Viskosität eines Stoffes, • *Struktur* bedeutet flüssig, pastös oder fest. ↗ *Textur* umfasst alle Eigenschaften, die durch Kraft- und Bewegungssinn im Mund wahrgenommen werden, z.B. Härte, Faserigkeit, Zähigkeit, Körnigkeit, Glätte, Zerbrechlichkeit. ↗ *Mundgefühl*.
Der Gehörsinn umfasst die durch das Ohr vermittelten Wahrnehmungen, wobei neben der Schallübertragung durch Luft gerade beim Kauvorgang (wie auch bei der Wahrnehmung der eigenen Stimme) der Gehörsinn u.a. Aufschluss über Konsitenz, Struktur und Textur von Nahrungsmitteln gibt. Die Schallleitung durch das Körpergewebe spielt die größte Rolle.
Die Untersuchung der Mechanismen von Sinneswahrnehmung und Verarbeitung der Eindrücke ist das Forschungsgebiet der Sinnesphysiologie. Praktische Relevanz haben deren Erkenntnisse für die ↗ *Sensorik*.

Sinneseindruck, E *sensory impression*, ↗ *Sinne*.

Sinnesorgan, E *organ of sense*, Organ zur Sinneswahrnehmung (↗ *Sinne*).

Sinnesphysiologie, Teilgebiet der Physiologie, das sich mit der Wahrnehmung und Verarbeitung von Sinneseindrücken befasst. ↗ *Sensorik*.

Sinneswahrnehmung, E *sensory perception*, ↗ *Sinne*.

Sippy-Diät, *Sippykur*, obsolete, nach dem 1. Weltkrieg angewandte ↗ *Antacida*-Therapie zu Ulcus-Behandlung: Die langfristige, hochdosierte Verabreichung leicht resorbierbarer Alkalien ($NaHCO_3$) zusammen mit Milch konnte zum ↗ *Milchalkali-Syndrom* führen.

β-Sitostanol, *Dihydrositosterin*, *24α-ethyl-5α-cholestan-3β-ol*, E *sitostanol*, an der 5,6 Doppelbindung hydriertes β-Sitosterin (↗ *Sterine*). β-S. kommt in pflanzlichem Material von Natur aus vor, u.a. in Mais, Bohnen und Holz. Es wirkt cholesterinspiegelsenkend und wird in veresterter Form zur Diättherapie der Hypercholesterinämie eingesetzt (Margarine). Der Vorteil gegenüber ↗ *β-Sitosterin* wird vom Hersteller mit der geringeren Resorptionsrate von Sitostanolen begründet.

β-Sitosterin, E *β-sitosterol*, das mengenmäßig wichtigste ↗ *Phytosterin* in Pflanzenölen. S. unterscheidet sich chemisch vom ↗ *Cholesterin* durch eine zusätzliche Ethylgruppe in der Seitenkette (vgl. • *Sterine*). S. hemmt die Cholesterinresorption und in höheren Konzentrationen (ab 1g/d) die Biosynthese; es wird in der medikamentösen Therapie der Hypercholesterinämie eingesetzt. Neuerdings wird mit isoliertem β-S. und anderen Phytosterinen angereicherte Margarine angeboten; sie erweist sich ebenfalls als cholesterinspiegelsenkend (↗ *Diätmargarine*; ↗ *funktionelle Lebensmittel*).

Sitosterinester, u.a. in • *Diätmargarine* eingesetzte Phytosterinester (↗ *β-Sitosterin*) zur Senkung des Blut-Cholesterinspiegels.

Skatol, *β-Methylindol*, E *skatole*, bakterielles Abbauprodukt des ↗ *Tryptophans*, welches mit den charakteristischen Geruch der • *Faeces* bedingt. Bei der ↗ *Hartnup-Krankheit* tritt S. auch im Harn auf.

Skelett, E *skeleton*, das Knochengerüst, welches neben den Muskeln den zweiten Hauptteil des Bewegunsgapparates bildet. Im S. sind 99% des Körperbestandes an ↗ *Calcium* gebunden, der Wassergehalt des S. wird mit 20–25% angegeben. Stoffwechsel u. Einfluss der Ernährung: ↗ *Knochen*.

Skelettfluorose, E *skeletal fluorosis*, Form der • *Fluoridintoxikation*. Sie stellt die Folge langjähriger, chronisch überhöhter Fluoridaufnahme dar. Beschriebene Ursachen sind berufsbedingte Expositionen gegenüber Kryolith (z.B. Einatmen von Kryolithstäuben [$Na_3(AlF_6)$] in Aluminium-, Stahl- oder Keramikfabriken) sowie langjährige (10–20 Jahre) Verwendung von Trinkwasser mit Fluoridgehalt von mehr als 8ppm und eine dadurch bedingte Fluoridzufuhr von 10–25mg/Tag. S. geht mit Erhöhung des Knochenfluoridgehaltes und Anstieg der Knochendichte einher, im fortgeschrittenen Stadium mit Osteosklerosen (Verdichtung des Knochengewebes mit erhöhter Brüchigkeit infolge verminderter Elastizität), Exostosen (auf der Knochenoberfläche aufsitzende Knochenneubildungen), Muskelschwund und neurologischen Störungen. Die berufsbedingten S. sind anzeigepflichtige Erkrankungen (BK Nr. 1308, Erkrankungen durch Fluor und seine Verbindungen).

Skelettmuskel, ↗ *Muskelzellen*.

Skleroproteine, *fibriläre Proteine*, Ⓔ *scleroproteins*, Überbegriff für wasserunlösliche ↗ *Proteine*, mit langgestreckter (fibrillärer) Struktur. S. haben Stütz- und Gerüstfunktion (• *Gerüsteiweiß*), z.B. Keratine, Myosine, Kollagen. Gegensatz: • *Sphäroproteine* (= globuläre Proteine), die meist gut wasserlöslich sind.

Skorbut, *Scharbock*, Ⓔ *scurvy*, Vitamin-C-Mangelkrankheit (↗ *Ascorbinsäure*). Durch gestörte • *Kollagen*-Biosynthese (verminderte Aktivität der Prolin-Hydroxylase führt zu gestörter Bildung von Hydoxyprolin aus • *L-Prolin*) kommt es zu Bindegewebsschäden, Schäden der Gefäßwand (auch verlängerte • *Blutungszeit*), Zahnausfall und Störung der Wundheilung. Im Kleinkindalter ist auch das Knochenwachstum gestört: ↗ *Möller-Barlow-Krankheit*. Der S. ist eine der am längsten bekannten Avitaminosen und trat früher z.B. bei langen Seereisen auf.

SLT, Abk. für Ⓔ *shiga-like-toxin*, Syn. für ↗ *Verotoxin*.

Sly-Syndrom, Typ VII der ↗ *Mucopolysaccharidosen*.

Sn, Elementsymbol von ↗ *Zinn*.

Snack, Ⓔ Syn. für ↗ *Imbiss*.

SOD, Abk. für ↗ *Superoxid-Dismutase*.

Soda, Ⓔ *soda*, Syn. für ↗ *Natriumcarbonat*.

Sodbrennen, Ⓔ *pyrosis*, *heartburn*, durch Rückfluss von Mageninhalt in die untere Speiseröhre ausgelöstes brennendes Gefühl in der oberen Magengegend und entlang der Speiseröhre (↗ *Refluxösophagitis*). Wird z.T. durch stark fetthaltige Mahlzeiten, hohen Kaffeekonsum, stark gewürzte Speisen oder alkoholische Getränke ausgelöst. ↗ *Basenbildende Lebensmittel* sowie alkalisierende Mineral- und Heilwässer können bei wiederholter Zufuhr kleiner Trinkmengen überschüssige Magensäure (• *Magenübersäuerung*) binden und das S. deutlich lindern (↗ *Antacida*).

Sojabohne, bot. *Glycine max*, Ⓔ *soybean*, weltweit in den Subtropen und angrenzenden warm-gemäßigten Gebieten kultivierte Hülsenfrucht mit gelben, grünen, braunen oder schwarzen Samen (Familie der Schmetterlingsblütler, *Papilionaceae*). Im Handel sind meist die hellen, großen Samen. Die Bohnenkerne enthalten durchschnittlich ca. 37% Eiweiß, 18% Fett und 6,3% verwertbare Kohlenhydrate und dienen daher sowohl zur Ölgewinnung als auch als Eiweißlieferant.

Die unreifen Samen der Sojabohne können als Gemüse verzehrt werden. Die reifen Samen werden auf vielfältige Weise verarbeitet (Tab. 1).

Die rohen Samen sind reich an ↗ *Saponinen*, Protease-Inhibitoren (↗ *Sojabohnen-Trypsin-Inhibi-*

Soja. Tab. 1: Überblick über die wichtigsten Sojaprodukte.

Produkte	Beschreibung
Sojamehl, Sojaflocken	– aus geschälten Samen hergestellt – kommt als Vollsojamehl oder nach Teilentfettung (Presskuchen) als fettarmes Sojamehl in den Handel – dient als Ausgangsprodukt für weitere Erzeugnisse – Zutat z.B. für Süß- und Dauerbackwaren, als Stabilisator für Emulsionen – Eiweißgehalt bis 50 %
Sojamilch	– durch eingeweichte Sojabohnen hergestelltes Getränk – der bohnenartige Geschmack wird durch Enzyme oder Behandlung mit Säuren reduziert – Zusatz von weiteren Zutaten, z.B. Zucker, Calcium, Vitaminen, Aromen möglich – auch als Sojatrockenmilchpulver erhältlich – Verarbeitung auch zu Sojapudding
Sojanahrung	– Säuglings- und Kindernahrung, die statt auf Basis von Kuhmilch auf Sojabasis hergestellt wurde – kuhmilch- und lactosefrei – auch als hypoallergene Nahrung (hydrolysiertes Protein) erhältlich
Sojaproteinisolat	– flockiges, sprühgetrocknetes Eiweißkonzentrat – Eiweißgehalt ca. 90 % – Verwendung als Emulgator und zur Beeinflussung der Konsistenz von texturiertem Sojaeiweiß (s.u.)
Sojaproteinkonzentrat	– aus entfettetem Sojamehl hergestellt – Eiweißgehalt ca. 70 % – Stabilisator für hitzestabile Emulsionen, z.B. für Fleischwaren, Kindernahrung, Backwaren
Sojasoße	– enzymatisch gewonnenes Proteinhydrolysat, das zum Würzen verwendet wird – kann auch aus anderen pflanzlichen Proteinen gewonnen werden (z.B. Weizen, Reis) – als Enzymquelle dient der Schimmelpilz *Aspergillus oryzae*

(s. Fortsetzung)

Soja Tab. 1 – Fortsetzung

Produkte	Beschreibung
Sojasprossen	– durch Ankeimen gewonnene Sojabohnenkeime – werden häufig auch aus Mung-Bohnen hergestellt – frisch und als Konserve erhältlich
texturiertes Sojaeiweiß (TVP = *textured vegetable protein*)	– durch Extrusion aus Sojamehl und/oder Eiweißkonzentraten hergestellte Produkte mit fleischähnlicher Textur – verschiedenste Formen und Konsistenzen (z.B. „Hackfleisch", „Gulasch", „Schnitzel") – durch Zusatz von Aromen wird auch ein fleischähnlicher Geschmack erreicht – dienen als Fleischersatz, v.a. für klassische Gerichte
Tofu	– durch Gerinnung (Säurezugabe) von Sojamilch hergestellter Sojaquark – dient als pflanzliche Proteinquelle für vegetarische Gerichte

tor) und ↗ *Goitrogenen* (vgl. ↗ *Leguminosen*). Diese werden bei der weiteren Verarbeitung (v.a. durch Erhitzen) jedoch größtenteils entfernt. S. sind reich an Calcium, Magnesium, Eisen und B-Vitaminen. Die Zusammensetzung der Produkte unterscheidet sich z.T. erheblich (Tab. 2).
Durch die vielfältige Nutzung hat die S. eine große wirtschaftliche Bedeutung erreicht. Weltweit wurden 1998 ca. 155 Mio. t S. produziert. Damit entfielen weltweit mehr als 50% der gesamten Ölsaaternte auf S.
Die S. stellt außerdem die Kulturpflanze mit dem weltweit höchsten Anteil gentechnisch veränderter Sorten dar (40% des weltweiten Anbaus). Dabei ist Herbizidresistenz das vorrangige Veränderungsziel, weiterhin spielen eine veränderte Fettsäurezusammensetzung zugunsten der Ölsäure und die Erhöhung der biologischen Wertigkeit des Sojaproteins eine wichtige Rolle. Da Sojaerzeugnisse als Lebensmittelzutaten weit verbreitet sind (z.B. in Schokolade, Desserts, Backwaren, Trocken-Fertigprodukten, Diätnahrung, Knabbergebäck, Teigwaren, u.a.), ist davon auszugehen, dass ein Teil davon aus gentechnisch veränderten Sorten stammen. Eine Kennzeichnung muss jedoch nur erfolgen, wenn ein Nachweis gentechnisch veränderter S. im Endprodukt möglich ist. Außerdem gilt die Schwellenwert-Regelung, nach der die Kennzeichnung nur dann erforderlich ist, wenn der Anteil gentechnisch veränderter Produkte an der Zutat über 1% liegt.

Sojabohnenöl, 🄴 *soybean oil*, Syn. für ↗ *Sojaöl*.

Sojabohnen-Trypsin-Inhibitor, 🄴 *soybean trypsin inhibitor*, *STI*, der bekannteste pflanzliche • *Trypsin-Inhibitor* (M_r 21,1kDa; 181 Aminosäuren) aus der Gruppe der ↗ *Protease-Inhibitoren*. Ein Teilabschnitt des STI ist der • *Bowman-Birk-Inhibitor*

Soja. Tab. 2. Energie- und Nährstoffgehalte von Sojaprodukten. [Quelle: B. und H. Heseker, *Nährstoffe in Lebensmitteln*, Umschau Zeitschriftenverlag Frankfurt, 2. Aufl. 1999]

Nährstoffe/Energie (in 100g)	Sojabohnen, reif	Sojamehl, Vollfett	Tofu	Sojasprossen (Konserve)	Sojamilch	Sojasoße
Energie [kcal]	323	347	83	27	32	70
Wasser [g]	8,5	9,1	84,5	92,0	89,7	62,7
Protein [g]	33,7	37,3	8,1	3,2	2,9	7,1
Fett [g]	18,1	20,6	4,8	0,7	1,9	0,6
Kohlenhydrate [g]	6,3	3,1	1,9	2,0	0,8	9,0
Ballaststoffe [g]	22,0	18,5	0,3	1,6	Sp	0,0
Mineralstoffe						
– Kalium [mg]	1800	1870	121	164	120	360
– Calcium [mg]	200	195	105	32	13	20
– Magnesium [mg]	220	250	100	18	15	43
– Eisen [mg]	6,6	12,0	5,4	0,6	0,4	2,7
Vitamine						
– Thiamin [mg]	0,97	0,77	0,08	0,06	0,06	0,03
– Riboflavin [mg]	0,49	0,28	0,05	0,05	0,27	0,18
– Vitamin B_6 [mg]	1,00	0,38	0,05	0,05	0,07	0,17
– Folsäure [µg]	240	190	15	80	19	9

(78AS, 8kDa). Er bildet bei pH 8,3 mit Trypsin einen stöchiometrischen, enzymatisch inaktiven, stabilen Komplex. Außer Rindertrypsin hemmt STI auch andere Trypsine von Wirbeltieren und Wirbellosen sowie Plasmin und in sehr geringem Maße Chymotrypsin.
Um die Verwertung des eiweißreichen Sojabohnenmehls oder -schrots für die menschliche und tierische Ernährung durch den STI nicht zu beeinträchtigen, werden die gemahlenen Sojabohnen einem Röstprozess unterzogen. Dabei werden ihre Inhibitoren inaktiviert.Vgl. • *Enzym-Inhibitoren*.

Sojalecithin, E *soya lecithin*, ↗ *Lecithin*, das bei der Raffination von • *Sojaöl* als Nebenprodukt anfällt. S. wird als ↗ *Emulgator* in der Lebensmittelverarbeitung eingesetzt (E 322 = Lecithin). S. enthält Restprotein aus der Sojabohne und muss deshalb bei Kostformen für Allergiker und im Zusammenhang mit genmodifiziertem Soja berücksichtigt werden.

Sojamehl, ↗ *Soja* Tab. 1.

Sojanahrungen, • *Säuglingsanfangsnahrungen*, die als Proteinquelle ausschließlich Sojaproteinisolate enthalten. Sie können bei nichtgestillten Kindern aus Familien von Vegetariern, bei Patienten, die eine lactose- und/oder galactosefreie Kost benötigen und unter Umständen bei Patienten mit einer Kuhmilcheiweißallergie verwendet werden. Zur Allergieprävention sind S. nicht geeignet.

Sojaöl, *Sojabohnenöl*, E *soybean oil*, *soja bean oil*, durch Extraktion und nachfolgende Raffination seltener durch Pressung aus Sojabohnen, den Samen der Sojapflanze (*Glycine max.*), gewonnenes Speiseöl (• *pflanzliches Fett*). Bei der Raffination fällt ↗ *Sojalecithin* als Nebenprodukt an. S. ist in China von altersher bekannt; in der Weltproduktion von Pflanzenölen für die Ernährung steht es vor • *Palmöl* an erster Stelle. Hauptanbauländer sind neben China die USA und Brasilien. Die Sojabohne enthält ↗ *Lectine*, die durch Hitzebehandlung inaktiviert werden müssen, kaltgepresstes S. ist deshalb kaum erhältlich. Das Fettsäuremuster ist – ähnlich wie das von ↗ *Walnussöl* – gekennzeichnet durch einen hohen Gehalt an Linol- (37–58%) und ↗ *α-Linolensäure* (2–15%, neue, genmodifizierte Sorten bis zu 28%), 15–29% Monoenfettsäuren, 7–23% gesättigte Fettsäuren. S. enthält reichlich γ- und δ-Tocopherol, ist aber dennoch oxidationsanfällig. Es wird deshalb zur Verwendung in der Lebensmittelverarbeitung und als Margarinerohstoff meist teilhydriert. Neuzüchtungen mit höherem Palmitinsäuregehalt sollen das hydrierte S. zukünftig ablösen.

Sojaprotein, ↗ *Soja* Tab.1, kann ↗ *Lebensmittelallergien* auslösen.

Sojasoße, E *soy sauce*, zu den ↗ *Würzen* zählendes Produkt der asiatischen Küche (vgl. • *makrobiotische Ernährung*), ↗ *Soja*, Tab. 1.

Solanaceae, bot. Bezeichnung der ↗ *Nachtschattengewächse*.

Solanin, *Solatunin*, E *solanine*, ein • *Alkaloid*, bestehend aus dem Aglycon Solanidin mit Steroidgrundstruktur (Abb., vgl. ↗ *Tomatin*) und einer Zuckerkomponente. Es kommt in Teilen verschiedener Nachtschattengewächse (*Solanaceae*) wie unreifen • *Kartoffeln* oder grünen Tomaten vor. Die S.-Gehalte grüngefärbter Bereiche von Kartoffeln können ab einer Größenordnung von 2–5 mg/kg Körpergewicht Vergiftungserscheinungen hervorrufen. Die Gehalte in grünen Tomaten variieren sortenabhängig, sind im Allgemeinen höher. Zur Symptomatik einer S.-Intoxikation zählen Kopfschmerzen, Übelkeit, Erbrechen, Diarrhöen sowie Magen- und Darmreizungen. Bei schweren Krankheitsfällen können Lähmungen und Störungen des Herz-Kreislaufsystems auftreten. S. kann zur Hämolyse der Erythrocyten führen (↗ *Saponine*) und Störungen im ZNS verursachen.

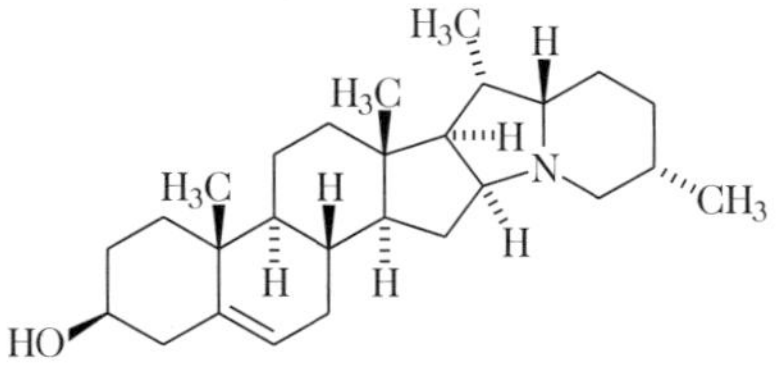

Solanin. Struktur des Aglycons Solanidin.

Solanum, bot. Gattung der ↗ *Nachtschattengewächse* (*Solanaceae*), zu der u.a. die ↗ *Aubergine* (*S. melongena*) und die ↗ *Kartoffel* (*S. tuberosum*) gehören.

Solatunin, Syn. für ↗ *Solanin*.

Sole, E *brine*, 1) natürliches Quellwasser, dessen Kochsalzgehalt mehr als 1,5% beträgt. Schwächer salzhaltige Quellwässer nennt man • *Kochsalzwässer*. S. wird u.a. für die Herstellung von künstlichen Mineralwässern (↗ *Tafelwasser*) verwendet.
2) Heilbad mit Nutzen einer Solequelle.

Sollgewicht, ↗ *Normalgewicht*.

Somatogramm, E *growth chart*, grafische Auftragung des Alters gegen die Körpergröße. In der ↗ *Pädiatrie* dient das S. ähnlich wie die Perzentilenkurven zum ↗ *Kopfumfang* zur Beurteilung einer normalen bzw. gestörten körperlichen Entwicklung.

Somatoliberin, *Somatotropin-freisetzendes Hormon*, E *growth hormone-releasing factor, GRF*, ein 44AS-Peptidamid aus dem Hypothalamus, das die Sekretion des Wachstumshormons (↗ *Somatotropin*) stimuliert. Es wurde neben kürzeren Sequenzen (1–40 und 1–37) aus pankreatischen Tumoren isoliert. Obgleich S. vorrangig im Hypothalamus synthetisiert wird, konnte SRH-Immunreaktivität auch im Gastrointestinaltrakt, in der Plazenta, im Rückenmark sowie in Menschen- und Rattenmilch nachgewiesen werden. Während der Prozessierung von Prä-Pro-h-SRH wird das kryptische Peptid • *Anorectin* gebildet. SRH stimuliert sowohl die Transcription des Somatotropin-Gens als auch die Freisetzung von Somatotropin in der Hypophyse über einen Anstieg der Konzentrationen von cAMP, Arachidonsäure und Prostaglandin E2.

somatosensorische Wahrnehmung, E *somatosensory perception*, ↗ *Mundgefühl*.

Somatostatin, *Somatotropin-Freisetzung inhibierendes Hormon*, *SIH*, E *somatostatin*, H-Ala^{1}-Gly-Cys-Lys-Asn^{5}-Phe-Phe-Trp-Lys-Thr^{10}-Phe-Thr-Ser-Cys-OH, ein 14AS-Peptid, das nicht nur die hypophysäre Sekretion des ↗ *Somatotropins* hemmt, sondern auch inhibierend in die Sekretion fast aller HVL-Hormone eingreift. Weiterhin hemmt SIH die Sekretion von Gewebshormonen des Magen-Darm-Traktes (↗ *Gastrin*) sowie die Insulin- und Glucagonfreisetzung im Pankreas. Das dem S. ähnliche Urotensin II kommt in Fischen vor und zeigt in Säugern keine SIH-Effekte. Außer in verschiedenen endokrinen Drüsen, in der Schleimhaut des Magen-Darm-Traktes und in den • *D-Zellen* der Langerhans-Inseln des • *Pankreas* wurde SIH auch im zentralen und peripheren Nervensystem nachgewiesen, wobei es extrahypothalamisch als Neurotransmitter und im Hypothalamus-Adenohypophysen-System als Neurohormon wirkt. Der Rezeptor des S., von dem zwei Subtypen bekannt sind, gehört zu den G-Protein-gekoppelten Rezeptoren. Die erste gentechnologische Synthese eines Peptidhormons wurde 1977 am Beispiel des SIH erfolgreich durchgeführt.

Die Biosynthese verläuft über das aus 121 Aminosäuren aufgebaute Prä-Pro-Somatostatin, in dem die SIH-Sequenz C-terminal enthalten ist.

Somatotropin, *somatotropes Hormon*, *STH*, *Wachstumshormon*, E *growth hormone*, *GH*, *somatotropin*, ein Einketten-Protein (M_r 21,5kDa) mit 191 Aminosäurebausteinen und zwei intramolekularen Disulfidbrücken. Das zirkulierende S. kommt in verschiedenen Formen vor. So unterscheidet man *little STH* (Monomer), *big STH* (Dimer) und *big-big STH* (Oligomer, >60kDa) neben anderen Varianten. S. beeinflusst zusammen mit anderen Hormonen (Insulin, Schilddrüsenhormone u.a.) Wachstum, Differenzierung und ständige Erneuerung der lebenden Substanz. Es stimuliert insbesondere das Wachstum des Epiphysenknorpels und damit das Längenwachstum der Knochen. STH wird im Hypophysenvorderlappen unter der Kontrolle der Hypothalamushormone • *Somatoliberin* und • *Somatostatin* gebildet. S. bewirkt in Leber und Niere die Ausschüttung von Somatomedinen, die die wachstumsfördernde Wirkung größtenteils vermitteln. Das menschliche STH wurde 1956 erstmalig isoliert. Die Aminosäuresequenzen anderer Spezies unterscheiden sich sowohl in der Kettenlänge als auch im Homologiegrad. Beim Menschen wirkt nur das STH der Primaten. Recht gering sind die Sequenzunterschiede zum Prolactin und zum Plazentahormon Human-Chorionsomatomammotropin (HCS), das ähnliche Wirkungen wie das STH und Prolactin besitzt. Durch die 1979 erstmalig gelungene gentechnologische Bereitstellung des STH sind gute Voraussetzungen gegeben für eine therapeutische Nutzung bei hypophysärem Zwergwuchs, Muskeldystrophie, Osteoporose, blutenden Magengeschwüren u.a.

Der Einsatz von STH für transgene Organismen ist Gegenstand der aktuellen Diskussion (vgl. Essay: • *Gentechnik und Lebensmittel*).

Somogyi-Effekt, *Gegenregulationsdiabetes*, E *rebound hyperglycaemia*, Erhöhung der Blutzuckerwerte (↗ *Hyperglycämie*) nach einer Unterzuckerung (↗ *Hypoglycämie*) als Folge gegenregulatorischer Maßnahmen (verstärkte Glucagon-Sekretion). Die reaktiven Hyperglycämien kommen vor allem früh morgens, nach nächtlichen, häufig unbemerkten, Hypoglycämien vor. Es ist wichtig, dass der S. diagnostiziert wird, da eine weitere Insulinüberdosierung als Reaktion auf die Hyperglycämie die Verstärkung des Effektes bewirkt und auf Dauer eine Abschwächung der Insulinwirkung zur Folge hat. Der S. ist relativ selten. Er kann durch die Reduktion der basalen Insulindosis ausgeschaltet werden.

Sonde, E *probe*, in der Medizin röhrenförmiges, meist biegsames Instrument, das in bestimmte Körperhohlräume für diagnostische oder therapeutische Zwecke eingeführt wird. S. bestehen in der Regel aus Polyurethan oder Silikonkautschuk und weisen einen Außendurchmesser von etwa 1,2–1,4mm auf. Es gibt eine Reihe verschiedener Sondenarten. Dabei unterscheidet man zwischen Darmrohren, die z.B. zum Zwecke der präoperativen Darmreinigung eingesetzt werden, sowie Magen-, Dünndarm-, Kompressions- und Ernährungssonden (↗ *Ernährungsfistel*). Letztere werden im Rahmen der ↗ *enteralen Ernährung* bei gestörtem Schluckakt eingesetzt. Je nachdem, wo und wie die S. eingeführt wird, unterscheidet man verschiedene Formen der ↗ *Sondierung*.

Sondenernährung, E *tube feeding*, Syn. für ↗ *enterale Ernährung*.

Sondennahrung, E *tube feed*, Nahrung, die über eine Ernährungssonde oder -fistel verabreicht wird (↗ *enterale Ernährung*).

Sonderdiäten, E *special diets*, Kostformen, die zur Behandlung relativ seltener Krankheitsbilder eingesetzt werden, um diese positiv zu beeinflussen. Bei den so genannten ↗ *dermatologischen Di-*

ätformen unterscheidet man Erkrankungen, die durch einen Nährstoffmangel ausgelöst werden, von Krankheiten, deren Symptomatik sich durch das Meiden von bestimmten Nahrungsbestandteilen verbessern lässt (Allergien, Intoleranzen). Selten vorkommende Störungen des Aminosäurestoffwechsels bedürfen ebenfalls einer adäquaten Ernährung (↗ *Aminosäurenmischungen*). Die bekannteste aminosäuredefinierte Diät stellt dabei die zur Behandlung der ↗ *Phenylketonurie* (PKU) geeignete S. dar. Bei erblichen Enzymdefekten, wie z.B. der hereditären Fructoseintoleranz, kommen ebenfalls S. zum Einsatz. Zu den S. können weiterhin diagnostische Kostformen (z.B. Eliminationsdiäten) sowie diverse so genannte Außenseiterdiäten gezählt werden. Eine genaue Eingrenzung des Begriffs S. ist jedoch nicht möglich. ↗ *rationelle Diätetik*.

Sondierung, E *sounding*, *probing*, in der Medizin die Einführung und Befestigung einer • *Sonde* für Diagnostik und/oder Therapie. Je nachdem, wo das Ende der Sonde mündet, unterscheidet man zwischen intragastralen (Magen), intraduodenalen (Duodenum bzw. Zwölffingerdarm) und intrajenunalen (Jejunum bzw. Leerdarm) Sondierungsformen. Eine weitere Form der S. stellt die perkutane endoskopische Gastrostomie (PEG) dar.

Sonnenblume, bot. *Helianthus annuus*, E *sunflower*, vermutlich in Mittel- bis Südamerika beheimatete, zunächst in Nordamerika kultivierte Pflanze der Familie der Korbblütler (Compositae), die sowohl als Zierpflanze als auch als Lieferant für • *Ölsaat* angebaut wird. Haupterzeugerländer sind heute die Staaten der ehemaligen Sowjetunion, Argentinien, USA und Frankreich. Sonnenblumenkerne (E *sunflower seed*) enthalten ca. 50% Fett, davon ca. 27% einfach ungesättigte und 57% mehrfach ungesättigte Fettsäuren. Sie zeichnen sich außerdem durch einen hohen Gehalt an Eiweiß (22,5%), Vitamin E (2,5mg/100g), B_6 (0,6mg/100g) und Folsäure (90µg/100g) aus. S. werden überwiegend zur Herstellung von ↗ *Sonnenblumenöl* genutzt, das z.T. zu Margarine weiterverarbeitet wird oder auch in der Lackindustrie genutzt wird. Der Presskuchen dient als Viehfutter.

Sonnenblumenöl, E *sunflower seed oil*, • *pflanzliches Fett*, gepresst oder extrahiert aus den Früchten (Achänen) der • *Sonnenblume*. Das Fettsäuremuster ist ähnlich dem des ↗ *Distelöls* mit etwas niedrigerem Linolsäuregehalt (48–74%, in kälteren Regionen höher als in wärmeren), 14–39% Ölsäure, 8–14% Palmitin- und Stearinsäure, <0,2% α-Linolensäure. S. kann kaltgepresst verwendet werden, wenn man das Wachs aus den Schalen abfiltriert, die Hauptmenge wird aber raffiniert und winterisiert (↗ *Winterisierung*) als geschmacksneutrales Speiseöl für die Kalt- und Heißanwendung und als Rohstoff für Margarine und Spezialfette. Wegen des hohen Gehaltes an ↗ *Linolsäure* wird S. für die ↗ *fettmodifizierte Kost* empfohlen.
Neuzüchtungen mit hohem Ölsäuregehalt (>80%) wurden entwickelt (↗ *Trisun*®).

Sonnenkost, Syn. für die Extremdiät ↗ *Fit für's Leben*.

Soor, veralt. für Infektionen mit ↗ *Candida albicans*.

Sorbate, E *sorbates*, Salze der ↗ *Sorbinsäure*.

Sorbinsäure, *trans-2,4-Hexadiensäure* (E200), E *sorbic acid*, und ihre Salze, die Sorbate (E 202, E 203, ADI 25mg, Abb.), sind die wichtigsten • *Konservierungsstoffe*. Die nach ihrem Vorkommen in den Früchten der Eberesche (*Sorbus aucuparia*) benannte S. wird wie natürliche Nahrungsfettsäuren metabolisiert, ist also physiologisch unbedenklich; über seltene Unverträglichkeitsreaktionen wird berichtet. Sie hat ein breites Wirkungsspektrum und beeinflusst von allen Konservierungsstoffen Farbe, Geruch und Geschmack der Lebensmittel am wenigsten. Die antimikrobielle Wirkung richtet sich vorzugsweise gegen Schimmelpilze und Hefen, es werden aber auch viele Bakterien gehemmt. Angewendet werden neben S. (E 200) das leicht wasserlösliche • *Kaliumsorbat* (E 202) und für Spezialzwecke • *Calciumsorbat* (E 203) bei Fettemulsionen, wie Margarine, Mayonnaise und Feinkostsalaten, Käse, Rohwurst, Trockenfisch, Essig- und anderen Sauerkonserven, Oliven, Obstprodukten, wie Trockenobst, Konfitüren, Gelees und Säften, alkoholfreien Getränken, Wein, Feinen Backwaren und Süßwarenfüllungen.

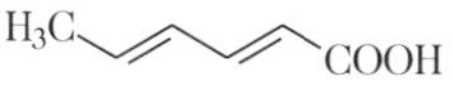

Sorbinsäure – Beispiel für eine Konjugensäure.

D-Sorbit, *D-Sorbitol*, *D-Glucitol*, (E 420, Abb. ↗ *Sorbitan-Fettsäureester*), E *sorbitol*, ein • *Zuckeralkohol*, der nach seinem Vorkommen in den Früchten der Eberesche (*Sorbus aucuparia*) benannt ist. In Insulin-unabhängigen Geweben entsteht S. durch Katalyse des Enzyms Aldose-Reduktase und wird weiter zu ↗ *Fructose* umgesetzt. Dieser sog. ↗ *Polyolweg* führt bei einem Überangebot von Glucose (Diabetes mellitus) zur ↗ *Katarakt*-Bildung. *Sorbit-Intoleranz*: Unverträglichkeit von D-S. bei ↗ *hereditärer Fructose-Intoleranz*.

Lebensmitteltechnologische Bedeutung: S. als • *Zusatzstoff* ist ein durch Hydrierung von Glucose hergestellter • *Zuckeraustauschstoff*, der gut hydrolyse-, temperatur- und lagerstabil ist. S. wird insulinunabhängig metabolisiert und ist deshalb für Diabetiker verträglich (Diabetikerzucker). Er wird energetisch nicht voll verwertet, hat etwa die halbe

Süßkraft von Saccharose, einen reinen Süßgeschmack und ist nicht kariogen. S. wird in Süßwaren und Feinen Backwaren auch als • *Feuchthaltemittel* benutzt.

Sorbitanester von Speisefettsäuren *Sorbitanfettsäureester* (E 491–495), Ⓔ *sorbitan esters of fatty acids*, Partialester des • *Sorbits* und seiner Anhydride mit Speisefettsäuren (Abb.), die als • *Zusatzstoffe* eingesetzt werden (Tab.). Sie dienen als • *Emulgatoren*. S. stabilisieren die Kristallstrukturen in Fetten, dienen als ↗ *Schaummittel* und verbessern die Fließfähigkeit von flüssiger Margarine und anderen Fettemulsionen. Sie werden angewendet in emulgierten Soßen, Fettemulsionen, Margarine, Schlagschäumen, Feinen Backwaren, Füllungen, Speiseeis, Schokolade, Kaffeeweißern, Desserts und Kaugummi.

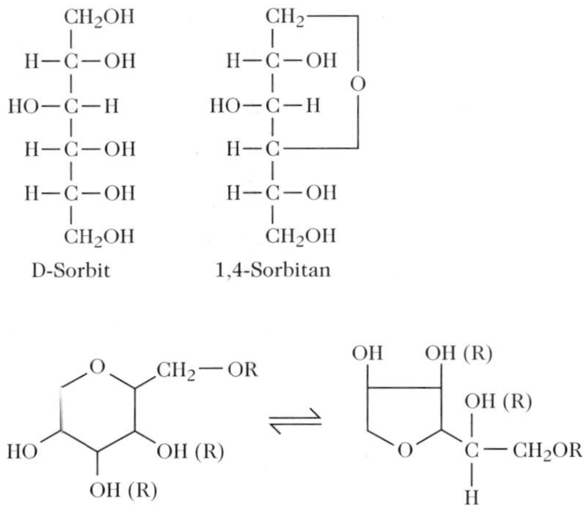

Sorbitanester von Speisefettsäuren. *Oben:* D-Sorbit und das davon abgeleitete 1,4-Sorbitan(hydrid). *Unten:* Isomere Formen der Sorbitanester, R = Fettsäurerest.

Sorbitanfettsäureester. Tab. Zugelassene Sorbitanfettsäureester.

E-Nr.	Substanz
E 491	Sorbitan-Monostearat
E 492	Sorbitan-Tristearat
E 493	Sorbitan-Monolaurat
E 494	Sorbitan-Monooleat
E 495	Sorbitan-Monopalmitat

Sorbitol, Syn. für ↗ *D-Sorbit*.

Sorbose, Ⓔ *sorbose*, • *Monosaccharid*, das zu den Ketohexosen gehört. S. kommt z. B. in den Beeren der Eberesche vor. Das Isomer L-S. ist ein Zwischenprodukt der großtechnischen Synthese von L-Ascorbinsäure und wurde auch als ↗ *Zuckeraustauschstoff* vorgeschlagen.

Sorghumhirse, *Mohrenhirse*, *Kaffernhirse*, Ⓔ *sorghum*, Sammelbezeichnung für verschiedene Hirsearten, die z. T. überregionale Bedeutung besitzen, darunter *Sorghum bicolor*, die weltweit wichtigste Hirseart. ↗ *Hirse*.

Sozialassistent/in, ↗ *Ausbildungsberufe im Bereich Ernährung/Hauswirtschaft* Tab.

Sozialisation, Ⓔ *socialization*, die Aneignung von gruppen-/gesellschaftstypischen Verhaltensweisen, Normen und Interaktionsmustern im Rahmen der • *Entwicklungsphasen* des Individuums. Hierunter fällt auch die • *sekundäre Ernährungserziehung*. Störungen der S. können zugleich Ursache und Folge von ↗ *Essstörungen* und ↗ *Sucht* sein.

Sozialwissenschaften, *Gesellschaftswissenschaften*, Ⓔ *social sciences*, Sammelbezeichnung für Wissenschaften, die sich mit dem Verhalten des Menschen in der Gesellschaft befassen, z. B. Soziologie, Pädagogik, Psychologie, Wirtschaftswissenschaften, Ethnologie, politische Wissenschaften sowie Geschichte.

Soziologie des ländlichen Raumes, Ⓔ *agricultural sociology*, Syn. für ↗ *Agrarsoziologie*.

Spargel, bot. *Asparagus officinalis*, Ⓔ *asparagus*, in Europa beheimatete, mehrjährige, zu den Liliengewächsen (*Liliaceae*) gehörende Pflanze, deren junge Sprosse als Gemüse verzehrt werden. Sie wurde schon von den alten Griechen und Römern genutzt und galt z. T. als Heilpflanze zur Anregung des Stoffwechsels und Unterstützung der Leber-, Lungen- und Nierenfunktion. Spargelsprossen und -kraut werden in der Naturheilkunde als Diuretikum eingesetzt.

Unterschieden wird der weiße Spargel, der unter Lichtentzug unter Erddämmen gezogen wird und der grüne S., der auf ebenen Beeten unter vollem Lichteinfluss wächst und daher Chlorophyll und vermehrt geschmacksbestimmende Inhaltsstoffe ausbildet. Daneben gibt es noch violetten Spargel, bei dem sich durch Bildung von Anthocyanen unter Lichteinfluss der obere Teil der Stange rosa bis violett färbt, wobei ein Teil der Stange je nach Sorte weiß oder grün sein muss.

In Deutschland beträgt die jährliche Erntemenge ca. 50.000 t, der Verzehr liegt bei 1,3 kg heimischem und 0,9 kg importiertem Spargel pro Kopf und Jahr.

S. wird frisch vermarktet oder in Konserven angeboten. Er wird weiterhin zu Trockengemüse verarbeitet, das v. a. zur Herstellung von Spargelsuppe dient. Grüner S. zeichnet sich gegenüber weißem durch einen höheren Vitamingehalt, v. a. bei β-Carotin und Vitamin C aus. Die charakteristischen aromagebenden Substanzen sind Vanillin und Methyl-thioalkohol (=Methylmercaptan). Der charakteristische Geruch des Harns nach dem Verzehr von S. wird durch Methylmercaptan bewirkt.

Spargelkohl, Syn. für ↗ *Brokkoli.*

spastisches Colon, Syn. für ↗ *Colon irritabile.*

Spät-Dumping-Syndrom, E *late dumping syndrome*, spezielle Symptomatik des • *Dumping-Syndroms*, bei der es etwa 1–2h nach der Nahrungsaufnahme zu einer ↗ *Hypoglycämie* mit den damit verbundenen Symptomen (z.B. Schwächegefühl, Schweißausbruch und Konzentrationsschwierigkeiten) kommt. Der rasche Eintritt des Speisebreis in den Dünndarm führt zu einer gesteigerten Resorption von Kohlenhydraten (v.a. von Zucker). Der dadurch bedingte rapide Blutzuckeranstieg löst eine reaktive Insulinsekretion aus, die den Blutglucosespiegel unter die Norm absinken lassen. Neben den diätetischen Maßnahmen (vgl. • *Dumping-Syndrom*) scheint sich die Zufuhr von Substanzen, die die Glucoseresorption verlangsamen (↗ *α-Glucosidase-Inhibitoren*), positiv auf das Krankheitsbild auszuwirken.

Spätgestose, *EPH-Gestose, Gestose*, E *late gestation disorder*, früher übliche Bezeichnung für typische schwangerschaftsspezifische Erkrankungen, die in der Spätschwangerschaft (drittes Trimenon) auftreten. Sie werden heute als ↗ *hypertensive Schwangerschaftserkrankungen* bezeichnet.

Spätmahlzeit, E *bedtime meal*, ↗ *Mahlzeiten.*

SPE, Abk. für ↗ *Saccharose-Polyester.*

Speichel, 1) *Mundspeichel, Saliva*, E *saliva*, Sekret der • *Mundspeicheldrüsen*, die Zusammensetzung des S. ist je nach bildender Speicheldrüse unterschiedlich (Glandula parotis bildet kein ↗ *Mucin*) und variiert mit der Rate der ↗ *Speichelsekretion.* S. enthält

– Enzyme: ↗ *α-Amylase* (= Ptyalin), Zungengrundlipase (sie wirkt erst im sauren Magensaft und ist besonders bei Säuglingen von Bedeutung für die Verdauung, ↗ *Lipasen*, ↗ *Verdauungsenzyme*), ↗ *Lysozym* (antibakteriell),

– ↗ *Mucine*: sie machen den Speisebrei im Zuge des Kauens/der Einspeichelung gleitfähig (Vorraussetzung für den Schluckakt),

– Elektrolyte (v.a. Na^+, K^+, Cl^- und HCO_3^- [Alkalisierung]), Jodid-, Thiocyanat- und Nitrat-Ionen, letztere können zur Bildung von ↗ *Stickstoffmonoxid* und ↗ *Nitrosaminen* führen.

S. transportiert lösliche Geschmacksstoffe zu den Geschmackszellen der Zunge. Die Benetzung der Mundschleimhaut und der Zähne ist wichtig für störungsfreies Sprechen und die Zahngesundheit (Neutralisierung zahnschädigender Säuren). Eine Verdünnung (ebenso wie fehlende Speichelsekretion) des S. ist die Ursache dafür, dass es bei Kindern durch „Dauernuckeln" selbst von reinem Wasser zum sog. ↗ *Nursing-Bottle-Syndrom* kommen kann. Durch das Einwirken des Enzyms α-Amylase beginnt die Verdauung von Stärke und Glycogen zu Dextrinen, Maltotriose und Maltose. Dadurch wird auch die Viskosität des Speisebreis gesenkt und das Schlucken erleichtert. Durch Lysozym, sekretorisches IgA, Rhodanidionen und Thiocyanat besitzt S. antimikrobielle und antivirale Eigenschaften.

2) *Bauchspeichel*, Syn. für ↗ *Pankreassekret.*

Speichelabsonderung, Syn. für ↗ *Speichelsekretion.*

Speicheldrüsen, E *salivary glands*, ↗ *Mundspeicheldrüsen.*

Speichellocker, E *salivants*, Substanzen bzw. Nahrungs-/Genussmittel, die reflektorisch die ↗ *Speichelsekretion* steigern, z.B. Zitronensaft, Kaugummi, ↗ *Capsaicin* aus Paprika-Arten. S. werden therapeutisch u.a. bei Speicheldrüsenentzündungen eingesetzt.

Speichelsekretion, *Speichelabsonderung*, E *salivary secretion, salivation*, die Abgabe von • *Speichel* durch die ↗ *Mundspeicheldrüsen*, welche neuronal (nicht hormonell) reguliert wird (Steigerung durch Stimulation des Parasympathicus, Hemmung bei Stimulation des Sympathicus). Die Rate der S. variiert zwischen 0,5 (Basalrate) und 7,5ml/min bei reflektorischer Steigerung (pro Tag etwas 1–2l). Eine ausreichende S. ist für störungsfreies Schlucken notwendig (↗ *Schluckstörungen*). Vermindernd auf die S. (Oligosialie) wirken neben Wasserverlust des Körpers, Stress und depressive Erkrankungen (auch bei Essstörungen!) sowie Medikamente (z.B. Psychopharmaka, Antihypertensiva). Steigernd wirken sog. • *Speichellocker* (stark saure oder scharfe Substanzen, Pharmaka wie Pilocarpin oder • *Eledoisin*) und Kaubewegungen. Bedingte Reflexe (wie beim Pawlowschen Hund; ↗ *Pawlow*) scheinen beim Menschen nur eine geringe Rolle bei der Stimulation der S. zu spielen. Das Gefühl, das der Gedanke an Speisen „Wasser im Munde zusammenlaufen" lässt, wäre dann eher ein Bewusstwerden der konstitutiv vorhandenen Speichelmenge. Der Speichelfluss ist oft im 2.–4. Monat der Schwangerschaft erhöht (vgl. • *Sialorrhö*).

Speicherlipide, E *storage lipids*, Syn. für ↗ *Depotfett.*

Speichersubstanzen, Syn. für ↗ *Reservestoffe.*

Speien, ↗ *AR-Nahrungen*, ↗ *Aufstoßen.*

Speise, *Menü, Menükomponente*, E *dish*, verzehrfertige rohe, gegarte oder anders zubereitete Lebensmittel. Einerseits kann eine S. aus nur einem Lebensmittel bestehen, z.B. aus dem verzehrfertigen (gewaschenen) Apfel, andererseits kann sie eine Mischung aus mehreren Lebensmitteln sein, die nach einem Rezept kombiniert werden, z.B. ein angemachter Apfel-Möhrensalat oder ein Hühner-Nudeleintopf. Wesentliches Kennzeichen der Speise ist der verzehrfertige Zustand.

Speisebrei, Ⓔ *chyme*, Syn. für ↗ *Chymus*.

Speiseeis, Ⓔ *icecream*, nach den ↗ *Leitsätzen* des Deutschen ↗ *Lebensmittelbuchs* eine durch einen Gefrierprozess bei der Herstellung in einen festen oder pastenartigen Zustand gebrachte Zubereitung, die gefroren in den Verkehr gebracht wird und dazu bestimmt ist, in diesem Zustand verzehrt zu werden. Etwa 80% des Speiseeises werden industriell, der Rest in Eisdielen, Konditoreien und Softeis-Automaten hergestellt. S. wird, abhängig von der Eissorte, aus Milch oder Milcherzeugnissen, Sahne bzw. Sahnepulver, Butter, Eiern, Zuckerarten, Früchten, Pflanzenfett, Stabilisatoren und Emulgatoren, Aromen, färbenden Lebensmitteln und je nach Geschmacksrichtung noch anderen Zutaten hergestellt. Die verkehrsübliche Zusammensetzung wird in den Leitsätzen des Deutschen Lebensmittelbuchs beschrieben. Danach werden neun Speiseeissorten unterschieden (Tab. 1).
Eis ist leicht verderblich. Für die Herstellung von Eiscreme, Fruchteiscreme, Einfacheiscreme und Eis mit Pflanzenfett muss der Ansatz deshalb pasteurisiert werden, wobei hitzeempfindliche Zutaten nach dem Pasteurisieren zugegeben werden.
Die Zusammensetzung von Eis ist deutlich abhängig von der Sorte. Durch seinen oft hohen Fett- und Zuckergehalt ist es energiereich und weist eine geringe Nährstoffdichte auf. S. auf Milchbasis enthält jedoch nennenswerte Gehalte an Vitaminen und Mineralstoffen aus der Milch (Tab. 2).

Speisefette, Ⓔ *edible fats*, Fette für Ernährungszwecke, die bei 20°C fest oder halbfest sind (↗ *Speisefette und -öle*).

Speisefette und -öle, häufig syn. gebraucht: • *Nahrungsfette*, Ⓔ *culinary/edible fats and oils*, nach den ↗ *Leitsätzen* des Deutschen ↗ *Lebensmittelbuchs* pflanzliche und tierische Fette (• *Speisefette*, • *Speiseöle*), die aus Samen, Früchten oder dem Fettgewebe von Schlachttieren und Schlachtgeflügel sowie aus Fischen stammen und fast ausschließlich aus ↗ *Triglyceriden* bestehen mit geringen Mengen an natürlichen ↗ *Fettbegleitstoffen* und, so weit zulässig, Zusatzstoffen (vgl. • *Umesterung*). Milchfett und Fettemulsionen (Butter, Margarine = ↗ *Streichfette*) gehören definitionsgemäß nicht zu den S. In der Ernährungspraxis wird der Begriff auch als Syn. für • *sichtbares Fett* gebraucht.

Speiseeis. Tab. 1. Sorten.

Bezeichnung	Besonderheiten
Cremeeis, Eiercremeeis	aus mind. 50% Milch und auf einen Liter Milch mind. 270g Vollei bzw. 90g Eigelb; kein Zusatz von Wasser
Fruchteis	Fruchtanteil mind. 20% (bei Citrusfürchten und anderen sauren Früchten mind. 10%)
Rahmeis, Sahneeis, Fürst Pückler Eis	mind. 18% Milchfett aus Sahne
Milcheis	mind. 70% Milch
Eiscreme	mind. 10% Fett aus Milch
Fruchteiscreme	mind. 8% Fett aus Milch, deutlicher Fruchtgeschmack
Einfacheiscreme	mind. 3% der Fett aus Milch
Eis mit Pflanzenfett	mind. 3% pflanzliches Fett, ggf. deutlicher Fruchtgeschmack
(Frucht)-Sorbet	Fruchtanteil mind. 25% (bei Citrusfrüchten und anderen sauren Früchten mind. 15% Frucht), keine Milchbestandteile

Speisefettsäuren, Ⓔ *fatty acids*, Bezeichnung für ↗ *Fettsäuren*, die in Nahrungsfett vorkommen. Der Begriff wird in lebensmittelrechtlichen Texten verwendet.

Speisegelatine, ↗ *Gelatine*.

Speisekartoffel, ↗ *Kartoffel*.

Speisekleie, Ⓔ *dietary bran*, ↗ *Kleie*.

Speiseeis. Tab. 2: Zusammensetzung der verschiedenen Sorten.

Lebensmittel (100g)	Energie [kcal]	Eiweiß [g]	Fett [g]	Kohlenhydrate [g]	Cholesterin [mg]	Calcium [mg]	Vitamin B_2 [mg]	Vitamin B_6 [mg]	Vitamin B_{12} [µg]
Cremeeis	188	6,7	9,0	20,0	240	180	0,29	0,10	1,0
Einfacheiscreme	133	4,4	3,3	21,4	12	160	0,27	0,06	0,6
Eiscreme	200	3,6	10,0	24,0	30	130	0,25	0,07	0,4
Fruchteis	138	1,5	1,8	29,0	4	46	0,06	0,03	0,1
Milchspeiseeis	145	4,0	4,2	22,8	14	148	0,20	0,05	0,4
Rahmeis	254	1,6	21,5	13,6	76	58	0,10	0,02	0,3

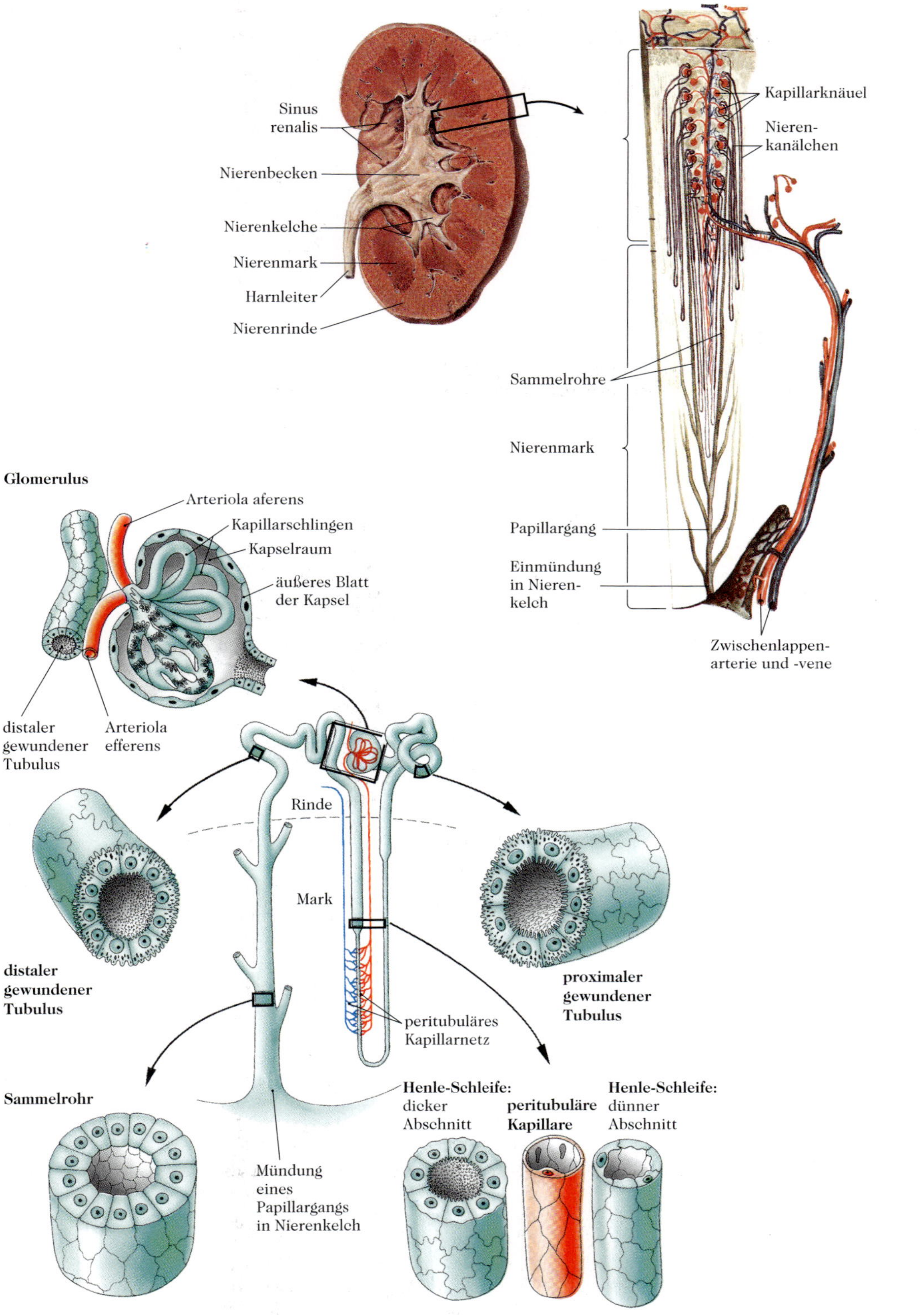

Niere. Aufbau und funktionelle Strukturen der Niere. Erläuterungen im Text. [Aus: E.-J. Speckmann u. W. Wittkowski, *Bau und Funktion des menschlichen Körpers*, 19. Aufl. Urban & Fischer, 2000]

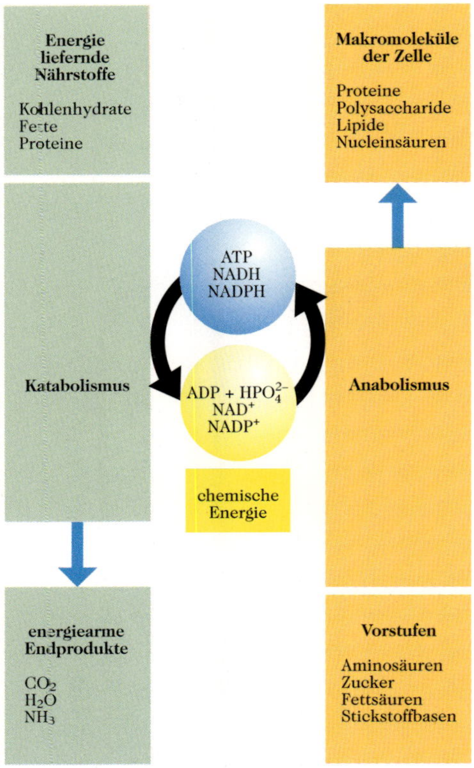

Stoffwechsel. Diagramm der Energiebeziehungen zwischen anabolen und katabolen Prozessen des Stoffwechsels.

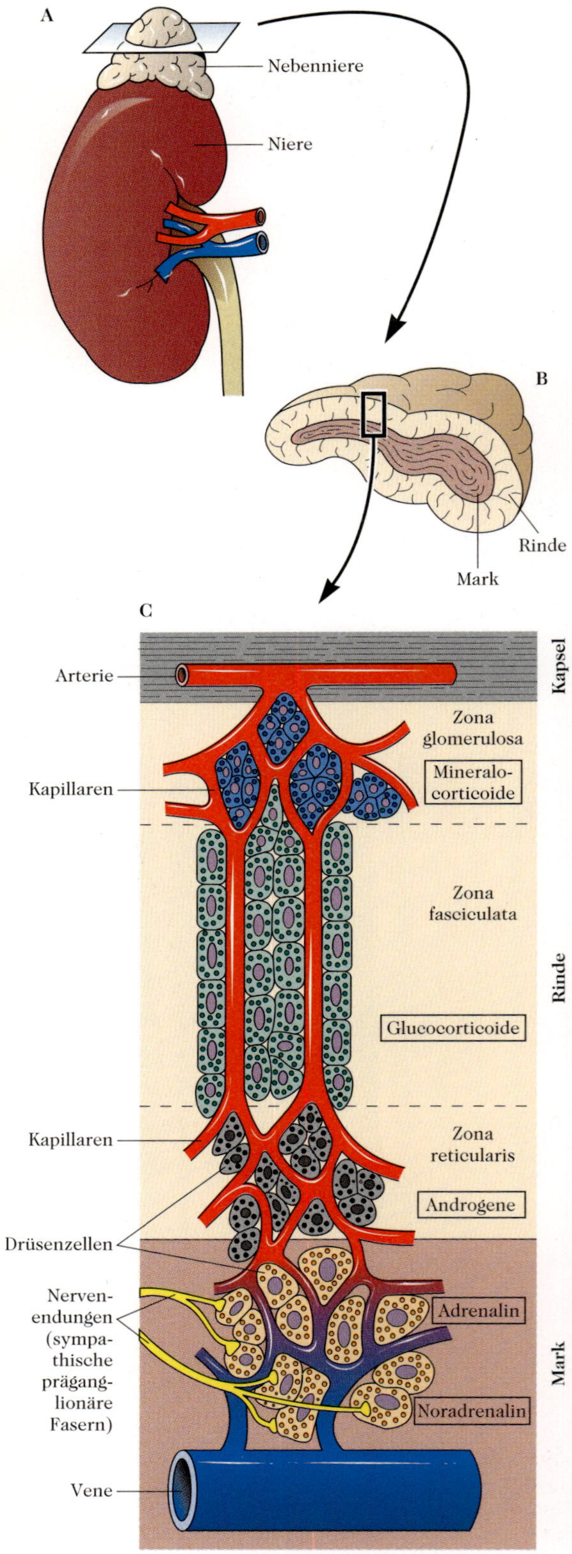

Nebenniere. Lage und funktionelle Bereiche der Nebennieren. [Aus: E.-J. Speckmann u. W. Wittkowski, *Bau und Funktion des menschlichen Körpers*, 19. Aufl. Urban & Fischer, 2000]

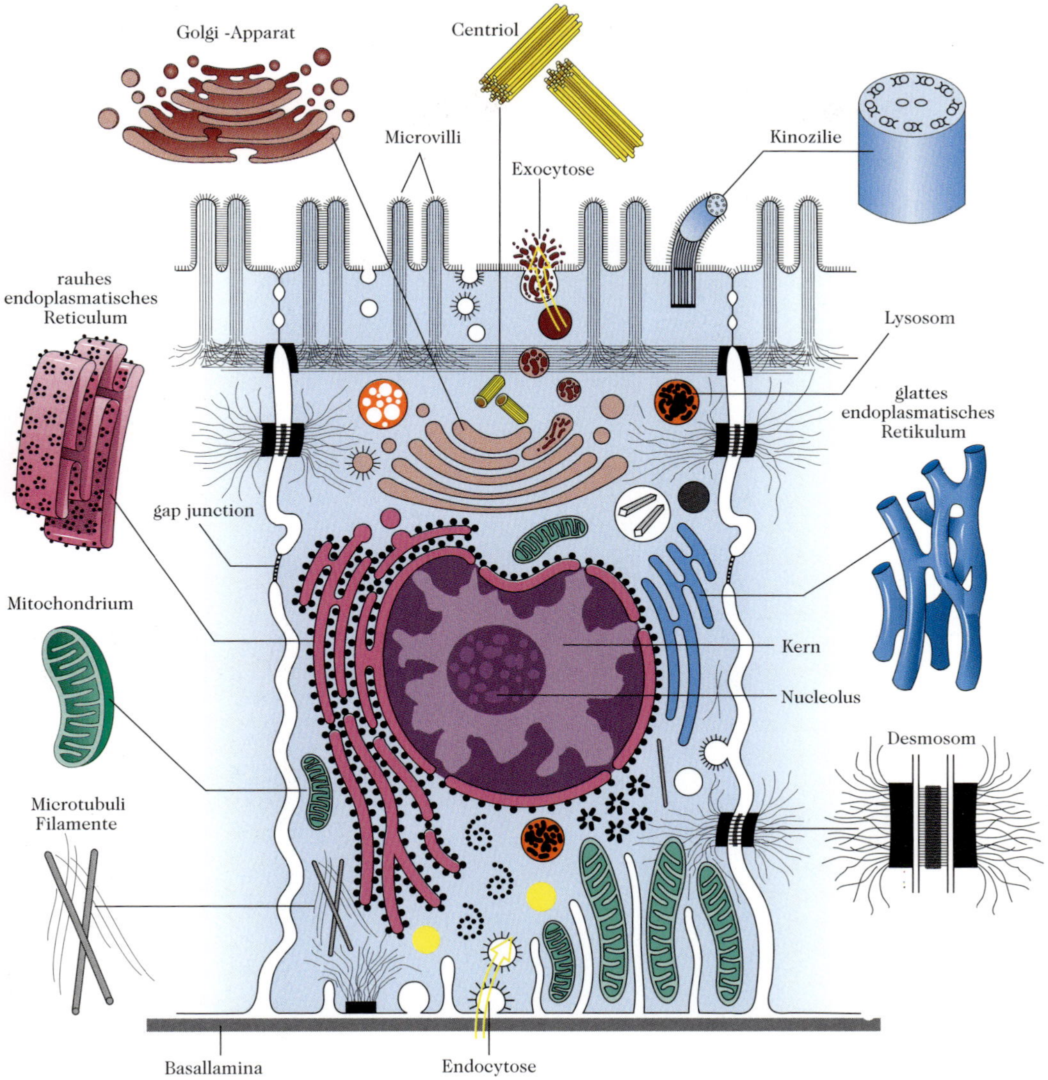

Organellen. Schematische Darstellung der wichtigsten Organellen einer tierischen Zelle. Die farbigen Pfeile kennzeichnen den Substanzfluss über Endocytose, (Transcytose) und Exocytose. [Aus: E.-J. Speckmann u. W. Wittkowski, *Bau und Funktion des menschlichen Körpers*, 19. Aufl. Urban & Fischer, 2000]

Öko-Prüfzeichen. Das Öko-Prüfzeichen (links) wird (mit Übergangsfristen) durch das im September 2001 eingeführte Bio-Siegel (rechts) ersetzt werden.

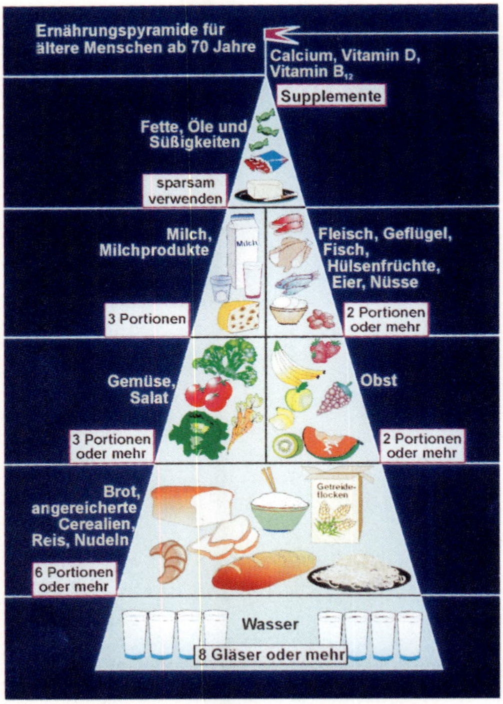

Senioren-Ernährung. Die Ernährungspyramide als generelle Empfehlung für die Senioren-Ernährung. [nach R.M. Russell et al., *J Nutr* 129 (1999) 751-753; Abb. mit freundl. Genehmigung des Arbeitskreises Ernährungs- und Vitaminforschung, Frankfurt]

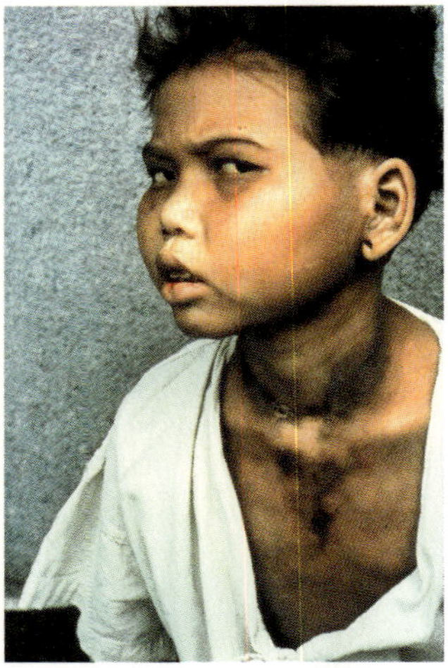

Pellagra. Kind mit pellagrabedingten Hautveränderungen im Bereich des Brustkorbs. Foto: Dialog-Esslingen.

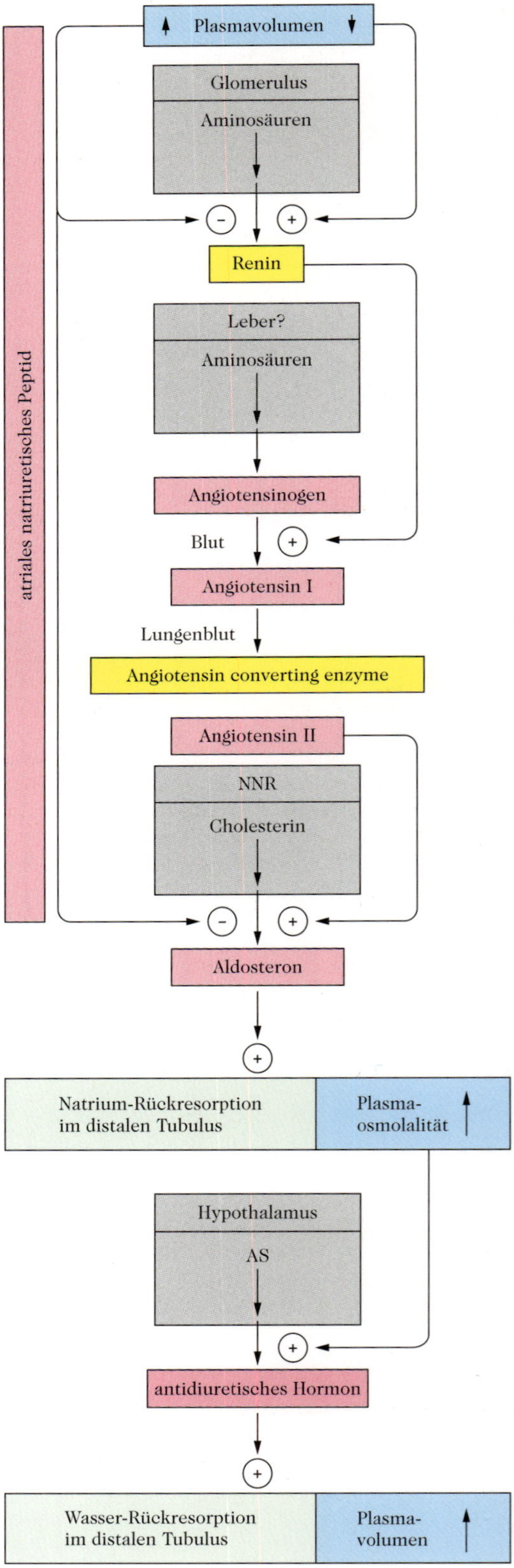

Renin-Angiotensin-Aldosteron-System. Das Rückkopplungssystem zur Sicherstellung einer ausgeglichenen Wasserbilanz. Hellblau: Mess-/Stellgrößen, gelb: beteiligte Enzyme, rosa: beteiligte Hormone, grün: regulierter Prozess. [n. G. Rehner u. H. Daniel, *Biochemie der Ernährung*, Spektrum Akademischer Verlag, Heidelberg, 1999]

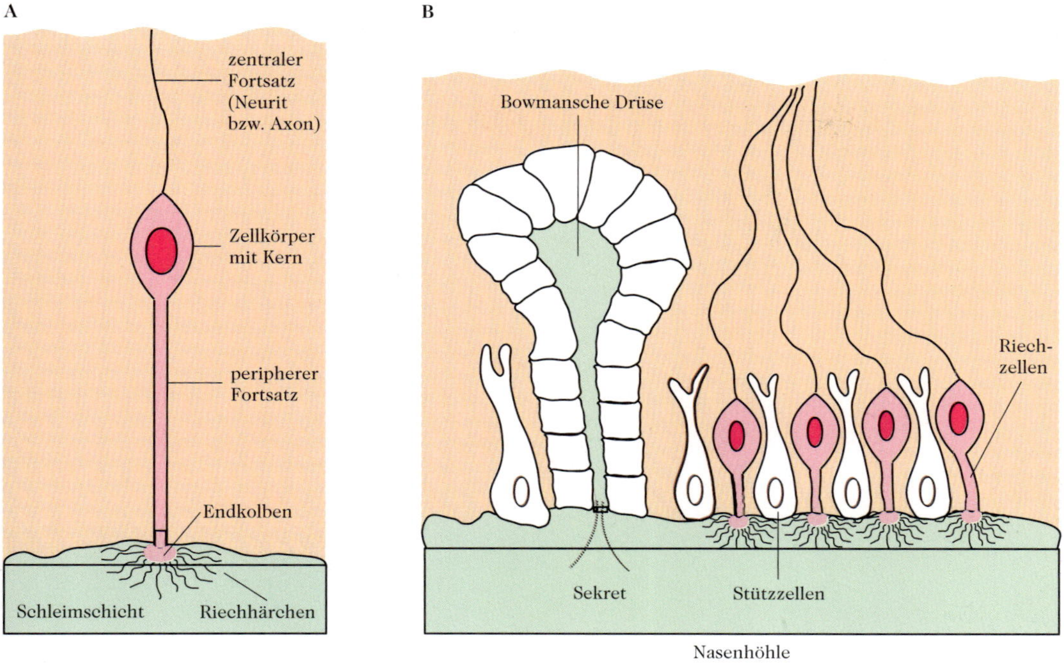

Riechschleimhaut. Aufbau einer Riechzelle (A) und schematische Anordnung der Zellen in der R. (B). [n. G. Rehner u. H. Daniel, *Biochemie der Ernährung*, Spektrum Akademischer Verlag, Heidelberg, 1999]

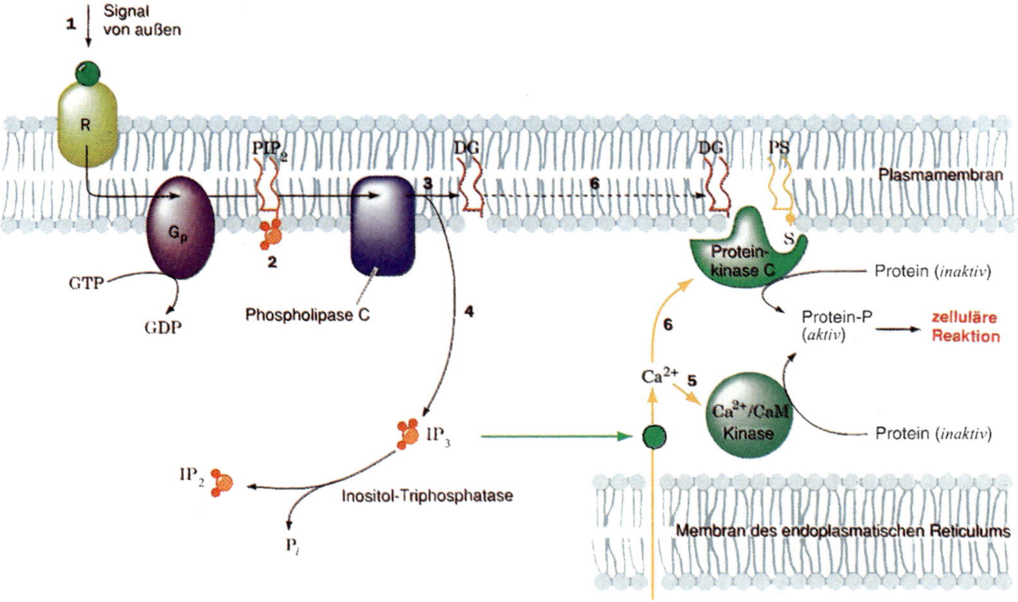

Phosphoinositolkaskade. Bedeutung von PIP_2 bei der Signalübertragung in der Zelle im Rahmen der Phosphoinositolkaskade. (1) Wenn ein Agonist an einen Oberflächenrezeptor R bindet, wird über das G-Protein (2) die Phosphorylase C aktiviert, die dann ihrerseits die Hydrolyse von PIP2 zu Inositoltriphosphat (IP_3) und Diacylglycerin (DG) katalysiert (3). Das wasserlösliche IP_3 sorgt für die Freisetzung von Ca^{2+}, das im endoplasmatischen Reticulum gespeichert ist (4), dieses aktiviert dann u.a. über Calmodulin weitere Vorgänge in der Zelle (5). Das unpolare DG bleibt mit der Membran verbunden und aktiviert dort die Protein-Kinase C, die mehrere Zellproteine phosphoryliert (6) und so deren Aktivität beeinflusst.

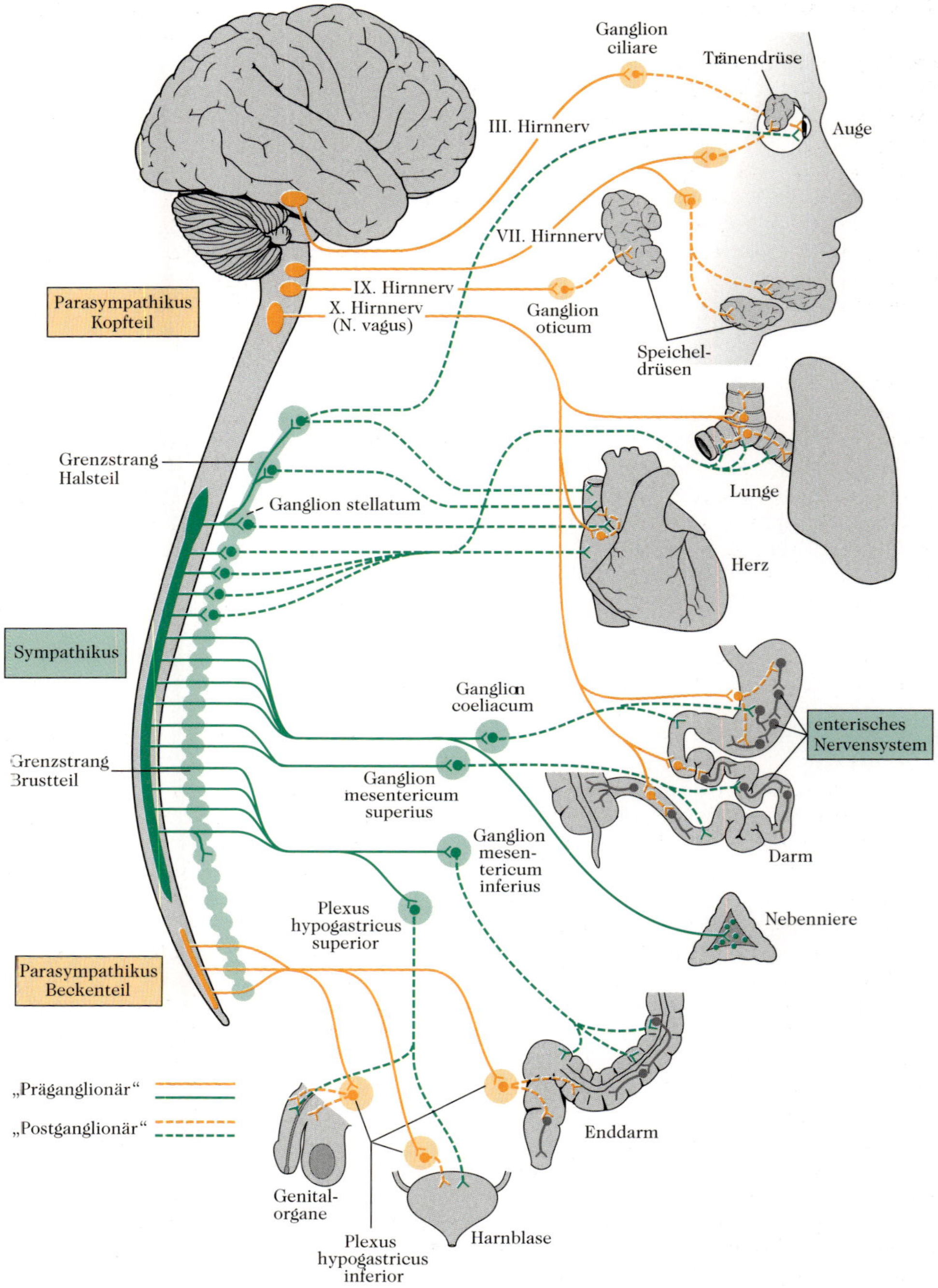

Vegetatives Nervensystem. Organisation und Gliederung des peripheren vegetativen Nervensystems. Grün: Sympathicus; orange: Parasympathicus. [veränd. n.: E.-J. Speckmann u. W. Wittkowski, *Bau und Funktion des menschlichen Körpers*, 19. Aufl. Urban & Fischer, 2000]

Speisenausgabesystem, Syn. für ↗ *Speisenverteilsystem*.

Speisenfolge, Syn. für ↗ *Menü*.

Speise(n)karte, Ⓔ *menu*, ↗ *Speisenplan*.

Speisenplan, Ⓔ *menu*, die Darstellung und Auflistung von Speisen und Speisenfolgen (↗ *Menüs*) für einen bestimmten Zeitraum. Speisenpläne werden in der ↗ *Gemeinschaftsverpflegung* für mindestens eine Woche, vorzugsweise über einen längeren Zeitraum erstellt. Speisenpläne können die Tageskost wie auch einzelne Mahlzeiten ausweisen.

Speisenplangestaltung, Ⓔ *menu planning*. Bei der S. in der Gemeinschaftsverpflegung sind eine Vielzahl von Einflussfaktoren zu berücksichtigen, hauptsächlich aus zwei Bereichen: Der eine Bereich bezieht sich auf die Verpflegungsteilnehmer, die Art und den Standort des GV-Betriebes (↗ *Vollverpflegung* oder ↗ *Teilverpflegung*, ↗ *Anstaltsverpflegung* oder ↗ *Betriebsverpflegung*).
Der andere Bereich bezieht sich auf die Bedingungen des GV Betriebes, auf das zur Verfügung stehende Personal, die betriebliche Ausstattung (Technik), die Betriebsabläufe und die finanziellen Mittel.
Bei der Auswahl der Speisen ist auf Abwechslung und Vielfalt zu achten und auf saisonale Angebote, regionale Essgewohnheiten, Wünsche und Präferenzen der Gäste einzugehen. Aber auch Besonderheiten der jeweils zur versorgenden Gruppe sind zu berücksichtigen, z.B. bei Senioren evtl. Kau- und Schluckbeschwerden (↗ *Senioren-Ernährung*). Das Verpflegungsangebot, die Auswahl der Speisen und Getränke sowie deren Kombination muss die sensorische, z.B. das farbliche und geschmackliche Zusammenpassen der einzelnen Menükomponenten, wie auch eine bestimmte ernährungsphysiologische Qualität sicherstellen. Die DGE gibt für letztere z.B. die Anteile der Hauptnährstoffe für die Energiezufuhr im Tagesdurchschnitt durch die Nährwertrelation Protein:Fett:Kohlenhydrate = 15:30:55 für Erwachsene an. Weitere Empfehlungen und Referenzwerte gibt es für die wünschenswerte Aufteilung der Energiezufuhr auf die Mahlzeiten und die einzelnen Vitamine und Mineralstoffe.
Betriebliche Vorgaben wie das gewählte ↗ *Verpflegungssystem* haben Einfluss auf die Breite des Speisenangebots. Das zur Verfügung stehende Personal oder die finanziellen Mittel bestimmen die verwendete Ausgangsware im speziellen Fall, z.B. die Entscheidung für weitgehend vorgefertigte Speisen oder die Eigenproduktion bzw. die Kombination bei der Produktion der Speisen für eine Mahlzeit oder einen Tag.
Zur S. gehört zudem eine Beteiligung der Personalvertretung bzw. der Nutzer der GV, ebenso wie die rechtzeitige angemessene Information der Verpflegungsteilnehmer über das Speisenangebot unter Beachtung der geltenden Kennzeichnungspflichten.

Speisenverteilsystem, *Speisenausgabesystem*, Ⓔ *food distribution system*, organisatorisches System, welches die Schnittstelle zwischen Speisenbereitstellung und Tischgast darstellt. S. werden durch verschiedene Merkmale bestimmt:
1) die Art des Angebots/Angebotspalette (z.B. nur ein oder zwei festgelegte Menüs eines vorgegebenen Speisenplans, Wahlmenüs oder freie Komponentenwahl),
2) die Portionsgröße (nach Wunsch des Gastes oder festgelegt durch Hersteller, Arzt oder Küchenpersonal),
3) den Ort der Endverteilung bzw. Portionierung (im Küchenbereich oder am Ort des Verzehrs),
4) die Anordnung der Ausgabeeinrichtung zur Endverteilung bzw. Portionierung (zentral oder dezentral, ortsfest oder ortsbeweglich),
4) den zeitlichen Ablauf (direkt nach der Fertigstellung oder nach einer Warmhaltezeit),
5) die Beteiligung der Gäste (z.B. Tischservice – Selbstbedienung).
In Krankenhäusern und Alteneinrichtungen werden für die Versorgung von Patienten und Bewohnern auf Stationen vorrangig Tablettsysteme oder eine Ausgabe mit ↗ *Wärmewagen* eingesetzt. ↗ *Cafeteria-Linie*, ↗ *Free-Flow-Ausgabe*, Speisenausgabe mit Bedienungspersonal oder ↗ *Tischgemeinschaften* (Ausgabe in Schüsseln und auf Platten) finden sich in der Betriebsverpflegung, der Gemeinschaftsverpflegung bei Ausgabe in Speisesälen einschl. der Personalverpflegung sowie in Mensen und Schulen. Selten anzutreffende Speisenverteilsysteme sind die ↗ *Thekenausgabe* (nur bei sehr geringen Gästezahlen), die ↗ *Bandausgabe* von Tabletts mit fertig portionierten Speisen direkt an den Tischgast sowie rotierende Anlagen, wie z.B. die Drehtellerausgabe (früher in Mensen). [Auswertungs- und Informationsdienst für Ernährung, Landwirtschaft und Forsten e. V. (aid): *Grundlagen der Speisenverteilung. Speisenverteilung Gemeinschaftsverpflegung Heft* 4.1. Bonn 1993. Heft-Nr. 3251]

Speisenzubereitung, ↗ *Zubereitung*.

Speiseöle, *Tafelöle*, *Salatöle*, Ⓔ *edible oils*, *table oils*, Fette (• *Öle*) für Ernährungszwecke, die bei 20°C flüssig sind. S. sind fast ausschließlich pflanzlicher Herkunft (• *pflanzliche Fette*; ↗ *Speisefette und -öle*, ↗ *kaltgepresstes Speiseöl*). S. mit mindestens 50% Linolsäure, bezogen auf die Gesamtfettsäuren, dürfen als *Diätöl* bezeichnet werden. ↗ *Hybridöle*.

Speiseölgewinnung, Ⓔ *oil processing*, ↗ *pflanzliche Fette*.

Speiseölraffination, ↗ *Fettraffination*.

Speisepilze, Ⓔ *mushrooms*, für den Menschen genießbare Fruchtkörper von Pilzen, die aufgrund ihrer guten sensorischen und küchentechnischen Eigenschaften als Nahrungsmittel genutzt werden. Die für den gewerblichen Verkehr zugelassenen S. sind in den ↗ *Leitsätzen* für Pilze und Pilzerzeugnisse der Deutschen Lebensmittelbuchkommission aufgeführt. Pilze gelten als niedere Pflanzen und zeichnen sich dadurch aus, dass sie kein Chlorophyll besitzen und deshalb auf organische Nahrung angewiesen sind. Sie benötigen zum Wachstum deshalb auch kein Licht, aber Wärme und Feuchtigkeit. Pilze bestehen aus dem unterirdischen Myceel und dem oberirdischen Fruchtkörper. Innerhalb der artenreichen Gruppe der Pilze stellen die S. nur einen kleinen Anteil dar. Sie werden unterteilt in Zucht- oder Kulturpilze, die auf Substraten wie Stroh, Holz oder Kompost kultiviert werden, und Waldpilze, die gesammelt werden müssen und nur in geringem Ausmaß genutzt werden. Bis auf Pfifferlinge und Steinpilze werden alle wichtigen S. inzwischen kultiviert. Der wirtschaftlich bei weitem bedeutendste S. ist der Kulturchampignon (Tab. 1).

Speisepilze. Tab. 1. Überblick über die wichtigsten Speisepilze.

Bezeichnung	Besonderheiten
Austernsaitling *Pleurotus ostreatus* Syn. Austernpilz, Kalbfleischpilz (Ⓔ *oyster mushroom*)	– Haupterzeuger: Japan, Honkong und Thailand – milder, aromatischer Waldpilzgeschmack, z.T. als kalbfleischähnlich beschrieben – saftige Konsistenz – ca. 70 % der Produktion wird frisch angeboten
Butterpilz *Suillus luteus* Syn. Butterröhrling (Ⓔ *ringed boletus*)	– Röhrenpilz mit charakteristischer, klebriger Huthaut, die abziehbar ist – gelbe Farbe durch Grevilline (von der phenolischen Carbonsäure Shikimisäure abgeleitete Farbstoffe) – kaum frisch gehandelt, aber beliebter Sammelpilz, Bestandteil von Mischpilz-Konserven
Champignon *Agaricus bisporus* Syn. Egerling (engl. *mushroom*)	– unterschiedliche Sorten im Handel – ältere Pilze und dunkle Sorten schmecken aromatischer als weiße und junge Pilze – liefert mehr als die Hälfte aller auf dem Markt gehandelten Pilze – wird frisch verzehrt und zu einem großen Anteil zu Konserven verarbeitet
Maronenröhrling *Xerocomus badius* (Ⓔ *chestnut boletus*)	– charakteristischer Röhrenpilz mit brauner Huthaut und gelben Röhren (z.T. mit blaugrünen Flecken) – speichert radioaktives Cäsium in der Huthaut – bei Anschnitt blaue Färbung durch Oxidation von Xerocomsäure – kaum frisch gehandelt, aber beliebter Sammelpilz, Bestandteil von Mischpilz-Konserven
Mu Err *Hirneola auricola-judae* Syn. Judasohr, chinesische Morchel (Ⓔ *Judas´ear*)	– v.a. in Asien sehr beliebt; in Europa durch chinesische Restaurants bekannt geworden – besitzt durchsichtig braunes, gallertartiges, aber festes Fleisch – hat wenig Eigengeschmack und nimmt das Aroma der verwendeten Gewürze an – bei uns vorwiegend getrocknet im Handel
Pfifferling *Cantarellus cibarius* Syn. Eierschwamm, Rehling, Reherl, Dotterpilz (Ⓔ *chanterelle*)	– Kultivierung ist bisher nicht gelungen – gehört dem Umsatz nach zu den wichtigsten Speisepilzen (relativ geringe Ernte, aber hoher Preis) – hoher Gehalt an β-Carotin, – leicht pfefferartiger Geschmack – wird frisch angeboten, aber auch in größerem Umfang zu Konserven verarbeitet oder getrocknet – besser transportierbar als andere Pilze
Shii-take *Lentium ediodes* Syn. Pasaniapilz, Tongupilz (Ⓔ *shii-take*)	– stammt aus Japan, wo jetzt noch die Hauptmenge produziert wird – steht bei der Weltproduktion nach dem Champignon an zweiter Stelle – charakteristischer Aromastoff ist Lenthionin – soll cholesterinsenkend wirken (Wirkstoff Eritadenin) – wird hauptsächlich frisch verzehrt oder getrocknet angeboten
Speisemorchel *Morchella esculenta* (Ⓔ *morel*)	– in Form und Farbe variabel, in Deutschland gibt es 12–20 verschiedene Arten – charakteristisch sind die netz- oder wabenartig gefächerten, ockerfarbigen bis braunen Hutoberflächen – das Fleisch ist wachsartig und zerbrechlich, das Aroma aromatisch-würzig – guter Vitamin-D-Lieferant

Speisepilze. Tab. 1. – Fortsetzung.

Bezeichnung	Besonderheiten
Steinpilz *Boletus edulis* Syn. Herrenpilz (E *flat mushroom, cepe*)	– milder, nussartiger Geschmack – junge Steinpilze sind zarter und aromatischer als ältere – guter Vitamin-D-Lieferant – die Kultivierung ist bisher nicht gelungen – Ernte insgesamt gering, der Großteil wird getrocknet und zu Konserven (Mischpilze) verarbeitet – aufgrund der Festigkeit besser transportierbar als andere Speisepilze
Trüffel *Tuber* spp. (E *truffle*)	– wachsen im Boden an den Haarwurzeln von Bäumen – am begehrtesten ist der schwarze Périgordtrüffel (*T. melonasporum*, benannt nach der französischen Region Périgord), außerdem der weiße Trüffel (*Tuber magnatum*) – zur Zucht wird Pilzmycel in den Waldboden bei jungen Bäumen eingebracht, die Ernte erfolgt nach 6–10 Jahren – zur Ernte werden auch heute noch Tiere mit gutem Geruchsvermögen (Hunde, Schweine) eingesetzt – besitzen intensives, moschusähnliches Aroma – dienen als aromagebende Zutat (Würzpilz) z. B. in Trüffelpastete und Trüffelleberwurst, frische Trüffeln werden als Zutat zu Salaten, Soßen und Füllungen, v. a. für Geflügel- und Wildgerichte verwendet

Der Nährwert der S. ist mit dem anderer pflanzlicher Lebensmittel vergleichbar (Tab. 2). Sie bestehen zu ca. 90% aus Wasser und ihr Fettgehalt ist gering. S. besitzen 2–4% Protein mit geringer biologischer Wertigkeit. Der Kohlenhydratgehalt ist niedrig (unter 1%) und besteht aus verschiedenen Zuckern und Glycogen – Stärke ist nicht enthalten. Die Gerüstsubstanz der Pilze unterscheidet sich auch von der der Pflanzen. Statt Cellulose enthalten Pilze das stickstoffhaltige Chitin, das dafür verantwortlich ist, dass Pilze schwer verdaulich sind. Pilze gelten als gute Quelle für B-Vitamine, Vitamin D und Selen. Sie besitzen allerdings auch die Eigenschaft, Schwermetalle in ihren Fruchtkörpern

Speisepilze. Tab. 2. – = keine Angaben. [Quelle: B. und H. Heseker, *Nährstoffe in Lebensmitteln*, Umschau Zeitschriftenverlag Frankfurt, 2. Aufl. 1999]

Nährstoffe/Energie (in 100 g)	Austernpilz	Butterpilz	Champignon	Morchel	Pfifferling	Steinpilz
Energie [kcal]	11	11	16	10	11	20
Wasser [g]	90,9	91,0	90,7	90,0	91,5	88,6
Protein [g]	2,3	1,7	2,7	1,7	1,5	3,6
Fett [g]	0,2	0,4	0,3	0,3	0,5	0,4
Kohlenhydrate [g]	0,3	0,3	0,6	0,0	0,2	0,5
Ballaststoffe [g]	5,9	5,9	2,0	7,0	5,6	6,0
Mineralstoffe						
– Kalium [mg]	254	190	420	390	365	340
– Calcium [mg]	12	25	11	11	4	5
– Magnesium [mg]	13	6	13	11	14	12
– Eisen [mg]	1,2	1,3	1,2	1,2	6,5	1,0
– Selen [µg]	5	5	7	5	1	100
Vitamine						
– β-Carotin [µg]	5	–	1	0	1300	6
– Vitamin D [µg]	0	0	1,9	3,0	2,1	3,1
– Vitamin B_1 [mg]	0,19	0,10	0,10	0,13	0,02	0,03
– Vitamin B_2 [mg]	0,29	0,44	0,44	0,06	0,23	0,37
– Vitamin B_6 [mg]	0,09	0,07	0,07	0,05	0,04	0,03
– Folsäure [µg]	10	10	25	10	21	20
– Vitamin C [mg]	1	7	5	5	6	3
Purine [mg]	17	20	20	10	6	31

zu speichern. Die Kulturpilze sind davon nicht betroffen, Waldpilze können jedoch stark mit Schwermetallen (und z.T. auch mit dem radioaktiven ↗ *Cäsium*, ^{137}Cs) belastet sein. Durch die begrenzte Verdaulichkeit der S. wird die Schwermetallaufnahme jedoch eingeschränkt.
S. werden frisch angeboten, außerdem zu Konserven, Tiefkühlkost und Trockenprodukten verarbeitet. Sie sind leicht verderblich, wobei gesundheitsschädliche Zersetzungsprodukte wie biogene Amine entstehen können. S. sollten deshalb nur in frischem Zustand verwendet werden und gekochte Gerichte sofort gut gekühlt werden. Dann darf ein Pilzgericht auch wieder erwärmt werden.

Speisereste, E *leftovers*, der nicht verzehrte Anteil von ↗ *Speisen*. Sollen S. wieder verwertet werden, sind neben hygienischen Aspekten – abhängig von den jeweiligen Lebensmitteln – auch spezielle Maßnahmen zu beachten, die bei den einzelnen Lebensmitteln erwähnt werden (z.B. ↗ *Eier*, ↗ *Speisepilze*, ↗ *Spinat*). Bei statistischen Auswertungen sind S. neben dem Küchenabfall zu berücksichtigen.

Speiseröhre, *Ösophagus*, E *esophagus*, 20–30 cm langes Hohlorgan (mit Schleimhaut überzogener Muskelschlauch), das zur Weiterleitung der Nahrung vom Mund zum Magen dient. Die Verweildauer der Nahrung in der S. beträgt nur wenige Sekunden. Verdauungsvorgänge finden nicht statt. Nachdem ein Teil des gekauten Bissens im Mund mit der Zunge abgetrennt und zum Rachen befördert wurde (orale Phase des Schluckaktes) wird der Bolus durch den Schluckreflex unwillkürlich mit Hilfe peristaltischer Wellen durch die S. befördert. Dabei wird durch reflekorische Schutzmechanismen verhindert, dass Nahrung in die Luftröhre gelangt. Zwei Schließmuskeln (oberer und unterer Ösophagussphinkter) schließen die Speiseröhre zum Mund und zum Magen hin ab und öffnen sich nur kurz während des Schluckvorgangs. Ein Abfall des Drucks im unteren Ösophagussphinkter außerhalb des Schluckvorgangs kann dazu führen, das Mageninhalt in die S. gelangt (gastroösophagealer Reflux). Dies tritt auch bei gesunden Personen auf. Bei häufigem Reflux und verzögerter Selbstreinigung kann es jedoch zu Entzündungsreaktionen, der ↗ *Refluxösophagitis* kommen.

Speisequark, ↗ *Quark*.

Speisesalz, E *dietary salt, common salt*, Syn. für ↗ *Kochsalz*.

Speisesalzjodierung, ↗ *Jodanreicherung* von ↗ *Kochsalz*.

Speisetalg, *Sekundartalg*, ↗ *Rinderfett*.

Speiseverbote, Syn. für ↗ *Nahrungstabus*.

Speisewürze, ↗ *Würze*.

Spektrum-deskriptive Analyse, *SDA*, eine Form der ↗ *Profilprüfung* in der Sensorik.

Spermatogenese, E *spermatogenesis*, die Entwicklung der Spermien aus sog. Spermatogonien (noch mit diploidem Chromosomensatz) über versch. Zwischenstufen bis zu den haploiden Spermatiden, die sich dann im Zuge der *Spermiogenese* zu den reifen Spermien differenzieren.
Die S. unterliegt neben der physiologischen Regulation durch ↗ *Sexualhormone* auch pathologischen Einflüssen, sie kann durch Nahrungsbestandteile, z.B. ↗ *Gossypol*, gehemmt werden. Auch Retinsäure, die hormonell aktive Form der Retinole (↗ *Retinole* Tab. 2) beeinflusst die S. und damit die Fertilität.

Spermidin, E *spermidine*, zu den • *Polyaminen* zählendes • *biogenes Amin*, das durch Addition einer Aminopropylgruppe aus • *Putrescin* entsteht und in ↗ *Spermin* überführt werden kann (Abb.). S. und Spermin erhöhen die Teilungsrate der Darmschleimhautzellen.

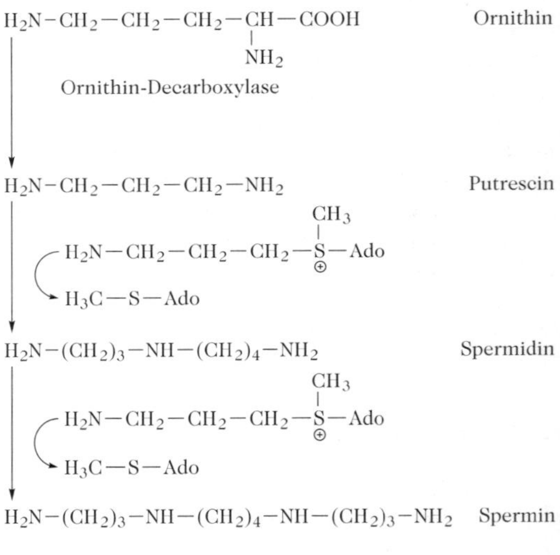

Spermidin. Biosynthese der Polyamine Putrescin, Spermidin und Spermin. Ado = Adenosyl-Rest des ↗ *S-Adenosyl-L-Methionins*.

Spermin, E *spermine*, zu den Polyaminen zählendes • *biogenes Amin*, welches aus • *Spermidin* gebildet wird. S. stabilisiert vermutlich die DNA, die im Kopf der Spermienzellen dicht verpackt ist, es wird zur Stabilisierung von Nucleinsäuren in der Gentechnik eingesetzt.

Spezialdiät, ↗ *Sonderdiäten*.

Spezialnahrungen für Säuglinge, ↗ *Heilnahrungen*, ↗ *Hydrolysatnahrungen*, ↗ *AR-Nahrungen*.

spezifisch-dynamische Wirkung, E *specific dynamic activity*, veralt. Synonym für ↗ *induzierte Thermogenese*, die (von Max ↗ *Rubner* entdeckte) charakteristische, bei der Verwertung von Nährstoffen als Wärme freigesetzte • *Energie*.

Spezifität Ⓔ *specifity*, neben der • *Sensitivität* die zweite Kennzahl einer Untersuchungsmethode; sie gibt in der Epidemiologie an, mit welcher Wahrscheinlichkeit z.B. bei einem Screening eine *nicht* exponierte bzw. erkrankte Person als nicht *exponiert* bzw. erkrankt erkannt (also korrekt klassifiziert) wird. Vgl. • *Informationsverzerrung*. Der Begriff wird analog auch auf die Störanfälligkeit biochemischer Analysenmethoden angewandt.

Sphäroproteine, *globuläre Proteine*, Ⓔ *globular proteins*, meist gut wasserlösliche ↗ *Proteine* von i.d.R. kompakter Tertiärstruktur, zu ihnen gehören z.B. die Albumine, Globuline, Prolamine und Enzymproteine. ↗ *Skleroproteine*.

Sphingoglycolipide, ↗ *Sphingolipide*.

Sphingolipide, Ⓔ *sphingolipids*, von dem Arzt und Chemiker Johann Thudicum (1829–1901) entdeckte, komplexe • *Lipide*, die anstelle von Glycerin den langkettigen Aminoalkohol • *Sphingosin* enthalten oder eines seiner Derivate. Sphingosin ist als Säureamid mit einer Fettsäure (C16, 18,22 oder 24, gesättigt, ungesättigt und/oder hydroxyliert, vgl. • *Hydroxyfettsäuren*) verknüpft (↗ *Ceramide*) und esterartig/glycosidisch mit einem Phosphorsäurederivat (Sphingophospholipide = • *Sphingomyeline*) oder einem Kohlenhydrat(derivat) (= Glycosphingolipide = Ceramidzucker; • *Cerebroside*; ↗ *Ganglioside*, s.a. ↗ *Glycolipide*) verknüpft (Abb.). In einer 3., nur aus pflanzlichem Material isolierten Klasse der S., ist das Ceramid über eine Phosphatbrücke mit Zucker verknüpft.
Die Bezeichnung S. ist von Sphinx abgeleitet; dem Entdecker war die biologische Bedeutung der

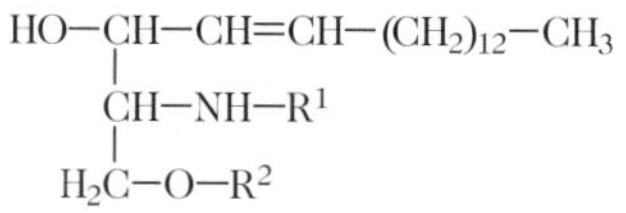

Sphingolipide. Grundstruktur. R^1 = Fettsäurerest, R^2 = Phosphorsäurederivat, Kohlenhydrat (glycosidische Bindung oder Phosphatbrücke-Kohlenhydrat).

Substanzgruppe zunächst rätselhaft. S. werden in der Darmmucosa und in anderen Organen gebildet; sie sind Bestandteil von ↗ *Biomembranen* (↗ *Strukturlipide*). S. kommen in tierischem Gewebe vor, bevorzugt in den Myelinscheiden (↗ *Myelin*) der Neuronen (Hauptlipid im Gehirn), außerdem in Milch, im Rückenmark und im Pankreas, in Pflanzen u.a. in Getreideerzeugnissen. In der Fettkomponente von Lebensmitteln finden sich geringe Mengen; sie werden entweder als solche oder nach hydrolytischer Spaltung resorbiert. Im Stoffwechsel werden permanent S. synthetisiert und abgebaut. Genetisch bedingter Enzymmangel beim S.-Abbau führt zur lysosomalen Speicherung von S.; (↗ *Sphingolipidosen*, s.a. ↗ *Lipidosen*).

Sphingolipidosen, Ⓔ *sphingolipidoses*, genetisch bedingte, meist autosomal erbliche Abbaustörungen der • *Sphingolipide*. S. gehören systematisch zu den ↗ *lysosomalen Speicherkrankheiten*, die das zentrale Nervensystem befallen. Pathobiochemisches Kennzeichen ist die Anhäufung von ↗ *Ceramiden* und anderen Abbauprodukten der Sphingolipide in den Lysosomen (Tab.). Bei den klinischen Symptomen stehen neurologische Auffälligkeiten im Vordergrund; sie entwickeln sich

Sphingolipidosen. Tab.

Name/ Erstbeschreiber/ Synonym	Enzymdefekt	Symptome/ Prognose
Niemann-Pick-Krankheit, (Ⓔ *Niemann-Pickdisease*)	Typ A und B: Sphingomyelin-Phosphodiesterase, EC 3.1.4.12 Typ C: Störung im Cholesterintransport	Dystrophie, neurologischer Abbau, Typ B und C milder als Typ A; Tod innerhalb v. 2 Jahren
Gaucher-Krankheit (Ⓔ *Gaucher disease*), Typ I–III	Glucocerebrosidase (= Glucosylceramidase), EC 3.2.1.45	Hepatosplenomegalie, Störungen im Skelettsystem
Fabry-Krankheit, ↗ *Angiokeratoma corporis diffusum* (Ⓔ *Fabry's syndrome*)	α-Galactosidase A, EC 3.2.1.22	Beteiligung v. Herz, Niere; kein Intelligenzdefizit
Krabbe-Krankheit, Globoidzell(en)-Leucodystrophie, ↗ *Galactosylceramid-Lipidose* (Ⓔ *Krabbe disease*)	Galactosylceramidase, EC 3.2.1.46	Spastik, Blindheit, Taubheit; meistens letal im 2. Lebensjahr

(s. Fortsetzung)

Sphingolipidosen. Tab. – Fortsetzung

Name/ Erstbeschreiber/ Synonym	Enzymdefekt	Symptome/ Prognose
G_{M1}-Gangliosidosen Typ I und II	β-Galactoceramidase	beim Säugling meist letal; später unterschiedlicher Verlauf
G_{M2}-Gangliosidosen 1. Tay-Sachs-Krankheit, (E *Tay-Sachs disease*) 2. • *Sandhoffsche Krankheit* (E *Sandhoff disease*)	N-Acetylhexosaminidase EC 3.2.1.52, Typ A und B 1.: A 2.: A und B	beim Säugling letal (2–4 Jahre); später unterschiedlicher Verlauf
metachromatische Leukodystrophie (E *metachromatic leukodystrophy = MLD*)	Arylsulfatase A, EC 3.1.6.8	Spastik, Polyneuropathie; bei Manifestation im Kindesalter meist letal
• *Farber-Krankheit*, Lipogranulomatose (E *Farber's disease*)	Galactosylgalactosylglucosyl-Ceramidase, EC 2.3.1.47 saure Ceramidase	ubiquitäre Ceramidspeicherung; bei Manifestation im Säuglingsalter letal; auch juvenile Formen

in der Regel chronisch progredient. An Therapieansätzen wird geforscht; mit Ausnahme der Enzymsubstitution bei der Gaucher-Krankheit (↗ *Cerebrosidlipidose*) und M. Fabry sind sie klinisch noch nicht verwertbar. Die Pränataldiagnose erfolgt über Chorionbiopsie und Amniocentese.

Sphingomyeline, *Sphingophospholipide*, E *sphingomyelins*, *sphingophospholipids*, Untergruppe der ↗ *Sphingolipide*. S. enthalten als polare Gruppe Phosphocholin oder Phosphoethanolamin (↗ *Phospholipide*). S. kommen in Zellmembranen vor, besonders reichlich im ↗ *Myelin* (Name!).

Sphingosin, $CH_2OH\text{-}CH(NH_2)\text{-}CH(OH)\text{-}CH{=}CH\text{-}(CH_2)_{12}\text{-}CH_3$, E *sphingosine*, langkettiger, einfach ungesättigter, 2-wertiger Aminoalkohol. S. ist Grundbaustein der ↗ *Sphingolipide*; die ersten 3 C-Atome am polaren Ende entsprechen den 3 C-Atomen des Glycerins in den Glycerolipiden. In freier Form kommt S. in der Natur nicht vor.

Spiegelbildisomere, E *enantiomers*, Syn. für ↗ *Enantiomere*.

Spiegelbildisomerie, Syn. für ↗ *optische Isomerie*.

Spina bifida, E *spina bifida*, *cleft vertebra*, ↗ *Neuralrohrdefekte*.

Spinat, bot. *Spinacia oleracea*, E *spinach*, vermutlich aus Mittelasien stammendes • *Blattgemüse* aus der Familie der Gänsefußgewächse (*Chenopodiaceae*), das eine Blattrosette mit elliptischen bis pfeilförmigen Blättern bildet. Aussaattermine sind Frühjahr (Sommerspinat) und Herbst (Winterspinat). S. wird frisch vermarktet, zum größeren Teil aber zu Tiefkühlkost verarbeitet. Hauptanbauländer in der EG sind Italien, Frankreich und Deutschland. S. zeichnet sich durch eine hohe Nährstoffdichte aus. Er ist v.a. reich an Calcium (126mg/100g), Magnesium (58mg/100g), Eisen (4,1mg/100g), β-Carotin (4,7mg/100g) und Folsäure (145µg/100g). Nachteilig ist der hohe Gehalt an ↗ *Oxalsäure* (440mg/100g) und Nitrat (durchschnittlich 160mg/100g). Besonders, wenn Spinat lange warmgehalten oder mehrfach wieder aufgewärmt wird, kann durch Einwirkung nitrifizierender Bakterien vermehrt gesundheitsschädliches Nitrit entstehen. Wenn zubereiteter Spinat aufgewärmt werden soll, sollte dies entweder innerhalb von ein bis zwei Stunden nach der Zubereitung geschehen, oder der S. muss zwischenzeitig schnell und gut gekühlt werden.
Aufgrund seines hohen Chlorophyllgehaltes zählt S. zu den • *färbenden Lebensmitteln*.

Spirituosen, E *alcohols*, alkoholreiche Getränke, deren Ethanolgehalt durch Destillation aus zuckerhaltigen oder verzuckerten und vergorenen Rohstoffen gewonnen wird und mind. 15%vol. beträgt. Sie unterliegen den rechtlichen Regelungen der europäischen Union (EWG-VO Nr. 1576/89 vom 29.5.1989). Rohstoffe sind außer Alkohol – je nach gewünschter Geschmacksrichtung – Fruchtsäfte und -konzentrate, Drogen, Früchte, Essenzen, Zitronen- und Weinsäure sowie Zucker.
Die Spirituosen werden in vier Hauptgruppen eingeteilt (Tab. 1).
Nach Inkrafttreten der EWG-VO mussten die Bezeichnungen und z.T. die Alkoholgehalte und Herstellung der S. geändert werden. Die Zusammensetzung und Besonderheiten der Herstellung zeigt die Tabelle 2.
Ernährungsphysiologische Bewertung: S. sind durch ihren hohen Alkoholgehalt und dadurch ho-

Spirituosen. Tab. 1. Einteilung.

Trinkbranntweine	– durch Rückverdünnung aus reinem Alkohol landwirtschaftlichen Ursprungs hergestellt – Alkoholgehalt: 32–50%vol. – z.T. Verwendung von etherischen Ölen, Pflanzenauszügen, Aromen u.a. – z.B. Klarer, Kümmel, Aquavit
Edelbrände und Verschnitte von Edelbränden	– Destillat aus Wein oder vergorenen Maischen mit besonders wertvollem und charakteristischem Geruch und Geschmack – kein Zusatz von Zucker, Alkohol oder Aromen zu den Maischen – dürfen mit Alkohol und Wasser verschnitten (verdünnt) werden – Alkoholgehalt: mind. 38%vol. – z.B. Weinbrand, Rum, Arrak, Obstbrand
Liköre	– S. mit mind. 100 g/l Zucker und einem Alkoholgehalt von mind. 15%vol. (außer Eierlikör) – bei der Bezeichnung „..creme" muss der Zuckeranteil mind. 250 g/l, bei Cassiscreme mind. 400 g/l betragen – weitere Zutaten sind Milch-, Wein- und Obsterzeugnisse sowie Aromen – z.B. Fruchtsaftliköre, Kräuterliköre, Eierlikör, Bitterliköre
nach besonderen Verfahren oder mit besonderen Rohstoffen hergestellte S.	– Enzian: mit Enzianwurzelauszug oder eingemaischter, vergorener Enzianwurzel (*Gentiana lutea*) – Genever: aus Getreide und Darrmalz unter Zusatz von Wacholderbeeren hergestellt – Steinhäger: aus vergorener Wacholderbeermaische in Steinhagen hergestellt – andere

Spirituosen. Tab. 2. Ausgewählte Spirituosen, ihr Alkoholgehalt und Besonderheiten der Herstellung. [n. G. Vollmer, et al.: *Lebensmittelführer Band 2*, 2. Aufl. 1995.]

Bezeichnung	Alkoholgehalt (in Vol.-%)	Besonderheiten
Allasch	40	Kümmellikör aus Kümmeldestillat
Anis	35	Geschmack nur von Anis, Sternanis und Fenchel
Apfelkorn	25	Korn mit 20% Apfelsaftanteil
Aquavit	37,5	Branntwein mit Destillat aus Kräutern und Kümmel
Armagnac	40	Destillat aus Wein, im Eichenfass gelagert, aus Frankreich (Gers, Lot, Garonne)
Arrak	38	aus vergorenem Reis und Zuckerrohrmelasse
Aufgesetzter	32	Korn mit Saft schwarzer Johannisbeeren oder auf den Beeren aufgesetzt
Branntwein	37,5	aus Weindestillat
Cognac	40	Weindestillat, mit speziellen Verfahren nur in Frankreich (Charente) hergestellt
Doppelkorn	38	aus Roggen, Weizen, Buchweizen, Hafer oder Gerste
Dry Gin	40	Alkohol und Wacholderbeerdestillat
Eierlikör	14	mind. 140 g Eigelb pro l und 15 g Zucker oder Honig
Enzian	37,5	aus vergorener Enzianwurzel destilliert
Gin	37,5	Alkohol und Wacholderbeerdestillat
Genever, ostfriesischer	38	Getreide, Wacholderbeerdestillat
Grappa, italienischer	38	Weintresterbranntwein
Hefebrand	38	aus Weinhefe (Geläger, Trub) hergestellt

(s. Fortsetzung)

Spirituosen. Tab. 2. – Fortsetzung

Bezeichnung	Alkoholgehalt (in Vol.-%)	Besonderheiten
Himbeergeist, Schwarzwälder	40	aus Früchten mit Alkohol destilliert
Kirschwasser, Schwarzwälder	40	aus vergorener Kirschmaische
Korn	32	aus Roggen, Weizen, Buchweizen, Hafer oder Gerste
Kornbrand	37,5	aus Roggen, Weizen, Buchweizen, Hafer oder Gerste
Kümmelspirituose	30	mit Kümmelextrakt aromatisiert
Maraschino	24	Likör aus der Maraskakirsche
Marillenbrand (Barack)	37,5	in Ungarn aus vergorenen Aprikosen hergestellt
Mistra	40	Anisspirituose, mit Kräutern aromatisiert, ohne Zuckerzusatz
Nocino	30	aus vergorener Walnussmaische mit mind. 100 g Zucker pro l
Obstler	37,5	aus Kernobst, meist Gemisch
Ouzo	37,5	Anis mit maximal 5 % Zucker, aus Griechenland
Pacharán	25	Obststpirituose, die nur in Spanien durch Einmaischen von 250 g Schlehen je l Alkohol hergestellt werden darf
Pastis	40	Anisspirituose mit Süßholzextrakt, dadurch gelblich gefärbt
Pastis de Marseille	45	aus Anis, mit 2 g/l Anetholgehalt
Raki	45	türkischer Branntwein mit Anisgeschmack, aus Rosinen oder Feigen hergestellt
Rum	37,5	aus Zuckerrohrprodukten
Rum-Verschnitt	37,5	mit mind. 5 % Alkoholanteil aus Rum
Sambuca	38	mit Anis aromatisierter Likör, enthält mind. 350 g/l Zucker
Steinhäger	38	aus Wacholderbeermaische, in Steinhagen hergestellt
Tequila	38	aus Agavenarten hergestellte mexikanische Branntweinspezialität
Topinambur	38	aus vergorenen Topinamburknollen
Tzuika	44,5	rumänischer Pflaumenbranntwein, wird 10 Jahre in Eichenfässern gelagert
Vruchtenjenever	20	auf Wacholderbasis mit Fruchtsaft und/oder Aromen
Verschnitt aus Weinbrand	32	mind. 10 % Anteil aus Weinbrand
Wacholder	32	Alkohol und Wacholderlutter (erster Rohbrand)
Weinbrand, Deutscher	38	nur aus Weinprodukten, mind. 6 Monate im Eichenfass gelagert
Whisky	40	aus allen Getreidesorten außer Reis
Wodka	375	Destillate landwirtschaftlichen Ursprungs, wenig Extrakt, weicher Geschmack darf von Aromastoffen stammen

hen Energiegehalt charakterisiert. Der Energiegehalt liegt bei Likören durch den Zuckergehalt besonders hoch (bis 300 kcal/100 g). Der Nährstoffgehalt (z. B. Vitamine, Mineralstoffe) ist zu vernachlässigen. Aufgrund des Alkoholgehaltes können bei regelmäßigem und/oder übermäßigem Verzehr gesundheitliche Schäden entstehen (↗ *Alkoholismus*).

Spirometrie, Ⓔ *spirometry*, Untersuchung von Atemvolumen, -bewegungen und ggf. Gasaustausch (Benedict-Roth-Spirometer), auch gekoppelt mit Ergometrie durchführbar.

Spirulina, im Lebensmittelbereich zu den Mikroalgen (↗ *Algen*) gerechnete Gattung der „Blaualgen" (= ↗ *Cyanobakterien*). Die Biomasse (ca. 3.000 t/a) versch. Arten (*S. gigantea*, *S. maxima*) wird in offenen Becken und zunehmend in geschlossenen „Photo-Bioreaktoren" gewonnen und überwiegend im Bereich funktioneller Lebensmittel („Health-food-Sektor") verarbeitet.

Spitzensport, Ⓔ *high-performance sport(s)*, Syn. für Hochleistungssport, ↗ *Leistungssport*.

Sporozoiten, Ⓔ *sporozoites*, infektiöse Form von parasitischen Einzellern der Gruppe *Sporozoa*, im Ernährungszusammenhang bedeutend z. B. • *Cryptosporidium parvum*.

Sport, Ⓔ *sports*, ↗ *Sportartgruppen*.

Sportartengruppen, Zusammenfassung ähnlicher Sportarten zu Gruppen mit vergleichbarer Belastung und damit gleichartigen Ansprüchen in Bezug auf die Ernährung.

Besonders relevant ist die Einteilung nach der *Intensität* in Freizeit- oder • *Breitensport* und • *Leistungssport*. Zum Teil werden unter Berücksichtigung des Motivs auch vier Gruppen differenziert: Breiten-, • *Gesundheitsport*, Leistungs- und Hochleistungssport. Beim Breitensport wird eine wöchentliche körperliche Aktivität von ca. 3–4 h und insgesamt bis 2000 kcal angenommen. Die Motive sind die Freude an der Bewegung, Gesundheit und Geselligkeit. Demgegenüber dient Gesundheitssport zur Wiedererhaltung oder Verbesserung der Gesundheit (z.B. Koronarsport, Wirbelsäulengymnastik etc.). Beim Leistungssport (zusätzlicher Energieverbrauch von über 2000 kcal) steht die Höhe der persönlichen Leistung als Motiv im Vordergrund. Das Training erfolgt nach einem speziellen Programm, das darauf ausgerichtet ist, dass der Sportler an Wettkämpfen teilnimmt. Bei extremen körperlichen Belastungen, die für obere Platzierungen in nationalen oder internationalen Wettkämpfen notwendig sind, wird von Hochleistungssport gesprochen.

Für den *Breitensportler* müssen keine besonderen Ernährungsempfehlungen ausgesprochen werden. Der zusätzliche Energie- und Nährstoffbedarf wird über eine ausgewogene Nahrungszufuhr entsprechend den Empfehlungen für eine gesunde Ernährung gedeckt. Nährstoffpräparate sind nicht erforderlich. Der Breitensportler sollte jedoch auf eine ausreichende Flüssigkeitszufuhr achten. Bei sportlicher Aktivität werden pro Stunde ca. 0,5–1,5 l Schweiß gebildet. Diese Flüssigkeitsverluste sollten möglichst während (bei sportlicher Betätigung von über 1 h Dauer) oder kurz nach (bei kürzerer Belastungsdauer) der sportlichen Aktivität ausgeglichen werden. Geeignet sind nicht-alkoholische Getränke, v.a. Gemische aus Obst- oder Gemüsesäften mit Mineralwasser (Verhältnis 1:1 bis 1:3, Kohlenhydratgehalt 30–60 g/l). Zuckerreiche Getränke (Fruchtsaftgetränke, Colagetränke, Limonaden, Energy drinks) sind ungünstig zu bewerten.

Auch für den *Leistungssportler* dienen die allgemeinen Regeln für eine gesunde Ernährung als Basis. Darüber hinaus kann eine der jeweiligen Trainingsphase angepasste Ernährung für die körperliche Leistung von entscheidender Bedeutung sein.

Vor allem für den Leistungssportler ist die Einteilung der Sportarten nach der *Belastungsstruktur* von Bedeutung. Üblicherweise werden • *Ausdauersport* (z.B. Langstreckenlauf), Kraftausdauersport (z.B. Skilanglauf), • *Schnellkraftsport* (z.B. Turnen, Skispringen) und • *Kraftsportarten* (z.B. Gewichtheben) unterschieden. Sie stellen spezielle Ansprüche an die Nährstoffzusammensetzung (Essay: ↗ *Ernährung und Leistungssport*).

Ernährung und Leistungssport

Peter Stehle, Bonn

Physiologische Grundlagen

Ein arbeitender Muskel besitzt im Vergleich zum Ruhezustand einen ca. 300fach höheren Energieumsatz. Die dafür notwendige chemische Energie gewinnt der Körper direkt aus Adenosintriphosphat (ATP; ↗ *Adenosinphosphate*). Da die ATP-Speicher in der Muskelzelle begrenzt sind (ca. 5,5 mmol/kg Muskelgewebe), muss ATP kontinuierlich regeneriert werden. Die dafür notwendige Energie wird durch ↗ *aerobe* (Sauerstoff benötigende) und ↗ *anaerobe* (ohne Sauerstoff ablaufende) Prozesse bereitgestellt (Tab. 1).

Als Substrate für die *aerobe Energiebereitstellung* in den Mitochondrien der Muskelzelle dienen durch den Blutstrom angelieferte Glucose und freie Fettsäuren sowie zelluläre Glycogenspeicher. Im Muskel vorhandene Triglyceride werden nur in geringem Maße verwertet. Die Glucoseoxidation lie-

Ernährung und Leistungssport. Tab. 1. Stoffwechselprozesse der Energiebereitstellung (nach Hultman et al., 1994). P= energiereiches Phosphat; ATP = Adenosintriphosphat, ADP = Adenosindiphosphat; PKr Kreatinphosphat; Kr = Kreatin

	Reaktion	Energiespeicher
anaerob	ATP + PKr → ADP + Kr	24 mmol P/kg Muskel
	Glycogen → Lactat	240 mmol P/kg Muskel
aerob	Glycogen → CO_2 + H_2O	3.000 mmol P/kg Muskel
	Glucose → CO_2 + H_2O	18 mmol P/kg Muskel
	Fettsäuren → CO_2 + H_2O	4000 mmol P im Fettgewebe

fert, bezogen auf die umgesetzte Menge an Sauerstoff, ca. 9% mehr Energie als der oxidative Abbau von Fettsäuren. Die Glucoseoxidation verläuft zudem schneller. Daraus ergibt sich, dass bei allen hochintensiven, zumindest mehrere Minuten andauernden Belastungen der Glycogenspeicher (durchschnittlich ca. 2g/100g Muskelmasse) für die Leistungsfähigkeit eine entscheidende Rolle spielt. Eine Erschöpfung der Kohlenhydratspeicher ist mit einem Leistungsabfall verbunden. Die Oxidation von Fettsäuren gewinnt erst bei langandauernden Belastungen (z.B. Langstreckenlauf) mit niedriger bzw. mittlerer Intensität und ausreichender Verfügbarkeit von Sauerstoff an Bedeutung.
Wenn die oxidative Energiebereitstellung nicht ausreicht, um den ATP-Nachschub zu decken (z.B. bei sehr hoher Intensität und kurzer Belastungszeit), wird auf zwei *anaerobe Stoffwechselwege* zurückgegriffen. Aus Kreatinphosphat kann unter Katalyse durch das Enzym ↗ *Kreatinkinase* direkt Adenosindiphosphat (ADP) zu ATP rephosphoryliert werden. Der durchschnittliche Muskelspeicher an Kreatinphosphat beträgt 80–90 mmol/kg Muskeltrockenmasse und reicht für kurzzeitige Belastungen (Sekunden bis wenige Minuten). Weiterhin kann aus Speicherglycogen Glucose freigesetzt und anaerob bis zu Lactat abgebaut werden. Da hohe Lactatspiegel die Leistungsfähigkeit negativ beeinflussen, ist diese Art der Energiegewinnung nur begrenzt möglich.

Basiskost für Leistungssportler

Grundlage für die Ernährung des Leistungssportlers ist die Verwendung von Lebensmitteln mit hoher ↗ *Nährstoffdichte* entsprechend gültiger Empfehlungen. Eine abwechslungsreiche Mischkost mit Vollkorn-Getreideprodukten, Kartoffeln, Gemüse, Obst, fettarmen Milchprodukten sowie fettarmem Fleisch und Fisch stellt eine gute Basis für sportliche Leistungsfähigkeit dar. Geringfügige Unterschiede gegenüber dem sportlich Inaktiven betreffen die anteilige Energiebereitstellung aus den drei Hauptnährstoffgruppen bei ausdauerbetonten und kraftbetonten Sportarten (Tab. 2).

Ernährung und Leistungssport. Tab. 2. Anteil der Hauptnährstoffe an der Energiebereitstellung bei Sportlern.

ausdauerbetonte Sportarten	
Kohlenhydrate	55–60%
Fett	25–30%
Protein	10–15%
kraftbetonte Sportarten	
Kohlenhydrate	50–55%
Fett	25–30%
Protein	15–20%

Bedeutung der Glycogenspeicher
Unabdingbar für eine optimale Leistungsfähigkeit sind ausreichend hohe Glycogenspeicher in der Muskulatur. Ziel des Trainings und der begleitenden Sporternährung muss daher vorrangig sein, den Glycogenspeicher zu optimieren und durch Training und Wettkampf auftretende Verluste schnellstmöglich zu kompensieren. Generell ist daher zu empfehlen, die zusätzlich benötigte Energie überwiegend in Form von *Kohlenhydraten* zuzuführen. Ideale Kohlenhydratträger sind stärkehaltige Produkte wie Teigwaren, Kartoffeln, Reis, Getreideflocken und Brotwaren. Obwohl es empfehlenswert ist, überwiegend Polysaccharide (z.B. Stärke) zu verzehren, ist es unter Umständen unumgänglich, auch auf ↗ *Maltodextrine* und Mono- bzw. Disaccharide zurückzugreifen. Dies gilt besonders für Belastungen mit hohem Energieumsatz (z.B. Etappenradsport: 25–30 MJ [6.000–7.000 kcal] pro Tag), der durch konventionelle Lebensmittel nicht gedeckt werden kann (zu hohe Volumenbelastung). Unter körperlicher Belastung sind die Auswirkungen von Insulin auf den Glucosespiegel weniger ausgeprägt als bei körperlicher Ruhe, wodurch eine Hypoglycämie nicht zu erwarten ist. Den Kohlenhydratanteil verschiedener Lebensmittel zeigt Tab. 3.

Ernährung und Leistungssport. Tab. 3. Kohlenhydratgehalt verschiedener Lebensmittel [Daten aus ↗ *Bundeslebensmittelschlüssel*]

	g/100 g	Art des Kohlenhydrats
Zucker	100	Disaccharid
Roggenmehl Type 1150	65	komplexe Kohlenhydrate
Cornflakes	78	komplexe Kohlenhydrate
Reis (ungekocht)	78	komplexe Kohlenhydrate
Honig	75	Mono- und Disaccharid
Weizenmehl Type 405	73	komplexe Kohlenhydrate
Weizengrieß	72	komplexe Kohlenhydrate
Marmelade	70	Mono- und Disaccharid
Teigwaren (ungekocht)	67	komplexe Kohlenhydrate
Haferflocken	61	komplexe Kohlenhydrate
Knäckebrot	59	komplexe Kohlenhydrate
Roggenvollkornmehl	58	komplexe Kohlenhydrate
Vollmilchschokolade	54	Disaccharid
Aprikosen, getrocknet	54	Mono- und Disaccharid
Brötchen	53	komplexe Kohlenhydrate
Magermilchpulver	52	Disaccharid
Linsen, gegart	50	komplexe Kohlenhydrate
Müsli-Riegel	48	Mono- und Disaccharid
Mischbrot	48	komplexe Kohlenhydrate
Vollkornbrot	41	komplexe Kohlenhydrate
Bananen	19	Mono- und Disaccharid
Kartoffeln	17	komplexe Kohlenhydrate
Erbsen, grün	13	komplexe Kohlenhydrate
frisches Obst	12	Mono- und Disaccharid
Apfelsaft	8	Mono- und Disaccharid
Mischgemüse	7	komplexe Kohlenhydrate
Rinderleber	5	komplexe Kohlenhydrate
Kuhmilch	5	Disaccharid
Jogurt	5	Disaccharid
Quark, Magerstufe	3	Disaccharid
Hartkäse, Magerstufe	2	Disaccharid
Hühnerei	1	Monosaccharid
Fleisch, Fisch	<1	

Fettzufuhr
Sowohl aus leistungsphysiologischer als auch ernährungsmedizinischer Sicht sollte die *Fettzufuhr* bei Sportlern nicht über ca. 30% der Energie liegen (Tab. 2). Langjährige Erfahrungen zeigen, dass ein zu hoher Fettkonsum die Leistungsfähigkeit, vor allem von Ausdauersportlern, herabsetzt. Ursachen hierfür liegen sowohl in einer generellen Belastung des Stoffwechsels (z.B. längere Verweilzeit im Magen) als auch in einer ungünstigen Beeinflussung des Kohlenhydratabbaus. Bei der Auswahl der Fette ist darauf zu achten, bevorzugt pflanzliche Öle/Fette aufzunehmen.

Proteinzufuhr
Ein vielfach umstrittenes Thema ist immer noch die zu empfehlende Höhe der *Eiweißzufuhr*. Anerkannt ist inzwischen, dass extreme Aufnahmen von Protein (> 4g/kg Körpergewicht) auch bei Kraftsportlern keinerlei Vorteile bringen, sondern mit einem gewissen Gesundheitsrisiko (übermäßige Bildung von ↗ *Harnstoff*, dadurch hohe Belastung der Nieren) einhergeht. Bilanzrechnungen verschiedener Autoren unter Berücksichtigung einer maximal gesteigerten Proteinsyntheserate (ohne Anabolikaeinnahme!) haben ergeben, dass durch den Muskelaufbau zusätzlich pro Tag nicht mehr als 0,2–0,3g Eiweiß/kg Körpergewicht notwendig sind. Wird der aktuelle Referenzwert von 0,8g/kg Körpergewicht zugrundegelegt, ergibt sich ein Gesamtbedarf von ca. 1,1–1,2g/kg Körpergewicht. Bei einer Energiezufuhr von ca. 16,5MJ (4000kcal) und einem Proteinanteil von 12% (120g) wird bei einem Körpergewicht von 80kg bereits eine Zufuhr von 1,5g/kg Körpergewicht erreicht. Die in Tab. 2 enthaltene Empfehlung von maximal 20% Protein bei Kraftsportlern ist daher in allen Fällen ausreichend. Geeignete Eiweißquellen sind fettarme Milchprodukte (Quark, Käse), mageres Fleisch, Fisch sowie Hülsenfrüchte. Auch in der Sportlerernährung wird empfohlen, nicht nur tierisches, sondern in verstärktem Maße auch pflanzliches Eiweiß aufzunehmen.

Mikronährstoffe
Im Vergleich zum Inaktiven muss die Nährstoffdichte für die *Mikronährstoffe* generell nicht erhöht werden. Dies bedeutet, dass bei einer isoenergetischen Kost unter Verwendung ernährungsphysiologisch hochwertiger Lebensmittel genügend Vitamine, Mineralstoffe und Spurenelemente zugeführt werden. Eine Unterversorgung kann aber bei Sportarten mit chronisch unzureichender Energiezufuhr (z.B. Langstreckenlauf, Turnen, rhythmische Sportgymnastik, Boxen) oder aber in besonderen Situationen (Halten eines niedrigen Körpergewichts, Gewicht „abkochen“ vor dem Wett-

kampf) auftreten. Oft betroffen ist die Versorgung mit ↗ *Eisen*, ↗ *Magnesium*, ↗ *Zink* und ↗ *Vitamin E*. Zu den damit verknüpften klinischen Symptomen gehören bei Ausdauersportlerinnen Anämie, verspätete Menarche und Dys- bzw. Amenorrhöen. Unspezifische muskuläre Beschwerden und Magenkrämpfe sind häufig das Ergebnis von Magnesiummangel. Bei einer generellen energetischen Unterversorgung ist der betreuende Arzt/Ernährungswissenschaftler gefordert, durch geeignete Supplementation mit Mineralstoff-/Vitaminpräparaten einer Mangelversorgung vorzubeugen.

Antioxidanzien
Gesondert zu betrachten ist die Situation bei den sog. potenziell antioxidativ wirkenden Nährstoffen (Vitamin C, Vitamin E, β-Carotin, Selen). Aufgrund der erhöhten Sauerstoffaufnahme wird eine verstärkte Radikalbildung und Lipidperoxidation vermutet. Möglicherweise müssen die für Inaktive geltenden Nährstoffdichten nach oben korrigiert werden.

Wasserhaushalt
Große körperliche Anstrengungen gehen mit einer hohen Wärmeproduktion und entsprechenden *Flüssigkeitsverlusten* einher. Je nach Sportart und -dauer sowie der Umgebungstemperatur und dem Trainingszustand liegen diese Verluste zwischen 1 und 4 kg. Bereits geringere Wasserverluste (ca. 2% des Körpergewichts) können die Leistungsfähigkeit bei Ausdauersportlern vermindern. Dazu können erhöhte Körpertemperatur, Übelkeit und Schwindelgefühl auftreten. Mit dem Schweiß gehen dem Körper Mineralien verloren; dies betrifft vor allem Natrium und Kalium (ca. 1200 mg bzw. 300 mg/l Schweiß). Die Ausscheidung von Calcium und Magnesium liegt um einiges niedriger (durchschnittlich 70 mg bzw. 10 mg/l Schweiß). Im Vergleich zu Plasma liegt die Osmolalität des Schweißes deutlich niedriger (120 mosm/kg); Schweiß ist somit hypoton. Dadurch kommt es bei starkem Schwitzen zu einem relativen Anstieg der Osmolarität im Plasma. Die Zusammensetzung des Schweißes ist von der Flussrate und dem Trainingszustand abhängt; je länger geschwitzt wird und je besser der Trainingszustand ist, desto geringer ist die Konzentration an Natrium und Calcium, wodurch die Hypotonie weiter verstärkt wird.
Für die Flüssigkeitszufuhr besonders geeignet sind hypotone bzw. leicht isotone Getränke. Der Gehalt an Kohlenhydraten sollte 8% (80 g/l) nicht überschreiten. Diese Menge gewährleistet die Aufrechterhaltung des Blutglucosespiegels, ohne die Magenentleerung und damit die Rehydrierung zu verzögern. Im Schnitt werden ca. 1 l Flüssigkeit pro Stunde vom Magen in das Duodenum abgegeben. Sinnvoll ist, die Flüssigkeitszufuhr in mehreren Schritten durchzuführen und die Temperatur des Getränkes nicht zu niedrig zu wählen. Empfehlenswert sind neben kommerziellen Produkten vor allem auch Mischungen aus Mineralwässern und Obst- bzw. Gemüsesäften (sog. Schorlen: 1 Teil Saft/3–4 Teile Mineralwasser).

Ernährungsmaßnahmen als Teil der Wettkampfvorbereitung (Tab. 4)
Zur Optimierung der Glycogenspeicher sollte einige Tage vor dem Wettkampf der Kohlenhydratanteil auf 60% und mehr (bei gleichzeitiger Erniedrigung der Fettzufuhr) erhöht werden. Dies wird im Einzelfall durch die Verwendung von Kohlenhydratkonzentraten (Maltodextrinen) erleichtert. Eine effektive Maßnahme zum Auffüllen der Glycogenvorräte ist die sog. ↗ *Superkompensation*: Durch intensive Ausdauerbelastung unter minimaler Kohlenhydratzufuhr werden die Glycogenspeicher weitgehend entleert; in der Regenerationsphase unter hoher Kohlenhydratzufuhr (mind. 60%) wird mehr Glycogen einbaut als vor der Belastung vorhanden war.

Ernährung am Wettkampftag
Nüchtern bzw. hungrig und durstig an den Start zu gehen, wirkt sich im Allgemeinen ungünstig auf die Leistungsbereitschaft und -fähigkeit aus. Ein genereller Verzicht auf eine Nahrungsaufnahme ist daher nicht sinnvoll. Das Ziel sollte ein ausgeglichener Wasserhaushalt und eine Stabilisierung des Blutglucosespiegels sein. Die letzte größere Mahlzeit (400–500 kcal) sollte spätestens 2–2 $^1/_2$ Stunden vor dem Start zu sich genommen werden; hierbei soll der Kohlenhydratanteil hoch liegen (ca. 60%). Begleitend sollte eine kleine Menge an Flüssigkeit (ca. 200 ml) zugeführt werden. Bei Wettkämpfen, die länger als 30 min dauern, sollte rechtzeitig mit einer wiederholten Flüssigkeitszufuhr begonnen werden (siehe Abschnitt Basiskost). Erst bei Wettkämpfen über ca. 2 h Dauer sowie bei Teilnahme an ganztägigen Turnieren ist es notwendig, gezielt Energie durch feste Speisen zuzuführen (geeignet: Bananen, Trockenfrüchte, Vollkornkekse, Müsliriegel, fettarme belegte Brote und evt. Suppen mit Nudel-/Reiseinlagen).

Nachwettkampfernährung
Ziel der Nachwettkampfernährung ist es, den Flüssigkeits- und Mineralstoffverlust auszugleichen, den Glycogenspeicher zu regenerieren und die Voraussetzungen zur Reparation muskulärer Mikroverletzungen zu schaffen. Der Zeitpunkt der Nahrungszufuhr ist insbesondere im Hinblick auf das Glycogen von Bedeutung. Die effektivste Einlage-

Ernährung und Leistungssport. Tab. 4. Wettkampfbegleitende Ernährungsmaßnahmen. (KH = Kohlenhydrate)

Zeitpunkt	Ziel	Maßnahme
Vorbereitungsphase (3–7 Tage vor Wettkampf)	Auffüllen der Glycogenspeicher	Superkompensation: Entleerung der Glycogenspeicher durch intensive Belastung bei geringer KH-Zufuhr, danach leichtes Training unter hoher KH-Aufnahme
vor Beginn des Wettkampfes	Ausgleich des Wasserhaushaltes, Stabilisierung des Blutglucosespiegels	KH-reiche Mahlzeit (Polysaccharide, Maltodextrine: 1600–2000 kJ) ca. 2 h vor Beginn, kleine Menge an Flüssigkeit (ca. 200 ml)
während des Wettkampfes	weitgehender Ausgleich des Flüssigkeitsverlustes, Aufrechterhaltung des Blutglucosespiegels	wiederholt kleine Mengen trinken, bei mehrstündigen Belastungen feste Speisen (z. B. Banane, Energieriegel)
nach dem Wettkampf	Ausgleich des Flüssigkeitsverlustes, Regeneration der Glycogenspeicher, Reparation muskulärer Mikroverletzungen	KH-betonte Mahlzeit mit Proteinanteil spätestens 2 h nach dem Wettkampf, ausreichende Flüssigkeitszufuhr

rung in die Muskulatur wird in den ersten zwei Stunden nach der Belastung beobachtet; es ist daher zu empfehlen, eine kohlenhydratbetonte Mahlzeit (ca. 400–500 kcal, 60–70% Kohlenhydratanteil) so bald wie möglich nach dem Wettkampf zu sich zu nehmen. Eine Hauptmahlzeit kann dann auf einen späteren Zeitpunkt verschoben werden. Weiterhin ist auf eine ausreichende Flüssigkeitszufuhr mit hypo- bzw. isotonen Getränken zu achten. Im Hinblick auf mögliche muskuläre Verschleißerscheinungen und Verletzungen ist ein geringfügig höherer Anteil an Eiweiß (ca. 15%) bei der ersten Hauptmahlzeit nach der Belastung angebracht. Bei Einhalten einer kohlenhydratreichen, dem Energiebedarf angepassten Ernährung ist es möglich, die Glycogenvorräte bereits nach 24–36 h wieder aufzufüllen. Eine fettreiche Kost sowie Alkoholkonsum direkt nach dem Wettkampf führt zu einer deutlichen Verzögerung in der Regeneration.

Nahrungsergänzung

Die Ergänzung der Basiskost mit isolierten, möglicherweise die körperliche Leistungsfähigkeit fördernden Lebensmittelinhaltsstoffen wird im Leistungssport häufig praktiziert. Diese speziellen Nährstoffe werden unter dem Begriff ↗ *ergogene Wirkstoffe/Substrate* zusammengefasst (aus dem griechischen: *ergon*, Arbeit, *gennan*, produzieren). Die Verwendung dieser Substrate soll dazu führen, die Energiereserven zu vergrößern, die Energiebereitstellung pro Zeiteinheit zu erhöhen, das Muskelgewebe zu vermehren und sportbedingte Schädigungen der Muskulatur zu reparieren. Tab. 5 nennt die wichtigsten Vertreter dieser Gruppe.

Vertrauenswürdige wissenschaftliche Daten liegen bisher nur vereinzelt vor. Oftmals genügen die gewählten Studiendesigns nicht den wissenschaftlichen Anforderungen. Placebo-Effekte können nicht ausgeschlossen werden.

Ernährung und Leistungssport. Tab. 5. Nährstoffe und Nahrungsmittel mit diskutierter ergogener Wirkung

Isolierte Wirkstoffe
Aminosäuren (Arginin und Ornithin, Glutamin, Tryptophan, verzweigtkettige Aminosäuren)
L-Carnitin
Coenzym Q_{10}
Inosin
Mineralkomplexe (Alkali- und Phosphatsalze)
Kreatin
Chrom
Abkömmlinge von Nährstoffen
β-Hydroxy-β-Methylbutyrat (HMB)
konjugierte Linolsäuren (CLA)
Nahrungsmittel bzw. -extrakte
Bienenerzeugnisse (Blütenpollen, Gelée royale)
Ginseng und andere Pflanzenextrakte
Gelatine

↗ *Coffein* ist ein in Kaffee (60–120 mg/Tasse), Tee, Colagetränken, *energy drinks* (bis zu 320 mg/Liter) Guarana und Kakao vorkommendes Alkaloid (Methylxanthin). Coffein wird vollständig absorbiert; maximale Plasmakonzentrationen werden nach 30–60 min erreicht. Koffein gelangt ins Gehirn und entfaltet dort seine anregende Wirkung, die bei Erwachsenen ca. 4–6 h andauern kann. Durch Coffein-induzierte Erhöhung der Spiegel an freien Fettsäuren im Blut kann im Ausdauerbereich vermehrt Energie durch β-Oxidation gewonnen werden. Dies erhöht im kontrollierten Versuch die Ausdauerleistung um 20–50%. Möglicherweise kann Coffein auch die psychomotorische Leistungsfähigkeit (Bildung von Neurotransmittern) verbessern. In hohen Dosen ist Coffein ein Dopingmittel. Als Grenzwert wurde vom Internationalen Olympischen Komitee 12 µg/ml Urin festgelegt.

↗ *Kreatin (Methylguanidinoessigsäure)* ist ein im Körper endogen gebildeter Metabolit (Vorstufen Arginin, Glycin), der in phosphorylierter Form in der Zelle zur schnellen Rephosphorylierung von ATP aus ADP (Kreatinkinase-Reaktion) eingesetzt werden kann. Der Gesamtkörperbestand beträgt beim Erwachsenen ca. 120 g (95% in der Muskulatur). Der tägliche Kreatinumsatz beträgt ca. 2 g (Ausscheidung über Urin). Mit der Nahrung (z.B. durch Fleisch [ca. 5 g/kg] und Fisch [2–10 g/kg]) wird bei Mischkost ca. 1 g Kreatin aufgenommen (vermutlich quantitative Absorption). In kontrollierten Studien führt eine mehrtägige Supplementation (kurzfristig ca. 20 g Kreatinmonohydrat/Tag, langfristig 3 g/d) zu einer Erhöhung der extra- (Plasma) und intrazellulären (Muskulatur) Konzentrationen an Gesamtkreatin. Das Ausmaß der Erhöhung in der Muskelzelle ist dabei abhängig vom Ausgangswert: je niedriger Gesamtkreatin vor der Supplementation, desto stärker der Anstieg. Physiologisch scheint ein maximal erreichbarer Wert vorgegeben. Weitere Zufuhr an Kreatin führt zur Wassereinlagerung in der Muskulatur (Gewichtszunahme!). Nur bei kurzzeitigen, maximalen anaeroben Belastungen mit schneller Wiederholungsfrequenz konnte eine Leistungssteigerung (bei vorher suboptimalen Kreatinspiegeln) beobachtet werden.

↗ *L-Carnitin* ist eine in Leber, Nieren und Gehirn (Vorstufen Lysin und Methionin) gebildete (ca. 16 mg/d) Hydroxycarbonsäure (quartäre Ammoniumverbindung) mit einem chiralen C-Atom (D-Carnitin ist biologisch inaktiv). Im Organismus ist L-Carnitin nicht nur in seiner freien Form, sondern auch als kurzkettiges und langkettiges Acylcarnitin vorhanden. Der Körperspeicher beträgt 16–20 g (95% in der Muskelzelle). Die mittlere tägliche Aufnahme im Rahmen einer Mischkost beträgt ca. 30 mg, bei hohem Fleischverzehr deutlich mehr (Fleisch: 30–70 mg/100 g Frischmasse). Hauptaufgabe von L-Carnitin im Stoffwechsel ist das Einschleusen von langkettigen Fettsäuren (als Acylcarnitin) in das innere Mitochondrium, dem Ort der β-Oxidation („Biocarrier"). Die Hypothese, dass eine L-Carnitin-Supplementierung die Oxidation von Fettsäuren beschleunigen bzw. verstärken kann, ließ sich in kontrollierten Doppelblind-Studien nicht belegen. Eine Leistungssteigerung im Ausdauerbereich trat nicht auf. L-Carnitin wird während des Syntheseprozesses nicht „verbraucht"; ein Mangel bei Leistungssportlern wird daher nicht beobachtet.

Coenzym Q_{10} (↗ *Ubichinon*-10) ist eine lipidlösliche Substanz, die als Teil des Elektronen-Transportsystems in der Atmungskette die Übertragung von Protonen katalysiert. Unter physiologischen Umständen wird Coenzym Q_{10} in nahezu allen Geweben (Vorstufe Phenylalanin) gebildet. Sowohl tierische als auch pflanzliche Lebensmittel liefern Q_{10} bzw. Ubichinone mit kürzerer Seitenkette (Q_6–Q_9); diese können im Organismus in Q_{10} überführt werden. Die durchschnittliche Zufuhr liegt bei 5–10 mg; Zur Bioverfügbarkeit liegen bisher nur Schätzwerte vor (5–40%). Bei den wenigen Studien mit Q_{10}-Supplementierung (bis zu 100 mg/d) wurden erhöhte extrazelluläre Spiegel beobachtet; die vermutete günstige Beeinflussung der Sauerstoffaufnahme und der Herzleistung wurde bei Sportlern jedoch nicht beobachtet.

Sportlergetränke, speziell zum Ausgleich des Flüssigkeits- und Elektrolytverlustes (vgl. • *Elektrolytmangel*) und zur Aufrechterhaltung des Blutglucosespiegels (Kohlenhydratgehalt bis 8%) v.a. bei Leistungssportlern eingesetzte ↗ *hypoton(ische)e Getränke* oder ↗ *isoton(isch)e Getränke* (max. 600 mosm/l, um • *osmotische Diarrhö* auszuschließen). Essay: ↗ *Ernährung und Leistungssport*.

sportliche Leistung, E *athletic performance*, ↗ *Leistungssport*; Essay: ↗ *Ernährung und Leistungssport*.

Spritz-Essabstand, Abstand zwischen Insulininjektion und Nahrungsaufnahme in der Insulintherapie bei Diabetikern. Das ↗ *Normalinsulin* benötigt 10–15 min, bis es nach der Injektion seine volle Wirkung im Körper entfalten kann. Daher sollte diese Zeitspanne abgewartet werden, bevor gegessen wird. Wenn in bestimmten Situationen wie z.B. bei einem Restaurantbesuch oder bei einer Feier nicht vorhersehbar ist, wann die Nahrungsaufnahme erfolgt, sollte auf den S. verzichtet werden. Bei schneller wirkenden Insulinanaloga wie • *Insulin Aspart* und • *Insulin Lispro* kann auf den S. verzichtet werden.

Sprossen(gemüse), handelsübliche, aber botanisch nicht korrekte, zusammenfassende Bezeichnung für Gemüse, die in den Entwicklungsstadien vom Keimling bis hin zur Jungpflanze verzehrt werden. Die bedeutendsten S. sind Kresse (*Lepidium sativum*), ↗ *Mungbohne* (*Phaseolus aureus*), Alfalfa (↗ *Luzerne*, *Medicago sativa*), ↗ *Kichererbse* (*Cicer arietinum*), ↗ *Linsen* (*Lens culinaris*), weißer ↗ *Senf* (↗ *Sinapis alba*) und ↗ *Weizen* (*Triticum aestivum*).
Es dürfen nur Samen zur Keimung verwendet werden, die ausdrücklich zur Sprossenanzucht vorgesehen sind, da Sämereien in Samenfachgeschäften oft mit Beizmitteln und anderen Chemikalien behandelt sind!
Während des Keimprozesses finden Umbauprozesse statt, die mit einer deutlichen Erhöhung des Nährwertes verbunden sind (Tab.). Der Gehalt an Vitaminen und Ballaststoffen steigt, die Qualität von Fetten und Protein verbessert sich und unerwünschte Inhaltsstoffe (z.B. Phytinsäure, Trypsin-Inhibitoren, Hämagglutinine) werden z.T. abgebaut. Infolge der Wasseraufnahme sinkt die Energiedichte. Die mikrobielle Beschaffenheit hängt direkt von der Belastung des Ausgangsmaterials ab. Eine Keimvermehrung in großem Umfang findet außerdem bei nicht sachgemäßer Anzucht, v.a. bei geringer Belüftung statt. Um den Keimgehalt zu vermindern, können die Keimlinge kurz blanchiert oder mit kochendem Wasser übergossen werden.
S. werden als Rohkost z.B. in Salaten, Müsli und als Brotbelag verzehrt, oder gekocht z.B. in Eintöpfen und Aufläufen verwendet. Ein besonders bekanntes Gericht mit S. ist die Frühlingsrolle.

Sprossengemüse. Tab. Energie- und Nährstoffgehalt ausgewählter Sprossengemüse; – = keine Angaben. [Quelle: H. Scherz u. F. Senser, *Die Zusammensetzung der Lebensmittel*, 6. Aufl. 2000, medpharm, Stuttgart]

Nährstoffe/Energie (in 100 g)	Kresse	Linsensprossen	Mungbohnensprossen	Sojasprossen
Energie [kcal]	33	29	23	50
Wasser [g]	87,2	90,7	93,1	85,6
Protein [g]	4,2	4,7	3,2	6,0
Fett [g]	0,7	0,4	0,3	1,0
Kohlenhydrate [g]	2,5	1,7	1,8	4,7
Ballaststoffe [g]	3,5	2,0	1,2	2,4
Mineralstoffe				
– Kalium [mg]	550	114	179	235
– Calcium [mg]	214	6	4	32
– Magnesium [mg]	–	15	12	19
– Eisen [mg]	2,9	1,0	0,5	0,9
Vitamine				
– β-Carotin [mg]	2,2	–	–	0,02
– Vitamin B_1 [mg]	0,15	0,10	0,04	0,16
– Vitamin B_2 [mg]	0,19	0,12	0,09	0,16
– Vitamin B_6 [mg]	0,30	0,15	0,07	0,16
– Folsäure [µg]	–	84	46	160
– Vitamin C [mg]	59	35	11	20

Sprue, 1) *einheimische (idiopathische) S.*, Ⓔ *non-tropical sprue*: ↗ *Zöliakie*, 2) *tropische S.*, Ⓔ *tropical sprue*: in den Tropen (besonders Asien und der Karibik) verbreitetes Malabsorptionssyndrom (↗ *Malabsorption*), möglicherweise ausgelöst durch enteropathogene Formen von ↗ *Escherichia coli*.

Sprühtrocknung, *Zerstäubungstrocknung*, Ⓔ *spray drying*, Verfahren zur Trocknung (• *Trocknen* von Lebensmitteln) temperaturempfindlicher, flüssiger oder breiförmiger Massengüter wie z.B. Milch, Kaffee-Extrakt oder Säuglingsnahrung. Das zu trocknende Gut wird hierbei über rotierende Teller oder mittels Düsen als feiner Nebel von oben in einen heiße Luft enthaltenden Sprühturm eingesprüht. Das getrocknete Produkt wird dann im unteren Teil abgeführt und ggfs. einer Nachtrocknung unterzogen. Aufgrund der großen Oberfläche des zerstäubten Gutes kann ein schneller und effektiver Wärmeaustausch zwischen der Luft und dem zu trocknenden Gut erfolgen.
Sprühgetrocknetes Aroma, Ⓔ *spray-dried flavo(u)ring*, ist pulverförmiges Aroma, das durch S. gewonnen wird, indem eine temporäre Emulsion eines flüssigen oder pastösen ↗ *Aromas* in Wasser, ↗ *Trägerstoff* und ↗ *Emulgator* auf Sprühtürmen bei ca. 80–140 °C getrocknet wird.

Spulwürmer, Ⓔ *eel worms*, *maw-worms*, Syn. für ↗ *Ascaridida*, eine Ordnung der Nematoden.

Spurenelemente, Ⓔ *trace elements*, *für den Menschen* essenzielle organische Nahrungsbestandteile mit nachgewiesener biochemischer Funktion, deren Gehalt im Gewebe <50 mg/kg (bezogen auf das Feuchtgewicht) und benötigte Zufuhr < 50 mg/d beträgt. In höheren Dosierungen können S. durchaus toxisch sein.
Die S. grenzen sich somit von den • *Mengenelementen* (Bedarf >50 mg/d) und den Ultraspurenelementen ([tier]experimentelle Befunde für Essenzialität, jedoch biochemische Funktion unklar) ab. Funktion und Zufuhrempfehlungen werden unter den einzelnen Stichwörtern behandelt:
↗ *Chrom*, ↗ *Eisen*, ↗ *Fluor*, ↗ *Jod*, ↗ *Kobalt*, ↗ *Kupfer*, ↗ *Mangan*, ↗ *Molybdän*, ↗ *Nickel*, ↗ *Selen*, ↗ *Vanadium*, ↗ *Zink*.

In der Landwirtschaft werden analog Substanzen, die für die Entwicklung von Pflanzen essenziell sind, (z.B. Bor) als S. bezeichnet. Im Bereich der Mineralogie bezeichnet der Begriff in der Erdkruste selten vorkommende Elemente, wie z.B. das toxische ↗ *Beryllium* (besser: seltene Elemente).

Squalen, Ⓔ *squalene*, linearer Triterpenkohlenwasserstoff (sechs Isoprenreste; vgl. • *Lipide*; Formel: ↗ *Cholesterin* Abb. 2.) S. kommt in kleinen Mengen (< 1%) in • *Olivenöl*, • *Reiskeimöl* und einigen anderen Pflanzenölen vor, in größerer Menge (bis zu 30%) in Fischleberölen (• *Fischöle*). S. ist Bestandteil der ↗ *Fettbegleitstoffe*; es wirkt antioxidativ und stabilisiert das Fett bei thermischer Belastung. Im Organismus ist S. Vorstufe für die Biosynthese von Cholesterin und anderen Steroiden.

Sr, Elementsymbol von ↗ *Strontium*.

Stabilisatoren, Ⓔ *stabilizers*, sind • *Zusatzstoffe*, die es ermöglichen, den physikalisch-chemischen Zustand eines Lebensmittels aufrechtzuerhalten. Sie umfassen ↗ *Verdickungsmittel*, ↗ *Geliermittel*, ↗ *Emulgatoren*, ↗ *Schaumstabilisatoren*, ↗ *Trubstabilisatoren*, ↗ *Feuchthaltemittel*, ↗ *Überzugsmittel*, ↗ *Farbstabilisatoren*, ↗ *Rieselhilfsmittel* und evtl. weitere auf physikalischem Wege wirksame Zusatzstoffe.

Trubstabilisatoren, Ⓔ *clouding agents*, verzögern oder verhindern das Absetzen feiner Trubpartikel in trüben Getränken. Dazu eignen sich u.a. ↗ *Verdickungsmittel* (z.B. ↗ *Johannisbrotkernmehl*), die durch Erhöhung der Viskosität wirken, gewisse ↗ *Emulgatoren*, die ein Absetzen von Aromastoffen auf physikalischem Wege verlangsamen und Stoffe, wie ↗ *Saccharoseacetatisobutyrat* (E 444) und Glycerinester aus Wurzelharz (E 445), in denen Aromastoffe löslich sind, und die die Dichte der Ölphase an die der Wasserphase angleichen.

Stachelbeere, bot. *Ribes grossularia*, Ⓔ *gooseberry*, vermutlich aus Europa stammender Strauch der Familie der Steinbrechgewächse (• *Saxifragaceae*) bzw. seine meist gelblich bis grünen oder roten, behaarten (je nach Sorte z.T. auch glatte) derbschaligen Früchte (• *Beerenobst*). Sie werden roh verzehrt oder zu Marmelade, Saft oder Kompott verarbeitet. Hauptanbaugebiete sind Deutschland, Polen und England. Reife S. sind sehr schnell verderblich. Deshalb werden sie z.T. unreif geerntet (sog. Grünpflücke), sind dann bis zu drei Wochen haltbar und für die Verarbeitung trotzdem gut geeignet. Der Gehalt an Vitamin C (durchschnittlich 35mg/100g) ist in unreifen Beeren jedoch deutlich niedriger als in reifen.

Stachyose, Ⓔ *stachyose*, ist ein Oligosaccharid (Tetrasaccharid) mit der Strukturformel Gal(α1→6)Raffinose und gehört zu den ↗ *Raffinose*-Oligosacchariden. S. kommt u.a. in • *Leguminosen* und Artischocken vor. Da kein entsprechendes Enzym vorhanden ist, kann es im Dünndarm des Menschen nicht verdaut werden, und die S. wird durch die Darmflora fermentiert. Die entstandenen Gase verursachen Blähungen.

stammbetonte Fettverteilung, *Stammfettsucht*, Ⓔ *android obesity*, Syn. für zentrale ↗ *Fettgewebeverteilung*.

Standard-Arbeitsanweisung, Ⓔ *standard operation procedure*, *SOP*, Dokument, welches im Rahmen von ↗ *Qualitätsmanagement-Systemen* die Abläufe und benötigten Materialien/Geräte einer Tätigkeit (z.B. bei der Lebensmittel-Analytik) beschreibt sowie die zur Ausführung der Tätigkeit und deren Überprüfung berechtigten/verpflichteten Personen(kreise) benennt. Dokumente von ähnlichem Charakter sind z.B. Prüfanweisungen und im Bereich der Produktion Verfahrensanweisungen.

Stängelgemüse, Gemüse, bei denen die verdickte Sprossachse gegessen wird, v.a. ↗ *Spargel* und ↗ *Bambussprossen*. Häufig wird auch das ↗ *Stielgemüse* zum S. gezählt. Dies ist botanisch nicht korrekt.

Staphylococcus aureus, kleine, fakultativ anaerobe Kugelbakterien, die häufig in unregelmäßigen Haufen auftreten und als Virulenzfaktoren den Clumping-Faktor, das Oberflächenprotein A und teilweise eine Polysaccharidkapsel aufweisen. S. bilden Bakteriozine, Hämolysine und Toxine (z.B. ein im Magen-Darm-Kanal wirksames ↗ *Enterotoxin*). S. besiedeln v.a. den menschlichen oberen Nasen-Rachen-Raum, sind aber auch auf der Haut und im Verdauungstrakt nachweisbar, wobei etwa 10–40% der Erwachsenen Keimträger sind. Klinisch manifeste Infektion (Ⓔ *staphylococcal infection*), z.B. Abszessbildung, ↗ *Mastitis*, postoperative Wundinfektionen, sind meist an eine allgemeine Abwehrschwäche gebunden. 1–6 h nach Aufnahme von toxinhaltigen Speisen (• *Lebensmittelvergiftung*) treten Übelkeit, Erbrechen, Leibschmerzen und Durchfall auf. Normalerweise sind die Symptome nach spätestens 1d wieder abgeklungen, in schweren Fällen kommt es zu Kreislaufkollaps mit Bewusstseinsstörungen. Todesfälle sind sehr selten.

stark tocopherolhaltige Extrakte, (Lebensmittelzusatzstoff E 306) ↗ *Tocopherole*.

Stärke, *Amylum*, Ⓔ *starch*, gehört zu den verwertbaren Polysacchariden (vgl. • *Kohlenhydrate*), die aus ↗ *D-Glucose* aufgebaut sind. S. besteht meist bis zu 40% aus der unverzweigten ↗ *Amylose* (hauptsächlich verantwortlich für die sog. ↗ *Retrogradation* [„Altbackenwerden“]) und aus dem verzweigten ↗ *Amylopektin*. Beide Fraktionen sind Polymere der Glucose. Die in Form von • *Stärkekörnern* vorliegende S. ist das Reservekohlenhydrat vieler Pflanzen wie Getreide und Kartoffeln und

deckt als Nahrungskohlenhydrat den Hauptanteil des Kohlenhydratbedarfs beim Menschen. Die meisten Stärkeisolate werden aus Mais, Kartoffeln, Cassava und Weizen in nativer oder modifizierter Form gewonnen (↗ *native Stärke*, ↗ *modifizierte Stärke*). Stärkekörner quellen durch feuchtes Erhitzen und werden löslicher. Die Körner platzen beim Kochen, wodurch ihr Inhalt verfügbarer wird. Gekochte Stärke wird von Mensch und Tier quantitativ verwertet. Die Ausnutzung roher Stärkearten ist unterschiedlich (↗ *resistente Stärke*) und im Wesentlichen besser, je kleiner die Stärkekörner sind.
Die Stärkeverdauung beginnt in der Mundhöhle durch die ↗ *α-Amylase* („Ptyalin") der Mundspeicheldrüsen. Bis zu deren Inaktivierung im sauren Magenmilieu entsteht meist ein Gemisch aus wasserlöslichen Dextrinen, das durch die identische Pankreasamylase weiter zerlegt wird. Dabei spaltet das Enzym die Stärkemoleküle, die aus kettenförmig aneinander gereihten Glucosemolekülen bestehen, im Innern der Polysaccharidketten. Eine Hydrolyse erfolgt jedoch nur an den 1,4-glycosidischen Bindungen. Die Oligosaccharide, die entstanden sind, werden von ↗ *α-Amylase* weiter hydrolysiert, bis zu Maltose und Isomaltose. Diese Disaccharide werden durch die im Bürstensaum der Dünndarmmucosa lokalisierten Disaccharidasen in Glucose gespalten, die von der Dünndarmschleimhaut resorbiert wird.

Stärkeacetat, *acetylierte Stärke* (E 1420, ADI –), E *starch acetate*, ist eine ↗ *modifizierte Stärke*, die keine Gele bildet. Ihre Sole sind klarer als die der nativen Stärke. S. hat nur eine geringe Neigung zur ↗ *Retrogradation*, auch bei Kühlung. Es bildet stabile Filme und wird als ↗ *Verdickungsmittel* bei Tiefgefrierlebensmitteln, Soßen, Suppen, Süßwaren, Milchmischerzeugnissen, Schmelzkäsezubereitungen, Feinen Backwaren, Puddings, Kuchenfüllungen und Fertiggerichten verwendet.

Stärkehydrolyse, *Stärkeverzuckerung*, E *starch hydrolysis*, durch Säure oder durch Enzyme (oder nacheinander kombiniert) durchgeführte hydrolytische Spaltung der ↗ *Stärke* zum Erhalt von Stärkeabbauprodukten (Zwischenprodukten) unterschiedlicher Zusammensetzung.
Säurehydrolyse: Sie kann mit Salz- oder mit Schwefelsäure durchgeführt werden. Der daraus resultierende rohe Glucosesirup wird noch in weiteren Schritten gereinigt. Es treten eine Reihe von Nebenreaktionen auf, die zu einer Dunkelfärbung und einem Bittergeschmack führen.
Enzymhydrolyse: Hierbei wird das Amylopektin durch die ↗ *β-Amylase* nur bis zu den Verzweigungen gespalten (↗ *Grenzdextrine*), während die Amylose bis zu den Monosacchariden zerlegt wird. Eingesetzt werden auf mikrobieller Basis (vgl. • *protein engineering*) gewonnene Enzympräparate mit hoher Aktivität (z.B. Konzentrate von α-, β-Amylase und Glucoamylase).
Produkte der S. sind die ↗ *Dextrine*, Stärke- bzw. ↗ *Glucosesirup* und die wasserfreie Glucose (Traubenzucker). Der süße Geschmack hängt von dem Abbaugrad der Stärke ab und liegt bei 25–50% der Süßkraft von Saccharose.

Stärkeintoleranz, E *starch intolerance*, unpräzise Bezeichnung für ↗ *Saccharose-Isomaltose-Malabsorption* bzw. ↗ *Kohlenhydrat-Malabsorption*.

Stärkekörner, E *starch grains*, aus der in den Chloroplasten der Pflanzen im Zuge der ↗ *Photosynthese* synthetisierten „Assimilationsstärke" gebildete Stärkeablagerungen (Reservestärke) in den Amyloplasten der Samen und Speicherorgane. Die S. haben einen Durchmesser von 2–150 μm. Jede Pflanzenart hat charakteristische Größen und Formen der S. Neben Amylose und Amylopektin sind kleine Mengen Protein und Lipid enthalten. Im S. sind Amylose und Amylopektin nicht gleichmäßig verteilt. Die Amylose befindet sich im Inneren des S. und wird von einer Amylopektinhülle umgeben. Die S. quellen und werden löslicher, wenn sie in Wasser erhitzt werden. Gekochte Stärke kann durch das Platzen der S. praktisch vollständig verdaut werden. Die Ausnutzung der rohen ↗ *Stärke* ist besser, je kleiner die Stärkekörner sind (s.a. ↗ *resistente Stärke*).

Stärkenatriumoctenylsuccinat (E 1450, ADI –), E *starch sodium octenyl succinate*, ist eine ↗ *modifizierte Stärke*, die hauptsächlich als ↗ *Verdickungsmittel* in Cremespeisen, Füllungen, Desserts, Kindernahrung und wegen der guten Gefrierstabilität bei Tiefgefrierlebensmitteln benutzt wird.

Stärkesirup, E *starch syrup*, Syn. für ↗ *Glucosesirup*.

Stärkeverkleisterung, E *starch gelatinisation*, irreversibles Quellen von ↗ *Stärkekörnern* beim Erwärmen (50–80 °C) in wässriger Lösung/Suspension. Die Viskosität der Stärkelösung nimmt beim Abkühlen zu, es kann zur Gelbildung kommen (Pudding!), wobei die Gele mit der Zeit nachhärten (Retrogradation). Zur Bereitung kaltquellender Stärken (↗ *Quellstärke*) wird bereits verkleisterte Stärke wieder getrocknet.
Die S. bewirkt die Verdaulichkeit von ↗ *Stärke* (s.a. ↗ *resistente Stärke* RS3) und ist für Koch- (Binden/Andicken von Speisen) und Backprozesse (Krumenbildung) von Bedeutung.

Stärkeverzuckerung, Syn. für ↗ *Stärkehydrolyse*.

Stärkungsmittel, veralt. *Roboranzien*, E *roborants*, meist auf pflanzlicher Basis (Bockshornklee, Benediktinerdistel) sowie mit Lecithinen, Vitaminen und Mineralstoffen hergestellte Arzneimittel. ↗ *Tonikum*.

Starterkultur, E *starter culture*, definierte Mikroorganismenkulturen, die den Rohstoffen zugesetzt werden, um bestimmte Veränderungen in der chemischen Zusammensetzung und in den sensorischen Eigenschaften im Fermentationssubstrat zu erzeugen (z.B. Milchsäurebakterien für Sauermilchprodukte, Reinzuchthefen für Wein, Schimmelpilze für Käse und Wurst; s.a. ↗ *Schutzkulturen*).

Neben klassischen S. sind derzeit gentechnisch hergestellte S. im Brennpunkt des Interesses (vgl. Essay: • *Gentechnik und Lebensmittel*). Ziele der Veränderung von S. liegen in der Optimierung der Produkte und Fermentationssprozesse. Beispielsweise lassen sich phagenresistente S. erzeugen. Von Bedeutung ist auch die stabile chromosomale Integration von praktisch bedeutsamen Stoffwechselleistungen, die häufig auf ↗ *Plasmiden* codiert sind und somit verloren gehen können. Weitere gentechnische Veränderungen zielen auf eine Energie- und Kostenreduktion ab (Verkürzung der Produktionszeiten, Einsatz preisgünstigerer Rohstoffe, Nutzung bisher ungenutzter Reststoffe oder Vereinigung wünschenswerter Leistungen auf einen einzigen Organismus). Auch die Optimierung der Lebensmittel hinsichtlich ihres ernährungsphysiologischen beziehungsweise sensorischen Wertes ist ein erklärtes Ziel der gentechnischen Optimierung von S. Schließlich sollen gentechnische Methoden auch zur Nutzung des probiotischen Effektes von S. beitragen (↗ *Probiotika*) und den Zugang zu neuen Produkten ebnen. Gentechnisch veränderte ↗ *Hefen*, ↗ *Milchsäurebakterien* und ↗ *Schimmelpilze* sind noch nicht im Einsatz, obwohl weltweit schon eine Vielzahl von Stämmen erzeugt wurden (↗ *transgene Organismen*).

Statine, 1) Syn. für ↗ *HMG-CoA-Reduktasehemmer*. 2) Bezeichnung für vom Hypothalamus produzierte hemmende Neurohormone.

stationärer Mittagstisch, Ⓔ *meal service*, für ältere, kranke oder behinderte Menschen sowie für Menschen in sozialen Notlagen in Einrichtungen wie Altentagesstätten, Gemeindezentren, Alten- und Behindertenheimen angebotener • *Mahlzeitendienst*. Das Angebot beschränkt sich meist auf eine vollständige warme Mahlzeit am Tag, meist die Mittagsmahlzeit.

stationäres Gleichgewicht, Ⓔ (*stationary*) *steady state*, ↗ *Fließgleichgewicht*.

Stationsküche, Ⓔ *ward kitchen*, eine zusätzliche dezentrale Küche in Heimen und Krankenhäusern, die einer bestimmten Einheit zugeordnet ist. Sie ist im Allgemeinen nicht für die selbstständige Speisenversorgung der Einheit, sondern nur für beschränkte Küchenfunktionen ausgestattet, z.B. in beschränktem Umfang zur Geschirraufbewahrung und -reinigung, zur begrenzten Lagerhaltung und Kühlung von Lebensmitteln (Tages- und/oder Notbedarf), zur Herstellung von Tee und Kaffee oder evtl. zum Aufwärmen von Speisen. Die Herstellung von Speisen ist meist auf das Nötigste beschränkt.

Statistische Jahrbücher, Ⓔ *statistical yearbooks*, von Gemeinden, Bundesländern oder Staaten zusammengestellte jährliche Datensammlungen zu demografischen, sozialen und wirtschaftlichen Strukturen und Entwicklungen. Zunehmend werden die St.J. auch auf CD-ROM oder online (gebührenpflichtig!) angeboten, z.B. für Deutschland (Hrsg. Statistisches Bundesamt Deutschland, ISBN 3-8246-0640-2, Statistik-Shop: www-ec.destatis.de/), Österreich (Hrsg. Statistik Austria, ISBN 3-901400-38-9) und die Schweiz (Hrsg. Schweizerisches Bundesamt für Statistik, www.statistik.admin.ch/service-stat/jahrbuch-online/).

Statistik, Ⓔ *statistics*, mathematische Methoden, die i.d.R. anhand von Untersuchungen an kleinen Teilgruppen, den zufällig ausgewählten • *Stichproben* Aussagen über die sog. *Grundgesamtheit* (Ⓔ *universe*, *population*, *source*; z.B. eine Bevölkerung bzw. Bevölkerungsgruppe, eine Produktionscharge) ermöglichen sollen. Die Volkszählung ist ebenfalls ein Verfahren der S., wobei jedoch die gesamte Grundgesamtheit untersucht wird.

Anliegen der S. ist auch, die gefundenen Daten/Merkmale sinnvoll, d.h. aussagekräftig und erfassbar zu gruppieren (↗ *Cluster-Analyse*), aber auch gegeneinander abzugrenzen (↗ *Diskriminanzanalyse*), um ggf. Zusammenhänge zwischen versch. Parametern zu entdecken (↗ *Korrelation*).

Zur Beschreibung der strukturierten statistischen Daten dienen statistische Kennzahlen (arithmetischer ↗ *Mittelwert*, ↗ *Median*, ↗ *Modalwert*, Standardabweichung, ↗ *Perzentilen*). Die Verallgemeinerung der bei Stichproben gefunden Ergebnisse auf die Grundgesamtheit setzt die korrekte Datenerhebung, die für die Fragestellung angemessene Auswahl statistischer Methoden sowie die Angabe der *Irrtumswahrscheinlichkeit* (= Signifikanzniveau, gibt an, mit welcher Wahrscheinlichkeit die gefunden Daten zufälliger Natur sind) voraus. Ein unmittelbarer Rückschluss auf Individuen der Grundgesamtheit ist mit Unsicherheiten behaftet.

Im Ernährungszusammenhang werden statistische Methoden eingesetzt, um z.B. Aussagen über das Ernährungsverhalten, den Gesundheitszustand oder den Lebensmittelverbrauch zu machen (s.a. ↗ *Epidemiologie*). Auch die Angaben zum ↗ *Nährstoffbedarf* haben statistische Grundlagen. In der Lebensmittelproduktion und -kontrolle erfolgt die Qualitätskontrolle i.d.R. auch über die statistische Auswertung von Stichproben.

Staudensellerie, *Bleichsellerie*, *Stangensellerie*, bot. *Apium graveolens var. dulce*, Ⓔ *celery*, ↗ *Sellerie*.

Stearidonsäure, 🄴 *stearidonic acid*, Trivialbezeichnung für 2 isomere ↗ *Octadecatetraensäuren*.

Stearinsäure, *n-Octadecansäure*, C18:0, 🄴 *stearic acid*, *n-octadecanoic acid*, (Salze/Ester: Stearate) • *gesättigte Fettsäure*, gehört zu den mengenmäßig wichtigsten Nahrungsfettsäuren. Bei kohlenhydratreicher Kost wird S. im Organismus synthetisiert und als Energiereserve in Triglyceride eingebaut (↗ *Depotfett*) oder zu ↗ *Ölsäure* desaturiert. S. kommt in fast allen fetthaltigen Lebensmitteln in vergleichsweise geringer Menge vor, Ausnahmen sind ↗ *Rinderfett* und ↗ *Kakaobutter*. Bei Verabreichung in hohen Dosen ist die Resorption unvollständig (↗ *Salatrim*®; ↗ *Tristearin*). Im Unterschied zu den gesättigten Fettsäuren C12–C16 beeinflusst S. den Serumcholesterinspiegel nicht. Nach neueren Untersuchungen hemmt S. die Immunkompetenz der peripheren Lymphocyten (↗ *Immunonutrition*).
Lebensmitteltechnologische Bedeutung: S. (E 570), kann stückige oder pulverförmige Lebensmittel mit einer dünnen, gleitenden Schicht überziehen und dadurch ähnlich wie • *Calciumstearat* (E 470 a) und • *Magnesiumstearat* (E 470 b) bei Backtriebmitteln, Süßwarenkomprimaten, Würfelzucker und Kaugummi als ↗ *Rieselhilfsmittel* verwendet werden.

Stearoyl-2-lactylate (E 481, E 482, ADI jeweils 20,0 mg), 🄴 *stearoyl-2-lactylates*, • *Emulgatoren* für Desserts, Süßwaren, emulgierte Liköre und Getränkepulver. Sie sind Bestandteile von Backmitteln, weil sie durch Reaktion mit dem Gluten des Weizenmehls dessen Backeigenschaften verbessern und eine gute Wirkung als Frischhaltemittel haben. Angewendet werden • *Natriumstearoyl-2-lactylat* (E 481) und • *Calciumstearoyl-2-lactylat* (E 482).

Stearoyltartrat (E 483, ADI 20,0 mg), 🄴 *stearoyl tartrate*, ist ein • *Emulgator* mit ähnlichen Eigenschaften wie die mit Monoacetyl- und Diacetylweinsäure veresterten ↗ *Monoglyceride und Diglyceride von Speisefettsäuren*. Es dient als Backmittel zur Verbesserung der Backeigenschaften von Weizenmehl und als Emulgator für Desserts.

Steatorrhö, *Stearrhoe*, *Butterstuhl*, *Fettstuhl*, *Ölstuhl*, *Pankreasstuhl*, 🄴 *steatorrhoea*, eine über 6(7) g/d liegende • *Stuhlfettmenge* (vgl. • *Fettausscheidung*). Mögliche Ursachen: Abetalipoproteinämie, Crohn-Krankheit, Gastrectomie, Kurzdarmsyndrom, Behandlung mit Lipase-Inhibitoren, Malabsorption, Pankreatitis, Postvagotomie-Syndrom, Zöliakie. • *Fettarme Ernährung* führt zur Besserung.

Steatosis, *Verfettung*, 🄴 *steatosis*, zunehmende Fetteinlagerung in den bzw. um die inneren Organe (z.B. Leber, Herz). Eine S. hepatis (Leberverfettung) ist bei vielen Patienten nach einer längeren Dauer eines ↗ *Diabetes mellitus* zu beobachten, ohne dass die Pathogenese vollständig geklärt ist.

stechend, 🄴 *pungent*, *stabbing*, ↗ *Mundgefühl*.

Steiner, Rudolf (1861–1925), Begründer der Anthroposophie, einer geisteswissenschaftlich orientierten Methode der Bewusstseinserweiterung zur Wahrnehmung des Übersinnlichen mit Auswirkungen auf Medizin und Ernährung (↗ *anthroposophische Ernährung*), Pharmazie, (Heil)pädagogik, Landwirtschaft (↗ *biologisch-dynamische Wirtschaftsweise*), Soziologie und Kunst. S. deutet alle Gebiete des Lebens und der Wissenschaften ganzheitlich im Sinne des von ihm entwickelten Welt- und Menschenbildes. Der Arzt Dr. Udo Renzenbrink (gest. 1994) führte Steiners Werk in Deutschland weiter. Er gründete den • *Arbeitskreis für Ernährungsforschung e.V.* in Bad Liebenzell. In der Schweiz ist das *Goetheanum* in Dornach Zentrum der Steinerschen Lehren. ↗ *Demeter Bund e.V.*

Stein-Krankheiten, *Steinleiden*, 🄴 *stone diseases*, Sammelbegriff für Harnsteinleiden und Gallensteinleiden. ↗ *Gallensteine* sind die häufigste Form der Gallenblasenerkrankungen und entstehen durch Veränderungen der Konzentration von Gallensalzen, Cholesterin oder Bilirubin in der Gallenflüssigkeit. 80–90% der Gallensteine bestehen aus Cholesterin. Ihre Bildung wird durch eine hyperkalorische, fettreiche sowie ballaststoffarme Ernährung gefördert. Die Überernährung, insbesondere eine hohe Zufuhr an tierischem Protein wird auch für die Entstehung von ↗ *Harnsteinen* verantwortlich gemacht. Zur Prävention von S. ist eine gemischte, vitamin- und mineralstoffreiche Kost und eine reichliche Trinkmenge von 2–3 l/d empfohlen.

Steinobst, 🄴 *stone fruit*, *drupes*, einsamige, saftige Früchte, die aus dem von einem Fruchtblatt gebildeten Fruchtknoten entstehen. Ihr ungenießbarer Samen (er enthält oft giftiges Blausäureglycosid) wird von dem verholzten, inneren Teil der Fruchtwand umgeben. Der äußere Teil der Fruchtwand bildet das Fruchtfleisch. Zum Steinobst gehören z.B. ↗ *Pfirsich*, Aprikose, ↗ *Pflaume*, ↗ *Kirsche* und Mirabelle.

Steinpilz, ↗ *Speisepilze*.

Steinsalz, ↗ *Kochsalz*.

Stenokardie, Syn. für ↗ *Angina pectoris*.

stenosierende Koronarsklerosen, Syn. für ↗ *koronare Herzkrankheiten*.

Sterberate, *Sterbeziffer*, Syn. für ↗ *Mortalitätsrate*.

Sterblichkeit, 🄴 *mortality*, Syn. für ↗ *Mortalität*.

Stercobilinogen, zusammen mit seinem Oxidationsprodukt Stercobilin ein Gallenfarbstoff, der beim Abbau des Hämoglobins entsteht und im Urin und in den Faeces auftritt.

Sterculiasäure, *8-(2-Octyl-cyclopropenyl)-Octansäure*, Ⓔ *sterculic acid*, *8-(2-octylcyclopropenylic)-octanoic acid*, • *zyklische Fettsäure* (• *Cyclopropensäure*). S. kommt in ↗ *Baumwollsaatöl* (1–2%) vor. Bei der Fettraffination wird S. weitgehend entfernt (vgl. • *Malvaliasäure*).

Ernährungsphysiologische Bedeutung: S. hemmt die Desaturierung von Stearinsäure zu Ölsäure, der Schmelzpunkt des Depotfetts steigt an (vgl. • *Schmalz*). S. beeinträchtigt die Permeabilität biologischer Membranen. Die Aufnahme über Margarine, Mayonnaise und andere vorgefertigte Lebensmittel gilt wegen der geringen Konzentration als unbedenklich. Neuerdings wird die co-cancerogene Wirkung cyclopropenhaltiger Fettsäuren diskutiert (↗ *Tumorpromotion*).

Stereoisomerie, *Raumisomerie*, Ⓔ *stereoisomerism*, Isomerie, bei der die einzelnen Gruppen eines Moleküls verschiedene Anordnungen im dreidimensionalen Raum einnehmen. Die Anordnung der Atome (Konstitution) innerhalb der • *Isomere*, also auch die Art der Bindungen bleibt dabei gleich. Man unterscheidet Konfigurations- und Konformationsisomere (siehe hierzu ↗ *Isomere*, Abb.).

Eine ↗ *Konfigurationsisomerie* liegt vor, wenn sich die räumliche Anordnung der Atome oder Atomgruppen um ein Zentrum unterscheidet. Solch ein Zentrum kann eine Doppelbindung oder die Ebene einer cyclischen organischen Verbindung sein. Dann spricht man von einer geometrischen oder ↗ *cis-trans-Isomerie*. Ist das Zentrum chiral (↗ *Chiralität*), z.B. ein assymmetrisches C-Atom (C*), dann liegt eine ↗ *optische Isomerie* vor.

Eine ↗ *Konformationsisomerie* (auch Konstellationsisomerie genannt) liegt vor, wenn ein Molekül durch freie Drehung um Einfachbindungen verschiedene Formen einnehmen kann, die sich ineinander überführen lassen. Man nennt solche Moleküle Konformere oder Rotationsisomere.

Sterigmatocystin, Ⓔ *sterigmatocystin*, $C_{18}H_{12}O_6$ (Abb.), • *Mycotoxin* aus den Schimmelpilzen *Aspergillus versicolor*, *A. nidulans* und *A. multicolor*. S. ist ein biosynthetischer Vorläufer der ↗ *Aflatoxine*, kommt häufig gemeinsam mit diesen vor und wirkt ebenfalls stark lebertoxisch und carcinogen (Induktion von Leberkrebs nach oraler Applikation an Ratten). Auch die Nieren und das Myocard sind betroffen, wobei die Wirkmechanismen ähnlich denen des Aflatoxins sind. S. kommt v.a. in verschimmelten Getreideprodukten vor. Die LD_{50} Ratte p.o. beträgt 120 mg/kg KG.

Sterine, *Sterole*, Ⓔ *sterols*, gehören in der Physiologie zu den • *Lipiden*; chemisch sind S. 3β-Hydroxysteroide, d.h. Steroidalkohole (• *Steroide*) mit einer OH-Gruppe am C-Atom 3 und damit der Möglichkeit zur Ester- und Glycosidbildung (↗ *Sterinester*), Oxidation führt zu ↗ *Oxysterinen*. Einige S. besitzen eine Doppelbindung in der Seitenkette (Abb.). Typisch für Phytosterine ist die Methyl- oder Ethylgruppe in Position 24. S. kommen in allen biologischen Systemen vor (• *Strukturlipide*), in Lebensmitteln sind sie Hauptbestandteil der ↗ *Fettbegleitstoffe*; man unterteilt je nach Herkunft in ↗ *Zoosterine*, ↗ *Phytosterine* und Mycosterine (in Hefen und Pilzen). Pflanzenfette enthalten 0,15–0,9% S.; bei tierischen Fetten hat das Hühner-

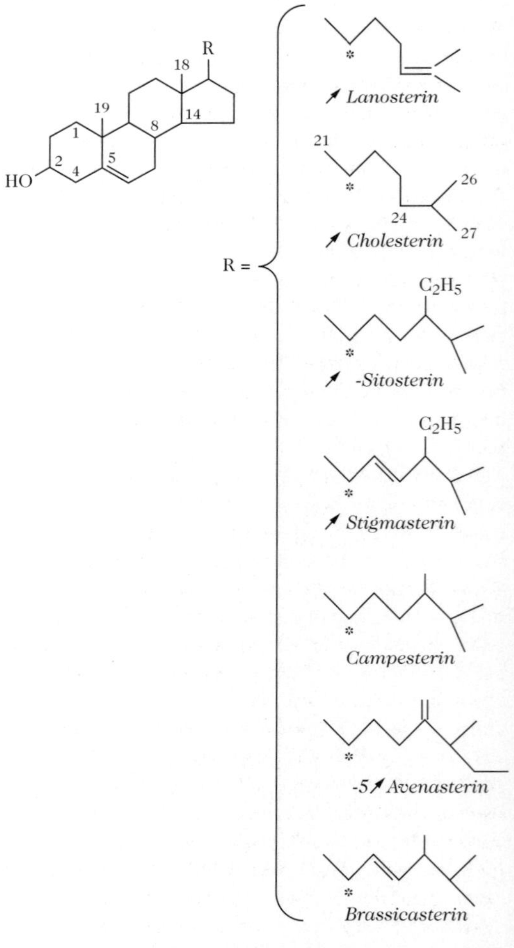

Sterine. Strukturformeln von Sterinen. Der Stern markiert den Bindungsort des Restes R an das Ringsystem.

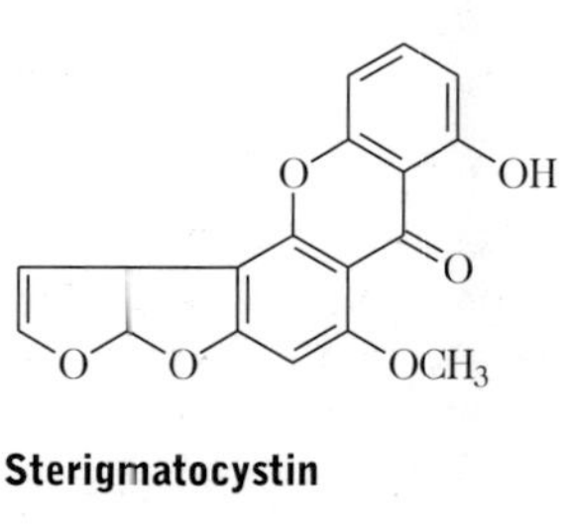

Sterigmatocystin

ei den höchsten S.-Anteil mit ca. 4% der Gesamtlipide.

Sterinester, Ⓔ *sterol esters*, • *Sterine*, die am C-Atom 3 mit Fettsäuren verestert sind (vgl. • *Lipide*). In biologischem Material kommen Sterine häufig in dieser Form vor (↗ *Cholesterinester*).

Sterilisation, *Sterilisierung*, *Entkeimung*, Ⓔ *sterilisation*, (lat. *sterilis*, unfruchtbar), Abtötung aller vermehrungsfähigen Mikroorganismen einschließlich der Sporen. Als • *Haltbarmachungsverfahren* werden Sterilisationsverfahren angewandt, die entweder auf der Wirkung von trockener oder feuchter Hitze oder auf der von ionisierender Strahlung (↗ *Lebensmittelbestrahlung*) beruhen.

Bei der Hitzesterilisation, die sowohl im Haushalt als auch im industriellen Maßstab erfolgen kann, müssen zur Abtötung der bakteriellen Endosporen Temperaturen zwischen 115–135 °C (vgl. • *Pasteurisieren*) über eine bestimmte Zeit auf das Lebensmittel einwirken. Doch auch auf diesem Wege wird i. d. R. keine völlige Sterilität erreicht (Kennzahlen: ↗ *D-Wert*, ↗ *F-Wert*), sondern ein als „kommerzielle Sterilität" bezeichneter Zustand, der die Abwesenheit pathogener und toxinbildender Keime voraussetzt und in dem die verbleibenden, z. T. subletal geschädigten Keime sich unter normalen Lagerbedingungen nicht vermehren. Im Haushalt werden die zu sterilisierenden Lebensmittel in Gläsern oder Dosen im Wasserbad oder im Backofen auf einem mit Wasser gefüllten Backblech für einen bestimmten Zeitraum erhitzt. Im industriellen Maßstab kann die S. durch direkte oder indirekte Erhitzung unverpackter, flüssiger oder breiiger Lebensmittel wie Getränke, Puddings oder Desserts oder bei stückigen Lebensmitteln wie z. B. Obst und Gemüse bereits abgefüllt in ↗ *Konserven* im ↗ *Autoklaven* erfolgen.

Bei der indirekten Erhitzung in Röhren- oder Plattenwärmeaustauschern werden die Lebensmittel durch dünne Röhren oder in dünner Schicht über Platten geleitet, die im Gegenstromverfahren mit Wasserdampf erhitzt werden. Bei der direkten Erhitzung wird entweder Wasserdampf in das Produkt eingespritzt (Dampfinjektion, z. B. angewandt bei UHT-Milch, ↗ *Ultrahocherhitzung*) oder das Produkt wird in den heißen Dampf eingespritzt (Dampfinfusion). Die auf diese Weise getrennt vom Behälter sterilisierten Lebensmittel müssen anschließend unter aseptischen Bedingungen in sterilisierte Packungen gefüllt werden.

Ernährungsphysiologische Beurteilung: Ziel aller Verfahren ist es, unter möglichst großem Erhalt der sensorischen und ernährungsphysiologischen Qualität, die im Lebensmittel enthaltenen Mikroorganismen abzutöten, um bei langer Haltbarkeitsdauer Verderbnisreaktionen und Lebensmittelvergiftungen zu verhindern. Die optimalen Zeit- und Temperaturbedingungen sind dabei für jedes Lebensmittel unterschiedlich, grundsätzlich ist jedoch eine kurze Erhitzung auf hohe Temperaturen bei gleichem mikrobiologischen Abtötungseffekt schonender als eine längere Erhitzung auf niedrigere Temperaturen. Als Leitsubstanz für die ernährungsphysiologischen Qualitätsverluste gilt der Abbau von ↗ *Thiamin*. Die Bildung sensorisch störender Nebenprodukte wird anhand der Menge des entstandenen ↗ *5-Hydroxymethylfurfurals* gemessen.

Die S. von Obst und Gemüse führt zu z. T. erheblichen Vitaminverlusten, wobei die Angaben in der Literatur stark schwanken. Die Verluste an Thiamin, Vitamin C und Folsäure betragen bei verschiedenen Gemüsekonserven durchschnittlich 69, 64 bzw. 61%, wobei die Vitamine in sauren Produkten wie Tomatenkonserven deutlich besser erhalten bleiben. Auch in Fruchtsäften oder Obstkonserven mit niedrigem pH-Wert und hohem Citratgehalt sind die Vitamin C Verluste relativ gering. Bei der S. von Milchprodukten können neben großen Einbußen an Vitamin C, Thiamin, Cobalamin und Folsäure auch erhebliche Lysinverluste entstehen. Weiterhin treten beim Sterilisieren Veränderungen in Farbe (z. B. rötliche Verfärbung mancher Obstarten durch Umwandlung farbloser Leucoanthocyanine in rote Anthocyanine) und Textur (starkes Erweichen vieler Obstarten, Zäh- und Faserigwerden von Fisch und Fleischprodukten) der Lebensmittel auf, die z. T. dazu führen, dass manche Produkte grundsätzlich nicht für das Sterilisieren geeignet sind.

Sterilmilch, durch ↗ *Sterilisation* haltbar gemachte ↗ *Milch*.

Sternanis, bot. *Illicium verum*, Ⓔ *star anise*, Bezeichnung für den immergrünen, in Südostasien beheimateten Baum der Familie der Anisgewächse (*Illiaceae*) und seine Früchte bzw. Samen. Die Sammelfrüchte bestehen aus sternförmig um eine Mittelachse angeordneten Balgfruchtkapseln, in denen die Samenkörper liegen – daher der Name S. Das Aroma stammt von 5% eherischem Öl, das zu 80–90% aus ↗ *Anethol* (Anisöl) besteht. S. wird als Gewürz für Backwaren (v. a. in der Weihnachtsbäckerei), Süßwaren und alkoholische Getränke verwendet und in der Naturheilkunde sowohl bei Magen-Darm-Beschwerden (krampflösend, verdauungsfördernd) als auch bei Erkältungskrankheiten (reizmildernd, schleimlösend) eingesetzt. Vgl. • *Anis*.

Steroiddiabetes, Ⓔ *steroid diabetes*, ↗ *Diabetes mellitus*, der durch eine körpereigene Überproduktion (Cushing-Syndrom) bzw. eine andauernde äußere Zufuhr von Corticosteroiden entsteht. Die in der Nebennierenrinde gebildeten oder synthetisch hergestellten Steroidhormone werden z.B. in der Rheumatherapie eingesetzt und stellen Gegenspieler des Insulins dar, woraus die Erhöhung der Blutzuckerwerte resultiert.

Steroide, Ⓔ *steroids*, Verbindungen, die sich von dem tetrazyklischen Kohlenwasserstoff Perhydro-1H-cyclo-penta[a]-phenanthren (Trivialname bei unbekannter Stereochemie *Steran*, bei *trans*-Stellung der Ringe B/C und C/D *Gonan*) ableiten (Abb.). Wichtige Gruppen natürlich vorkommender S. sind die ↗ *Sterine*, ↗ *Gallensäuren*, ↗ *Steroidhormone* und Cardenolide (herzwirksame Glycoside) sowie verschiedene N-haltige S. (Steroidalkaloide). Zu den S. gehören ferner zahlreiche Sapogenine (↗ *Saponine*). Von den zahlreichen synthetischen S. haben z.B. die Ovulationshemmer, die Anabolika und zahlreiche weitere strukturmodifizierte Steroidhormone große pharmakologische Bedeutung.

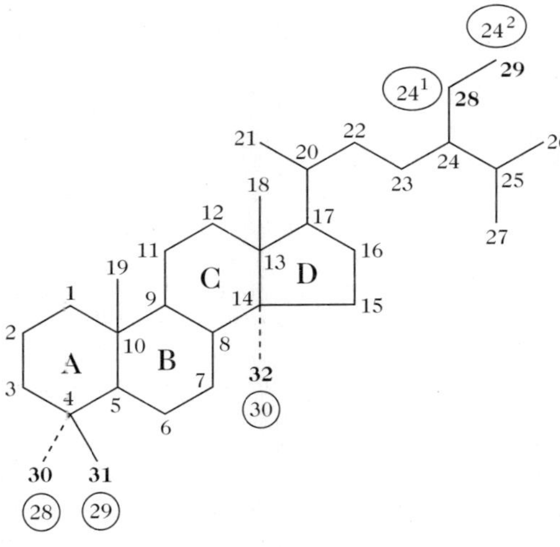

Steroide. Ringnomenklatur und Nummerierung der Kohlenstoffatome im Steroidmolekül. In den Ellipsen angezeigte Nummern entsprechen der IUPAC-Empfehlung von 1989, fettgedruckte der zuvor gültigen von 1969. Alle anderen Nummerierungen blieben unverändert.

Steroidhormone, Ⓔ *steroid hormones*, eine Gruppe von Hormonen, die sich vom Gonan-Typ der • *Steroide* ableiten. Zu den S. zählen die ↗ *Sexualhormone* (↗ *Androgene*, ↗ *Östrogene*) die ↗ *Nebennierenrindenhormone*, das Insekten-Häutungshormon Ecdyson mit Derivaten u.a.
Der Mensch benötigt zur Synthese der S. • *Cholesterin*.

Sterole, Ⓔ *sterols*, Syn. für ↗ *Sterine*.

Steviosid, *Stevia*, Ⓔ *stevioside*, Glycosid aus den Blättern der in Südamerika heimischen Composite *Stevia rebaudiana* mit intensivem Süßgeschmack (ca. 200mal süßer als Saccharose, mit lakritz- bis mentolartigem Beigeschmack; Abb.). S. wird in einigen Ländern als „natürlicher" Süßstoff verwendet. Es ist beliebt bei Vertretern der Vollwerternährung und einiger alternativer Ernährungsformen. Ein Antrag auf Zulassung in der EU wurde abgelehnt wegen toxikologischer Bedenken.

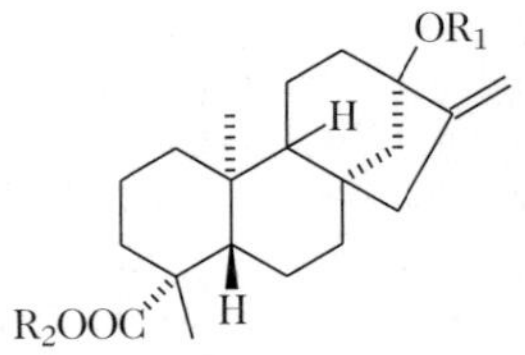

Steviosid. R_1 = Glucose-Glucose, R_2 = Glucose.

Stibium, *Sb*, Syn. für ↗ *Antimon*.

Stichprobe, Ⓔ *sample*, zu Zwecken der Statistik oder Qualitätskontrolle genommene Substanzprobe bzw. Erhebung von Daten. Um aus der Untersuchung der S. Rückschlüsse auf die Grundgesamtheit (↗ *Statistik*) ziehen zu können, muss ihre Auswahl und ihr Umfang dem Untersuchungszweck angemessen, die S. also repräsentativ sein. Zu diesem Zwecke gibt es zahlreiche Verfahren zur Randomisierung (= Zufallsauswahl: Zufallsstichprobe, Ⓔ *random sample*) und Bestimmung des nötigen S.-Umfangs.

Stickoxide, Ⓔ *nitrous oxides*, Stickstoffoxide, Sammelbegriff für die Oxide des Stickstoffs, die oft als NO_x zusammengefasst und als nitrose Gase (Gasgemisch) bezeichnet werden. S. entstehen hauptsächlich in technischen Verbrennungsprozessen.
1) ***Distickstoffmonoxid***, *Lachgas*, *Stickoxidul*, N_2O, ist ein farbloses Gas mit schwach süßlichem Geruch, das die Verbrennung unterhält und erheblich schwerer als Luft ist. Es wird als Treibgas (E 942, z.B. für Schlagsahne) oder in der Anästhesie verwendet und kann beim Einatmen krampfhafte Lachlust und rauschartige Zustände hervorrufen. Bei der Inhalationsnarkose besteht nach Abstellen der N_2O-Zufuhr die Gefahr einer Hypoxie, weshalb eine reine Sauerstoffbeatmung beim Ausleiten der Narkose Anwendung findet.
2) ↗ ***Stickstoffmonoxid***, NO.
3) ***Stickstoffdioxid***, NO_2, rotbraunes Gas mit chlorähnlichem Geruch, schwerer als Luft, entsteht hauptsächlich aus NO und liegt unter atmosphärischen Bedingungen teilweise als Dimer (N_2O_4) vor. Belastungen/Intoxikationen mit NO und NO_2 kommen v.a. bei der Herstellung von Lösungsmitteln und Farben oder in der Düngemittelproduktion vor. Bei Bränden kann es hier zu Massenvergiftungen kommen.
4) ***Distickstofftrioxid***, N_2O_3, zerfällt oberhalb von 0 °C allmählich zu NO und NO_2.

Die akute Vergiftung mit S. ist durch 3 Phasen gekennzeichnet. Anfangs treten nur relativ leichte Irritationen der oberen Atemwege (Husten, Schlund- und Atembeschwerden, evtl. Konjunktivitis, Rhinitis, Kopfschmerzen, Schwindel, Übelkeit) auf. Bei sehr hohen Konzentrationen tritt Bewusstlosigkeit ein. In milden Fällen folgt für mehrere Stunden Symptomfreiheit. Nach 6–30 h kann ein toxisches Lungenödem mit Dyspnoe, Rasselgeräuschen, blutig-schaumigem Auswurf, Cyanose und Tachykardie auftreten, das tödlich enden kann. Funktionelle Störungen der Lungenfunktion mit erhöhtem Atemwiderstand oder verminderter Lungendehnbarkeit können die Folge einer chronischen Belastung mit S. sein. Für Stickstoffdioxid gilt ein MAK-Wert in Höhe von 9,5 mg/m^3. Die Einführung der Dreiweg-Katalysatoren hat zu einer Verringerung der Luftverunreinigung mit S. geführt.

Stickstoff, *Nitrogenium*, *N*, Ⓔ *nitrogen*, Element der V. Hauptgruppe des Periodensystems der Elemente, das unter Normalbedingungen als farb-, geruchs- und geschmackloses Gas vorliegt (N_2). N. macht 78,7 Vol.% der Atmosphäre aus, als ↗ *Bioelement* ist N Bestandteil vieler Biomoleküle, vor allem der ↗ *Proteine* und ↗ *Nucleinsäuren*. Molekularer (Luft-)Stickstoff wird im Vorgang der biologischen Stickstofffixierung von bestimmten frei oder symbiotisch lebenden Mikroorganismen (einige Bakterien und Cyanobakterien) zu Ammoniak reduziert. Dieser ist Ausgangsstufe und Endprodukt des Stickstoffmetabolismus innerhalb des irdischen Ökosystems. Im Gegensatz zu den erwähnten Gruppen der Mikroorganismen ist der Mensch Stickstoff-heterotroph, d. h. er nimmt den zum Aufbau von Körpersubstanz benötigten N in Form organischer Moleküle mit der Nahrung auf (↗ *Stickstoff-Bilanz*). Anorganische N-Verbindungen haben als ↗ *Nitrate*, ↗ *Nitrite* oder ↗ *Stickoxide* Bedeutung für die menschliche Ernährung bzw. Gesundheit. In der Lebensmittelanalytik bzw. Nährwertdeklaration dient der analytisch ermittelte S.-Gehalt zur Berechnung des Proteingehaltes (↗ *Protein-Berechnungsfaktoren*).

Lebensmitteltechnologische Anwendungen: S. (E 941), wird als • *Packgas* (vgl. • *Helium*) und • *Treibgas* verwendet, meist in Mischung mit • *Kohlendioxid*. In verflüssigter Form dient S. zum Kühlen und Gefrieren von Lebensmitteln. Mahlen von Gewürzen unter tiefkühlem S. verringert Aromaverluste.

Stickstoff-Ausscheidung, Ⓔ *nitrogen excretion*, ↗ *Stickstoff-Bilanz*.

Stickstoffbegasung, die Verdrängung von Luftsauerstoff durch Stickstoff als ↗ *Packgas* zur Vermeidung oxidativer, mikrobiologischer und anderer unerwünschter Veränderungen (• *enzymatische Bräunung*).

Stickstoff-Bilanz, Ⓔ *nitrogen balance*, Differenz zwischen zugeführter Menge an Stickstoff (N, hauptsächlich in Form von Protein) und ausgeschiedener Menge an Stickstoff (hauptsächlich in Form von Harnstoff und Ammoniak im Urin). In der Praxis wird im Stuhl (aus nichtabsorbiertem Nahrungsprotein und abgeschilferten Zellen) und über die Haut ausgeschiedener Stickstoff entweder nicht oder als fixer Faktor (ca. 1 g N/d) berücksichtigt.

Die • *Stickstoff-Ausscheidung* über N-haltige Komponenten im Urin und deren Verhältnis zueinander sind abhängig von der N-Zufuhr.

Bestimmung: Die Erfassung der S. erfordert eine mehrtägige Untersuchungsperiode. Während der Gewöhnungsperiode (mind. 8 Tage) konsumieren die Testpersonen unter kontrollierten Bedingungen die vordefinierte Kost. Über einen Zeitraum von ca. 6 Tagen werden anschließend 24 h-Urin und (wenn möglich) Faeces gesammelt.

Sowohl der N-Gehalt der Kost als auch die N-Ausscheidung wird mittels gängiger Methoden (z. B. Chemilumineszenz, Kjeldahl) bestimmt. Die Varianz der Bilanzmessungen liegt bei ca. 10–15%. Folgende zwei Faktoren beeinflussen unter physiologischen Bedingungen die N-Bilanz und müssen während der Studie konstant gehalten werden:

Energiezufuhr: bei ungenügender Energiezufuhr veringert sich auch die N-Bilanz.

Körperliche Aktivität: körperliche Arbeit steigert den Protein-turnover in der Muskulatur leicht.

Bedeutung: Gesunde Erwachsene sind generell im N-Gleichgewicht (Proteinzufuhr ersetzt abgebautes Protein, vgl. aber • *Anabolika*); ist die Zufuhr deutlich über dem Proteinbedarf, wird entsprechend mehr N ausgeschieden (Tab.). Heranwachsende weisen eine positive Bilanz auf: zugeführtes Nahrungsprotein bzw. Aminosäuren werden verstärkt retiniert und zum Neuaufbau von körpereigenen Proteinen (z. B. im Muskel) herangezogen. Deckt die Zufuhr an N nicht die endogenen Verlus-

Stickstoff-Bilanz. Tab. Durchschnittliche obligatorische Stickstoff-(Protein-)Verluste erwachsener Männer bei proteinfreier Ernährung.]

	tägliche N-Verluste [mg/kg KG]	Protein-äquivalent [g/kg KG]
Urin	37	0,23
Faeces	12	0,08
Haut	3	0,02
andere Verluste	2	0,01
Summe	54	0,34

te, ist die N-Bilanz negativ. Dies tritt vor allem bei einer krankeitsbedingten Erhöhung des Proteinkatabolismus auf.
Studien zur S. werden bei der Ermittlung des Mindestbedarfs an definierten Proteinen und damit zur Bestimmung der ↗ *Proteinqualität* herangezogen. Unter zeitlich begrenzter proteinfreier Ernährung kann die obligatorische Stickstoff-Ausscheidung (Stickstoff-Minimum, ca. 3,5 g N/Tag) erfasst werden. Durch Multiplikation mit 6,25 (N hat ca. 16% Anteil an Proteinen, s.a. ↗ *Protein-Berechnungsfaktoren*) errechnet sich dadurch ein obligater Proteinabbau von ca. 22 g/Tag.

Stickstoff-Gleichgewicht, E *nitrogen steady state*, ↗ *Stickstoff-Bilanz*.

Stickstoff-Katabolismus, E *nitrogen catabolism*, meist im Sinne von Protein-Katabolismus, ↗ *Stickstoff-Bilanz*.

Stickstoff-Minimum, E *nitrogen minimum*, Stickstoff-Bilanz.

Stickstoffmonoxid, *NO*, E *nitric oxide*, zur Gruppe der Stickoxide zählendes farbloses, giftiges Gas (es zerstört Eisen-Schwefelkomplexe der Atmungskette), das bei der Zersetzung nitrathaltiger Pflanzen, insbesondere Silagen, gebildet wird. An der Luft wird NO schnell mit Sauerstoff zu NO_2 umgesetzt. Im menschlichen Körper aus • *L-Arginin* freigesetztes NO (früher als *endothel-derived relaxing factor*, EDRF, bezeichnet) wirkt vasodilatorisch und hemmt die Thrombocyten-Aggregation, im Magen hat es regulatorischen Einfluss auf die Motilität und Sekretionsvorgänge, daher wird es neuerdings zu den sekundären Botenstoffen gezählt.

Stickstoff-Umsatz, E *nitrogen turnover*, ↗ *Stickstoff-Bilanz*.

Stickstoff-Verlust, E *loss of nitrogen*, ↗ *Stickstoff-Bilanz*.

Stielgemüse, Gemüse, bei denen der Blattstiel verzehrt wird (nicht die Sprossachse, vgl. • *Stängelgemüse*). Dies sind v.a. Rübstiel, Cardy, ↗ *Rhabarber*, Stielmangold (↗ *Mangold*) und Stangensellerie (↗ *Sellerie*).

Stiftung Warentest, 1964 von der Bundesregierung gegründete Stiftung bürgerlichen Rechts mit dem Zweck, die Öffentlichkeit über objektivierbare Merkmale des Nutz- und Gebrauchswertes sowie der Umweltverträglichkeit von Waren und Dienstleistungen zu informieren. Sie ist eine unabhängige Einrichtung, also weder staatlichen noch sonstigen Weisungen unterworfen. Sie beschäftigt ca. 250 Personen, darunter Redakteure, Projektleiter und Wissenschaftliche Mitarbeiter (Stand 1/1999). Zu den Aufgaben der S.W. gehört auch die Aufklärung der Verbraucher über Möglichkeiten und Techniken einer optimalen Haushaltsführung und über gesundheits- und umweltbewusstes Verhalten. Hierzu führt die S.W. nach wissenschaftlichen Methoden Untersuchungen an Waren und Dienstleistungen durch. Über die Ergebnisse der Untersuchungen informiert die Stiftung die Öffentlichkeit durch ihre Publikationen, insbesondere durch die Zeitschriften test und FINANZtest. Mittlerweile werden jährlich rund 2.400 Produkte in etwa 100 Warentests verglichen und in etwa 30 Reports kritisch behandelt. Das Testprogramm umfasst nahezu alle Konsumgüter, besonders aus den Bereichen Haushaltsgeräte, Informations- und Kommunikationstechnik, Körperpflege- und Arzneimittel, Lebensmittel, Heimwerken und Garten. Ein weiterer Arbeitsschwerpunkt sind die rund 70 Dienstleistungstests. Die Ergebnisse der Waren- und Dienstleistungsuntersuchungen werden in einem Testbericht zusammengefasst, der in der Regel Qualitätsurteile enthält. Bei Warentests werden außerdem aktuell im Handel erhobene Preisangaben veröffentlicht. ↗ *Internetadressen und Kontakte*.

Stigmasterine, E *stigmasterols*, ↗ *Phytosterine*.

Stilbene, E *stilbenes*, sekundäre Pflanzenstoffe, die aus einem Molekül einer Zimtsäure und drei Molekülen Malonyl-CoA entstehen (Tab., Abb.). Bekanntester Vetreter ist das ↗ *Resveratrol*.

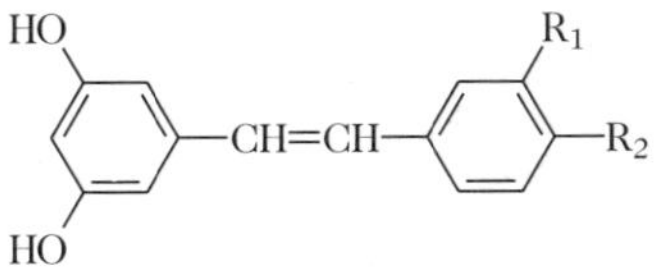

Stilbene. Grundstruktur.

Unterschiedliche S.-Synthasen sind spezfisch für die Substrate Cinnamoyl-CoA und *p*-Cumaryl-CoA. S.-Synthase wurde aus Zellkultursuspensionen der Erdnuss isoliert. Das Enzym überführt 1Mol *p*-Cumaryl-CoA und 3Mol Malonyl-CoA in 3,4',5-Trihydroxystilben (Resveratrol).

Stilbene. Tab. Beispiele und Vorstufen einiger S.

Zimtsäurevorstufe	R_1	R_2	Stilben
Zimtsäure	H	H	Pinosylvin
p-Cumarsäure	H	OH	Resveratrol
Kaffeesäure	OH	OH	Piceatannol
Isoferulasäure	OH	OCH_3	Rhapontigenin

Stillberatung, *Laktationsberatung*, E *lactation consulting*, individuelle Beratung der jungen Mutter mit dem Ziel, sie zum • *Stillen* zu ermutigen und dabei das Stillen bzw. die Muttermilchernährung zu sichern. Die S. stellt einen wichtigen Bestandteil der • *Stillförderung* dar und wird sowohl in der Klinik als auch in der Ambulanz oder häuslichen Betreuung durchgeführt. Zur S. sind z. B. Hebammen, Ärzte und Krankenpflegepersonal befähigt, darüber hinaus werden Stillberaterinnen in verschiedenen Organisationen (z. B. Arbeitsgemeinschaft freier Stillgruppen, • *La Leche Liga*, • *International Board Certified Lactation Consultant*) ausgebildet, die unterschiedliche Anforderungen an die Berufsausbildung, Fortbildung, Praxiserfahrung und eigene Stillerfahrung stellen.

Stillen, *Brusternährung*, [E] *breast feeding*, Ernährung des Säuglings an der Brust der Mutter. S. bietet für den Säugling neben den ernährungsphysiologischen und immunologischen Vorteilen der ↗ *Muttermilch* auch entwicklungsphysiologische Vorteile durch den intensiven Körper- und Blickkontakt zwischen Mutter und Kind, der den Beziehungsaufbau fördert und den Aufbau des kindlichen Urvertrauens unterstützt. S. wirkt beruhigend auf den Säugling und zeigt positive Auswirkungen auf die Entwicklung von Zuneigung und die Sozialentwicklung (bei positiver Stillbeziehung). S. unterstützt weiterhin die Kieferformung und schützt vor Zahnfehlstellungen. In sozio-ökonomisch unterprivilegierten Bevölkerungen steht der Schutz vor Mangelernährung und Diarrhö als Folge unzureichender Hygienemaßnahmen im Vordergrund (↗ *Entwicklungsländer*). Auch für die Mutter bietet Stillen medizinische Vorteile: Es fördert die Gebärmutterrückbildung und vermindert wahrscheinlich das Brustkrebsrisiko.

Die optimale Dauer der Stillperiode war in den letzten Jahrzehnten mehrfach Anlass für kontroverse Diskussionen. Die • *Weltgesundheitsorganisation* empfiehlt in ihrer letzten Verlautbarung zum Thema vom März 2001, Säuglinge weltweit während der ersten 6 Lebensmonate voll zu stillen (↗ *Stillzeit*). Das 10-Punkte-Programm der WHO/UNICEF zur ↗ *Stillförderung* (• *Innocenti-Deklaration*) nennt noch die umstrittenen 4–6 Monate. Danach kann bis zum Ende des 1. Lebensjahres, ggf. auch länger weiter gestillt werden mit Zufütterung von ↗ *Beikost*.

Ausschließliches S. ([E] *exclusive breast-feeding*) bedeutet, dass das Kind neben Muttermilch keine weitere Flüssigkeit oder Nahrung erhält; ggf. werden Medikamente, Vitamine und/oder Mineralstoffe supplementiert. Teilgestillte Säuglinge erhalten neben der Muttermilch noch Wasser, Tee, Kohlenhydratlösungen und ggf. ↗ *Säuglingsanfangsnahrung* oder eine indikationsbezogene Diätnahrung (↗ *phenylalaninarme Kost*). Man unterscheidet je nach Ausmaß der Zufütterung überwiegendes S. ([E] *predominant breast-feeding*) und Ernährung mit Zwiemilch ([E] *partial breast-feeding*). Ernährung der Mutter während des S. ↗ *Stillzeit*.

Stillen. Tab. Dauer/Prozentsatz ausschließlichen Stillens in verschiedenen Ländern. Auswertung versch. Studien, daher keine vollständigen Angaben. [Quelle: A. Yngve, M. Sjöström: Breast-feeding in countries of the European Union and EFTA: current and proposed recommendations, rationale, prevalence, duration and trends. *Public Health Nutrition* 4(2B), 631–645, 2001]

Land	ausschließlich gestillt werden im ... Monat:			
	1.	2.	4.	6.
Österreich (1998)	92	85		46
Dänemark (1992)	73	68	44	
Finnland (1995)			68	
Deutschland (1997)		42	33	10
Island (1998)		75	49	
Italien (1996)			26	
Schweden (1997)	94	81	69	42
Großbritannien (1995)			28	21

Stillen nach Bedarf, *ad-libitum-Fütterung*, [E] *breast-feeding on demand*, *self-demand feeding* Form des ↗ *Stillens*, bei dem die Zeitpunkte des Anlegens und die Stilldauer vom Bedarf des Kindes und dem der Mutter bestimmt werden. Auf diese Weise werden die individuellen Unterschiede des Nahrungsbedarfs im Allgemeinen ausreichend berücksichtigt. Voraussetzung ist eine ausreichend lange Mahlzeitendauer, da erst die zweite Hälfte der Stillmahlzeit den Säugling mit ausreichend Fett und damit Energie versorgt. Beim „Rooming-in" ist S. n. B. erleichtert.

Stillförderung, [E] *breast-feeding/lactation promotion*, Förderung des • *Stillens* durch geeignete Maßnahmen während der Geburtsvorbereitung, in der Geburtsklinik und nach der Entlassung der Wöchnerin aus der Klinik mit dem Ziel, dass das Kind mindestens 4, besser 6 Monate lang voll gestillt wird. Ein 10-Punkte-Programm der WHO/UNICEF (↗ *Innocenti-Deklaration*) liefert die Grundlage für die Arbeit der nationalen Stillkommissionen, die landesspezifische Standards für die S. in Kliniken und bei der häuslichen Betreuung der jungen Mütter erarbeiten. Hebammen, Ärzte, Krankenpflegepersonal und Mitglieder von Stillgruppen werden zu Stillberatern weitergebildet (↗ *Stillberatung*). Wichtig ist das „Rooming-in" in der Geburtsklinik, d. h. Mutter und Kind verbringen Tag und Nacht im selben Raum. Die Fütterung des Säuglings soll ad libitum erfolgen (↗ *Stillen nach Bedarf*), nach Möglichkeit ohne Zusatz weiterer Flüssigkeit oder Nahrung. Nach der Entlassung aus der Entbindungsklinik kann die Mutter bei einer

↗ *Stillgruppe* Unterstützung finden. Zentraler Bestandteil der Beratung ist das richtige Anlegen und Saugen an der Brust (↗ *Stilltechnik*); der Saugreflex sorgt für eine ausreichende Milchbildung. Zu geringe Milchmenge wird häufig als wichtigster Grund für die vorzeitige Beendigung des Stillens genannt.
Verschiedene nicht-staatliche Organisationen setzen sich für die S. ein, u.a. die Arbeitsgemeinschaft freier Stillgruppen, *La Leche Liga*, *International Board of Certified Lactation Consultants* (IBLCE). Für die weltweite S. erstellten WHO und UNICEF im Jahr 1981 den internationalen Kodex zur Vermarktung von Muttermilchersatzprodukten, der allen Mitgliedstaaten zur Annahme empfohlen wurde. Zentraler Bestandteil ist das Werbeverbot in der Laienpresse, der Mütterberatung und anderen für Laien bestimmten Medien (↗ *Säuglingsnahrungswerbegesetz*).

Stillfrequenz, *Stillrhythmus*, Ⓔ *breast feeding frequency*, Häufigkeit der Nahrungsaufnahme eines gestillten Säuglings. Sie sollte vom Kind selbst bestimmt werden (↗ *Stillen nach Bedarf*). Üblicherweise betragen die Zeitintervalle zwischen den Stillmahlzeiten 2,5–4 h. Bei Neugeborenen ist, trotz der grundsätzlichen Forderung des Stillens nach Bedarf, darauf zu achten, dass mindestens 5–6 Mahlzeiten pro Tag eingenommen werden, ggf. muss der Säugling nach jeweils 4–5h für die Stillmahlzeit geweckt werden.

Stillgruppe, Ⓔ *breast-feeding (support) group*, Selbsthilfegruppe junger Mütter, mit dem Ziel, sich gegenseitig bei der Verwirklichung des Stillwunsches zu unterstützen. S. sind eine wichtige Ergänzung des institutionalisierten Gesundheitswesens. Der Kontakt stillender Mütter zu örtlichen S. ist Bestandteil der • *Stillförderung*; er korreliert mit der Stilldauer. In Deutschland, Österreich und der Schweiz arbeiten die • *Arbeitsgemeinschaft freier Stillgruppen* und • *La Leche Liga*.

Stillhindernisse, Ⓔ *contraindications to breastfeeding*, Situationen, die das ↗ *Stillen* erschweren oder unmöglich machen bzw. die Ernährung des Säuglings mit Muttermilch verbieten. S. können von Seite der Mutter oder des Kindes bestehen. Von Seite der Mutter können ansteckende Infektionskrankheiten (z.B. Tuberkulose, • *AIDS*), Flach- und Hohlwarzen, Brustoperationen, Tumorerkrankungen, • *Mastitis*, intensivmedizinische Betreuung, Suchterkrankungen sowie psychische Erkrankungen S. darstellen. Die Entscheidung für/gegen das Stillen muss individuell getroffen werden; sie hängt auch von der Verfügbarkeit einer geeigneten Ersatznahrung für das Kind ab. So ist AIDS in sozio-ökonomisch unterprivilegierten Bevölkerungsgruppen Afrikas kein grundsätzliches S. S. von Seiten des Kindes sind Stoffwechselstörungen mit Milchunverträglichkeit z.B. ↗ *Galactosämie*, Frühgeburt, Behinderungen (z.B. ↗ *Gaumenspalte*) und andere schwere Erkrankungen.
Man unterscheidet absolute und relative S. Bei absoluten S. ist das Stillen unmöglich/grundsätzlich verboten, bei relativen nur vorübergehend bzw. nach Prüfung im Einzelfall.

Stillperiode, Syn. für ↗ *Stillzeit*.

Stillrhythmus, Syn. für ↗ *Stillfrequenz*.

Stilltechnik, Ⓔ *breast-feeding techniques*, richtiges Anlegen und günstige Stillpositionen, die ein erfolgreiches ↗ *Stillen* begünstigen/ermöglichen. Die richtige S. ist wesentlicher Bestandteil der • *Stillförderung*. Prinzipiell sind viele Stillpositionen möglich – es kann im Sitzen, in Seiten- oder Rückenlage oder auch im Stehen oder Gehen gestillt werden. Wichtig bei der Wahl der Stillposition ist die entspannte Haltung der Mutter, die eventuell durch Stützhilfen (Kissen, Fußbank etc.) unterstützt werden kann. In jeder Position sollte die Brust bzw. der Bauch des Kindes der Mutter zugewandt sein und Ohr, Schulter und Hüfte des Säuglings eine Linie bilden. Um Verletzungen der Brustwarze zu vermeiden und den Milchflussreflex anzuregen, soll das Kind mit den Lippen nicht nur die Brustwarze sondern auch den Warzenvorhof erfassen (vgl. • *Hypogalactie*)

Stillzeit, *Stillperiode*, *Laktationsperiode*, Ⓔ *length/duration of breast-feeding, lactation period*, Zeitraum, in dem eine Mutter ihren Säugling stillt. Die S. stellt besondere Anforderungen an die Ernährung/Nährstoffversorgung der Mutter. Es müssen ausreichend Nährstoffe für die Milchbildung bereitgestellt und gleichzeitig die mütterlichen Reserven weitgehend erhalten bzw. Verluste ausgeglichen werden, die während der Schwangerschaft auftraten. Der Energiegehalt der reifen Frauenmilch (• *Muttermilch*) liegt bei 280–290 kJ[67–70 kcal]/100ml; die Energieausbeute bei der Milchsynthese beträgt ca. 80%, daraus berechnet sich ein Energieverbrauch von 85kcal/100ml sezernierte Muttermilch. Der Richtwert für die zusätzliche Energieaufnahme voll stillender Frauen beträgt für Deutschland, Österreich und die Schweiz 2,7 MJ[635 kcal]/d in den ersten 4 Monaten und 2,2 MJ[525 kcal]/d für die folgenden Monate; er reduziert sich bei partiellem Stillen nach dem 4. Monat auf 1,2 MJ[285 kcal]/d. (Referenzwerte für die Nährstoffzufuhr). Der Bedarf an einzelnen Nährstoffen ist der Tabelle zu entnehmen.
Da die Steigerung der Zufuhrempfehlung für viele Nährstoffe höher liegt als für Energie, ergibt sich die Forderung nach einer Ernährung mit hoher Nährstoffdichte. Während der Kohlenhydrat-, Fett-, Protein- und Mineralstoffgehalt der Muttermilch von Ernährungsschwankungen der Mutter weitgehend unbeeinflusst bleibt, verändern sich Fettzu-

Stillzeit. Tab. Anstieg der Zufuhrempfehlungen in Schwangerschaft und Stillzeit. Quelle: DACH Referenzwerte für die Nährstoffzufuhr. (Werte für unter 19-jährige Schwangere sind nicht berücksichtigt; Vitamin A als Retinoläquivalente; Folsäure als Folat-Äquivalente; Zufuhrempfehlungen für Jod sind gültig für Deutschland und Österreich – in der Schweiz liegen sie niedriger, ↗ *Jod*)

	Frau (25 bis 51 Jahre)	Schwangere	Anstieg in %	Stillende	Anstieg in %
Protein [g]	47	58	23%	63	34%
Calcium [mg]	1000	1000	0%	1000	0%
Magnesium [mg]	300	310	3%	390	30%
Phosphor [mg]	700	800	14%	900	29%
Eisen [mg]	15	30	100%	20	33%
Zink [mg]	7	10	43%	11	57%
Jod [µg]	200	230	15%	260	30%
Vitamin A [mg]	0,8	1,1	38%	1,5	88%
Vitamin D [µg]	5	5	0%	5	0%
Vitamin E [mg]	12	13	8%	17	42%
Thiamin [mg]	1,0	1,2	20%	1,4	40%
Riboflavin [mg]	1,2	1,5	25%	1,6	33%
Pyridoxin [mg]	1,2	1,9	58%	1,9	58%
Folsäure [µg]	400	600	50%	600	50%
Cobalamin [µg]	3,0	3,5	17%	4,0	33%
Vitamin C [mg]	100	110	10%	150	50%

sammensetzung und Vitamingehalt mit dem Ernährungsstatus. Häufig wird stillenden Müttern vom Verzehr bestimmter Obst- und Gemüsesorten (säurereiches Obst, Kohlgemüse, Hülsenfrüchte, Zwiebeln) abgeraten mit der Folge einer unzureichenden Zufuhr einzelner essenzieller Nährstoffe. Experten empfehlen, Obst- und Gemüsesorten auszuprobieren und nur solche zu meiden, auf die der Säugling tatsächlich empfindlich reagiert.

Weiterhin ist auf ausreichende • *Flüssigkeitszufuhr* (2-3 l/d) zu achten. Darüber hinausgehende Mengen haben keinen weiteren Einfluss auf die Milchbildung.

Besondere Beachtung erfordern Genussmittel und • *Pharmaka*. Für Letztere ist ähnliche Vorsicht geboten wie in der Schwangerschaft. Sie sollten nur auf ärztliche Verordnung eingenommen werden bei strikter Indikationsstellung. Zu bevorzugen sind Arzneimittel, die auch für Säuglinge zugelassen sind. • *Nicotin* und andere Schadstoffe aus Zigaretten gehen unmittelbar in die Muttermilch über; daher wird stillenden Frauen dringend empfohlen, nicht zu rauchen, oder wenn das nicht möglich ist, in jedem Fall eine Rauchpause vor dem Stillen einzuhalten. Die Halbwertszeit von Nikotin in der Milch liegt bei ca. 1,5h. Bei starkem Rauchen sind die Vorteile des Stillens gegenüber der möglichen Schädigung abzuwägen. Mehr als 20 Zigaretten/d können beim Säugling zu Unruhe, Erbrechen, Diarrhö und Tachykardie führen; die Milchproduktion geht zurück. Auch • *Alkohol* und • *Coffein* gehen in die Milch über und sollten deshalb in der S. gemieden bzw. eingeschränkt werden. 2–3 Tassen Kaffee/d und gelegentliche kleine Mengen „leichter" alkoholischer Getränke (Wein, Bier, Sekt), jeweils nach dem Stillen getrunken, sind meist akzeptabel.

Der Gehalt der Muttermilch an Umweltschadstoffen ist durch die Ernährung in Schwangerschaft und Stillzeit kaum beeinflussbar. Er wird im Wesentlichen durch persönliche Faktoren der Mutter (Alter, Anzahl der gestillten Kinder, Stilldauer) und die Schadstoffbelastung der Region(en), an denen die Mutter in den zurückliegenden Jahren gelebt hat, bestimmt.

Stimulanzien, E *stimulants*, nicht antipsychotisch wirkende Pharmaka, die vorrangig eine erregende Wirkung auf die Psyche ausüben, indem sie Denk- und Wahrnehmungsleistungen steigern sowie Müdigkeit verringern. Typische Vertreter sind Amphetamine und ↗ *Coffein*.

Stoffwechsel, *Metabolismus*, Ⓔ *metabolism*, das komplizierte Gesamtnetzwerk der in einer Zelle ablaufenden enzymkatalysierten chemischen Reaktionen. Man unterscheidet zwischen katabolen Reaktionen (↗ *Katabolismus*), die der Energiegewinnung dienen, anabolen Reaktionen für die Biosynthese lebensnotwendiger Verbindungen (↗ *Anabolismus*) sowie amphibolen Reaktionen, die beiden Zielstellungen gerecht werden.
Der S. aller Lebewesen unterliegt einer strengen regulatorischen Kontrolle (Stoffwechselregulation) sowie dem Bestreben, auch bei unterschiedlichen Umgebungsbedingungen ↗ *Homöostase* herzustellen. Charakteristisch für den S. sind zyklische Reaktionsabläufe bei gleichzeitiger Aufnahme und Abgabe von Substanzen und Energie aus/an der/die Umgebung gekennzeichnet (Farbtafel XVIII).
Die Hauptwege des S. (↗ *Primärstoffwechsel*, Intermediärstoffwechsel) sind bei allen Organismen (Mikroorganismen, Pflanzen, Tiere und Menschen) gleich. Einige haben spezielle Stoffwechselzweige entwickelt, z.B. Pflanzen die ↗ *Photosynthese*. Im ↗ *Sekundärstoffwechsel* werden Verbindungen (z.B. Alkaloide, Gifte, Harze) synthetisiert, die nicht zum unmittelbaren Überleben notwendig sind, wobei diese Unterteilung teilweise recht unscharf und künstlich ist. Der Umsatz körpereigener Stoffe dient zur Energiegewinnung (↗ *Energiestoffwechsel*) in Form von Körperwärme oder ATP.
Weitere Unterteilungen sind nach den beteiligten Substanzgruppen möglich, z.B. Fett-, Glycogen-, Kohlenhydrat-, Protein-, Purin- und Pyrimidinstoffwechsel u.a.
Bedingung für den ungestörten S. bei Eukaryoten ist eine intakte ↗ *Kompartimentierung*. Genetische Defekte der am S. beteiligten Enzyme führen zu ↗ *angeborenen Stoffwechselkrankheiten*. Mangel oder übermäßige Zufuhr von Substanzen kann zu Stoffwechselentgleisungen führen, indem die Regelkreise des S. zusammenbrechen (↗ *Stoffwechselimbalanz*).

Stoffwechselimbalanz, *Stoffwechseldekompensation*, Ⓔ *metabolic imbalance*, Stoffwechsellage, bei der die Mechanismen zur ↗ *Stoffwechselregulation* nicht mehr ausreichen (weil diese nicht mehr ausreichen/überlastet sind oder sich, wie beim Schock selbst zu pathologischen Zuständen aufschaukeln), um kurz- bzw. mittelfristig ↗ *Homöostase* und den stabilen physiologischen Normalbereich wieder einzustellen. Im Extremfall kann die „Stoffwechselentgleisung“ ohne medizinische Intervention lebensbedrohlich sein. Beispiele: ↗ *Acidose*, ↗ *Alkalose*, ↗ *diabetisches Koma*, extreme ↗ *Dehydratation*.

Stoffwechselkrankheiten, Ⓔ *metabolic diseases*, Störungen der physiologischen Stoffwechsel-Abläufe, sie können erworben oder genetisch bedingt (↗ *angeborene Stoffwechselkrankheiten*) sein.

Stoffwechsellage, Ⓔ *metabolic conditions*, die durch bestimmte physiologische/pathologische Parameter (Blutwerte, Stickstoffbilanz, Sättigung/Hunger etc.) charakterisierte Stoffwechselsituation des Organismus zu einem definierten Zeitpunkt; Beispiel: ↗ *katabole Stoffwechsellage*.

Stoffwechselregulation, Ⓔ *regulation of metabolism*, Mechanismen, die die einzelnen Reaktionen des Stoffwechsels im physiologischen Normalbereich halten. Die S. setzt dabei häufig an den Enzymen als Katalysatoren der Stoffwechselschritte an. Beispiele für häufige Prinzipien und Mechanismen sind:
– Induktion von Enzymen durch ↗ *Hormone*;
– ↗ *Rückkopplung* (Ⓔ *feed back*): Produkte eines Reaktionsweges wirken direkt auf die vorgelagerten Schritte zurück (Enzym-Inhibitoren).
– ↗ *Kompartimentierung*: Teilschritte eines Stoffwechselweges sind in unterschiedlichen Kompartimenten lokalisiert; Verknappung und/oder gebremster Nachtransport (durch Membranen) drosseln den Umsatz;
– limitierende Cofaktoren (z.B. ↗ *Reduktionsäquivalente*) und/oder Energie-Äquivalente (↗ *Energieladung*) beeinflussen die Stoffwechselrate.
Im komplexen Netzwerk des Stoffwechsels beeinflussen sich zahreiche Reaktionssequenzen wechselseitig, dennoch ist es üblich, einzelne Untersysteme hinsichtlich ihrer S. isoliert zu betrachten: ↗ *Energiebilanz*, ↗ *Säure-Basen-Haushalt*, ↗ *Wasserhaushalt* oder ↗ *Kohlenhydratstoffwechsel*, ↗ *Tricarbonsäure-Zyklus* usw.

Stoffwechselschlacken, ↗ *Entschlackung*.

Stomatologie, (gr. *stoma*, Mund, Rachen, Öffnung), Ⓔ *stomatology*, die Lehre von der Mundhöhle und ihren Erkrankungen infektiöser, parasitärer, endokriner, ernährungsbedingter, metabolischer, immunologischer, nervaler u.a. Natur. Sie umfasst die Zahnheilkunde, die sich mit der Verhütung, Erkennung und Behandlung der Zahn-, Mund- und Kieferkrankheiten befasst, sowie die Medizin mit allen vorkommenden Mundhöhlenerkrankungen sowie systemischen Erkrankungen, die sich in der Mundhöhle zeigen. Weiter werden alle außerhalb des Mundes auffallenden mundnahen Manifestationen, z.B. Knochenveränderungen einbezogen.

Stomatitis, Ⓔ *stomatitis*, entzündliche Erkrankungen der Mundschleimhaut. Ursachen können Infektionen aufgrund mangelnder Mundhygiene oder bei Mangelernährung sein (z.B. Befall mit ↗ *Candida albicans*, Ⓔ *sore mouth*). S. kann zu Kau- und Schluckbeschwerden führen.

Störbarkeit des Essverhaltens, Verlust der Kontrolle über das Essverhalten durch situative und emotionale Auslöser. Sie äußert sich z.B. in großem Verlangen nach Süßem, Heißhunger bzw. ↗ *Essanfällen* (*Binge eating disorder*: ↗ *Esssucht*). Die S.d.E. steht in engem Zusammenhang mit ↗ *gezügeltem Essverhalten*, speziell mit rigider Kontrolle des Essverhaltens, und ist mit einem höheren Körpergewicht korreliert. Sie kann z.B. mit dem Fragebogen zum Essverhalten (E *eating inventory*) ermittelt werden.

Störfaktor, *Störgröße*, *Störvariable*, E *confounder*, eine Einflussgröße, die sich auf die in einer epidemiologischen Studie betrachtete Zielgröße (↗ *Endpunkt*) auswirkt, dabei kein Zwischenschritt zwischen Exposition und Erkrankung ist, die aber mit dem interessierenden Risikofaktor (Exposition) assoziiert ist. Beispiele häufiger S. in ernährungsepidemiologischen Untersuchungen sind Lebensalter, Geschlecht und Rauchen.

Strahlenbelastung, E *contamination by radiation*, *radiation exposure*, diejenige Dosis an ionisierender Strahlung, die ein Mensch durch die verschiedenen natürlichen und zivilisationsbedingten (künstlichen) Strahlungsquellen erhält. Die S. setzt sich zusammen aus 1) der natürlichen Strahlung aufgrund der natürlichen Strahlenexposition (kosmische S., terrestrische S. des Untergrundes und S. durch Inkorporation natürlich vorkommender Nuclide [↗ *Radionuclidinkorporation*]); 2) der Strahlung aus zivilisatorischen und technischen Strahlenquellen durch Kontamination von Umwelt und Lebensmitteln und 3) der Strahlung infolge medizinisch-radiologischer Strahlenanwendungen. Letztere ist anhand von Dosisberechnungen und Erfahrungswerten relativ gut abschätzbar und macht in den zivilisierten Ländern statistisch gesehen einen Anteil von ca. 0,5 mSv (50 mRem) der Strahlung eines Individuums aus. Sie liegt etwa in der gleichen Größenordnung wie die natürliche Strahlung.

Strahlendosis, E *radiation dose*, im Zusammenhang mit Radioaktivität bzw. ionisierender Strahlung die Strahlungsmenge, die von einem bestrahlten Körper aufgenommen wurde. Um die Wirkungen verschiedener Strahlungsarten (α-, β- und γ-Strahlung, Neutronenstrahlung) berücksichtigen zu können, wurden dimensionslose Qualitätsfaktoren eingeführt, die den unterschiedlichen biologischen Wirkungen bei gleicher Energiedosis Rechnung tragen. Bei Neutronenstrahlung und α-strahlenden Nucliden sind diese Korrekturen relevant, nicht jedoch bei β- und γ-Strahlen. Unter Berücksichtigung dieser Faktoren erhält man die Äquivalentdosis, die in ↗ *Sievert* (Sv; früher ↗ *Rem*) angegeben ist.

Strahlenenteritis, E *radiation enteritis*, in Folge einer • *Strahlentherapie* (selten: durch Strahlenunfall) verursachte ↗ *Enteritis*. Die S. kann • *Kohlenhydrat-Malabsorption* bewirken, (↗ *Ulcus*), die Symptome klingen nach Beendigung der Strahlenexposition meist wieder ab, als Spätfolge kann sich ein Strahlenulcus entwickeln.

Strahlenpasteurisation, ↗ *Lebensmittelbestrahlung*.

Strahlenschäden, E *radiation damages*, pathologische Folgeerscheinungen nach Einwirkung ionisierender Strahlung auf den Organismus, insbesondere nach • *Strahlentherapie*. S. können nicht nur durch entsprechend hohe ein- oder mehrmalige Strahlenexposition, sondern auch durch Summation sehr kleiner Strahlendosen über einen längeren Zeitraum entstehen, da zwischenzeitlich in den bestrahlten Geweben Reparaturvorgänge auf zellulärer Ebene gestört werden. Wesentlich für die Entstehung von S. sind die integrale Dosis und ihre räumliche und zeitliche Dosisverteilung. Gefährdet sind auch Personen, die in Bereichen mit Röntgenstrahlen oder radioaktiven Isotopen arbeiten.
Zu den Frühschäden, die unmittelbar nach einem Strahleninsult akut auftreten (*Strahlenkater*), gehören Unwohlsein, Kopfschmerzen, Übelkeit/Erbrechen und Diarrhö (häufige Nebenwirkungen bei Strahlentherapie im Abdominalbereich), evtl. auch Zeichen eines Schocks. Sie treten bereits wenige Stunden nach einer therapeutischen Bestrahlung mit geringer Strahlendosis von 0,5 Gy oder im Anfangsstadium einer Strahlenbehandlung auf. Das Strahlensyndrom (*Bestrahlungssyndrom*, *Strahlenkrankheit*) entsteht nach einer Ganzkörperbestrahlung mit mehr als 0,5 Gy oder nach einem Strahlenunfall, zunächst mit akut krankhaften Veränderungen wie z.B. Strahlendermatitis, Fieber, Haarausfall, Durchfällen (↗ *Strahlenenteritis*) und Blutungen. Nach monate- bis jahrelanger Latenzzeit auftretende chronische Strahlenspätschäden umfassen Rück- und Umbildung von Organen und Geweben oder deren Entartung (*Strahlenkrebs*), Veränderungen von Blutbild und Erbgut (*Strahlenembryopathie*) sowie Wachstumsverzögerungen bei Kindern.
Weitere mögliche S. sind Entzündungen der Harnblase (Radiocystitis), akute und chronische Störungen der Nierenfunktion (Strahlennephropathie), krankhafte Bindegewebsvermehrung in der Niere (Fibrose) mit entsprechenden Funktionsstörungen sowie Lungenentzündung (Strahlenpneumonie, Strahlenpneumonitis). Eine weitere Spätfolge ist der Strahlenstar (Strahlenkatarakt), eine Trübung der Augenlinse (grauer Star).

Strahlensensibilität, E *radiosensitivity*, die Empfindlichkeit von Zellen und Geweben gegenüber der Einwirkung ionisierender Strahlung. Als Maß für die S. gilt die Teilungsfähigkeit der Zellen, die diese potenziell besitzen (nicht die tatsächliche) und die sie unter Strahlenexposition dosisabhängig verlieren. Unter der Voraussetzung, dass man sie zur Teilung anregen kann, erweisen sich Zellen verschiedener menschlicher Gewebe als fast gleich strahlensensibel. Die Häufigkeit, mit der sich dann strahleninduzierte Störungen der Zellfunktion einstellen, gilt als Maß der S. Da diese Störungen insbesondere die Teilungsfähigkeit von Zellen betreffen, manifestieren sie sich v.a. in Geweben mit hoher Proliferationsrate. Hier treten dann fassbare Zellschädigungen früher auf als in Zellen mit niedriger Proliferationsrate. Die Anwendung der S. bei Tumoren (• *Strahlentherapie*) basiert weitgehend auf diesen Unterschieden der Manifestation von ↗ *Strahlenschäden*, da Tumorgewebe in vielen Fällen eine höhere Proliferationsrate und in diesem Sinn eine höhere S. aufweist als gesundes Gewebe.

Strahlensterilisation, ↗ *Lebensmittelbestrahlung*.

Strahlentherapie, *Radiotherapie*, Ⓔ *radiotherapy*, im engeren Sinne die Anwendung ionisierender Strahlung (vgl. • *Radionuclide*) zur Behandlung maligner Neoplasien, teilw. kombiniert mit chirurgischen oder chemotherapeutischen Maßnahmen. S. hat das Ziel, das Tumorgewebe maximal zu schädigen und das umgebende, gesunde Gewebe maximal zu schonen. Hierzu muss entweder das Tumorgewebe eine höhere ↗ *Strahlensensibilität* aufweisen als gesundes Gewebe (v.a. bei schnellwachsenden, entdifferenzierten Tumoren), oder die ↗ *Strahlendosis* im Tumor muss durch Wahl einer geeigneten *Bestrahlungsgeometrie* selektiv erhöht werden.
Ziel der *kurativen S.* ist die Vernichtung der Tumorzellen bei möglichst geringer Schädigung des gesunden, angrenzenden Gewebes. Meist wird die S. dazu mit einer Chemotherapie oder einer Operation kombiniert. Die *palliative S.* dient allein der Tumorverkleinerung zur Lebensverlängerung oder Beschwerdeverminderung, nicht der Heilung. Aufgrund der schlechten Heilungstendenz der strahlengeschädigten Haut sollten Verletzungen vermieden und das Bestrahlungsfeld besonders gepflegt werden. Auch eine besondere Hygiene ist aufgrund der verminderten Abwehrlage notwendig, um Infektionen zu vermeiden. Bei der Ernährung sollte der Krebskranke auf eine ausreichende Zufuhr von Vitaminen achten, die Speisen sollten nicht zu scharf gewürzt und leicht verdaulich sein. Weiterhin sollte auf große Trinkmengen geachtet und Alkohol und Zigaretten vermieden werden.
Als Nebenwirkungen treten je nach Strahlendosis und Dauer der Bestrahlung ↗ *Strahlenschäden* in unterschiedlichem Ausmaß auf. Insgesamt wird die S. jedoch recht gut vertragen und kann ambulant durchgeführt werden. Dies erklärt ihren großen Stellenwert in der palliativen Krebsbehandlung.

Strangpressen, Ⓔ *extrusion*, Syn. für ↗ *Extrudierung*.

Strangpressprodukt, Syn. für ↗ *Extruder-Produkt*.

Strecker-Aldehyde, Ⓔ *Strecker aldehydes*, Aldehyde, die im Rahmen der ↗ *Maillard-Reaktion* aus Aminosäuren durch Decarboxylierung und oxidative Desaminierung entstehen, also ein C-Atom weniger besitzen als die Edukte. Sie leisten oft einen wichtigen Beitrag zum Aroma von gerösteten, gebackenen oder gebratenen Lebensmitteln (• *Schlüsselaromastoffe*). Im Röstkaffee sind dies z.B. Acetaldehyd (fruchtig, stechend), Methylpropanal, 2- und 3-Methylbutanal (alle drei malzig), Methional (nach gekochten Kartoffeln).

Streichfette, *Aufstrichfette*, Ⓔ *spreads*, plastische Fettemulsionen, überwiegend nach dem Typ Wasser-in-Öl, mit Fettgehalten von 10–90% (EU-Norm). Man unterscheidet zwischen ↗ *Butter*, ↗ *Margarine* und • *Mischfetten* in unterschiedlichem Mengenverhältnis sowie fettreduzierten Varianten. In Deutschland und den angrenzenden Nachbarländern machen S. ca. 1/3 des Gesamtfettverzehrs aus, sie sind deshalb für die Ernährungs- und Diätberatung von herausragender Bedeutung. S. gehören zu den • *sichtbaren Fetten*. Vgl. • *Speisefette und -öle*.

Streptokokken, *Streptococcus*, Ⓔ *streptococcus*, Gattung gramnegativer, fakultativ anaerober, i.d.R. unbeweglicher Kugelbakterien ohne Sporenbildung. Nach gruppen- und typenspezifischen Zellwand- bzw. Oberflächenantigenen werden die Sero-Gruppen A–Q unterschieden. Die runden bis länglich ovalen Kokken kommen in Paaren oder Ketten vor, wobei sie Darm und Schleimhäute von Mensch und Tier, intakte oder sich zersetzende Pflanzen sowie Milch- und Milchprodukte besiedeln. Zu den S. gehören sowohl Auslöser von Lebensmittelinfektion bzw. Lebensmittelvergiftung als auch apathogene Vertreter, die große lebensmitteltechnologische Bedeutung haben. Wichtige Gruppen zeigt die Tabelle.

Stress, Ⓔ *stress*, charakteristische körperliche (physiologische) und psychologische Reaktion des Körpers auf innere oder äußere Reize, die als anregend (*Eustress*) oder belastend (*Distress*) empfunden werden. Der Stressbegriff wird unterschiedlich definiert. Gebräuchlich ist auch die Definition als „Belastungen des Organismus, die auch als solche erlebt werden und zu Schädigungen führen können". Im Unterschied zur ersten Definition wird 1) die Belastung an sich als Stress bezeichnet, nicht die Reaktion auf die Belastung (nach der ersten Definition wird die Belastung als Stressor oder stressauslösender Faktor angesehen) und 2) beschränkt sich die zweite Definition auf den Distress, was allerdings auch dem allgemeinen Sprachgebrauch entspricht. Zunehmend wird der S.-Begriff auch für die extremen Belastungen verwendet, denen der Mensch in

Streptokokken. Tab. Beispiele wichtiger Gruppen.

	Beispiele und Bedeutung
Gruppe A	*S. pyogenes*, Erreger des Scharlach, bildet Hämolysin, Enzyme (z.B. Desoxyribonuclease) und pyrogene ↗ *Exotoxine*. Sie führen zu akuten Infektionen des oberen Respirationstraktes und der Haut. Als Folgeerkrankung kann akutes rheumatisches Fieber auftreten.
Gruppe B	*S. agalactiae* ist tierpathogen und führt beim Menschen z.B. zu Infektionen der Mund- und Rachenhöhle, Meningitis und Wundinfektionen.
Gruppen C und G	Diese *S.*-Typen können nicht nur, wie bisher angenommen, zu leichten Infektionen im Rachenraum führen, sonder als Spätfolge auch lebensbedrohliche rheumatische Herzerkrankungen auslösen und sollten daher ebenfalls frühzeitig mit Antibiotika behandelt werden. Andere Arten sind z.B. Erreger von Lungenentzündung, Angina oder Harnwegsinfektionen.
Gruppe D	*S. faecium* (= *S. faecalis*) zählt zu den normalen Darmbewohnern des Menschen und kann außerhalb des natürlichen Standortes (aerobe Dünndarmflora) pathogen werden. Ist bei ca. 4% aller Harnweginfekte und ca. 10% aller ulzerösen Endokarditiden sowie gelegentlich an eitrigen Wundinfektionen beteiligt. *S. f.* weist eine hohe Resistenz gegenüber Antibiotika sowie chemischen und physikalischen Einflüssen auf.
Nicht-pathogene S.-Arten	Werden zur Herstellung von ↗ *Sauermilcherzeugnissen* (Jogurt, Kefir) und zur Konservierung eingesetzt. Darüber hinaus können sie zur Produktion technischer Enzyme wie Lipasen, Antibiotika wie Nisin oder Polysaccharide wie Dextran dienen. Wichtige Vertreter: *S. lactis, S. cremoris, S. diacetylactis, S. thermophilus*

der Gegenwart ausgesetzt ist, also sozialen und zivilisatorischen Einflüssen wie berufliche Überforderung, Hetze, Lärm und Ärger.

Die folgenden Ausführungen beschränken sich aufgrund der großen Verbreitung in den Industrieländern auf die Bedeutung von S. als Reaktion auf belastende Stressoren. Stressoren werden unterschieden in äußere Stressoren (Licht, Lärm, Schmerz), auf primäre Bedürfnisse beruhende Stressoren (z.B. Hunger, Durst, Müdigkeit), Leistungsstressoren (Prüfungen, Leistungsunter- und -überforderung), soziale Stressoren (Verlust nahestehender Personen, Änderung der Lebensgewohnheiten) sowie Lebenskonflikte. Es besteht ein Zusammenhang zwischen der Anzahl der Stressoren und dem Gesundheitszustand, wobei alltägliche Belastungen für die Entstehung stressbedingter Erkrankungen eine größere Rolle spielen als einschneidende Lebensereignisse. Die physiologische Stressreaktion wird als Adaptationssyndrom bezeichnet, da sie eine Anpassung des Organismus an die stressauslösende Situation darstellt. Sie besteht bei dauerhaften Stressoren aus 1) Alarmreaktion/Aktivierung, 2) Resistenz mit optimaler Anpassung und 3) Erschöpfung/Zusammenbruch des Anpassungsverhaltens.

Ein Übermaß an Belastungen kann zu gesundheitlichen Schäden, wie Magengeschwüren, Bluthochdruck und Herzinfarkt führen. Viele ↗ *psychosomatische Krankheiten* sind stressbedingt. S. wirkt sich auch auf das Essverhalten aus, wobei sowohl hyperphage (vermehrtes Essen) als auch hypophage Reaktionen (Appetitlosigkeit) die Folge sein können. Die ursächliche Behandlung von S. ist die Beseitigung von Stressoren, soweit sie sich beeinflussen lassen (z.B. Zeitdruck, Lärm etc.). Weiterhin kann die Fähigkeit zur Stressbewältigung mit Hilfe so genannter Stressbewältigungs- oder Stressmanagement-Programme erfolgen, die im Wesentlichen zwei Strategien vermitteln: 1) die Beeinflussung körperlicher Reaktionen (z.B. mit autogenem Training oder progressiver Muskelentspannung) und 2) die Veränderung der subjektiven Bewertung von Stressoren z.B. durch ↗ *Selbstinstruktion*.

Strontium, *Sr*, Ⓔ *strontium*, zu den ↗ *Ultraspurenelementen* gerechnetes Leichtmetall aus der II. Hauptgruppe des Periodensystems, das in der Natur nur in Form von Verbindungen vorkommt. Der menschliche Körper enthält 100–200mg Sr, das mit der Nahrung (z.B. Milch) aufgenommen wird. Chemisch gebunden ist Sr weitgehend ungiftig und verhält sich wie Calcium (Ablagerung in Knochen und Zähnen). Große Mengen können zu Verkalkungsstörungen (Sr-Rachitis) führen. Das bei Reaktorstörfällen oder Kernwaffenexplosionen freiwerdende Isotop ^{90}Sr ist ein langlebiger β-Strahler der nach Inkorporation und Einbau in die Knochensubstanz Knochensarkome induzieren kann. S.-Sulfidzubereitungen werden als Enthaarungsmittel eingestezt. Sr-Verbindungen sind Bestandteil spezieller Zahncremes für „empfindliche" Zähne, diese sind nicht für Kinder geeignet.

Struktur, Ⓔ *structure*, 1) in der Sensorik: ↗ *Sinne*. 2) Körperzusammensetzung: ↗ *Strukturlipide*; ↗ *Strukturproteine*, 3) Genetik: ↗ *Strukturgen*.

Strukturfette, Ⓔ *structural fats*, Syn. für ↗ *Strukturlipide*.

Strukturgen, Ⓔ *structural gene*, ein Bereich des Erbmaterials, das die Anleitung zum Aufbau eines ↗ *Proteins* beziehungsweise bei Proteinen, die aus mehreren Polypeptidketten bestehen, die Anleitung zum Aufbau einer Polypeptidkette darstellt. Die Begriffe S. und Cistron werden somit synonym gebraucht. Zur Expression des S. (↗ *Genexpression*) sind noch spezifische Regulationssequenzen, z.B. *Promotoren* und *Terminatoren*, erforderlich. In ↗ *Prokaryoten* sind oft mehrere S. einer einzigen regulatorischen Einheit, dem Operon, zugeordnet. In ↗ *Eukaryoten*, sind Nucleotidsequencen die ein Protein codieren (Exons) oft von nicht codierenden Bereichen (Introns) unterbrochen. Diese Introns werden während der posttranscriptionellen Modifizierung der messenger-RNA (mRNA) wieder entfernt (Spleißen der mRNA).

strukturierte Triglyceride, *restrukturierte Triglyceride*, synthetisch, neuerdings auch durch gentechnische Züchtung gewonnene • *Triglyceride*, deren Fettsäurezusammensetzung von der natürlicher Triglyceride abweicht und die daher nicht oder nur vermindert (↗ *Salatrim*, ↗ *Caprenin*) oder aber verbessert (↗ *mittelkettige Triglyceride*) resorbiert werden können sowie einen geringeren Energiegehalt besitzen. St.T. kommen teilweise als Diätfette zum Einsatz, andere sind noch in der Erbrobung, nicht in allen Ländern zugelassen bzw. wieder verboten. (Vgl. Essay: • *Funktionelle Lebensmittel*).

Strukturisomerie, *Konstitutionsisomerie*, *Stellungsisomerie*, ↗ *Isomere*, ↗ *Tautomerie*.

Strukturlipide, *Strukturfette*, Ⓔ *structural fats/lipids*), • *Lipide*, die im Organismus als Barriere zwischen unterschiedlichen Kompartimenten fungieren, sie können zum Aufbau von körpereigenen Verbindungen dienen. S. bestehen im Wesentlichen aus ↗ *Phospholipiden* und ↗ *Glycolipiden* mit hohem Anteil an Polyenfettsäuren und aus ↗ *Sterinen*. S. sind essenzielle Bestandteile biologischer Membranen (• *Membranlipide*). Sie finden sich z.B. in magerem Muskelfleisch von Schlachttieren und in der Haut (Tab.). Vgl. • *Rinderfett*. S. der Pflanzen: ↗ *Blattlipide*.

Strukturproteine, *Gerüstproteine*, *Scleroproteine*, Ⓔ *structural proteins*, wasserunlösliche ↗ *Proteine*, deren Hauptfunktion die Ausbildung von mehr oder weniger festen Fasern als Bestandteil von Geweben oder z.B. Haaren ist (Beispiel: ↗ *Keratin*, ↗ *Elastin*).

Struma, *Kropf*, Ⓔ *goitre*, Sammelbegriff für alle Formen einer • *Schilddrüsenvergrößerung*. Im Ernährungszusammenhang spielt besonders der ↗ *Jodmangelkropf* (s.a. ↗ *Goitrogene*) eine Rolle, auch als Neugeborenen-S. in Jodmangelgebieten (↗ *Kretinismus*). Folge einer S.-Bildung können sowohl ↗ *Hyperthyreodismus* als auch ↗ *Hypothyreodimus* sein, es besteht die Gefahr einer malignen Entartung. Die Untersuchungsmethode der Wahl ist die Schilddrüsen-Szintigraphie, ggf. werden Gewebeteile (Strumektomie) oder die Gesamte Schildrüse entfernt (*Thyredektomie*), was eine Substitution von ↗ *Schilddrüsenhormonen* erfordert.

Strumaprophylaxe, ↗ *Jodmangelprophylaxe*.

strumigene Substanzen, Ⓔ *goitrogenic/goitrogenous substances*, Syn. für ↗ *Goitrogene*.

Struvitsteine, Syn. für ↗ *Magnesium-Ammonium-Phosphatsteine*.

Strychnin, Ⓔ *strychnine*, $C_{21}H_{22}N_2O_2$, giftiges Alkaloid aus verschiedenen *Strychnos*-Arten, z.B.

Strukturlipide. Tab. Fettsäuremuster von Strukturlipiden in Lebensmitteln (% der Gesamtfettsäuren). [Quelle: J.S. Garrow, W.P.T. James, A. Ralph: *Human Nutrition and Dietetics*. Curchill Livingstone, Edinburgh, London u.a. (2000), 104]

	Rind*	Lamm*	Huhn*	Schwein*	Dorsch*	grüne Blätter
16:0	16	22	23	19	22	13
16:1	2	2	6	2	2	3
18:0	11	13	12	12	4	Sp.
18:1	20	28	26	19	11	7
18:2	26	18	18	26	1	16
18:3	1	4	1	0	Sp.	56
20:4	13	7	6	8	4	0
LCPUFA	0	0	0	0	52	0
andere	11	4	1	14	4	5

* = Muskelfleisch; Sp. = Spuren, LCPUFA = langkettige mehrfach ungesättigte Fettsäuren

der Brechnuss (*Strychnos nux vomica*). S. schmeckt extrem bitter und ist noch bis zu einer Verdünnung von 1:130.000 wahrnehmbar (dient ev. dem Fraßschutz). S. ist toxisch für alle Tiere (als Rattengift verwendet) und den Menschen. Die LD_{50} Ratte i.v. beträgt 0,96 mg/kg KG. Wegen ungenügender Informationen existiert derzeit kein MAK-Wert. Geringe Dosen sind mit einer Verschärfung der Sinneswahrnehmungen und einer Anregung von Muskel- und Gefäßtonus sowie des Atemzentrums (Doping-Mittel) verbunden. Früher wurde S. zur Appetitanregung verwandt, in der Homöopathie kommt es bei Entzündungen des Gastrointestinaltraktes zum Einsatz. Hohe Dosen führen durch die stark erregende Wirkung auf das ZNS (hemmt postsynaptische inhibitorische Neurone) zu Krampfanfällen bis zum Tetanus (Tod durch Atemlähmung möglich). Als letale Dosis für den erwachsenen Menschen gelten ca. 100mg, für Kinder 1–5mg.

Stuhl, Ⓔ *stools*, Syn. für ↗ *Faeces*.

Stuhlentleerung, Ⓔ *motion*, Syn. für ↗ *Darmentleerung*.

Stuhlfärbung, Ⓔ *colo(u)r of faeces*, Farbe als Eigenschaft der Faeces, die einen Hinweis auf Krankheit geben bzw. Symptom einer Erkrankung sein kann. Die S. ist normalerweise mittelbraun, bei langer Verweildauer im Colon wird sie aufgrund der Umwandlung von Bilirubin zu Stercobilin dunkler. Eine Rotfärbung ist bei einer frischen Blutung zu beobachten, eine Schwarzfärbung („Teerstuhl") entsteht bei einer Blutung im oberen Gastrointestinaltrakt. Lehmfarbige, fettige Stühle sind Anzeichen einer Gallenstauung, während grauweiße, glänzende Stühle bei einer ausgeprägten ↗ *Malabsorption* oder exokriner ↗ *Pankreasinsuffizienz* entstehen.

Bei der Bewertung der S. ist die physiologische Änderung der Farbe in Abhängigkeit von der Nahrungszufuhr sowie die Veränderung bei Medikamentengabe zu beachten. Beispielsweise kann chlorophyllreiche Nahrung eine Grünfärbung des Stuhls bewirken, rote Rüben eine Rotfärbung, die Einnahme von Kohle-, Eisenpräparaten oder der Verzehr von Heidelbeeren kann zu einer Schwarzfärbung führen.

Stuhlfettmenge, Ⓔ *faecal fat content*, mit dem Stuhlgang ausgeschiedene Fettmenge. Sie liegt normalerweise bei unter 30% des Stuhltrockengewichtes, wobei freie Fettsäuren zu 1–10% zum Stuhltrockengewicht beitragen. Die S. ist abhängig von der Fettaufnahme, wobei der Koeffizient der Fettabsorption [(Fettzufuhr − Fettausscheidung im Stuhl)/(Fettzufuhr × 100)] normalerweise über 95% liegt. Die S. wird bei Verdacht auf eine Fettmalabsorption bzw. bei klinischen Anzeichen auf eine erhöhte Fettausscheidung (voluminöse, schmierige, übelriechende Stühle) bestimmt. Als pathologisch ist eine ausgeschiedene S. von über 10g/Tag anzusehen. ↗ *Steotorrhö*.

Stuhlflora, Ⓔ *faecal microflora*, das Artenspektrum der aus Stuhlproben anzüchtbaren Mikroorganismen, die Rückschlüsse auf die ↗ *Darmflora* zulassen.

Säuglinge: Der Intestinaltrakt des Neugeborenen besiedelt sich unter und nach der Geburt mit Mikroben, die aus den mütterlichen Geburtswegen, von der mütterlichen Brustwarze und Hautoberfläche und aus der Umgebung (Entbindungsstation, Pflegepersonal) stammen. Für die Entwicklung einer Bifidusflora beim gestillten Neugeborenen ist die Erstbesiedlung des Darmes mit ↗ *Escherichia coli* und ↗ *Streptokokken* von entscheidender Bedeutung. Sie bereiten durch Sauerstoffentzug und Säurebildung die Entwicklung einer Bifidusmonokultur vor (↗ *Bifidus-Bakterien*). Die ↗ *Muttermilch* hat durch ihren Gehalt an Immunglobulinen, ↗ *Lysozym und* ↗ *Lactoferrin*, Oligosacchariden sowie die hohe Lactose- und niedrige Eiweißkonzentration eine selektionierende Wirkung auf die Darmflora. Im günstigen Fall entwickelt sich eine Monokultur von Bifidus-Bakterien, die bis zu 99% der Gesamtkeimzahl ausmacht. Die Begleitflora besteht aus Enterobacteriaceae, Strepto- und Staphylokokken, Bacteroides und Clostridien. Nach der Entwicklung der Bifidusflora übt diese durch ihre Säureproduktion und die Bildung antimikrobieller Stoffe eine permanente suppressive Wirkung auf die Begleitflora aus.

Die Zusammensetzung der S. des mit Formelnahrungen ernährten Säuglings weicht grundlegend von der des gestillten Säuglings ab. Die Bifidus-Bakterien erreichen nur noch eine Keimdichte von ca. 68%, die Zahl der Enterobactericeae erhöht sich auf ca. 17%, die Bacteroideskeimzahl auf ca. 11% und die Enterokokken erreichen einen Anteil von ca. 4%. Der pH-Wert steigt auf neutrale bis alkalische Bereiche an. Unter Ernährung mit molkenproteinangereicherten Formelnahrungen sind die Bifiduskeimzahlen tendenziell höher als bei Nahrungen auf reiner Kuhmilchbasis.

Kleinkinder und Erwachsene: Mit dem Übergang zur Kleinkindernährung nähert sich die S. zunehmend der des Erwachsenen. Es dominieren die Bacteroideskeime mit ca. 59% vor den Bifidobakterien mit 25%, den anaeroben Streptokokken mit ca. 10% und den Eubakterien mit 5%. Daneben lassen sich Clostridien, Veilonellen, *Candida* und zahlreiche andere Keimarten aus dem Stuhl anzüchten. Insgesamt enthält die S. über 400 verschiedene Species von Mikroben. Die Stuhlbakterien machen ca. 1/3 der Stuhlmasse aus.

Stuhlfrequenz, Ⓔ *frequency of motion/ defecation*, die Häufigkeit der ↗ *Darmentleerung*.

Falsche Vorstellungen von der physiologischen S. (zwischen 3-mal/d und 3-mal/Woche!) sind häufige Ursache für • *Laxanzienabusus*.

24-Stunden-Erinnerungsprotokoll, *24-Stunden-Befragung*, E *24-hour (food) recall*, eine direkte, retrospektive Methode der ↗ *Ernährungserhebung*, die entweder als Befragung durch einen Interviewer oder nach Anweisung als • *Fragebogenmethode* Auskunft über den Verzehr eines zurückliegenden Tages gibt.

Stutenmilch, kann zur Allergieprävention bei nicht ausreichend gestillten Säuglingen eingesetzt werden, da die Nährstoffzusammensetzung bis auf den geringen Fettgehalt weitgehend der von Muttermilch entspricht.

Suberin, E *suberin*, Korkbestandteil, schützt unterirdische Organe der höheren Pflanzen (z. B. Kartoffelknollen) gegenüber äußeren Einflüssen. Aufgebaut ist S. aus einer phenolischen Matrix, die mit C16- und C18-Fettsäuren sowie Hydroxyfettsäuren verestert ist. S. kommt in der Nahrung nur in sehr geringen Mengen vor und kann vom menschlichen Verdauungssystem nicht verwertet werden (• *unlöslicher Ballaststoff*).

Subcutanfett, E *subcutaneous fat*, ↗ *Unterhautfettgewebe*.

Sublimationstrocknung, Syn. für ↗ *Gefriertrocknung*.

Subsistenzwirtschaft, E *subsistence*, System der ↗ *Lebensmittelversorgung*, das auf dem Prinzip bäuerlicher • *Selbstversorgung* beruht. Die Anzahl der Verbrauchsgüter ist gering. Die S. ist das wichtigste • *Versorgungssystem* vieler Entwicklungsländer, wobei sich mit zunehmender wirtschaftlicher Entwicklung und Arbeitsteilung allmählich ein Übergang zur Marktlandwirtschaft mit einem umfangreichen Sortiment an Gebrauchsgütern und speziell auch an Lebensmitteln vollzieht. Vgl. Essay: • *Ernährungspolitik*.

Substanz P, E *substance P*, H-Arg^1-Pro-Lys-Pro-Gln^5-Gln-Phe-Phe-Gly-Leu^{10}-Met-NH_2, ein zu den Tachykininen (Peptide mit schnellem stimulierendem Effekt auf die glatte Muskulatur) zählendes lineares 11AS-Peptid mit breitem Wirkungsspektrum. S. P wurde u. a. im Intestinaltrakt und im Gehirn des Menschen nachgewiesen. S. P zeigt kontrahierende Wirkung auf die glatte Muskulatur des Intestinaltraktes, wirkt blutdrucksenkend und stimulierend auf die Speichelsekretion. Möglicherweise fungiert S. P als Neurotransmitter. Der getrocknete Extrakt der ersten Isolierung (1931) wurde abgekürzt mit P (von E *powder*) bezeichnet, woraus der Name entstand.

Substitution, E *substitution*, im medizinischen bzw. Ernährungszusammenhang der Ersatz von im Körper nicht ausreichend synthetisierten/resorbierten bzw. überhöht ausgeschiedenen Substanzen (Flüssigkeit, Enzyme) durch externe Verabreichung. ↗ *Supplementation*.

Substrat, E *substrate*, 1) die Substanz, die bei einer enzymkatalysierten Reaktion umgebaut, abgebaut, verändert oder verbraucht wird (↗ *Enzymaktivität*). Dabei werden S. von ↗ *Enzymen* z. T. sehr spezifisch an die jeweilige Substratbindungsstelle gebunden und es entsteht ein ↗ *Enzym-Substrat-Komplex*.
2) Moleküle und Ionen, die von Transportproteinen (↗ *Trägermoleküle*) der biologischen Membranen transportiert werden. Im Gegensatz zu S. enzymatischer Reaktionen werden diese S. ohne chemische Veränderung von einem in das andere Kompartiment transportiert.

Substratanaloge, den physiologischen ↗ *Substraten* ähnliche Substanzen, die die Untersuchung von ↗ *Biosynthese*-Wegen ermöglichen, da sie z. B. radioaktiv oder mit farbgebenden Gruppen markiert sind oder zu vorhersagbaren Abbrüchen der Synthesewege führen. S. können auch pharmakologische Wirkung haben, indem sie bestimmte Stoffwechselreaktionen hemmen.

Substratketten-Phosphorylierung, *Substratphosphorylierung*, E *substrate level phosphorylation*, die direkte Übertragung eines Phosphatrestes (↗ *Adenosinphosphate*) von einer energiereichen Verbindung auf ADP. Diese Bildung von ATP außerhalb der • *oxidativen Phosphorylierung* findet man beispielsweise bei der ↗ *Glycolyse* (Reaktion der ↗ *Pyruvat-Kinase*) sowie im ↗ *Tricarbonsäure-Zyklus*, wobei im letzten Fall das Energie-äquivalente GTP aus GDP gebildet wird (↗ *Guanosinphosphate*).

Substratspezifität, E *substrate specifity*, charakteristische Eigenschaft von ↗ *Enzymen*, nur eine oder wenige Substanzen (oft sogar nur ein bestimmtes räumliches ↗ *Isomer*) katalytisch umzusetzen.

Substrat-Zyklus, Syn. für ↗ *Leerlauf-Zyklus*.

Succinat-Dehydrogenase (EC 1.3.99.1), E *succinate dehydrogenase*, eine membrangebundene mitochondriale Oxidoreduktase (M_r 97kDa), die sowohl als ein Enzym des ↗ *Tricarbonsäure-Zyklus* wirkt als auch direkt mit der ↗ *Atmungskette* verbunden ist. Die S. ist ein Eisen-Schwefel-Protein mit drei verschiedenen Eisen-Schwefel-Zentren ([2Fe-2S], [3Fe-4S] und [4Fe-4S]). Sie katalysiert stereospezifisch die Dehydrierung von Succinat zu Fumarat, wobei als Elektronenakzeptor FAD fungiert, das kovalent an einen His-Rest des Enzyms gebunden ist. Das bei der Dehydrierung des Succinats entstehende $FADH_2$ dissoziiert nicht von der S. ab, vielmehr werden zwei Elektronen auf die Eisen-Schwefel-Zentren übertragen, wodurch $FADH_2$ reoxidiert wird und die Elektronen über ↗ *Ubichinon* in die Atmungskette eintreten. S. wird durch

Malonat, ein Strukturanalogon des Succinats, kompetitiv stark gehemmt.

Succinate, Ⓔ *succinates*, Salze der ↗ *Bernsteinsäure*.

Succinat-Glycin-Zyklus, *Glycin-Succinat-Zyklus*, *Shemin-Zyklus*, Ⓔ *succinate-glycine cycle*, ein Nebenweg des ↗ *Tricarbonsäure-Zyklus*, der besonders Bedeutung für den Stoffwechsel der roten Blutkörperchen hat. Er dient der Umwandlung von Glycin und Succinyl-CoA in • *δ-Aminolävulinsäure*, der biosynthetischen Vorstufe der ↗ *Porphyrine*.

Succinyl-Coenzym A, *Succinyl-CoA*, Ⓔ *succinyl-coenzyme A*, Thioester aus Succinat (↗ *Bernsteinsäure*) und ↗ *Coenzym A*, die Synthese erfolgt durch Carboxylierung von Propionyl-Coenzym A beim Abbau von L-Valin und L-Isoleucin und über 2-Methylmalonyl-Coenzym A beim Abbau ungeradzahliger Fettsäuren. Beim Übergang von Succinyl-Coenzym A in Succinat im Tricarbonsäure-Zyklus wird ein Molekül GTP gebildet. S.-CoA dient als Ausgangspunkt für die Synthese der Porphyrine aus Zwischenprodukten des ↗ *Succinat-Glycin-Zyklus*.

Suchdiät, ↗ *Allergen-Suchdiät*.

Sucht, Ⓔ *addiction*, 1) im engeren Sinn die stoffgebundene • *Abhängigkeit* von Drogen, (zur Abhängigkeit führende Substanzen, im Wesentlichen ↗ *Alkohol*, Medikamente, Rauschgifte); 2) im weiteren Sinn zwanghaftes Streben zur Wiederholung bestimmter Handlungen, die den Zustand des Organismus verändern und auch dann nicht aufgegeben werden können, wenn sie zu deutlichen körperlichen und seelischen Schäden oder sozialen Beeinträchtigungen führen.
Prinzipiell kann jedes Bedürfnis zur Sucht entarten, wenn die Kontrolle darüber verloren wird: Essen (↗ *Esssucht*), Arbeiten, Geschlechtstrieb, Sporttreiben, Machtstreben etc. Die häufigsten Suchtformen in Industrieländern sind ↗ *Alkoholismus*, Abhängigkeit von Psychopharmaka (Schlafmittel, Beruhigungsmittel und Aufputschmittel) und von Rauschgiften. Die Ursache von Suchtkrankheiten ist immer noch unklar, obwohl bereits viele Theorien dazu entwickelt wurden. Die Krankheitsentstehung ist wahrscheinlich von vielen Faktoren abhängig, die als Ursache oder Auslöser wirken. Wesentlich scheinen v.a. Persönlichkeit, soziale Verhältnisse und Eigenschaften des Suchtmittels zu sein. Häufig findet man bei Süchtigen gestörte Familienverhältnisse, Süchte oder psychische Störungen in der Familie, negative Eltern-Kind-Beziehungen oder Überbehütung durch die Mutter. Süchtige Personen haben häufig bereits in der Kindheit nicht gelernt, sich mit Problemen auseinander zu setzen und Konflikte zu bewältigen, sondern wurden in schwierigen Situationen oder bei negativer Stimmung mit Ablenkung beruhigt. Das Suchtmittel wird dadurch zum Ersatz für die Befriedigung von Bedürfnissen.
In der Suchtbehandlung werden meist die Psychotherapie auf Grundlage der ↗ *Psychoanalyse* und Verhaltenstherapie (↗ *verhaltensmodifizierende Beratung*) angewendet. Wichtig ist die Rückfallprophylaxe bzw. der Umgang mit Rückfällen, die durchschnittlich zwei Drittel der Suchtkranken erleiden. Die Vorbereitung auf rückfallprovozierende Situationen und der konstruktive Umgang mit Rückfällen ist wichtiger Bestandteil der Therapie. Die Prognose von Suchtkrankheiten hängt stark vom Zeitpunkt des Therapiebeginns und vom Suchtmittel ab.
Im Ernährungszusammenhang ist gerade bei Drogensucht oder Alkoholabhängigkeit der verschlechterte Ernährungsstatus problematisch (mangelnde Nahrungsaufnahme, Resorptionsstörungen). Der bei Drogenabhängigkeit verminderte Speichelfluss begünstigt die Entstehung von ↗ *Zahnkaries*.

sudanophile Leukodystrophie, Syn. für ↗ *Adrenoleukodystrophie*.

Südfrüchte, Ⓔ *fruits from the south*, *tropical fruit*, handelsübliche Bezeichnung für Obstsorten, die vorwiegend in den Tropen oder Subtropen gedeihen. Die Gruppe der S. wird häufig weiter unterteilt in die ↗ *Citrusfrüchte* und die exotischen Früchte (z.B. ↗ *Ananas*, ↗ *Banane*, ↗ *Dattel*, ↗ *Mango*).
Die S. dienen – wie auch das einheimische Obst – als wertvolle Nährstofflieferanten, wobei der Nährstoffgehalt große sortenabhängige Unterschiede aufweist. Eine Orientierung bietet die Tabelle.

Südfrüchte. Tab. Überblick über besonders gute Vitamin- und Mineralstofflieferanten unter den Südfrüchten. [Quelle: H. Scherz u. F. Senser, *Die Zusammensetzung der Lebensmittel*, 6. Aufl. 2000, medpharm, Stuttgart]

Nährstoff	Fruchtart	Nährstoffgehalt in 100 g
Vitamine		
Vitamin A [Retinolsäure-äquivalente in µg]	Kaki	267
	Mango	201
	Papaya	161
Vitamin E [mg]	Avocado	1,3
	Mango	1,0
Vitamin B_1 [µg]	Cherimoya	90
	Mangostane	50
	Passionsfrucht	20
Vitamin B_2 [µg]	Avocado	150
	Longan	140
	Passionsfrucht	100
Vitamin C [mg]	Guave	273
	Kiwi	46
	Passionsfrucht	24

(s. Fortsetzung)

Südfrüchte. Tab. – Fortsetzung

Nährstoff	Fruchtart	Nährstoffgehalt in 100g
Mineralstoffe		
Kalium [mg]	Avocado Banane Kiwi	487 370 314
Magnesium [mg]	Papaya Banane Avocado Kiwi	41 31 30 24
Eisen [mg]	Passionsfrucht Guave Banane	1,30 0,75 0,35

Der Verbrauch an Südfrüchten war in den letzten Jahrzehnten deutlich gestiegen, inzwischen stagniert er, bei Bananen und Citrusfrüchten nimmt er sogar leicht ab. Der tägliche Verzehr von S. lag 1998 bei ca. 60g pro Kopf und Tag. Die Deckung der Nachfrage muss naturgemäß über Import erfolgen. 1998 wurden 1,18 Mio t Bananen und 1,12 Mio t Citrusfüchte (davon 0,55 Mio t. Orangen) importiert. Die Gesamteinfuhr sonstiger S. lag bei 174.000 t.

Sulfatasen, Ⓔ *sulfatases*, zur Klasse der Hydrolasen gehörende Enzyme, die als Esterasen Schwefelsäureester hydrolytisch in Sulfate und Alkohole spalten. Hohe Aktivitäten finden sich z.B. in der Niere. Zu geringe/fehlende Aktivität spezieller S. sind die Ursache angeborener Stoffwechselstörungen (z.B. Cholesterinsufat-Sulfatase → Ichthyose).

Sulfate, Ⓔ *sulphates*, Salze der Schwefelsäure. S. entstehen im Körper beim Abbau der schwefelhaltigen Aminosäuren Cystein und Methionin, über das Blut gelangen sie zur Leber, wo sie Konjugationsreaktionen mit Steroiden, und Phenolen eingehen (Ausscheidung im Urin als sog. Ether-Schwefel-Fraktion). Im Stütz- und Bindegewebe werden S. zur Synthese sulfatierter Mucopolysaccharide benötigt (↗ *Chondroitinsulfate*). S. sind Bestandteile vieler Mineral- und Heilquellen. Bei Störungen der Magensäuerung werden S. schlecht vertragen.
Lebensmitteltechnologische Anwendungen: S. (E 514–517, ADI nicht festgelegt und E 520–523, ADI jeweils 1,0mg) werden lebensmitteltechnologisch zu unterschiedlichen Zwecken benutzt. Ihre Wirkung wird durch das jeweilige Kation bestimmt.

Sulfide, Ⓔ *sulfides*, allgemein Verbindungen, die Schwefel in der Oxidationszahl –2 (analog dem Schwefelwasserstoff H_2S) enthalten. Zu den organische Sulfiden (*Thioether*) gehören auch die zu den sekundären Pflanzenstoffen gerechneten ↗ *Allylsulfide* (Abb.). Sie kommen in *Allium*-Arten wie Knoblauch, Zwiebeln, Lauch, Schalotten und Schnittlauch vor und haben vielseitige, gesundheitsfördernde Wirkungen. Im Tierversuch, wie auch beim Menschen wurden zahlreiche anticancerogene Effekte auf Tumoren von Colon, Magen, Brust und Lungen festgestellt, die u.a. auf die Diallyl(di)sulfide in Knoblauch zurückzuführen sind. Die protektiven Schutzwirkungen von • *Diallyldisulfid* werden hervorgerufen durch die Hemmung der Aktivierung von Procancerogenen und der Inhibierung Cytochrom-P450-abhängiger Enzyme. Einige Allylsulfide zeigen ihre Effekte über die Induktion von Glutathion-S-Transferase (EC 2.5.1.18, vgl. • *Antioxidanzien*) bzw. anderen Phase-II-Enzymen. S. hemmen die Zellproliferation von Colonkrebszellen *in vitro*, und beeinflussen das Immunsystem über die Aktivierung der natürlichen Killerzellaktivität. Die Blutgerinnung wird positiv beeinflusst durch eine hemmende Wirkung auf die Thrombocytenaggregation und die Aktivierung der Fibrinolyse (z.B. durch Einnahme von 4 g Knoblauch/d bzw. eine Knoblauchölkapsel/d). Neben • *Allicin* ist dabei die Sulfidverbindung • *Ajoen*, ein Kondensationsprodukt aus drei Molekülen

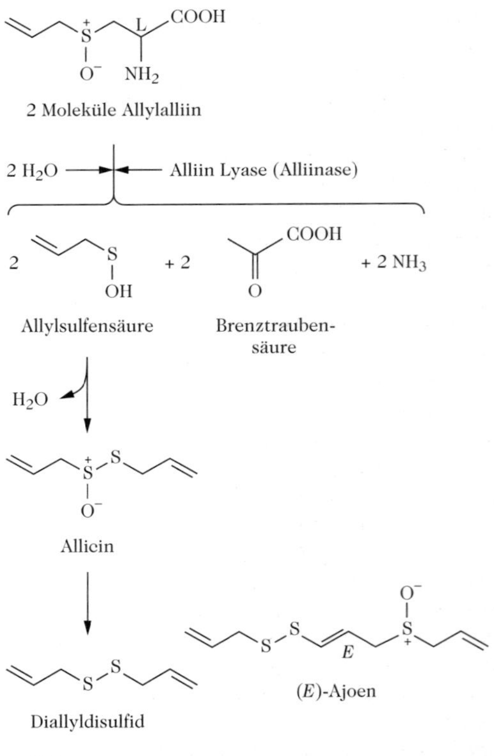

Sulfide. Bildung von Diallylsulfid (in Knoblauch und anderen *Allium*-Arten) nach der Verletzung von Zellen. Alliin wird zunächst zu Brenztraubensäure und Allylsulfensäure hydrolysiert. Letztere wird in Allicin umgewandelt. Hieraus können Diallyldisulfid und Ajoen gebildet werden.

Allicin, von Bedeutung. Schwefelverbindungen regen die Verdauung an, indem sie die Magensaftsekretion, die Darmperistaltik und den Speichelfluss fördern. Darüber hinaus sind antibakterielle Effekte beschrieben. • *Alliin* wirkt zudem als Antioxidans und Radikalfänger und verfügt über Lipid- und Cholesterin-senkende Eigenschaften.

Sulfite, ↗ *Schwefeldioxid*.

Sulfitlaugen-Zuckerkulör, *Sulfit-Zuckerkulör* (E150b, ADI 200 mg), ↗ *Zuckerkulör*.

Sulfit-Oxidasemangel, *Sulfocysteinurie*, Ⓔ *sulfocysteinuria*, autosomal-rezessiv vererbter Mangel an Sulfit-Oxidase (EC 1.18.3.1, ein ↗ *Molybdänenzym*), der zu einer Störung im Metabolismus der schwefelhaltigen Aminosäuren führt und mit erhöhter Ausscheidung von S-Sulfocystein, Thiosulfat und Sulfit sowie verminderter Ausscheidung von Sulfat einhergeht. Als isolierter Defekt tritt der S. seltener auf als in Kombination mit • *Xanthin-Dehydrogenasemangel* und Aldehydoxidase-Mangel (• *Molybdän-Cofaktor-Mangel*). Durch den Mangel an S. kann Sulfit nicht zu Sulfat oxidiert werden, so dass es zu einer Anhäufung der Metaboliten kommt. Die bisher beschriebenen Fälle zeigen alle schwere neurologische Symptome sowie eine Verlagerung der Augenlinse. Die Prognose ist schlecht. Alle therapeutischen Versuche wie die Einhaltung schwefelarmer Diäten, die Gabe von Sulfat und ↗ *Molybdän*, sowie die Fixierung von Sulfit mit Thiol-enthaltenden Medikamenten waren bisher erfolglos.

Sulfocarbamid, Syn. für ↗ *Thioharnstoff*.

Sulfocysteinurie, Syn. für ↗ *Sulfit-Oxidasemangel*.

Sulfonamide, Ⓔ *sulfonamides*, je nach Typ als antibakterielle Medikamente, Diuretika, Carboanhydrase-Hemmer oder in der Diabetes-Therapie (↗ *Sulfonylharnstoff*) eingesetzte Amide aromatischer Sulfonsäuren. Da die antibakterielle Wirkung auf einer Hemmung der Folsäure-Synthetase beruht, sollte während einer Therapie nicht gleichzeitig ↗ *Folsäure* substituiert werden (Anwendung im 3. Schwangerschaftsdrittel kontraindiziert). Über das Auftreten einer ↗ *Alkohol-Intoleranz* unter S.-Therapie wird berichtet.

Sulfonylharnstoffe, Ⓔ *sulfonyl urea*, orale • *Antidiabetika*, die die B-Zellen der Bauchspeicheldrüse zu einer gesteigerten Insulinsekretion anregen. Dies ist allerdings nur möglich, wenn noch geringe Mengen körpereigenes • *Insulin* produziert werden. Der am häufigsten verwendete Wirkstoff ist • *Glibenclamid*. Die S. können mit ↗ *Biguaniden* und Insulin kombiniert werden. Unterzuckerungen (↗ *Hypoglycämien*) sind möglich, besonders bei Alkoholgenuss und bei Patienten mit einer Einschränkung der Leber- und Nierenfunktion, da es hier zu einer Akkumulation kommen kann. Bei Stoffwechselentgleisungen im Verlauf von Infektionskrankheiten, Operationen und anderen Belastungen, die eine besonders gute Blutzuckereinstellung benötigen, sind S. ebenfalls kontraindiziert. Als Nebenwirkungen können Magen-Darm-Beschwerden sowie allergische Reaktionen auftreten.

Summationsgifte, Ⓔ *summation poisons*, ↗ *Gifte*, die sich bei wiederholter Applikation allmählich im Organismus anreichern, wenn die Zufuhr schneller erfolgt als die Giftelimination. S. sind damit die Ursache für chronische Vergiftungen.

Sunsetgelb FCF, Ⓔ *sunset yellow FCF*, Syn. für ↗ *Gelborange S*.

Superkompensation, Ⓔ *carbohydrate loading*, Technik zur Auffüllung des • *Muskelglycogens*. Ziel der Steigerung der in den beanspruchten Skelettmuskeln vorliegenden Glycogenkonzentration über das normale Maß hinaus ist, die durch Entleerung der • *Glycogenspeicher* bedingte ↗ *Ermüdung* und den bei Ausdauersportlern gefürchteten • *Hungerast* hinauszuzögern, also die • *Ausdauer* zu erhöhen. Angewandt wird diese Methode, welche Trainings- und Ernährungsmaßnahmen kombiniert, vor intensiven Ausdauerbelastungen von mehr als 90 Minuten Dauer wie z.B. einem Marathon oder Triathlon. Die „klassische" S. wurde 1967 von Bergström und Hultman entwickelt: Vier bis sechs Tage vor einem anstehenden Wettkampf ist eine muskelglycogenentleerende Trainingseinheit zu absolvieren. Von diesem Zeitpunkt an sollen die Athleten ein bis drei Tage lang eine kohlenhydratarme Diät zu sich nehmen, gefolgt von drei Tagen einer kohlenhydratreichen Kost. Während dieser drei letzten Vorwettkampftage soll kein Training stattfinden. Aufgrund der Erkenntnis, dass eine vollständige Muskelglycogenentleerung für eine anschließende überproportionale Einlagerung von Glycogen via Aktivierung der Glycogen-Synthase (EC 2.4.1.11) nicht erforderlich ist, schlug Sherman 1989 die sog. *„tapering"*-Methode vor (Ⓔ *to taper off* = auslaufen lassen, allmählich aufhören): Sechs Tage vor dem Wettkampf ist ein intensives Training von rund 90 Minuten Dauer durchzuführen. An den darauffolgenden Tagen soll die Belastungsdauer, nicht jedoch die Arbeitsschwere, graduell reduziert werden. Im selben Zeitraum soll der Anteil der • *Kohlenhydrate* in der Kost schrittweise auf 70 Energie% gesteigert werden. Dieser Trainings-Diät-Modus hat den Vorteil, dass er sich nicht negativ auf die Stimmung des Sportlers auswirkt. Denn die Erschöpfung, die mit der Muskelglycogenentleerung einhergeht, bleibt aus, und an Vorwettkampftagen muss nicht auf Training verzichtet werden. Darüber hinaus kann die Nahrungswahl vielfältiger gestaltet werden. Der Glycogengehalt der arbeitenden Muskulatur kann durch S. um maximal 40% gesteigert werden. Essay: ↗ *Ernährung und Leistungssport*.

Superoxid-Dismutase, *SOD*, *Superoxid: Superoxid-Oxidoreduktase* (EC 1.15.1.1), Ⓔ *superoxide dismutase*, ein kupfer- und zinkhaltiges Protein (• *Kupferproteine*) in Leber und Erythrocyten, das die Disproportionierung von Superoxid katalysiert:

$O_2^- + O_2^- + 2H^+ \rightarrow O_2 + H_2O_2$

SOD aus Lebermitochondrien enthält Mangan. SOD entgiftet Peroxid-Radikale (↗ *reaktive Sauerstoffspezies*), das enstehende H_2O_2 wird durch ↗ *Peroxidase* bzw. ↗ *Katalase* abgebaut.

Supplementation, Ⓔ *supplementation*, im medizinischen bzw. Ernährungszusammenhang die erhöhte (ergänzende) externe Verabreichung von Substanzen, für die im Organismus aufgrund einer besonderen physiologischen oder Versorgungssituation ein erhöhter Bedarf besteht (z.B. Nährstoffe). Vgl. • *Substitution*.

Susine, *japanische Pflaume*, bot. *Prunus salicina*, Ⓔ *japanese plum*, mit der bei uns heimischen ↗ *Pflaume* verwandte Steinfrucht aus der Familie der Rosengewächse (*Rosaceae*). Als ↗ *Südfrucht* gedeiht sie v.a. in Japan, China, Süd- und Mittelamerika und Südafrika, aber auch in Italien, Spanien und Südfrankreich. S. gelangen hauptsächlich von Juni bis August in den Handel (europäische Saison) und werden überwiegend frisch verzehrt.

süß, Ⓔ *sweet*, Geschmackseindruck, der im allgemeinen spontan mit Zucker assoziiert wird. Es gibt jedoch eine ganze Reihe von anderen Verbindungen, die s. schmecken. Dazu gehören z.B. Polyalkohole (Sorbit, Mannit, Xylit), die bekannten synthetischen Süßstoffe (Saccharin, Cyclamat, Aspartam, Acesulfam K), Aminosäuren und andere.
Verantwortlich für den süßen Geschmackseindruck ist eine AH/B/X-Struktur im Molekül. Dabei sind A und B elektronegative Atome (z.B. Sauerstoff, Stickstoff oder Chlor), H ist ein Wasserstoffatom und X ein unpolarer Rest im Molekül. Der Süßrezeptor auf der Zunge hat eine komplementäre Anordnung, sodass sich zwischen den AH/B-Strukturen von süß schmeckendem Molekül und Rezeptor Wasserstoffbrückenbindungen bilden können, während der unpolare Rest X in eine Art Tasche im Rezeptor passt (Abb. oben).
Damit eine Substanz süß schmeckt, muss der Abstand zwischen A und B 2,5–4 Ångström betragen (ein kürzerer Abstand bewirkt, dass eine Verbindung • *bitter* schmeckt). Die Abb. zeigt unten die AH/B/X-Strukturen von Fructose (Fruchtzucker) und Saccharin.

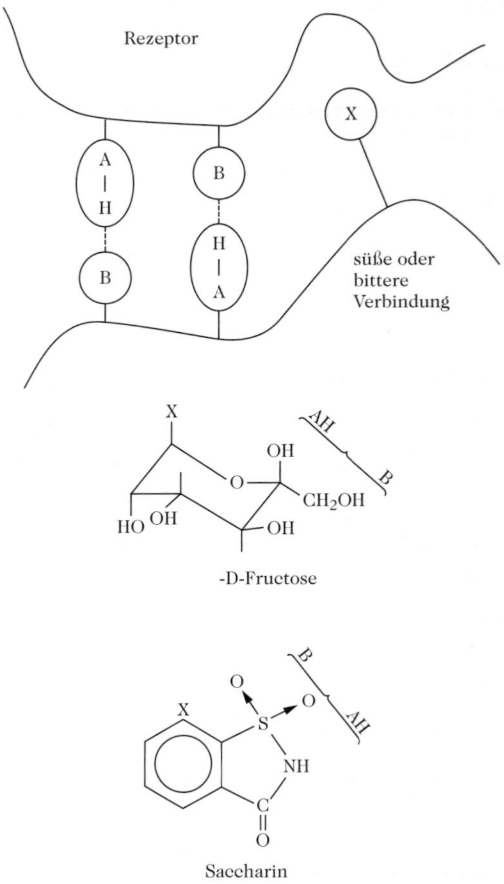

süß

Süßholz, Ⓔ *liquorice*, süßlich schmeckende Wurzeln wildwachsender oder kultivierter Süßholzsträucher der Gattung *Glycyrrhiza*. Sie werden als Gewürz, aber in einigen Länder auch als Gemüse verwendet. Der eingedickte, aus den Wurzeln von *Glycyrrhiza glabra* (Lakritzpflanze) gewonnene Saft wird als • *Lakritz(e)* bezeichnet. Er wird im Wesentlichen in der Süßwarenindustrie (Lakritzwaren) und zur Herstellung von Hustensaft verwendet. Das in S. enthaltene Saponin ↗ *Glycyrrhizin* wirkt im Körper ähnlich dem Nebennierenrindenhormon Aldosteron, das die Natrium- und Wasserretention erhöht und die Kaliumausscheidung fördert. Übermäßiger Lakritzverzehr kann daher den Blutdruck erhöhen und Störungen des Elektrolythaushaltes zur Folge haben.

Süßholzzucker, Syn. für ↗ *Glycyrrhizin*.

Süßigkeiten, Ⓔ *sweets*, *candy*, ↗ *Süßwaren*, ↗ *Zuckerwaren*.

Süßkartoffel, Ⓔ *sweet potato*, Syn. für ↗ *Batate*.

Süßkraft, Ⓔ *sweetening capacity*, Maß für die Intensität einer ↗ *süß* schmeckenden Verbindung. Saccharose (Rohr- und Rübenzucker) ist der Standard, gegen den die S. aller anderen süß schmeckenden Verbindungen als • *relative Süßkraft* gemessen wird (Tab.).

Süßkraft. Relative Süßkraft versch. Substanzen im Vergleich zu Saccharose.

Stoffklasse	Verbindung	Relative Süßkraft (Saccharose = 1)
Monosaccharide (Einfachzucker)	Glucose Fructose	0,7 1,1–1,8
Disaccharide	Saccharose Lactose Maltose	1,0 0,2–0,4 0,3–0,5
Polyalkohole	Sorbit Mannit Xylit	0,5–0,6 0,5–0,7 0,9–1,0
Synthetische Süßstoffe	Cyclamat Saccharin Aspartam Acesulfam K Neohesperidin DC Naringindihydrochalcon	30–80 200–700 150–200 150 6.000 300
Sesquiterpene (↗ *Terpene*)	Hernandulcin[a]	1000
Proteine	Thaumatin[b] Monellin[c]	1.000–5.000 2.500–3.000
Aminosäuren	L-Alanin D-Phenylalanin[d] Glycin	1,8 7,3 1,5

[a] extrahiert aus der mexikanischen Pflanze *Lippia dulcis*
[b] extrahiert aus der westafrikanischen Pflanze *Thaumatococcus danielli*
[c] extrahiert aus der afrikanischen Pflanze *Dioscoreophyllum cummiusii*
[d] L-Phenylalanin schmeckt bitter

Süßpräferenz, Ⓔ *preference for sweet taste*, Vorliebe für süßen Geschmack. S. ist beim Menschen und vielen Tieren zu beobachten. Zahlreiche Befunde sprechen dafür, dass S. angeboren ist, sie kann durch Prägung („Belohnung“ mit Süßigkeiten) noch verstärkt werden. Da süße Lebensmittel i.d.R. energiereich (Kohlenhydrate), im Falle von Früchten auch reich an Vitaminen und im Gegensatz zu bitteren (Alkaloide) seltener giftig sind, war ihre Bevorzugung im Laufe der Evolution von Vorteil. Im Rahmen der Ernährungssituation der Industrienationen ist sie mit Blick auf die Entstehung von Übergewicht, Karies etc. problematisch.

Süßrahmbutter, ↗ *Butter*.

Süßspeisen, Ⓔ *sweet dish*, Lebensmittel mit hauptsächlich süßem Geschmack durch den natürlichen Zuckergehalt der verwendeten Zutaten (z.B. Obst) oder durch Zuckerzusatz. Süßspeisen werden sowohl als Haupt- als auch als Nachspeise verwendet. s.a. ↗ *Dessert*

Süßstoffe, Ⓔ *non-nutritive sweeteners*, Substanzen mit intensivem Süßgeschmack (30–10.000fache Süßkraft von Saccharose), die Lebensmitteln als ↗ *Süßungsmittel* zugesetzt oder als Ersatz für Haushaltszucker in Tablettenform oder als konzentrierte Lösung angeboten werden (• *Zusatzstoffe*). In der EU und in der Schweiz zum Süßen von Lebensmitteln zugelassene S. zeigt die Tabelle. Die für einzelne Lebensmittel(gruppen) zulässigen S. und die jeweiligen Höchstwerte sind gesetzlich vorgeschrieben. Die Süßkraft ist konzentrationsabhängig und nimmt mit zunehmender Süße ab. S.-Mischungen wirken oft synergistisch. Das wichtigste technologische Beurteilungskriterium für einen S. ist die Geschmacksqualität, nicht allein die Süßkraft. S. sollen zuckerähnlich schmecken und keinen Neben- oder Nachgeschmack haben. Einige S. verstärken die Wirkung

Süßstoffe. Tab. Zugelassene Süßstoffe (s.a. ↗ *Steviosid*).

E-Nr.	Substanz
E 950	↗ *Acesulfam-K*
E 951	↗ *Aspartam*
E 952	↗ *Cyclamate*
E 954	↗ *Saccharin*
E 957	↗ *Thaumatin*
E 959	↗ *Neohesperidin DC*

von Aromen (↗ *Geschmacksverstärker*; ↗ *Flavor-modifizierende Substanzen*). In anderen technologischen und ernährungsphysiologischen Eigenschaften unterscheiden sich S. grundlegend von Zuckern und ↗ *Zuckeraustauschstoffen*. Sie liefern keine nennenswerte Energie, werden insulinunabhängig verwertet, sind nicht vergärbar und nicht kariogen (↗ *Zahnpflegekaugummi*) und wirken nicht konservierend; die osmotische Wirkung ist wegen der minimalen Einsatzmengen zu vernachlässigen.
Haupteinsatzgebiete für S. in Lebensmitteln sind energiereduzierte Erfrischungsgetränke, Desserts und Süßwaren, sowie S.-Tabletten zum Süßen von Speisen und Getränken im Haushalt. Der Einsatz in der Diabetes-Diät (↗ *diätetische Lebensmittel für Diabetiker*) ist rückläufig; S. bleiben sinnvoll zum Süßen von Getränken und zur Energiereduktion bei Übergewicht. Die gesundheitlichen Aspekte beim Langzeiteinsatz werden kontrovers diskutiert, so auch Berichte, nach denen S. appetitanregend und deshalb für Reduktionskostformen nicht geeignet seien. Die in der EU zugelassenen S. gelten nach derzeitigem Stand des Wissens bei bestimmungsgemäßem Einsatz als sicher.

Süßungsmittel, Ⓔ *sweeteners other than sugars*, Begriff aus dem Lebensmittelrecht. S. ist danach der Sammelbegriff für ↗ *Süßstoffe* und ↗ *Zuckeraustauschstoffe*.

Süßwaren, Ⓔ *sweets*, *confectionery*, Überbegriff für eine unterschiedlich zusammengesetzte Gruppe von vorwiegend zuckerhaltigen Erzeugnissen: ↗ *Kakaoerzeugnisse*, ↗ *Zuckerwaren*, ↗ *Speiseeis*, ↗ *Dauerbackwaren*, Kunsthonig (↗ *Honig*). Zu den Süßwaren werden auch Produkte gezählt, bei denen Zucker durch ↗ *Zuckeraustauschstoffe* und ↗ *Süßstoffe* ersetzt wurde.

Süßwasserfisch, Ⓔ *freshwater fish*, alle zum Verzehr bestimmten Fische aus Binnengewässern (Teich, See, Bach, Fluss) sowie Fische, die sich zeitweilig im Meer aufhalten wie z.B. Aal, Lachs oder Forelle. ↗ *Fisch*

SV, Abk. für Sievert, Einheit der Strahlenschutzmessgröße ↗ *Äquivalentdosis*.

SVE, Abk. für ↗ *Schweizerische Vereinigung für Ernährung*.

SVM, Abk. für ↗ *Schweizerischer Verein der Mütterberaterinnen*.

symmetrische Kommunikation, Ⓔ *symmetric communication*, Gleichrangigkeit der Gesprächspartner in einem Kommunikationsprozess. Sie wird in Beratungsgesprächen angestrebt, um den Ratsuchenden an der Problemlösung zu beteiligen und eine befriedigende emotionale Beziehung aufzubauen (↗ *asymmetrische Kommunikation*).

Symport, *Cotransport*, Ⓔ *symport*, beschreibt einen • *Transportmechanismus* von Molekülen durch die Plasmamembran, bei dem zwei verschiedene Stoffe an ein • *Trägermolekül* (*Carrier*) gebunden in die gleiche Richtung durch eine Membran transportiert werden. Treibende Kräfte beim S. können Substratgradient, Ionengradient und elektrochemische Potenzialdifferenz sein. So wird z.B. Glucose gleichzeitig mit zwei Natriumionen an das Transportprotein SGLT 1 gebunden und in die Epithelzelle transportiert. Etwa ein Drittel der Aminosäuren werden als Di- und Tripeptide über einen tertiär aktiven Cotransporter mit einem Wasserstoffionen-S. in Epithelzellen aufgenommen. Gegenteil eines S. ist der • *Antiport*.

synanthrop, Ⓔ *synanthropic*, mehr oder weniger fest an den engeren Siedlungsbereich des Menschen gebunden. S. Organismen können z.B. menschliche Parasiten und solche von Haustieren sein. ↗ *Trichinellose*.

Synbiotika, Ⓔ *synbiotics*, Mischungen aus ↗ *Probiotika* und ↗ *Präbiotika*, die sich in ihrer Wirkung gegenseitig ergänzen.Vgl. Essay: • *Funktionelle Lebensmittel*.

Syndrom X, 1) Syn. für ↗ *metabolisches Syndrom*; 2) Syn. für Angina pectoris.

Synergismus, *synergistischer Effekt*, Ⓔ *synergism*, Wirkung einer Mischung aus zwei (oder mehr) Komponenten, die größer ist als die Summe der Effekte der einzelnen Substanzen. Beispiele aus dem Bereich der Sensorik sind die Geschmacksverstärker Natriumglutamat (MSG)/Inosinmonophosphat (IMP) oder MSG/Guanosinmonophopsphat (GMP) oder die Süßstoffe Acesulfam K und Aspartam.

Synergisten, Ⓔ *synergists*, Syn. für ↗ *Komplexbildner*.

synthetischer Aromastoff, Ⓔ *synthetic flavo(u)ring substance*, Sammelbezeichnung die die Begriffe ↗ *naturidentischer Aromastoff* und ↗ *künstlicher Aromastoff* umfasst.

Syringasäure, *3,5-Dimethoxy-4-hydroxybenzoesäure*, Ⓔ *syringic acid*, sekundärer Pflanzenstoff aus der Gruppe der • *Phenolsäuren*. S. ist weit verbreitet, z.B. in Äpfeln, verschiedenen Kohlarten oder auch in Rotwein. Sie kommt meistens als Glucosid vor. Der Name leitet sich von *Syringa* (bot. Flieder) ab. Syringaaldehyd ist ein Nebenprodukt bei der großtechnischen Herstellung von ↗ *Vanillin* aus Laubholzligninen.

System, ↗ *geschlossenes System*; ↗ *offenes System*; ↗ *systemische Wirkung*; ↗ *systembezogene Beratung*.

systematische Desensibilisierung, Ⓔ *systematic desensitization*, Verfahren der • *verhaltensmodifizierenden Beratung*, dass zur Bekämpfung von Angstreaktionen dient. Durch Konfrontation des Patienten mit angstauslösenden Objekten oder Situationen in entspanntem Zustand wird die Reiz-

Reaktionsverbindung aufgehoben. Die Entspannung erfolgt in der Regel nach der Methode der Muskelrelaxation nach Jacobsen. Bei der s. D. werden dem Patienten, nachdem nach dem Grad der Belastung der angstauslösenden Reize eine Angsthierarchie erstellt worden ist, in der Vorstellung oder Realität zunehmend stärker angstauslösende Reize dargeboten. Die Behandlung erfolgt so lange, bis der Klient auch in der schwierigsten Situation kaum noch mit Angst reagiert. Die Therapie kann mit anderen Methoden der verhaltensmodifizierenden Beratung, z. B. der ↗ *Selbstinstruktion*, kombiniert werden. Sie wird mit großem Erfolg bei Phobien durchgeführt. Sie wird aber auch bei Patienten mit • *Essstörungen* eingesetzt, die Ängste vor z. B. Gewichtszunahme, Kaloriengehalt der Nahrung oder Essanfällen entwickelt haben.

systematischer Fehler, Syn. für ↗ *Verzerrung*.

systembezogene Beratung, Behandlungsansatz, bei dem individuelles Verhalten in erster Linie als Strategie innerhalb zwischenmenschlicher Beziehungen bzw. des umgebenden Beziehungssystems verstanden wird. Ein System besteht allgemein aus Elementen und aus den Beziehungen zwischen diesen Elementen. So bilden ein Ehepaar oder eine Familie ein solches System. Die Beziehungen werden dabei durch die jeweiligen Interaktionen (• *Interaktionsmuster*; • *Interaktionsstörungen*) oder die Kommunikation der Familienmitglieder untereinander operationalisiert (erfassbar gemacht). Jeder Mensch gehört gleichzeitig zu mehreren Systemen (Familie, Verein, Gemeinde, Staat). Systeme versuchen, im Gleichgewicht zu bleiben (Homöostase), sie sollten aber auch die Fähigkeit besitzen, sich weiter zu entwickeln, um sich veränderten Bedingungen anpassen zu können. Bei der s. B. geht man davon aus, dass falsches Ernährungsverhalten immer durch das oder die Systeme, zu denen der Klient gehört, mit bedingt wird. Oft ist der Klient nur der Symptomträger für ein gestörtes System, der gerade durch seine Symptomatik das Gleichgewicht in diesem System aufrecht erhält. (Beispiel: Eine Anorektikerin „kittet" die Ehe ihrer Eltern). Diese Sichtweise ist die Grundlage für die s. B. Diagnose und Behandlung beziehen neben dem Klienten auch das System insgesamt mit ein (↗ *Gruppenberatung*; ↗ *systemische Therapie*). Die systembezogene Ernährungsberatung wendet sich insbesondere an Familien als wichtigstes System (• *Familientherapie*), aber auch in Form der sog. *„konsultativen"* Beratung an Schulen oder Betriebe.

Systemgastronomie, die Bewirtschaftung verschiedener Betriebe nach einheitlichem Marketingkonzept (vgl. • *Kettenrestaurant*). Die Betriebe spezialisieren sich auf bestimmte Zielgruppen und haben ein festgelegtes Speisenprogramm. Dabei wird versucht eine kostengünstige Herstellung durch die Optimierung von Wareneinsatz, technischem Gerät und vorgegebenen Zubereitungsverfahren zu erhalten. Eine Abgrenzung zur ↗ *Fast-Food-Gastronomie* ist nicht immer eindeutig möglich; im Vergleich dazu haben Betriebe der S. im Allgemeinen ein breiteres Angebot, können auch der oberen Preisklasse angehören und eine gehobene Einrichtung aufweisen.

systemische Beratung, ↗ *systembezogene Beratung*; ↗ *systemische Therapie*.

systemische Therapie, spezieller Therapieansatz im Rahmen der • *systembezogenen Beratung*. Nicht der Symptomträger, sondern das System als Ganzes wird behandelt. Entsprechende Techniken stammen aus der ↗ *Psychoanalyse*, der ↗ *Verhaltenstherapie* oder der ↗ *Transaktionsanalyse*. Bei bestimmten theoretischen Ansätzen ist ein Kommunikationstraining von besonderer Bedeutung (siehe auch ↗ *Familientherapie*).

systemische Wirkung, E *systemic effect*, 1) in der Medizin die Wirkung von Pharmaka oder Giftstoffen auf ganze Organe, Organsysteme (Blut, Muskulatur, ZNS) oder den ganzen Organismus; 2) im Pflanzenschutz der generalisierte Effekt von Pflanzenschutzmitteln nach Aufnahme durch die Blätter oder Wurzeln und Verteilung über den Saftstrom der Pflanze. Vgl. • *lokale Wirkung*.

Syzygium aromaticum, bot. Artname des Gewürznelkenbaumes, E *clove tree*, ↗ *Gewürznelke*.

T

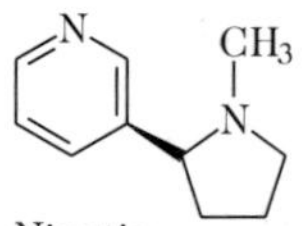

Nicotin

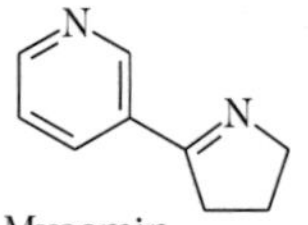

Myosmin

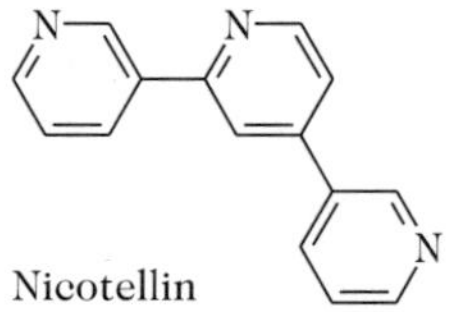

Nicotellin

Tabakalkaloide. Formelbeispiele.

T, in der Einbuchstabenschreibweise der Aminosäuren Abk. für ↗ *L-Threonin*.

T$_3$, Abk. für 3,5,3'-Trijodthyronin, ein ↗ *Schilddrüsenhormon*.

T$_4$, Abk. für das ↗ *Schilddrüsenhormon* 3,5,3',5'-Tetrajodthyronin (= Thyroxin).

TÄ, Abk. für ↗ *Tocopheroläquivalent*, Ⓔ *tocopherol equivalent*, 1 αTÄ = 1,49 IE (Internationale Einheit) Vitamin E.

Tabak, Ⓔ *american tobacco*, die Tabakpflanze (bot. *Nicotiana tabacum*) aus der Familie der ↗ *Nachtschattengewächse* (*Solanaceae*) bzw. ihre getrockneten Blätter. T. stammt aus Südamerika, heute wird er in fast allen Ländern der Erde angebaut.
Hauptwirkstoffe sind Nicotin und weitere ↗ *Tabakalkaloide*. Für die gesundheitsschädigenden Wirkungen des ↗ *Rauchens* sind außerdem N-Nitroso-Verbindungen, ↗ *polyzyklische aromatische Kohlenwasserstoffe*, Formaldehyd und cyanogene Glycoside sowie cancerogene Verbinungen des Tabakteers verantwortlich.
Durch Tabakkonsum verursachte Carcinome sind neben solchen der Atemwege (↗ *Bronchialcarcinom*) auch maligne Tumoren in Ösophagus, Magen, Darm und Harnblase.
In der aktuellen Diskussion sind auch den Tabakerzeugnissen zugesetzte Substanzen, die das Suchtpotenzial erhöhen sollen.
In der Homöopathie werden T.-Präparate bei Hypotonie, Brechdurchfall und Angina pectoris eingesetzt.

Tabakalkaloide, Ⓔ *tobacco alkaloids*, Sammelbezeichnung für die • *Alkaloide* aus der Tabakpflanze. Wichtige Vertreter sind neben dem Hauptalkaloid ↗ *Nicotin* v. a. Anatabin, Myosmin, Cotinin, Poikilin, Nornicotin und Nicotellin (Abb.). Im Hauptstromrauch einer Zigarette ohne Filter sind so u. a. 1.000–3.000 μg Nicotin, 50–150 μg Nornicotin und 5–15 μg Anatabin enthalten. Durch N-Nitrosierung der T. während der Tabakaufbereitung und während des Rauchens entstehen die zu den Tabakcancerogenen zählenden tabakspezifischen N-Nitrosamine (↗ *Nitrosamide*). Nicotin ist ein starkes Humangift. Es wirkt auf das ZNS zunächst erregend, dann rasch lähmend. Der Tod tritt durch Atemlähmung ein. Die tödliche Dosis für Erwachsene bei oraler Applikation wird auf 40–60 mg geschätzt. Peripher wirken kleine Dosen wie Acetylcholin (Erregungsübertragung), höhere Dosen wirken als Ganglienblocker und sind mit Verengung der Koronargefäße, Verminderung der Herztätigkeit und Blutdruckanstieg sowie Hypersekretion der Körperdrüsen verbunden.

Tabascosauce, ↗ *Würzsoßen*.

Tablettsystem mit Speisenverteilband, Syn. für ↗ *Bandausgabe*.

Taenia, Gattung innerhalb der Klasse der • *Cestoden* (Cestoda), Ordnung • *Cyclophyllida*, Familie • *Taeniidae*. Die Mitglieder der Gattung *T.* sind Darmparasiten von Säugetieren mit ca. 40 beschriebenen Arten, wobei viele mit Mensch, Hund und Nutztieren kosmopolitisch verbreitet wurden. Als Dünndarmparasiten des Menschen (Erreger der ↗ *Taeniasis*) werden *T. saginata*, *T. solium* und *T. asiatica* beschrieben (Tab.).

Taeniarhynchus saginatus, Syn. für *Taenia saginata*, ↗ *Taenia* (Tab.).

Taeniasis, *Täniase*, *Taeniose*, *Taenienbefall*, *Bandwurmbefall*, Ⓔ *taeniasis*, *teniasis*, *taenia infection*, *tapeworm infestation*, durch den Befall mit • *Taenia*-Arten verursachte • *Helminthose* des Menschen. Diese • *parasitären Infektionen* werden weiter nach den jeweiligen Erregern unterschieden:
1) Taeniasis saginata, Ⓔ *beef tapeworm infestation*, Befall des Menschen mit dem adulten Rinderfinnenbandwurm *Taenia saginata*, eine • *Zoonose* mit weltweiter Verbreitung. Die Infektion des Menschen erfolgt durch den Genuss von rohem oder unzureichend zubereitetem, finnenhaltigem Rindfleisch. Der im Dünndarm parasitierende Rinderfinnenbandwurm bleibt üblicherweise über Jahre ohne jede Symptomatik. Bei empfindlichen oder geschwächten Personen können sich Unwohlsein, Appetitlosigkeit, Leib- und Kopfschmerzen, Durch-

Taenia. Tab. Für den Menschen pathogene Arten der Cestodengattung.

Art	Zwischenwirt	Endwirt	Beschreibung
Taenia asiatica	Mensch, Schwein, Wiederkäuer und Affen	Mensch	In Südostasien und evtl. in Afrika verbreitet, wird als eine Subspecies von *T. saginata* angesehen.
Taenia multiceps			Syn. für ↗ *Multiceps multiceps*
Taenia saginata Rinderbandwurm, Rinderfinnenbandwurm, *Taeniarhynchus saginatus*	Rind und Büffel, nach Ergebnissen der Fleischuntersuchung in verschiedenen Ländern Zentraleuropas sind ca. 1–2 % aller Schlachtrinder mit Larvalstadien nur schwach befallen. Diese Werte können bei Rindern aus der Intensivhaltung deutlich höher liegen.	Mensch	Erreger der ↗ *Taeniasis*. Ein 4–12 m langer Bandwurm, der wie auch *T. asiatica* einen unbewaffneten Scolex aufweist und im Dünndarm des Menschen (Endwirt) parasitiert. Er ist weltweit verbreitet und es wird mit ca. 50 Millionen infizierten Personen gerechnet. In Zentraleuropa liegt zur Zeit nur eine geringe Prävalenz in der Bevölkerung vor. In Deutschland kommt der Rinderfinnenbandwurm bei ca. 0,5–1,2 % der Menschen vor. In hochendemischen Regionen anderer Kontinente sind weitaus höhere Befallsraten bekannt. Auf Grund der hohen Stabilität des Entwicklungszyklus von *T. s.* bedingt u. a. durch die lange Lebensdauer des Parasiten im Darm des Menschen (bis zu 30 Jahre), seine hohe Eiproduktion (50.000–100.000 Eier pro Bandwurmglied) und der Ausscheidung von 1–3, maximal bis 15 Gliedern pro Tag, sowie ihrer hohen Widerstandsfähigkeit, reichen wenige Bandwurmträger zur Aufrechterhaltung des Zyklus aus. Der reife Wurm lebt angeheftet im oberen Dünndarm und bildet täglich sechs bis neun Proglottiden, die nach Abtrennung mit dem Stuhl ausgeschieden werden. Nach Aufnahme durch das Rind, schlüpft in dessen Darm die Oncosphäre, bohrt sich durch die Darmwand, wird auf hämatogenem Weg verbreitet und siedelt sich vor allem in der Kau-, Zungen-, Zwerchfell- und Herzmuskulatur an. Rinder infizieren sich durch ungenügend geklärte Abwässer, die, in Flüsse geleitet, Weideflächen überfluten oder direkt zur Beregnung genutzt werden. Die Finne (Cysticercus) wird nach ca. 10 Wochen infektiös. Bei Aufnahme von rohem oder unzureichend zubereitetem, finnenhaltigem Muskelfleisch von Rindern durch den Mensch wird der Bandwurmkopf frei, stülpt sich aus, heftet sich an die Dünndarmwand und beginnt mit der Bildung von Proglottiden. Zwölf Wochen nach der Infektion des Endwirtes werden erste reife Endglieder ausgeschieden.
Taenia solium Schweinefinnenband wurm, Schweinebandwurm	Mensch, Schwein	Mensch	Erreger der Taeniasis solium (↗ *Taeniasis*) und der • *Cysticercose*. Der nur im Darm des Menschen geschlechtsreif werdende *T. s.* wird 3–5 m lang, weist einen Scolex mit 4 Saugnäpfen und doppeltem Hakenkranz auf. Der Schweinefinnenbandwurm besitzt keine streng ausgeprägte Spezifität für einen Zwischenwirt, wenn auch das Schwein bevorzugt wird. *T. s.* kommt in Zentraleuropa nur noch sporadisch vor, tritt jedoch regional gehäuft in Ländern mit einem geringen Hygienestandard auf, in denen Freilandhaltung von Schweinen üblich ist und Schlachtungen ohne tierärztliche Überwachung durchgeführt werden sowie keine oder nur eine ungenügende Abwasserreinigung stattfindet. Hauptendemiegebiete für den kosmopolitisch verbreiteten Bandwurm sind vor allem Osteuropa, Lateinamerika, Asien und Afrika. Menschen infizieren sich mit den Finnen (• *Cysticercus*) von *T. s.* durch den Verzehr von Schweinefleisch und werden so zu Bandwurmträgern. Die freiwerdende Finne heftet sich an die Darmschleimhaut und bildet Proglottiden, die 9–10 Wochen nach der Infektion im Stuhl nachweisbar sind. Die Lebensdauer des Wurmes, der eine Taeniasis solium verursacht, beträgt viele Jahre. Nach Aufnahme der Eier durch das Schwein kommt es zur Freisetzung der • *Oncosphäre*, die mit dem Blut vor allem in die Skelettmuskulatur, ferner in Leber, Lunge und Gehirn gelangt, wo sich nach drei bis vier Monaten eine infektiöse Finne (*Cysticercus*) entwickelt. Zusätzlich kann auch der Mensch bei Aufnahme von Eiern (exogene Autoinfektion) Träger von Finnen werden, die einen ausgesprochenen Neurotropismus zeigen. Das führt zur • *Cysticercose* des Menschen, die im Vergleich zur Taeniasis solium viel gefährlicher ist. Der Mensch kann also zugleich Zwischen- und Endwirt für T. s. sein.

fall oder Verstopfung bemerkbar machen. Die T. saginata ist weltweit verbreitet mit besonders hohen Befallsraten in Ländern Ostafrikas. In Zentraleuropa ist die Zahl von Bandwurmträgern gegenwärtig eher gering. Die Bekämpfung der T. s. erfolgt prophylaktisch durch die • *Fleischbeschau* über die Erfassung und Eliminierung von finnigen Tierkörpern, die Verbesserung der hygienischen Bedingungen in der Rinderhaltung und einer gezielten Abwasserhygiene sowie der Vermeidung des Rohgenusses von Rindfleisch.

2) *Taeniasis solium*, E *porcine tapeworm infestation, taeniasis*, Befall des Menschen mit dem adulten Schweinefinnenbandwurm *Taenia solium*. Die Infektion erfolgt durch den Verzehr von rohem oder unzureichend zubereitetem, finnigem Schweinefleisch. Der im Dünndarm parasitierende Schweinefinnenbandwurm verursacht keine schweren Symptome oder sie ähneln denen bei Taeniasis saginata. In Zentraleuropa wurde die Infektion durch • *Fleischbeschau*, Verbesserung der allgemeinen Hygiene und dem Überwiegen der Stallhaltung weitgehend eliminiert. In Ländern mit einem geringen Hygienestandard und verstärkter Freilandhaltung von Schweinen wie z. B. in Lateinamerika, Asien und Afrika, tritt sie dagegen regional gehäuft auf. Die Bekämpfung des Bandwurmbefalls des Menschen erfolgt prophylaktisch durch fleischhygienische Maßnahmen, über die Verbesserung allgemein-hygienischer Bedingungen, einer gezielten Abwasserhygiene sowie durch Vermeiden des Verzehrs von rohem oder unzureichend zubereitetem finnenhaltigem Schweinefleisch.

Taeniidae, Familie der Bandwürmer (Cestoden) innerhalb der Ordnung • *Cyclophyllida*. Die Arten haben unterschiedliche Länge und Breite und sind als adulte und larvale Stadien für Mensch und Nutztiere sehr bedeutungsvoll. Die Familie der T., die weltweit verbreitet vorkommt, besteht aus den beiden Gattungen ↗ *Taenia* und ↗ *Echinococcus*. Charakteristisch für diese Familie sind ein Scolex mit vier kräftigen Saugnäpfen und einem doppelten Hakenkranz. Die Endwirte der T. sind Carnivoren, Zwischenwirte sind die pflanzenfressenden Beutetiere dieser Raubtiere. Ausschließlich im Menschen als Endwirt kommen die adulten Formen von *Taenia saginata*, *Taenia solium* sowie *Taenia asiatica* vor.

tafelfertige Lebensmittel, veralt. für ↗ *aufbereitungsfertige Lebensmittel*.

Tafelöle, E *table oils*, Syn. für ↗ *Speiseöle*.

Tafelsalz, E *dietary salt*, Syn. für ↗ *Kochsalz*.

Tafelwasser, E *table-water*, kein Naturprodukt, sondern eine Mischung verschiedener Wasserarten (z. B. ↗ *Trinkwasser* und ↗ *Seewasser*) sowie anderer Zutaten (• *Sole*). Es gibt keine gesetzlichen Vorschriften für das Mischungsverhältnis. T. muss keine ernährungsphysiologischen Wirkungen nachweisen und bedarf keiner amtlichen Anerkennung. Während ↗ *Mineralwasser* in der Gastronomie in der Originalflasche serviert werden muss, gibt es für T. keine besonderen Vorschriften. Meist stammt es aus dem Zapfgerät. Ebenso wie ↗ *Quellwasser* darf T. mit einem Hinweis auf Eignung für die Säuglingsernährung nur in Verkehr gebracht werden, wenn sein Gehalt an Natrium 20 mg/l, an Sulfat 240 mg/l, an Nitrat 10 mg/l und an Nitrit 0,02 mg/l nicht überschreitet.

Tafelwasser-Verordnung, ↗ *Mineral- und Tafelwasser-Verordnung*.

7-Tage-Ernährungsprotokoll, E *7 d dietary record*, Aufzeichnung des Lebensmittelverzehrs als ↗ *Verzehrsprotokoll* über einen Zeitraum von 7 Tagen, vorwiegend in haushaltsüblichen Maßen geschätzt oder gezählt.

Tageskostplan, E *(daily) menu plan, daily menu*, Zusammenstellung eines ↗ *Ernährungsplanes*, bezogen auf einen Tag, teilweise als Syn. für den Begriff ↗ *Menüplan* (dieser kann aber auch einen längeren Zeitraum umfassen). Im T. werden den einzelnen Mahlzeiten einer definierten Ernährungsform (z. B. vollwertige Ernährung nach den Empfehlungen der Deutschen Gesellschaft für Ernährung oder vegetarische Ernährung) empfehlenswerte Lebensmittel und Getränke mit Mengenangaben zugeordnet. Die Berechnung der Energie- und Nährstoffzufuhr ist möglich, aber nicht zwingend erforderlich. Der T. gibt eine Orientierung zur praktischen Umsetzung von ↗ *Ernährungsempfehlungen*. Bezieht sich der T. auf eine ↗ *Diät* (z. B. Diabeteskost), wird er in der Regel als ↗ *Diätplan* bezeichnet.

Tagesration, E *daily ration*, kalkulatorisch auf einen Tag und eine (erwachsene) Person bezogene Lebensmittelmenge, z. B. im Rahmen der ↗ *Lebensmittelrationierung*, der ↗ *Truppenverpflegung*, bei der Planung von Expeditionen, Hilfslieferungen etc. ↗ *Überlebensration*.

Tageszeit, E *time of day*, ↗ *Tag-Nacht-Rhythmus*.

Tag-Nacht-Rhythmus, durch Tageslicht und andere externe Faktoren auf den tatsächlichen T. synchronisierte endogene Rhythmik von körperlicher Aktivität und Stoffwechselprozessen. Aus Experimenten mit Freiwilligen, die längere Zeit ohne externe Signale lebten (z. B. Dauer-Hell, Speisen immer oder zu unterschiedlichen Zeiten verfügbar, keine Uhr oder andere Geräte zur Abschätzung der Zeit), lässt sich auf eine endogene Rhythmik schließen, die ungefähr dem T. entspricht (= *circadiane* Rhythmik, E *circadian rhythm*), allerdings kann es bei den beschriebenen Experimenten auch zu völlig abweichenden Wach-Schlaf-Zyklen (z. B. ca. 24 h wach, 8 h Schlaf) kommen.

Der Mechanismus und die exakte Lokalisation (vermutl. in der Zirbeldrüse) des „inneren Zeitgebers" ist nicht genau bekannt. Die im Verlauf des T. unterschiedliche Aktivierung von Parasympathicus und Sympathicus und Ausschüttung einzelner Hormone beeinflusst z.B. die Wirksamkeit von Medikamenten, die Aktivität des Immunsystems sowie das Ernährungsverhalten (• *Sättigungsphasen*).

Taille/Hüfte-Quotient, E *waist-to-hip ratio, WHR*, Verhältnis der Körperumfänge im Bereich von Taille und Hüfte, gemessen bei leicht abgespreizten Armen. Bei der androiden Fettverteilung (häufiger bei Männern), die mit höheren Gesundheitsrisiken einhergeht (↗ *Fettgewebeverteilung*), liegen die Werte >1, bei der gynoiden Form <1.

Talg, E *tallow*, 1) von den Talgdrüsen zum Schutz der Haut abgesondertes Sekret (u.a. Fette, freie Säuren, zelluläre Bestandteile). Belege für eine Korrelation der Ernährungsgewohnheiten (Energieaufnahme, Verhältnis von Fetten, Proteinen und Kohlenhydraten) und übermäßiger T.-Produktion bzw. Akne konnten nicht erbracht werden. Allerdings steigt der Tryglyceridanteil des T. bei saccharosereicher und sinkt bei stärkereicher Ernährung. Da Biotin und Thiamin das Wachstum des Akne-auslösenden ↗ *Propionibacterium acnes* fördern, ist im Rahmen einer entzündlichen Akne der Einsatz von Hefe- bzw. Multivitaminpräparaten kontraindiziert.
2) *Rindertalg*, ↗ *Rinderfett*.

talgig, E *tallowy*, ↗ *Oxidationsgeschmack*.

TALK-Modell, Kommunikationsmodell, welches wichtige Aspekte der ↗ *Kommunikation* hervorhebt. Das T. soll das Verständnis und die Empfindlichkeit für zwischenmenschliche Kommunikation erhöhen. Die Buchstaben TALK bedeuten: T = Tatsachendarstellung, A = Ausdruck, L = Lenkung, K = Klima/Kontakt.

Talkum, *Talcium* (E 553 b), E *talcum*, ein Rieselhilfsmittel, ↗ *Siliciumdioxid*.

Tamari, E *tamari*, in Asien traditionell hergestellte ↗ *Sojasauce* aus ganzen Bohnen. T. ist Bestandteil der • *makrobiotischen Ernährung*.

Tamarinde, bot. *Tamarindus indica*, *Sauerdattel*, E *tamarind*, zu den Hülsenfrüchten (Leguminosen) gehörender, immergrüner Baum, der Tropen und Subtropen. Die Samenhülsen enthalten vier bis zwölf Samen, die von einem klebrigen Fruchtmark umgeben sind. Das Fruchtmark kann frisch verzehrt oder zu Tamarindenmus, Sirup, Marmelade u.a. verarbeitet werden. Die Samen enthalten ↗ *Hydrokolloide*, die in der Lebensmittelverarbeitung als Gelier-, Verdickungsmittel und Stabilisatoren verwendet werden.

Tangeretin, *5,6,7,8,4'-Pentamethoxyflavon*, E *tangeretin*, ein sekundärer Pflanzenstoff aus der Gruppe der Flavonoide (Abb.). T. ist, wie • *Nobiletin* und • *Sinesetin*, ein methyliertes Flavonoid, das hauptsächlich in Citrusfrüchten vorkommt. T. wirkt antimikrobiell und führt *in vitro* zum Zelltod bei bestimmten Krebszellen.

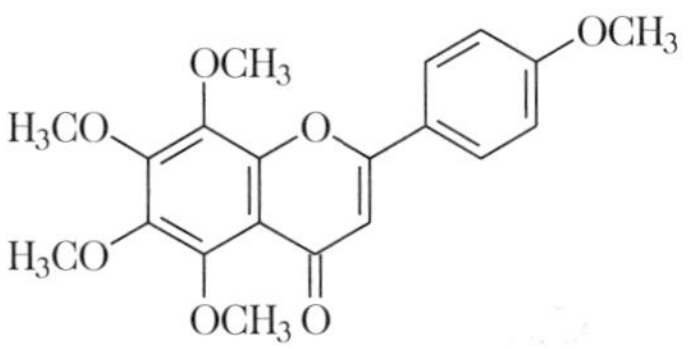

Tangeretin

Tangerine, E für Mandarine; ↗ *Citrusfrüchte*.

Tangier-Krankheit, E *Tangier disease*, eine erbliche Form der ↗ *HDL-Hypocholesterinämie*.

Tänien, drei Bänder aus glatten Muskelfasern an der Außenseite des ↗ *Colons*.

Tannine, *Gerbstoffe*, *Gerbsäuren*, E *tannins*, •sekundäre Pflanzenstoffe aus der Gruppe der •*Polyphenole* (Polyhydroxyphenole). Die Gruppe der T. lässt sich einteilen in hydrolysierbare (bestehend aus mehreren kondensierten • *Phenolsäuren*, darunter sehr oft die • *Gallussäure* und die • *Ellagsäure*) und nicht hydrolysierbare T. (bestehend aus kondensierten • *Catechinen*, Abb.). Die nicht hydrolysierbaren T. werden auch ↗ *Proanthocyanidine* (früher auch Leucoanthocyanidine) genannt.
T. reagieren durch ihre phenolischen Hydroxylgruppen sauer und werden daher häufig auch als Gerbsäuren bezeichnet. Sie wirken auf die Schleimhäute zusammenziehend (• *adstringierend*) und weisen einen herben Geschmack auf. T. sind weit verbreitet und kommen z.B. vor in Getreide, Hülsenfrüchten und vielen Obstarten (Äpfel, Bananen, Brombeeren, Preiselbeeren, Trauben, Pfirsiche, Birnen, Pflaumen, Himbeeren und Erdbeeren), ebenso in schwarzem Tee und Rotwein. In den Pflanzen wirken sie als natürliche Abwehrstoffe gegen mikrobielle Erreger und Schädlingsbefall. Sie wurden lange Zeit für die menschliche Ernährung nur als unerwünschte Nahrungsinhaltsstoffe betrachtet, da sie mit Proteinen und Verdauungsenzymen Komplexe bilden und die Bioverfügbarkeit von Vitaminen und Mineralstoffen beeinträchtigen können. So erniedrigen T. die Eisenresorption im Körper, was bei • *Eisenmangel* von Bedeutung sein kann (↗ *antinutritive Substanzen*). Einige T. wirken aber auch antimutagen, anticarcinogen und antimikrobiell und können somit auch gesundheitsfördernde Wirkungen aufweisen.
Lebensmitteltechnologische Anwendungen: T. (INS 181), dienen als Flockungsmittel für Fruchtsäfte und Wein; sie bewirken grobflockige Ausfällungen, die andere, auch kolloidale Trübungen ad-

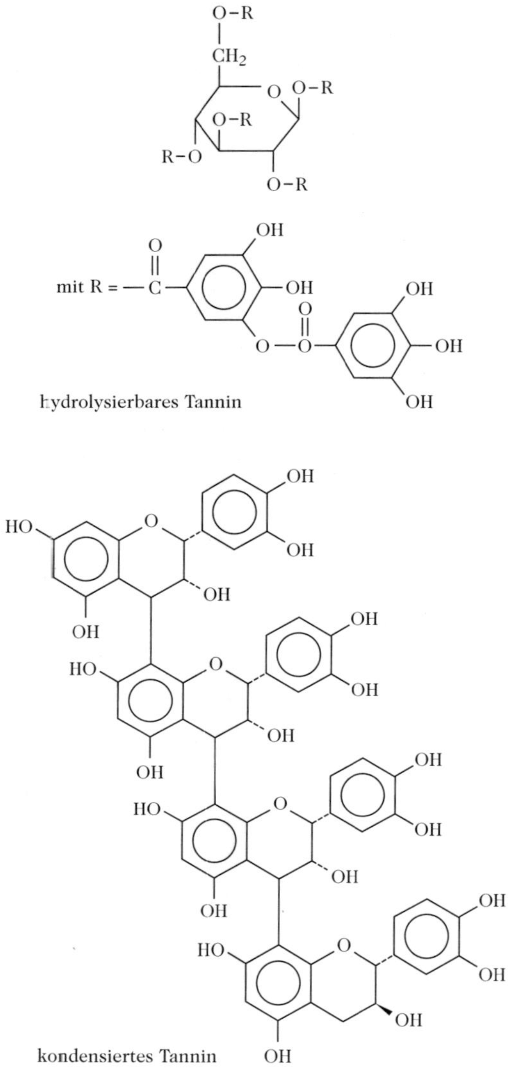

Tannine. Strukturformeln von hydrolysierbarem (oben) und kondensiertem Tannin.

sorptiv mitreißen und leicht abfiltriert werden können.

Tapioka, Syn. für ↗ *Maniok*.

Tarakernmehl (E 417), Ⓔ *tara gum*, ist das Endosperm der Samen des tropischen Baumes *Caesalpinia spinosa*. Es wird als • *Verdickungsmittel* verwendet und liegt in seinen Eigenschaften zwischen ↗ *Guarkernmehl* und ↗ *Johannisbrotkernmehl*.

Taro, bot. *Colocasia esculenta*, *Cocoyam*, Ⓔ *coco-yam, dasheen, taro*, in den Tropen und Subtropen verbreitete, zur Familie der Aronstabgewächse (*Araceae*) gehörende Nutzpflanze, die ein stärkehaltiges, knolliges Rhizom mit einem Gewicht von bis zu 3–4 kg ausbildet. T. wird kartoffelähnlich verarbeitet. Zum Teil werden auch die jungen Sprosse und Blätter als Gemüse verzehrt. Die Knollen enthalten teilweise hohe Konzentrationen an Calciumoxalat in Form von Kristallen, die durch Kochen und Wechseln des Kochwassers entfernt werden. Aus dem Rhizom wird auch Mehl oder Stärke hergestellt. T. hat weltweit eine geringere Bedeutung als z. B. die ↗ *Batate* oder ↗ *Maniok*.

Tartrate, Ⓔ *tartrates*, Salze bzw. Ester der ↗ *Weinsäure*.

Tartrazin (E 102, ADI 7,5 mg), Ⓔ *tartrazine*, ist ein gelber, wasserlöslicher Farbstoff aus der Gruppe der • *Azofarbstoffe* für Getränke und Süßwaren. Die Verwendung ist umstritten, weil bei entsprechend disponierten Personen Intoleranzreaktionen mit Urticaria, Asthma und (sehr selten) Gefäßentzündungen auftreten können. T. wird deshalb mehr und mehr durch ↗ *Chinolingelb* ersetzt, das man mit etwas ↗ *Gelborange S* nuanciert.

Tarui-Krankheit, Typ VII der ↗ *Glycogenosen*.

Tastsinn, ↗ *Sinne*.

Taube, Ⓔ *dove*, ↗ *Geflügel(fleisch)*.

Taurin, *Aminoethylsulfonsäure,* H_3N^+-CH_2-CH_2-SO_3^-, Ⓔ *taurine*, Endprodukt des Stoffwechsels der schwefelhaltigen Aminosäuren • *L-Cystein* und L-Methionin. Es entsteht durch oxidativen Abbau des Cysteins und Cystins zu Cysteinsäure und deren Decarboxylierung. Es ist das in der menschlichen Zelle quantitativ bedeutendste freie • *Amin*. T. wird meist zusammen mit den proteinogenen Aminosäuren diskutiert, ist jedoch keine Carbon-, sondern eine nicht-proteinogene Sulfonsäure. Die Synthese erfolgt bedarfsdeckend (Ausnahme: Säuglinge, s. u.) in Leber und Gehirn unter Beteiligung von Pyridoxin. Im Körper sind 12 bis 18 g T. gespeichert. Die Zufuhr mit gemischter Kost beträgt mindestens 200 mg/d (bis zu 400 mg/d), wobei Fisch und Fleisch die besten Lieferanten sind. • *Muttermilch* enthält zehnmal mehr T. als Kuhmilch. Designer-Energy-Drinks werden bis zu 400 mg T./100 ml als sog. • *ergogener Wirkstoff* zugesetzt. Die Ausscheidung erfolgt im Urin.

Funktionen: Als Bestandteil der Taurocholsäure (Gallensäure) ist T. an der Resorption fettlöslicher Nahrungsinhaltsstoffe beteiligt. Darüber hinaus wird ihm eine Funktion bei der Entwicklung des Nervensystems zugeschrieben. In physiologischen Konzentrationen reguliert es den Calcium-Einstrom in die Herzmuskelzellen und schützt so vor Myokardläsionen. T. ist an der Modulation der ↗ *Apoptose* verschiedener Zellarten beteiligt. Ob das Dipeptid Glutaurin (bestehend aus Glutamin und T.) als Neurotransmitter die Reizleitung beeinflusst, ist nicht ausreichend untersucht. Auch sind keine gut kontrollierten Studien bekannt, die eine positive Wirkung von T.-Supplementen auf die sportliche Leistung oder das Konzentrationsvermögen zeigen.

Die Essenzialität des T. für Frühgeborene und Säuglinge ist umstritten. Offensichtlich ist, wie erniedrigte Konzentrationen im Plasma und Muskelgewebe signalisieren, die Eigensynthese aus schwefelhaltigen Aminosäuren, insbesondere unter parenteraler Ernährung, bei Lungeninfektionen und Niereninsuffizienz nicht bedarfsdeckend. Aus diesem Grund sind die meisten Frühgeborenen- und Säuglingsmilchnahrungen sowie die für die parenterale Ernährung im Säuglingsalter konzipierten Aminosäurenlösungen heute mit Taurin angereichert.
Bei chronischer Niereninsuffizienz sind die intrazellulären Taurinkonzentrationen im Muskelgewebe erniedrigt. Die Supplementierung von Lösungen zur parenteralen Ernährung (1,5–2,5g/d) führt zu einer Normalisierung erniedrigter T.-Plasmaspiegel (z.B. bei Trauma- oder Infektionspatienten, wobei auch der Einsatz synthetischen • *L-Alanyl-taurins* diskutiert wird) und damit verbundener Störungen im Elektroretinogramm. Nach Ganzkörperbestrahlung wurde eine stark erhöhte Taurinausscheidung über den Urin mit genereller Taurinverarmung beobachtet [Desai TK et al., *Am J Clin Nutr* 55 (1992) 708–711].

Taurocholsäure, Ⓔ *taurocholic acid*, ein Konjugat der Gallensäure Cholsäure mit Taurin, ↗ *Gallensäuren*.

Täuschung, Ⓔ *deception*, Syn. für ↗ *Irreführung* (des Verbrauchers).

Täuschungsschutz, Ⓔ *protection against deception*, ist der Schutz des Verbrauchers vor Irreführung über die Beschaffenheit eines Produktes. Hierzu gibt es im Rahmen der Rechtsvorschriften ein ↗ *Irreführungsverbot*.

Tautomerie, *Desmotropie*, Ⓔ *tautomerism*, eine Sonderform der Strukturisomerie (↗ *Isomere*, Abb.). Sie beruht auf dem Ortswechsel eines H-Atoms bzw. Protons innerhalb eines Moleküls. Die tautomere Substanz besteht aus zwei miteinander im Gleichgewicht stehenden • *Isomeren* (in diesem Fall *Tautomere*), die sich reversibel ineinander umlagern können. Physiologisch sind an dieser • *Isomerisierung* Enzyme beteiligt.
Die Einstellung des chemischen Gleichgewichts zwischen den beiden Formen erfolgt auch dann, wenn eine Form aus dem Gemisch entfernt wird. Es wird dann aus der zweiten Form sofort nachgebildet, bis das gesamte Ausgangsmaterial verbraucht ist, z.B. Glycerinaldehyd-3-phosphat (Enolform) aus Dihydroxyacetonphosphat (Ketoform) während der Glycolyse (↗ *Glycolyse*, Abb. 1).
In der organischen Chemie kommt der Keto-Enol-Tautomerie eine große Bedeutung zu. Hier stehen Verbindungen in Ketoform mit solchen in Enolform im Gleichgewicht (Abb.; ↗ *Pyrimidin* Abb.).

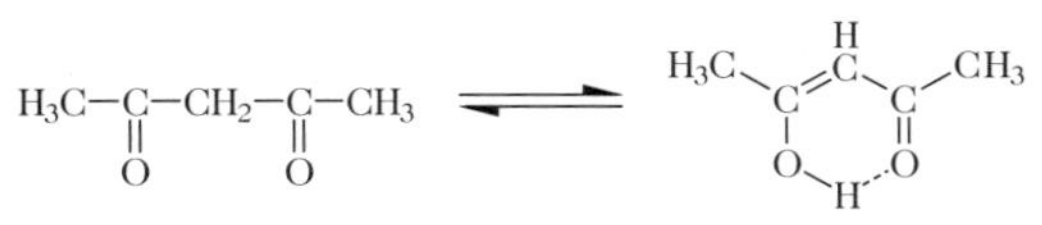

Tautomerie. Keto-Form und Enol-Form von Acetylaceton.

Tay-Sachs-Krankheit, ↗ *Sphingolipidosen* Tab.

TB, *TBC*, *TBK*, Kurzbezeichnungen für ↗ *Tuberkulose*.

TDF, Abk. für Ⓔ *total dietary fibre*, ↗ *Gesamtballaststoffe*.

TDI-Wert, von Ⓔ *tolerable daily intake*, häufig auch als ADI-Wert (Ⓔ *acceptable daily intake*, ↗ *vertretbare Tagesdosis*) international verwendete Bezeichnung für die gesundheitlich unbedenkliche tägliche Aufnahmemenge von Zusatzstoffen oder Rückständen an oder in Lebensmitteln.

Techniker/in für Milchwirtschaft und Molkereitechnik, Berufsbezeichnung nach einer entsprechenden ↗ *Weiterbildung im Bereich Ernährung/Hauswirtschaft*.

technische Hilfsstoffe, Syn. für ↗ *Hilfsstoffe*.

Tee 1) Aufgussgetränk aus Tee (2) oder anderen Pflanzen, z.B. Kräutern wie Pfefferminze, Melisse, Kamille etc. Siehe bei den entsprechenden Pflanzen.
2) *schwarzer T.*, *grüner T.* bot. *Camellia sinensis, thea sinensis*, Ⓔ *tea*, die getrockneten Blattknospen, jungen Blätter oder jungen Triebe des immergrünen Teestrauches. Er stammt wahrscheinlich aus dem Grenzgebiet von China, Indien und Burma und gehört zur Familie der Teegewächse (*Theaceae*). Der botanische Name ist nicht immer einheitlich gewesen. In einer internationalen Übereinstimmung wurde er schließlich als *Camellia sinensis* mit den zwei Varietäten *sinensis* (China Tee) und *assamica* (Assam-Tee) festgelegt. Heute werden eine Vielzahl von Teesorten angebaut, die durch Züchtungen aus den beiden Varietäten entstanden sind.
Ernte und Verarbeitung: T. wird von Hand gepflückt. Die Tagesleistung liegt bei 20–22kg frischen Teeblättern, das entspricht 4–5kg Fertigtee. In der Regel werden die zwei jüngsten oberen Blätter mit der dazugehörigen Blattknospe geerntet („*two leaves and the bud*"), um eine hochwertige Teequalität zu erzielen. Da frische Teeblätter sehr empfindlich sind, müssen sie direkt verarbeitet werden. Ob dabei grüner oder schwarzer T. entsteht, hängt nur von der Art der Verarbeitung ab.
Die Herstellung von *schwarzem Tee* erfolgt in den vier Arbeitsschritten Welken, Rollen, Fermentieren und Trocknen. Durch das Welken werden die Blätter geschmeidig, sodass sie gerollt werden können, ohne zu brechen. Dabei werden die Zellwände auf-

gerissen und zelleigene Enzyme freigesetzt. Das Rollen ermöglich dadurch die nachfolgende Fermentation (3–4 Stunden bei 35–40 °C), bei der im Wesentlichen durch Oxidationsprozesse Catechine in Theaflavine und Thearubigene (rot) überführt werden sowie charakteristische Aromastoffe entstehen. Der Tee enthält dabei eine kupferrote Farbe, die bei der nachfolgenden Trocknung in schwarz übergeht.
Bei *grünem Tee* entfällt die Fermentation. Durch eine Hitzebehandlung werden die zelleigenen Enzyme zerstört und der Tee behält bei der Trocknung seine grüne Farbe. „Oolong-Tee" ist ein halbfermentiertes Produkt.
Warensortiment: Der im Handel befindliche Tee wird nach verschiedenen Kriterien unterschieden: nach dem Behandlungsverfahren, dem Ursprungsland bzw. Anbaugebiet und nach der Blattqualität (Tab. 1).
Als *„first flush"* wird die erste Ernte im Frühjahr bezeichnet. Der T. ist von besonders zartem Aro-

Tee. Tab. 1. Einteilung der Teesorten nach verschiedenen Kriterien.

1. Einteilung nach dem Behandlungsverfahren	
handelsübliche Bezeichnung	**Eigenschaften**
schwarzer Tee	– vollfermentierter, getrockneter Tee
grüner Tee	– nicht fermentierter, getrockneter Tee – z.B. Gunpowder (China) oder Chun Mee (Japan und Taiwan)
Oolong-Tee	– halbfermentierter, getrockneter Tee – liegt geschmacklich zwischen grünem und schwarzem Tee – stammt hauptsächlich aus Taiwan
Pouchong-Tee	– zu etwa 30 % fermentiert
2. Einteilung nach dem Ursprungsland/Anbaugebiet (Beispiele)	
handelsübliche Bezeichnung	**Eigenschaften**
Darjeeling	– Anbaugebiet in Nordindien – besitzt ein ausgeprägtes Aroma – gehört zu den qualitativ besten Teesorten
Assam	– Anbaugebiet in einer Provinz Nordindiens – flächenmäßig größtes Teeanbaugebiet – besitzt ein kräftig-würziges Aroma
Ceylon	– stammt aus bestimmten Distrikten in Sri Lanka – besitzt ein leicht herbes Aroma
Mischungen	– Mischung von Teesorten verschiedener Anbaugebiete – dadurch wird eine bestimmte Geschmacksrichtung mit weitgehend konstanter Qualität erzielt – z.B. Englische, Ostfriesische, Holländische Mischung
3. Einteilung nach der Blattqualität	
handelsübliche Bezeichnung	**Eigenschaften**
Flowery Orange Pekoe (auch Golden oder Tippy Golden Flowery Orange Pekoe, FOP bzw. GFOP, TGFOP)	– besteht aus den Blattknospen (tips) und dem ersten Blatt des Triebes – höchste Qualität, sehr aromatisch
Orange Pekoe (OP)	– besteht aus den zwei jüngsten Blättern – enthält wenig Knospen
Pekoe (P)	– enthält auch das dritte Blatt des Triebes – ist etwas gröber, enthält mehr Blattrippen
(Pekoe) Souchong (PS bzw. S)	– gröbere Blätter (4. bis 6.) werden ebenfalls verwendet – schmeckt deutlich weniger aromatisch
Fannings (F)	– beim Sieben anfallende kleine Blattteile ohne Stängel und Blattrippen – werden hauptsächlich für Beuteltee verwendet – ergeben kräftige Aufgüsse
Dust (D)	– „Teestaub", feinste Aussiebung – sehr ergiebig, kräftig, färbt schnell – wird hauptsächlich für Beuteltee verwendet

ma. Ende Mai bis Juli geernteter Tee ist dagegen kräftiger im Geschmack („*second flush*").
Die aufgeführten Sorten sind überwiegend (97–98%) als sog. „*broken tea*" erhältlich, d.h. die Teeblätter sind zerkleinert und der Aufguss wird kräftiger. Er wird durch die Abkürzung „B" gekennzeichnet, z.B. FBOP für „*Flowery Broken Orange Pekoe*". Vor allem Darjeeling wird auch als Blatt-Tee gehandelt. Dabei bleiben die Teeblätter unzerkleinert, das Aroma ist milder.
Als *Tee-Erzeugnisse* erfreuen sich vor allem aromatisierte T. großer Beliebtheit. Sie werden mit aromatischen Pflanzenteilen (0,3–10%, z.B. Jasmin, Orangenblüten, Rosen, Zimt), natürlichen Aromen (z.B. Orangen- oder Bergamotteöl) oder naturidentischen Aromastoffen (z.B. Mango, Whiskey, Kiwi) versetzt. Zu den aromatisierten T. zählen auch die Rauch-T.
Weiterhin wird entcoffeinierter Tee angeboten, bei dem ↗ *Coffein* mit Hilfe organischer Lösungsmittel (z.B. Methylenchlorid) bis auf einen Restgehalt von ca. 0,1% reduziert wurde. Beim Instanttee (z.B. Zitronentee) werden konzentrierte, wässrige Auszüge sprüh- oder gefriergetrocknet und meist mit weiteren Zutaten (Zucker, Aromen) versetzt.
Inhaltsstoffe: Die Inhaltsstoffe des Teeauszugs hängen von der verwendeten Teemenge, der Sorte, der Wasserqualität und der Ziehdauer ab (Tab. 2). Ca. 30–40% der Blättertrockenmasse sind in heißem Wasser löslich. Bei den Extraktstoffen handelt es sich im Wesentlichen um Mineralstoffe, Coffein, Gerbstoffe und etherische Öle. Weiterhin sind einige B-Vitamine, v.a. B_1 und B_2, sowie geringe Mengen der mit dem Coffein verwandten Substanzen Theophyllin (1,3-Dimethylxanthin, ca. 0,07–0,013%) und Theobromin (3,7-Dimethylxanthin, ca. 0,002–0,013%) enthalten. Der *Coffeingehalt* liegt im Teeblatt bei etwa 2,7–3,3%. Mit einer Tasse (150ml, 2g Tee) werden etwa 60mg Coffein aufgenommen. Durch die Bindung an Gerbstoffe, wird es im Vergleich zu Kaffee langsamer resorbiert, die Wirkung setzt verzögert ein und dauert länger an. ↗ *Polyphenole* (Gerbstoffe), v.a. Catechine, Tannine, Thearubigene und Theaflavine sind im trockenen T. zu 25–35% enthalten, wobei die Zusammensetzung sich bei grünem und schwarzen T. durch Umsetzung der Catechine zu höhermolekularen Folgeverbindungen deutlich unterscheidet (Tab. 2).
Aufgrund des Gehaltes an Polyphenolen (↗ *sekundäre Pflanzenstoffe*) werden T. verschiedene gesundheitsfördernde Wirkungen zugesprochen. Er soll anticancerogene, antioxidative, kardioprotektive und antikariogene Wirkungen besitzen. Ob grüner und schwarzer T. gleichermaßen protektive Wirkungen ausüben, wird kontrovers diskutiert. Eine für die Schutzwirkungen wesentliche Substanz, das Epigallocatechingallat, wird bei der Fermentation weitgehend abgebaut und liegt in grünem im Vergleich zu schwarzem T. in 1,5 bis 15-facher Konzentration vor. Andererseits ist trotz der unterschiedlichen Zusammensetzung an Polyphenolen der Gesamtpolyphenolgehalt beider Tees nahezu gleich. Auch in der antioxidativen Kapazität liegen beide Getränke ähnlich [K. Schlesier et al.: Unterschiede im protektiven Potenzial von Grün- und Schwarztee, *Ernährung im Fokus* 1/2002; T. Henn, P. Stehle: Gesamtphenolgehalt und antioxidative Kapazität handelsüblicher Getränke, *Ernährungsumschau* 9/1998].

Tee. Tab. 2. Spezielle Inhaltsstoffe von Tee in % der Trockenmasse. [Quelle: DGE-Info 4/99]

	frische Blätter	grüner Teeaufguss	schwarzer Teeaufguss
Coffein	4	3–6	3–6
Catechine	30	30–42	3–10
Theaflavine	0	0	2–6
Flavonole	2	2	1
andere Polyphenole		6	23
Theanin	4	3	3
Kalium	5	5	5
andere Mineralstoffe		5–8	5–8

Gerbstoffe sind für den adstringierenden Geschmack von T. verantwortlich. Sie wirken außerdem beruhigend auf den Magen-Darm-Trakt. Eine nachteilige Wirkung der Phenole ist, dass sie mit Nicht-Häm-Eisen schwerlösliche Komplexe bilden und die Verfügbarkeit von Eisen aus pflanzlichen Quellen dadurch verringern.
Der *Mineralstoffgehalt* liegt in Teeblättern bei ca. 5%, davon entfallen ca. 50% auf Kalium. Von Bedeutung ist der Fluoridgehalt von 0,01%. Mit 5–6 Tassen Tee wird eine für die Kariesprophylaxe bedeutsame Menge Fluorid zugeführt (ca. 1mg). Auch zur Deckung des Manganbedarfs können einige Tassen Tee einen deutlichen Beitrag leisten (70mg Mn pro 100g T.).
T. ist allerdings auch häufig mit *Rückständen* von Schädlingsbekämpfungsmitteln belastet, v.a. mit Organochlorverbindungen wie Lindan, Hexachlorcyclohexan, z.T. Hexachlorbenzol und DDT. Aufgrund ihrer geringen Wasserlöslichkeit, gehen sie jedoch nur zu einem sehr geringen Anteil in den Aufguss über.
Teeproduktion: Die Weltproduktion an T. liegt bei 2,8 Mio. t. Hauptproduktionsländer sind Indien,

China, Kenia, Sri Lanka und Indonesien. In Deutland werden pro Kopf und Jahr ca. 28,51 T. getrunken. Er wird hauptsächlich aus Indien, Sri Lanka und Kenia importiert.

Teefasten, *Teepause*, kompletter Nahrungsentzug bei reichlich Flüssigkeitszufuhr in Form von Tee (schwacher Schwarztee oder Kräutertee). T. ist eine Form der • *Nulldiät*; kurzfristig wird T. in der klinischen Medizin eingesetzt, z. B. präoperativ.

Teepilz, Syn. für ↗ *Kombucha*.

Teewurst, ↗ *Feischerzeugnisse* Tab.

Teiglockerung, Auflockerung der Teigstruktur durch Einbringen von Gas. Sie kann biologisch, physikalisch oder chemisch erfolgen. Die verschiedenen Lockerungsarten können auch in Kombination angewendet werden.

Biologische T. erfolgt durch Hefen, die als Backhefe oder mit Sauerteig zugesetzt werden. Sie bilden aus vergärbaren Zuckern Kohlendioxid (und geringe Mengen Ethanol).

Physikalische T. erfolgt durch Einbringen von Luft in den Teig (durch Schlagen oder Blasen). Auch die Lockerung von Blätter- und Plunderteig erfolgt durch physikalische T. Dabei werden die durch Fettschichten getrennten Teiglagen durch den beim Erhitzen entstehenden Wasserdampf voneinander abgehoben.

Chemische T. erfolgt durch zugesetzte ↗ *Backtriebmittel*, die beim Erhitzen durch chemische Reaktionen Gase freisetzen (meist Kohlendioxid). Das meist verwendete Backtriebmittel ist das Backpulver.

Teiglockerungsmittel, Syn. für ↗ *Backtriebmittel*.

Teigwaren, Ⓔ *pasta*, nach den Leitsätzen des Deutschen ↗ *Lebensmittelbuchs* beliebig geformte Erzeugnisse aus Getreidemahlerzeugnissen mit oder ohne Verwendung von Hühnerei und anderen Zutaten. Sie werden durch Einteigen, Formen und Trocknen hergestellt. Ein Gär- oder Backprozess findet nicht statt. Grundrohstoffe sind meist Weizengrieß (meist Durumweizen = Hartweizen, auch Aestivum = Weichweizen), Wasser und ggf. Eier und Gewürze. Die Zutaten werden zu einem homogenen Teig verarbeitet, im Extruder (Schneckenpresse; ↗ *Extrudieren*) geknetet und unter hohem Druck (80–120 bar) durch Düsen herausgepresst, wobei unterschiedliche Formen erzeugt werden können. Die Ware muss schonend getrocknet werden.

Die Herstellung und Zusammensetzung von T. ist in den Leitsätzen für Teigwaren des Deutschen Lebensmittelbuchs geregelt. Dort werden acht verschiedene Arten von T. unterschieden (Tab. 1).

Ernährungsphysiologische Bewertung: Teigwaren sind im Wesentlichen Stärkelieferanten. Die Inhaltsstoffe entsprechen etwa denen von hellem Weizenmehl, d. h. der Gehalt an Ballaststoffen, Mineralstoffen und Vitaminen ist relativ gering. Vollkornnudeln weisen einen entsprechen höheren Nähstoffgehalt auf. Allerdings geht beim Kochen ein Teil der Vitamine und Mineralstoffe ins Kochwasser über. Eierteigwaren enthalten Cholesterin (Tab. 2).

In Deutschland werden ca. 4,6 kg T. pro Kopf und Jahr verzehrt (Trockengewicht). Davon sind etwa 90% Eiernudeln.

teiladaptierte Säuglingsnahrung, veraltete Bezeichnung für Säuglingsmilch, die neben Lactose ein weiteres Kohlenhydrat, z. B. Stärke enthält. ↗ *adaptierte Säuglingsnahrung*, ↗ *Säuglingsanfangsnahrung*.

teilfertige Lebensmittel, Gruppe der • *vorgefertigten Lebensmittel*, die weiterer Zutaten und/oder

Teigwaren. Tab. 1. Warensortiment.

Eierteigwaren	100 g Vollei oder die entsprechende Menge Eigelb bzw. Eiprodukte auf 1 kg Getreide, z. B. Eier-Nudeln, Eier-Spätzle, Eier-Pasta
Eier-T. mit Hinweis auf hohen Eigehalt (verbal oder bildlich)	200 g Vollei oder die entsprechende Menge Eigelb bzw. Eiprodukte auf 1 kg Getreide, z. B. Eierteigwaren mit vier Eiern, Hausmacher-Eier-Nudeln
Eier-T. mit Hinweis auf besonders hohen Eigehalt (verbal oder bildlich)	300 g Vollei oder die entsprechende Menge Eigelb bzw. Eiprodukte auf 1 kg Getreide, z. B. Eierteigwaren mit 6 Eiern
Gemüse-T., Kräuter-T.	Zusatz von Gemüse und Kräutern in einer Menge, die Farbe und Geschmack bestimmt, z. B. Spinat-Nudeln, Kräuter-Nudeln
Vollkorn-T.	Getreidemahlerzeugnisse ausschließlich aus Vollkorn
Mehrkorn-T.	mind. 3 verschiedene Mahlerzeugnisse, jeweils mind. 5 %, z. B. Dreikorn-Nudeln
Hartweizen-T., Weichweizen-T., Dinkel-T., Roggen-T.	enthalten ausschließlich die namensgebende Getreideart
Soja-T.	mind. 100 g Soja auf 1 kg Getreidemahlerzeugnisse

Teigwaren. Tab. 2. Zusammensetzung.

Lebensmittel [100g]	Energie [kcal]	Chol. [mg]	Ballaststoffe [g]	Calcium [mg]	Magn. [mg]	Eisen [mg]	Vitamin B_1 [mg]	Vitamin B_2 [mg]
Eier-Teigwaren	354	95	3,4	27	67	2,2	0,17	0,07
Vollkorn-Teigwaren mit Ei	322	68	8,8	50	130	3,6	0,45	0,12
Teigwaren ohne Ei	352	0	3,4	23	56	2,1	0,18	0,05
Vollkorn-Teigwaren ohne Ei	316	0	9,1	40	130	3,4	0,45	0,11

einer weiteren Behandlung wie z.B. Zerkleinern, Mischen, Garen oder Erwärmen bedürfen. Zu den t.L. gehören ↗ *küchenfertige Lebensmittel*, ↗ *garfertige Lebensmittel* und ↗ *aufbereitfertige Lebensmittel* (inkl. ↗ *mischfertige Lebensmittel*).

teilgehärtete Fette, Ⓔ *partially hydrogenated fats*, ↗ *Fetthärtung*.

Teilverpflegung, *Halbtagsverpflegung* (veralt.), Ⓔ *partial food supply*, Verpflegung, bei der im Rahmen der • *Gemeinschaftsverpflegung* bzw. • *Anstaltsverpflegung* nur bestimmte Mahlzeiten bereitgestellt werden. Eine Deckung des täglichen Bedarfs wird hiermit nicht erreicht (z.B. Mittagsmahlzeit in der Betriebsverpflegung, Essen auf Rädern, Pausenangebote in der Schule).

Temperatur, Ⓔ *temperature*, die in °C (Celsius), °F (Fahrenheit) oder als absolute T. in K (Kelvin) gemessene ↗ *Wärmeenergie* einer Substanz bzw. eines Körpers. Im Ernährungszusammenhang sind verschiedene Aspekte relevant:
Körper- und Umgebungstemperatur: Der Mensch als Warmblüter ist auf eine Konstanthaltung der Körpertemperatur innerhalb enger Toleranzen angewiesen (↗ *Temperaturregulation*).
Lebensmittelkonservierung: thermische ↗ *Haltbarmachungsverfahren*.
Verarbeitungs-/Zubereitungstemperatur: Wie bei den thermischen Haltbarmachungsverfahren spielt die unterschiedliche • *Hitzebeständigkeit* (• *Thermostabilität*) bzw. • *Hitzeempfindlichkeit* der Nährstoffe eine Rolle, um Zubereitungsverluste möglichst gering zu halten bzw. ggf. auszugleichen. Thermolabil sind z.B. die Aminosäure L-Tryptophan und die Vitamine K, Ascorbinsäure, Folsäure, Pantothensäure, Pyridoxin, Riboflavin und Thiamin.

Temperaturregulation, Ⓔ *regulation of (body) temperature*, Mechanismen des Organismus, eine konstante Körpertemperatur (Temperatur) aufrecht zu erhalten, also Unterkühlung/Überhitzung entgegen zu wirken. Entscheidende Faktoren sind:
Temperaturerhöhung (• *Thermogenese*):
a) durch körperliche Aktivität (Arbeit, Sport, aber auch Muskelzittern), da aufgrund des Wirkungsgrades der Umsetzung von chemischer Energie in die mechanische Energie der Muskelkontraktion ein bestimmter Anteil als • *Wärmeenergie* frei wird. Eine Sonderform ist die ↗ *zitterfreie Thermogenese*.
b) durch erhöhte Stoffwechselintensität im Zuge der Immunabwehr (s.a.Fieberkost) oder nährstoffspezifisch nach Nahrungsaufnahme (• *induzierte Thermogenese*; „• *Verbrennungswärme*").
Temperatursenkung: v.a. durch die Sekretion von ↗ *Schweiß*.
↗ *Wasserwärmekapazität:* Die hohe Wärmekapazität der Körperflüssigkeit und die Blutzirkulation führen Wärmeenergie schnell vom „Entstehungsort" ab, sodass lokale Überhitzungen nicht auftreten.
Isolation: ↗ *Unterhautfettgewebe*.

Temperatursinn, Ⓔ *sense of temperature*, ↗ *Sinne*.

Tenderizer, Ⓔ für ↗ *Fleischzartmacher*.

Tequila, ↗ *Spirituosen*. Tab. 2.

Teratogenität, Ⓔ *teratogenicity*, Fähigkeit von chemischen Substanzen (z.B. Alkohol, Retinoide, Thalidomid), biologischen Schadfaktoren (z.B. Viren) oder physikalischen Einflüssen (z.B. ionisierende Strahlung) durch Schädigung von Embryonen angeborene Fehlbildungen zu induzieren.

Terminator, Ⓔ *terminator*, spezifische DNA-Sequenz (↗ *Desoxyribonucleinsäure*), die unmittelbar hinter dem codierenden Bereich von ↗ *Genen* lokalisiert ist und von der DNA-abhängigen RNA-Polymerase als Signal zum Beenden des Transcriptionsvorganges erkannt wird. Hierbei wird nicht nur die RNA-Synthese abgebrochen, sondern auch sowohl die DNA-abhängige RNA-Polymerase als auch die gebildete messenger-RNA (mRNA) von der DNA-Matrize freigesetzt. Die Termination ist noch immer relativ wenig erforscht. Unmittelbar vor der Terminationstelle befindet sich gewöhnlich eine Nucleotidsequenz, die eine Haarnadelschleife ausbilden kann. Zudem spielt ein spezifisches Protein eine Rolle bei der Termination der RNA-Synthese. Für die Pflanzen-Gentechnik spielt zur Zeit der NOST aus dem Bodenbakterium *Agrobacterium tumefaciens* eine bedeutende Rolle. Vgl. Essay: • *Gentechnik und Lebensmittel*.

Terpene, *Terpenoide*, *Isoprene*, *Isoprenoide*, Ⓔ *terpenes*, von Pflanzen und einigen Mikroorganismen synthetisierte Verbindungen, die den Kohlenwasserstoff Isopren (Abb.) als chemischen Grundbaustein besitzen und deren Anzahl der C-Atome daher häufig Vielfache von 5 sind. Nach der Anzahl der Isoprenreste unterscheidet man Monoterpene aus 2, Sesquiterpene aus 3, Diterpene aus 4, Triterpene aus 6 und Tetraterpene aus 8 Isopren-Molekülen (Tab.).

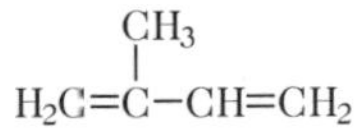

Terpene. Isopren als Grundstruktur der Terpene.

Aufgrund der unterschiedlichen Möglichkeiten bei der Bildung der T. (mono-, bicyclische bzw. acyclische Verknüpfung), kommen sie in der Natur in einer Vielzahl von Strukturen vor. Auch die Alkohole, Aldehyde und Ketone, die sich aus den jeweiligen Kohlenwasserstoffen ableiten, zählen zu den T. T. sind im Pflanzenreich sehr weit verbreitet, so sind sie z.B. Bestandteile aller ↗ *etherischen Öle*, die v.a. in Gewürzpflanzen und zahlreichen Obstarten (v.a. Citrusfrüchten) vorkommen. In der lebensmittelverarbeitenden Industrie werden T. häufig zur Aromatisierung verwendet.

Terpene. Tab. Einteilung.

Gruppe	Anzahl der Isopren-(C_5-) Einheiten	typische Vertreter
Hemiterpene	1	„aktives Isopren" (Stoffwechsel-Intermediat der Terpen-Synthese)
Monoterpene	2	↗ *Carvon*, ↗ *Citral*, ↗ *Campher*, ↗ *Limonen*, ↗ *Linalool*, ↗ *Terpinene*
Sesquiterpene	3	Abscisinsäure (ein Phytohormon), Caryophyllene
Diterpene	4	↗ *Crocetin*, ↗ *Cafestol*, Kahweol, ↗ *Gibberelline* (Diterpensäuren)
Sesterterpene	5	Cochliobolin
Triterpene	6	↗ *Lanosterin*, ↗ *Steroide*, ↗ *Sterine*,
Tetraterpene	8	↗ *Carotinoide*
Polyterpene	bis 10.000	↗ *Kautschuk*, ↗ *Gutta*, Polyprenole

Im tierischen Organismus sind sie in Form von Pheromonen zu finden. Auch die ↗ *Steroide* leiten sich von den T. ab (Methylsterole). Vielen T. wurden im Tierversuch antimikrobielle und anticancerogene Wirkungen nachgewiesen, wie beispielsweise dem Monoterpen ↗ *Carvon* aus Kümmelöl oder dem ↗ *Limonen* aus Citrusöl. Ein bedeutendes Monoterpen ist auch das ↗ *Citral*, das ebenfalls in zahlreichen Citrusölen vorkommt.

terpenfreies etherisches Öl, Ⓔ *terpeneless essential oil*, ↗ *etherisches Öl*, bei dem die Hauptmenge an Monoterpenen (↗ *Terpene*) entfernt wurde.

terpen- und sesquiterpenfreies etherisches Öl, Ⓔ *terpene- and sesquiterpene-less essential oil*, ↗ *etherisches Öl*, bei dem die Hauptmenge an Mono- und Sesquiterpenen (↗ *Terpene*) entfernt wurde.

Terpinene, Ⓔ *terpinenes*, zweifach ungesättigte monozyklische Monoterpene (= *p*-Menthadiene, Abb.; • *Terpene*), die als α-T., β-T. und γ-T. z.B. in • *Majoran* vorkommen.

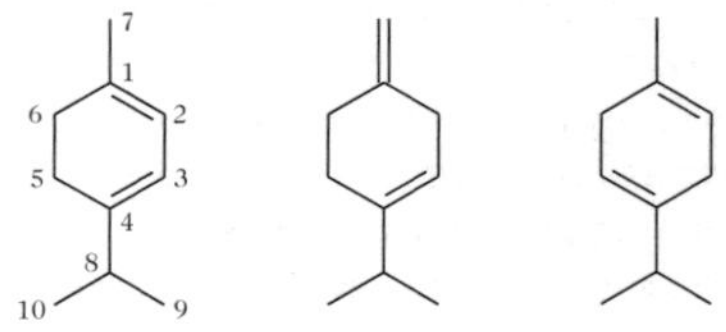

α-Terpinen *β*-Terpinen *γ*-Terpinen

Terpinene

tertiär aktiver Transport, ↗ *aktiver Transport*, ↗ *Transportmechanismen*.

tertiäre Amine, Ⓔ *tertiary amines*, Untergruppe der ↗ *Amine*, wobei alle 3 H-Atome des NH_3 durch organische Reste (z.B. C_2H_5 bei Triethylamin) ersetzt sind. Auch t. A. können mit Nitrit zur Bildung von ↗ *N-Nitroso-Verbindungen*, die zum Teil cancerogen sind, führen.

Tertiärprävention, Ⓔ *tertiary prevention*, dritte Stufe der • *Prävention*, die bei bereits vorliegender diagnostizierter Erkrankung deren Verschlimmerung und Folgeschäden zu vermeiden/verringern sucht (z.B. durch korrekte Einstellung des Blutzuckers bei Diabetes mellitus, Ernährungsberatung bei ernährungsabhängigen Erkrankungen).

Tertiärstruktur, Ⓔ *tertiary structure*, die der ↗ *Sekundärstruktur* übergeordnete räumliche Struktur von Makromolekülen, insbesondere ↗ *Proteinen*.

Testosteron, Ⓔ *testosterone*, wichtigster Vertreter der • *Androgene*. T. wird in den Zwischenzellen des Hodengewebes gebildet, regt Wachstum von Prostata und Samenblase an und fördert Spermienreifung und Ausbildung der männlichen sekundären Geschlechtsmerkmale. T. wird in Form von Estern, z.B. Testosteronpropionat, bei Mangelerscheinungen der männlichen Keimdrüsen, bei endokrinen Störungen in der Gynäkologie und in der Geriatrie therapeutisch angewandt. Wie andere Androgene wird es als ↗ *Anabolikum* eingesetzt.

Tetanie, E *tetany*, schubweise auftretende • *Muskelkrämpfe*. Die zugrunde liegende neuromuskuläre Übererregbarkeit kann verschiedene Ursachen haben. Eine Einteilung erfolgt nach der Konzentration des ↗ *Calciums* im Blut:
Hypocalcämische T.: U.a. bei Hypoparathyreodismus, Rachitis, Cystinose, Malabsorption und Pankreatitis, sowie infolge der Injektion von Oxalsäure oder Citrat (wird entsprechend mit Calcium-Injektionen therapiert) ↗ *Hypocalcämie*.
Normocalcämische T.: U.a. bei anderen Störungen des Elektrolythaushaltes (Magnesiummangel, Hypochlorämie), aber auch bei Hirntumoren und Verletzungen im Kopfbereich.

***n*-Tetracosansäure**, E *n-tetracosanoic acid*, IUPAC-Bezeichnung für ↗ *Lignocerinsäure*.

cΔ15-Tetracosensäure, E *cΔ15-tetracosenoic acid*, IUPAC-Bezeichnung für ↗ *Nervonsäure*.

***n*-Tetradecansäure**, E *n-tetradecanoic acid*, IUPAC-Bezeichnung für ↗ *Myristinsäure*.

cΔ9-Tetradecensäure, E *cΔ9-tetradecenoic acid*, IUPAC-Bezeichnung für ↗ *Myristoleinsäure*.

Tetraen(fett)säuren, E *tetraenoic fatty acids*, • *mehrfach ungesättigte Fettsäuren* mit vier Doppelbindungen; die physiologisch bedeutsamste ist ↗ *Arachidonsäure*.

Tetraethylthiuramdisulfid, Syn. für ↗ *Disulfiram*, ein Alkoholentwöhnungsmittel.

Tetrahydrobiopterin, *BH_4*, E *tetrahydrobiopterine*, ein Wasserstoff übertragender Cofaktor (vgl. • *Biopterin*) einer Reihe von Hydroxylasen aromatischer Aminosäuren, wie z.B. Phenylalanin-, Tyrosin- und Tryptophan-Hydroxylasen. Diese werden für die Synthese von Neurotransmittern, wie Dopa, 5-Hydroxytryptophan, Dopamin, Adrenalin, Noradrenalin und Serotonin benötigt. Deshalb ist BH_4 für die neurologische Funktion notwendig. Hirngewebe von Erwachsenen mit Down-Syndrom, seniler Demenz vom Alzheimerschen Typ und schweren endogenen Depressionen weist eine sehr niedrige Synthesekapazität für BH_4 auf.
T. ensteht bevorzugt im Gehirn durch $NADPH_2$-abhängige Reduktion aus der inaktiven Vorstufe • *7,8-Dihydrobiopterin* unter Katalyse der • *Dihydrofolat-Reduktase*.
Neben den oben angesprochenen neurologischen Störungen stehen weitere Stoffwechselerkrankungen mit T.-Mangel im Zusammenhang: die atypische ↗ *Phenylketonurie* (vgl. • *Hyperphenylalaninämie*), ↗ *Thyrosin-Hydroxylase*).
Die Therapie von T.-Mangelsymptomen besteht – je nachdem, welches Enzym betroffen ist – in der Substitution von T., Neurotransmittervorstufen (L-Dopa; 5-Hydroxytryptophan) sowie Inhibitoren des DOPA-Abbaus und muss lebenslang fortgesetzt werden. Dann ist in den meisten Fällen eine normale Entwicklung zu erreichen.

5,6,7,8-Tetrahydrofolsäure, E *5,6,7,8 tetrahydro folic acid/folacin*, und ihre Derivate bilden die physiologisch wirksame Form der ↗ *Folsäure*. Sie werden $NADPH_2$-abhängig aus • *Dihydrofolsäure* gebildet (Enzym: • *Dihydrofolat-Reduktase*).

3,5,3',5'-Tetrajodthyronin, *T_4*, Syn. für das ↗ *Schilddrüsenhormon* Thyroxin.

Tetramethylendiamin, Syn. für ↗ *Putrescin*.

3,7,11,15-Tetramethylhexadecansäure, IUPAC-Bezeichnung für ↗ *Phytansäure*.

Tetraodontidae, Familie der ↗ *Kugelfische*; ↗ *Kugelfischvergiftung*.

Tetrasaccharide, E *tetrasaccharides*, Kohlenhydrate, die aus vier α- oder β-glycosidisch verbundenen Monosacchariden aufgebaut sind. T. gehören zu den Oligosacchariden. Ein Beispiel ist die ↗ *Stachyose*, ein T. aus zwei Galactose-, und je einem Glucose- und Fructose-Monomer, sie kommt in Hülsenfrüchten und Artischocken vor und kann wegen fehlender Enzyme im Dünndarm nicht verdaut werden, wird deshalb im Dickdarm durch die Darmflora fermentiert, wodurch Blähungen hervorgerufen werden.

Tetrodotoxin, *Tetraodontoxin*, *Spheroidin*, *Tarichatoxin*, *Fugu-Gift*, E *tetrodotoxin*, der äußerst wirksame Giftstoff (ein • *Chinazolinalkaloid*) des Kugel- oder Igelfisches Fugu *Sphaeroides rubripes* (Abb.). T. kommt in den Ovarien, der Leber, der Haut und im Darm, aber nicht im Blut der Tiere vor. Seine kleinste tödliche Dosis (bei Mäusen) liegt bei 8 mg/kg. T. blockiert selektiv den spannungsabhängigen Na^+-Kanal und wird daher als Hilfsmittel zum Studium neurophysiologischer Prozesse eingesetzt. Die Anzahl der tödlichen • *Kugelfischvergiftungen* in Japan (auch aufgrund von Verwechslungen) wird mit 100–200/Jahr angegeben.

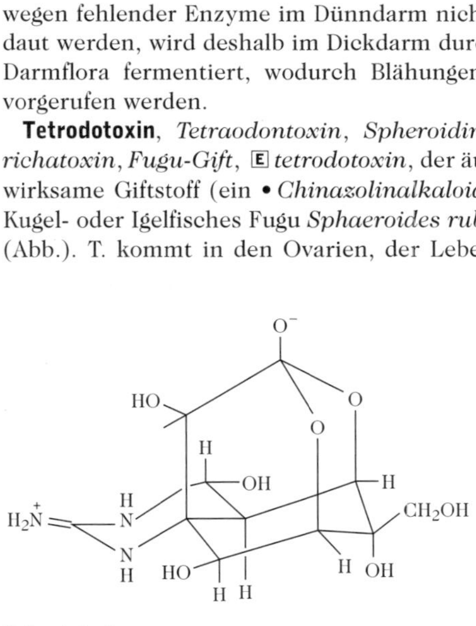

Tetrodotoxin

Tetrosen, E *tetroses*, Monosaccharide mit vier Kohlenstoffatomen ($C_4H_8O_4$). Zu den wichtigsten

Tetrosen zählen Threose, Erythrose (Aldosen) und Erythrulose (Ketose). Sie haben keine ernährungsphysiologische Bedeutung. Die phosphorylierte Erythrose ist ein Zwischenprodukt des ↗ *Pentosephosphat-Zyklus*.

Textur, Ⓔ *texture*, bei Lebensmitteln ein Merkmal, das Eigenschaften umfasst, die beim Befühlen und Verzehren (↗ *Mundgefühl*) mittels Tastsinn und Muskelspannung wahrgenommen werden. Wissenschaftlich wird empfohlen, den Begriff T. nur für Lebensmittel mit fester Netzwerkstruktur zu verwenden (vgl. • *Konsistenz*).

texturiertes Pflanzenprotein, Ⓔ *textured vegetable protein, TVP*, (lat.: *textura*, Gewebe), durch unterschiedliche Prozesse aus seiner ursprünglich globulären Struktur in eine fleischartige Faserstruktur überführtes, pflanzliches Eiweiß. Zur Erzielung dieser Strukturveränderung muss zunächst unter Lösung intramolekularer Wechselwirkungen eine Auffaltung der Peptidketten der globulären Proteine (↗ *Sphäroproteine*) erfolgen und dann müssen die gestreckten Peptidketten durch Ausbildung intermolekularer Wechselwirkungen stabilisiert werden. Als Ausgangsmaterialien finden z.B. Protein aus Soja, Weizen, Erdnuss, Sesam, Raps oder Hefe Verwendung, wobei Soja zunächst entbittert werden muss. Die Texturierung kann durch zwei Verfahren erreicht werden:
Spinnprozess: Das Ausgangsprotein wird aufgelöst und durch eine Spinndüse in geeignete, die Koagulation auslösende Fällbäder gepresst. Beim anschließenden Aufwickeln werden die Proteinfasern gestreckt und zu Bündeln von 10–20 mm Durchmesser zusammengefasst, wobei durch Ausbildung intermolekularer Wechselwirkungen die mechanische Festigkeit der Faserbündel erhöht wird. Nach weiteren Nachbehandlungsschritten werden die präparierten Faserbündel erhitzt und geschnitten.
Extrusionsprozess: Das feuchte Ausgangsprotein wird in einem Extruder (• *Extrudieren*) bei hohem Druck und hoher Temperatur starken Scherkräften ausgesetzt, wodurch eine partielle Auffaltung und Streckung der globulären Proteine erfolgt, die sich anschließend in Fließrichtung anordnen. Gegenüber dem Spinnprozess führt der Extrusionsprozess allerdings nicht zu echten Fasern, sondern nur zu faserartigen Partikeln.
Die sich auf diese Weise ergebenden Produkte können nach Zugabe von Fett, Gewürzen, Aromen und Farbstoffen als Fleischersatzprodukte, z.B. in Form gulaschähnlicher Produkte, als Bratlinge oder als Zutaten zur industriellen Lebensmittelherstellung vielseitig verwendet werden. Die genannten Verfahren wurden in den 50er Jahren entwickelt, um eine größere Verwendungsmöglichkeit für die weltweit gegenüber tierischen Proteinen in größerer Menge verfügbaren, hochwertigen pflanzlichen Proteine zu finden.

Textur-Profil-Methode, ↗ *Profilprüfung*.

Thalassämie, *β-Thalassämie, Thalassaemia major, Mittelmeeranämie*, Ⓔ *thalassemia*, autosomal-rezessiv vererbte hämolytische ↗ *Anämie*, die durch eine stark verminderte bis fehlende Synthese von β-Ketten des Hämoglobin-(Hb)-Moleküls charakterisiert ist und bevorzugt im Mittelmeerraum (Italien, Griechenland, Türkei) auftritt. Im Gegensatz zur ↗ *Sichelzellanämie*, die eine qualitative Hämoglobinopathie darstellt, wird bei der T. kein pathologisches Hb gebildet. Daher wird von einer quantitativen Hämoglobinopathie gesprochen, die durch komplexe genetische Veränderungen (Gendeletionen, abnorme Transcriptionen und Translationen, Instabilitäten der mRNA oder der Globinketten selbst) hervorgerufen wird. Es kommt zu einer ineffektiven ↗ *Erythropo(i)ese* und einem vorzeitigen Abbau von Erythrocyten. Im 2. Lebenshalbjahr manifestiert sich die T. mit schwerer hämolytischer Anämie mit Hb-Werten von 6–7 g/dl. Weiterhin kommt es zu Leber- und Milzvergrößerung, Erweiterung der Knochenmarkräume (am Schädel als „Bürstenschädel" erkennbar) und Deformitäten des Skelettsystems. Bei älteren Kindern tritt Siderose (↗ *Eisenvergiftung*) mit graubrauner Verfärbung der Haut auf. Im Spätstadium kommt es zur Einlagerung von Eisen in die Organe (Organsiderose) und damit verbunden exokrine und endokrine Pankreasinsuffizienz. Die häufigste Todesursache ist Herzinsuffizienz durch Siderose des Herzmuskels. Unbehandelt ist die Prognose ungünstig. Die symptomatische Therapie beinhaltet ein regelmäßiges (alle 3–4 Wochen) Bluttransfusionsprogramm, welches die Lebensqualität verbessert und die Überlebenszeit verlängert. Ferner ist eine Eisenelimination durch ↗ *Chelatbildner* (Desferoxamin) notwendig. Eine Knochenmarktransplantation sollte vor Eintreten der Organsiderose angestrebt werden. Die heterozygote Form der T. (T. minor) ist nicht behandlungsbedürftig. Hier liegen die Hb-Werte etwa 2 g/dl unter der Altersnorm.

Thalidomid, Ⓔ *thalidomide*, Derivat der L-Glutaminsäure, welches als Beruhigungsmittel und Anti-Lepramittel eingesetzt wurde und heute als Medikament verboten ist. Durch Contergan, ein T.-Präparat, kam es zu schweren fetalen Fehlbildungen (kritische Phase ist die 4.–6. SSW) im Bereich der Extremitäten (Contergan-Syndrom = Thalidomid-↗ *Embryopathie*).

Thallium, *Tl*, Ⓔ *thallium*, in der Physiologie zu den • *Ultraspurenelementen* gezähltes metallisches Element aus der III. Hauptgruppe des Periodensystems, das zu nur 1×10^{-5}% in der Erdkruste vorkommt. Tl und seine Verbindungen sind stark toxisch (MAK-Wert 0,1 mg/m³). Die letale Dosis beträgt <1 g, wobei bereits wenige mg zu schweren, schleichenden Vergiftungserscheinungen führen (Haarausfall, Sehstörungen, Nervenschwund, Wachstumshemmung, Psychosen und Neuralgien), weshalb auch kein Einsatz mehr in Enthaarungsmitteln erfolgt. Tl-Salze werden rasch resorbiert. Tl reichert sich v. a. in Haut und Haaren an. Es passiert die Plazenta und kann teratogen wirken. Die Halbwertszeit im Organismus ist mit 14 d relativ lang. Der Tl-Gehalt der Lebensmittel ist gering (0,005–0,08 mg/kg in Gemüsen und Früchten, 0,02–0,1 mg/kg in tierischen Lebensmitteln). Die tägliche Aufnahme wird auf 2 µg geschätzt. Expositionsmöglichkeiten bestehen v. a. am Arbeitsplatz.

Thaumatin (E 957, ADI –), E *thaumatin*, ist ein Gemisch von Polypeptiden aus dem Arillus der westafrikanischen Pflanze *Thaumatococcus daniellii*. T. schmeckt etwa 2.500-mal süßer als Saccharose. Die Süße setzt verzögert ein, ist sehr nachhaltig und von einem lakritzartigen Beigeschmack begleitet. T. erniedrigt die Geschmacksschwellenwerte für eine Reihe von Aromastoffen und dient als • *Süßstoff* und Geschmacksverstärker (↗ *Flavormodifizierende Substanzen* Tab.) für Süßwaren, Kaugummi und Nahrungsergänzungsmittel. Vgl. • *Monellin*.

Theaflavine, E *theaflavins*, orange-rote Inhaltsstoffe des schwarzen Tees, die durch enzymatische Oxidation von • *Flavonolen* entstehen. T. tragen zur Farbe und zum Geschmack des • *Tees* bei. Ihr Gehalt im Schwarztee liegt zwischen 0,3 und 1,8% der Trockenmasse. Häufig liegen die T. mit Gallussäure verestert vor.

Thearubigene, E *thearubigens*, heterogene Gruppe von Verbindungen, werden bei der enzymatischen Oxidation von • *Flavonolen* im • *Tee* gebildet und tragen zur charakteristischen gelb-roten Farbe und zum Geschmack des Schwarztees bei. Der Gehalt in schwarzem Tee liegt zwischen 9 und 19% der Trockenmasse.

Thein, E *theanine*, veralt. für das im schwarzen Tee enthaltene ↗ *Coffein*.

Thekenausgabe, E *counter system*, • *Speisenverteilsystem*, bei dem die Speisen auf Teller portioniert über die Theke an den Gast weitergereicht werden.

themenzentrierte Interaktion, *TZI*, spezielle Methode der ↗ *Gruppenberatung* mit einer eigenen Terminologie, die oft bei Ernährungsproblemen eingesetzt wird. Bei diesem Ansatz sollen in der Gruppe die eigenen Schwierigkeiten realistischer gesehen, Ernährungsprobleme gemeinsam gelöst und Orientierungshilfen gegeben werden. Kommunikations- und Entscheidungsfähigkeit sollen verbessert und Problemlösungsstrategien erlernt und eingeübt werden. Eine wichtige Rolle spielen bei dieser Methode die Interaktionen zwischen
1) dem Individuum mit seinen Bedürfnissen, Gedanken und Gefühlen (*ICH*),
2) der Gruppe mit ihren speziellen Gruppeninteressen, Problemen und dem „Wir-Gefühl" (*WIR*) und
3) dem Thema (*ES*).
ICH und *WIR* interagieren im Gruppenprozess. *ICH* und *WIR* haben im Bezug auf *ES* individuelle und gruppenbezogene Zielvorstellungen, die möglicherweise voneinander abweichen können. Der Gruppenprozess und die gemeinsame Arbeit am Thema finden hier und jetzt statt (*Hier-und-Jetzt-Prinzip*). Dabei können äußere Einflüsse (*GLOBUS*) die Gruppenmitglieder und den Gruppenprozess jederzeit beeinflussen. Diese Betrachtungsweise ist nützlich, um den Kommunikationsprozess in einer Gruppe genauer beschreiben und steuern zu können. Ein Gruppenberater sollte darauf achten, dass die drei Elemente *ICH, WIR* und *ES* bei jedem einzelnen Klienten und in der Gruppe insgesamt dasselbe Gewicht bekommen.

Theobromin, *3,7-Dimethylxanthin*, E *theobromine*, ein • *Alkaloid* in Pflanzen, das neben ↗ *Theophyllin* und • *Coffein* zu den • *Methylxanthinen* (Purinalkaloide) zählt. T. kommt hauptsächlich in Kakaobohnen vor (ca. 1,8–2 %; vgl. • *Schokolade*), daneben als Minorkomponente in Teeblättern, Kaffeebohnen, Colanüssen, der Matepflanze sowie der Guaranaliane. Wie alle Methylxanthine ist es löslich in heißem Wasser. Die Resorption von T. führt im Gegensatz zur Aufnahme von Coffein nicht zu einer Stimulation des ZNS, jedoch werden schwache Diurese (gesteigerte glomeruläre Filtration und Hemmung der tubulären Na^+-Rückresorption) sowie Broncho- und Vasodilatation beschrieben. Ähnlich den β-Sympathomimetika sind Wirkungen auf die Erhöhung der Herzfrequenz (positiv chronotrop) und der Kontraktionskraft des Herzmuskels (positiv inotrop) zu beobachten.

Theophyllin, *1,3-Dimethylxanthin*, E *theophylline*, ein • *Alkaloid* aus Pflanzen, das neben • *Coffein* und • *Theobromin* zu den Methylxanthinen (Purinalkaloide) zählt. T. kommt hauptsächlich in Teeblättern vor, ist jedoch auch in anderen Genuss- und Arzneimittelpflanzen zu finden. Es zeigt unter den drei natürlich vorkommenden Methylxanthinen die ausgeprägtesten pharmakologischen Wirkungen auf die Relaxation der glatten Muskulatur (u. a. Broncho- und Vasodilatation), die Herzfrequenz und die Diurese. Die zentralerregende Wirkung steht der von Coffein nach.

Therapie, E *therapy*, alle der Beseitigung oder Linderung von Gesundheitsstörungen und Krankheitszuständen dienenden medizinischen Maßnahmen. Ernährungs*therapie bzw.* Diättherapie zielen

auf ein zu veränderndes Ernährungsverhalten ab. Therapeutische Patentrezepte haben weder das Gesundheitswesen noch die ärztliche Profession und sonstige Therapeuten (zum Beispiel Ernährungsberater, Psychologen) vorzuweisen. Jeder Therapeut wird aufgrund seines Naturells und seiner persönlichen Fähigkeiten mit bestimmten therapeutischen Ansätzen unterschiedliche Erfolge erzielen können. Aber auch Klienten/Patienten haben unterschiedliche Präferenzen und werden im (empfindlichen) Gleichgewicht zwischen laienhafter Einschätzung und professioneller Beratung Freiräume brauchen, wenn sie über ↗ *Compliance* am Gesundungsprozess aktiv mitwirken sollen.
Ein geeigneter Therapeut empfiehlt eine mögliche Therapie und vereinbart mit den Klienten/Patienten gemeinsam kurz-, mittel- und langfristige Ziele zur Bewältigung des Gesundheitsproblems (↗ *Empowerment*).

Thermodynamik, Ⓔ *thermodynamics*, Teilgebiet der Physik und der physikalischen Chemie, welches die Eigenschaften thermodynamischer ↗ *Systeme* (Systeme, in denen Änderungen von Druck, Temperatur, Energieformen auftreten) untersucht/beschreibt. Zentrale Aussagen der T. sind die Hauptsätze der T. Auf die Belange der Physiologie bezogen macht die T. u.a. folgende Aussagen:
Nach dem ***0. Hauptsatz der T.*** besteht für Systeme, die miteinander im Gleichgewicht stehen (mindestens) eine übereinstimmende Größe, die Temperatur T.
Der ***1. Hauptsatz der T.*** – er entspricht dem Energieerhaltungssatz der Mechanik – ermöglicht zwei Aussagen: Energie kann weder aus dem Nichts erzeugt, noch in Nichts zerstört werden (dennoch spricht man in der Physiologie vom „↗ *Energiestoffwechsel*"), es können lediglich Energieformen (Wärme, chemische Energie, Arbeit) ineinander umgewandelt werden: In einem ↗ *geschlossenen System* ist die Summe aller Energien konstant.
Der ***2. Hauptsatz der T.*** macht Aussagen über die Richtung der Naturvorgänge (z.B. die Einstellung von Gleichgewichten, spontane/nicht spontan ablaufende Reaktionen), er wird auch als Entropiesatz bezeichnet. In einem geschlossenen System kann die *Entropie* (anschaulich ein Maß für die „Unordnung" eines Systems) niemals abnehmen, sondern nur zunehmen (bei irreversiblen Prozessen) oder konstant bleiben (bei reversiblen Prozessen).
Die zentralen thermodynamischen Größen ↗ *Energie* und ↗ *Enthalpie* werden unter den jeweiligen Stichwörtern besprochen.

thermogener Effekt, Syn. für ↗ *induzierte Thermogenese*.

Thermogenese, Ⓔ *thermogenesis*, Steigerung des Energieumsatzes (↗ *Temperaturregulation*), verbunden mit einer Zunahme der Körpertemperatur und Wärmeabgabe an die Umgebung, messbar durch direkte oder indirekte ↗ *Kalorimetrie*. *Formen:*

1) *postprandiale* T., *postprandialer Effekt*, Syn. für ↗ *induzierte Thermogenese*.

2) *Zitterthermogenese*: Auf Unterkühlung reagiert der Körper mit Wärmebildung durch frequente Muskelkontraktionen (Zittern), da neben der mechanischen Muskelarbeit ein Teil der umgesetzten Energie immer auch als Wärmeenergie frei wird, wird die Gewebe-/Körpertemperatur erhöht. Hierbei kann sich der Ruhe-Nüchtern-Umsatz bis auf das Zweifache erhöhen. Unter Normalbedingungen liegt der auf die T. entfallende Anteil unter 5% des täglichen Energieverbrauchs.
3) Energieumsatz mit dem Hauptziel der T., wobei der Wirkungsgrad der Stoffwechselreaktionen „gezielt" in Richtung Wärmeerzeugung reguliert wird (z.B. durch ↗ *Entkopplung* oder • *Leerlauf-Zyklen*): ↗ *zitterfreie Thermogenese*.

Thermogenin, Syn. für ↗ *Entkopplungsprotein*.

Thermolabilität, *Wärmeempfindlichkeit*, *Hitzeempfindlichkeit*, [gr. *Thermo-*, Wärme und lat. *labor* = schwanken, stürzen], Ⓔ *thermolability*, die Eigenschaft chemischer Verbindungen bzw. Organismen auf höhere ↗ *Temperaturen* mit Änderung ihrer chemischen Struktur bzw. ihrer biologischen Funktion zu reagieren. Die T. von ↗ *Enzymen* und ↗ *Mikroorganismen* nutzt man z.B. zur Lebensmittelkonservierung, (↗ *Sterilisation*, ↗ *Pasteurisieren*). Das Absterben der Mikroorganismen (bzw. die Beeinträchtigung ihrer Lebensfähigkeit) beruht in erster Linie auf der irreversiblen ↗ *Denaturierung* der ↗ *Proteine* (ab ca. 42°C) und ↗ *Nucleinsäuren* (ab ca. 70°C).
Das Gegenteil von T. ist Thermostabilität im Sinne von Wärmebeständigkeit bzw. Kochbeständigkeit. Durch T. bedingte Nährstoffverluste: ↗ *Zubereitungsverluste*.

thermooxidiertes Sojaöl, umgesetzt mit Mono- und Diglyceriden von Speisefettsäuren (E 479 b), Ⓔ *thermooxidated soya bean oil interacted with mono- and diglycerides*, ist ein Reaktionsgemisch quervernetzter Fettsäuren mit polymerisiertem Glycerin und Mono- und Diglyceriden von Speisefettsäuren. Es ist ein • *Emulgator* für Fettemulsionen zum Braten und wird als • *Rieselhilfsmittel* eingesetzt.

Thermoregulation, Ⓔ *thermoregulation*, Syn. für ↗ *Temperaturregulation*.

Thermostabilität, *Hitzebeständigkeit*, ↗ *Temperatur*.

thermostatische Sättigungstheorie (nach Brobeck), eine der • *Hunger-Sättigungs-Theorien*, welche die Regulation der Nahrungsaufnahme erläutern sollen. Ende der 40er Jahre aufgestellt, sieht die t.S. die Nahrungsaufnahme als eigentlichen Mechanismus der Thermoregulation, wonach Sättigung aus dem thermischem Effekt der Nahrung resultiert. Nach dieser Theorie resultiert z.B. der bei hoher Umgebungstemperatur zu beobachtende Verzehrsrückgang aus dem dann stark ins Gewicht fallenden thermischen Effekt der Nahrung.

Die t.S. im engeren Sinne gilt als überholt. Es ist heute zwar bekannt, dass die Fluktuation in der Oxidation verschiedener energieliefernder Substrate die Nahrungsaufnahme entscheidend beeinflusst (• *Hunger-Sättigungs-Theorien*; • *Appetitregulation*), dieser Effekt hat aber nichts mit einer thermostatischen Regulation der Nahrungsaufnahme im Sinne der t.S. zu tun.

Trotzdem sind thermische Signale sicherlich in der Lage, die Nahrungsaufnahme in der einen oder anderen Richtung zu beeinflussen (z.B. Verzehrsrückgang bei hohen Umgebungstemperaturen). Die den Verzehr beeinflussenden Signale stammen dabei von Thermorezeptoren. Diese befinden sich u.a. auch in der Leber, wobei ein Zusammenhang mit einer entsprechenden Beeinflussung des gastrointestinalen Transits (beschleunigt bei Kälte) gesehen wird.

Bezüglich des Zusammenhangs zwischen dem thermischen Effekt der Nahrung und der Sättigung existiert folgende auf neueren Erkenntnissen aufbauende Hypothese: während der Mahlzeiten kommt es zu einer Steigerung der Aktivität des braunen Fettgewebes und damit zu einer Aktivierung von Thermorezeptoren im braunen Fett, die als Sättigungssignal wirken können. Damit ergäbe sich auch eine Verbindung zur ↗ *glucostatischen Theorie* bezüglich der thermoregulatorischen Nahrungsaufnahme: ausgehend von einer durch einen leichten Rückgang der Körperkerntemperatur ausgelösten Aktivierung des sympathischen Nervensystems würde die Aufnahme von Glucose ins braune Fettgewebe gesteigert. Die dadurch induzierte leichte transiente Hypoglycämie könnte die Nahrungsaufnahme und damit sekundär die Wärmeproduktion im braunen Fett steigern, was dann zur Beendigung einer Mahlzeit führen würde.

Thiabendazol (E 233, ADI 0,3mg, toxikologische Bewertung noch nicht abgeschlossen), E *thiabendazole*, ist ein gegen Schimmelpilze wirkender • *Konservierungsstoff*, der in Form von Wachsemulsionen zur Oberflächenbehandlung von Citrusfrüchten und Bananen benutzt wird (Abb.).

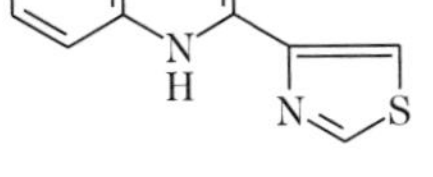

Thiabendazol

Thiamin, *Vitamin B_1*, *Antiberiberivitamin* (als solches von • *Funk* beschrieben), *Aneurin*, E *thiamine*, *vitamin B_1*, Trivialname von 3-(4-amino-2-methylpyrimidin-5-methyl)-5-(2-hydroxyethyl)-4-methylthiazolium (Abb.).

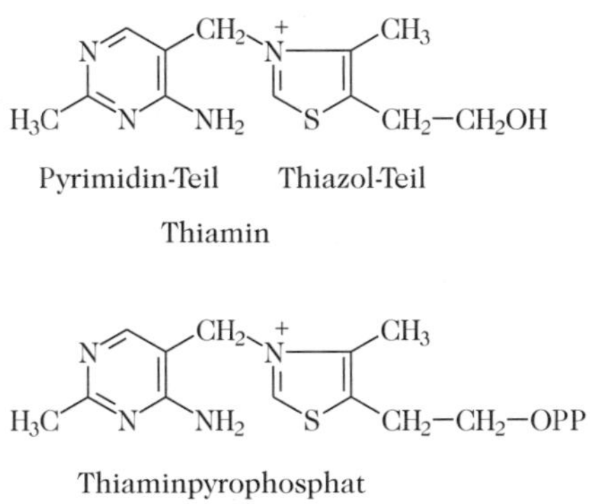

Thiamin. Struktur von Thiamin und Thiaminpyrophosphat.

Eigenschaften: T. ist wasserlöslich, thermolabil in neutralem oder alkalischem Milieu, oxidationsanfällig und labil gegenüber ionisierender Strahlung.

Vorkommen: In pflanzlichem Gewebe kommt v.a. freies T. vor, in tierischem Gewebe die phosphorylierten Formen • *Thiaminpyrophosphat* (80–85%), Thiaminmonophosphat und Thiamintriphosphat. Einen hohen Gehalt findet man in Fleisch, besonders Schweinefleisch (0,7–0,9mg%), Leber (0,3mg%), Weizenkeimen (2,0mg%), Hülsenfrüchten (bis 0,7mg%), Sonnenblumenkernen (1,9mg%) und Nüssen (0,4–1,0mg%). Mittlere Gehalte haben Fisch (bis 0,17mg%), Ei (0,09mg%), Brot (0,18–0,23mg%), Getreideprodukte (0,2–0,6mg%), Kartoffeln (0,1mg%) und div. Gemüsesorten (bis 0,20mg%). Die ↗ *Zubereitungsverluste* betragen etwa 20–40%, die körpereigenen Reserven reichen für 4–10 Tage.

Bedarf (nach DGE): Die empfohlene Zufuhr für die versch. Bevölkerungsgruppen ist in der Tab. zusammengestellt.

Resorption, Metabolismus: T. wird durch aktiven Transport (<2µM, Na-abhängig) v.a. in den proximalen Regionen des Dünndarms (Jejunum, Ileum) und passive Diffusion in die Mucosazelle aufgenommen. In der Darmmucosa und auch in der Leber wird unter ATP-Verbrauch aus freiem T. das coenzymatisch wirksame Thiaminpyrophosphat gebildet.

Im Plasma ist T. an Proteine, v.a. Albumin gebunden und wird von den Zellen, analog zur intestinalen Resorption, sowohl aktiv als auch durch passive Diffusion aufgenommen. Im Vollblut finden sich 80–90% des Thiaminbestandes in den roten Blutzellen (60% als Thiaminpyrophosphat) und nur ca. 10% im Plasma.

Thiamin. Tab. Empfohlene Zufuhr [Quelle: DACH, *Referenzwerte für die Nährstoffzufuhr*, Umschau-Braus Verlag, Frankfurt, 2000]

Alter	[mg/d]	
	Männer	Frauen
bis 4 Monate[1]	0,2	
4–12 Monate	0,4	
1–4 Jahre	0,6	
4–7 Jahre	0,8	
7–10 Jahre	1,0	
10–13 Jahre	1,2	1,0
13–15 Jahre	1,4	1,1
15–25 Jahre	1,3	1,0
25–51 Jahre	1,2	1,0
51–65 Jahre	1,1	1,0
65 Jahre und älter	1,0	1,0
Schwangere ab 4. Monat		1,2
Stillende		1,4

1 = Schätzwert

T. wird schnell über den Urin ausgeschieden, insbesondere als freies T., Thiaminmonophosphat, aber auch in geringen Mengen als Thiaminpyrophosphat und in Form verschiedener Metabolite (Thiochrom, Thiaminsäure, Methylthiazolessigsäure).
Biochemische Funktionen: Verschiedene Enzyme des Intermediärstoffwechsels benötigen Thiaminpyrophosphat als essenziellen Co-Faktor: Pyruvatdehydrogenase, α-Ketoglutaratdehydrogenase, Transketolase (Pentosephosphatzyklus), Pyruvat-Decarboxylase (Hefe). T. wird auch benötigt als Cofaktor für oxidative Decarboxylierungen von verzweigtkettigen α-Ketosäuren.
Thiamin-Antagonisten: • *Thiamin-Analoga* können aufgrund geringfügiger Änderungen am Molekülaufbau oder an den Substituenten im Vergleich zu T. ein Nachlassen der biologischen Aktivität hervorrufen oder antagonistische Wirkung haben. Derartige T. sind z.B. Ethylthiamin, Propylthiamin, Oxythiamin und Pyrithiamin. Sulfite (• *Schwefeldioxid*; häufig verwendet bei der Lebensmittelverarbeitung) können in neutralem und saurem Milieu die Methylenbindung zwischen dem Pyrimidin- und dem Thiazolring zerstören. Thiaminasen (aus Fisch, Muscheln und Bakterien) und Antithiamine (*o*- und *p*-Hydroxy-polyphenole) können T. abbauen, bzw. mit Thiamin zu einer unwirksamen Form (Thiamindisulfid) reagieren. Einige Flavonoide (↗ *Quercetin*, ↗ *Rutin*), sowie chemisch verwandte Substanzen (Oxythiamin, Pyrithiamin) wirken als Antagonisten. Hämin bindet dieses Vitamin. Vgl. • *Thiamin-Antagonisten*.
Mangel: Das Krankheitsbild eines klinisch manifestierten Thiaminmangels ist im Grunde schon seit dem Altertum bekannt und kommt heute noch in bestimmten Regionen Südostasiens endemisch vor. In diesen Ländern ist die starke Zunahme der Erkrankungen Mitte des 19. Jahrhunderts zeitlich korreliert mit der Einführung der Reisschälmaschine (Entfernung der nährstoffreichen Randschichten des Reiskorns). Klinische Symptome sind • *Beriberi* („klassisches" Thiaminmangelsyndrom, der Zusammenhang wurde von dem Tropenarzt • *Eijkman* entdeckt), Neuropathien, Polyneuritis, cardiovasculäre Störungen, Skelettmuskelschwund vor allem bei chronischem Alkoholismus und Drogenabhängigen. Suboptimale Versorgung ist verbunden mit Unlust, Müdigkeit und Leistungseinbußen.
Überdosierung: Thiaminüberdosierung über die Nahrung ist ausgeschlossen, durch medikamentöse (parenterale) Zufuhr können allergische Reaktionen, Krämpfe und Kopfschmerzen hervorgerufen werden.
Therapeutischer Einsatz: T. bzw. • *Allithiamine* werden in der Therapie von Erkrankungen des zentralen und peripheren Nervensystems, Erschöpfungszuständen und bei der Behandlung mit Cytostatika verwendet. Die therapeutische Dosis beträgt 50–200 mg/d.
Statusbestimmung: Hierzu dient der Erythrocytentransketolase-Aktivitätstest (• *ETKA-Test*), mit dem die Differenz zwischen durch Thiaminpyrophosphat stimulierter und basaler Aktivität der Erythrocytentransketolase bestimmt wird (Erythrocytentransketolase-Aktivierungskoeffizient, ETK-AC bzw. TPP-Effekt). Im Thiaminmangel nimmt die ETKA ab und der ETK-AC zu.

Thiamin-Analoga, E *thiamine analogues*, dem ↗ *Thiamin* strukturverwandte Verbindungen, die als Antagonisten wirken können.

Thiamin-Antagonisten, E *thiamine antagonists*, Thiamin-Analoga, die antagonistisch wirken. Einige greifen bereits bei der Resorption an und inhibieren den intestinalen Thiamintransport (z.B. Amprolium), andere hemmen die Überführung in die biologische Wirkform (z.B. Pyrithiamin) oder verdrängen das Coenzym kompetitiv vom Wirkort am Apoenzym (z.B. Oxythiamin). ↗ *Thiamin*.

Thiaminasen, E *thiaminases*, ↗ *Thiamin* spaltende Enzyme, die in einigen Süsswasserfischen und Crustaceen vorkommen, die für die Ernährung in Mitteleuropa aber nur eine untergeordnete Rolle spielen.

Thiaminmangel, E *thiamine deficiency*, ↗ *Beriberi*, ↗ *Beriberi-Herz*, ↗ *Thiamin*.

Thiaminpyrophosphat, *TPP*, *Aneurinpyrophosphat*, *APP*, veralt. *Cocarboxylase*, E *thiamine pyrophosphate*, als ↗ *Coenzym* wirksame Form des ↗ *Thiamins*. In der Darmmucosa und in der Leber wird unter ATP-Verbrauch aus freiem Thiamin T. gebildet. Verschiedene Enzyme des Intermediärstoffwechsels benötigen T. als essenziellen Cofaktor, etwa Pyruvatdehydrogenase, α-Ketoglutaratdehydrogenase, Transketolase im Pentosephosphatzyklus und Pyruvat-Decarboxylase der Hefe. Auch für die oxidative Decarboxylierung von verzweigtkettigen α-Ketosäuren wird T. benötigt.

Thiazole, E *thiazoles*, schwefel- und stickstoffhaltige heterozyklische Verbindungen. T. sind Bestandteil von Thiamin (↗ *Thiamin* Abb.), von Penicillinen und in der hydrierten Form der Thiazolidine der blutzuckerwirksamen ↗ *Thiazolidindione*.

Thiazolidindione, orale ↗ *Antidiabetika*, die die ↗ *Insulinsensitivität* von Leber, Muskulatur und Fettgewebe verbessern (• *Insulinsensitizer*) und so die Blutzuckerkonzentration reduzieren. T. binden an und aktivieren bestimmte Rezeptoren der Zellmembranen und verbessern den Transport von Glucose in die Zelle, was auf die gesteigerte Expression von Glucosetransportmolekülen zurückzuführen ist. Bei absolutem Insulinmangel besitzen T. keine Wirkung. Die Behandlung mit T. führt in den ersten drei Monaten bei vielen Diabetikern zu einer Gewichtszunahme. Weitere Nebenwirkungen sind Verminderung der Hämoglobinkonzentration und Ödeme (ca. 8%).
Bei Leber-, Nieren- und Herzinsuffizienz sowie Bluthochdruck sind T. kontraindiziert. Zu den wichtigsten Vertretern (teilweise in Deutschland wegen möglicher Leberschädigung nicht zugelassen) zählen Troglitazon, Pioglitazon, Rosiglitazon.

Thiocarbamid, Syn. für ↗ *Thioharnstoff*.

Thiocyanate, E *thiocyanates*, Abbauprodukte der • *Glucosinolate* aus Cruciferen mit der allgemeinen chemischen Formel R-S-C≡N. Sie haben antimikrobielle und anticancerogene Eigenschaften, spielen in der Natur jedoch eine untergeordnetere Rolle als ihre weitaus bedeutenderen Isomere • *Isothiocyanate*. Neben der Ernährung hat das Rauchen einen Einfluss auf die Plasma-Thiocyanatgehalte. Im Vergleich zu Nichtrauchern konnten bei Rauchern im Nüchternzustand höhere Thiocyanatgehalte im Blut beobachtet werden.

Thioester, *Acylmercaptan*, E *thioester*, eine Verbindung der allgemeinen Formel $RS{\sim}CO\text{-}R_1$. Die T.-Bindung ist energiereich. Ein T. ist z.B. das ↗ *Acetyl-Coenzym A* als Prototyp einer aktivierten Fettsäure.

Thioesterase, E *thioesterase*, Enzym welches die Splatung der enrgiereichen Thioesterbindung katalysiert (Thioester), z.B. als funktionelle Domäne des • *Fettsäure-Synthase-Komplexes* (bei Bakterien ein unabhängiges Enzym).

Thioglycoside, E *thioglycosides*, Abbauprodukte von ↗ *Glucosinolaten*.

Thioharnstoff, *Thiocarbamid*, *Sulfocarbamid*, E *thiourea*, $H_2N\text{-}CS\text{-}NH_2$, vielfältig verwendete Substanz (Katalysator, Zusatz zu Reinigungs- und Poliermitteln, Schwermetallfänger, Ausgangs- bzw. Zwischenprodukt bei der Herstellung von pharmazeutischen Wirkstoffen, Viskositätsstabilisator in Polymeren, Hilfsmittel bei pyrotechnischen Erzeugnissen) mit begründetem Verdacht auf krebserzeugendes Potenzial (↗ *krebserzeugend*, Kategorie 3). In der Ratte induziert T. Leber- und Schilddrüsentumore. T.-Derivate werden als • *Thyreostatika*, welche die Hormonsynthese hemmen, verwendet.

Thiokinasen, *Acyl-CoA-Synthetasen*, E thio*kinase*, Enzyme, die unter ATP-Verbrauch die Synthese ↗ *aktivierter Fettsäuren* (z.B. für die Synthese von ↗ *Triglyceriden*) aus Fettsäuren und ↗ *Coenzym A* katalysieren.

Thiophan(ring), ↗ *Biotin*.

Thomsen-Syndrom, Syn. für ↗ *Myotonia congenita*.

Thr, Abk. für ↗ *L-Threonin*.

L-Threonin, *Thr*, *T*, *L-Threo-α-amino-β-hydroxybuttersäure*, E *threonine*, proteinogene, unentbehrliche (essenzielle), keto- und glucogene Aminosäure mit ungeladener polarer hydroxylierter Seitenkette (-CHOH-CH_3), die 1935 von W.C. Rose entdeckt wurde. T. ist Bestandteil des intrazellulären (571 ± 155 µmol/l icw, Mittelwert ± SD) und extrazellulären (128 ± 25 µmol/l Plasma) Pools an freien Aminosäuren im menschlichen Organismus. Aus Proteinen bzw. Peptiden im Darm freigesetztes T. wird aktiv mittels ↗ *Transportsystem* A absorbiert. T. kann sowohl zu Pyruvat als auch zu Acetyl-CoA abgebaut werden. T. nimmt nicht an reversiblen Transaminierungsreaktionen teil.
Der T.-Gehalt von tierischen Proteinen liegt bei 4–5%, derjenige von Getreide bei 3–5%.

Thrombin, E ↗ *thrombin*, eine in der Wirkung dem ↗ *Trypsin* ähnliche Serin-Protease mit einer Schlüsselfunktion (= Faktor II_a) im komplexen System der ↗ *Blutgerinnung*. In der Blutgerinnungskaskade erfüllt T. die Rolle eines Prokoagulans bei der Umwandlung des Fibrinogens in das unlösliche Fibrin, bei der Förderung der Thrombocyten-Aggregation, bei der Stabilisierung des sich bildenden Gerinnsels durch Aktivierung des Faktors XIII und bei der Verstärkung der Rückkopplung der eigenen Bildung aus Prothrombin durch Aktivierung der Faktoren V, VIII und XI.

Thrombocyten, *Blutplättchen*, E *platelets*, ca. 1–3 µm große „Zellen" des • *Blutes* ($2{,}5\text{–}3 \times 10^5$/ml, Lebensdauer rund 7 d), die aus Riesenzellen (Megacaryocyten) des Knochemarks entstehen und in reifer Form keinen Zellkern mehr enthalten. T. speichern in ihren Granula Serotonin, ihre Hauptfunktion ist die der Blutstillung (primäre Hämostase, innerhalb von 1–3 min), indem sie sich an der verletzten Gefäßwand anlagern (T-Adhäsion), unter Membranverschmelzung mit weiteren T. größere Aggregate bilden (• *Thrombocyten-Aggregation*) und schließlich den sog. hämostatischen Pfropf („weißer Thrombus“) bilden. Duch die Ausschüttung von Serotonin (neben Adrenalin und ↗ *Thromboxanen*) kommt es unterstützend zu einer Gefäßverengung im Bereich des Thrombus. Die endgültige Blutstillung (sekundäre Hämostase erfolgt durch die Kaskade der ↗ *Blutgerinnung*.

Erhöhte Neigung zur Thrombocyten-Aggregation führt zur Thrombose-Gefahr. Nach einigen Untersuchungen wird die Neigung der T. zur Aggregation duch ω-3-Fettsäuren reduziert, was bei Thrombosegefahr, aber auch bei Arterioskleroserisiko von Vorteil sein kann.

Thrombocyten-Aggregation, *Plättchenaggregation*, E *platelet aggregation*, ↗ *Thrombocyten*.

Thrombophlebitis, E *thrombophlebitis*, akute Form einer ↗ *Thrombose* die mit einer Venenentzündung einhergeht.

Thromboplastinzeit, Syn. für Prothrombinzeit, ↗ *Prothrombin*.

Thrombose, E *thrombosis*, vollständiger/teilweiser Gefäßverschluss (betroffen: Arterien, Venen, Herzlumen) durch Thrombusbildung infolge der Aggregation von ↗ *Thrombocyten*. Neben externen Auslösern (Stauungsthrombose z.B. bei längeren Flugreisen) besteht Thromboseneigung (E *thrombophilia*) im Bereich von Gefäßverletzungen (Operationen, aber auch Gefäßwandschädigung im Rahmen einer ↗ *Arteriosklerose*), durch venösen Rückstau bei Schwangerschaft, Krampfadern oder extremer Adipositas), bei Herzinsuffizienz (verringerte Strömungsgeschwindigkeit) oder bei pathologisch gesteigerter Aggregationsbereitschaft der Thrombocyten. Folgen/Komplikationen: Im betroffenen Abschnitt des Blutkreislaufs kommt es zu einer Unterversorgung (Lebensgefahr: ↗ *Schlaganfall*, ↗ *Herzinfarkt*), das Verlagern eines Thrombus mit dem Blutstrom kann zur lebensbedrohlichen (Lungen-)embolie führen.

Bei bestehender T.-Gefahr kommen • *Aggregationshemmer* zum Einsatz.

Thromboxane, *TX*, E *thromboxanes*, Stoffwechselmediatoren mit hormonähnlichen Eigenschaften, die beim Menschen in nahezu allen Zellen produziert und am jeweiligen Entstehungsort auch wirksam werden. TX gehören zu den ↗ *Eicosanoiden*, Untergruppe • *Prostanoide*. Ausgangssubstanzen sind die Prostaglandine H_2 und H_3 (aus ω-6- bzw. ω-3-Fettsäuren), aus denen TX A_2 und TX A_3 entstehen (Abb.).

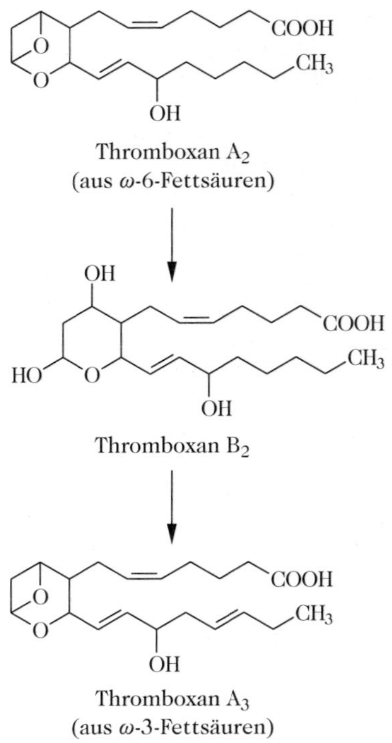

Thromboxane

TX A_2 wird im Wesentlichen von aktivierten • *Thrombocyten* sezerniert (Name!); es wirkt vaso- und bronchokonstriktiv und fördert die Aggregation der Thrombocyten (von Bedeutung für die physiologische Blutstillung, aber auch bei Arteriosklerose oder als Reaktion auf • *Endotoxine*). Physiologische Gegenspieler sind • *Prostacyclin* und Prostaglandin (PG) D_2 und I_2; die Mengenrelation zwischen PG I_2 und TX A_2 scheint für Gefäßkomplikationen bedeutsam zu sein. Das kurzlebige TX A_2 (Halbwertszeit 30 Sec. bis wenige Min.) geht durch Hydrolyse des Epoxidrings in das chemisch stabilere, biologisch inaktive TX B_2 über. TX der Serie 3 (aus ↗ *Eicosapentaensäure*) wirken nur schwach vasokonstriktiv; sie beeinflussen die Thrombocytenaggregation kaum. Der Wirkmechanismus und der Einfluss der Fetternährung (↗ *ω-3-Fettsäuren* bzw. ↗ *ω-6-Fettsäuren*) sind Gegenstand intensiver Forschung.

Thrombus, *Blutgerinnsel*, E *clot, thrombus*, ↗ *Thrombocyten*, ↗ *Blutgerinnung*.

Thujon, *3-Thujanon*, *3-Sabinanon*, E *thujone*, neurotoxisches ↗ *Terpen* aus zahlreichen etherischen Ölen, z.B. von Wermut, Salbei und Lebensbaum (bot. *Thuja*). Der Einsatz in Spirituosen (• *Absinth*) ist heute verboten.

T(h)unfisch, *Bonito*, E tuna, ↗ *Fettfisch* Tab., s.a. Fisch.

Thy, Abk. für ↗ *Thymin*.

Thymian, *Echter T., Welscher Quendel*, bot. *Thymus vulgaris* (Gartenthymian), Ⓔ *thyme*, aus der Mittelmeerregion stammender, ca. 20 cm hoher, mehrjähriger Halbstrauch der Familie der Lippenblütler (*Labiatae/Lamiaceae*). Er wurde schon in der Antike wegen seines Aromas (griech. *thymus*, Duft) und als Heilpflanze geschätzt. T. enthält 0,3–3,4% etherische Öle, vor allem ↗ *Thymol* (30–70%, wirkt stark bakteriostatisch), ↗ *Carvacrol* (Thymiancampher) und ↗ *Cineol*, außerdem Pinen, Borneol und Linalool. Er enthält weiterhin Gerbstoffe, Kaffeesäure und Saponine. Frische oder getrocknete Blätter werden zum Würzen von Fleisch und Wurstwaren, Soßen und Salaten verwendet, sie dienen zur Herstellung von Kräuterlikören und sind Bestandteil von Würzmischungen. In der Medizin wird T. vor allem in Husten- und Einreibemitteln verwendet.

Thymidin, Ⓔ *thymidine*, Desoxyribonucleosid des ↗ *Thymins*, Baustein der ↗ *Desoxyribonucleinsäuren*. ↗ *Nucleotide*.

Thymin, *Thy, T, 2,6-Dihydroxy-5-methylpyrimidin, 5-Methyluracil*, Ⓔ *thymine*, eine Pyrimidinbase (↗ *Pyrimidine*), die in Form des Nucleosids Thymidin Bestandteil der ↗ *Desoxyribonucleinsäuren* ist.

Thymol, Ⓔ *thymol*, Monoterpenalkohol (Terpene), der in versch. etherischen Ölen (z.B. von • *Thymian*) vorkommt. T. besitzt starke antiseptische Wirkung (25-mal stärker als die von Phenol!) und kommt innerlich (bei Magenkrämpfen; auch als ↗ *Anthelminthikum* gegen Bandwürmer) und äußerlich zur Anwendung (Mundwasser, Zahnpasta). Eine schilddrüsenschädigende Wirkung bei innerlicher Daueranwendung wird diskutiert.

Thymus, Ⓔ *thymus*, lymphatisches Organ, welches für die Reifung des Immunsystems (Thymushormone: Thymopoetin = Thymosin) von der Fetalentwicklung bis zur Kindheit von Bedeutung ist (↗ *T-Lymphocyten*) und auch das Körperwachstum und den Stoffwechsel der Knochen beeinflusst. Der zwischen Brustbein und der Einmündung der großen Herzgefäße gelegene T. bildet sich daher ab der Pubertät zurück und degeneriert zum Thymusfettkörper.
Als Lebensmittel zählt der T. von Kälbern (Bries, Milcher, Brüschen) zu den ↗ *Innereien*.

Thyreocalcitonin, Ⓔ *thyreocalcitonin*, veralt. Syn. für ↗ *Calcitonin*.

Thyr(e)oglobulin, Ⓔ *thyreoglobulin*, ein von den Follikelepithelzellen der Schilddrüse synthetisiertes dimeres Glycoprotein (M_r 660 kDa). Es ist Vorstufe (Prohormon) der Schilddrüsenhormone und enthält jodierte ↗ *L-Tyrosin*-Reste (95% des Jodbestandes der Schilddrüse) in der Peptidkette gebunden. Die Freisetzung der ↗ *Schilddrüsenhormone* wird durch eine von Thyreotropin initiierte proteolytische Spaltung erreicht.

Thyr(e)ostatika, Ⓔ *thyroid repressants, antithyroid drugs*, Wirkstoffe mit hemmendem Einfluss auf den Stoffwechsel der ↗ *Schilddrüse*, betroffen sind unterschiedliche Schritte der Synthese der ↗ *Schilddrüsenhormone*. Pharmazeutisch kommen z.B. Derivate des ↗ *Thioharnstoffs* (Hemmung der an der Jodierung des Thyreoglobulins beteiligten Peroxidasen), Perchlorat (blockiert die Jodaufnahme in die Schilddrüse, z.B. um die Inkorporation von Radio-Jod zu verringern) und Jodide zum Einsatz. Die resultierenden niedrigen Plasmaspiegel der Schilddrüsenhormone stimulieren die Freisetzung von ↗ *Thyreotropin* aus dem Hypophysenvorderlappen, was eine kompensatorische Hypertrophie der Schilddrüse verursacht. T. kommen zur Therapie z.B. der Hyperthyreose und im Umfeld von Schilddrüsenoperationen zum Einsatz. Pflanzeninhaltsstoffe mit thyreostatischer Wirkung werden als ↗ *Goitrogene* bezeichnet.

Thyr(e)otropin, *thyreotropes Hormon*, Ⓔ *thyrotropin, thyroid stimulating hormone, TSH*, ein Proteohormon des Hypophysenvorderlappens (HVL). Unter der Wirkung des Thyroliberins wird T. in den basophilen Zellen des HVL gebildet und stimuliert die Bildung und Ausschüttung der ↗ *Schilddrüsenhormone*. Die Freisetzung von TSH wird durch Neuromedin B, Östrogen, Testosteron, β-Endorphin und Somatostatin gehemmt, dagegen durch Prostaglandine, Vasopressin und Calcitriol stimuliert.

Thyr(e)otropin freisetzendes Hormon, *Thyroliberin*, Ⓔ *thyrotropin releasing hormone, TRH*, ↗ *Schilddrüsenhormone*.

Thyronin, Ⓔ *thyronine*, ↗ *Schilddrüsenhormone*.

Thyroxin, *3,5,3',5'-Tetrajodthyronin*, T_4, Ⓔ *thyroxine*, ein ↗ *Schilddrüsenhormon*.

Tiefensensibilität, *Kinästhesie*, ↗ *Mundgefühl*.

Tiefgefrieren, *Kryopräservation*, Ⓔ *deep freezing, cryopreservation*, nährstoffschonendes • *Haltbarmachungsverfahren*, bei dem die zu behandelnden Güter i.d.R. zunächst auf −2°C gekühlt und dann bei −40 bis −50°C gefroren werden. Pflanzliche Lebensmittel (↗ *Tiefkühlgemüse*) werden dabei vor dem T. meist noch blanchiert (• *Blanchieren*). Die Gefriergeschwindigkeit sollte im Gut möglichst 1–2 cm/h betragen, da ein langsames Gefrieren zur Bildung von größeren Eiskristallen führt, die die Textur der Lebensmittel stärker angreifen. Typische Verfahren zum T. von Lebensmitteln sind: Plattengefrieren, Luftgefrieren und das T. in kalten Flüssigkeiten (z.B. Propylenglycol), siedenden Flüssigkeiten (z.B. Kohlendioxid) und in kalten Dämpfen (z.B. verdampfender Stickstoff). T. ist ein sehr energieaufwändiges Verfahren. Weitere Energiekosten fallen bei der Lagerung der tiefgefrorenen Waren (↗ *Tiefkühlkost*; ↗ *Gefrierlagerung*) an.

tiefgefrorene Lebensmittel, *tiefgekühlte Lebensmittel*, Syn. für ↗ *Tiefkühlkost*.

Tiefkühlgemüse, Ⓔ *deep frozen vegetables*, Bezeichnung für durch • *Tiefgefrieren* haltbar gemachte und bei Temperaturen von −18 °C oder tiefer gelagerte • *Gemüsedauerwaren*. Das Gemüse wird direkt nach der Ernte gewaschen, sortiert, zur Enzyminaktivierung blanchiert und anschließend möglichst schnell auf Kühlplatten (Spinat) oder in Kaltluft (stückige Gemüse) auf −40 °C gebracht. Die Lagerdauer beträgt im Durchschnitt etwa 10 Monate.

Ernährungsphysiologische Bewertung: Beim Tiefgefrieren bleibt der Nährstoffgehalt der Gemüse weitgehend erhalten, geringe Vitamin-Verluste (Vitamin C etwa 3–30%) sind lediglich durch den Blanchiervorgang bedingt, der jedoch bei der Herstellung von T. recht kurz gehalten werden kann. Bei schneller, sachgerechter Tiefkühlung sofort nach der Ernte können die Vitaminverluste von T. sogar geringer sein als die einige Tage gelagerter frischer Gemüse.

Tiefkühlkost, *tiefgefrorene Lebensmittel*, *tiefgekühlte Lebensmittel*, Ⓔ *deep-frozen foods*, Bezeichnung für industriell tiefgefrorene Lebensmittel (• *Tiefgefrieren*), bei denen eine Kerntemperatur von −18 °C oder tiefer vom Einfrieren bis zum Verkauf aufrecht erhalten werden muss. Im Privathaushalt Eingefrorenes nennt man dagegen Gefriergut oder Gefrierkost. T. wird in verschiedenen Conveniencestufen (↗ *vorgefertigte Lebensmittel*) angeboten:

- *küchenfertige T.*: z. B. gewaschenes, geputztes und z. T. *blanchiertes Obst und Gemüse, entbeintes Fleisch,*
- *garfertige* T.: z. B. Fischstäbchen, Rahmspinat,
- *aufbereitfertige T.*: z. B. Pizzen, komplette Menüs,
- *verzehrfertige T.*: z. B. Eiscreme.

Der Verbrauch an T. war in den letzten Jahren stetig steigend (Werte von 2000 zeigt die Tab.).

Ein wichtiger Parameter für die Qualität von T. ist die Schnelligkeit der Verarbeitung der Rohware. Obst und Gemüse werden innerhalb weniger Stunden nach der Ernte tiefgefroren, Hochseefisch noch auf den Schiffen und an die Produktionslinien von Fertiggerichten schließen sich direkt die Frosteranlagen an. Ein weiterer entscheidender Parameter ist die Einhaltung der sog. Tiefkühlkette bis ins Kühlregal des Lebensmittelhandels. Um eine Temperatur von −18 °C oder tiefer auf allen Stufen des Transports incl. der Umladevorgänge zu garantieren, liegen die Temperaturen in den Großkühlhäusern und in den Tiefkühltransportern meist deutlich niedriger, etwa bei −23 bis −25 °C.

Ernährungsphysiologische Beurteilung: Das Tiefkühlen von Lebensmitteln gilt als ein Haltbarmachungsverfahren, bei dem die sensorischen und ernährungsphysiologischen Eigenschaften der Ausgangslebensmittel besonders gut erhalten bleiben. Besonders ↗ *Tiefkühlgemüse* ist häufig hinsichtlich seines Vitamingehaltes länger aufbewahrtem Frischgemüse überlegen. Die geringen ↗ *Nährstoffverluste* treten größtenteils beim Vorbereiten der Ausgangslebensmittel (Waschen, Zerkleinern, ↗ *Blanchieren*) und bei der Lagerung auf, die Verluste beim eigentlichen • *Tiefgefrieren* gelten als vernachlässigbar. Es gibt sogar Hinweise, dass die ernährungsphysiologischen Eigenschaften einzelner Lebensmittel durch das Tiefgefrieren verbessert werden. So zeigen einzelne Studien, dass z. B. die blähende Wirkung von Kohl gemindert wird,

Tiefkühlkost. Verbrauch in Deutschland im Jahr 2000. [Quelle: Deutsches Tiefkühlinstitut, Köln]

Produktgruppe	Verbrauch in Tonnen (Großverbraucher- und Haushaltspackungen)	Veränderung ggü. 1990 in %
Gemüse incl. Gemüsezubereitungen	408.527	+45,3
Fische, Schalen-, Krusten- und Weichtiere	218.021	+71,2
Kartoffelerzeugnisse	359.403	+8,1
Backwaren	457.340	+390,2
Hauptspeisen, Zubereitungen, Suppen, Eintöpfe	389.666	+196,0
Pizza	159.687	+135,5
TIEFKÜHLKOST INSGESAMT (incl. Rohfleisch, Wild und Rohgeflügel)	**2.688.684**	**+66,3**
Pro-Kopf-Verbrauch Tiefkühlkost insgesamt in kg	**1990**	**2000**
	20,4	32,8

die Verfügbarkeit von Eisen, Folsäure und Riboflavin in T. zunimmt und die Verdaulichkeit der Nahrung durch Auflockerung des Zellverbandes generell verbessert werden soll. Ein weiterer Vorteil von T. und insbesondere von Tiefkühlgemüse ist die Verfügbarkeit über das ganze Jahr, unabhängig von der Saison.
Aus hygienischer Sicht ist zu beachten, dass fast alle Mikroorganismen das Tiefkühlen überleben und nur in ihrem Wachstum gehemmt sind. Bei Unterbrechung der Tiefkühlkette sowie nach dem Auftauen ist ein mikrobieller Verderb wieder möglich. V.a. beim Auftauen von Geflügel muss daher die Auftauflüsssigkeit, die ↗ *Salmonellen* enthalten kann, verworfen werden.
Bei tiefgefrorenem Fleisch kommt es durch Kontakt mit Luftsauerstoff v. a. zu Verlusten an Vitamin C, Thiamin und Riboflavin sowie zu *Gefrierbrand* (↗ *Fleischfehler*; einhergehend mit Proteindenaturierung, Ranzigkeit und Farbveränderungen), weshalb hier eine Verpackung, die den Zutritt von Sauerstoff und den Austritt von Wasser verhindert, besonders wichtig ist. Bei tiefgekühltem Fettfisch führen oxidative Veränderungen der Fette auch bei Temperaturen unterhalb von −18 °C noch zur Wertminderung, weshalb die Lagerdauer hier begrenzt ist.

Tierarzneimittel, Ⓔ *drugs for animals*, Verbindungen, die gezielt zur Prophylaxe oder Therapie an Tiere verabreicht werden. Die Anwendungsgruppen sind sehr vielfältig (z.B. ↗ *Anabolika*, Analeptika, Analgetika, ↗ *Antibiotika*, Cytostatika, Diuretika, Hormone, Corticosteroide, Spasmolytika, Tranquilizer, Vitamine). Sie liegen im Anwendungsbereich von Veterinären entsprechend den in T.-Verzeichnissen festgelegten Anwendungsbedingungen und werden in Abhängigkeit von der Indikation zeitlich begrenzt eingesetzt. T. unterliegen den Bestimmungen des Arzneimittel-, Apotheken- und Suchtmittelrechtes.
Bei der Anwendung sind festgelegte Wartezeiten, die den lebensmittelhygienisch-toxikologischen Anforderungen entsprechend Rückstandsfreiheit oder tolerierbare Rückstände garantieren, einzuhalten. Nichteinhaltung der Richtlinien kann zu einer Überschreitung von Grenzwerten der Rückstandshöchstmengen-Verordnung führen. In den EU-Mitgliedsstaaten laufen Bemühungen um eine harmonisierte Rückstandskontrolle. Dabei werden seit 1998 alle für den menschlichen Verzehr bestimmten Tierarten und tierischen Erzeugnisse berücksichtigt. Vorrang hat die Kontrolle der Einhaltung des Anwendungsverbotes illegaler Stoffe mit anaboler Wirkung und von nicht zugelassenen Substanzen. Nach dem deutschen Fleischhygienerecht sind mindestens 2% aller gewerblich geschlachteten Kälber und 0,5% aller sonstigen nach Fleischhygiene-Verordnung gewerblich geschlachteten Tiere auf Rückstände zu untersuchen. Die Überarbeitung der Rückstandskontrollrichtlinie (Erweiterung der zu untersuchenden tierischen Lebensmittel und Stoffe) soll den ↗ *Verbraucherschutz* verbessern.

tierische Fette, Ⓔ *animal fat*, man unterscheidet zwischen Landtierfetten und ↗ *Seetierölen*. Zu Ersteren zählen Depot- und Organfette von Schwein, Rind (↗ *Rinderfett*), Schaf und Geflügel (Schlachttierfette), ↗ *Milchfett* und das Fett aus Eidotter.
• ***Fettgewinnung:*** T.F. werden aus dem Fettgewebe ausgeschmolzen oder aus Butter durch Erhitzen mit oder ohne Wasserdampf, Dekantieren oder Zentrifugieren zur Abtrennung von Rückstand und Wasser gewonnen. Laut Gesetz werden t.F. in Deutschland, Österreich und der Schweiz nicht raffiniert. T.F. enthalten weniger unerwünschte Begleitstoffe als ↗ *pflanzliche Fette*; das ↗ *Depotfett* speichert jedoch fettlösliche Schadstoffe und Anabolika, deren Einsatz als Futterzusatz in der EU allerdings unzulässig ist.
Ernährungsphysiologische Bedeutung: Der Hauptanteil der t.F. in der Ernährung findet sich im •*versteckten Fett* in Fleisch und Wurstwaren, Milchprodukten, Eiern, Fisch und damit zubereiteten Speisen. Der vergleichsweise hohe Anteil an gesättigten Fettsäuren wirkt sich bei fettreicher Ernährung ungünstig auf den Lipidstoffwechsel aus, hinzu kommt das in allen t.F. enthaltene Cholesterin (↗ *Hypercholesterinämie*). Es wird deshalb empfohlen, fettreiche, tierische Lebensmittel in der Ernährung einzuschränken und einen Teil der t.F. bei der Lebensmittelzubereitung durch Pflanzenöle zu ersetzen. Eine Ausnahme hiervon bilden ↗ *Fischöle*.
↗ *Fettsäuremuster* und ↗ *Fettbegleitstoffe* sind primär genetisch determiniert (Tab.), sie lassen sich je-

tierische Fette. Tab. Fettsäuremuster und Cholesteringehalt tierischer Fette, Durchschnittswerte in % der Gesamtfettsäuren. [Quellen: Souci-Fachmann-Kraut: *Die Zusammensetzung der Lebensmittel*. Wiss. Verlagsges. mbH, Stuttgart (1994) und andere Tabellenwerke]

	GFS	MUFS	PUFS	Chol. (mg%)
Milchfett	65	32	3	280
Rindertalg	48	47	5	95
Schweineschmalz	40	48	12	86
Gänseschmalz	29	58	13	100
Fischöl	31	22	47	400–700

GFS = gesättigte Fettsäuren; MUFS = einfach ungesättigte Fettsäuren; PUFS = mehrfach ungesättigte Fettsäuren; Chol. = Cholesterin (bez. auf 100 g Fett).

doch durch die Fütterung und andere Haltungsbedingungen der Tiere beeinflussen; z.B. fördert Kälte den Fettansatz und die Einlagerung von Fetten mit ungesättigten Fettsäuren (↗ *Schmalz*; Eidotter [↗ *Eier*]). Bei Wiederkäuern bildet der Pansen eine Barriere für Nahrungsfettsäuren, die Fütterungsart (Weidegang/Kraftfutter) beeinflusst aber die Fettsäuresynthese der Pansenflora (↗ *Milchfett*).

tierischer Eiweißfaktor, E *animal protein factor*, *veralt.* für ↗ *Cobalamin*.

Tiermast, ↗ *Masthilfsmittel*.

Tiermehl, *Tierkörpermehl*, E *meat and bone meal*, aus toten Tierkörpern hergestelltes, mehlartiges Tierfutter. Es existieren zahlreiche Hinweise darauf, dass die Verfütterung von während der Herstellung unzureichend erhitztem Tiermehl die Primärursache der ↗ *Prionenkrankheit* BSE bei Rindern darstellt. Bis zum Jahre 1994 war der Einsatz dieses Futtermittels auch bei ↗ *Wiederkäuern* üblich und erlaubt. Aufgrund des BSE-Skandals ist die Verfütterung an Wiederkäuer EU-weit seit 1994 verboten, bei anderen Masttieren war sie aber weiterhin gestattet. Seit dem 1. Januar 2001 ist die Verfütterung von Tiermehl an alle Tiere EU-weit vorerst für ein halbes Jahr untersagt.

Tierwirt/-in, ↗ *Ausbildungsberufe im Bereich Ernährung/Hauswirtschaft* Tab.

Tierzucht, E *animal breeding*, züchterische Veränderung und Nachzucht von Nutztieren überwiegend noch mit Methoden der klassischen Genetik durch gezielte Auswahl und Kreuzung von Zuchtlinien (was bereits seit der Steinzeit zu den „domestizierten" heutigen Haustierrassen führte). Ziel ist z.B. eine Veränderung des Körperbaus (Größe, Fettansatz) und einzelner physiologischer Merkmale (Milch[ertrags]leistung, Witterungsresistenz). Vereinzelt geschieht dies jedoch bereits mittels gentechnischer Methoden über Art- und Gattungsgrenzen hinweg (↗ *transgene Organismen*, Abschnitt transgene Nutztiere), wobei z.T. spezielle physiologische Leistungen sehr direkt verändert werden (z.B. Bildung von artfremden Hormonen/Proteinen).

Timnodonsäure, Syn. für ↗ *all-cis-5,8,11,14,17-Eicosapentaensäure*.

Tintenfisch, *Sepia*, E *squid*, wie auch andere Kopffüßler (Oktopus, Kalmar [Calamares], E *octopus*) zoologisch zu den Mollusken zählende Vertreter der ↗ *Weichtiere*.

tischfertige Lebensmittel, veralt. für ↗ *aufbereitungsfertige Lebensmittel*.

Tischgemeinschaft, 1) E *table community*, Bildung einer Gemeinschaft durch die Teilnahme an einer Mahlzeit. Durch das kollektive Teilen der Nahrung entsteht zwischen den Teilnehmern ein Zugehörigkeitsgefühl zu der sozialen Gruppe der T., das bei jeder gemeinsamen Mahlzeit neu bestätigt und stabilisiert wird. Der Ursprung der T. liegt wahrscheinlich in der Notwendigkeit, gemeinsam zu wirtschaften, um die Nahrungsversorgung sicher zu stellen, weswegen das Erwirtschaftete auch gemeinsam verzehrt wurde. Vor der Trennung von Arbeitsplatz und Haushalt, bildete somit die Hausgemeinschaft die T. Dadurch, dass die T. verschiedene soziale Funktionen erfüllen kann, existierte sie als Gemeinschaftsform auch nach der Trennung von Arbeitsplatz und Haushalt weiter. Mit der Fabrikarbeit wurden T. außerhalb des Haushalts gebildet, um soziale Kontakte zu knüpfen und Gemeinschaften zu schaffen (s.u.). Die T. hat ihre Bedeutung als soziale Institution daher nicht verloren (↗ *Mahlzeit*).
2) In der Gemeinschaftsverpflegung ein • *Speisenverteilsystem* mit der Ausgabe von Speisen in Schüsseln/auf Platten bzw. in Behältern (E *food distribution in bowls and on plates for a group*) mit einer bestimmten Zahl von Portionen – entsprechend der Zahl der Sitzplätze am Tisch. Die T. ist in Schulen, in den Speisesälen von Heimen, in Tagungsstätten und in der Personalverpflegung anzutreffen, vor allem bei einer geringeren Zahl von Essensgästen.

Tischsitten, E *table manners*, in einer Gemeinschaft gefordertes Verhalten bei einer Mahlzeit, das aufgrund von Werthaltungen und moralischen Vorstellungen entstanden ist. Tischsitten werden unreflektiert durch • *Nachahmungslernen* erworben und durch Gewohnheit gefestigt. ↗ *Essverhalten*, ↗ *Ernährungsverhalten*, ↗ *Esskultur*.

Titandioxid (E 171, ADI –), E *titanium dioxide*, ist ein weißer, unlöslicher • *Farbstoff* für Süßwaren, Dragees und Zahncreme. Problematisch ist die Entsorgung der bei der Herstellung des wichtigen Pigments anfallende Dünnsäure (Verklappung auf hoher See).

Tl, Elementsymbol für ↗ *Thallium*.

T-Lymphocyten, *T-Zellen*, E *T-lymphocytes*, Subpopulation der Lymphocyten, die unter dem Einfluss des • *Thymus* ihre immunologische Reifung erfuhr. T-L. haben Bedeutung für die Regulation der Immunantwort (Helfer- bzw. Suppressorzellen) wie auch für Abwehrmechanismen (cytotoxische Effekte, Freisetzung entzündungsfördernder Mediatoren). Zwei Untergruppen werden unterschieden, die durch Oberflächenmarker charakterisiert sind: $CD4^+$-T-Zellen (vorwiegend Helferzellen) und $CD8^+$-T-Zellen (vorwiegend cytotoxische und Suppressorzellen). Aufgrund ihrer Beteiligung an • *allergischen Reaktionen* des Typs IV (z.B. Kontaktekzem) ist der Nachweis bestimmter T-L. in der • *Allergiediagnostik* von Bedeutung.

TNF, Abk. für ↗ *Tumornekrosefaktor*.

Toasten, *Rösten*, E *toasting*, ↗ *Garverfahren* (Tab.).

TOBEC, Abk. für [E] *total body electrical conductivity*, ↗ *Ganzkörperleitfähigkeit*.

Tochtergeschwulst, Syn. für ↗ *Metastase*.

Tocochinon, [E] *tocoquinone*, Oxidationsprodukt von Tocopherolen, ↗ *Vitamin E*.

Tocopheroläquivalent, *TÄ*, *Vitamin-E-Äquivalent*, [E] *tocopherol equivalent*, 1αTÄ = 1,49IE (Internationale Einheit), ↗ *Vitamin E*.

Tocopherole, [E] *tocopherols*, ebenso wie die Tocotrienole eine Gruppe chemisch verwandter Vitamin-E-Verbinungen, aus der Gruppe der • *fettlöslichen Vitamine*. ↗ *Vitamin E*.

Lebensmitteltechnologische Anwendungen: T. (E 306, E 307, E 308, E 309), werden als Antioxidanzien für Säuglingsnahrung, Margarine und andere Fetterzeugnisse, Kaugummi und diätetische Lebensmittel verwendet. Zugelassene Tocopherole: E 306 • *stark tocopherolhaltige Extrakte*, E 307 α-Tocopherol, E 308 γ-Tocopherol, E 309 δ-Tocopherol.

Tocotrienole, [E] *tocotrienol*, ebenso wie die Tocopherole eine Gruppe chemisch verwandter Vitamin-E-Verbinungen, ↗ *Vitamin E*.

Todesursachenstatistik, ↗ *Mortalitätsstatistik*.

tödliche Dosis, [E] *lethal dose*, *LD*, *DL*, Menge eines Wirkstoffs/Pharmakons bei dessen Einsatz alle Individuen sterben. Sie wird meist als • LD_{50}, also diejenige Menge bei der innerhalb einer bestimmten Zeit 50% der Individuen sterben, angegeben.

tödliches Quartett, Syn. für ↗ *metabolisches Syndrom*.

Tofu, *Sojaquark*, [E] *tofu*, Sojaprodukt, das aus Sojamilch (↗ *Sojabohne*) durch Eiweißgerinnung (Säure und Salzzusatz) und Abpressen von Wasser hergestellt wird. Das eiweißreiche Produkt wird frisch verzehrt, gebraten oder frittiert. Es dient v.a. in Asien als wichtiges Nahrungsmittel, gewinnt aber als vegetarische Proteinquelle auch in den westlichen Ländern an Bedeutung.

tolerable upper intake level, ↗ *Referenzwerte für die Nährstoffzufuhr* Tab.

Tolubalsam, Syn. für ↗ *Perubalsam*.

Tomate, *Paradiesapfel*, bot. *Lycopersicon esculentum*, [E] *tomato*, in Mittel- und Südamerika beheimatetes, einjähriges, krautiges • *Nachtschattengewächs* (*Solanaceae*) bzw. dessen Beerenfrüchte. Die T. kam zunächst als Zierpflanze nach Europa. Erst nach dem 1. Weltkrieg gewann sie in Deutschland als • *Fruchtgemüse* allmählich an Bedeutung und gehört heute mit einem Verzehr von 16,6kg T. pro Kopf und Jahr (1998/99) zu den beliebtesten Gemüsesorten. Der weitaus größte Anteil wird importiert. Hauptimportländer sind Holland und Spanien. Es gibt über 600 Sorten, die eingeteilt werden in 1) die klassischen runden T., 2) Fleischtomaten, 3) Flaschentomaten (Eiertomaten, Paretti) und 4) Kirschtomaten (Cherry-, Cocktail-, Zuckertomaten). T. sind normalerweise rot gefärbt, was auf den hohen Gehalt an ↗ *Lycopin* zurückzuführen ist. Weiterhin sind gelbe und violette Sorten erhältlich. Für den Frischverzehr werden T. überwiegend bei Pflückreife geerntet, wenn sich die grüne Farbe aufhellt. Sie reifen bei der Lagerung nach. Das volle Aroma erreichen sie jedoch nur bei Reifung an der Pflanze. T. werden frisch angeboten oder zu Konserven, Tomatenpüree, -mark, -saft oder Tomatenpulver (für die Herstellung von Trockenprodukten) verarbeitet.
T. bestehen zu 93% aus Wasser, enthalten pro 100g 1g Protein, 0,2g Fett und 2,7g Kohlenhydrate, und sind reich an Kalium (242mg/100g) β-Carotin (0,5mg/100g), Folsäure (45mg/100g) und Vitamin C (25mg/100g). Cocktailtomaten sind reicher an Nähr- und Aromastoffen als größere Arten und Freilandtomaten sind der Unterglasware überlegen. Unreife, grüne Tomaten sollten nicht verzehrt werden, da sie bis zu 30mg/100g des Alkaloids ↗ *Solanin* (neben ↗ *Tomatin*) enthalten.
Die T. gehört zu den ersten Nutzpflanzen, die gentechnisch verändert wurden. Am bekanntesten ist die sog. Flavr-Savr-Tomate (↗ *Anti-Matsch-Tomate*). Ziel der gentechnischen Maßnahmen ist eine Reifungsverzögerung, die eine längere Erhaltung der Struktur (verzögerter Zellwandabbau) bewirkt. Dadurch wird die Reifung an der Pflanze ermöglicht, was einen erhöhten Gehalt an Nähr- und Aromastoffen zur Folge hat (s.a. Essay: ↗ *Gentechnik und Lebensmittel*).

Tomatenketchup, *Ketchup*, ↗ *Würzsoßen*.

Tomatenmark, ↗ *Fruchtmark*.

Tomatin, *Lycopersicin*, ein • *Alkaloid*, welches aus dem Aglycon Tomatidin mit Steroidgrundstruktur (Abb., vgl. • *Solanin*) und den Zuckerkomponenten Glucose, Galactose und Xylose besteht. Es kommt in Nachtschattengewächsen, z.B. Paprika, Tomaten und Auberginen vor, seinen Namen erhielt es aufgrund seines Vorkommens in Tomatenschalen. In reifen Früchten sind die Gehalte verschwindend gering, so dass keine Intoxikationssymptome auftreten.

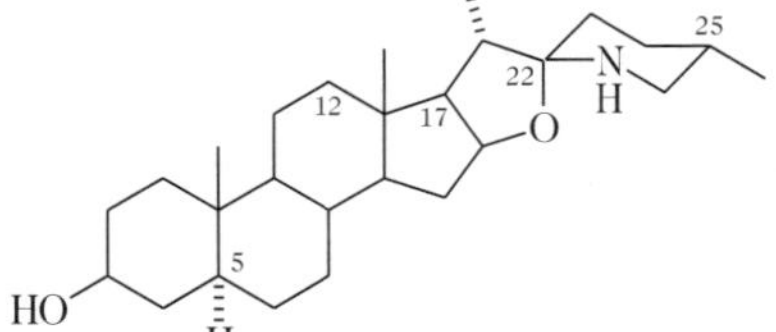

Tomatin. Struktur des Aglycons Tomatidin.

Tonic-Wasser, [E] *tonic water*, chininhaltige Limonade (Erfrischungsgetränke), deren bitterer Geschmack von chininhaltigen Extrakten der Rinde des Chinarindenbaums (↗ *Cinchona officinalis*) oder von zugesetztem ↗ *Chinin* stammt. Der Chiningehalt darf max. 80 mg/l betragen.

Tonikum, Ⓔ *tonic*, von gr. *tonos*, Spannung, Medikament, das z.B. durch Erhöhung des Blutdrucks und des Muskeltonus die körperliche und geistige Leistungsfähigkeit steigern soll. In der Phytotherapie kommen hierzu Wirkstoffe aus Chinarinde (↗ *Chinin*), ↗ *Enzian* oder Ginseng zum Einsatz. Vgl. • *Stärkungsmittel*.

Topfen, Syn. für ↗ *Quark*.

Tophus, Ⓔ *tophus*, entzündliche Knotenbildung z.B. bei ↗ *Gicht*.

Topinambur, , *Erdbirne*, *Erdartischocke*, *Jerusalemartischocke*, bot. *Helianthus tuberosus*, Ⓔ *Jerusalem artichoke*, *sunflower artichoke*, aus Nordamerika stammende sonnenblumenähnliche Pflanze der Familie der Korbblütler (*Compositae/Asteraceae*), deren unterirdische Sprossknollen als Nahrungsmittel dienen. Früher in vielen Ländern ein Hauptnahrungsmittel, wurde T. von der Kartoffel verdrängt und spielt heute nur noch eine untergeordnete Rolle. Die Knollen besitzen sortenabhängig eine rote, gelbe oder braune Schale und meist weißes Fleisch. Sie bestehen zu 79% aus Wasser, enthalten 2,4% Protein, 0,4% Fett, 4% verwertbare Kohlenhydrate und 12% Ballaststoffe, davon ca. 60–70% ↗ *Inulin*. Hervorzuheben ist der hohe Eisengehalt von 3,7 mg/100 g. Durch den geringen Anteil verwertbarer Kohlenhydrate findet die T. als Diabetikernahrungsmittel Verwendung. Die Knollen können roh oder gekocht (meist in Suppen und Eintöpfen) verzehrt werden. Sie dienen außerdem der Herstellung von Alkohol.

Tormentill(a), *aufrechtes Fingerkraut*, *Blutwurz*, bot. *Potentilla erecta*, Ⓔ *tormentill*, Staude, die aufgrund ihres Gehaltes an Gerbstoffen (↗ *Catechine*, ↗ *Tannine*) bei Diarrhö, aber auch zur Behandlung von Entzündungen der Mundschleimhaut eingesetzt wird.

totale parenterale Ernährung, *TPE*, ↗ *parenterale Ernährung*.

totales Fasten, Ⓔ *total fasting*, ↗ *Fasten*.

Toxikologie, Ⓔ *toxicology*, 1) ↗ *Ernährungstoxikologie*; 2) ↗ *genetische Toxikologie*; 3) ↗ *zelluläre Toxikologie*.
T. ist die Lehre von der Wirkung der Gifte auf den Organismus. Bereits im 16. Jahrhundert verwies Paracelsus auf die Beziehung zwischen Dosis und Wirkung (↗ *Dosis-Wirkungs-Beziehung*). Der Begriff T. setzt sich aus den griechischen Wörtern für Gift (*toxicon*) und Lehre (*logos*) zusammen. Die T. als Teilgebiet der • *Pharmakologie* hat sich zunächst als Erfahrungswissenschaft im Zusammenhang mit der Medizin, später mit der Chemie entwickelt. Aus einer empirischen wurde eine maßanalytische Wissenschaft, wobei erst Ende des 19. Jahrhunderts die bislang zusammenhängenden Fachgebiete Pharmakologie und T. unterschieden wurden. Die T. befasst sich v.a. mit den Wirkungsweisen von ↗ *Giften*, ihrem Stoffwechsel (↗ *Pharmakokinetik*), der Bestimmung der ↗ *Toxizität* von Stoffen, den Vergiftungserscheinungen und Therapiemöglichkeiten sowie mit dem gerichtlichen Nachweis von Giften. Auch in der T. sind allgemeine Gesichtspunkte wie Geschlecht, Ernährungs- und Gesundheitszustand, Alter oder Umwelteinflüsse bei der Beurteilung von Untersuchungsergebnissen zu berücksichtigen.
Gefordert ist die T. u.a. bei medikamentösen, zufälligen oder absichtlichen Vergiftungen, Arznei-, Rauschmittel- und Genussmittel-Missbrauch, Suchterscheinungen, Allergien, Arbeitssicherheitsfragen, Luft-, Boden- und Wasserverunreinigung, Berufskrankheiten, Rückständen in Lebensmitteln, Kosmetikaverträglichkeit oder bei der Einschätzung von Kampfstoffen. Besondere Aufmerksamkeit verdienen Synergismen zwischen Umweltschadstoffen und Arzneimittel(neben)wirkungen. Heute befasst sich das einst der Medizin vorbehaltene Fach T. mit der Wirkung der Schadstoffe auf alle lebenden Organismen.
Ein wesentliches Hilfsmittel der T. stellen modernste qualitative und quantitative Analysenmethoden dar, die eine wesentliche Voraussetzung für den Nachweis von Stoffspuren oder den Nachweis von Fremdstoffen in komplex zusammengesetzten Medien (z.B. Körperflüssigkeiten) sind. Die T. bedient sich zur toxikologischen Bewertung von Fremdstoffen einer Vielzahl an Toxizitätstesten. Um die Verwendung von Versuchstieren einzuschränken, werden stetig alternative Methoden gesucht. So lassen sich z.B. begründete Hinweise auf genotoxische Wirkungen (irreversible Schädigungen der DNA) aus Kurzzeittests an Bakterien ableiten. Toxikologisch relevante Daten werden von vielen staatlichen Institutionen erhoben und sind in Datenbanken verfügbar.

Toxikose, eine durch ↗ *Intoxikation* (Vergiftung) verursachte Erkrankung.

Toxine, Ⓔ *toxins*, Stoffwechselprodukte von Mikroorganismen, Pflanzen oder Tieren, die eine Gift-Wirkung auf Organismen und speziell den Menschen haben. Im Gegensatz zum chemisch definierten ↗ *Gift* besitzen T. meist eine unterschiedliche Antigenität, d.h. durch ihren Antigen-Charakter wird die Bildung spezifischer Antikörper hervorgerufen. T. zählen zu den verschiedensten chemischen Substanzgruppen (Alkaloide, Steroide, Proteine, Lipopolysaccharide, Terpene, Säuren, Amine u.a.). T. aus Mikroorganismen sind v.a. von Bakterien gebildete Gifte, wobei ↗ *Exotoxine* und ↗ *Endotoxine* unterschieden werden, sowie ↗ *Mycotoxine*.

Unter den höheren Pilzen befinden sich zahlreiche ↗ *Giftpilze*, die T. mit Oligopeptid-Struktur oder alkaloidartige Verbindungen enthalten.
Pflanzen-T. (Phyto-T.) sind chemisch sowohl hoch- (↗ *Lectine*, z.B. ↗ *Phasin*, ↗ *Ricin*) als auch niedermolekulare (Alkaloide, Herzglycoside, ↗ *Glucosinolate*, ↗ *Saponine*) Substanzen. T. aus Tieren (Zootoxine), die dem Beutefang oder der Abschreckung dienen, sind pharmakologisch spezifische und toxikologisch hochwirksame Gifte (z.B. ↗ *Tetrodotoxin* der Kugelfische, cardio- und neurotoxische Peptide und gerinnungshemmende Proteasen der Schlangengifte).
Die Wirkmechanismen der T. sind vielfältig und bei weitem noch nicht alle aufgeklärt. Einige hemmen die Proteinsynthese oder blockieren Ionenkanäle. T.-Moleküle besitzen eine haptomere Gruppe zur spezifischen Bindung an Rezeptoren der Zelle und eine toxophore Gruppe, welche die Giftwirkung entfaltet. Zerstört man die toxophore Gruppe so entsteht ein ungiftiges Toxoid, dessen Antigenwirkung zur aktiven Immunisierung (z.B. gegen Diphtherie und Tetanus) verwendet werden kann. Viele T. finden als Hilfsmittel in der Molekularbiologie und Neurochemie Anwendung (z.B. Tetrodotoxin) oder sind Bestandteil von Arzneimitteln (z.B. Glycoside, ↗ *Opiate*, ↗ *Alkaloide*) oder Genuss- und Rauschmitteln (z.B. ↗ *Coffein*, ↗ *Nicotin*).

toxische Osteopathie, Ⓔ *toxic osteopathy*, Knochenveränderungen (↗ *Osteopathie*) durch toxische Einwirkung von anorganischen und organischen Substanzen oder Medikamenten.

Toxizität, Ⓔ *toxicity*, Bezeichnung für die Giftigkeit einer Substanz, die sowohl innerhalb einer Spezies als auch für verschiedene Arten variieren kann. Wichtige Einflussfaktoren auf die T. sind genetisch bedingte oder physiologische Differenzen, Applikationsregime bzw. Expositionsweg, individueller Lebensstil, Spontan- und Alterserkrankungen, prä-und postnatale Stoffwechselprägung, biogeochemische und Umweltexpositionen sowie spezifische Arbeitsplatzbelastungen. In der • *Toxikologie* unterschieden werden *akute* T. (Giftigkeit bei einmaligem oder kurzfristigem Kontakt mit einem Giftstoff, ↗ *Gifte*), *subakute* bzw. *subchronische* T. (Effekt nach wiederholter, meist 28 bzw. 90 Tage dauernder Belastung) und *chronische* T. (Wirkung bei Belastung über einen langen Zeitraum, evtl. die ganze Lebensspanne). Im Rahmen von Toxizitätsprüfungen werden darüber hinaus fruchtschädigende (teratogene), reproduktionstoxische, haut- und augenreizende, sensibilisierende sowie carcinogene und mutagene Eigenschaften geprüft.

Toxoplasma gondii, weltweit verbreitetes • *Protozoon* (Familie Toxoplasmatidae, Gattung Toxoplasma), das bei nahezu 300 Säugetierarten (u.a. Katze, Schaf, Schwein, Rind, Pferd, Wildtiere), bei 60 Vogelarten und beim Menschen vorkommt. Erreger der ↗ *Toxoplasmose*, einer bei Tieren und dem Menschen weit verbreiteten Zoonose.
Im Entwicklungszyklus von *T.g.* kann man drei Erregerstadien unterscheiden:
1. Oocysten, ca. 10 × 12μm große infektiöse, widerstandsfähige Fäkalform aus der Katze;
2. *Cysten* in Organen und Geweben aller betroffenen Individuen mit einer Größe bis zu 300μm von runder Form;
3. halbmondförmige 5 × 3μm große Trophozoiten (Wachstumsform).
T. g. durchläuft nur im Darm der obligaten Endwirte (in Mitteleuropa Hauskatze, Wildkatze, Luchs) eine geschlechtliche Entwicklung, die mit der Ausscheidung der Oocysten endet. Nach einem Reifungsprozess in der Außenwelt sind sie für ein breites Zwischenwirtsspektrum (u.a. Hund, Nagetiere, Schwein, Schaf, Rind, Geflügel und der Mensch) infektiös. In verschiedenen Organen der Zwischenwirte erfolgt nur eine ungeschlechtliche Vermehrung, die mit der Bildung der Gewebecysten endet. Diese kommen in allen Organen vor, besonders häufig aber im Gehirn sowie der Skelett- oder Herzmuskulatur. Sie sind sowohl für den Endwirt Katze als auch für Zwischenwirte infektiös. Die Infektion des Menschen kann direkt über die Nahrungskette durch den Verzehr von infiziertem, ungenügend erhitztem oder tiefgefrorenem Roh- und Hackfleisch oder über Nahrungsmittel, die mit Oocysten fäkal kontaminiert sind, erfolgen. Außerdem kann *T. g.* bei Schwangeren nach Erstinfektion diaplazentar oder bei Transplantation infizierter Organe übertragen werden. Besonders in der Fetalperiode und im Kindesalter besteht eine hohe Affinität des Erregers zum ZNS.
Obwohl als häufigster Ansteckungsweg der Verzehr cystenhaltigen Fleisches angesehen wird, spielt auch die orale Aufnahme von Oocysten eine Rolle. In Europa scheiden ca. bis zu 1,5% der Katzen Infektionsstadien aus. Relativ häufig sind Schweine und Schafe Träger von Gewebecysten, während sie bei den landwirtschaftlichen Tieren Pferd, Rind und Huhn weniger häufig vorkommen. Die altersabhängige *Toxoplasma*-Infektion bei Menschen ist regional verschieden. In Deutschland weisen im Durchschnitt ca. 60% der erwachsenen Bevölkerung Antikörper gegen *T. g.* auf. Auch bei verschiedenen Tierarten liegen hohe Durchseuchungsquoten vor.

Toxoplasmose, Ⓔ *toxoplasmosis*, durch das • *Protozzoon* • *Toxoplasma gondii* hervorgerufene, auf den Menschen übertragbare • *Zoonose* mit einer Durchseuchung der Bevölkerung von über 50% (starke regionale Schwankungen). Die Übertragung der • *parasitären Infektion* erfolgt durch den Genuss von infiziertem rohen Fleisch und Umgang mit infizierten Katzen (bzw. Katzenkot). Nach seroepidemiologischen Untersuchungen beträgt die Durchseuchungsquote beim Schwein 64–84%, beim Schaf 27–100%, beim Rind 68–93%, beim Kaninchen 70% und bei der Katze bis zu 74%. Die Katze ist Endwirt von *T. gondii* und gilt, obwohl nur ca. 0,6–1,3% der Katzen Oocysten ausscheiden, als Oocysten-Hauptausscheider. Auf dem Ausscheidungshöhepunkt werden pro Gramm Kot mehr als 1 Million Oocysten, die gegenüber Umwelteinflüssen sehr widerstandsfähig sind, ausgeschieden. Die Infektion verläuft meist asymptomatisch oder unspezifisch, grippeähnlich mit Lymphknotenschwellung oder -entzündung, in schweren Fällen Hirnhaut- oder Gehirnentzündung (Meningoencephalitis) und selten auch chronisch mit Fieberschüben und Organmanifestation in Lymphknoten, Leber, Milz, Auge und ZNS. Immundefiziente Personen können nach Erstinfektion schwer erkranken. So tritt bei bis zu 40% der AIDS-Kranken (↗ *HIV-Infektion*) eine *Toxoplasma*-Encephalitis auf, die nicht selten zur unmittelbaren Todesursache wird. Nach durchgemachter Infektion besteht lebenslange Immunität. Die Erstinfektion in der Schwangerschaft (Häufigkeit 0,7–1,7%) kann zur Fruchtschädigung führen, wobei die Infektionsrate des Fetus in der Frühschwangerschaft am niedrigsten ist (ca. 15%) und bis zur Spätschwangerschaft bis auf ca. 65% ansteigt. Die fetale Infektion führt nur selten zu ↗ *Abort* bzw. Totgeburten, kann aber zu irreversiblen Hirnschädigungen führen. Mögliche charakteristische Symptome bei Neugeborenen sind Hydrocephalus (Wasserkopf), intracerebrale Verkalkungen und Chorioretinitis (Aderhaut- und Netzhautentzündung des Auges). Entstandene Schäden manifestieren sich oft erst Jahre später in Form von Intelligenzdefiziten und/oder epileptischen Anfällen. Die angeborene Toxoplasmose ist seit 1979 meldepflichtig. Die Diagnose erfolgt durch Bestimmung spezifischer Antikörper (IgM, IgG) im Serum. Eine Serokonversion, d. h. ein positiver Antikörperbefund nach vorher negativer Antikörperbefund ist Zeichen für eine frische Infektion. Die Therapie erfolgt vor allem mit Sulfonamiden und Pyrimethamin (Malariamittel). Da letzteres ein Folsäureantagonist ist, sollte es im ersten Trimenon nicht verabreicht werden. Bei früh erkannter Infektion wird auch das Antibiotikum Spiramycin (kaum plazentagängig) eingesetzt. Die Prävention der Toxoplasmose, die einen wichtigen Bestandteil der Ernährungsempfehlungen für Schwangere (↗ *Schwangeren-Ernährung*) darstellt, besteht in dem Verzicht auf den Verzehr von rohem oder halbgarem Fleisch (auch Rohwurst bzw. rohem Schinken). Nach Umgang mit rohem Fleisch sollten die Hände gründlich gewaschen werden und die Berührung mit Augen und Mund vermieden werden. Der Kontakt mit Katzen bzw. Katzenkot und evtl. damit kontaminierter Erde sollte ebenfalls vermieden werden (ggf. Schutzkleidung tragen).

TPE, Abk. für totale ↗ *parenterale Ernährung*.

TPP, Abk. für ↗ *Thiaminpyrophosphat*.

Traberkrankheit, *Gnubberkrankheit*, E *scrapie*, übertragbare neurodegenerative Erkrankung bei Schafen und seltener bei Ziegen, zählt aufgrund von typischen schwammartigen Veränderungen im Gehirn zu den Transmissiblen (übertragbaren) Spongiformen Enzephalopathien (TSE, ↗ *Prionen-Krankheiten*). Die T. besitzt hinsichtlich Entstehung, Verlauf und Verbreitung ein komplexeres Muster als die restlichen TSE und wird daher als Archetyp interpretiert. In Großbritannien ist sie bereits seit dem 18. Jahrhundert (wahrscheinlich seit 1732) bekannt und tritt bis heute weltweit auf. In Bezug auf die Häufigkeit bestehen jedoch große Unterschiede von Land zu Land. Zu den klinischen Symptomen gehören Juckreiz, mit der Tendenz der erkrankten Tiere, sich die Wolle abzuscheuern. Aufgrund dieser Kratzsymptome wird die Krankheit im Angelsächsischen *scrapie* genannt (*to scrape*, Kratzen). Beim Kratzen ist ein eigenartiges Lippenspiel zu beobachten (Gnubbern). Ferner treten Störungen der Körperkoordination und beim Laufen auf, die zur deutschen Bezeichnung führten.
Die Inkubationszeit beträgt 3–4 Jahre, der symptomatische Krankheitsverlauf bis zum Eintreten des Todes hingegen nur 2–6 Monate. Die Übertragung erfolgt sowohl *vertikal*, von der Mutter auf das Jungtier, als auch von Tier zu Tier, *horizontal*. Das Lamm infiziert sich bei dem Geburtsvorgang, wahrscheinlich über das Fruchtwasser. Ältere Tiere infizieren sich durch das Fressen der Plazenta selbst oder durch das Fressen von Futter, das mit hochinfektiösem Fruchtwasser kontaminiert wurde. Die Übertragungswege sind jedoch nicht in allen Einzelheiten bekannt.

Tragant(h) (E 413), E *tragaganth*, *gum tragacanth*, ist das Exsudat des Stammes und der Äste verschiedener in Vorderasien wachsender Leguminosen, vor allem von *Astragalus gummifer*. T. bildet hochviskose wässrige Lösungen, deren Viskosität kaum pH-abhängig und gut säure- und hitzestabil ist. T. dient als ↗ *Verdickungsmittel* für Suppen, Soßen, Fertiggerichte, Mayonnaise und andere Emulsionen, Käsezubereitungen, Speiseeis, Konditoreierzeugnisse und kalorienverminderte Lebensmittel sowie als ↗ *Trägerstoff*. Vgl. ↗ *Karayagummi*.

Trägerlösemittel, E *carrier solvents*, Substanzen (Tab.), die die Einarbeitung von flüssigen oder gelösten ↗ *Zusatzstoffen* oder anderen Zutaten zu Lebensmitteln erleichtern, wenn diese, wie z. B. Antioxidanzien, Farbstoffe oder Aromastoffe nur in

Trägerlösemittel. Tab. Zugelassene Trägerlösemittel.

E-Nr.	Substanz
E 338	Orthophosphorsäure (↗ *Orthophosphate*)
E 420	↗ *Sorbit*
E 1520	↗ *1,2-Propylenglycol*
E 422	↗ *Glycerin*
E 1518	↗ *Glycerinacetate*
außerdem: Wasser, Ethanol, Propan-2-ol	

Trägerstoffe. Tab. Zugelassene Trägerstoffe.

E-Nr.	Substanz
E 322	↗ *Lecithine*
E 401–E 404	↗ *Alginsäure* und Alginate
E 413	↗ *Traganth*
E 414	↗ *Gummi arabicum*
E 420	↗ *Sorbit*
E 440 a	↗ *Pektine*
E 466	↗ *Carboxymethylcellulose*
E 517	↗ *Ammoniumsulfate*
E 551–E 559	↗ *Siliciumdioxid* und Silikate (↗ *Bentonit*)
E 901	↗ *Bienenwachs*
außerdem: ↗ *Saccharose*, ↗ *Lactose*, ↗ *Stärke*, ↗ *Dextrine*	

niedrigen Konzentrationen und über • *Trägerstoffe* zuzusetzen sind.

Trägermoleküle, *Transportproteine*, Ⓔ *carrier*, uneinheitlich/unscharf gebrauchter Sammelbegriff für am Transport biologisch aktiver Substanzen im Zellbereich beteiligte Moleküle. T. können sowohl die Löslichkeit/den Ferntransport eines Stoffes ermöglichen (und dann auch Speicherwirkung haben), als auch den Durchtritt polarer Substanzen durch die Lipiddoppelschicht von Biomembranen ermöglichen. Dann sind sie oft Angriffspunkt regulatorischer Mechanismen (↗ *Transportsysteme*). Beispiele:

1) Integrale Membranproteine, die die gesamte Zellmembran durchspannen und den • *trägervermittelten Transport* durch Änderung des Konformationszustandes vermitteln. Der ↗ *Transport* erfolgt nach Bindung des Substrats an das T. Die Substrate werden von einem Kompartiment in das andere geschleust, ohne sie chemisch zu verändern. T. sind spezifisch für den Transport einzelner Substrate oder Gruppen ähnlicher Substanzen. Viele T. sind Cotransporter, indem sie eine spezifische Kombination von zwei oder sogar drei verschiedenen Molekülen in einem festen Zahlenverhältnis befördern (↗ *Symport*; ↗ *Antiport*).

2) Proteine, die niedermolekulare Substanzen mit dem Blutstrom transportieren, z.B. ↗ *intrinsischer Faktor*, ↗ *Transferrin*.

Trägerstoffe, Ⓔ *carriers*, Substanzen (Tab.), die die Einarbeitung von • *Zusatzstoffen* oder anderen Zutaten zu festen Lebensmitteln erleichtern, wenn diese, wie z.B. Antioxidanzien, Farbstoffe oder Aromastoffe/Aromakonzentrate nur in niedrigen Konzentrationen zuzusetzen sind. T. werden auch zum Standardisieren von Stoffen und Extrakten benutzt. ↗ *Trägerlösemittel*.

trägervermittelter Transport, Ⓔ *carrier transport*, beschreibt einen • *Transportmechanismus* durch Membranen, bei dem spezifische ↗ *Trägermoleküle* (• *Carrier*) Vermittler eines effektiven Stofftransports sind. Dabei bildet sich intermediär ein Komplex von Substrat und Träger. Man spricht von trägervermittelter oder erleichterter Diffusion, wenn der Transport entlang eines Konzentrationsgradienten erfolgt. Von einem primär aktiven t. T. spricht man, wenn der Transportprozess mit der Spaltung von ATP gekoppelt ist. Der t. T. kann auch in Form eines sekundär aktiven Transportes ablaufen, bei dem der ATP-verbrauchende Schritt des Transports zu einer anderen Reaktion gehört. So erfolgt etwa der Glucosetransport in die Enterocyten des Dünndarms gegen einen Konzentrationsgradienten. Das Konzentrationsgefälle von Natriumionen liefert dabei die Antriebskraft für den Glucosetransport. Die hierfür notwendige sehr niedrige zelluläre Natriumkonzentration wird durch die hohe Aktivität einer Na^+/K^+-ATPase aufrechterhalten. Auch der tertiär aktive Transport ist ein t. T., der durch sekundär aktiven Transport angetrieben wird.

Der t. T. ist selektiv, erfolgt spezifisch und weist analog der Bildung eines ↗ *Enzym-Substrat-Komplexes* eine Sättigungskinetik auf.

Tranquilizer, *Tranquillanzien*, *Anxiolytika*, *Ataraktika*, Ⓔ *tranquilizer*, zu den Sedativa zählende pharmakologisch wirksame Substanzen, die psychische Einflüsse auf das ↗ *vegetative Nervensystem* dämpfen und so zu einer so genannten psychovegetativen Entkopplung führen. T. vermindern Angst- und Zwangsvorstellungen sowie Spannungszustände, einige wirken muskelentspannend und mildern zentral bedingte Krämpfe (epileptische Anfälle) oder sind schlaffördernd. ↗ *Alkohol* bedingt teilweise eine dramatische Wirkungsverstärkung (s.a. Essay: ↗ *Lebensmittel-Medikamenten-Interaktion*). Hauptindikationen sind Angststörun-

gen (z.B. generalisierte Angststörung, Panikattacken, Angst im Rahmen von Schizophrenien bzw. Depressionen) sowie Schlafstörungen. Die wichtigste Nebenwirkung von T. besteht in einer Abhängigkeitsgefahr, die sowohl mit psychischen als auch mit körperlichen Absetz- und Entzugserscheinungen einher geht. Akute Nebenwirkungen sind Müdigkeit, Schläfrigkeit, Konzentrationsschwäche sowie Beeinträchtigung der Aufmerksamkeit und des Reaktionsvermögens (Straßenverkehr!). Muskelschwäche tritt als Folge der zentralen Muskelrelaxation auf. Bei chronischer Anwendung können kognitive Leistungseinbußen oder neurologische Störungen wie Schwindel, Ataxie oder verwaschene Sprache die Folge sein.
T. sind chemisch sehr heterogen. Die wichtigste Gruppe bilden die Benzodiazepine. Das älteste, Chlordiazepoxid, wurde 1960 in den USA als angstlösendes Mittel eingeführt. Das am häufigsten verwendete Präparat ist Diazepam. Darüber hinaus haben Meprobamat oder Buspiron Bedeutung.

Transacetylasen, Ⓔ *acetyl transferases*, Syn. für ↗ *Acetyl-Transferasen*.

Transaktionsanalyse, Ⓔ *transactional analysis*, vom Psychoanalytiker (• *Psychoanalyse*) Eric Berne (1967) begründete Form der Psychotherapie, in deren Mittelpunkt die Interaktionen zwischen Menschen steht. Sie setzt sich aus vier Verfahren zusammen: 1) Strukturale Analyse (Selbstanalyse), 2) Transaktionale Analyse (Kommunikationsanalyse), 3) Analyse der „Spiele" (immer nach dem gleichen Muster ablaufende Transaktionen), 4) Analyse des „Skripts" (Lebensplan).
Die T. geht davon aus, dass es drei Ich-Zustände gibt, die bei jedem Menschen vorhanden, aber individuell unterschiedlich gewichtet sind: das Kindheits-Ich, der spontane, emotionale, aber auch angepasste Persönlichkeitsanteil („angepasstes Kind", „rebellierendes Kind"), das Eltern-Ich, das belohnt und tröstet, bestraft und Normen und Regeln setzt („kritisches Eltern-Ich" und „nährendes/fürsorgliches Eltern-Ich"), und das Erwachsenen-Ich, das zur Informationsaufnahme und -verarbeitung dient (rational, pragmatisch, gefühlsneutral). Transaktionen (kleinste Einheit der Kommunikation, bestehend aus Reiz und Reaktion) erfolgen aus bestimmten Ich-Zuständen heraus. Bei parallelen oder komplementären Transaktionen reagiert die angesprochene Person wie erwartet, der Gesprächsverlauf ist vorhersehbar. Überkreuz-Transaktionen sind durch überraschende Reaktionen gekennzeichnet – der Gesprächspartner reagiert aus einem anderen Ich-Zustand als erwartet.
In der T. wird versucht, den Gegenüber gezielt in einen bestimmten Ich-Zustand wechseln zu lassen, der ein der Situation angemessenes Verhalten ermöglicht. Dadurch soll der Klient befähigt werden, „skript-freies" Verhalten zu zeigen, d.h. Verhalten, das sich nicht nach dem in früher Kindheit entwickelten Lebensplan richtet, da dies häufig in der aktuellen Situation unangemessen ist und Wahrnehmung, Denken und Verhalten einschränkt.
Die T. wird nicht nur in der Psychotherapie eingesetzt, sondern sie kann auch bei der Lenkung eines Beratungsgesprächs, z.B. der ↗ *Ernährungsberatung*, genutzt werden. Ein sachliches Problem sollte dabei immer auf der Erwachsenen-Ebene gelöst werden und nicht – wie in Beratungssituationen häufig – in einer Eltern-Kind-Transaktion (Berater agiert aus dem kritischen oder fürsorglichen Eltern-Ich, Ratsuchender aus dem angepassten Kindheits-Ich). Eine Verhaltensänderung kann allerdings nicht nur auf rationaler Ebene (Erwachsenen-Ich) erfolgen, sonder muss auch die anderen Ich-Zustände z.B. Emotionen, Normen einbeziehen. Die T. eignet sich auch für die Analyse von problematischen Situationen oder Misserfolgen im Beratungsgespräch.

Transaldolase, EC 2.2.1.2, Ⓔ *transaldolase*, ein Enzym des Kohlenhydratstoffwechsels, das im Pentosephosphat-Zyklus die Übertragung einer C3-Einheit von einer Ketose auf eine Aldose katalysiert. T. stellt zusammen mit der ↗ *Transketolase* eine reversible Verbindung über drei Reaktionen zwischen Pentosephosphatweg und Glycolyse her. In der zweiten Reaktion katalysiert T. die Bildung von Erythrose-4-phosphat und Fructose-6-phosphat aus Sedoheptulose-7-phosphat und Glycerinaldehyd-3-phosphat.

Transaminasen, *Aminotransferasen*, (EC-Unteruntergruppe 2.6.1), Ⓔ *transaminases*, eine Gruppe von Transferasen, die die reversible Übertragung der Aminogruppe einer bestimmten ↗ *Aminosäure* auf eine bestimmte Oxosäure katalysieren, wobei eine neue Aminosäure und eine neue Oxosäure gebildet werden. Coenzym der T. ist ↗ *Pyridoxalphosphat*, das mit seiner Carbonylgruppe über die ϵ-Aminogruppe eines Lysinrests des Apoenzyms an die jeweilige T. gebunden ist.
Fast alle Aminosäuren können an Transaminierungen teilnehmen. Jedoch ist es auf Grund der Spezifität der meisten T. erforderlich, dass ein Reaktionspartner eine saure Aminosäure (Glutamat oder Aspartat) ist bzw. deren korrespondierende Oxosäure. Die Transaminierung ist ein vollkommen reversibler, anergischer Prozess, d.h. es wird weder eine energiereiche Verbindung (z.B. ATP) gebildet noch benötigt und die Reaktionsrichtung hängt nur von den Konzentrationen der beteiligten Substrate ab.

Physiologische Bedeutung: In der Leber werden überschüssige Aminosäuren durch Transaminierung in Oxosäuren überführt, die dem Kohlenhydratstoffwechsel zugeführt werden. Die Aminogrup-

pen treten in Form von Glutamat oder Aspartat auf und werden anschließend in Harnstoff inkorporiert (↗ *Harnstoff-Zyklus*).
Leber und Herzmuskel enthalten sehr hohe Aktivitäten an ↗ *Glutamat-Oxalacetat-Transaminase* (GOT) und Glutamat-Pyruvat-Transaminase (GPT, EC 2.6.1.2). GPT kommt in der Leber als cytosolisches Enzym vor und zeigt im Herzmuskel nur geringe Aktivität, während GOT-Aktivität im Herzmuskel höher ist. GOT ist zu etwa gleichen Teilen im Cytosol und in den Mitochondrien beider Organe vorhanden. Bei bestimmten Krankheiten, die mit einer Zellschädigung einhergehen, treten die T. in das Blut über. Die Höhe und das Verhältnis der GOT- und GPT-Aktivitäten im Serum geben daher wertvolle diagnostische Hinweise bei der Früherkennung und Verlaufskontrolle verschiedener Erkrankungen der ↗ *Leber* (stark bzw. mäßig erhöht bei akuter bzw. chronischer Hepatitis; kaum erhöht bei Verschlussikterus) und beim ↗ *Herzinfarkt*.

Transaminierung, E *transamination*, der durch ↗ *Transaminasen* katalysierte Austausch der Aminogruppe zwischen Aminosäuren und Oxosäuren, s.a. ↗ *Desaminierung*.

Transcalciferin, *Vitamin-D-bindendes Protein*, *DBP*, E *transcalciferin*, ↗ *Calciferole*.

Transcobalamin II, E *transcobalamine II*, ein Transportprotein für ↗ *Cobalamin* aus der β-Globulinfraktion der ↗ *Blutproteine*. Der Cobalamin-T.-Komplex bindet an spezifische Rezeptoren der Zelloberfläche, nach Endocytose wird (Methyl)cobalamin aus dem Komplex freigesetzt und T. in den ↗ *Lysosomen* abgebaut.

Transcription, E *transcription*, die Umschreibung der in der DNA-Matrize enthaltenen primären genetischen Information in eine RNA (• *Ribonucleinsäure*) als wichtiger erster Schritt der • *Genexpression*. Dabei werden Ribonucleotide entsprechend den Gesetzen der Basenpaarung an die Desoxyribonucleotide der DNA angelagert, T wird durch U ersetzt. Die T. erfolgt in 5'→3'-Richtung am (–)-Strang der doppelsträngigen DNA (• *Desoxyribonucleinsäure*) und wird durch RNA-Polymerasen katalysiert (vgl. das • *Antisense-Konzept* zur Erzielung z.B. der Anti-Matsch-Tomate). Das Enzym benötigt die vier Ribonucleosidtriphosphate sowie ein zweiwertiges Metall-Ion (*in vivo* Mg^{2+}). Es entstehen neben kleineren RNA-Arten vor allem drei RNA-Klassen: ↗ *messenger-RNA*, ribosomale RNA und ↗ *transfer-RNA*. Insbesondere bei Eukaryoten werden die verschiedenen RNA-Arten zunächst als Vorstufenmoleküle synthetisiert, die nachfolgend zu reifen RNA-Molekülen prozessiert werden.

Transcytose, E *transcytosis*, der Transport von Substanzen in Vesikeln *durch* die Zelle. Dabei wird an einem Zellpol extrazelluläres Material durch • *Endocytose* aufgenommen, in Vesikeln durch die Zelle transportiert und an einem anderen Zellpol wieder durch • *Exocytose* ausgeschieden. Ein Beispiel für diesen • *Transportmechanismus* ist die rezeptorvermittelte Transcytose von ↗ *Immunglobulin* A (IgA) durch die Schleimhautepithelien des Darmtraktes, das im Darmlumen dann im Wesentlichen der Verminderung der Aufnahme bakterieller Toxine, Viren und Bakterien dient.

TransFair – Verein zur Förderung des Fairen Handels e.V., 1991 von Entwicklungshilfeorganisationen, kirchlichen Verbänden und der Verbraucher-Initiative gegründeter Verein zur Förderung des ↗ *Fairen Handels* mit der „Dritten Welt" mit der Devise „Fairer Lohn statt milder Gaben". Träger von TransFair sind derzeit 40 Organisationen aus den Bereichen Kirche, Entwicklungspolitik, Verbraucherschutz, Sozialarbeit, Bildung und Umwelt (Stand 4/2000). Ziel ist es, neue Vertriebswege, z.B. im Lebensmitteleinzelhandel, für fair gehandelte Produkte zu erschließen. TransFair vergibt seit 1993 als unabhängige Organisation die Lizenz für die Nutzung des TransFair-Siegels und kontrolliert die Einhaltung der Bedingungen des Fairen Handels. Über 100 Firmen haben einen Lizenzvertrag mit TransFair unterzeichnet (Umsatz über 100 Mio DM/Jahr – Stand 4/2000). Kaffee mit dem TransFair-Siegel ist seit Frühjahr 1993 im Handel und wird bundesweit flächendeckend in mittlerweile gut 25.000 Geschäften angeboten. Ende 1994 folgte Schwarztee (zu 50% aus kontrolliert ökologischem Anbau). Schokolade und (Instant-) Kakao sind seit 1996, Bonbons seit 1997 auf dem Markt, ebenso wie Honig. Seit Mai 1998 gibt es auch Bananen mit dem TransFair-Siegel, und seit 1999 auch Orangensaft. ↗ *Internetadressen und Kontakte*.

Transferasen, E *transferases*, die 2. Hauptgruppe der ↗ *Enzyme* (EC 2.1–2.7). Durch T. werden Molekülgruppierungen übertragen. Vertreter der T. sind z.B. die ↗ *Transaminasen* und die Phospho-T. (↗ *Kinasen*).

Transferrin, E *transferrin*, ein im Serum vorkommendes Nicht-Häm-Eisenprotein. Es wandert bei der Elektrophorese der ↗ *Blutproteine* mit den β-Globulinen und macht beim Menschen etwa 5% der Plasmaproteine aus. T. ist ein Eisen-Transportprotein im Blut. Es übernimmt zwei Fe^{3+}-Ionen von • *Ferritin* und komplexiert diese reversibel (etwa 1% des Körperbestandes an • *Eisen*), um sie z.B. der ↗ *Erythropo(i)ese* verfügbar zu machen. Während T. durch Rezeptor-vermittelte Endocytose in die Zielzellen aufgenommen wird, gelangt nach Abgabe des Eisens in den Endosomen das eisenfreie Apotransferrin durch Exocytose wieder in die extrazelluläre Flüssigkeit. T. gehört gemeinsam mit

Conalbumin und • *Lactoferrin* zu den • *Siderophilinen*.

transfer-RNA, *tRNA*, • *Ribonucleinsäure*-Typ mit essenzieller Bedeutung für die ↗ *Proteinbiosynthese*. tRNA dient der Übersetzung der Nucleotidsequenz der messenger-RNA in die Aminosäuresequenz der Proteine. Die Zahl der Nucleotide in den verschiedenen tRNA-Arten liegt bei 70–85, das mittlere M_r bei 25 kDa, die Struktur ist eine komplizierte dreidimensionale Faltung mit Einzel- und Doppelstrangabschnitten. Für jede der 20 proteinogenen ↗ *Aminosäuren* gibt es mindestens einen (meist mehrere: „degenerierter genetischer Code“) spezifischen tRNA-Typ je Zelle. Zur genaueren Unterscheidung sind Kurzbezeichnungen üblich, z. B. bedeutet $tRNA^{Val}$ die für Valin spezifische tRNA-Spezies.

Während der Proteinbiosynthese wird die tRNA durch eine spezifische *Aminoacyl-tRNA-Synthetase* mit einer Aminosäure verestert und als Aminoacyl-tRNA an den Akzeptorort der 50S-Untereinheit eines ↗ *Ribosoms* gebunden. Gleichzeitig findet die antiparallele Basenpaarung zwischen dem Anticodon der tRNA und dem komplementären Codon einer ↗ *messenger-RNA* am Polyribosom statt. Diese Basenpaarungsspezifität sichert den Einbau der Aminosäure an der richtigen Position in der wachsenden Polypeptidkette. Während des Translationsvorgangs wird die tRNA desacyliert, freigesetzt und steht einer erneuten Beladung mit der geeigneten Aminosäure zur Verfügung.

***trans*-Fettsäuren**, *trans-ungesättigte Fettsäuren*, E *trans fatty acids*, • *ungesättigte Fettsäuren* mit mindestens einer *trans*-Konfiguration (↗ *Stereoisomerie*; • *cis-trans-Isomerie*). Die Behinderung der freien Drehung um die Doppelbindung erlaubt zwei Verbindungen mit unterschiedlicher räumlicher Konfiguration (Abb.).

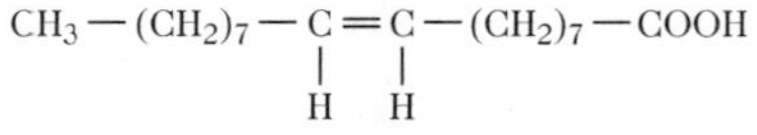

cis-Konfiguration (Ölsäure), Schmelzpunkt: 13,4 °C

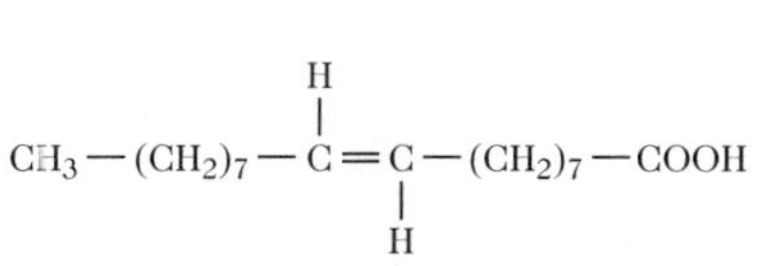

trans-Konfiguration (Elaidinsäure), Schmelzpunkt: 44 °C

***trans*-Fettsäuren**. Die Fettsäure C18:1,ω9 kann in *cis*- und *trans*-Konfiguration vorliegen.

Vorkommen: *trans*-F. finden sich in Bakterienfetten, Depot- und Milchfett von Wiederkäuern (• *Rinderfett*) sowie teilgehärteten Fetten und damit hergestellten Lebensmitteln. Bei der • *Fetthärtung* entstehen bis zu 50 % *trans*-F., kleine Mengen bilden sich beim Fetterhitzen, z. B. bei der • *Fettraffination* und in Frittierfetten. Die mengenmäßig wichtigsten *trans*-F. sind die Isomere der Ölsäure, • *Elaidinsäure*, bevorzugt in teilgehärteten Fetten, und *trans*-Vaccensäure (• *Vaccensäure*), bevorzugt in Milch- und Rinderfett. Dazu kommen andere Mono- und Polyenfettsäuren, die oft nur in Spuren nachweisbar sind. Auch konjugierte und oxidierte *trans*-F. sind bekannt. Die durchschnittliche Aufnahme aus allen Lebensmittelgruppen liegt in Deutschland bei 3,4 g/d für Frauen und 4,1 g/d für Männer (↗ *Nationale Verzehrsstudie*), mit rückläufiger Tendenz aus Margarine. Schätzwerte deuten auf eine höhere Aufnahme in den USA.

Physikochemische Eigenschaften: *trans*-F. sind chemisch stabiler als ihre *cis*-Isomere. Wegen des höheren Schmelzpunktes (Abb.) und der geringen Neigung zur Autoxidation eignen sie sich zur Herstellung von Margarine, Bratfetten und Spezialfetten für die Lebensmittelverarbeitung.

Ernährungsphysiologische Bedeutung: *trans*-F. sind eine heterogene Gruppe von Fettsäuren mit möglicherweise unterschiedlichen physiologischen Wirkungen. Verdauung, Resorption und oxidativer Abbau zur Energiegewinnung unterscheiden sich nach bisherigen Erkenntnissen nicht von den jeweiligen *cis*-Isomeren. Einige *trans*-F. konkurrieren mit Linolsäure um Desaturierung und Kettenverlängerung und erhöhen damit den Bedarf an essenziellen Fettsäuren geringfügig; die langkettigen Reaktionsprodukte bleiben beim Menschen meist unterhalb der Nachweisgrenze. Akut toxische Wirkungen sind, auch bei hoher Dosierung im Tierexperiment, nicht bekannt. Nach Verfütterung von Isomeren aus erhitzter α-Linolensäure wurden langkettige Reaktionsprodukte im Leberfett identifiziert, es gibt jedoch keine Hinweise auf mutagene oder cancerogene Wirkungen. Überschüssige *trans*-F. werden im Fettgewebe und in der Milch gespeichert; sie passieren die Plazentaschranke und gehen ins fetale Fettgewebe über. In der Muttermilch wurden in Deutschland 2–6 % *trans*-F. festgestellt (bezogen auf das Gesamtfett). Über unerwünschte Wirkungen in der Neonatalphase wird diskutiert. Beim Einbau in Triglyceride und Phospholipide verhalten sich *trans*-F. wie gesättigte Fettsäuren (Positionen 1 und 3 bzw. Position 1). Auch der Einfluss auf die Serumlipide ist dem der gesättigten Fettsäuren ähnlich (↗ *Arteriosklerose*; ↗ *Herz-Kreislauf-Krankheiten*). Für die Ernährungspraxis wird deshalb empfohlen, t.F. wie ↗ *gesättigte Fettsäuren* zu bewerten.

Transformation, E *transformation*, *in der Gentechnik* die Erzeugung ↗ *transgener Organismen*, im engeren Sinne die Aufnahme von nacktem ge-

netischem Material durch einen Mikroorganismus und dessen Einbau in das ↗ *Genom* des Mikroorganismus durch Rekombination. Der Begriff T. wird aber auch in einem allgemeineren Sinn für jegliche Aufnahme von DNA (↗ *Desoxyribonucleinsäure*) in eine beliebige Zelle benutzt.
In der ↗ *Gentechnik* ist die durch bestimmte Vorbehandlung der Empfängerzellen induzierte T. eine zentrale Methode der DNA-Übertragung. Der dabei erzeugte Organismus wird als transformiert bezeichnet. Die Methode richtet sich nach der Kombination von Wirtszelle und Trägermolekül (↗ *Vektor*). Als Wirtszellen kommen Bakterien, Hefen aber auch Pflanzen-, Tier- und Humanzellen infrage. Das Einschleusen von DNA kann bei Bakterien durch direkte Aufnahme von Plasmid-DNA erfolgen, falls die Zellen vorher durch Behandlung mit eiskalter Calciumchloridlösung „kompetent", das heißt für freie DNA permeabel gemacht wurden. Auch Phagen können für die T. genutzt werden. Die Aufnahme von Phagen-DNA wird als *Transfektion* bezeichnet. Bei Hefen und ↗ *Milchsäurebakterien* hat sich die *Elektroporation* als effektiv erwiesen. Bei dieser Technik wird die Zellmembran durch einen elektrischen Impuls vorübergehend durchlässig gemacht.
Die T. von Pflanzen-, Tier- und Humanzellen erfolgt zum einen indirekt durch Verwendung von Bakterien bzw. Viren, zum anderen auch direkt durch ballistische Methoden (s.u.) oder Mikroinjektion. Für zweikeimblättrige Pflanzen wird zur T. am häufigsten das Bakterium *Agrobacterium tumefaciens* eingesetzt, während sich für einkeimblättrige Pflanzen die ballistische Methode (*Genkanone*) bewährt hat. Hierfür werden Wolfram- oder Goldpartikel mit DNA beladen und in die Zellen hinein geschossen.
Bei Säugerzellen erfolgt die T. zumeist durch Mikroinjektion. Die DNA wird hierbei mit einer äußerst feinen Nadel in den männlichen Vorkern einer befruchteten Eizelle im Einzelstadium injiziert, die dann in den reproduktiven Trakt einer scheinträchtigen Amme implantiert wird, die das Tier austrägt und aufzieht. Diese Technik erfordert einen Mikromanipulator, ein Mikroskop und viel Erfahrung. Bei Tier- und Humanzellen haben sich auch Viren, insbesondere Retroviren, als geeignete Transportvehikel für DNA erwiesen. Viren integrieren natürlicherweise DNA ins Wirtsgenom und verfügen zumeist auch über starke ↗ *Promotoren* zur effektiven Expression der eingeschleusten Gene. Vgl. Essay: • *Gentechnik und Lebensmittel*.

transgen, *gentechnisch verändert*, 🄴 *transgenic, genetically modified*, Bezeichnung für einen Organismus, bei dem Fremdgene (↗ *Gene*) stabil ins ↗ *Genom* integriert sind, ↗ *transgene Organismen*.

transgene Mikroorganismen, ↗ *transgene Organismen*.

transgene (Nutz)pflanzen, ↗ *transgene Organismen*.

transgene (Nutz)tiere, ↗ *transgene Organismen*.

transgene Organismen, *gentechnisch veränderte Organismen, GVO*, 🄴 *transgenic organsims, genetically modified organisms*, Organismen, bei denen ↗ *Gene* aus anderen verwandten oder nicht verwandten Arten stabil ins ↗ *Genom* integriert sind. Die Fremdgene werden bei der Zellteilung an die Tochtergenerationen weitergegeben beziehungsweise durch sexuelle Fortpflanzung den mendelschen Regeln entsprechend vererbt. Zum Einschleusen der Fremdgene (• *Transformation*) werden ↗ *gentechnische Methoden* eingesetzt. Das verwendete Verfahren richtet sich dabei vor allem nach den zu transformierenden Wirtszellen. Die Integration der Fremdgene erfolgt in der Regel willkürlich an beliebigen Stellen des ↗ *Genoms*, sodass Positionseffekte (unterschiedliche Aktivität des Fremdgens, Inaktivierung von Genen am Integrationsort) auftreten können.
Die wichtigsten derzeit gängigen t. O. sind:
***Hefe* (🄴 *transgenic yeast*):** Hefen finden breite Anwendung in der gentechnologischen Forschung. Als ↗ *Eukaryoten* verfügen sie über die Systeme zur posttranscriptionalen Modifizierung der ↗ *messenger-RNA* und zur posttranslationalen Modifizierung der synthetisierten ↗ *Proteine* und sind deshalb bei der funktionellen Expression eines eukaryotischen Gens den prokaryotischen Expressionssystemen überlegen. Transgene Hefen werden auch zur Analyse molekularbiologischer Zusammenhänge in Eukaryoten eingesetzt. Ihre kommerzielle Anwendung zur Produktion von Impfstoffen, Lebensmittelzusatzstoffen (↗ *Zusatzstoffe*) oder als ↗ *Starterkulturen* steckt allerdings noch in den Anfängen.
***Mikroorganismen* (🄴 *transgenic microorganisms*):** Die Einführung von neu kombinierter DNA in prokaryotische Wirtszellen erfolgt zumeist durch Transformation mittels ↗ *Plasmiden* oder Transfektion mittels Phagen (Bakterienviren). Die Kombination von ↗ *Gentechnik* und der biotechnologischen Anwendung der Mikroorganismen eröffnet langfristig ein breites Spektrum von Einsatzmöglichkeiten in der Lebensmitteltechnologie (↗ *Milchsäurebakterien*, ↗ *Schutzkulturen*, ↗ *Starterkulturen*, Produktion von ↗ *Enzymen* bzw. ↗ *Zusatzstoffen*) und der Medizin (Produktion von Impfstoffen und Therapeutika). In der Umwelt können sie zum Abbau umweltbelastender Chemikalien oder zur Gewinnung von Erzen verwendet werden. Auch die chemische Industrie optimiert Mikroorganismen zur Produktion von Industriechemikalien mit Hilfe gentechnischer Methoden.

Nutzpflanzen **(E *transgenic crops*):** Die Genübertragung auf die Pflanzenzellen erfolgt bei Dikotyledonen meist unter Verwendung von *Agrobacterium tumefaciens*, während bei Monokotyledonen die ballistische Methode (Genkanone) das erfolgreichste Verfahren zur Genübertragung ist (• *Transformation*). Der Einsatz gentechnischer Methoden in der Pflanzenzucht zielt auf eine Verbesserung der weltweit wichtigen Nutzpflanzen, und unterscheidet sich darin in nichts von den Zielen der „klassischen" ↗ *Pflanzenzüchtung*. Die gewählten Pflanzen werden mit geeigneten Abwehrmechanismen gegen Fraßfeind und Pflanzenviren oder mit einer erhöhten Widerstandsfähigkeit gegen Krankheiten und Umwelteinflüsse ausgestattet, wodurch höhere Erträge erzielt werden können (↗ *Kartoffel*, ↗ *Mais*, ↗ *Raps*, ↗ *Reis*, ↗ *Roggen*, ↗ *Sojabohne*, ↗ *Batate*, ↗ *Zuckerrübe*). Eine weitere wichtige Eigenschaft, die häufig auf Nutzpflanzen übertragen wird, stellt die Herbizidtoleranz/Herbizidresistenz (• *Herbizide*) dar. Außerdem wird an der Verbesserung der Lagerfähigkeit und der ernährungsphysiolgischen Qualität pflanzlicher Produkte gearbeitet (↗ *Anti-Matsch-Tomate*). Pflanzen können mit gentechnischen Methoden dahingehend optimiert werden, Rohstoffe für die Industrie zu liefern (nachwachsende Rohstoffe). Eine Zukunftsvision sind Nutzpflanzen die Stickstoff direkt aus der Luft assimilieren können. Transgene Pflanzen eignen sich aber auch dazu, Peptide und Proteine etwa für die pharmazeutische Industrie herzustellen.

Nutztiere **(E *transgenic farm animals*):** Der Gentransfer in Nutztiere erfolgt meist durch Mikroinjektion in den männlichen Vorkern einer befruchteten Eizelle im Einzelstadium. Transgene Tiere trugen erheblich zum Verständnis der Genregulation in verschiedenen Organismen bei. Sie dienen auch als Modelle für bedeutende Tiererkrankungen, Testsysteme für Mutagenese oder Chemotherapie sowie als Modelle der Tumorsuppression. Insbesondere *transgene Mäuse* finden als Modell für die Aufklärung der molekularen Ursache von humanen Erkrankungen sowie zur Entwicklung von Therapiestrategien Verwendung. Inzwischen hat sich der Nutzen transgener Tiere auch auf den biomedizinischen und biotechnologischen Bereich sowie auf die Landwirtschaft ausgedehnt. Einen kommerziellen Nutzen verspricht man sich vom so genannten *Gene Pharming*, der Produktion von pharmazeutisch wichtigen Proteinen in großen Mengen in der Milch von Ziegen, Schafen oder Kühen. Die Ziele in der Tierzucht sind die Förderung der Gesundheit von Tierbeständen durch Krankheitsresistenz und die Erzeugung von schneller wachsenden Tieren.

Fische **(E *transgenic fish*):** Im Vergleich zu anderen ↗ *Nutztieren* ist es bei Fischen erheblich einfacher, neue ↗ *Gene* einzuschleusen und zu exprimieren. Außerdem stehen bei Fischen Eizellen beziehungsweise Embryonen in größerer Zahl zur Verfügung. Inzwischen sind ungefähr 20 Fischarten gentechnisch verändert worden. Die Ziele dabei sind schnelleres Wachstum (↗ *Somatotropin*) und damit größere Fische, sowie Anpassung an niedrigere Wassertemperaturen und die Ausbildung von Resistenzen gegen Krankheitserreger. Zur gentechnischen Veränderung werden vor allem Lachse eingesetzt. Mit der Markteinführung von transgenem Lachs ist in den nächsten Jahren zu rechnen. Neben Lachsen werden auch Forellen, Karpfen, Kabeljau, Steinbutt, Heilbutt und Tilapia gentechnisch verändert.

***trans*-Isomere**, ↗ *cis-trans-Isomerie*.

transitorische Milch, *Übergangsmilch*, *Zwischenmilch*, E *transitional milk*, in der Phase der • *Laktation* von der 30.–40. Stunde nach der Geburt des Kindes bis zum 14. Wochenbetttag gebildete und sezernierte Muttermilch. Sie stellt den Übergang von der Kolostralmilch (↗ *Kolostrum*) zur reifen Frauenmilch dar und weist abnehmende Protein- und Mineralstoffgehalte bei zunehmendem Fett- und Lactosegehalt auf (↗ *Muttermilch*).

Transitzeit, *Passagezeit*, E *transit time*, ↗ *intestinale Transitzeit*.

Transketolase, EC 2.2.1.1, E *transketolase*, ein Enzym des Kohlenhydratstoffwechsels, das im ↗ *Pentosephosphat-Zyklus* die Übertragung einer C2-Einheit von einer Ketose auf eine Aldose katalysiert. T. enthält Thiaminpyrophosphat als Coenzym (was die Aktivitätsverringerung bei • *Beriberi* erklärt) und divalente Metallkationen. Dieses Enzym stellt zusammen mit der • *Transaldolase* eine reversible Verbindung über drei Reaktionen zwischen Pentosephosphatweg und Glycolyse her. In der ersten Reaktion katalysiert die T. die Bildung von Glycerinaldehyd-3-phosphat und Sedoheptulose-7-phosphat aus Xylulose-5-phosphat und Ribose-5-phosphat. Eine Ketose ist nur dann ein Substrat für T., wenn ihre Hydroxylgruppe am C3 die Konfiguration der Xylulose besitzt. In der dritten verbindenden Reaktion katalysiert die T. die Synthese von Fructose-6-phosphat und Glycerinaldehyd-3-phosphat aus Erythrose-4-phosphat und Xylulose-5-phosphat.

trans-Konfiguration, E *trans configuration*, Syn. für ↗ *trans-Stellung*.

Translation, E *translation*, Syn. für ↗ *Proteinbiosynthese*.

transmissible spongiforme Enzephalopathie, *TSE*, Syn. für ↗ *Prionen-Krankheiten*; (s.a. ↗ *Creutzfeld-Jakob-Krankheit*, ↗ *Kuru*, ↗ *Rinderwahnsinn*, ↗ *Traberkrankheit*).

transplacentare Ernährung, Ⓔ *transplacental nutrition*, Ernährung des Fetus über die ↗ *Placenta* (↗ *Fetalernährung*).

Transportmechanismen, Ⓔ *transport mechanisms*, Mechanismen zur Verlagerung von Molekülen bzw. Substanzen innerhalb von Zellen (z.B. zwischen Zell-Organellen: Zellkern, endoplasmatisches Reticulum, Cytoplama), über Zellgrenzen (beim Membrantransport), innerhalb von Zellverbänden in Organen, über das Blut- bzw. Lymphgefäßsystem oder durch den Gastrointestinaltrakt.

Zelluläre Ebene:

a) Membrantransport: das Hindurchtreten von Ionen und bestimmten Molekülen durch eine Biomembran kann auf unterschiedliche Arten erfolgen: Die Bildung von Membranvesikeln, wie sie bei der ↗ *Endocytose*, der ↗ *Exocytose* sowie der ↗ *Transcytose* geschieht, dient v.a. dem Transport großer Partikel. Durch Endo- und Exocytose können auch Stoffe die Membran überwinden, die nicht durch die Lipidphase der Membran diffundieren können und für die es keine Transportkanäle gibt (s.a. ↗ *endoplasmatisches Reticulum*, ↗ *Golgi-Apparat*).

Ein • *passiver Transport* entlang des Konzentrationsgradienten in Form einer einfachen (nicht katalysierten) ↗ *Diffusion* durch die Membran ist für Wasser und unpolare Moleküle möglich. Der Transport durch Diffusion kann auch von zwei verschiedenen Arten von Membranproteinen vermittelt werden (sog. • *erleichterte Diffusion*): 1) Kanalproteine bilden wassergefüllte Tunnel durch die Membran, durch die bestimmte Ionen hindurchtreten können. 2) Transportproteine oder ↗ *Trägermoleküle* (*Carrier*, ↗ *trägervermittelter Transport*) binden die zu transportierende Substanz und verlagern sie durch eine Konformationsänderung durch die Membran. So werden z.B. Glucose (GLUT2) und Fructose (GLUT5) über einfache Trägermoleküle durch einen ↗ *Uniport* in die Dünndarmepithelzelle aufgenommen. Diese Transportvorgänge werden von dem elektrochemischen Gradienten angetrieben und verlaufen „bergab", also in die energetisch begünstigte Richtung.

Im Gegensatz dazu findet ein • *aktiver Transport* „bergauf", d.h. gegen einen elektrochemischen Gradienten statt und erfordert zusätzliche Energie. Ist die Spaltung von ATP direkt mit dem Transportprozess gekoppelt, so liegt ein • *primär aktiver Transport* vor. Die primär aktiven Trägermoleküle, die auch als Pumpen oder ATPasen bezeichnet werden, hydrolysieren ATP zu ADP + Phosphat und nutzen die dabei frei werdende Energie für den Transport. So werden z.B. durch die Na^+/K^+-ATPase, die in allen Epithelmembranen vorkommt, zwei Kaliumionen in die Zelle transportiert und drei Natriumionen aus der Zelle befördert. Bei einem • *sekundär aktiven Transport* wird der Konzentrationsgradient eines Stoffes, der durch den primär aktiven Prozess aufgebaut wurde, abgebaut, um so einen weiteren Stoff gegen seinen Konzentrationsgradienten zu transportieren. Auf diese Weise wird z.B. Glucose durch einen ↗ *Symport* mit zwei Natriumionen, der durch den Natriumgradienten angetrieben wird, in die Enterocyten des Dünndarms transportiert. Das ↗ *Transportsystem* für Di- und Tripeptide (PepT1) in Epithelien des Dünndarms ist ein Beispiel für einen • *tertiär aktiven Transport*, es wird über die Na^+/K^+-ATPase und den Na^+/H^+-Austauscher energetisiert. ↗ *Antiport*. Untersuchungen zum Membrantransport bedienen sich häufig der • *Patch-Clamp-Technik*.

b) *Transport innerhalb des Cytoplasmas*. Dieser T. – neben reiner Diffusion finden auch gerichtete Prozesse entlang von Mikrotubulistrukturen des Cytoskeletts statt – spielt eine Rolle z.B. innerhalb des Axons von ↗ *Neuronen* (Transport von Stoffwechsel-Intermediaten und Neurotransmittern, aber auch von Krankheitserregern, wie z.B. Polioviren, oder Giften, wie z.B. Tetanustoxin).

Ferntransport mit dem Blutkreislauf und der Lymphe: ↗ *Blut*, ↗ *Gefäßsystem*, ↗ *Lymphe*.

Transport von Nahrungsbrei und Darminhalt: ↗ *Schluckstörungen*, ↗ *Magenentleerung*, ↗ *Darmperistaltik*.

Transportproteine, Ⓔ *carrier*, ↗ *Trägermoleküle*.

Transportsysteme, Ⓔ *transport systems*, Gruppe von • *Trägermolekülen*, die den Transport durch Membranen, meist spezifisch für eine Gruppe von Substanzen vermitteln. Neben Natrium-unabhängigen Prozessen nutzen viele T. die extrazellulär höhere Na-Konzentration zum Symport der Substrate. Da der Natrium- Konzentrationsgradient über die Na^+/K^+-ATPase angetrieben wird, liegt somit sekundär aktiver Transport vor.

Aminosäuren: Die T. für Aminosäuren werden – basierend auf der jeweiligen Erstbeschreibung – mit Buchstaben oder charakteristischen funktionellen Gruppen der Substrate bezeichnet (Tab.). Für die nicht proteinogene Aminosäure β-Alanin und das Amin Taurin existieren ebenfalls spezifische T.

Kohlenhydrate: Monosaccharide werden über spezifische T. resorbiert:

SLGT1 (*sodium dependent glucose transporter*) vermittelt den Na-gekoppelten Symport von Glucose und Galactose, gleichzeitig werden hierdurch osmotisch bedingt bis zu 5l Wasser/d aus dem Darm resorbiert. Unzureichende/fehlende Funktion von SLGT1 führt zu ↗ *Glucose-Galactose-Malabsorption*.

GLUT-5: Vermittelt die erleichterte Diffusion (entlang einem *Konzentrationsgradienten) von Fructose.*

Transportsysteme. Tab. Aminosäuretransportsysteme, die an der Aufnahme von Aminosäuren aus dem Darmlumen in die Darmepithelzellen bzw. dem Übertritt ins Pfortaderblut beteiligt sind.

Aminosäure	Transport-system A	Transport-system ASCP	Transport-system β	(Di)carbo-xyl-Trans-portsys-tem (X^-_{AG})	Transprt-system L	Transport system N	Transportsys-tem für basi-sche Amino-säuren
L-Alanin	•	•	•				
L-Arginin						•	
L-Asparagin						•	
L-Asparaginsäure				•			
L-Cystein		•					
L-Glutamin						•	
L-Glutaminsäure				•			
Glycin	•						
L-Histidin							•
L-Isoleucin					•		
L-Leucin					•		
L-Lysin							•
L-Methionin	•						
L-Phenylalanin					•		
L-Prolin	•	•					
L-Serin	•	•					
L-Threonin	•						
L-Tryptophan					•		
L-Tyrosin					•		
L-Valin					•		

GLUT-2: Ein Transporter, der unspezifisch die Monosaccharide Glucose, Galactose und Fructose entlang dem Konzentrationsgefälle aus den Dünndarmepithelzellen ans Pfortaderblut abgibt.

***trans*-Stellung**, *trans-Konfiguration*, *E-Stellung*, *t-Stellung*, Ⓔ *trans configuration* (lat. *trans* = über ... hinaus, jenseits), im Gegensatz zur • *cis-Stellung* die räumliche Anordnung zweier Substituenten oder Liganden auf der entgegengesetzten Seite des Molekül-Grundkörpers (Abb.), sodass die Substitutionspaare diametral gegenüberliegen. Bei Doppelbindungen ist der zeitgemäße Ausdruck E-Stellung (E = Entgegen). ↗ *cis-trans-Isomerie*.

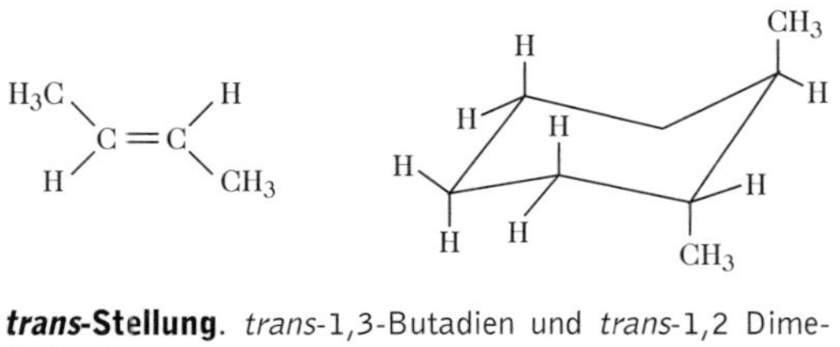

***trans*-Stellung.** *trans*-1,3-Butadien und *trans*-1,2 Dimethylcyclohexan.

***trans*-ungesättigte Fettsäuren**, ↗ *trans-Fettsäuren*.

Transzellulärraum, Ⓔ *transcellular space*, ↗ *Extrazellulärraum*.

Trappisten, *reformierte Zisterzienser*, Ⓔ *trappists*, nach dem Stammkloster *La Trappe* benannter, 1664 gegründeter katholischer Mönchsorden. T. sind strenge Vegetarier (• *religiöse Ernährungsvorschriften*), die sich der Landwirtschaft widmen. Sie enthalten sich aller Genussmittel und haben ein Schweigegelübde abgelegt.

Trauben, Ⓔ *grapes*, ↗ *Wein*.

Traubenkernöl, Ⓔ *grapeseed oil*, gepresst aus den Kernen der Weintraube (Früchte der Weinrebe, *Vitis vinifera)* als Nebenprodukt der Traubensaft-

und Weinkelterei. T. zeichnet sich aus durch hohen Linolsäuregehalt (67–75%) und eignet sich gut als Speiseöl; es wird in Weinbauregionen gewonnen, wegen des aufwändigen Verfahrens bisher nur in kleinen Mengen als Spezialität.

Traubenzucker, Syn. für ↗ *D-Glucose*.

Treber, Rückstand der Bierherstellung nach Extraktion des Darrmalzes (↗ *Bier*). T. ist reich an Ballaststoffen (etwa wie Weizenkleie) und Protein. Für die menschliche Ernährung kommt Speise-T. in Treberbrot und zur Lebensmittelanreicherung mit Ballastsoffen und Protein zur Anwendung. ↗ *Trester*.

Trehalase EC 3.2.1.28, Ⓔ *trehalase*, funktionelle Einheit des • *Saccharase-Isomaltase-Komplexes*, welche das Disaccharid ↗ *Trehalose* in seine Glucosebestandteile spaltet. Unzureichende/fehlende Enzymaktivität bewirkt ↗ *Trehalose-Intoleranz*.

Trehalasemangel, Syn. für ↗ *Trehalose-Intoleranz*.

Trehalose, Ⓔ *trehalose*, nicht-reduzierendes • *Disaccharid*, aufgebaut aus 2 Molekülen Glucose in 1→1-Bindung. T. wird im Dünndarm mit Hilfe der ↗ *Trehalase*, EC 3.2.1.28, in Glucose gespalten und als solche resorbiert. Hauptnahrungsquelle sind Pilze. In Japan werden isolierte T. und mit T. angereicherte Produkte als ↗ *neuartige Lebensmittel* vermarktet; ein Antrag auf Zulassung in der EU wurde genehmigt. ↗ *Trehalose-Intoleranz*.

Trehalose-Intoleranz, *Trehalasemangel*, Ⓔ *trehalose intolerance*, fehlende/unzureichende Aktivität der α,α -Trehalase, EC 3.2.1.28, in der Bürstensaummembran der Dünndarmmucosa. • *Trehalose* wird nicht gespalten; sie gelangt ins Colon und wird dort bakteriell abgebaut. Die einzig relevante Nahrungsquelle für Trehalose sind Pilze; sie müssen aus dem Speiseplan ausgeschlossen werden. Eine weitergehende Therapie ist nicht erforderlich. Pilzunverträglichkeit ist pathogenetisch auf eine Allergie oder auf die T. zurückzuführen.

Treibgase, Ⓔ *propelling gases*, Gase (Tab.), die ein Lebensmittel aus seinem Behältnis herauspressen. Sie dienen auch zum Versprühen oder Verschäumen eines Füllgutes aus seinem Behälter oder zum Saugen, Blasen, Drücken oder pneumatischen Fördern von Füllgütern durch Rohrleitungen. T. sind komprimierte oder verflüssigte Gase mit erhöhtem Dampfdruck.

Treibgase. Zugelassene Treibgase.

E-Nr.	Substanz
E 290	↗ *Kohlendioxid*
E 941	↗ *Stickstoff*
E 941	↗ *Distickstoffmonoxid*
außerdem: Druckluft	

Trematoden, *Trematodes*, *Trematoda*, *Saugwürmer*, Klasse parasitischer Würmer (• *Helminthen*), die zu dem Tierstamm der • *Plathelminthes* gehören. Im Allgemeinen handelt es sich um ovale oder lancettförmige, dorsoventral abgeflachte Würmer, die über zwei Saugnäpfe, einen Bauchsaugnapf, der nur eine Haltefunktion hat und einen Mundsaugnapf verfügen. Die meisten Arten sind Zwitter und in ihrem sehr komplexen Lebenszyklus (• *Cercarien* im Zwischenwirt, • *Metacercarien*, die Enwirte infizieren) auf Arthropoden, Schnecken oder Fische als Zwischenwirte angewiesen. Nach Angaben der WHO sind weltweit 40 Mio. Personen mit Trematoden infiziert und 750 Mio. dem Risiko einer • *parasitären Infektion* mit T. ausgesetzt. Lebensmittelhygienisch bedeutsame Gattungen bzw. Arten sind die • *Darmegel* ↗ *Echinostoma* und ↗ *Heterophyes heterophyes*, außerdem *Opisthorchis* (↗ *Opisthorchiasis*), ↗ *Paragonimus* und ↗ *Fasciola hepatica*.

Trennkost, Syn. für ↗ *Haysche Trennkost*.

Trennmittel, Syn. für 1) ↗ *Rieselhilfsmittel*; 2) ↗ *Formtrennmittel*.

Trester, Pressrückstand der Most-/Saftgewinnung (vgl. • *Treber*). T. dient der Gewinnung von Branntwein (*Grappa* aus Trauben-T., reich an ↗ *Fuselölen*) bzw. ↗ *Pektin* (Apfel-T.) und als Viehfutter.

Tri, Abk. für ↗ *Trichlorethylen*.

Triacetin, Syn. für ↗ *Glycerintriacetat*.

Triacylglycerine, Ⓔ *triacylglycerols*, IUPAC-Bezeichnung für den naturwissenschaftlich weniger präzisen Begriff ↗ *Triglyceride*. Die Formulierung hat sich in der medizinischen und in Teilen der ernährungswissenschaftlichen Fachliteratur noch nicht durchgesetzt; auf ihre konsequente Anwendung wird deshalb in diesem Werk vorerst verzichtet.

Triacylglycerin-Synthetase-Komplex, Ⓔ *triacylglycerol synthethase*, ↗ *Lipogenese*.

Triammoniumcitrat, Ⓔ *triammonium citrate*, als ↗ *Säureregulator* (E 380) eingesetztes Salz der ↗ *Citronensäure*.

Triangel-Test, Ⓔ *triangel test*, Syn. für ↗ *Dreiecksprüfung* (Sensorik).

Triazinherbizide, Ⓔ *triazin herbicides*, selektive Herbizide, die sowohl in der Landwirtschaft, als auch als Totalherbizide z.B. auf Wegen, Gleisanlagen, etc. angewendet werden. Sie sind im Boden sehr persistent (Abb.). Beispiel: ↗ *Atrazin*.

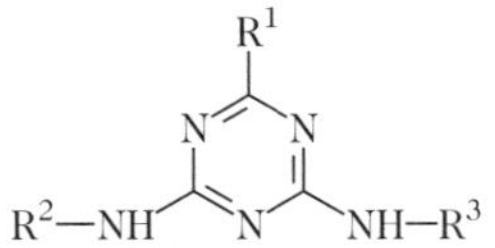

Triazinherbizide. Grundstruktur.

Tricarbonsäure-Zyklus, *Citrat-Zyklus*, *Citronensäure-Zyklus*, *Krebs-Zyklus*, Ⓔ *tricarboxylic acid cycle*, die wichtigste zyklische Reaktionsfolge für den oxidativen Endabbau der Proteine, Fette und Kohlenhydrate zu CO_2 und H_2O (Abb. 1). Der T. wurde 1937 etwa gleichzeitig von Krebs und von Martius und Knoop entdeckt. Das gesamte Enzymsystem des T. und der Atmungskette wurde von Green als Multienzymkomplex aufgefasst und als *Cyclophorase* bezeichnet.

Funktion: Im T. entsteht CO_2 durch oxidative Decarboxylierung von Oxosäuren (Oxalsuccinat, in Abb. 1 nicht gezeigt, als Intermediat zwischen Isocitrat und α-Ketoglutarat; • *Isocitrat-Dehydrogenase*). In Verbindung mit der ↗*Atmungskette* erfolgt der Energieumsatz zur Synthese des energiereichen Adenosintriphosphats. Neben dem Energiegewinn spielt der T. eine wichtige Rolle bei der Synthese von neuem zelleigenem Material. Verschiedene wichtige Substanzgruppen stammen von Zwischenprodukten des T. ab und verschiedene Stoffwechselzyklen sind mit dem T. verknüpft (Abb. 2). Bei Eukaryoten läuft der T. in den Mitochondrien ab, wo er strukturell und funktionell in die Atmungskette und den Fettsäureabbau einbezogen wird. Bei Prokaryoten sind die Enzyme des T. im Zellcytoplasma lokalisiert.

Die biologische Bedeutung des T. liegt in der Oxidation und Zerlegung der Acetylgruppe von Acetyl-Coenzym A (z.B. aus der • *Glycolyse*; • *Pyruvat-Dehydrogenase-Komplex*) in zwei Moleküle CO_2. Dabei entstehen viermal zwei Wasserstoffatome, die auf NAD^+ oder FAD übertragen werden. Die Regeneration dieser Coenzyme erfolgt über die Atmungskette, wobei die Wasserstoffatome zu Wasser oxidiert werden. Die Oxidationen im T. erfolgen durch mehrmalige Wasseranlagerung und anschließende Dehydrierung; Sauerstoff spielt direkt keine Rolle:

$CH_3CO\text{-}SCoA + 3H_2O \rightarrow 2CO_2 + 8[H] + HSCoA.$

Die Bilanz des Tricarbonsäure-Zyklus (ohne Atmungskette) ist demnach:

$\text{Acetyl-CoA} + 3NAD^+ + FAD + GDP + P_i + 2H_2O \rightarrow 2CO_2 + HSCoA + 3NADH + 3H^+ + FADH_2 + GTP$

Inizialreaktion des T. ist die Kondensation des Acetyl-Coenzyms A mit Oxalacetat, die durch die Citrat-Synthase katalysiert wird. Unter Wasseraufnahme entstehen Citrat und freies Coenzym A. Aus dem Citrat wird über sieben weitere, teilweise komplexe Reaktionsschritte (Abb. 1) das Oxalacetat regeneriert. Die Reaktionen 3 und 4 sind mit • *Decarboxylierungen* verbunden (• *α-Ketoglutarat-Dehydrogenase-Komplex*).

Energiebilanz des T.: Bei der Oxidation von Acetyl-CoA im T. werden insgesamt 901,7kJ (215,2kcal) chemische Energie frei, davon 800,29kJ (191kcal) über die ↗*Atmungskette*. Ein Teil dieser Energie wird zur Synthese von 12 Molekülen ATP verwertet, was einer Energieausbeute von etwa 40% der gesamten freien Energie ent-

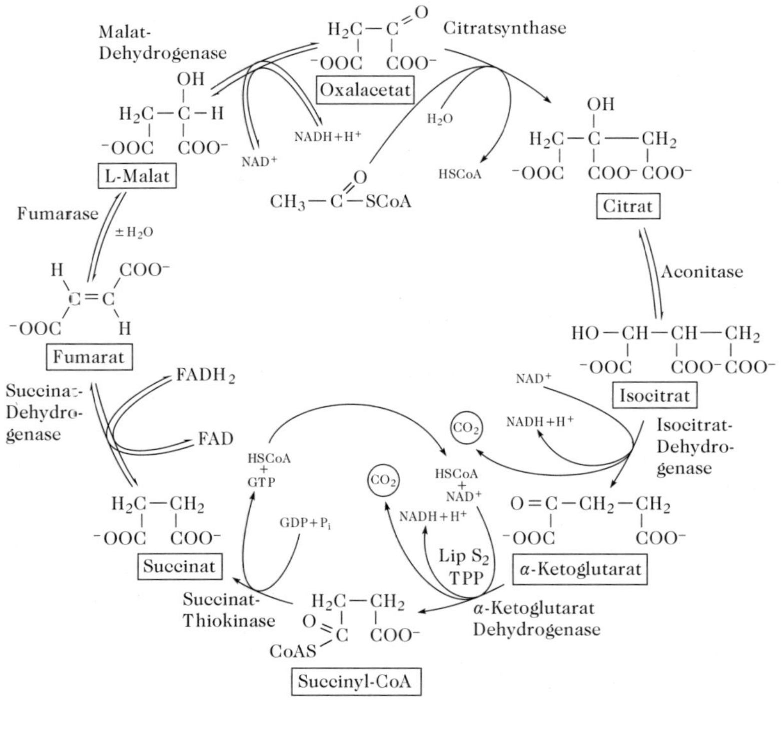

Tricarbonsäure-Zyklus. Abb. 1. Reaktionsfolge.

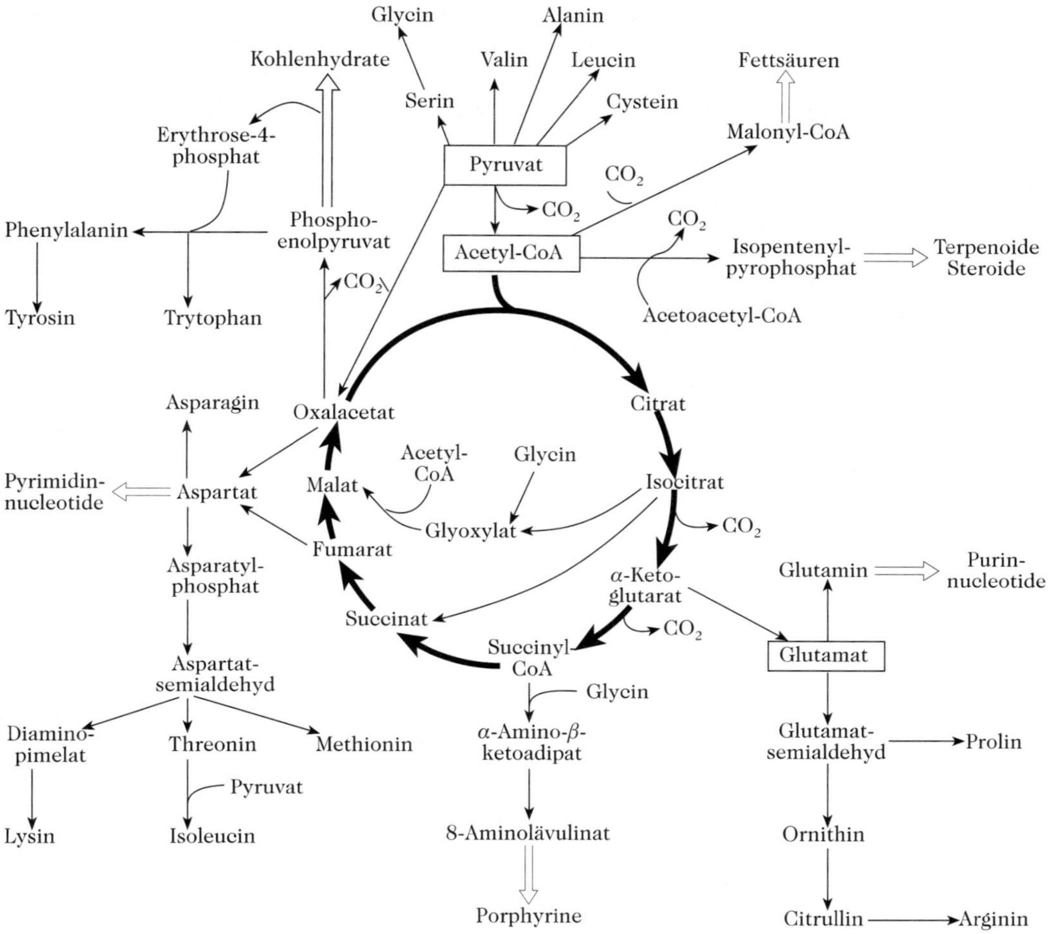

Tricarbonsäure-Zyklus. Abb. 2. Die biosynthetische Funktion des Tricarbonsäure-Zyklus.

spricht: in den Reaktionen 3, 4 und 8 ergeben sich durch NADH-Oxidation in der Atmungskette 3-mal drei Moleküle ATP; in der Reaktion 6 ergeben sich durch $FADH_2$-Oxidation in der Atmungskette zwei Moleküle ATP; und das in der Reaktion 5 (↗ *Substratkettenphosphorylierung*) gebildete GTP ist energetisch äquivalent mit ATP. Bilanz des T. (einschließlich Atmungskette):

$CH_3CO\text{-}SCoA + GDP + 11 ADP + 12 P_i + 2 O_2 \rightarrow 2 CO_2 + 13 H_2O + GTP + 11 ATP + HSCoA.$

Der T. steht über Oxalacetat mit der ↗ *Gluconeogenese* in Verbindung. Er ist ferner Ausgangspunkt für die Synthesen mehrerer Aminosäuren, besonders von Asparaginsäure und Glutaminsäure, und er liefert mit Succinyl-Coenzym A eine Ausgangsverbindung für die Synthese der Porphyrine, z.B. von Hämoglobin, Chlorophyll und Cobalamin (Abb. 2). Nebenwege des T. unter Einbeziehung weiterer Zwischenprodukte sind der 4-Aminobuttersäureweg (4-Aminobuttersäure), der ↗ *Glyoxylat-Zyklus* bei Pflanzen und der ↗ *Succinat-Glycin-Zyklus*. Die Carboxylierung von Pyruvat (↗ *Pyruvat-Carboxylase*) ist ein Schritt in der Gluconeogenese aus Pyruvat. Sie ist aber ebenso eine anaplerotische Reaktion (↗ *Anaplerose*) des T., d.h. sie hält die Oxalacetat-Konzentration aufrecht, die sich durch Entnahme von Zwischenprodukten des T. für Biosynthesen sonst erschöpfen würde.

Regulation: Die Konzentrationsverhältnisse ADP/ATP (↗ *Energieladung*) und NAD^+/NADH + H^+ (↗ *Reduktionsäquivalente*) wirken als Effektoren des T., wobei besonders die Regulation der • *Isocitrat-Dehydrogenase*, eines allosterischen Proteins, von Bedeutung ist. Weitere Regulationsmechanismen zeigt die Tabelle. Da der T. nur in Verbindung mit der Atmungskette abläuft, wird seine Intensität auch vom Sauerstoffangebot reguliert. Unter anaeroben Bedingungen kommt es bei Bildung der reduzierten Coenzyme NADH und $FADH_2$ zum Stillstand des T.

Tricarbonsäure-Zyklus. Tab. Regulationsmöglichkeiten des Tricarbonsäure-Zyklus.

Name des Enzyms	Reaktionsbedingungen					Bemerkungen
	Lokalisation	Bedarf an	Freisetzung von	Aktivierung durch	Hemmung durch	
Citrat-Synthase	Mitochondrien	Acetyl-CoA, Oxalacetat	Citrat, HSCoA		langkettige Acyl-CoA	Kontrollstelle für Acetyl-CoA-Verbrauch
NAD-abhängige Isocitrat-Dehydrogenase	Mitochondrien	NAD^+	NADH, CO_2	ADP	ATP, NADH	niedriger Umsatz des T.
NADP-abhängige Isocitrat-Dehydrogenase	Cytoplasma und Mitochondrien	$NADP^+$	NADPH, CO_2	Oxalacetat?		hoher Umsatz des T.; als extramitochondriales Enzym Bedeutung für NADPH-Bildung
Glutamat-Dehydrogenase	Mitochondrien	NADPH oder NADH, NH_3	$NADP^+$ oder NAD^+	ADP	GDP + NADH	
Pyruvat-Carboxylase	Cytoplasma	ATP, CO_2	ADP	Acetyl-CoA		Kontrolle des Kohlenhydratstoffwechsels
Acetyl-CoA-Carboxylase	Cytoplasma	ATP, CO_2	ADP	Citrat	langkettige Acyl-CoA	Kontrolle der Lipogenese
Citrat-Lyase	Cytoplasma	Citrat	Acetyl-CoA, Oxalacetat			Bedeutung für extramitochondriale Acetyl-CoA-Synthese

Triceps-Hautfaltendicke, ↗ *Hautfaltendicke*.

Trichinella, *Trichinelle*, *Trichine*, • *Nematoden*-Gattung (Familie Trichinellidae), Parasiten von Säugetieren und Vögeln, deren infektiöses Stadium die erste Larve ist und die überwiegend im Dünndarm lokalisiert sind. Typisch für die Gattung *T.* ist, dass im gleichen Wirt Jugendstadien und geschlechtsreifer Wurm in verschiedenen Organen parasitieren: die Jugendform in der Muskulatur als •*Muskeltrichine* und der geschlechtsreife Wurm im Dünndarm als so genannte • *Darmtrichine*. Zur Weiterentwicklung müssen die Larven (Muskeltrichine) in einen neuen Wirt gelangen. Die Vertreter dieser Gattung, die die ↗ *Trichinellose* verursachen, werden heute in acht genetische Gruppen eingeteilt, darunter fünf Arten (Tab.) und drei noch nicht benannte Stämme (T5, T6 und T8).

Trichinelliasis, Ⓔ *trichiniasis*, Syn. für ↗ *Trichinellose*.

Trichinellose, *Trichinose*, *Trichinelliasis*, *Trichinenbefall*, *Trichinenkrankheit*, Ⓔ *trichinosis*, *trichiniasis*, eine weltweit vorkommende, mild bis tödlich verlaufende • *Zoonose*. Die Wurmerkrankung (• *Helminthose*) ist die Folge einer lebensmittelbedingten • *parasitären Infektion* mit Nematoden der Gattung • *Trichinella*. T. kommt bei Carnivoren in allen Ländern vor. In Deutschland führte die T. zu ersten Maßnahmen der Fleischuntersuchung mit der Einführung einer amtlichen „Trichinenschau" 1863 in Sachsen-Gotha (• *Fleischbeschau*). Da in Deutschland Trichinen sowohl bei Haus- als auch Wildtieren sehr selten sind (u.a. Wildschwein bis zu 0,01%, Fuchs bis zu 0,1%), ist die T. überwiegend eine Importkrankheit, die im Ausland erworben oder durch Fleisch- oder

***Trichinella*.** Tab.

T. britovi
Erreger der ↗ *Trichinellose*. Hauptwirte der in der gemäßigten Klimazone der paläarktischen Region vorkommenden Art sind u.a. Rotfuchs, als wichtigster Reservoirwirt, Wolf, Schakal, Marderhund, Wildkatze, Bär, Dachs, Haus- und Wildschwein und mit einer deutlich geringeren Empfänglichkeit, Pferd und Mensch. *T. b.* entwickelt sich vorwiegend in einem sylvatischen Zyklus, obwohl auch ein • *synanthroper* möglich ist.
T. nativa
Erreger der ↗ *Trichinellose*. Diese *Trichinella*-Art ist in arktischen und subarktischen Gebieten, u.a. in Finnland, Norwegen und Grönland, verbreitet und entwickelt sich vorwiegend in einem sylvatischen Zyklus, obgleich auch ein • *synanthroper* beschrieben wird. Hauptwirte von *T. n.* sind Polarfuchs, Rotfuchs, Eisbär, Wolf, Marderhund, Schakal, Hund und Mensch.
T. nelsoni
Erreger der sylvatischen ↗ *Trichinellose*. Das Verbreitungsgebiet dieser Art erstreckt sich von Afrika südlich der Sahara bis Asien (Kasachstan). Als Hauptwirte konnten bisher Hyäne, Warzen-, Wild- und Hausschwein sowie der Mensch identifiziert werden.
T. pseudospiralis
Erreger der sylvatischen ↗ *Trichinellose*. *T p.* lässt sich als einzige *Trichinella*-Art morphologisch von den anderen sieben genetischen Gruppen abgrenzen, da ihre Muskeltrichinen keine Kapseln bilden. *T.p.* kommt in Australien, Indien, im Kaukasus, Kasachstan und in den USA vor. Beutelmarder, Waschbär, Korsak-Fuchs, Nager, einige Raubvogelarten und der Mensch sind bisher als Hauptwirte identifiziert.
T. spiralis
Erreger der ↗ *Trichinellose*. Hauptwirte des kosmopolitisch vorkommenden Fadenwurms sind Mensch und Tier wie z.B. Hausschwein, Ratte, Pferd, Wildschwein, Kamel, Hund, Rotfuchs und Bär. Bei *T.s.* überwiegt der • *synanthrope* Zyklus, in dem hauptsächlich Schwein und Ratte eine epidemiologische Rolle spielen und seltener Pferd, Hund, Katze sowie andere Tierarten einbezogen sind. Daneben existiert auch ein sylvatischer Zyklus unter Beteiligung von Fuchs, Wildschwein und Bär. Das larvipare (Larven gebärende) Weibchen wird bis zu 4 mm lang, während die Länge der Männchen, die nach der Begattung sterben, nur ca. 1,5 mm beträgt.

Fleischwarenimporte hervorgerufen wird. Die Letalität liegt bei 5–11%.
Infektionsquellen für den Menschen sind rohes, ungenügend erhitztes oder nicht ausreichend tiefgefrorenes Fleisch oder Fleischprodukte verschiedener Tierarten (u.a. Hausschwein, Wildschwein, Pferd). Muskeltrichinen sind gegenüber Umwelteinflüssen sehr widerstandsfähig und bleiben bei Kühlung von +2 bis +4°C ca. 300 Tage lebensfähig, vermögen Fleischtrocknung und -pökelung zu überleben und sind in faulendem Fleisch mindestens vier Monate infektiös. Fleisch von potenten Wirtstieren sollte nur dann roh verzehrt werden, wenn eine ordnungsgemäße Trichinenschau erfolgte.
Krankheitsverlauf: Nach dem Genuss von trichinösem Muskelfleisch entwickeln sich die Trichinenlarven in der Schleimhaut des Dünndarmes zu adulten, geschlechtsreifen Würmern. Die Weibchen gebären nach der Begattung bis zu 1.500 Larven, die über das Lymphgefäßsystem und das Portalvenenblut in den arteriellen Kreislauf gelangen und in die Muskelgewebe wandern, bevorzugt werden dabei gut durchblutete Muskeln wie Zwerchfell-, Nacken-, Kau- und Augenmuskulatur sowie Muskulatur des Schultergürtels einschließlich der Oberarme. Die ca. 1 mm langen, 15–21 Tage nach der Infektion bereits infektionstüchtigen Larven sind spiralförmig aufgerollt und nach unterschiedlich langer Zeit von einer verkalkten Kapsel von ca. 0,4 mm Größe umgeben, in der die Larven bis zu 30 Jahre entwicklungsfähig bleiben. Beim Menschen treten während der Entwicklungsabläufe des Nematoden im Darm fieberhafte Magen-Darm-Störungen mit Brechreiz, Durchfall und Bauchschmerzen auf. Während der Cystenbildung überwiegen meist uncharakteristische Symptome wie Muskelschmerzen, Steifheit, Kreislaufbeschwerden sowie Heiserkeit und Schluckbeschwerden. Dazu kommen charakteristische Symptome, u.a. Ödembildung der Augenlider, der Unterkiefer, in der Knöchelgegend sowie Kopfschmerzen und evtl. Sehstörungen. Gefährliche Komplikationen sind Herzmuskelentzündungen (Myocarditis), Gehirnentzündung (Encephalitis) und Sekundärinfektionen. Der Schweregrad der Symptome ist von der Zahl der aufgenommenen Larven abhängig.
Die epidemiologische Situation in Europa ist derzeit durch die Dominanz der sylvatischen T., Ⓔ *silvatical trichiniasis*, geprägt, die in silvatischen (an Waldgebiete gebundene) Zyklen unter wildlebenden

Tieren existiert und aufrechterhalten wird. Daneben existiert die • *synanthrope* Trichinellose, Ⓔ *synanthropic trichiniasis*, bei der hauptsächlich Schwein und Ratte, seltener Pferd, Hund, Katze und andere Tierarten eine epidemiologische Rolle als Erregerreservoir spielen.

Trichinen, Ⓔ *trichinas, trichinellas*, Sammelbezeichnung für Würmer der Gattung ↗ *Trichinella*, die die ↗ *Trichinellose* des Menschen verursachen.

Trichinose, Ⓔ *trichinosis*, Syn. für ↗ *Trichinellose*.

Trichlorethylen, *Tri*, Ⓔ *trichlorethylene*, Cl-CH=CCl_2, chloroformähnlich riechende Flüssigkeit, die als Reinigungs-, Extraktions- und Lösungsmittel sowie als Inhalationsnarkotikum (heute obsolet) angewendet wird. T. und seine Dämpfe (schwerer als Luft) wirken hautentfettend, schleimhautreizend und narkotisch. Bei akuter Intoxikation treten rauschartige Euphorie, Tremor und Erregung, später Brechreiz, Benommenheit und ev. Herzrhythmusstörungen und Atemstillstand auf. Zur Therapie dienen Frischluft, Schockbehandlung und künstliche Beatmung. Chronische Inhalation soll zur Sucht führen können (Schnüffeln). T. gilt als carcinogen (↗ *krebserzeugend*, Kategorie 1).

Trichopoliodystrophie, Syn. für ↗ *Menkes-Syndrom*.

Trichothecene, Ⓔ *trichothecenes*, wichtigste Vertreter der • *Fusariumtoxine*, eine Gruppe von Sesquiterpenen aus verschiedenen auf Getreide wachsenden Schimmelpilzen (Fungi imperfecti, z. B. *Fusarium tricintum* oder *Trichoderma-*, *Stachybotis*-Arten). Nach strukturellen Differenzen werden vier Untergruppen unterschieden. Allen gemeinsam ist eine Epoxidgruppe am $C^{12,13}$ sowie eine Doppelbindung am $C^{8,9}$ (Abb.). Die T. wirken antibakteriell, antifungizid, insektizid, antiviral und cytostatisch. Sie sind mehr oder weniger giftig, wobei die Toxizität nach Verbindung und Tierart stark differiert (LD_{50} 0,5–1.000 mg/kg). Sie nimmt in der Reihenfolge Maus, Ratte, Kaninchen, Meerschweinchen zu. Für den Mensch muss mit einer noch höheren toxischen Potenz gerechnet werden. T. hemmen die Proteinbiosynthese in Säugetierzellen und haben als wichtige Vertreter der ↗ *Mycotoxine* zu zahlreichen Vergiftungen bei Mensch und Tier geführt (Brechreiz, blutige Durchfälle, Appetitlosigkeit, Ataxie, Leukocytose und nachfolgend schwere Leukopenie, Entzündungen des Magen-Darm-Traktes, Zerstörung von Nervenzellen des ZNS, Hämorrhagien des Herzmuskels, Läsionen von Testes, Thymus und Lymphknoten). Einige Vertreter wirken teratogen.

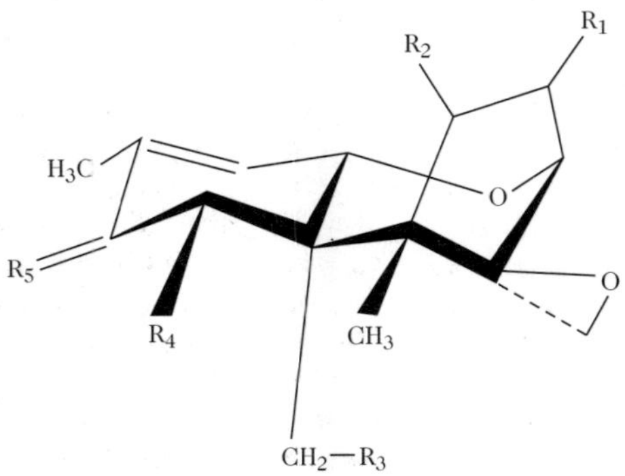

Trichothecene. Grundstruktur.

Trienfettsäuren, Ⓔ *trienoic fatty acids*, • *mehrfach ungesättigte Fettsäuren* mit 3 Doppelbindungen. Sie kommen vor in konjugierter (↗ *Konjugenfettsäuren*) oder – häufiger –, in isolierter Form (↗ *Isolenfettsäuren*;); die physiologisch wichtigste T. ist die α-Linolensäure.

Trien/Tetraen-Quotient, Ⓔ *triene/tetraene ratio*, biochemischer Indikator für die Versorgung des Körpers mit • *essenziellen Fettsäuren*. Trien steht für ↗ *Eicosatriensäure* (C20:3,ω-9), Tetraen für ↗ *Arachidonsäure* (C20:4,ω-6). Ein Plasma-T. >0,4 signalisiert Linolsäuremangel (vgl. • *Mead-Fettsäure*). Der T. sagt nichts über die Linolensäureversorgung aus; er kann nicht angewandt werden, wenn Linolsäureresorption und/oder Arachidonsäuresynthese blockiert sind. Neuere Methoden der Fettsäurenanalytik erlauben es, den T. durch Fettsäureprofile zu ersetzen.

Triethylcitrat (E 1505, ADI 20,0 mg), Ⓔ *triethyl citrate*, ist ein mit Wasser mischbares Extraktionslösemittel, das auch als Trägerlösmittel für Aromastoffe und als Stabilisator für Eiklarpulver dient.

trigeminale Wahrnehmung, Syn. für „allgemeiner chemischer Sinn". ↗ *Mundgefühl*

Triglyceride, • *Triacylglycerine*, Ⓔ *triglycerides, triacylglycerols*, Glycerin verestert mit 3 ↗ *Fettsäuren*.

Natürlich vorkommende T. enthalten mindestens 2, oft 3 verschiedene Fettsäurereste; von ihrer Zusammensetzung und ihrer Stellung im Molekül (Positionen 1 und 3 oder 2) hängen die physikalischen und physiologischen Eigenschaften des T. ab (s. a. ↗ *Triolein*, ↗ *Tristearin*, ↗ *Tripalmitin*, ↗ *strukturierte Triglyceride*).

T. sind die mengenmäßig wichtigsten Speicherlipide in Lebensmitteln und im Organismus. ↗ *Nahrungsfette* (s. a. ↗ *Fett*) und ↗ *Depotfett* bestehen zu 98–99% aus T (bezogen auf TS).

Mit der Nahrung aufgenommene T. werden als exogene T., im Körper aus Glycerin-3-Phosphat synthetisierte als endogene T. bezeichnet. Exogene T. werden im Dünndarm enzymatisch gespalten (↗ *Fettverdauung*; ↗ *Fettresorption*), und nach Reveresterung in den Enterocyten als ↗ *Serumtri-*

glyceride in Form der ↗ *Chylomikronen* über die Blutbahn transportiert (• *Fetttransport*; ↗ *Hypertriglyceridämie*). Endogene T. werden in Form von ↗ *VLDL* transportiert.
Fettsäuren und Glycerin dienen der Energiegewinnung; einzelne Fettsäuren sind Bausteine für ↗ *Strukturlipide* oder Ausgangssubstanzen für die Synthese körpereigener Verbindungen (↗ *essenzielle Fettsäuren*).

Triglycerid-Lipase, Syn. für ↗ *Acylglycerin-Lipase*.

triglyceridreduzierte Kost, ↗ *Hyperlipoproteinämie-Diäten*.

Triglyceridspiegel, Ⓔ *concentration of serum triglycerides*, ↗ *Serum-Triglyceride*, ↗ *Lipoproteinprofil*.

Trigonella phoenum-graecum, bot. Artname für den ↗ *Bockshornklee*.

Trigonellin, *1-Methylnicotinsäure*, Ⓔ *trigonellin*, ein Metabolit des • *Niacins* (Abb.), der in vielen Pflanzen (z.B. • *Bockshornklee*, Kaffeestrauch) gefunden wurde. T. fungiert als Speicherform der Nicotinsäure. Bei Tieren und dem Menschen ist T. vermutlich kein Nicotinsäure-Metabolit, obwohl es im Urin von Kaffeetrinkern vorkommt. Grüne Kaffeebohnen enthalten relativ große Mengen an T. (<500 mg/kg). Beim Rösten der Kaffebohne wird T. in Nicotinsäure umgewandelt. In Süd- und Zentralamerika ist Kaffee eine wichtige Nahrungsquelle für Nicotinsäure.

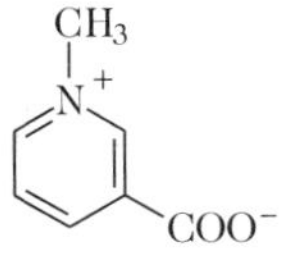

Trigonellin

2,6,8-Trihydroxypurin, Syn. für ↗ *Harnsäure*.

3,5,3'-Trijodthyronin, T_3, Ⓔ *triiodothyronine*, ein ↗ *Schilddrüsenhormon*.

Trimenonkolik, Ⓔ *trimester colic*, bevorzugt in den drei ersten Lebensmonaten nach den Mahlzeiten auftretende Bauchschmerzen mit gespanntem Leib, krampfartigem Anziehen der Beine und anhaltendem Schreien. *Ursachen*: Vermehrte intestinale Gasbildung (messbar an hohen Wasserstoffatemgaswerten) bei ↗ *Lactose-Intoleranz*. ↗ *Aerophagie* bei zu kleinem Saugerloch und ↗ *Kuhmilchprotein-Allergie*.
Therapie: Aufstoßenlassen zur Entfernung verschluckter Luft, größeres Saugerloch. Lactose- bzw. kuhmilchfreie Ernährung mit ↗ *hochgradig hydrolysierten Nahrungen*, Fencheltee.

Trimethylamin, $(CH_3)_3N$, Ⓔ *trimethylamine*, tertiäres • *biogenes Amin* mit starkem Fischgeruch und neurotoxischer Wirkung (ähnlich Nicotin und Muscarin). Als Zersetzungsprodukt des ↗ *Cholins* kommt T. in überreifen/verdorbenen Lebensmitteln (Fisch, Käse) vor.

Trimethylaminurie, *Fischgeruch-Syndrom*, Ⓔ *fish-odour-syndrome, stale-fish-syndrome*, seltene, autosomal-rezessiv erbliche Stoffwechselkrankheit mit Defekt der Stickstoff-Oxidation, bei der aus dem Darm aufgenommenes ↗ *Trimethylamin* nicht abgebaut werden kann. Zugrunde liegt eine Mutation der Flavin-enthaltenden Monooxygenase 3 (FMO3). Beim Gesunden wird Trimethylamin von Darmbakterien beim Abbau cholinhaltiger Lebensmittel gebildet und von der FMO3 in der Leber in das geruchlose Trimethylaminstickstoffoxid umgewandelt. Bei Enzymdefekt, wird nach Fisch riechendes Trimethylamin mit Atemluft, Schweiß, Speichel und Urin ausgeschieden. Weitere Symptome sind: Milzvergrößerung, Neutropenie (Verminderung der neutrophilen Granulocyten), Anämie sowie psychische Veränderungen.
Ernährungstherapie: Verzicht auf Lebensmittel mit hohem Cholingehalt wie Eier, Fisch, Leber und Sojaprodukte, was bei richtiger Kostauswahl nicht zur Beeinträchtigung der Nährstoffversorgung führt.

1,3,7-Trimethylxanthin, Syn. für ↗ *Coffein*.

Trinkbranntwein, ↗ *Spirituosen* Tab. 1

Trinkkur, Ⓔ *mineral water cure*, mit • *Heilwässern* aufgrund ihres Mineralstoff- und Spurenelementgehaltes durchgeführte Kur. Die T. gehört zu den natürlichen Therapien, die im Gegensatz zur medikamentösen Therapie Stoffwechselvorgänge normalisieren und körpereigene Regulationssysteme anregen soll. Eine klassische Heilwasser-T. wird über einen Zeitraum von 4–6 Wochen mit täglich 0,75–1,5 l Heilwasser durchgeführt. Hauptindikationsgebiete sind Magen-Darm-Erkrankungen, Diabetes mellitus, Gicht, Nieren- oder Harnsteine.

Trinkmenge, ↗ *Flüssigkeitszufuhr*; ↗ *Trinkplan*.

Trinkmilch, *Konsummilch*, Ⓔ *retail milk*, Syn. für ↗ *Milch*.

Trinknahrung, *Flüssignahrung*, Ⓔ *liquid diet*, trinkfertige Nahrung zur Verwendung als ↗ *bilanzierte Diäten*, wenn der Schluckvorgang unbehindert, Kauen jedoch unmöglich/verboten ist. T. wird auch angeboten zur Ergänzung einer unzureichenden Ernährung mit konventionellen Lebensmitteln, z.B. hochkalorisch, evtl. mit Ballaststoffzusatz (↗ *Aufbaukost*).

Trinkplan, Ⓔ *drinking plan*, schritliche Zusammenstellung (Tab.) der innerhalb eines Zeitraumes zu trinkenden Flüssigkeitsmenge. Ein T. kann, neben anderen Maßnahmen (Bereitstellen der täglichen Getränkemenge, Ermuntern zum Trinken durch Betreuungspersonal) eine ausreichende ↗ *Flüssigkeitszufuhr* bei besonderen Personen-

Trinkplan. Tab. Beispiel für einen Tagestrinkplan in der Senioren-Ernährung. [veränd. n.: B. Eschenbruch, *Wasser und Mineralstoffe in der Ernährungsmedizin.* Umschau Zeitschriftenverlag, Frankfurt, 1994]

Tageszeit / Mahlzeit	Trinkmenge
vor dem Frühstück 1 Glas Heil- oder Mineralwasser	0,2 l
zum Frühstück 2 Tassen Kaffee, Kakao oder Tee (Schwarztee, Kräuter- oder Früchtetee) oder ein Glas Milch	0,3 l
zum Mittagessen 1 Gals Heil- oder Mineralwasser 1 Glas Saftschorle	0,2 l
zum Abendessen zwei Tassen Kräuter- oder Früchtetee	0,3 l
außerdem über den Tag verteilt Mineral- oder Heilwasser	0,5–1 l

gruppen, z.B. in der ↗ *Senioren-Ernährung*, aber auch im Leistungssport, unterstützen.

Trinkwasser, „Leitungswasser", Ⓔ *drinking water*, wird aus ↗ *Grundwasser*, ↗ *Oberflächenwasser* und ↗ *Quellwasser* gewonnen. Die *Trinkwasser-Verordnung* (TrinkwV) regelt rechtsverbindliche Grenzwerte für die Beschaffenheit von T. und Brauchwasser für Lebensmittelbetriebe. So darf z.B. der Nitratgehalt des T. laut TrinkwV 50 mg/l nicht überschreiten. T. muss frei von Krankheitserregern sein. Dies ist erfüllt, wenn in 100 ml T. keine ↗ *Escherichia coli*, coliforme Keime oder Fäkalstreptokokken enthalten sind. Außerdem soll in T. die Koloniezahl den Richtwert 100 je ml bei einer Bebrühungstemperatur von 20 bzw. 36 °C nicht überschreiten. In den Anlagen der TrinkwV sind Grenzwerte für chem. Stoffe, zur ↗ *Trinkwasseraufbereitung* zugelassene Stoffe, Umfang und Häufigkeit der Untersuchungen etc. geregelt. In einigen Gebieten Deutschlands ist die Qualität des Grund- und Trinkwassers durch Einflüsse von Mülldeponien, Landwirtschaft oder durch Straßen- und Betriebsunfälle ernsthaft gefährdet.

Trinkwasser-Aufbereitung, Ⓔ *processing of drinking water*, • *Aufbereitung* von Wasser in öffentlichen Trinkwasseraufbereitungsanlagen, um die Anforderungen der Trinkwasser-Verordnung zu erfüllen, die die Art der Behandlung, erlaubte Zusätze sowie Restgehalt an technologischen Hilfsstoffen regelt. Die Gewinnung von • *Trinkwasser* erfolgt in Deutschland zu 65% aus • *Grundwasser*, zu 27% aus • *Oberflächenwasser* (• *Flusswasser*, Seen, Talsperren) und zu 8% aus ↗ *Quellwasser*. Bei Oberflächenwasser wird neben der Entfernung von Verunreinigungen meist eine Entkeimung (mittels Chlorverbindungen, Silberverbindungen oder durch Ozonisierung) durchgeführt. Zur Einstellung der Wasserhärte und Regulierung der pH-Einstellung dürfen Carbonate sowie Salz- oder Schwefelsäure eingesetzt werden.
In den vergangen Jahren wurden zahlreiche Gewässer in deutschen Mittelgebirgen, Skandinavien und Nordamerika durch sauren Regen verunreinigt. Hierdurch lösen sich auch Schwermetalle aus dem Boden, die z.T. das Grundwasser belasten können. Die T. wird dadurch erschwert und ist mit hohen Kosten verbunden.

Trinkwasserfluoridierung, ↗ *Fluoridierung*.

Trinkwasserjodierung, ↗ *Jodanreicherung*.

Trinkwasserverordnung, *TrinkwV*, *Verordnung über Trinkwasser und über Wasser für Lebensmittelbetriebe*, ↗ *Trinkwasser*.

Triolein, Ⓔ *triolein*, • *Triglycerid*, mit 3 Ölsäureresten. T. kommt in der Natur nicht vor, es wird experimentell erzeugt und für Grundlagenstudien zur Verdauung und Resorption von Fettsäuren eingesetzt.

Triosen, Ⓔ *trioses*, die kleinsten • *Monosaccharide*. T. bestehen aus drei Kohlenstoffatomen pro Molekül ($C_3H_6O_3$). Zu den T. gehören die Dehydrierungsprodukte des Glycerins Glycerinaldehyd (Aldose) und Dihydroxyacetonphosphat (Ketose). Beide sind in Form ihrer Phosphorsäureester Zwischenprodukte des Glucosestoffwechsels (Glycolyse, Gluconeogenese).

Triosephosphat-Dehydrogenase, Ⓔ *triosephosphate dehydrogenase*, Syn. für ↗ *Glycerinaldehyd-3-phosphat-Dehydrogenase* (GAPDH).

Triosephosphate, Ⓔ *triose phosphates*, sind Glycerinaldehyd-3-phosphat, eine Aldolase, und Dihydroxyacetonphosphat, eine Ketolase. Sie sind Metabolite der Glycolyse und Gluconeogenese die durch die Triosephosphatisomerase ineinander überführt werden können.

Triosephosphat-Isomerase, EC 5.3.1.1, Ⓔ *triose phosphate isomerase*, ist ein Enzym der ↗ *Glycolyse*, welches die Triosephosphat-Isomere Glycerinaldehyd-3-phosphat und Dihydroxyacetonphosphat ineinander überführen kann. Die Reaktion erfolgt schnell und reversibel.

Tripalmitin, Ⓔ *tripalmitin*, • *Triglycerid* mit 3 Palmitinsäureresten. T. kommt in der Natur nicht vor; es wird experimentell erzeugt und für Grundlagenstudien zur Verdauung und Resorption von Fettsäuren eingesetzt.

Tripeptidasen, Ⓔ *tripeptidases*, ↗ *Proteasen* des Dünndarms, die aus (Poly)peptiden Tripeptide (↗ *Peptide*) abspalten.

Triphosphate, Ⓔ *triphosphates*, 1) Nucleosid-Triphosphate: ATP (↗ *Adenosinphosphate*), GTP

(↗ *Guanosinphosphate*), ITP (↗ *Inosinphosphate*).
2) Als Zusatzstoffe (E 451, maximal tolerierbare Tagesdosis: 70,0 mg): Salze der linearen trimeren Phosphorsäure. Sie haben ein spezielles Lösevermögen für Proteine und erhöhen deren Quellvermögen. Dadurch wirken sie als Stabilisierungsmittel für Emulsionen und Gele, als Kutterhilfsmittel und als Schmelzsalze. Die Quell- und Hydratationswirkung auf Casein ist nicht so stark ausgeprägt wie bei den ↗ *Diphosphaten*. T. dienen auch als Säureregulatoren. Verwendet werden Pentanatriumtriphosphat (E 451i) und Pentakaliumtriphosphat (E 451ii).

Trisaccharide, Ⓔ *trisaccharides*, ↗ *Oligosaccharide*, die aus drei α- oder β-glycosidisch verbundenen Monosacchariden aufgebaut sind. Beispiel: ↗ *Raffinose*.

Tristearin, Ⓔ *tristearin*, • *Triglycerid* mit 3 Stearinsäureresten; T. kommt in der Natur nicht vor; es wird hergestellt für die Verwendung in der Seifen- und Kosmetikindustrie, für Ernährungszwecke nur in Grundlagenstudien zur Verdauung und Resorption von Fettsäuren. T. wird im Dünndarm nur unvollständig gespalten und resorbiert.

Trisun®, Ⓔ *Trisun™*, Markenname für ein • *Sonnenblumenöl* mit ca. 70% ↗ *Ölsäure*. T. wird aus einer US-amerikanischen Sonnenblumen-Neuzüchtung gewonnen (↗ *Hybridöle*).

Triterpene, ↗ *Terpene*.

Triticale, Ⓔ *triticale*, durch Kreuzung von Weich- oder Hartweizen (*Triticum aestivum* bzw. *T. durum*) mit Roggen (*Secale cereale*) hervorgegangene Hybride (Gattungsbastard). Sie soll einerseits so robust und frostresistent sein wie Roggen, andererseits die hohen Erträge und gute Backfähigkeit des Weizens erzielen. T. weist im Vergleich zum Roggen und Weizen einen höheren Proteingehalt auf (ca. 13%), dient zur Brotherstellung und als Futtermittel. Aufgrund verschiedener Nachteile (Neigung, während der Ernteperiode auszukeimen, reduzierte Fertilität und Kornschrumpfung) ist T. zur Zeit gegenüber den konventionellen Getreidearten von untergeordneter Bedeutung.

Triticum, bot. Gattung, zu der wichtige Getreidearten bzw. -züchtungen gehören: *T. aestivum* = ↗ *Weizen*, *T. dicoccon* = ↗ *Emmer*, *T. monococcum* = ↗ *Einkorn*, *T. spelta* = ↗ *Dinkel*. Ein Gattungsbastard aus T. und *Secale cereale* (Roggen) ist ↗ *Triticale*.

tRNA, Abk. für ↗ *transfer-RNA*.

Trockeneiprodukte, Ⓔ *dried egg products*, Sammelbezeichnung für i.d.R. aus Hühnereiern, selten aus Enteneiern, hergestelltes Trockeneiklar, -eigelb und -vollei. T. werden i.d.R. durch ↗ *Sprühtrocknung* gewonnen und müssen zur Vermeidung unerwünschter Bräunungsreaktionen (↗ *Maillard-Reaktion*) vor dem Trocknungsvorgang entzuckert werden. T. werden in der Lebensmittelindustrie aufgrund ihrer gegenüber Frischeiern längeren Haltbarkeit und leichteren Handhabung in vielfältigen vorgefertigten Lebensmitteln eingesetzt.
Ernährungsphysiologische Bewertung: Die hohwertigen Eiweiße bleiben bei unter schonenden Bedingungen hergestellten T. fast vollständig erhalten. In Trockenvollei und -eigelb wurden verschiedene ↗ *Cholesterinoxidationsprodukte* nachgewiesen, deren Art und Menge vom Trocknungsverfahren und dem Einsatz von Antioxidanzien abhängt.

Trockenfrüchte, *Trockenobst*, *Dörrobst*, *Backobst*, Ⓔ *dried fruits*, Bezeichnung für durch verschiedene Trocknungsverfahren haltbar gemachte Obstdauerwaren. Das Trocknen von Früchten ist wahrscheinlich das älteste Verfahren der Obsterhaltung und erfolgte traditionell in der Sonne, auf Herden, Horden oder in Backöfen. Je nach Obstart werden heute die gereinigten Früchte in geeigneter Weise vorbereitet, anschließend z.T. in der Sonne vorgetrocknet (Lufttrocknung) und dann in industriellen Trocknern bei 65–75 °C nachgetrocknet (Warmlufttrocknung). Besonders schonend ist die Vakuumtrocknung bei etwa 60 °C. Im Allgemeinen wird helles Obst zur Farberhaltung geschwefelt (↗ *Schwefeldioxid* und Sulfite), dunkles Obst wie Datteln, Feigen oder Pflaumen dagegen nicht. Typische Beispiele für T. und die Besonderheiten ihrer Vorbereitung:
Geschälte und vom Kerngehäuse befreite Äpfel werden meist zu Ringen geschnitten getrocknet. Zur Verhinderung des Braunwerdens durch enzymatische und nicht-enzymatische Bräunungsreaktionen sowie zur Hemmung des Mikrobenbefalls bei der Lagerung werden die Äpfel vor dem Trocknen i.d.R. durch Tauchen in schweflige Säure geschwefelt. Zur Verhinderung des Braunwerdens ist auch Citronensäure geeignet.
Pflaumen werden zur Verbesserung der Wasserdurchlässigkeit der Schale vor dem Trocknen kurz in verdünnte Natronlauge oder 0,7%ige Kaliumcarbonatlösung getaucht und gewaschen. Auch das Anritzen der Schale zur Verbesserung der Trocknung ist üblich.
Aprikosen und Pfirsiche werden zur leichteren Entfernung der Haut wechselweise in heißes und kaltes Wasser getaucht und dann vor dem Trocknen halbiert und entsteint. Auch das Schwefeln ist bei Aprikosen und Pfirsichen üblich.
Getrocknete Weintrauben liefern kernhaltige, dunkelfarbige Rosinen, kernlose, hellfarbige Sultaninen und kleine, kernhaltige oder kernlose Korinthen. Zur Verhinderung des Zusammenbackens werden die Oberflächen von Rosinen und Sultaninen mit acetylierten Monoglyceriden behandelt. Weitere verbreitete T. sind getrocknete Südfrüch-

Trockenfrüchte. Tab. Zusammensetzung (g/100g essbarer Anteil). [Quelle: Belitz, Grosch, Schieberle; *Lehrbuch der Lebensmittelchemie*, 5. Auflage 2001, Springer Verlag]

Obstart	Wasser	N-Verbindungen (N × 6,25)	Lipide	verwertbare Kohlenhydrate	Ballaststoffe	Mineralstoffe	Vit. C
Aprikosen	17,6	5,0	0,4	48	17,7	3,5	0,011
Datteln	20,2	1,9	0,5	65	8,7	1,8	0,003
Feigen	23,7	3,5	1,3	55	12,9	2,4	0–0,005
Pfirsiche	24,0	3,0	0,6	53	12,8	3,0	0,017
Pflaumen	24,0	2,3	0,6	47	17,8	2,1	0,004
Rosinen	15,7	2,5	0,5	68	5,2	2,0	0,001

te wie Datteln, Feigen, Bananen, Ananas und Mangos.

Ernährungsphysiologische Bewertung: T. sind sehr kalorienreiche Lebensmittel und gute Mineralstofflieferanten. Getrocknete Pflaumen sowie daraus hergestellter Trockenpflaumentrunk werden in der Diätetik auch aufgrund ihrer abführenden Wirkung eingesetzt. Die Verluste an β-Carotin und B-Vitaminen sind bei der Herstellung von T. gering, die von Vitamin C jedoch erheblich (Tab.).

Trockengemüse, Ⓔ *dried vegetables*, Bezeichnung für durch • *Trocknung* auf einen Restwassergehalt von etwa 4–8% haltbar gemachte • *Gemüsedauerwaren*. Die Trocknung erfolgt nach Waschen, Verlesen, ggfs. Zerkleinern und ↗ *Blanchieren*, z.B. durch Sprühtrocknung oder Walzentrocknung (Pulver wie Kartoffelflocken, Tomatenflocken) oder in Wirbelbett-Trocknern (Erbsen, Bohnen, Gemüsescheiben). Qualitativ besonders hochwertige Erzeugnisse erhält man durch ↗ *Gefriertrocknung*, die jedoch kostenintensiv ist. Die Haltbarkeitsdauer von T. liegt je nach Lagerbedingungen und Restwassergehalt bei 1–2 Jahren. Verwendung: T. werden überwiegend für die weiterverarbeitende Industrie z.B. zur Herstellung von Trockensuppen hergestellt und spielen im Lebensmitteleinzelhandel eine geringe Rolle.

Ernährungsphysiologische Bewertung: Die Trocknung erfolgt unter weitgehender Erhaltung der wertgebenden Inhaltsstoffe. Die Verluste an Thiamin und anderen wasserlöslichen Vitaminen liegen bei unter 10%, Verluste an Vitamin A und C durch Sauerstoffeinwirkung beim Trocknungsprozess liegen bei 5–40%. Die Einbußen sind beim Gefriertrocknen grundsätzlich etwas geringer als bei anderen Trocknungsverfahren.

Trockenglucosesirup, *Trockenstärkesirup*, Ⓔ *corn sirup solids*, Handelsbezeichnung Trocken*maltose*sirup!, z.B. durch Sprühtrocknung getrockneter Glucosesirup. Die lebensmitteltechnologische Anwendung entspricht diesem; T. kommt auch als Stärkungsmittel in der Kinderernährung zum Einsatz.

Trockenhefe, Ⓔ *dried yeast*, 1) durch Gefriertrocknen haltbar gemachte Backhefe, die noch gärfähig ist ↗ *Hefe*; 2) als Nahrungs- oder Futtermittel (↗ *Einzellerprotein*) dienende, abgetötete Hefen z.B. der Gattung ↗ *Candida*.

Trockenmaltosesirup, ↗ *Trockenglucosesirup*.

Trockenmasse, Syn. für ↗ *Trockensubstanz*.

Trockenmilchpulver, ↗ *Vollmilchpulver*.

Trockensubstanz, Ⓔ *dry matter*, aus der Frischmasse durch Abtrennung des Rohwassers durch Trocknung (z.B. 4h bei 103 °C) erhaltener Anteil eines Lebensmittels. Die T. bzw. das Trockengewicht (Trockenmasse, Ⓔ *dry weight*) kann z.B. Bezugsgröße für die ↗ *Nährwertkennzeichnung* sein.

Trockensuppe, Ⓔ *dried soup*, pulverförmiges Konzentrat mit z.T. stückigen Einlagen wie getrocknetem Gemüse oder Nudeln, das nach Zugabe von Wasser und kurzer Kochzeit eine Suppe ergibt. Eine Besonderheit stellen die Instantsuppen (↗ *Instant-Produkte*) dar, die ohne Kochen nach Auflösen in heißem Wasser verzehrfertig sind. T. werden durch Mischen der vorbereiteten, trockenen Rohstoffe hergestellt und bestehen i.d.R. aus Geschmacksträgern wie Fleischextrakt oder Proteinhydrolysaten, Bindemitteln wie Stärken, Getreide- oder Leguminosenmehlen (z.T. modifiziert), Rindertalg, Hühnerfett oder gehärteten pflanzlichen Fetten als Fettkomponente, getrockneten Gemüsen oder Pilzen, vorgekochten Teigwaren oder Reis sowie Salz und verschiedenen Gewürzen oder Gewürzextrakten zur Geschmacksabrundung. Als Zusatzstoffe finden v.a. Geschmacksverstärker wie Glutamat sowie Antioxidanzien Verwendung. T gehören zu den ↗ *vorgefertigten Lebensmitteln* und werden i.d.R. in Beuteln (Endverbraucher) oder Dosen (Großverbraucher) verpackt angeboten, die sie vor Licht, Luft und Feuchtigkeit schützen. Die ersten T. kamen bereits im Jahr 1890 auf den Markt.

Trocknen von Lebensmitteln, Ⓔ *drying (of food)*, eines der ältesten • *Haltbarmachungsverfahren* für Lebensmittel. Das T. beruht auf dem Prinzip, dem Lebensmittel durch geeignete Verfahren das Wasser soweit zu entziehen, dass Bakterien, Schimmelpilzen und Hefen die Lebensgrundlage entzogen wird (Senkung des aw-Wertes, ↗ *Wasseraktivität*) und chemische Reaktionen unterbunden werden. Dabei müssen durch geeignete Prozessbedingungen die Verluste an Wirkstoffen, Aroma und Geschmack sowie Textur- und Farbveränderungen minimiert werden.
Als traditionelles Trocknungsverfahren gilt die *Luft-* und *Sonnentrocknung* von Lebensmitteln wie z.B. Obst, Gemüse, Getreide, Kaffee und Gewürzen, die z.T. durch Auslegen des zu trocknenden Gutes auf Herden oder Horden unterstützt werden kann.
Bei den industriellen Trocknungsverfahren unterscheidet man zwischen konventionellen und speziellen Verfahren und je nach den im Trockner herrschenden Druckbedingungen wird zwischen Normaldruck- oder Vakuumtrocknung unterschieden. Die konventionellen Verfahren arbeiten mit erhitzter Luft, die auf verschiedene Weise mit dem zu trocknenden Gut in Kontakt kommen kann. Bei der Festbetttrocknung, die z.B. bei Aprikosen, Trauben, Pfirsichen und Gemüse angewandt wird, überstreicht die warme Luft das Gut in Horden-, Band- oder Kanaltrocknern von oben. Bei der effektiveren Wirbelschichttrocknung (Fließbetttrocknung) werden kleinstückigere Güter wie Erbsen oder Bohnen von unten mit der Trocknungsluft durchströmt und dabei aufgewirbelt. Flüssige oder pastöse Güter können durch ↗ *Sprühtrocknung* oder ↗ *Walzentrocknung* getrocknet werden.
Zu den speziellen Verfahren gehören die Puff-Trocknung, die Schaum-Matten-Trocknung und die besonders schonende ↗ *Gefriertrocknung*.

Tropaeolum majus, bot. Bezeichnung der ↗ *Kapuzinerkresse*.

Tropa(n)alkaloide, Ⓔ *tropane alkaloids*, pflanzliche, z.T. stark toxische Alkaloide mit Tropan-Ringgerüst (Abb. 1).
T. kommen in zahlreichen Nachtschattengewächsen vor. Hohe Konzentrationen finden sich in der Tollkirsche (*Atropa belladonna*), im Bilsenkraut (*Hyoscyamus niger*), der Alraune (*Mandragora officinalis*) und im Stechapfel (*Datura stramonium*). T. üben eine blockierende Wirkung auf muscarinartige Acetylcholin-Rezeptoren aus. Die wichtigsten Vertreter sind L-Hyoscyamin und sein Racemat ↗ *Atropin* sowie dessen Epoxid Scopolamin (Abb. 2).
Vergiftungen resultieren hauptsächlich aus dem Verzehr von Tollkirschen, die besonders von Kindern gegessen werden (sehen verlockend aus und schmecken gut). Die tödliche Dosis für Kinder liegt bei 2–3 Beeren (Erwachsene 10–20). Vergiftungen mit den anderen Pflanzen resultieren v.a. aus falsch dosierten Arzneimitteln oder aus der falschen Bereitung von „Gesundheitstees". Eine Tollkirschenvergiftung ist gekennzeichnet durch Rötung des Gesichtes und Pupillenerweiterung, es folgt psychische Erregung (Lachen, Halluzinationen, falsches Sehen von Farben, erotische Empfindungen), dann kommt es zu Anfällen von Raserei und Tobsucht mit völliger Verwirrung der Sinne. Schließlich stellen sich epilepsieähnliche Krämpfe ein. Die Erregung klingt ab und geht in einen narkoseähnlichen Schlafzustand über. Die Gesichtsröte verschwindet und eine Cyanose (Atemlähmung) entsteht. Der Tod tritt im Koma durch Atemlähmung ein.
Die T. wurden in der Vergangenheit zu kultischen Zwecken aber auch als Mordgift eingesetzt. Die genannten Pflanzen waren Bestandteil von „Hexensalben", die zu unterschiedlichsten psychotropen Effekten führten (von erotischen Empfindungen bis zum Gefühl, durch die Luft zu fliegen). T. sind Bestandteil verschiedenster Arzneimittel (z.B. zur

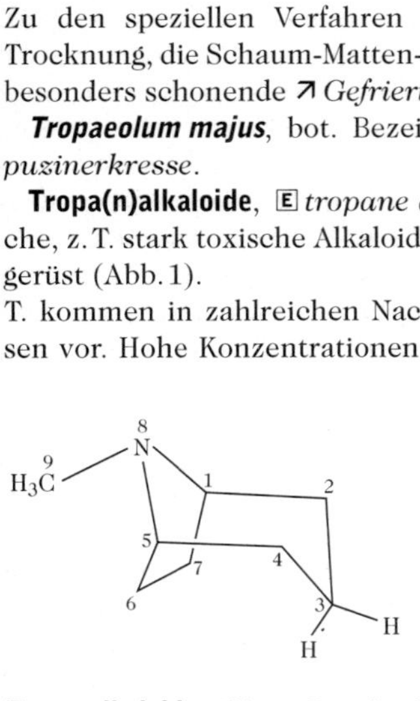

Tropanalkaloide. Abb. 1. Grundgerüst.

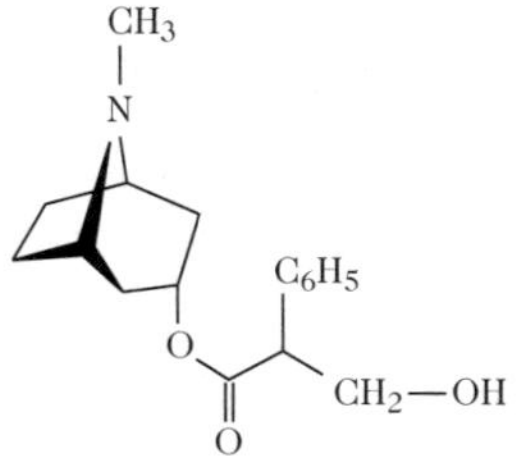

Hyoscyamin

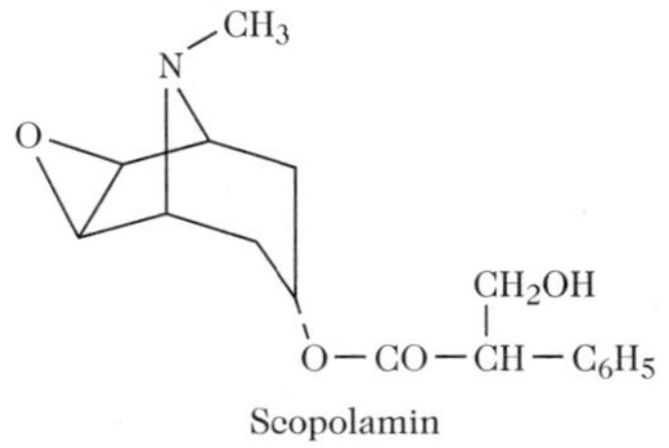

Scopolamin

Tropanalkaloide. Abb. 2. Hyoscyamin und Scopolamin.

Erweiterung und Ruhigstellung von Pupillen, Antischweißmittel, Asthmamittel, Beruhigungsmittel, Antidot bei Muscarin-Vergiftung (↗ *Pilzgifte*).

Tropheryma whippelii, Erreger der ↗ *Whipple-Krankheit*.

Trophologie, Syn. für ↗ *Ernährungswissenschaft*.

tropische Sprue, ↗ *Sprue*.

Tropomyosin, E *tropomyosin*, ein Protein, das mit ↗ *Actin* im Muskel (↗ *Muskelproteine*) und im Cytoskelett anderer Zellarten verknüpft ist.

Troponine, E *troponins*, gemeinsam mit ↗ *Myosin*, ↗ *Actin* und ↗ *Tropomyosin* im Skelettmuskel der Wirbeltiere enthaltener löslicher Komplex aus den drei Proteinen TN C (M_r 18 kDa), TN I (M_r 24 kDa) und TN T (M_r 37 kDa). TN C ist mit Calmodulin und Parvalbuminen strukturell verwandt und vermittelt die Ca^{2+}-Sensitivität des Gesamtkomplexes. ↗ *Muskelproteine*.

Trp, Abk. für ↗ *L-Tryptophan*.

Trubstabilisatoren, E *clouding agents*, ↗ *Stabilisatoren*.

Trüffel, ↗ *Speisepilze*.

Trunksucht, E *drinking*, ↗ *Alkoholismus*.

Truppenverpflegung, deutsch: *Bundeswehrverpflegung*, österr.: *Menage*, E *food supply at the Armed Forces*, die dienstlich bereitgestellte Tagesverpflegung als ↗ *Anstaltsverpflegung* in der Armee. Diese • *Gemeinschaftsverpflegung* besteht aus einer Morgen- und Abendkost, die in Buffetform ausgegeben wird, sowie aus der Mittagskost mit (z. B. bei der deutschen Bundeswehr) zwei Wahlmenüs und freier Komponentenwahl. Grundwehrdienst leistende Soldaten haben einen gesetzlichen Anspruch auf ↗ *Vollverpflegung*. Weitere Personen (z. B. Zivilbedienstete) nehmen nur an bestimmten Mahlzeiten (überwiegend nur an der Mittagsmahlzeit) teil. Es bestehen Vorgaben hinsichtlich des Energie- und Nährstoffangebotes sowie der sensorischen Qualität der angebotenen Mahlzeiten. Grundlegende Vorschläge für die T. machte Carl v. • *Voit*.

Truthahn, E *turkey (cock), Pute*, E *turkey (hen)*; ↗ *Geflügel(fleisch)*.

Trypsin, E *trypsin*, EC 3.4.21.4, eiweißspaltendes Verdauungsenzym, das vom Pankreas in Form der inaktiven Vorstufe • *Trypsinogen* sezerniert und durch Enteropeptidase oder autokatalytisch aktiviert wird (vgl. • *Zymogene*). T. ist eine • *Endopeptidase* mit pH-Optimum von 7,5–8,5. Sie spaltet die durch die peptische Aktivität des Magensaftes entstandenen Proteinbruchstücke hydrolytisch in kleinere Polyeptide, wobei Peptidbindungen hydrolysiert werden, an denen die basischen Aminosäuren Lysin und Arginin beteiligt sind. T. spaltet außerdem weitere Vorstufen proteolytischer Verdauungsenzyme (• *Chymotrypsinogen*, Proelastase, Procarboxypeptidase A und B) zu den aktiven Enzymen und nimmt dadurch eine zentrale Stellung in der Aktivierungskaskade der Enzyme ein. Ein Mangel an Trypsin (z. B. bei Pankreaserkrankungen) führt deshalb zu einer Störung der Proteinverdauung, die sich darin äußert, dass es im Dickdarm zu Fäulnisprozessen kommt und vermehrt Stickstoffverbindungen ausgeschieden werden (z. T. erkennbar als Fleischfasern im Stuhl).

Trypsin-Inhibitoren, E *trypsin inhibitors*, Polypeptide in Lebensmitteln, welche das Verdauungsenzym ↗ *Trypsin* kompetitiv hemmen und den Proteinabbau im Dünndarm einschränken, aber auch anticancerogene Eigenschaften besitzen. Bekanntester Vertreter ist der ↗ *Sojabohnen-Trypsin-Inhibitor* (s. a. ↗ *Protease-Inhibitoren*).

Trypsinogen, E *trypsinogen, protrypsin*, vom Pankreas sezernierte inaktive Vorstufe (• *Zymogen*) des eiweißspaltenden Verdauungsenzyms ↗ *Trypsin*. Es wird erst im Dünndarm durch das Enzym Enteropeptidase oder bereits vorhandenes Trypsin unter Abspaltung eines Peptids aus sechs Aminosäuren in Trypsin überführt. Dadurch wird gewährleistet, dass das proteolytische Enzym nicht schon im Pankreas katalytisch wirksam wird und dort zu Schädigungen führt.

Tryptamin, E *tryptamine*, *β-Indolyl-(3)-ethylamin*, ein • *biogenes Amin*, das aus der Aminosäure • *Tryptophan* durch Decarboxylierung im Darm (bakteriell) und Nieren- sowie Leberzellen entsteht. T. wirkt stimulierend auf glatte Muskulatur von Blutgefäßen, Uterus und Zentralnervensystem. Reaktionsprodukte von T. mit ↗ *Acetaldehyd*, die halluzinogen wirkenden *Tetrahydro-β-Carboline* werden als möglicher Suchtauslöser bei Alkoholismus diskutiert. T. kommt auch in Pflanzen vor.

L-Tryptophan, *Trp*, *W*, *2-Amino-3-Indolylpropansäure*, E *L-tryptophan*, proteinogene, essenzielle Aminosäure mit glucogener Seitenkette und ketogenem Ringsystem (↗ *Aminosäuren* Abb. 2). F. G. ↗ *Hopkins* isolierte im Jahr 1902 Trp aus enzymatisch hydrolysiertem Casein. Tierische Proteine enthalten 1–2%, pflanzliche i. d. R. < 1% Trp. Besonders Trp-arm ist ↗ *Mais*. Trp ist hitze- und säurelabil und empfindlich gegenüber oxidierenden Substanzen, z. B. Eisen und Kupfer in Lebensmitteln. Bei der Säurehydrolyse wird Trp zerstört (Proteinhydrolysate). Die großtechnische Gewinnung von isoliertem Trp erfolgt weitgehend mikrobiologisch; es schmeckt leicht bitter.

Stoffwechsel: T. ist Bestandteil des intrazellulären und extrazellulären (35 ± 8 µmol/l Plasma) Pools an freien Aminosäuren im menschlichen Organismus. Aus Proteinen bzw. Peptiden im Darm freigesetztes T. wird aktiv mittels ↗ *Transportsystem* L absorbiert, in die Blutbahn überführt, an Albumin gebunden und an den jeweiligen Bestimmungsort weitergeleitet. Beim Übertritt durch die Darm- und die Blut-Hirn-Schranke konkurriert Trp mit ande-

ren neutralen Aminosäuren; die Verfügbarkeit wird von der Plasmakonzentration und diese von der Nährstoffrelation der Kost beeinflusst. Nach proteinreicher Kost tritt wenig Trp über, nach kohlenhydratreicher Kost mehr. Trp wird in körpereigene Proteine eingebaut und ist Ausgangssubstanz wichtiger Stoffwechselprodukte (↗ *Serotonin*, ↗ *Melatonin*; ↗ *Niacin*). Der Niacinbedarf kann teilweise (nicht vollständig) durch Trp gedeckt werden; 60 mg Trp ≈ 1 mg Niacin-Äquivalent.
Der Trp-Abbau ist komplex: die Alanin-Seitenkette geht über Pyruvat in Acetyl-CoA über, das Ringsystem über eine Vielzahl von Zwischenschritten zu Glutaryl-CoA (• *Glutaryl-CoA-Dehydrogenase*; ↗ *Glutaracidurie Typ I*) und weiter zu Acetoacetyl-CoA und letztlich Acetyl-CoA. Beim bakteriellen Abbau entstehen ↗ *Tryptamin* und Indol bzw. Indolessigsäure (↗ *Hartnup Krankheit*; ↗ *Auxine*).
Trp-Mangel – isoliertes Trp in der Ernährung: Trp-Mangel kommt in Mittelamerika und in Teilen Afrikas vor bei einseitiger Ernährung, meistens auf der Grundlage von Mais. Die Symptome entsprechen denen bei Proteinmangel (Wachstumsstörung, negative N-Bilanz), hinzu kommt Niacinmangel mit ↗ *Pellagra*-ähnlichen Erscheinungen. Wichtig ist der Ausgleich insbesondere für Säuglinge und Kleinkinder, z.B. die Ergänzung von Mais mit Trp-reicheren Lebensmitteln (↗ *biologische Wertigkeit*). Isolierter Trp-Mangel wurde in der Anfangsphase der Ernährungstherapie mit Proteinhydrolysaten beobachtet, auch bei semisynthetischer Ernährung, z.B. bei erblichen Störungen im Aminosäurenstoffwechsel. Säurehydrolytisch gewonnenen Peptid- und Aminosäurenmischungen muss isoliertes Trp zugesetzt werden. Trp ist weiterhin Bestandteil synthetischer Aminosäurenmischungen, auch zur parenteralen Anwendung, Futtermittelzusatz und Arzneimittel (Schlafmittel – Serotoninsynthese).

TSE, Abk. für transmissible spongiforme Enzephalopathien, ↗ *Prionen-Krankheiten*.

t-Stellung, Ⓔ *trans configuration*, Syn. für ↗ *trans-Stellung*.

Tuberkulose, *TB*, *TBK*, *TBC*, Ⓔ *tuberculosis*, durch Mycobakterien (↗ *Mycobacterium tuberculosis*, ↗ *Mycobacterium bovis*) ausgelöste Infektionskrankheit (auch als Lebensmittelinfektion) meist der Atemwege, aber auch anderer Organe, die der • *Meldepflicht* (Krankheit; Tod durch TB) unterliegt. TB ist nicht selten Folge einer Mangelernährung (v.a. bei Kindern in Entwicklungsländern, aber auch bei AIDS), da bei ↗ *Protein-Energie-Mangelsyndrom* eine geringere Konzentration des sekretorischen Ig A und eine gesteigerte Bildung von Bakterienrezeptoren auf dem Schleimhautepithel des Rachenraumes auftreten. Beide Faktoren begünstigen eine bakterielle Besiedlung. Gleichzeitig kann starke Mangelernährung, z.B. ↗ *Kwashiorkor*, ↗ *Marasmus*, die mit der TB-Infektion ebenfalls verbundene Gewichtsabnahme („Schwindsucht") maskieren/überlagern.

tubuläre Reabsorption, Ⓔ *tubular reabsorption*, ↗ *Rückresorption* von Substanzen aus dem Primärharn v.a. in der Henle-Schleife der Nierentubuli (↗ *Niere*). Vgl. • *Elimination*.

tubuläre Sekretion, Ⓔ *tubular secretion*, ↗ *Sekretion* von Substanzen in den Primärharn v.a. in der Henle-Schleife der Nierentubuli (↗ *Niere*). Vgl. • *Elimination*.

tubuläres Salzverlustsyndrom, Syn. für ↗ *Pseudohypoaldosteronismus*.

Tularämie, ↗ *Francisella tularensis*.

Tumor, Geschwulst, Ⓔ *tumor*, 1) jede Gewebeschwellung, unabhängig von ihrer Entstehung (Entzündung, gut- oder bösartige Gewebeneubildungen = Neoplasma etc.). 2) Häufig Synonym für Krebs(erkrankung), Carcinom, der durch bösartige Entartung von Gewebe entstehende T. (vgl. • *Malignom*). Als Primärtumor wird der T. am Ausgangsort der malignen Neubildung bezeichnet, dieser kann durch Verbreitung von Zellen (z.B. mit dem Lymphstrom) Tochtergeschwulste (• *Metastasen*) hervorrufen.
Für die Entstehung zahlreicher bösartiger T.-arten (↗ *Carcinogenese*) konnte ein Ernährungszusammenhang festgestellt werden (z.B. ↗ *Coloncarcinom*, Magencarcinom; vgl. • *ernährungsabhängige Erkrankungen*). Dabei spielen sowohl auslösende bzw. fördernde (↗ *Carcinogene*) als auch präventive Einflüsse von Nahrungsinhaltsstoffen (↗ *Ballaststoffe*, ↗ *Chemoprävention*, ↗ *Antioxidanzien*) eine Rolle. Ernährungsumstellungen im Sinne der ↗ *Tumorprävention* sind daher durchaus begründet, problematisch ist der alleinige Einsatz zur T.-Therapie (↗ *Anti-Krebs-Diäten*, ↗ *Krebs-Diäten*).

Tumordiäten, Syn. für ↗ *Krebs-Diäten*, meist im Sinne von ↗ *Anti-Krebs-Diäten*.

Tumorgenese, Ⓔ *tumourigenesis*, *Krebsentstehung*, ↗ *Tumor*.

Tumorkachexie, Ⓔ *cachexia of malignancy*, durch den fehlgeleiteten Stoffwechsel des Tumors, tumorbedingte Organschäden (vermehrte ↗ *Atemarbeit*, ↗ *Malabsorption*), aber auch durch die körpereigenen Abwehrprozesse (z.B. ↗ *Tumornekrosefaktor*) bedingte Auszehrung (↗ *Kachexie*).

Tumormarker, Ⓔ *tumor markers*, Substanzen, aber auch zelluläre Veränderungen, die Rückschlüsse auf das Bestehen/die Lokalisation/den Verlauf einer Tumorerkrankung ermöglichen. Beispiele: ↗ *Chromogranine A und B*, ↗ *Onkogene*, Tumorantigene, gesteigerte Konzentrationen von Hormonen, z.B. ↗ *Gastrin*, ↗ *Insulin* ↗ *Calcitonin*, oder Enzymen, z.B. ↗ *alkalische Phosphatase*, ↗ *Lactat-Dehydrogenase*.

Tumornekrosefaktor, *TNF*, E *tumor nekrosis factor*, wie die Interleukine zu den Cytokinen zählende Proteine, bekanntester Vertreter ist TNF-α, Cachectin, ein vorwiegend von natürlichen Killerzellen und Makrophagen gebildetes Cytokin mit vielfältiger Wirkung bei Entzündungs- und Immunreaktionen. TNF-α bewirkt bei neutrophilen Granulocyten und Makrophagen eine Steigerung der Phagocytose sowie der Antikörper-abhängigen zellvermittelten Cytotoxizität gegen Turmorzellen, Mikroorganismen und Parasiten. Für die Wirkung von T. auf Tumoren scheint die Gefäßzerstörung von wesentlicher Bedeutung zu sein. Diese führt zu einer mangelhaften Blut- und Sauerstoffversorgung und somit zum Absterben bestimmter Tumorzellen. Die synonyme Bezeichnung Cachectin ist darauf zurückzuführen, dass T. bei chronischen Entzündungen und Tumorerkrankungen ↗ *Kachexie* auslösen kann, die auf eine durch T. verursachte Inhibierung der ↗ *Lipoprotein-Lipase* zurückgeführt wird. Weitere Wirkungen von T. sind Verbrauch von Proteinreserven und eine Induzierung von IL-1, die zur Proteolyse des Muskels führt.

Tumorprävention, *Krebsprävention*, *Krebsprophylaxe*, E *tumor prevention*, im Ernährungszusammenhang alle Maßnahmen, die eine verminderte Aufnahme ↗ *carcinogener* Substanzen mit der Nahrung bewirken und/oder die Aufnahme tumorprotektiver Nahrungsinhaltsstoffe erhöhen (vgl. • *Tumor*; ↗ *Chemoprävention*, ↗ *Anti-Krebs-Diäten*). Die Mechanismen sind vielfältig:
Die durch Fermentation von ↗ *Ballaststoffen* im Colon entstehende • *Buttersäure* wirkt *in vitro* hemmend auf die Teilungsrate von Carcinomzellen und förderd ↗ *Apoptose*. Ballaststoffe erhöhen zudem das Stuhlvolumen und verringern so die Transitzeit des Darminhaltes, carcinogene Substanzen wirken daher kürzer auf die Darmschleimhaut ein. ↗ *Antioxidanzen* (z.B. viele sekundäre Pflanzenstoffe) fangen die im Stoffwechsel entstehenden ↗ *reaktiven Sauerstoffspezies* ab (↗ *Radikale*). • *Konjugierte Linolsäuren* bzw. ihre Derivate (z.B. in Nahrungsergänzungsmitteln) wirken antooxidativ und schützen *in vitro* die DNA vor der Anlagerung DNA-schädigender Metabolite.

Tumorpromotion, *Krebspromotion*, E *tumor promotion*, alle Prozesse, die zur malignen Entartung von Zellen (↗ *Tumor*) beitragen. Auf DNA-Ebene kann dies z.B. eine erhöhte Mutationsrate durch energiereiche Strahlung, ↗ *Alkylanzien* o.ä. sein (vgl. • *Malondialdehyd*), auf übergeordneter Ebene spielen Stoffe eine Rolle, die Aktivierungskaskaden von Enzymen beeinflussen (↗ *Protein-Kinase C*) und/oder anderweitig die Regulation der Zellteilungsaktivität stören. Essay: ↗ *Krebsrisikofaktoren in der Ernährung*.

Tumorrisiko, • *Krebsrisiko*, Risiko einer bestimmten Krebserkrankung, neben erblichen Faktoren spielen dabei das Alter, Umweltfaktoren (Strahlung, Infektion mit onkogenen Viren, Aflatoxine) und Lebensweise (Rauchen, körperliche Aktivität, Ernährung, Antioxidanzienstatus) eine Rolle. ↗ *Krebsinzidenz*, ↗ *Krebsregister*.

Tumorsuppressorgene, *Antionkogene*, E *anti-oncogenes*, DNA-Abschnitte, die als physiologische Gegenspieler der ↗ *Onkogene* Teil der komplexen Regulation der Zellteilungs- und Zell-Erkennungsprozesse sind. Werden Sie geschädigt, so überwiegt die Onkogenaktivität. Vgl. • *Adenom-Carcinom-Sequenz*.

Tumorzellen, *entartete Zellen*, E *tumour cells*, Zellen eines malignen ↗ *Tumors*, die nicht der physiologischen Zellteilungs- und Wachstumskontrolle folgen. Häufiges Merkmal ist außerdem • *Anisocytose*.

Türkischer Kaffee, ↗ *Kaffeezubereitung*, die Zimt enthalten kann. Teilweise auch als Synonym für (türkischen) • *Mokka*.

turnover, E für Umsatz (Energie-, Substrat-).

TVP, Abk. für E *textured vegetable protein*, ↗ *texturiertes Pflanzenprotein*.

Tween, Handelsbezeichnung für ↗ *Polysorbate*.

TX, Abk. für ↗ *Thromboxan*.

Typhlon, Syn. für ↗ *Caecum* (Blinddarm).

Typhus abdominalis, *Unterleibstyphus*, *Febris typhoides*, der Meldepflicht unterliegende, hochinfektiöse Lebensmittelinfektion, verursacht durch *Salmonella typhi*. ↗ *Salmonellosen*.

Tyr, Abk. für ↗ *L-Tyrosin*.

Tyramin, *β-(4-Hydroxyphenyl)ethylamin*, E *tyramine*, ein • *biogenes Amin*, das durch Decarboxylierung (Darmbakterien) des • *L-Tyrosins* entsteht. Der Abbau erfolgt in der Leber durch Monoamin-Oxidase. T. wirkt steigernd auf Blutdruck und Uteruskontraktion und wird deshalb zu den • *Gewebehormonen* gezählt. Hohe Gehalte von T. haben z.B. bestimmte Käsesorten und Rotwein. Bei pathologischer/medikamentenbedingter (best. • *Antidepressiva*) Verringerung der Monoamin-Oxidase-Aktivität kann daher der Verzehr von Käse zu Blutdruckkrisen führen. T. kommt auch in Pilzen und Pflanzen (Mutterkorn, Ginster, Erbsenpflanzen) vor.

Tyraminase, E *tyramine oxidase*, Syn. für ↗ *Monoamin-Oxidase*.

Tyramin-Oxidase, E *tyramine oxidase*, Syn. für ↗ *Monoamin-Oxidase*.

L-Tyrosin, *Tyr*, *Y*, *2-Amino-3-(4-hydroxyphenyl)-propansäure*, E *tyrosine*, proteinogene, semi-essenzielle Aminosäure, teils gluco-, teils ketogen. Tyr kommt in tierischem und pflanzlichem Protein vor (2,5–6% des Gesamtproteins). Der deutsche Chemiker Justus von ↗ *Liebig* isolierte im Jahr 1846 erstmals Tyr aus Casein. Tyr entsteht im menschlichen

L-Tyrosin. Tab. Wichtige Tyrosin-Metabolite.

Metabolit	Funktion
↗ *Adrenalin*, Noradrenalin, Dopamin	↗ *Catecholamine*
↗ *Thyroxin*	jodhaltiges Hormon der Schilddrüse
↗ *Melanin*	Farbstoff von Haut, Haaren und mittlerer Augenhaut
↗ *Tyramin*	biogenes Amin

Organismus aus ↗ *L-Phenylalanin* (Einführung einer Hydroxylgruppe in den Benzolring in *p*-Stellung); hinzu kommt Tyr aus der Nahrung.
Beim Neugeborenen, insbesondere beim ↗ *Frühgeborenen*, ist die Phenylalanin-Hydroxylase der Leber noch nicht ausreichend aktiviert. Tyr wird zur essenziellen Aminosäure. Analoges gilt für einige Lebererkrankungen und die erbliche Stoffwechselerkrankung ↗ *Phenylketonurie*, bei der Tyr lebenslang essenzieller Nährstoff bleibt. Tyr ist hitze- und säurestabil. Bei Nährlösungen für die parenterale Anwendung ist die geringe Wasserlöslichkeit (sandiger Bodensatz) störend; sie lässt sich durch Verwendung von Glycyl-L-Tyrosin (wasserlösliches Dipeptid) umgehen.
Stoffwechsel: T. ist Bestandteil des intrazellulären (87 ± 20μmol/-l icw, Mittelwert ± SD) und extrazellulären (60 ± 20μmol/l Plasma) Pools an freien Aminosäuren im menschlichen Organismus. Aus Proteinen bzw. Peptiden im Darm freigesetztes T. wird aktiv mittels ↗ *Transportsystem* L absorbiert, in die Blutbahn überführt und an den jeweiligen Bestimmungsort weitergeleitet. Tyr wird in körpereigene Proteine eingebaut und ist Ausgangssubstanz wichtiger Stoffwechselprodukte Tab.). Der Abbau erfolgt über verschiedene Zwischenschritte zu Fumarat und Acetoacetat (Abb.).

Tyrosinämien, veraltet: *Tyrosinosen*, E *tyrosinaemias*, autosomal-rezessiv • *erbliche Stoffwechselerkrankungen* mit Enzymdefekten beim

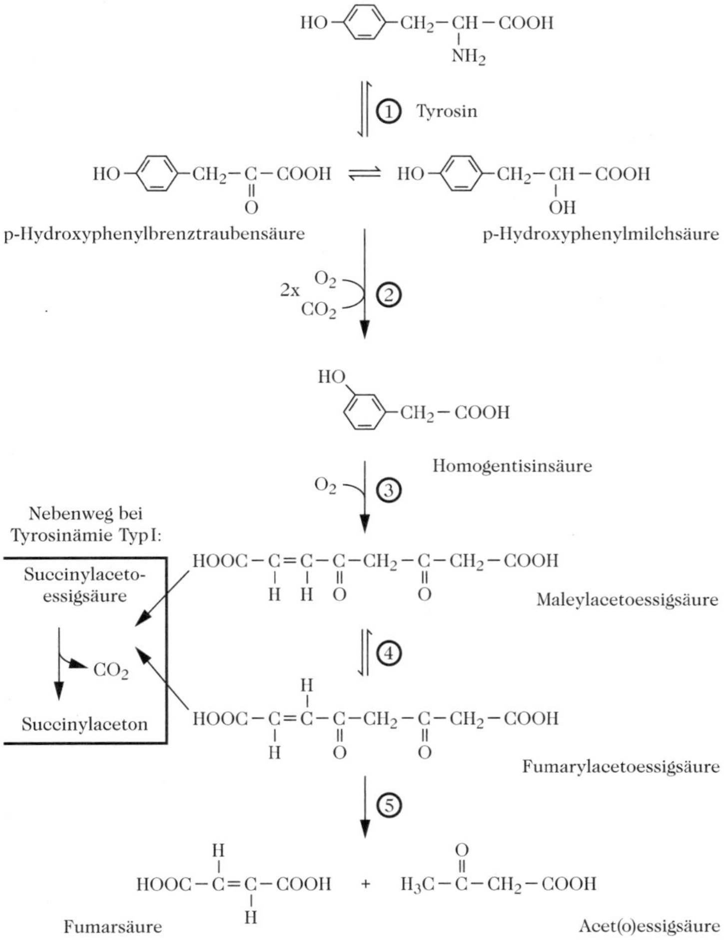

L-Tyrosin. Tyrosinabbau. 1 = ↗ *Tyrosin-Aminotransferase*, EC 2.6.1.5, (Tyrosinämie Typ II); 2 = *p*-Hydroxyphenylpyruvat-Hydroxylase, EC 1.13.11.27, (Tyrosinämie Typ III); 3 = Homogentisinsäure-Dioxigenase, EC 1.13.11.5, (Alkaptonurie); 4 = Maleylacetoacetat-*cis-trans*-Isomerase, EC 5.2.1.2; 5 = Fumarylacetoacetat-Hydrolase, EC 3.7.1.2, (Tyrosinämie Typ I).

Abbau der Aminosäure ↗ *L-Tyrosin*. Für 4 der 5 Abbauschritte sind Defekte bekannt (L-Thyrosin Abb.). Die Differenzialdiagnose erfolgt durch Tandem-Massenspektrometrie (↗ *Neugeborenen-Screening*).

Tyrosinämie Typ I (Ⓔ *tryrosinaemia type I*): Der letzte Schritt des Tyrosinabbaus ist blockiert; Fumaryl- und Maleylacetoessigsäure werden angestaut und alternativ zu Succinylacetoessigsäure und dem hepato- und nephrotoxischen Succinylaceton abgebaut. Beim Säugling äußert sich T.I in Leber- und Nierenversagen, bei der chronischen Verlaufsform beim älteren Kind in Hepatomegalie, ggf. Lebercarcinom und Nierenversagen. Das Medikament NTBC (Hemmstoff der *p*-Hydroxyphenylpyruvat-Hydroxylase, EC 1.13.11.27) stoppt die Bildung der toxischen Metaboliten, lässt aber das Plasma-Tyrosin massiv ansteigen. Bei Einnahme in Kombination mit phenylalanin- und tyrosinarmer Spezialdiät (Aminosäurenmischungen) ist die Prognose bisher gut; ggf. ist eine Lebertransplantation indiziert. Die Inzidenz der T.I wird mit 1:100.000 Neugeborene angegeben.

Tyrosinämie Typ II, Richner-Hanhart-Syndrom (Ⓔ *tryrosinaemia type II*; *Richner-Hanhart-syndrome*): Der erste Schritt des Tyrosinabbaus ist blockiert; Plasma-Tyrosin steigt massiv an (bis zu >10facher Normwert), Phenylalanin als Folge des Rückstaus ebenfalls. Ersteres führt zu Läsionen am Auge und Hyperkeratosen an Handflächen und Fußsohlen, Letzteres zu mentaler Retardierung (↗ *Phenylketonurie*). T.II ist mit phenylalanin- und tyrosinarmer Spezialdiät (• *Aminosäurenmischungen*) gut therapierbar.

Tyrosinämie Typ III (Ⓔ *tryrosinaemia type III*): Der zweite Schritt des Tyrosinabbaus ist blockiert; Tyrosin und phenolische Metabolite steigen im Plasma an. Bisher sind nur wenige Fälle bekannt; über gute Erfolge der Ernährungstherapie mit phenylalanin- und tyrosinarmer Spezialdiät wird berichtet.

↗ ***Alkaptonurie*** (Ⓔ *alkaptonuria; homogentisuria*).

Zur Praxis der phenylalanin- und tyrosinarmen Diät ↗ *phenylalaninarme Diät*.

Tyrosin-Aminotransferase, *TAT*, *Tyrosin-Transaminase*, EC 2.6.1.5, Ⓔ *hepatic tryrosine aminotransferase = TAT*, katalysiert den ersten Schritt des Abbaus von ↗ *L-Tyrosin* (→ *p*-Hydroxyphenylpyruvat). T. ist im Cytosol lokalisiert, beim Menschen nur in der Leber; ein Gendefekt ist Ursache der erblichen Stoffwechselerkrankung ↗ *Tyrosinämie* Typ II.

Tyrosinase, *Catechol-Oxygenase*, EC 1.10.3.3, Ⓔ *tyrosinase*, ein • *Kupferprotein*, welches den ersten Schritt der Biosynthese des Melanins aus L-Tyrosin katalysiert. Kupfermangel (↗ *Menkes-Syndrom*) führt daher zu einer verringerten Enzymbildung und Pigmentierung. T. ist durch Hydrochinon hemmbar, was in der Kosmetik für hautaufhellende Cremes genutzt wird.

Tyrosin-Hydroxylase, EC 1.14.16.2, Ⓔ *tyrosine hydroxylase*, katalysiert die Umwandlung von ↗ *L-Tyrosin* zu 3,4-Dihydroxyphenylalanin (L-DOPA; ↗ *Dopamin*). Cofaktor der Reaktion ist • *Tetrahydrobiopterin*.

Tyrosinose, Ⓔ *tyrosinosis*, veralt. für ↗ *Tyrosinämie*.

T-Zellen, Ⓔ *T-cells*, Syn. für ↗ *T-Lymphocyten* (Stichwort unter TL)

TZI, Abk. für ↗ *themenzentrierte Interaktion*.

Tzuika, ↗ *Spirituosen* Tab. 2

Krebsrisikofaktoren in der Ernährung: Toxikologische Beurteilung der Zusammenhänge am Beispiel der Colon-Carcinogenese

Beatrice L. Pool-Zobel, Jens Berlau, Michael Glei

Einleitung

Ernährung und Gesundheit stehen in sehr engem Zusammenhang. Alt bekannt ist z.B. die gesundheitliche Gefährdung durch Mangelernährung, die bei unzureichender Versorgung mit Vitaminen oder Spurenelementen vorliegt. Von grundlegendem Interesse und hoher Aktualität ist auch die Frage der Sicherheit von Lebensmitteln, deren Erforschung ein wichtiges Ziel der Toxikologie ist. So könnten Risiken von Lebensmitteln ausgehen, die in nennenswerten Mengen toxische Substanzen natürlichen Ursprungs enthalten oder mit Rückständen von Tierarzneimitteln, Schädlingsbekämpfungsmitteln und Umweltschadstoffen kontaminiert sind. In unserer Überflussgesellschaft ist aber die so genannte Fehlernährung die zahlenmäßig wichtigste ernährungsabhängige Erkrankungsursache. Diese Fehlernährung zeichnet sich durch einseitige Ernährungsgewohnheiten aus und ist besonders durch eine zu hohe Energiezufuhr charakterisiert. Zu den gesundheitlichen Konsequenzen zählen ein größeres Risiko für die Entwicklung von ↗ *ernäh-*

rungsabhängigen Erkrankungen wie beispielsweise Arteriosklerose, Tumoren in verschiedenen epithelialen Geweben, Übergewicht (Fettsucht) und Diabetes.

Krebserkrankungen spielen bei dieser Auflistung eine herausragende Rolle, weil sie nicht nur für ein Viertel aller Todesfälle in Deutschland die Ursache sind (ca. 340.000 Neuerkrankungen pro Jahr), sondern auch, weil die Diagnose der Erkrankung oft mit dramatischen Konsequenzen für den Betroffenen und dessen Angehörige verbunden ist. Hinzu kommen hohe gesundheits- bzw. sozialpolitische Probleme für die Gemeinschaft (↗ *Kosten ernährungsabhängiger Krankheiten*). Bemerkenswert ist, dass die meisten der in Deutschland auftretenden 10 häufigsten Tumorarten eng mit der Ernährung zusammenhängen. Dies gilt sowohl für Ernährungsgewohnheiten, die eher krebsförderlich wirken, als auch für gegensätzliche Gewohnheiten, die das Krebsrisiko reduzieren können und dadurch präventiv wirken sollten.

Die in der Inzidenz häufigste Tumorart ist der colorectale Krebs (↗ *Coloncarcinom*) mit ca. 90.000 Neuerkrankungen im Jahre 1999. Er ist neben dem Magen- und Speiseröhrenkrebs die Tumorart, für die es die eindeutigsten Hinweise gibt, dass die Ernährung sowohl das Erkrankungsrisiko erhöhen als auch vermindern kann. Epidemiologische Befunde zeigen, dass der hohe Verzehr von rotem und verarbeitetem Fleisch und Alkohol bei einer zu geringen Zufuhr an Gemüse und gleichzeitigem Bewegungsmangel diejenigen Faktoren sind, die das Risiko für die Entwicklung von colorectalen Tumoren erhöhen.

Molekulare Mechanismen der colorectalen Carcinogenese

Colorectale Tumoren sind vermutlich zu ca. 20% durch Vererbung von genetischen Veränderungen bedingt. Hierzu gehören das Syndrom der Familiären Adenomatösen Poliposis (FAP), das hereditäre nicht-colorectale Carcinom (HNPCC) sowie eine Reihe weiterer Colonkrebsarten, die familiär bedingt sind. Hinzu kommen Tumoren, die mit Prädispositionsfaktoren von entzündlichen Darmerkrankungen im Zusammenhang stehen.

Der größte Anteil aller colorectaler Tumore entsteht allerdings sporadisch bzw. wird durch exogene Faktoren bedingt. Wahrscheinlich verursachen diese äußeren Einflussfaktoren aus der Ernährung typische genetische Veränderungen, deren Bedeutung zunehmend aufgeklärt wird. Mindestens 7 nacheinander auftretende Ereignisse sind für die Zellentartung notwendig. Die Ersten betreffen die Inaktivierung des *APC*-Gens (ein inaktiviertes *APC*-Gen ist auch Ursache der FAP) in beiden Chromosomen. Eine Mutation im Onkogen *K-ras* und je zwei weitere in den Tumorsupressorgenen *SMAD4* und *TP53* runden die Sequenz ab. Hier spielen aber neben Mutationen auch andere genetische Ereignisse eine Rolle, wie z.B. die Modulation der DNA-Methylierung in den CpG-Sequenzen der Promotorregion von Tumorsuppressor- und DNA-Reparaturgenen oder die DNA-Amplifikation als Mechanismus der Aktivierung von Onkogenen. Mit den genetischen Veränderungen geht die Entstehung von präneoplastischen Läsionen (aberrante Kryptfoci, Polypen, Adenomen) einher, die sich mit unterschiedlicher Wahrscheinlichkeit zu Carcinomen weiterentwickeln können.

Bis zu 10% aller sporadischen Krebsarten haben ein zusätzliches Muster der Entstehung. Dieses zeichnet sich durch die Entwicklung einer fehlerhaften DNA-Reparatur aus, die zu einer genetischen Instabilität und damit zu einer beschleunigten Mutationsentstehung führt. Diese Art Tumore weist häufig *K-ras* Mutationen auf.

Epidemiologie und Ursachenforschung

Neben diesen Befunden über die molekularen Mechanismen, die eine Zellentartung begleiten, nehmen unsere Kenntnisse über die ursächlichen Faktoren aus epidemiologischen Forschungsarbeiten kontinuierlich zu. So werden Ernährungsgewohnheiten, Lebensmittel und Stoffwechselprodukte identifiziert, die eng mit einem erhöhten Krebsrisiko im Zusammenhang stehen. Da zwischen den Nahrungsbestandteilen und der Darmschleimhaut eine direkte Interaktion besteht, sind die direkt wirksamen Komponenten der Ernährung eng mit der Genese dieser Krebslokalisation verknüpft, und sie werden durch die Aktivität der Darmflora stark geprägt. Beteiligt sind Veränderungen im pH-Wert des Darminhalts und die veränderte Bildung von Metaboliten wie kurzkettige Fettsäuren oder sekundäre Gallensäuren, die die Tumorentstehung entweder hemmen oder auch fördern können. So wird z.B. die Menge an Gallensäuren im Darm durch eine fett- und cholesterinreiche Ernährung erhöht. Andere, noch nicht abgesicherte Hypothesen betreffen die Beteiligung der Kohlenhydratzufuhr an der Krebsentstehung und an der Risikoreduktion. Einfache Zucker weisen in einigen epidemiologischen Studien risikoerhöhende Wirkungen auf und stehen u.U. im Zusammenhang mit der Beobachtung, dass der Insulin- und Glucosestoffwechsel die Konzentration von Wachstumsfaktoren steuert und damit das Coloncarcinomrisiko beeinflusst.

Gestützt wird diese Hypothese durch die Erkenntnis, dass auch weitere verwandte Faktoren wie Adipositas, körperliche Aktivität und der Körpermasseindex am colorectalen Krebsgeschehen beteiligt sind. Körperlich aktive Personen mit geringerem Körpermasseindex besitzen ein reduziertes Erkrankungsrisiko. Der Grund hierfür könnte die mechanische Stimulierung des Darms und eine damit verbundene schnellere Entleerung des Darminhalts sein, wodurch die Expositionszeiten gegenüber Abbauprodukten mit toxischem Potenzial verringert werden.

Ernährungsfaktoren beeinflussen die Darmkrebsentstehung jedoch nicht nur durch direkte Substanzwirkungen, sondern auch indirekt durch Förderung der Lipidoxidation. So stehen Fleisch, Fette und Alkohol im Verdacht, mittels der ↗ *Fenton-Reaktion* die Radikalbildung im Darm zu begünstigen, wodurch sekundäre Metabolite mit toxischem Potenzial gebildet werden. Es handelt sich hierbei um Zerfallsprodukte einiger Fettsäuren, die sehr reaktiv sind. Radikale inkl. freie Sauerstoffradikale und Zerfallsprodukte aus der Lipidoxidation (z. B. 4-Hydroxyalkenale, Aldehyde) sind genotoxisch. Alkohol könnte aber auch durch Bildung des genotoxischen Stoffwechselproduktes Acetaldehyd das Tumorrisiko erhöhen. Auch könnte eine zu niedrige Folatversorgung bei hohem Alkoholverzehr ein Risiko darstellen. Folatmangel führt indirekt zu einer Störung der physiologischen DNA-Methylierung, die an der Genexpression beteiligt ist. Eine fehlerhafte Methylierung in Tumorsuppressorgenen (*gene silencing*) oder in Proto-Onkogenen (Genaktivierung) könnten die Folge sein.

Zu den möglichen Risikosubstanzen gehören aber auch ↗ *N-Nitrosoverbindungen*, die sich im Darm nach Aufnahme von Fleisch bilden können. Das Kochen, Braten und Grillen von Fleischprodukten führt zur Bildung von kontaminierenden mutagenen oder cancerogenen Substanzen (heterozyklische Amine u. a.). Leider ist unser Kenntnisstand über die spezifischen Substanzen, die für die entsprechenden molekularen Veränderungen der Zellentartung verantwortlich sind, noch lückenhaft, und eine adäquate toxikologische Bewertung der relevanten endogenen Risikofaktoren steht in den meisten Fällen noch aus.

Toxikologie der Risikosubstanzen

In der Ernährungstoxikologie steht das Erkennen der mannigfaltigen Stoffe, die für die gesundheitlichen Konsequenzen der Ernährung verantwortlich sind, im Mittelpunkt des Interesses. Die Bewertung der in Verdacht geratenen toxischen Stoffe ist komplex und je nach Stoffart können unterschiedliche Schwerpunkte im Vordergrund stehen. Deshalb gehört zu einer vollständigen toxikologischen Beurteilung von Risikofaktoren die Betrachtung mehrerer Teilbereiche der Toxikologie. Es werden verschiedene Expertisen aus der Versuchstierkunde und Biometrie, Kenntnisse in analytischen Nachweisverfahren (Probenaufbereitung, Trennverfahren und Umgang mit radioaktiven und toxischen Substanzen), Fachkunde in der pathologischen Anatomie und Histologie, der allgemeinen Toxikologie und Organtoxikologie, Erfahrung über die Bereiche des Fremdstoffmetabolismus und der Toxikokinetik benötigt.

Weiterhin sind Kenntnisse zur Bewertung von toxischen Effekten, die in unterschiedlichen Testsystemen aus den Bereichen der Zell- und Molekulartoxikologie, chemischen Mutagenese und Cancerogenese, der Reproduktionstoxikologie, Immuntoxikologie, klinischen Toxikologie, Epidemiologie, Ökotoxikologie und regulatorischen Toxikologie erhalten wurden, erforderlich. Toxikologische Bewertungen setzen damit einen umfangreichen und kompetenten Fachverstand voraus.

In Verdacht stehende Substanzen sind sehr heterogen und unterliegen einer komplexen Verbreitung mit sehr variablen Expositionsprofilen. Zu den möglichen Krebsrisikostoffen gehören natürlich vorkommende mutagene Substanzen (Stoffwechselprodukte, natürliche Pestizide, Mycotoxine, Nährstoffe), Mutagene, die durch die Zubereitung oder Behandlung in die Lebensmittel geraten (↗ *Nitrosamine*, ↗ *polyzyklische aromatische Kohlenwasserstoffe*, ↗ *heterozyklische [aromatische] Amine*, ↗ *Zusatzstoffe*, Kontaminanten, ↗ *Schwermetalle*, ↗ *Pestizide*) sowie Stoffe aus diversen anderen Quellen. Einige dieser cancerogenen bzw. genotoxischen Substanzen und Oxidanzien können im Dickdarm gebildet werden. Sie gelangen aber auch mit dem Speisebrei direkt in den Dickdarm bzw. werden über den enterohepatischen Kreislauf nach Resorption durch den Magen und Metabolisierung durch die Enzyme in der Leber zu den Darmzellen transportiert. Im Darm können die Substanzen in Abhängigkeit von der Stuhl-Transitzeit verbleiben und auf die Epithelzellen einwirken. Aus diesem Grunde herrscht für die Colonzellen eine besondere Expositionssituation vor, da die Zeit der direkten Einwirkung sehr lang sein kann. Hinzu kommen die Besonderheiten der verschiedenen Expositionsquellen (Colonlumen, Blut), und die bereits erfolgte Voraktivierung der Substanzen. Vermutlich ist diese Mischung an Substanzen die Ursache für die Folgemutationen, die für die Entwicklung der Carcinome aus Adenomen entscheidend sind. Faeceswasser-Proben sind in bakteriellen Testsystemen mutagen und sie wirken auf Colonzellen toxisch, genotoxisch und aktivieren die Gentranscription.

Wirkungen von Risikosubstanzen im Dickdarm

Nach gegenwärtiger Vorstellung besteht die Wirkung der Risikofaktoren darin, dass sie in den Stammzellen die ersten Mutationen induzieren, die zur Initiation des cancerogenen Prozesses führen, insbesondere im *APC*-Gen. Promutagene Läsionen

in Stammzellen bzw. Mutationen in den Tochterzellen könnten dann zum Verlust der Wachstumskontrolle führen, wonach die Zellen, die innerhalb der Krypten nach oben geschoben werden, zunächst Dysplasien, gefolgt von Mikroadenomen, bilden. Diese Mikroadenome ragen in das Darmlumen hinein und sind so besonders gegenüber den Inhaltsstoffen des Lumens exponiert. Eine konservative Abschätzung besagt, dass ca. 20% der Personen zwischen 50–60 Jahren bereits Mikroadenome tragen, wobei die Inzidenz mit dem Alter ansteigt und ernährungsabhängig ist. Dies bedeutet aber gleichzeitig, dass im Colon eines gesunden Menschen mit großer Wahrscheinlichkeit neben nicht transformierten Zellen auch Zellherde von Mikroadenomen auftreten, die bereits einige der Veränderungen der Krebsinitiation erfahren haben.
Am Beispiel der genomischen Instabilität sporadischer colorectaler Tumoren konnte auch gezeigt werden, dass in der Tumorprogression ca. 11.000 Mutationen im Genom auftreten müssen, bevor die Progression anhand anderer Parameter manifest wird. Selbst Colonpolypen zeigen schon eine große Zahl an Veränderungen. Dies eröffnet die Perspektive, die Tumorprogression von frühesten Präcancerosen, die phänotypisch unerkannt bleiben, durch entsprechende Ernährungsmaßnahmen zu verzögern.

Bewertung von Risikosubstanzen

Stellvertretend für die Bewertung der ernährungsabhängigen Risikofaktoren, auf die hier nicht im Einzelnen eingegangen werden kann, soll auf ein besonderes Beispiel aus der Gruppe der Kontaminanten eingegangen werden, und zwar die Gruppe der cancerogenen heterozyklischen (aromatischen) Amine. Diese kommen als Proteinpyrolyseprodukte in erhitztem Fleisch und Fisch vor. Sie werden u. a. in der Leber durch Monooxygenasen aktiviert, dann mit Glucuronsäure am Hydroxylrest oder an N_2- bzw. N_3-Position konjugiert, worauf sie über den enterohepatischen Kreislauf in das Darmlumen gelangen können. Alternativ hierzu besteht die Möglichkeit der Konjugation durch Acetylierung, wodurch reaktive Acetoxyderivate entstehen. Die N-Glucuronide werden z. T. ausgeschieden und stellen demnach Entgiftungsprodukte dar. In der Ratte werden die Hydroxyglucuronide durch bakterielle Glucuronidasen der Darmflora gespalten und mittels O-Acetyltransferasen oder O-Sulfatyltransferasen zu instabilen, hochgradig elektrophilen Estern umgewandelt, die promutagene DNA-Schäden, präneoplastische Läsionen und Adenocarcinome induzieren.
Auf der Basis der Tierversuchsergebnisse, der Kenntnisse zur relativen Rate der metabolischen Umsetzung am Menschen, der Empfindlichkeit von Leber und Dickdarmzellen gegenüber den reaktiven Metaboliten, den abgeschätzten Expositionshöhen sowie den Erkenntnissen aus epidemiologischen Studien können Risiken für den Menschen bedingt abgeschätzt werden. Neue Überlegungen zur Bewertung gesundheitlicher Konsequenzen schließen die große Heterogenität der genetischen und metabolischen Dispositionseigenschaften ein. Hierdurch wird auch für Substanzen, die in sehr niedrigen Konzentrationen und variablen Expositionsbedingungen auf den Menschen einwirken, deutlich, dass sie bei phänotypischen und genotypischen Dispositionseigenschaften zu einem deutlich erhöhten Krebsrisiko führen.
Diese Zusammenhänge werden vorwiegend auf der Ebene der Grundlagen- bzw. Risikoforschung erarbeitet, da die Risikofaktoren einer Fehlernährung nur in einigen wenigen spezialisierten Laboratorien toxikologisch charakterisiert werden. Sie unterliegen auch kaum der behördlichen Kontrolle. Dies steht im Gegensatz zu den toxikologischen Untersuchungen, die für Zusatzstoffe und mögliche Rückstände (Pestizide, Mycotoxine, Lebensmittelzusatzstoffe u. a.) vom Gesetzgeber gefordert werden und für die nach vorhandenen Daten (Richtwerte für zulässige Mengen, toxikologisches Potenzial), nicht erwartet wird, dass sie zum Krebsrisiko beitragen.
Zusammenfassend ist festzuhalten, dass es mit regulatorischen Maßnahmen nicht möglich ist, eine Risikoreduktion durch Vermeidung einzelner Inhaltstoffe zu erreichen, da die relevanten Krebsrisikofaktoren nicht zu denjenigen gehören, die kontrollierbar sind. Vielmehr stammen die krebsfördernden Verbindungen aus der Zubereitung von Lebensmitteln und aus dem eigenen Stoffwechsel, der diese nach einseitiger, energiereicher Ernährung vermehrt bildet. Deshalb kann nur jeder Einzelne durch Einhaltung einer gesunden und ausgewogenen Ernährung sein Risiko reduzieren. Diese Einsicht erfordert ein Umdenken in Fachkreisen, um die unterschiedlichen Gefahrenquellen entsprechend zu gewichten, sowie eine verbesserte Aufklärung der Öffentlichkeit. Bisher wenig erforscht ist die Bedeutung der Enzympolymorphismen, die bei besonderen Expositionssituationen mit unterschiedlichen Risiken verbunden sein können, wodurch u. U. auch spezifischere Ernährungsmaßnahmen definierbar sein sollten. Eines der herausragenden Arbeitsgebiete der Zukunft wird die Erforschung der Rolle von Variationsbreiten der Empfindlichkeit gegenüber Expositionsfaktoren aus der Ernährung sein.

Protektive Wirkungen durch Ernährungsfaktoren

Eine Möglichkeit der Gestaltung einer gesunden und ausgewogenen Ernährung ist es, den Anteil an pflanzlichen Lebensmitteln in der täglichen Ernährung zu erhöhen, bzw. die ausreichende Zufuhr von 5 Portionen Gemüse und Obst und insgesamt ca. 30 g Ballaststoffen/Tag zu gewährleisten. Protektive Faktoren aus Gemüse und Ballaststoffen vermitteln neben rein physikalischen Effekten (höheres Stuhlvolumen, schnelle Stuhltransitzeit, Adsorption der Risikofaktoren an Fasern) auch die Freisetzung bestimmter günstiger Fermentationsprodukte durch die Darmflora und antioxidativ wirksamer ↗ *sekundärer Pflanzenstoffe*.

Entgiftung als Marker der Chemoprotektion

Obwohl das Colonepithel durch eine Mucinschicht (↗ *Mucin*) teilweise geschützt ist, die auch reaktive Substanzen scheinbar entgiften kann, sind die Zellen immer noch vergleichsweise empfindlich gegenüber exogenen Noxen. Beispielsweise exprimieren sie im Vergleich zur Leber nur relativ geringe Mengen Phase-II-Enzyme wie ↗ *Glutathion-S-Transferasen*, welche viele genotoxische Cancerogene inaktivieren. Andererseits sind diese protektiven Enzymsysteme durch Pflanzeninhaltsstoffe oder Fermentationsprodukte (z. B. Butyrat) induzierbar, die ebenfalls gleichzeitig im Darm vorliegen. Deshalb wäre es durchaus möglich, dass dieser Mechanismus der Chemoprävention im Darm durch eine gesundheitsfördernde Ernährung kontinuierlich auf einem optimalem Niveau gehalten werden kann.

Im Tierversuch konnte bisher nachgewiesen werden, dass Phytoprotektanten und Darmfermentationsprodukte die GST-π in nicht-transformierten Rattencolonzellen induzieren. Erwartet wird, dass diese Induktion einen erhöhten Schutz vor genotoxischen Cancerogenen bietet. Für die Leber konnten derartige Zusammenhänge experimentell nachgewiesen werden. Beispielsweise reduziert die Oltipraz-induzierte GST-α-Aktivierung in der Leber die Ausbeute an Aflatoxin-induzierten Lebercarcinomen in der Ratte. In Analogie hierzu zeigen erste Ergebnisse einer humanen prospektiven Chemopräventions-Studie mit diesem Pharmakon in China, dass die Aktivierung der GST-α in der Tat zu einem Schutz vor umweltbedingter Aflatoxin-Exposition führt. Eine weitere klinische Studie zeigt zudem, dass ↗ *Oltipraz* auch im Dickdarm GST und Analoga induzieren kann. Es wäre demnach verlockend, einen ähnlichen Nachweis für die Ernährung zu erbringen und zu zeigen, dass das Gleichgewicht von aktivierenden und inaktivierenden Enzymsystemen in den Zielzellen der Carcinogenese zugunsten einer erhöhten Entgiftung und damit einer erhöhten Chemotoleranz gegenüber relevanten Risikofaktoren hin verschoben werden könnte.

Gerade hinsichtlich der Frage einer ausgewogenen Ernährung ist es wichtig, diese Zusammenhänge besser kennen zu lernen, um die tolerierbaren Konzentrationen von (nicht vermeidbaren) Risikosubstanzen bzw. die notwendigen Mengen der chemoprotektiven Verbindungen abzuschätzen. Erwartet wird, dass sich die Konzentrationen der protektiven Stoffe und Risikofaktoren in ihrem Verhalten gegenseitig beeinflussen, und letztendlich werden die relativen Mengen der Stoffe zueinander über Jahre hinaus entscheidend für die relativen Krankheitsrisiken im Colon sein.

Primär- und Sekundärprävention

Eine große Anzahl an Faktoren ist für die Entwicklung von colorectalen Carcinomen sowie an der Prävention beteiligt. Zu diesen gehören 1) die Fähigkeit der biologisch aktiven Risikoverbindungen, in den Zielzellen der Carcinogenese promutagene Schäden und die Prozesse der Zellentartung (Proliferation, Entdifferenzierung) zu induzieren, und 2) die Fähigkeit von protektiven Verbindungen, die Darmzellen vor Risikoverbindungen zu schützen.

Zu den postulierten Schutzmechanismen gehören z. B. die Induktion von Phase II-Enzymen und anderen Proteinen (Primärprävention), oder die Entfernung von bereits entarteten Zellen aus dem Gewebe durch Apoptose, die Hemmung ihrer Proliferation oder die Förderung der Differenzierung (Sekundärprävention). Hier ist es wichtig, darauf hinzuweisen, dass die humanen Zellmodelle, die für die Klärung solcher Zusammenhänge verwendet werden, bereits Tumorzellen darstellen und daher ganz andere Empfindlichkeiten aufweisen als primäre Zellen. Sie eignen sich deshalb durchaus für die Erforschung von Maßnahmen zur Chemotherapie von bereits vorhandenen Tumoren. Für die korrekte Vorhersage der Effekte einer möglichen Chemoprävention bei gesunden, d. h. nicht-transformierten Darmzellen, sind sie aber weniger nützlich.

Es ist bisher aber kaum möglich gewesen, die nicht-transformierten und eigentlichen Zielzellen der Carcinogenese, die Stammzellen (die sich im unteren Drittel der Colonkrypten befinden) zu isolieren, um sie als Indikatorzellen für *in vitro*-toxikologische Untersuchungen einzusetzen. Allerdings zeigten einige wenige Untersuchungen unter Verwendung isolierter, intakter Colonkrypten, dass Zellen aus dem unteren Kryptenbereich viel empfindlicher gegenüber ROS (↗ *reaktive Sauerstoffspezies*) reagieren als die luminalen Zellen der Colonkrypten. Andere Risikofaktoren wurden bisher an Krypten nicht untersucht, und sehr wenig ist über die Expression oder Induzierbarkeit der chemopräventiven Enzymsysteme bekannt. Da aber genau diese Vorgänge die zentrale Rolle für die Zusammenhänge zwischen Ernährung, Krebs und Krebsprävention spielen, sind solche Untersuchungen unerlässlich.

Schlussfolgerungen

- Zusammenfassend lässt sich sagen, dass der reichliche Verzehr von bestimmten Lebensmitteln wie Alkohol und Fleisch vermutlich zu einer erhöhten Belastung mit Risikosubstanzen führt, die ein genotoxisches und toxisches Potenzial aufweisen und somit für die Auslösung der kritischen molekularen Mechanismen der Krebsentstehung verantwortlich sein können. Da unser Kenntnisstand über die spezifischen Substanzen, die für die Zellentartung verantwortlich sind, noch lückenhaft ist, steht eine adäquate toxikologische Bewertung der Risikofaktoren in den meisten Fällen noch aus.
- Die Risiken werden nicht unbedingt durch Vermeidung einzelner Inhaltsstoffe, sondern durch eine gesunde und ausgewogene Ernährung reduziert.
- Enzympolymorphismen, die in Abhängigkeit von der Exposition entscheidend für erhöhte Empfindlichkeiten sind, werden in Zukunft eines der herausragenden Arbeitsgebiete der Ernährungstoxikologie darstellen. Diese werden es ermöglichen, gezielter Risiken zu erkennen und dadurch spezifischere Ernährungsempfehlungen zu erarbeiten, die auch die Wirkungsstärken der protektiven Stoffe einbeziehen.
- Durch die Ernährung ist es über Jahre hinweg möglich, eine effektive Krebsrisikoreduktion zu erzielen, wodurch die wichtigsten Kriterien der primären Krebsprävention erfüllbar sind. Nach neuesten Schätzungen ließen sich von den ca. 340.000 in Deutschland neu auftretenden Krebsfällen pro Jahr über 115.000 Fälle durch Verzicht auf Tabak und weitere 133.000 durch eine geeignete Ernährung vermeiden.
- Das Erkennen der toxikologischen Hintergründe für Ernährungsempfehlungen, die eine adäquate Identifizierung der Risikosubstanzen, vertiefte Kenntnisse zu den Wirkmechanismen protektiver Ernährungsfaktoren und die besondere Bedeutung bei individueller Disposition einbeziehen, wäre für die Erreichung dieses Ziels eine weitere wichtige Voraussetzung.

Literatur

Fearon, E.R. u. Vogelstein, B.A.: Genetic Model for Colorectal Tumorigenesis. *Cell* 61 (1990) 759–767.

World Cancer Research Fund and American Institute for Cancer Research, Food, Nutrition and the Prevention of Cancer: *A Global Perspective*. Washington DC, American Institute for Cancer Research (1997).

Boutron-Ruault, M.-C.; Senesse, P.; Méance, S. et al.: Energy Intake, Body Mass Index, Physical Activity and the Colorectal Adenoma-Carcinoma Sequence. *Nutrition and Cancer* 39 (2001) 50–57.

Rieger, M.A.; Parlesak, A.; Pool-Zobel, B.L.; Rechkemmer, G. u. Bode, C.: Diets High in Fat and Meat, but Low in Fiber Increase the Genotoxic Potential of Fecal Water. *Carcinogenesis* 20 (1999) 2317–2326.

Bardou, M.; Montembault, S.; Giraud, V. et al.: Excessive Alcohol Consumption Favours High Risk Polyp or Colorectal Cancer Occurrence Among Paients with Adenomas: a Case Control Study. *GUT* 50 (2002) 38–42.

Potter, J.D.: Colorectal Cancer: Molecules and Populations. *Journal of the National Cancer Institute* 91 (1999) 916–932.

Pool-Zobel, B.L. u. Leucht, U.: Induction of DNA Damage in Human Colon Cells Derived From Biopsies by Suggested Risk Factors of Colon Cancer. *Mutation Research* 375 (1997) 105–116.

Marchand, L.L.; Hankin, J.H.; Wilkens, L.R. et al.: Combined Effects of Well-Done Red Meat, Smoking, and Rapid N-Acetyltransferase 2 and CYP1A2 Phenotypes in Increasing Colorectal Cancer Risk. *Cancer Epidemiology, Biomarkers & Prevention* 10 (2002) 1259–1266.

Ferguson, L.R.: Natural and Man-Made Mutagens and Carcinogens in the Diet. Introduction to Special Issue of Mutation Research. *Mutation Research* (Special Issue) *443* (1999) 1–10.

van Lieshout, E.M.M.; Peters, W.H.M.; Jansen, J.B.: Effect of Oltipraz, Alpha-Tocopherol, Betacarotene and Phenethylisothiocyanate on Rat Oesopageal, Gastric, Colonic and Heptatic Glutathone, Glutathione S-Transferase and Peroxidase. *Carcinogenesis* 17 (1996) 1439–1445.

Jacobson, L.P.; Zhang, B.C.; Zhu, Y.R. et al.: Oltipraz Chemoprevention Trial in Qidong, People`s Republic of China: Study Design and Clinical Outcomes. *Cancer Epidemiology, Biomarkers & Prevention* 6 (1999) 257–265.

Wattenberg, L.W.: Inhibition of Carcinogenesis by Minor Dietary Constituents. *Cancer Research* (Suppl.) 52 (1992) 2085–2091.

Johnson, I.T.; Williamson, G.; Musk, S.R.R.: Anticarcinogenic Factors in Plant Foods: A New Class of Nutrients? *Nutrition Research Reviews* 7 (1994) 175–204.

World Cancer Research Fund; American Institute for Cancer Research; Deutsches Institut für Ernährungsforschung. *Krebsprävention durch die Ernährung: Forschung, Daten, Begründungen, Empfehlungen*. Deutsches Institut für Ernährungsforschung, Potsdam-Rehbrücke (1999).

U

U, Abk. für ↗ *Unit*, eine ältere Einheit der ↗ *Enzymaktivität*. SI-Einheit ist das ↗ *Katal*.

Übelkeit, *Brechreiz*, *Nausea*, Ⓔ *nausea*, Reizung des Brechzentrums oder des Gleichgewichtsorgans. Ü. ist die Vorstufe des ↗ *Erbrechens*. Die Ursache kann funktionell, auch psychogen, organisch (Infektionen, Tumoren u.a. Erkrankungen) oder exogen (Medikamente, Intoxikationen oder plötzliche, schnelle Bewegungen – Seekrankheit) sein. Anhaltende Ü. kann zu Mangelernährung führen.

Überernährung, *Hyperalimentation*, Ⓔ *overeating*, *overnutrition*, *hyperphagia*, *hyperalimentation*, im weiteren Sinn jede Energie- oder Nährstoffaufnahme, die den Bedarf an Energie oder einzelnen Nährstoffen übersteigt. Im engeren Sinn eine Energieaufnahme, die höher ist, als es dem Energiebedarf entspricht.

Ursachen: Normalerweise sind die den Appetit kontrollierenden Systeme (↗ *Appetitregulation*) in der Lage, die Energieaufnahme dem Energiebedarf anzupassen. Das gilt sowohl für die z.T. sehr unterschiedlichen Energiemengen, die mit den täglichen Haupt- und Zwischenmahlzeiten aufgenommen werden als auch für die Energiemengen, die über längere Zeiträume konsumiert werden und oft erheblich von Tag zu Tag variieren.

Bei Ü. über einen längeren Zeitraum, verbunden mit einer entsprechenden Vergrößerung der Fettdepots steigen sowohl der ↗ *Leptin*- als auch der Insulinspiegel im Blut an. Bei unzureichender Energieaufnahme und Verminderung der Fettdepots nehmen die Leptinkonzentration und der Insulinspiegel dagegen ab. Leptin und Insulin gelangen nach dem Passieren der Blut-Hirn-Schranke zum Hypothalamus, wo sie an spezifische Rezeptoren binden. Von dort gehen Signale aus, die die Aktivität von Neurotransmittern modulieren, die ihrerseits auf die Energieaufnahme (und -abgabe) Einfluss nehmen. Bei abnehmenden Insulin- und Leptinkonzentrationen wird in hypothalamischen Neuronen vermehrt Neuropeptid Y (NPY) gebildet und sezerniert. Dadurch werden physiologische Prozesse aktiviert, die die Energieaufnahme stimulieren, die Energieabgabe senken (z.B. durch verminderte körperliche Aktivität) und die Energiebilanz langfristig wieder ausgleichen. Umgekehrt werden bei steigenden Insulin- und Leptinkonzentrationen (bei einer den Bedarf überschreitenden Energieaufnahme) hypothalamische Melanocortin-Peptide aktiviert, die zur Reduzierung der Energieaufnahme und zur Erhöhung der Energieabgabe führen. Damit wird langfristig eine ausgeglichene Energiebilanz gewährleistet und das Körpergewicht des Erwachsenen über längere Lebensphasen konstant gehalten.

Nicht selten sind diese Regelmechanismen gestört; Umweltbedingungen und psychosoziale Faktoren üben einen starken Einfluss aus und die kognitiven Kontrollen der Energieaufnahme können so schwach sein, dass die Energieaufnahme unkontrolliert den tatsächlichen Energiebedarf übertrifft.

Wenn die Umsetzung der von den hypothalamischen Leptin- und Insulinrezeptoren ausgehenden Signale gestört ist, kommt es zur Unterbrechung des beschriebenen Regelkreises und zur Ü. Monogenetische, nur einzelne Komponenten des Regelkreises betreffende Ausfälle sind bekannt aber selten. Viel häufiger nimmt man kombinierte Funktionsstörungen auf verschiedenen Ebenen und von verschiedenen Komponenten der ↗ *Appetitregulation* an. Ursächlich können dafür polygenetische Ausfälle oder Störungen, die mehrere Komponenten des Regelkreises zugleich betreffen, in Frage kommen. Zum großen Teil dürften aber biopsychosoziale Faktoren die Ursache der Ü. sein.

Verbereitung: Aus der Prävalenz des Übergewichtes (BMI 25–29,9 kg/m^2) und der Adipositas (BMI >30 kg/m^2) ergeben sich deutliche Hinweise auf die Verbreitung der Ü. Die Prävalenz der Adipositas beträgt in Europa 15–20%, die des Übergewichts liegt bei 50% der Erwachsenen. Die Ü. als unmittelbare Ursache von Übergewicht und Adipositas ist also ein weit verbreitetes Phänomen. Die Prävalenz der Ü. ist eng mit den modernen Umwelt- und Lebensbedingungen in den ökonomisch entwickelten Ländern und Regionen verbunden. Die Mechanisierung und Automatisierung in der beruflichen Tätigkeit und im täglichen Leben und die zunehmend sitzende Lebensweise haben in den letzten Jahrzehnten zu einer deutlichen Senkung des Energiebedarfs (geringere ↗ *körperliche Aktivität*) geführt. Dem steht ein reichliches Angebot an schmackhaften, preiswerten, oft aber auch sehr energiereichen Lebensmitteln gegenüber, das bei ausreichender finanzieller Ausstattung der Verbraucher einen hohen Anreiz für eine den Energiebedarf übersteigende Ernährung schafft (• *Nahrungsüberangebot*, s.a. ↗ *Welternährungslage*). Hinzu kommen psychosoziale Faktoren, wie kulturell oder traditionell bedingte Essgewohnheiten, genussorientierte Verhaltensweisen und das mit psychischen Belastungen im täglichen Leben oft verbundene stress-bedingte, überreichliche Essen. Ein weiterer wichtiger Faktor ist die trotz aller Öffentlichkeitsarbeit noch vorhandene Unkenntnis über die Ursachen und Folgen der Ü. sowie die unzureichende Bereitschaft, erforderlichenfalls das Ernährungsverhalten im Interesse der Gesundheit zu verändern.

Überernährung und Fettkonsum: Besonders eng korreliert ist die Ü. mit dem Verzehr fettreicher Lebensmittel, mit denen die Nahrungsenergie in besonders konzentrierter Form aufgenommen wird. Da fettreiche Lebensmittel im Allgemeinen als sehr schmackhaft empfunden werden, werden sie oft bevorzugt und reichlich verzehrt. Im Vergleich zu protein- oder kohlenhydratreichen Lebensmitteln sättigen fettreiche Lebensmittel weniger. Das hängt damit zusammen, dass der Anstieg von Leptin und Insulin nach dem Fettverzehr geringer ist als nach dem Verzehr von Kohlenhydraten und Proteinen in energetisch äquivalenten Mengen. Entsprechend schwächer sind die von den hypothalamischen Leptin- und Insulinrezeptoren ausgehenden Sättigungssignale. Die Kompensation fettreicher Ess-Episoden durch eine geringere Energieaufnahme bei den folgenden Mahlzeiten bleibt aus oder erfolgt abgeschwächt. Es kann nahezu ungebremst weiter gegessen werden (unbewusste Form der Ü. oder *passive Überernährung*). Die passive Ü. ist die hauptsächliche Form der Ü. in den Ländern mit hohem Fettverzehr. Im Gegensatz hierzu steht die auf genussbetonten Verhaltensweisen beruhende *bewusste* (z.T. trotz besserer Kenntnis erfolgenden) Ü.

Eine kohlenhydratreiche, fettarme Ernährung führt dagegen wegen der geringeren Energiedichte und dem besseren Sättigungsvermögen der Kohlenhydrate weniger zur Ü. und ist mit Übergewicht und Adipositas negativ korreliert. Besonders günstig sind kohlenhydratreiche Lebensmittel mit niedigem ↗ *glycämischem Index* (führen zu einem langsamen und flachen Anstieg des Blutzuckers und des Insulins nach Nahrungsaufnahme) wie z.B. Vollkornprodukte, Gemüse, Leguminosen und Obst.

Folgen: Bei Ü. wird die überschüssig aufgenommene Energie in Form von Fett in den ↗ *Adipocyten* des Fettgewebes deponiert. Sie kann von dort in Zeiten einer energetischen Unterversorgung wieder mobilisiert und genutzt werden Bei länger anhaltender Ü. nimmt der Körperfettgehalt und damit auch das Körpergewicht zu, was schließlich zur Entwicklung von Übergewicht bzw. Adipositas führt. Beide, insbesondere aber die Adipositas, erhöhen das Risiko der Entwicklung ernährungsbedingter Erkrankungen. Besonders hoch ist das mit der Adipositas verbundene Risiko, an einem insulinabhängigen Diabetes Typ 2, zu erkranken. 80–90% aller Diabetiker dieses Typs sind chronisch überernährt und adipös. Eng sind auch die Beziehungen zur Hypertonie, Hyperlipidämie sowie den degenerativen Herz-Kreislauf-Erkrankungen, zu den belastungsbedingten Funktionsstörungen des Stützapparates, zur Schlafapnoe, zu Gallensteinleiden, und besonders bei Kindern zu psychischen, mit dem Erscheinungbild verbundenen Belastungen.

Prävention: Die Prävention der Ü. und ihrer Folgen ist daher eine wichtige gesundheitspolitische Aufgabe. Vorrangig ist die Förderung gesundheitsbewusster Verhaltensweisen, insbesondere die Beachtung der Ernährungsfaktoren, die in enger Beziehung zur Ü. stehen und dabei ganz besonders die Vermeidung eines hohen Fettverzehrs. Er beträgt zur Zeit in den westlichen Industrienationen etwa 40% der gesamten Energieaufnahme und sollte bei Jugendlichen und Erwachsenen auf 30% gesenkt werden, bei Kindern im Alter von 4–15 Jahren 35% nicht überschreiten. Zum Ausgleich der durch die Mechanisierung und Automatisierung bedingten geringeren physischen Beanspruchung können sportliche und andere körperliche Aktivitäten in der Freizeit beitragen, wodurch die Energiebilanz von der Ausgabenseite her ausgeglichen werden kann. Nicht zuletzt sind die Veränderung psychosozialer Verhaltensweisen, die eine Ü. unterstützen, eine wichtige prophylaktische Maßnahme. Sowohl in der Ernährungsberatung als auch bei den anderen präventiven Einflussnahmen sind rigide, nur schwer erfüllbare Zielsetzungen zu vermeiden, da diese eher zu Rückschlägen führen. Zu bevorzugen sind flexibel auf die jeweiligen individuellen Bedingungen und Erfordernisse eingestellte prophylaktische Empfehlungen.

Überflussgesellschaft, ↗ *Wohlstandsgesellschaft*.

Übergangsmilch, Syn. für ↗ *transitorische Milch*.

Übergewicht, E *overweight*, Überschreiten des Körpergewicht-Normalbereiches (BMI 20–25, ↗ *Normalgewicht*, ↗ *Healthy weight*) mit BMI-Werten von 25–29,9, also unterhalb der ↗ *Adipositas* (BMI >30). Wenn mit dem Ü. assoziierte Erkrankungen, Stoffwechselstörungen oder Risikofaktoren (↗ *Diabetes mellitus* Typ 2, ↗ *Hypertonie*, ↗ *Hyperlipoproteinämie* u.a.) oder ein erheblicher psychosozialer Druck vorliegen, besteht eine Indikation (Gefahr von ↗ *Schlaganfall*, ↗ *Arteriosklerose*) zur Behandlung des Ü. ↗ *Adipositastherapie*.

Überlebensration, *Notration*, E *survival ration/food*, für Katastrophensituationen bestimmte Konzentratnahrung in Form von eingeschweißten Riegeln, Komprimaten/Tabletten u.ä. sowie Trinkwasser, ebenfalls sicher abgepackt. Die Nahrung enthält leicht verwertbare Kohlenhydrate als Energiequelle, Protein, ggf. Vitamine und Mineralstoffe, jedoch wenig Natrium (Durst!). Die Zusammensetzung variiert je nach vorgesehenem Verwendungszweck. Ü. werden weltweit angeboten. Interessenten sind Streitkräfte, Organisationen, die humanitäre Soforthilfe leisten, Schifffahrtsgesellschaften, Fluglinien u.a.

Übersäuerung, *Gewebeacidose, latente Acidose*, Begriff aus der Alternativmedizin. Die Ü. des Organismus ist danach eine ernährungsbedingte Störung im ↗ *Säure-Basen-Haushalt*, die für zahlreiche Zivilisationskrankheiten verantwortlich gemacht wird. Sie soll durch basenüberschüssige Kost (bevorzugt pflanzliche Lebensmittel) kompensiert werden (↗ *alternative Ernährungsformen*). Die These ist wissenschaftlich umstritten.

Überzucker, Syn. für ↗ *Hyperglycämie*.

Überzugsmittel, *Glasurmittel*, (einschließlich Gleitmittel), Ⓔ *coating agents, glazing agents*, Stoffe, die der Außenoberfläche eines Lebensmittels ein glänzendes Aussehen verleihen oder einen Schutzüberzug bilden (Tab.). Sie verzögern das Austrocknen, weil sie die Wasserabgabe der Lebensmittel-Oberfläche verlangsamen, und hemmen den oxidativen sowie teilweise den mikrobiologischen Verderb, weil sie die Lebensmittel vor der Einwirkung des Luftsauerstoffs schützen. Ü. werden hauptsächlich bei Citrusfrüchten, Äpfeln, Melonen, getrockneten Weinbeeren, Backwaren, Süßwaren, Schokolade und Kaugummi benutzt und mitverzehrt. Ü. sind abzugrenzen gegen die nicht zum Verzehr bestimmten Verpackungsmittel.

Ubichinole, Ⓔ *ubiquinoles*, ↗ *Ubichinone*.

Ubichinon, *Coenzym Q, Q*, Ⓔ *ubiquinones*; *coenzyme Q*, Benzochinon mit einer Prenyl-Seitenkette in 6-Stellung; U. kommen als Ketone (= Ubichinone) und reduziert als Alkohole (= • *Ubichinole*) vor. Die einzelnen U. sind durch die Anzahl der Isopreneinheiten (6–10) definiert (Abb.). Alternativ ist die Nennung der C-Einheiten gebräuchlich, z.B. U10 = U50; U9 = U45.

Überzugsmittel. Tab. Zugelassene Überzugsmittel.

E-Nr.	Substanz
E 401–E 405	↗ *Alginsäure* und Alginate
E 418	↗ *Gellan*
E 470	Alkalisalze der Ölsäure
E 472 a	Essigsäureester der Monoglyceride von Speisefettsäuren
E 901	↗ *Bienenwachs*
E 902	↗ *Candelillawachs*
E 903	↗ *Carnaubawachs*
E 904	↗ *Schellack*
E 912	↗ *Montansäureester*
E 914	Polyethylenwachsoxidate
	außerdem: ↗ *Kolophonium*, ↗ *Paraffin*, ↗ *Polyethylen*

U. kommen im Tier- und Pflanzenreich ubiquitär vor (Name!), U10 in höheren Tieren und beim Menschen, U9 bevorzugt in Pflanzen, U6–8 in Bakterien und anderen niederen Pflanzen und Tieren. *Vorkommen in Lebensmitteln*: als ↗ *Fettbegleitstoffe* in Nahrungsfetten. Aus • *Maiskeimöl* wurde die reduzierte Form Ubichinol-9 isoliert, von der man annimmt, dass sie zur Oxidationsstabilität des Öls beiträgt.

Physiologische Bedeutung: Ubichinon/Ubichinol ist ein Redoxpaar der ↗ *Atmungskette*, lokalisiert in der hydrophoben Innenschicht der inneren Mitochondrienmembran. U. übertragen (über die einfach reduzierte Zwischenform des • *Semichinons*) Elektronen zu Flavoproteinen und Cytochromen. Ein günstiger Effekt von Nahrungs-U. auf die ↗ *LDL-Oxidation in vivo* wird diskutiert.

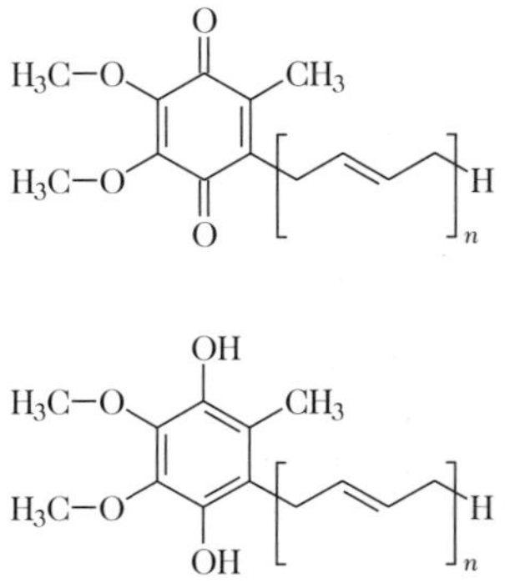

Ubichinon. Keto (= Chinone) und Alkoholform (= Chinole). n = 6–10

Ubichinon-Cytochrom-c-Reduktase, *Cytochrom-Reduktase*, der Komplex III der ↗ *Atmungskette* (Atmungskette Abb.2, Farbtafel II).

Ubiquitin, *ATP-abhängiger Proteolysefaktor I, APF-I*, Ⓔ *ubiquitin*, ein kleines Polypeptid, M_r 8,5kDa, das erstmals aus Thymus isoliert, mittlerweile auch in Nichtvertebraten, Pflanzen und Hefe gefunden wurde. Durch Ubiquitinierung werden Proteine spezifisch für den Abbau durch Proteasomen gekennzeichnet. Die N-terminale Ubiquitinierung scheint notwendig und ausreichend für diesen U.-abhängigen Abbau proteolytischer Substrate zu sein. Auch andere Signalfunktionen für den gerichteten zellulären Membrantransport werden dem U. zugeschrieben.

UDP, Abk für ↗ *Uridindiphosphat*.

UDPG, Abk. für ↗ *Uridindiphosphatglucose*.

UDP-Galactose-4-Epimerase, *UDP-Glucose-Galactose-4-Epimerase*, EC 5.1.3.2, Ⓔ *UDP-galactose 4'-epimerase*, wandelt UDP-Galactose in UDP-Glucose um (↗ *Galactose-Stoffwechsel*; ↗ *Glycogensynthese*). Die Reaktion ist reversibel. U. ist essenziell für die endogene Galactose-Synthese (↗ *Heteroglycane*; ↗ *Lactose*). Erblicher Defekt: ↗ *Galactose-Epimerasemangel*.

UDP-Glucose, Abk. für ↗ *Uridindiphosphatglucose*.

UDP-Glucose/Galactose-Transferase, Syn. für ↗ *Galactose-1-phopshat-Uridyltransferase*.

UDP-Glucose-Pyrophosphorylase, Ⓔ *UDP-glucose-pyrophosphorylase*, Enzym, das die Bildung von ↗ *Uridindiphosphat -Glucose* aus Glucose-1-phosphat und UTP katalysiert:
Glucose-1-phosphat + UTP → UDP-Glucose + PP_i.
Das von den zwei äußeren Phosphorylgruppen des UTP stammende Pyrophosphat (PP_i) wird *in vivo* durch eine anorganische Pyrophosphatase zu Orthophosphat hydrolysiert, wodurch die Gesamtreaktion praktisch irreversibel abläuft.

UDP-Glycogen-Glycosyltransferase, Syn. für ↗ *Glycogen-Synthase*.

UGB, Abk. für ↗ *Verband für Unabhängige Gesundheitsberatung e.V.*

UHT, Abk. für Ⓔ *ultra high temperature*, ↗ *Ultrahocherhitzung*.

UL, Abk. für Ⓔ *tolerable upper intake level*, ↗ *Referenzwerte für die Nährstoffzufuhr* Tab.

Ulcus, *Geschwür*, Ⓔ *ulcer*, lokale, degenerative Veränderung von (Schleim-)Hautbereichen und darunterliegendem Gewebe. Im Ernährungszusammenhang spielen neben malignen Erkrankungen (Carcinomgeschwür, ↗ *Tumor*) v.a. U. des Gastrointestinaltraktes eine Rolle; Komplikationen können durch (Magen-/Darm-)Durchbruch oder die maligne Entartung entstehen. Ursächlich ist ein Ungleichgewicht zwischen den Schutzfunktionen der Schleimhaut (↗ *Mucine*) und den sauren bzw. proteolytischen Bestandteilen des Verdauungssafts, eine wichtige Rolle spielt auch die Infektion mit ↗ *Helicobacter pylori*. Formen:
1) ***Ulcus ventriculi***, Ⓔ *gastric ulcer*, Syn. für ↗ *Magengeschwür*.
2) ***Ulcus duodeni***, Ⓔ *duodenal ulcer*, das Duodenal- oder ↗ *Zwölffingerdarmgeschwür*.
3) ***Ulcus pepticum***, Ⓔ *peptic ulcer*, gutartiges U. im Bereich des Ösophagus (bei ↗ *Reflux-Ösophagitis*), des Magens oder des Duodenum, teilweise als Überbegriff für die Formen 1 und 2 gebraucht.
Ernährungstherapie: ↗ *Leichte Vollkost* (s.a. ↗ *Ulcus-Diät*).

Ulcus-Diät, Ⓔ *diet for patients suffering from peptic and/or duodenal ulcer*, Ernährungsform, die den Magen ruhig stellen und so die Ausheilung von Ulcera (↗ *Ulcus*) in Magen und Duodenum fördern soll (s.a. ↗ *Sippy-Diät*). Hauptmerkmale der U. sind wenig Fett und Ballaststoffe, kaum Gewürze, kein Alkohol, keine kohlensäure- und coffeinhaltigen Getränke. Die U. gehörte jahrzehntelang weltweit zum Standardrepertoire der Diätküchen (↗ *Schonkost*); sie ist obsolet. An ihre Stelle trat die ↗ *Leichte Vollkost*.

Ulcuserkrankungen, ↗ *Ulcus*.

Ultrafiltration, Ⓔ *ultrafiltration*, Verfahren zur Abtrennung von Kolloiden aus Lösungen oder Gasen oder zur Reinigung von Kolloiden von molekulardispersen Stoffen. Man benützt dazu Filter/Membranen, deren Porengröße kleiner als der Durchmesser der Teilchen ist. Sie bestehen meist aus Cellulosenitrat oder -acetat oder Polyvinylalkohol. Eine Kombination zwischen U. und Dialyse oder Elektrodialyse (Dia-Ultrafiltration bzw. Elektro-Ultrafiltration) ist möglich. Die Methoden der U. und Elektrofiltration werden in der Biologie, Biotechnologie, Bakteriologie und Medizin (• *Hämofiltration*, • *Hämodialyse*) angewendet.
In Bezug auf die Größe der abgetrennten Moleküle handelt es sich bei der ↗ *glomerulären Filtration* in der Niere ebenfalls um U.

Ultrahocherhitzung, *UHT-Verfahren*, Ⓔ *ultra high temperature (UHT) sterilization*, Wärmebehandlung von flüssigen Lebensmitteln wie z.B. Milch (Herstellung von ultrahocherhitzter Milch, H-Milch), Suppen und aromaempfindlichen Fruchtsäften zur Verlängerung der Haltbarkeit und Abtötung pathogener Mikroorganismen (• *Haltbarmachungsverfahren*). Zur direkten U., auch als • *Uperisation* bezeichnet, wird • *Milch* durch Injektion von überhitztem Wasserdampf unter Druck für ca. 2–4sec auf 140–150°C erhitzt und anschließend durch Entspannung im Vakuum schnell abgekühlt. Bei der häufiger angewandten indirekten U. erfolgt die Wärmeübertragung in Röhren- oder Plattenwärmeaustauschern. Nach Vorerhitzung wird i.d.R. für 6–10sec auf 135–140°C erhitzt und anschließend ebenfalls schnell abgekühlt. Nach dem Heißhalten sind die Produkte steril und müssen aseptisch abgepackt werden.
Die Erhitzung für kurze Zeit auf hohe Temperaturen hat einen geringeren Einfluss auf den Abbau der hitzelabilen Vitamine B_1, B_6 und Pantothensäure (↗ *Vitaminverlust*) und die Bildung sensorisch störender Nebenprodukte als eine längere Erhitzung auf niedrigere Temperaturen. So kann bei optimaler Steuerung eine aus ernährungsphysiologischer und sensorischer Sicht der pasteurisierten Milch nahestehende UHT-Milch hergestellt werden.

Ultraspurenelemente, Ⓔ *ultra-trace-elements*, chemische Elemente (z.B. ↗ *Aluminium*, ↗ *Antimon*, ↗ *Arsen*, ↗ *Barium*, ↗ *Blei*, evtl. ↗ *Bor*, ↗ *Brom*, ↗ *Cadmium*, ↗ *Caesium*, ↗ *Lithium*, ↗ *Quecksilber*, • *Rubidium*, • *Silicium*, • *Strontium*, ↗ *Thallium*, Wolfram), für die tierexperimentell unter Extrembedingungen Mangelerscheinungen nachgewiesen wurden, deren biochemische Funktionen jedoch nicht geklärt ist (↗ *Spurenele-*

mente). Der Bedarf kann mit Normalkost gedeckt werden. U. können in höheren Dosen durchaus toxisch sein.

Umami, Ⓔ *umami*, sensorischer Eindruck. U. ist japanisch und lässt sich am ehesten mit *Schmackhaftigkeit* (Ⓔ *palatability*), Saftfülle oder Köstlichkeit übersetzen. 1908 brachte der Japaner Ikeda den geschmacksverbessernden Effekt von Seetang mit Glutaminsäure in Verbindung und nannte den Effekt U. Laut Literatur haben Verbindungen, die einen U.-Effekt auslösen, keine verstärkende Wirkung auf die vier Grundgeschmackseindrücke ↗ *süß*, ↗ *sauer*, ↗ *salzig* und ↗ *bitter*. Daher betonen einige (insbesondere japanische) Autoren die Vorstellung, dass U. der fünfte Grundgeschmackseindruck sei. Das steht im Widerspruch zu den beobachteten Tatsachen, dass U.-Substanzen sehr wohl Geschmackseindrücke verstärken. Natriumglutamat, die bekannteste U.-Verbindung, besitzt Strukturelemente, die alle vier Grundgeschmacksqualitäten hervorrufen (und damit auch verstärken) könnten. Wie nun U.-Substanzen die Schmackhaftigkeit von Lebensmitteln verbessern, ist noch weitgehend unklar.
Zu den wichtigsten U.-Verbindungen zählen die Salze der ↗ *Glutaminsäure* (allen voran ↗ *Natriumglutamat*) und die Dinatriumsalze der Purin-5'-monophosphate, vor allem Inosin-5'-monophosphat (IMP) und Guanosin-5'-monophosphat (GMP).
Eine U.-Verbindung hat zwei negative Ladungen, die 3–9 (vorzugsweise 4–6) Kohlenstoff- oder andere Atome voneinander entfernt liegen (Abb.). Dieser Bedingung genügen Natriumglutamat, IMP und GMP vollauf. Dagegen hat • *Adenosin-5'-monophosphat* (AMP) nur an einem Molekülende eine negative Ladung, während am anderen Molekülende statt einer Ladung eine Aminogruppe sitzt (Abb.). Das äußert sich darin, dass die U.-Wirkung von AMP bedeutend geringer ist.
U.-Substanzen zählen zu den ↗ *Flavor-modifizierenden Substanzen*.

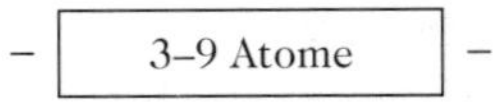

Struktur einer Umami-Verbindung

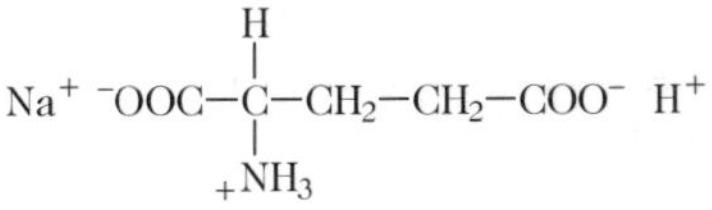

Natriumglutamat

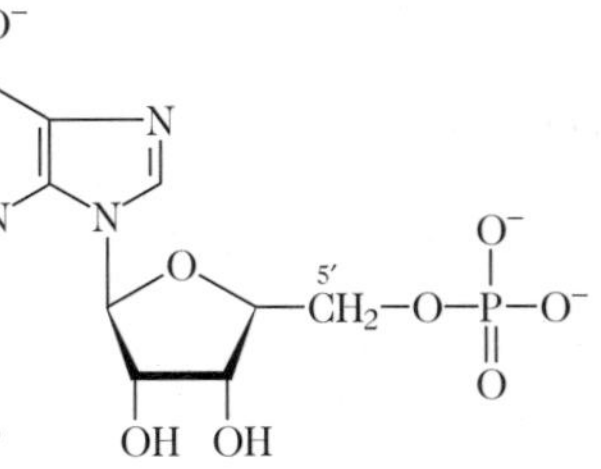

IMP

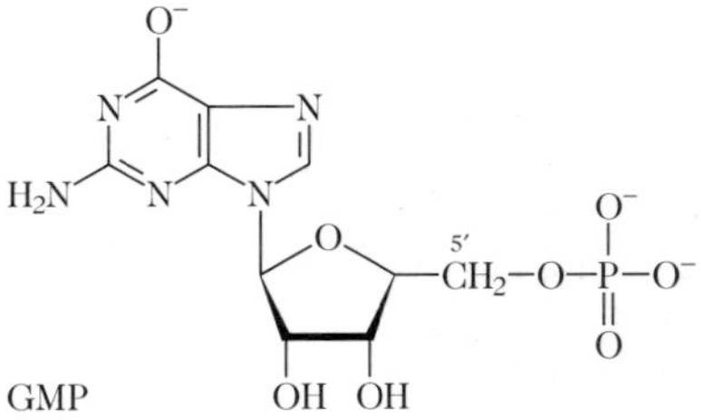

GMP

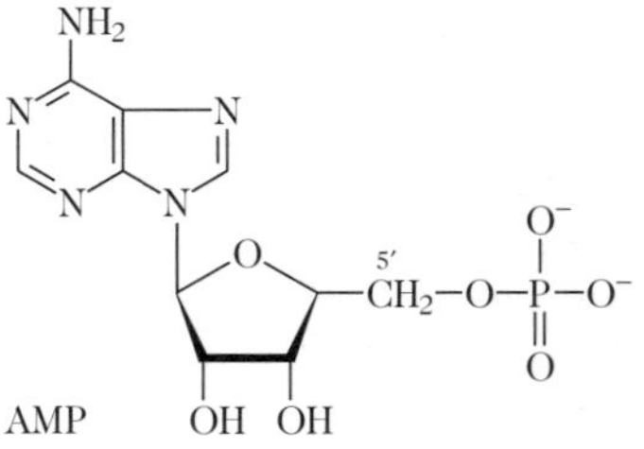

AMP

Umami. Strukturmerkmale von Umami-Verbindungen.

Umesterung, Ⓔ *ester interchange, interesterification*, Modifizierung der physikalisch-chemischen Eigenschaften von ↗ *Speisefetten und -ölen* durch statistische Neuverteilung der Fettsäuren in den Glyceriden. Es entstehen Fettsäureester mit maßgeschneiderten Eigenschaften je nach Auswahl der Rohstoffe (Fettsäuremuster) und der Prozessführung (Temperatur, Katalysatoren). Die chemischen Eigenschaften unterscheiden sich vom Ausgangsester; die Fettsäuren selbst bleiben unverändert. Höherschmelzende Triglyceride können auskristallisieren und abgetrennt werden (= gelenkte U., Ⓔ *guided interesterification*). Wenn zwei oder mehr Fettsorten gemischt werden, lassen sich auch die ernährungsphysiologischen Eigenschaften des Endprodukts steuern. Das Verfahren wird angewandt zur Herstellung von ↗ *Margarine*, aus ungehärteten Fetten und Ölen, von Backfetten und Spezialfetten für die Lebensmittelverarbeitung.

umgekehrter Carry-over(-Effekt), Ⓔ *reverse carry-over effect*, ↗ *Carry-over-(Effekt)*.

Umrötung, ↗ *Nitrite*, ↗ *Pökelung*.

Umsatz, Ⓔ *turnover*, im physiologischen Zusammenhang 1) Syn. für ↗ *Stoffwechsel* bzw. die Umwandlung eines Substrates in (ein) Produkt(e); 2) die Umwandlung von einer Energieform (z.B. chemische ↗ *Energie*) in eine andere (z.B. Muskelarbeit, Wärme), 3) oft auch Syn. für Umsatzrate (Ⓔ *turnover rate*) bzw. den beteiligten Energieumsatz, z.B. ↗ *Grundumsatz*.

Umweltkontaminanten, ↗ *Schadstoffe*.

Umweltmanagement-Systeme, E *environment management system*, in Analogie zu Qualitätsmanagement-Systemen, organisatorische Strukturen, die für Produktionsprozesse die Analyse, Überwachung und Dokumentation des Verbrauchs von Ressourcen (Energie, Rohstoffe) sowie der Belastung der Umwelt mit Produktionsabfällen ermöglichen, mit dem (ökonomischen und ökologischen) Ziel, diese zu verringern. Maßnahmen von U. werden im Rahmen von ↗ *Audits* überprüft.

Umweltradioaktivität, E *environmental radioactivity*, ↗ *Radionuclidinkorporation*.

unbehandelte Lebensmittel, E *non treated food*, gemäß Zusatzstoff-Zulassungsverordnung ↗ *Lebensmittel*, die keiner Herstellung oder Behandlung unterzogen worden sind, die zu einer substanziellen Änderung des Originalzustandes der Lebensmittel führt; sie dürfen nur gereinigt, geschält, ausgebeint, mechanisch zerkleinert, kältebehandelt oder verpackt worden sein. U. dürfen grundsätzlich keine ↗ *Zusatzstoffe* enthalten. Im allgemeinen Sprachgebrauch werden unter u. L. zum Teil auch ↗ *Öko-Lebensmittel* verstanden, also Produkte, die unter den besonderen Bedingungen des biologischen Landbaus gewonnen worden sind.

undereating, ↗ *underreporting*.

underreporting, (von E „zu wenig angeben") die Tatsache, dass Probanden in Verzehrserhebungen einen geringeren Lebensmittelverzehr angeben, als der Wahrheit entspricht. Dadurch wird für sie eine zu niedrige/oftmals unterhalb des physiologischen Bedarfs liegende Aufnahme an Nahrungsenergie und Nährstoffen ermittelt. Das u. ist besonders bei solchen Lebensmitteln zu beobachten, denen ein negatives Image bezüglich der sozialen Akzeptanz (wie Alkohol) oder der gesundheitlichen Bewertung (wie Nahrungsfett) anhaftet. Das Auftreten des u. ist ein systematischer Fehler (• *Verzerrung*) und macht eine ↗ *Validierung* der Erhebungsinstrumente nötig. Das Validierungsverfahren hat sich nach dem Merkmal zu richten, das im Rahmen der jeweiligen Untersuchung vorrangig interessiert. Um z.B. für die Energieaufnahme zu validieren, ist die Applikation von doppelt-stabil markiertem Wasser ($^2H_2{}^{18}O$) optimal geeignet, dessen Ausscheidungsrate im Urin weitgehend verlässlich die Energieabgabe eines Probanden widerspiegelt. Überhaupt werden Ausscheidungsraten im Urin häufig zur Validierung von Ernährungserhebungsinstrumenten genutzt, vor allem für verschiedene Mineralstoffe (z.B. Natrium, Kalium) sowie für Protein (Bestimmung der 24-Stunden-Stickstoffexkretion). Vom u. zu unterscheiden ist das • *undereating*. Darunter versteht man die Tatsache, dass der Proband Menge und Qualität der von ihm verzehrten Lebensmittel zwar zuverlässig angibt, aber während der Verzehrserhebung seine Ernährungsgewohnheiten verändert, gewöhnlich in Richtung eines verminderten Verzehrs.

unentbehrliche Aminosäuren, früher: *essenzielle Aminosäuren*, ↗ *Aminosäuren*.

ungesättigte Fettsäuren, E *unsaturated fatty acids*, ↗ *Fettsäuren* mit mindestens 1 Doppelbindung. Sie lassen sich einteilen in ↗ *einfach ungesättigte Fettsäuren* und ↗ *mehrfach ungesättigte Fettsäuren*. Charakteristisch ist, dass sie als *cis*- und *trans*-Isomere auftreten können (↗ *Stereoisomerie*); in der Natur überwiegt die *cis*-Form; nur sie ist biologisch aktiv. Die Kennzeichnung von u. F. auf Lebensmittelpackungen bezieht sich deshalb nur auf Letztere.

UNICEF, Abk. für E *United Nations (International) Children's (Emergency) Fund*, Kinderhilfswerk der Vereinten Nationen, (die Namensteile „International" und „Emergency" entfielen später), politisch und konfessionell unabhängige Nothilfeorganisation für Kinder und Frauen weltweit. 1946 gründete die Vollversammlung der Vereinten Nationen ihr Kinderhilfswerk als Nothilfeorganisation für Kinder im zerstörten Europa. Auch deutsche Kinder erhielten damals Hilfe von UNICEF. Nachdem die schlimmste Not in Europa beseitigt war, verlagerte UNICEF seinen Schwerpunkt auf die Hilfe für Kinder in Afrika, Asien und Südamerika. Heute leistet UNICEF in fast allen Bürgerkriegsregionen der Welt Nothilfe sowie psychosoziale Betreuung für kriegstraumatisierte Kinder.

UNICEF arbeitet vorrangig an der Verbesserung der Lebensbedingungen für Kinder in den Entwicklungsländern. Schwerpunkte sind: Grundbildung, Basisgesundheitsdienste, ↗ *Stillförderung*, sauberes Trinkwasser, ausreichende und ausgewogene Ernährung, Nothilfe in Bürgerkriegen, Schutz vor Kinderarbeit und sexuellem Missbrauch, Verbesserung der Situation von Mädchen und Frauen. Unter anderem auch auf Betreiben von UNICEF verabschiedeten die Vereinten Nationen 1989 die Konvention über die Rechte des Kindes. UNICEF wird in Deutschland durch das Deutsche Komitee für UNICEF (1953 gegründeter gemeinnütziger Verein) vertreten. Wie alle 38 nationalen Komitees in den Industrieländern trägt auch das Deutsche Komitee zur Finanzierung der Programme von UNICEF in den Entwicklungsländern bei. Seine Arbeit stützt sich auf den Einsatz von rund 8.000 ehrenamtlichen Mitarbeiterinnen und Helfern in 120 örtlichen Arbeitsgruppen. Das Komitee finanziert sich ausschließlich aus privaten Spenden und dem Verkauf von Grußkarten. UNICEF arbeitet in 160 Ländern, Sitz der Hauptverwaltung ist New York. Von hier aus wird die Arbeit der Länderprogramme mit rund 7.000 Beschäftigten weltweit koordiniert (Stand 2/2000). Die Einsätze in den Projektländern werden von UNIPAC, dem zentralen Warenlager in Kopenhagen und den nationalen Komitees unterstützt. ↗ *Internetadressen und Kontakte*.

Uniport, Ⓔ *uniport*, eine Form des ↗ *aktiven Transports*, bei der nur eine Molekülart auf einmal transportiert wird. Gegenteil: ↗ *Symport*. ↗ *Transportmechanismen*.

Unit, 1) *U*, eine ältere Einheit der ↗ *Enzymaktivität*. SI-Einheit ist das ↗ *Katal* (vgl. • *internationale Einheiten*); 2) länderspezifische Einheit für den ↗ *Alkoholkonsum*.

United Nations Children's Fund, Ⓔ für Kinderhilfswerk der Vereinten Nationen, früher *United Nations International Children's Emergency Fund*, ↗ *UNICEF*.

univariate Datenanalyse, Ⓔ *univariate data analysis*. Testmethode der ↗ *Statistik*, die eine Hypothese über eine einzelne Einflussvariable prüft. Mit multivariaten statistischen Verfahren (↗ *multivariate Datenanalyse*) ist es dagegen möglich, die Zusammenhänge zwischen bzw. die Wirkungen von mehreren Einflussvariablen innerhalb eines einzigen Modells zu untersuchen.

Unkrautbekämpfungsmittel, Syn. für ↗ *Herbizide*.

unlösliche Ballaststoffe, *nonsoluble dietary fibers* (am.)/*fibre* (br.), bei Körpertemperatur in Wasser unlösliche Ballaststoffe (↗ *Ballaststoffbestimmungsmethoden*). In isolierter Form sind ↗ *Lignin*, ↗ *Cutin* und ↗ *Suberin* sowie Polysaccharide mit hochgeordneten Strukturen, die über intermolekulare Wechselwirkungen stabilisiert werden, nicht in Wasser löslich (z.B. ↗ *Cellulose*, ↗ *Chitin*, ↗ *resistente Stärke*). Mit starken Laugen oder Säuren bzw. bei hohen Temperaturen (>120 °C) lassen sich diese Komponenten teilweise lösen. Der weitaus größte Teil (im Mittel ca. 80%) der Ballaststoffe in pflanzlichen Zellwänden ist unlöslich, da sie in sehr komplexen dreidimensionalen Strukturen vorliegen (↗ *lösliche Ballaststoffe*).

unsichtbares Fett, Ⓔ *invisible fat*, Syn. für ↗ *verstecktes Fett*.

Unterernährung, Ⓔ *malnutrition, undernutrition*, ein Zustand der • *Fehlernährung*, in dem durch unzureichende Zufuhr einzelner oder mehrerer Nährstoffe physiologische Funktionseinschränkungen oder klinisch fassbare Mangelerscheinungen hervorgerufen werden. Im englischen Sprachgebrauch wird die U. weitgehend synonym mit dem Begriff der • *Mangelernährung*, „malnutrition" verwendet. Schon seit Jahrhunderten ist bekannt, dass ein • *Nährstoffmangel* über einen längeren Zeitraum den Energie- und Nährstoffbedarf des Körpers nicht decken kann. Ein • *chronischer Energiemangel* führt zu starkem Gewichtsverlust bis hin zum ↗ *Hungertod*.

Formen: Im Folgenden ist unter U. das Krankheitsbild der ↗ *Protein-Energie-Mangelsyndrome* (PEM) mit milden Formen (↗ *Kümmerwuchs*, ‰*Kachexie*) und den klinischen Manifestationen ↗ *Marasmus*, ↗ *Kwashiorkor* und ↗ *marasmischer Kwashiorkor* zu verstehen. (Ein Mangel an Mikronährstoffen wird in diesem Zusammenhang unter dem Stichwort Mangelernährung erläutert.) Risikogruppen für U. sind Säuglinge, Kleinkinder, Schwangere und Stillende (v.a. in ↗ *Entwicklungsländern*), deren Nährstoffbedarf physiologisch gesteigert ist. Weiterhin zählen zu gefährdeten Gruppen alte Menschen (auf Grund von • *Anorexie*), Flüchtlinge, Arme, Landlose etc., die aufgrund ihrer Lebensumstände nur eingeschränkt befähigt sind, ihren Nährstoffbedarf zu decken.

Folgen: U. führt zu ↗ *Mangelentwicklung*. U. und auch Mangelernährung verhindern durch Anpassungsmechanismen des Körpers, dass die Betroffenen ihre vollen geistigen und körperlichen Fähigkeiten entwickeln können. Die Lebensqualität der Erkrankten nimmt ab. Dadurch wird auch die wirtschaftliche und soziale Entwicklung der Gesellschaft gebremst. Neben der Enststeheung von Mangelrankheiten, z.B. ↗ *Mangelanämien*, kommt es aufgrund von U. oftmals zu einer Zusatzbelastung durch Infektionskrankheiten. Die Sterberate nimmt zu (Abb.).

Weltweite Situation: ↗ *Welternährunglage*.

Untergewicht, Ⓔ *underweight*, umgangssprachlich • *Magerkeit*, entsprechend der Gewichtsklassifikation nach BMI (↗ *body mass index*) bei Erwachsenen ein BMI-Wert von <19 (Frauen) bzw. <20 (Männer) in Industrieländern. In Entwicklungsländern wird als Oberwert 18,5 angesetzt. Für Kinder wird der • *anthropometrische Index* Gewicht/Alter zur Bewertung des Körpergewichtes herangezogen. ↗ *Gewichtsverlust*

Unterhautfettgewebe, *Subkutanfett*, Ⓔ *subcutaneous fat, subcutaneous adipose tissue*, Bestandteil der tiefsten Hautschicht, der Subcutis (Unterhaut) mit polsternder und wärmeisolierender Funktion. Die Unterhaut enthält neben lockerem Bindegewebe reichlich Fettgewebe, das bei normalgewichtigen Erwachsenen 10–15 kg beträgt. Bei Übergewicht und bei Adipositas nimmt die Menge des U. weiter zu. Die Bestimmung der ↗ *Hautfaltendicke* an verschiedenen Messstellen ermöglicht eine Aussage zum gesamten Körperfettgehalt (vgl. • *fettfreie Körpermasse*).

Unterkühlung, *Hypothermie*, Ⓔ *hypothermia*, beim Menschen ein Zustand, in welchem der Organismus trotz/aufgrund fehlender Bekleidung und körperlicher Aktivität eine konstante physiologische Körpertemperatur nicht mehr aufrecht erhalten kann (↗ *Temperaturregulation*). U. auf Werte unter ca. 18 °C (Bergnot, Seenot) ist lebensbe-

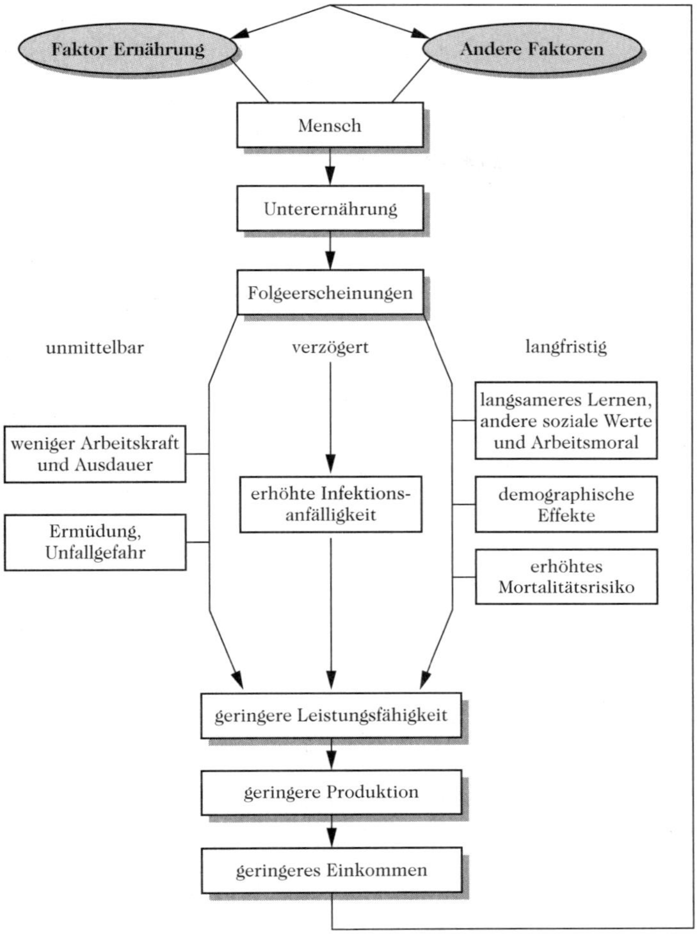

Unterernährung. Folgen von Unter- und Mangelernährung in Entwicklungsländern.

drohlich. U. auf Werte um ca. 33 °C wird medizinisch eingesetzt, um den (Energie)stoffwechsel zu drosseln (z.B. bei Unterbrechung der Blutzufuhr wichtiger Organe während einer Operation).

Unterschiedsprüfung, *Differenzprüfung*, 🄴 *difference test*, *discrimination test*, Oberbegriff für eine Gruppe von sensorischen Prüfmethoden (z.B. ↗ *paarweise Unterschiedsprüfung*, ↗ *Dreiecksprüfung*, ↗ *Duo-Trio-Pürfung*) bei der Qualitätskontrolle.

Unterschiedsschwelle, 🄴 *difference threshold*, ↗ *Schwellenwert*.

Untersuchungsamt, 🄴 *official food control laboratorium*, Syn. für ↗ *Lebensmitteluntersuchungsanstalt*.

Unterversorgung, 🄴 *undernourishment*, in Bezug auf Nährstoffe eine Zufuhr, die den individuellen Bedarf eines Nährstoffes und den Energiebedarf nicht deckt. Als Minimalwert für eine ausreichende Energieversorgung rechnet die Welternährungsorganisation (FAO) das 1,54fache des ↗ *Grundumsatzes*. Erfasst wird die Anzahl der Unterversorgten innerhalb eines Landes durch nationale Nahrungsmittelbilanzen. Unberücksichtigt bleiben bei dieser groben Methode jedoch zahlreiche Einflussfaktoren wie z. B. die Verteilung der Nahrungsmittel innerhalb der Haushalte (↗ *Ernährungssicherheit*). Physiologisch betrachtet führt eine chronische U. an Nährstoffen kurzfristig zu Gewichtsverlusten (Kachexie) und langfristig bei Kindern zu einem Wachstumsstillstand (Kümmerwuchs). Außerdem kommt es bei andauernder U. zu Vitaminmangelkrankheiten und anderen Mikronährstoffmangelerkrankungen.

Unterzuckerung, Syn. für ↗ *Hypoglycämie*.

unverdaulich, 🄴 *indigestible*, wissenschaftlich unpräzise Bezeichnung für Nahrungsbestandteile und andere Substanzen, die in den Dünndarm gelangen, dort aber nicht resorbiert werden. Eine u. Substanz gelangt ins Colon, wo sie entweder von Darmbakterien verstoffwechselt (lösliche ↗ *Ballaststoffe*) oder unverändert weitertransportiert und mit dem Stuhl ausgeschieden wird (unlösliche Ballaststoffe; ↗ *Pseudofette*; einige Arzneimittel).

Unverseifbares, Ⓔ *unsaponifiable matter, unsaponifiables*, in der Lebensmittelanalytik Syn. für ↗ *Fettbegleitstoffe*.

Uperisation, Ⓔ *uperization*, Kurzwort für Ultra-Pasteurisation, ↗ *Ultrahocherhitzung*.

Uracil, *U, 2,4-Dihydroxypyrimidin*, Ⓔ *uracil*, ein Pyrimidinbaustein der ↗ *Ribonucleinsäuren* (Formel: ↗ *Pyrimidin* Abb.). U. entsteht durch Abbau von U.-Nucleotiden und -Nucleosiden (↗ *Uridin*, ↗ *Pyrimidinbiosynthese*) und bildet den Ausgangspunkt für den reduktiven und oxidativen ↗ *Pyrimidinabbau*.

Urämie, *Harnvergiftung, terminale Niereninsuffizienz*, Ⓔ *uraemia*, viertes und letztes Stadium der chronischen ↗ *Niereninsuffizienz*, bei dem die Rate der ↗ *glomerulären Filtration* auf unter 15ml/min abgesunken ist. Dies hat eine weitere Reduktion der Urinausscheidung (<100ml/d) sowie den Anstieg ↗ *harnpflichtiger Substanzen* im Blut zur Folge. Die Serumwerte für Kreatinin übersteigen 12mg/dl, die des Harnstoffs 150mg/dl. Neben allgemeinen Beschwerden (Übelkeit, Durchfälle, Krämpfe, Benommenheit) treten eine Reihe weiterer Symptome auf: Neigung zu Ödemen und Blutungen, Bluthochdruck, Herzinsuffizienz sowie neurologische Schäden. Äußere Kennzeichen sind urinöser Geruch der Atemluft, gelbliche Haut und eine schwere tiefe Atmung (↗ *Kussmaul-Atmung*). In diesem Stadium ist die Umstellung auf eine ↗ *Dialyse*-Behandlung unbedingt erforderlich. Dies beinhaltet weiterhin eine Umstellung bzw. Anpassung der Ernährung (↗ *Dialysediät*). Eine weitere Möglichkeit besteht in einer Nierentransplantation. Ohne eine entsprechende Behandlung führt die U. unweigerlich zum urämischen Koma und schließlich zum Tod.

Urate, Ⓔ *urates*, Salze der ↗ *Harnsäure*.

Uratnephrolithiasis, ↗ *Harnsäuresteine*.

Urat-Oxidase, Syn. für ↗ *Uricase*.

Urdbohne, *Mungobohne*, bot. *Vigna mungo* oder *Phaseolus mungo*, Ⓔ *mungo bean, black gram*, in tropischem Klima gedeihende Leguminose mit kleinen, dunklen/schwarzen Samen. Die grünen Hülsen werden als Gemüse gegessen, die ausgereiften Samen als Hülsenfrucht zubereitet und zu Mehl verarbeitet, aus dem z.B. Fladenbrot gebacken wird. Sie wird in Indien, Ostafrika und anderen tropischen Ländern angebaut. Vgl. • *Mungbohne*.

Ureidohydantoin, Syn. für ↗ *Allantoin*.

Ureotelie, Ⓔ *ureotelia*, die Ammoniak-Entgiftung durch Ausscheidung von ↗ *Harnstoff* (↗ *Ammoniak*, Tab.).

Urethan, *Carbamidsäureethylester*, Ⓔ *urethan*, $C_3H_7NO_2$, von lat. *urina*, Harn, und franz. *Éthanol* abgeleiteter Trivialname für Ethylurethan, H_2N-CO-O-CH_2-CH_3.
U. wurde früher als Anästhetikum und Sedativum (heute obsolet) sowie zur Behandlung bestimmter Leukämieformen eingesetzt. Heute findet man es noch als Anästhetikum für Tierversuche und zur experimentellen Induktion von Lungentumoren. U. kommt als weitestgehend natürlicher Bestandteil bestimmter Spirituosen und in fermentierten Lebensmitteln vor. U. ist als giftig und als carcinogen (↗ *krebserzeugend*, Kategorie 2) eingestuft. Die Induktion von Lungentumoren, Lymphomen und Hepatomen ist an einer Vielzahl von Spezies gesichert. Die LD_{50} (Maus, oral) beträgt 2500 mg/kg.

Uricase, *Urat-Oxidase*, (EC 1.7.3.3), Ⓔ *urate oxidase*, eine Kupfer-haltige aerobe Oxidase, die in Gegenwart von Sauerstoff aus der schwerlöslichen Harnsäure bzw. ihren Salzen (Urate) das leichtlösliche Allantoin und Wasserstoffperoxid bildet. U. kommt *außer beim Menschen* und anderen Primaten, bei allen Wirbeltieren (in der Leber) und außer bei Insekten (nur die Fliegen und Verwandte haben U.) bei allen Wirbellosen vor. U. dient in der klinischen Diagnostik zum Nachweis eines besonders bei Gicht erhöhten Harnsäurespiegels.

Uricopathie, Syn. für ↗ *Gicht*.

Uricosurica, Ⓔ *uricosuric agents*, Medikamente, die die renale Ausscheidung von ↗ *Harnsäure* steigern.

Uricotelie, Ⓔ *uricotelia*, die Ammoniak-Entgiftung durch Ausscheidung von Harnsäure bei Reptilien, Vögeln und einigen Insektengruppen (↗ *Ammoniak*, Tab.).

Uridin, Ⓔ *uridine*, • *Nucleosid* aus D-Ribose und der Pyrimidinbase ↗ *Uracil*. ↗ *Uridin-5-monophosphat*, ↗ *Uridindiphosphat*.

Uridindiphosphat, *UDP*, Ⓔ *uridine diphosphate*, Pyrimidin-↗ *Nucleotid*, das durch eine ATP-abhängige Phosphorylierung von Uridin-5′-monophosphat entsteht. Das Coenzym kommt gebunden an Glucose als ↗ *Uridindiphosphatglucose* (UDP-Glucose) vor.

Uridindiphosphatglucose, *UDPG*, Ⓔ *uridine diphosphate glucose*, eine Nucleotid-aktivierte ↗ *Glucose* (Abb.), die aus Glucose-1-phosphat und Uridintriphosphat mit Hilfe der Uridindiphosphatglucose-Phosphorylase synthetisiert wird (vgl. • *Uridindiphosphat*). Die Glucose ist mit hohem Gruppenübertragungspotenzial gebunden und kann leicht auf Hydroxy-Verbindungen übertragen werden (• *Nucleosiddiphosphatzucker*). U. liefert Glucosylgruppen bei der Synthese von Oligo- und Polysacchariden. In dieser Funktion ist U. insbesondere an der Bildung von ↗ *Glycogen* und der Oligosaccharidketten der Glycoproteine beteiligt.

Uridin-5′-monophosphat, *UMP*, Ⓔ *uridine-5′-monophosphate*, ist ein *Pyrimidin-*↗ *Nucleotid*, das am C-5 Atom der Ribose vom • *Uridin* mit Phosphorsäure verestert ist. UMP ist der Grundbaustein für die anderen Nucleotide der Pyrimidinreihe (Uridin- und Cytidinnucleotide).

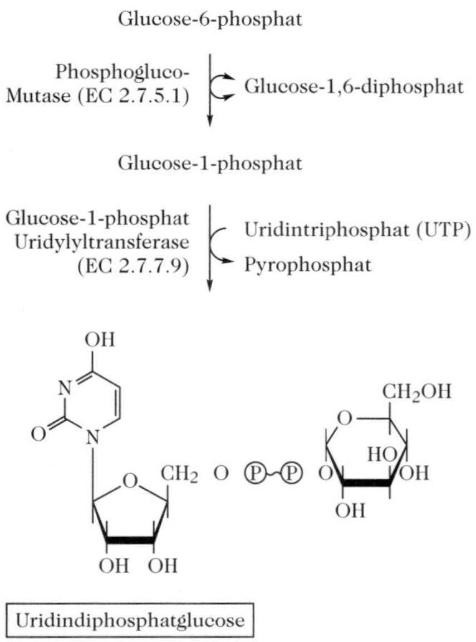

Uridindiphosphatglucose. Biosynthese der UDP-Glucose.

Uridyl-Transferase, Ⓔ *uridyl transferase*, ein die Übertragung von Uridylresten (↗ *Uridin*) katalysierendes Enzym, das bei der Synthese von Nucleosidphosphatzuckern sowie bei der Regulation von Enzymaktivitäten (kovalente Enzymmodifizierung durch Uridylierung) eine wichtige Rolle spielt. Die U. ist z. B. indirekt an der Regulation der Glutamin-Synthetase beteiligt.

Urin, Ⓔ *urine*, Syn. für ↗ *Harn*.

Urinzucker-Selbstkontrolle, Syn. für ↗ *Harnzucker-Selbstkontrolle*.

Urobilin, Ⓔ *urobilin*, ein ↗ *Gallenfarbstoff*. Im Dickdarm wird über die Galle ausgeschiedenes ↗ *Bilirubin*-Konjugat hydrolysiert und das dabei entstehende freie Bilirubin durch Darmbakterien zu δ-• *Urobilinogen*, Stercobilinogen und meso-Bilirubinogen reduziert. Diese farblosen Verbindungen werden durch Sauerstoff zu Stercobilin und U. oxidiert, die die braune Farbe der Faeces verursachen.

Urobilinogen, Ⓔ *urobilinogen*, ↗ *Urobilin*.

Urographie, *Pyelografie*, Ⓔ *urography*, röntgenologische Abbildung des Nierenbeckens, der Harnleiter und der Blase mit Hilfe eines intravenös injizierten jodhaltigen Kontrastmittels. Um einen vollständigen Überblick über die Funktion zu erhalten, erfolgen mehrere Aufnahmen zeitlich versetzt.

Uronsäuren, Ⓔ *uronic acids*, aus Aldosen durch Oxidation der endständigen primären Alkoholgruppe entstehende Aldehydcarbonsäuren, die durch Anfügen der Endung „-uronsäure" an den Stamm des betreffenden Monosaccharids bezeichnet werden, z. B. die ↗ *D-Glucuronsäure*, • *D-Galacturonsäure* und • *D-Mannuronsäure*. Aufgrund ihrer glycosidischen Hydroxygruppe geben die U. die typischen Reaktionen der Monosaccharide. U. neigen zur Lactonbildung, wobei γ-Lactone bevorzugt sind. Sie sind weit verbreitet als Bestandteile von Glycosiden sowie Polyuroniden, • *Polysacchariden*, Mucopolysacchariden sowie zahlreichen pflanzlichen Schleimen und Gummiharzen, wie Tragant, Gummi arabicum, den Pektinsubstanzen oder den Alginsäuren.

Uroporphyrin, Ⓔ *uroporphyrin*, die oxidierte Form von ↗ *Uroporphyrinogen*. Die Aussscheidung mit dem Urin ist bei einigen ↗ *Porphyrien* erhöht.

Uroporphyrinogen, Ⓔ *uroporphyrinogen*, entsteht im ↗ *Porphyrinstoffwechsel* durch die Verknüpfung von vier Molekülen • *Porphobilinogen*. Neben dem physiologischen U. Isomer III entsteht eine geringe Menge an U. Isomer I. Das Tetrapyrrol des U. ist von dem des ↗ *Häms* noch deutlich verschieden. Es fehlt das zentrale Eisenatom, und der Ring enthält erst 8 der 11 Doppelbindungen. Das Ringsystem trägt nur geladene Seitenketten (vier Acetat- und vier Propionatreste). ↗ *Cobalamin*, die Vorstufe von Vitamin B_{12}, wird aus Uroporphyrinogen gebildet. Die oxidierte Form des U. ist • *Uroporphyrin*.

Urproduktion, Ⓔ *original production*, volkswirtschaftliche Bezeichnung der Produktionsrichtungen, die eine Nutzung von Boden- und Wasserressourcen durch Abbau, Anbau oder andere Bewirtschaftungsformen betreiben. Dazu gehören der Bergbau (einschl. Erzabbau und Erdöl- und Erdgasförderung), die Land- und Forstwirtschaft sowie die Fischerei. Der Anteil dieser Produktionsrichtungen am Bruttosozialprodukt der gesamten Volkswirtschaft ist rückläufig.

Urticaria, *Nesselsucht*, *Nesselfieber*, *Quaddelsucht*, Ⓔ *urticaria*, durch verschiedene Faktoren ausgelöster juckender Hautausschlag mit durch Ödembildung bewirkter Quaddelbildung meist kurzer Dauer (Stunden), teilweise auch chronisch. U. kann im Rahmen eines • *oralen Allergiesyndroms* als Reaktion auf Lebensmittel(inhaltsstoffe) auftreten, z. B. beim ↗ *Apfel-Kontakturticaria-Syndrom*. Eine Therapie besteht in der Vermeidung der auslösenden Lebensmittel, ggf. kurzzeitige Antihistaminika- bzw. Corticoidgabe. ↗ *dermatologische Diätformen*, ↗ *atopisches Ekzem*.

UV-VIS-Spektroskopie, *UVS-Spektroskopie*, Abk. für Ⓔ *ultraviolet and visible spectroscopy*, Teilgebiet der Spektroskopie (• *Photometrie*), das auf einer Wechselwirkung elektromagnetischer Strahlung aus dem ultravioletten und sichtbaren Bereich mit einer Probe beruht. Die Spektren von Atomen im UV-VIS werden sowohl als Absorptionsspektren als auch als Emissionsspektren, die von Molekülen fast ausschließlich als Absorptionsspektren vermessen.

V

V, 1) in der Einbuchstabenschreibweise der Aminosäuren Abk. für ↗ *L-Valin*. 2) Elementsymbol für ↗ *Vanadium*.

Vaccensäure, *Δ11-Octadecensäure*, C18:1, ω7, Ⓔ *vaccenic acid*, *11-octadecaenoic acid*, Positionsisomer der Ölsäure. V. kommt vor in zwei stereoisomeren Formen: *cis*-V. in Fischöl und *trans*-V. (↗ *trans-Fettsäuren*) im Fett der Wiederkäuer (Milchfett, Rinderfett).

Vaccinia-Virus, Ⓔ *vaccinia virus*, das zur Pockenschutzimpfung sowie für biochemische, virologische/gentechnologische Experimente verwendete, in der Natur nicht vorkommende, „Vakzinevirus" der Vaccinia-Untergruppe. V. weist eine enge Verwandtschaft zum Variola- und Kuhpocken-Virus auf. Es ist nur wenig humanpathogen und sowohl durch Tierpassage als auch in Gewebekultur züchtbar. Pockeninfektionen sind als Primärinfektionen von infizierten Tieren, (Lebensmittelinfektion), Tröpfcheninfektion von Mensch zu Mensch oder konnatal möglich.

Vagotomie, Ⓔ vagotomy, operative teilweise/totale Durchtrennung von Teilästen des •Nervus vagus, die den Magen innervieren, mit dem Ziel, bei bestehenden Magengeschwüren / Zwölffingerdarmgeschwüren die Produktion von Magensäure zu verringern. (Meist) vorrübergehende Folge: • *Postvagotomie-Syndrom*.

Val, Abk. für ↗ *L-Valin*.

Valerianella locusta, bot. Artname für ↗ *Feldsalat*.

Valeriansäuren, Ⓔ *valeric acids*, kurzkettige, gesättigte Fettsäure (C:5) in vier Isomeren: 1) Valeriansäure, • *Pentansäure*: unverzweigte Kette mit 5 C-Einheiten, Zwischenprodukt bei der Herstellung von ↗ *Aromastoffen*. 2) • *Isovaleriansäure*, Baldriansäure, 3-Methylbutansäure: Aromakomponente in ↗ *etherischen Ölen*; Zwischenprodukt beim Leucinabbau (↗ *Isovalerianacidämie*). 3) Ethyl-Methyl-Essigsäure, 2-Methylbutansäure: in Pflanzensäften, auch gemeinsam mit Isovaleriansäure (Aromastoffe). 4) • *Pivalinsäure*, Trimethylessigsäure: keine physiologische Bedeutung bekannt.

Validierung, Ⓔ *validation*, eine Vorgehensweise, die ↗ *Validität* eines Messverfahrens (einer Messmethode, eines Messinstruments, eines Erhebungsinstruments) zu prüfen. Dabei werden die Messergebnisse des zu prüfenden Verfahrens mit denen einer anderen, genaueren Methode verglichen. Die beste der verfügbaren Methoden wird als „Gold-Standard" bezeichnet.

Validität, Ⓔ *validity*, 1) im Rahmen einer (epidemiologischen) Studie die Aussagefähigkeit der gefundenen Ergebnisse. Die V. wird bestimmt von der Qualität der zugrundeliegenden Hypothese, dem Studiendesign, der Untersuchungsmethodik sowie von der Art und Repräsentativität der Studienpopulation. Dabei ist zwischen der ↗ *internen Validität* und der ↗ *externen Validität* zu unterscheiden. 2) bei Messverfahren (Messmethoden, Messinstrumenten, Erhebungsinstrumenten) die Genauigkeit, mit der die Messung jener Größe möglich ist, die zu messen beabsichtigt ist. Die V. eines Messverfahrens wird sowohl von den ihr innewohnenden systematischen Fehlern (↗ *Verzerrung*) als auch vom methodenspezifischen Zufallsfehler negativ beeinflusst.

L-Valin, *L-α-Aminoisovaleriansäure*, *Val*, *V*, Ⓔ *valine*, proteinogene, unentbehrliche (essenzielle), glucogene Aminosäure mit unpolarer Seitenkette ($-CH[CH_3]-CH_3$), die erstmals 1879 isoliert wurde. V. gehört zur Gruppe der • *verzweigtkettigen Aminosäuren*. V. ist Bestandteil des intrazellulären (253 ± 55µmol/l icw, Mittelwert ± SD) und extrazellulären (220 ± 40µmol/l Plasma) Pools an freien Aminosäuren im menschlichen Organismus. Aus Proteinen bzw. Peptiden im Darm freigesetztes G. wird aktiv mittels ↗ *Transportsystem* L absorbiert.

V. wird durch sukzessive Desaminierung (Valin-Aminotransferase, ↗ *Hypervalinämie*) und Decarboxylierung zu Propionat abgebaut, Zwischenprodukt ist Isobuttersäure.

V. kommt ubiquitär in den meisten Nahrungsproteinen vor (Fleisch- und Getreideproteine 5–7%, Ei- und Milchprotein 7–8%).

Vanadium, *V*, Ⓔ *vanadium*, zu den • *Schwermetallen* gerechnetes Element aus der V. Nebengruppe des Periodensystems. Sein Anteil an der Erdkruste wird auf 0,014% geschätzt, womit es in der Häufigkeitsliste der Elemente in der Nähe von Nickel und ↗ *Zink* steht.

Es gibt zunehmend Hinweise dafür, dass V ein für den Menschen essenzielles • *Spurenelement* ist. Die besondere biologische Bedeutung des V besteht in seiner Fähigkeit einerseits in anionischer Form als Vanadat kompetitiv zum Phosphat in dessen Stoffwechsel einzugreifen (Enzymhemmung/-stimulierung) und andererseits in kationischer Form (z.B. als VO^{3+}) mit biogenen Liganden (auch Proteinen) zu interagieren. Die tägliche Aufnahme mit einer normalen Mischkost variiert stark (20µg–1mg) und deckt den möglichen Bedarf. Unphysiologisch hohe Konzentrationen wirken schleimhautreizend und toxisch. Bei chronischer Belastung verfärbt sich die Zunge grünschwarz. Asthma, Übelkeit und Krämpfe können auftreten. *Vandis-*

mus (veraltet für V-Vergiftung) ist eine anerkannte Berufskrankheit, die auf Einatmen oder Verschlucken von V-haltigem Staub oder Rauch, v.a. bei der V-Gewinnung, Eisen- und Kupfer-Verhüttung, Stahlveredlung sowie beim Reinigen von Ölheizungsanlagen zurückgeht. Die akute Form ist mit Reizung von Nasen-, Rachen-, Mund- und Augenschleimhäuten verbunden, chronische Belastungen mit Bronchitis und Bronchopneumonie. Der MAK-Wert für V-Pentoxid beträgt 0,05 mg/m^3.

Vanille, E *vanilla*, die als • *Gewürz* dienenden Fruchtschalen der echten Vanille (bot. *Vanilla planifolia*, Orchideengewächse). Die Art (eine Liane) stammt aus Mexiko und wird heute weltweit in den Tropen angebaut (z.B. • *Bourbon-Vanille*). Die bis 20cm langen Früchte (bot. Kapseln, keine Schoten) werden unreif geerntet und fermentiert (Braunfärbung); dabei wird Vanillinglycosid in ↗ *Vanillin* und Glucose gespalten. Zum Aroma der Vanille tragen ca. 35 weitere Substanzen bei, synthetisch hergestelltes Vanillin ist daher kein gleichwertiger Ersatz. V. ist Zutat für Kakao-Produkte, Eis, Pudding und Backwaren.

Vanillin, E *vanillin*, einer der ersten Aromastoffe, die von der Aromenindustrie (↗ *Aromen*) eingesetzt wurden (Abb.). V. ist die Hauptkomponente (↗ *Schlüsselaromastoff*) des Vanillearomas (• *Vanille*). Es kommt als Glycosid gebunden (Glucovanillin) in einer Reihe von Pflanzen vor, z.B. etwa 2% in Vanilleschoten, aber auch in freier Form. Man gewinnt V. aus Eugenol, Guajacol oder aus ligninhaltigem Material, z.B. aus der bei der Zellstoffgewinnung anfallenden Sulfitlauge. 1876 wurde es erstmals durch Reimer und Tiemann synthetisiert. Als Vanillinzucker ist V. auch im Handel. Außer als • *naturidentischer Aromastoff* (vgl. • *Ethylvanillin*) wird V. auch als ↗ *Flavor-modifizierende Substanz* eingesetzt.

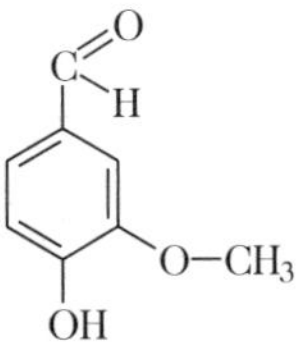

Vanillin

Vanillinmandelsäure, *3-Methoxy-4-hydroxymandelsäure*, *MHMS*, ein Abbauprodukt der ↗ *Catecholamine*, welches im Harn ausgeschieden wird.

Vanillinsäure, *4-Hydroxy-3-methoxybenzoesäure*, E *vanillic acid*, ein sekundärer Pflanzenstoff aus der Gruppe der • *Phenolsäuren* (*Abb.*). V. kommt z.B. vor in Erdbeeren, roten Johannisbeeren, Süßkirschen, Pflaumen, Trauben, Karotten und Tomaten, ebenso in Rotwein und Bier.

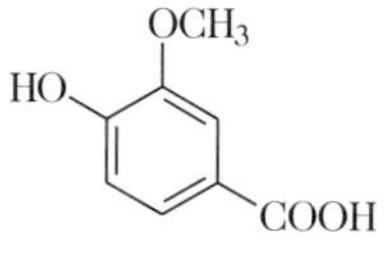

Vanillinsäure

vasoaktives Intestinal(poly)peptid, *VIP*, E *vasoactive intestinal polypeptide*, H-His^1-Ser-Asp-Ala-Val^5-Phe-Thr-Asp-Asn-Tyr^{10}-Thr-Arg-Leu-Arg-Lys^{15}-Gln-Met-Ala-Val-Lys^{20}-Lys-Tyr-Leu-Asn-Ser^{25}-Ile-Leu-Asn-NH_2, ein im Zwölffingerdarm gebildetes, auch in der Hirnrinde und im Hypothalamus vorkommendes 28AS-Peptid-Hormon. Es zeigt etwa ein Drittel der hyperglycämischen Wirkung von ↗ *Glucagon*, stimuliert die glatte Muskulatur und wirkt in den Neuronen des Zentralnervensystems erregend und depolarisierend. Es zeigt Homologien zu Glucagon und Secretin und gehört zur Glucagon-Secretin-VIP-Familie.

Vasopressin, *VP*, E *vasopressin*, Syn. für ↗ *antidiuretisches Hormon*.

VC, Abk. für ↗ *Vinylchlorid*.

VDBD, Abk. für ↗ *Verband der Diabetesberater/-innen in Deutschland e.V.*

VDD, Abk. für ↗ *Verband der Diätassistenten – Deutscher Bundesverband*.

VDDEI, Abk. für ↗ *Verband der deutschen Essenzenindustrie*.

VDL-Berufsverband, Syn. für ↗ *Berufsverband Agrar, Ernährung, Umwelt e.V.*

VDOe, Abk. für ↗ *Verband der Diplom-Oecotrophologen e.V.*

vegane Ernährung, E *veganism*, Ernährungsform ausschließlich mit pflanzlichen Lebensmitteln. Diese strengste Form des • *Vegetarismus* wird meist aus religiös-weltanschaulichen Gründen befolgt. Eine bedarfsdeckende Ernährung ist nur bei sehr guter Kenntnis der Lebensmittelzusammensetzung sicherzustellen. Für Schwangere, Stillende und Kinder ist die v.E. allein nicht ausreichend. Calcium, Eisen, Jod, die Vitamine B_{12} und D und ggf. andere Nährstoffe müssen supplementiert werden (↗ *Nahrungsergänzungsmittel*). Vegane Rohkost (vgl. • *Rohkost-Ernährung*) ist als Dauerernährung abzulehnen. Vgl. • *vegane Kost*, • *Veganer*.

vegane Kost, E *vegan diet*, Nahrung, die ausschließlich aus pflanzlichen Rohstoffen besteht, z.B. entsprechend der Extremdiät ↗ *Fit für's Leben*. Neben Fleisch und Fisch sind auch Milch(produkte), Eier und Honig verboten (↗ *vegane Ernährung*).

Veganer, *strikter Vegetarier*, E *vegan*, Anhänger der ↗ *veganen Ernährung*. Die meisten V. meiden in ihrem Umfeld auch Gebrauchsgegenstände aus tierischem Material (Leder, Wolle, Federn, Pinsel und Bürsten aus Tierhaar). Nur <10% aller Vegetarier sind V., in Deutschland wird ihre Zahl mit 230.000, in der Schweiz mit 5.000 angegeben (Europäische Vegetarier Union, 1995).

vegetabile Ernährung, Syn. für ↗ *Vegetarismus.*

vegetabile Kost, *vegetarische Kost*, Ⓔ *vegetarian diet*, Nahrung ohne Bestandteile vom toten Tier, bestimmt für die vegetarische Ernährung (• *Vegetarismus*). Bei strenger Auslegung entfallen neben Fleisch, Fisch, Schlachtfetten und damit hergestellten Lebensmitteln auch ↗ *Gelatine*, z.B. in Süßwaren und Desserts, und mit Kälberlab (↗ *Chymosin*) hergestellter Käse.

Vegetabilien, Produkte/Lebensmittel pflanzlicher Herkunft.

Vegetarianismus, veralt. Syn. für ↗ *Vegetarismus.*

Vegetarier, Ⓔ *vegetarian*, Anhänger des ↗ *Vegetarismus.*

Vegetarier-Studien, Ⓔ *nutrition studies with vegetarians*, Ernährungserhebungen an Vegetariern, meistens mit Messung biochemischer Parameter zur Nährstoffversorgung (↗ *Vegetarismus*).

vegetarische Kost, Syn. für ↗ *vegetabile Kost.*

vegetarische Säuglingsernährung, nach den Prinzipien des Vegetarismus zusammengestellte • *alternative Säuglingsernährung*. In Bezug auf einzelne Nährstoffe (Protein, Calcium, Vitamin B_{12} und D) ist die ausreichende Versorgung problematisch (↗ *Vegetarismus* Tab. 2), v.S. entspricht daher nicht den aktuellen wissenschaftlichen Empfehlungen.

Vegetarismus, *vegetabile Ernährung*, *vegetarische Ernährung*, veralt. *Vegetarianismus*, Ⓔ *vegetarism*, *vegetarian nutrition*, Sammelbegriff für • *alternative Ernährungsformen*, die nur pflanzliche Produkte und ggf. Produkte vom lebenden Tier enthalten (lat. *vegare*, wachsen, leben; ↗ *vegetabile Kost*). Freiwillig gewählter V. ist meistens Teil eines Lebenskonzepts. Bis zu 85% der Befragten nennen ethisch-religiöse und gesundheitliche Gründe, hinzu kommen soziale, ökologische und ökonomische Motive. Umgangssprachlich werden auch Personen als • *Vegetarier* bezeichnet, deren Verzehr tierischer Lebensmittel extrem eingeschränkt ist (↗ *Semi-Vegetarier*, vgl. • *Pescovegetarier*). Diese Art des V. war bis ins 20. Jahrhundert der Regelfall aus ökonomischen Gründen und ist es noch in vielen Entwicklungsländern (Tab. 1). Nach der Lebensmittelauswahl unterscheidet man ↗ *Ovolacto-Vegetarismus*, ↗ *Ovo-Vegetarismus*, ↗ *Lacto-Vegetarismus* und ↗ *vegane Ernährung*.

Geschichte des V.: V. wurde bereits in der Antike praktiziert (• *Hippokrates*, • *Pythagoras*) und er kommt in allen Weltreligionen vor (Achtung vor dem Leben, Glaube an Seelenwanderung). In der Lebensreform-Bewegung des ausgehenden 19. Jahrhunderts erlebte der V. eine Renaissance (vgl. • *alternative Ernährungsformen*, ↗ *Reformkost*). 1892 wurde der *Deutsche Vegetarier Bund* (heute: *Vegetarier Bund Deutschlands e.V.*), 1908 die *Internationale Vegetarier Union* gegründet. Die Schweizerische Vereinigung für Vegetarismus (SVV) und die Österreichische Vegetarier Union vertreten die Belange der Vegetarier in ihren Ländern. Produkte, die den Grundsätzen des V. entsprechen, werden weltweit mit dem „V-Label" gekennzeichnet. Vegetarische Ernährungsweisen sind auch die Ernährung nach der • *chinesischen Ernährungslehre*, nach der ↗ *Mayr-Kur*, nach der ↗ *Mazdaznan Ernährungslehre* und verschiedene ↗ *Rheuma-Diäten*. Die Ernährungsweise der so genannten • *Pudding-Vegetarier* genügt nicht den Grundregeln alternativer Ernährungsformen. Viele Anhänger der • *Vollwert-Ernährung* ernähren sich vegetarisch.

Ernährungswissenschaftliche Beurteilung: V. bietet keine grundsätzlichen Vorteile gegenüber der ausgewogenen Mischkost. Der in westlichen Industrieländern vorherrschenden fettreichen Ernährungsweise mit hohem Fleischanteil ist die ovo-lacto-vegetabile Kost häufig überlegen, auch für Kinder und Diätbedürftige. Vegane Ernährung ist für Personen mit besonderen Ernährungsbedürfnissen nicht geeignet; Engpässe in der Energie- und Nährstoffversorgung sind nicht auszuschließen (Tab. 2). Vgl. • *Vegetarier-Studien*.

vegetatives Nervensystem, *autonomes Nervensystem*, *idiotropes Nervensystem*, *viscerales Nervensystem*, *unwillkürliches Nervensystem*, Ⓔ *autonomic nervous system*, Teilsystem des Nervensystems, welches unter Mitwirkung des endokrinen Systems die Koordination von Funktionen des

Vegetarismus. Tab. 1. Häufigkeit des Vegetarismus in Europa (Auswahl). *nach Schätzung des Vegetarier Bundes Deutschland bis zum Jahr 2000 Verdoppelung auf ca. 6 Mio. Vegetarier. [Quelle: *European Vegetarian Union*, 1995, in: Leitzmann, C., Hahn, A.: *Vegetarische Ernährung*. Eugen Ulmer, Stuttgart, UTB 1868 (1996)]

Land	Vegetarier	
	Mio	% der Bevölkerung
Großbritannien	3,5	7,2
Rumänien	1,0	4,2
Deutschland*	2,9	3,6
Niederlande	0,2	1,5
Schweiz	0,1	1,3
Italien	0,7	1,3
Polen	0,05	0,1

Vegetarismus. Tab. 2. Energie- und Nährstoffversorgung bei Vegetarismus. [Quelle: Leitzmann, C., Hahn, A.: *Vegetarische Ernährung*, Eugen Ulmer, Stuttgart, UTB 1868 (1996)]

Lebensmittel-inhaltsstoff	Aufnahme, Vergleich mit Mischkost	Ernährungsphysiologische Bewertung
Energie	meistens bedarfsdeckend; *vegane Ernährung*: Kinder und PEM zu knapp	günstiger als Allgemeinbevölkerung; Übergewicht selten
Kohlenhydrate	uneinheitlich; Gesamt-KH ähnlich Mischkost, mehr Stärke, weniger Zucker	Tendenz entspricht Empfehlungen
Fett	bedarfsdeckend; bevorzugt pflanzl. Fette; Ausnahme: hoher Milchkonsum	meistens gute Kohlenhydrat: Fett-Relation; Serumlipide im Normbereich, daher geringeres Atheroskleroserisiko
Cholesterin	10–350 mg/d	
Ballaststoffe	meistens > 30 g/d	reduziert Risiko für Zivilisationskrankheiten; eingeschränkte Bioverfügbarkeit von Protein und Mineralstoffen beachten
Proteine	meistens bedarfsdeckend; bei Veganern evtl. kritisch	Überversorgung selten; unzureichende Menge und biol. Eiweißwertigkeit für vegan ernährte Kinder
Purine	abhängig von Gemüseauswahl (↗ *Hülsenfrüchte*)	purinarme Ernährung gut durchführbar
Natrium	häufig niedriger als Mischkost; große Schwankungen	mäßige Zufuhr empfehlenswert
Kalium	höher als Mischkost	unproblematisch
Calcium	bei Milchkonsum höher als Mischkost	(ovo)lacto-V: gut, andere: kritisch für Kinder, Schwangere, Stillende
Magnesium	häufig höher als Mischkost	unproblematisch
Eisen	bei einseitiger Lebensmittelauswahl marginal	Industrieländer: o.k. (Vit. C fördert Bioverfügbarkeit), Entwicklungsländer: gravierender Mangel
Vitamin A	*Veganer*: Industrieländer: o.k. (Carotin + Fett); Entwicklungsländer: unzureichend	PEM: zu wenig Retinol-bindendes Protein
Vitamin D	Veganer: unzureichend	kritisch: Säuglinge, Kleinkinder
Vitamin E	reichlich	hoher Bedarf (ungesättigte Fettsäuren)
Jod	Mitteleuropa: unzureichend (Seefisch fehlt)	Verwendung von Jodsalz essenziell
wasserlösliche Vitamine	ausreichend bis gut; Ausnahme: Vitamin B_{12} bei Veganern	Vit. B_{12}-Anreicherung von Sojaprodukten (in GB obligatorisch)
sekundäre Pflanzenstoffe	reichlich	möglicherweise tumorprotektiv

Herz-Kreislauf-Systems, des Magen-Darm-Traktes und der Lunge leistet und diese mit den Signalen bzw. Anforderungen des sensorischen und motorischen Systems abstimmt.

Die Unterscheidung vom sog. animalen Nervensystem (= willkürliches [sensorisches und motorisches] bzw. somatisches/oikotropes Nervensystem) erfolgt nach funktionellen Aspekten, d.h. sie entspricht nicht der morphologischen Unterscheidung zwischen dem Zentralnervensystem (Gehirn + Rückenmark) und dem peripheren Nervensystem (Hirnnerven, Spinalnerven), vielmehr unterscheidet man auch beim v.N. zentrale und periphere Anteile.

Das v.N. wird in drei Teilsysteme unterteilt: 1) Der • ***Sympathicus*** (sympathisches Nervensystem), dessen Erregungsleitung über den Neurotransmitter ↗ *Acetylcholin* durch Gifte wie Curare oder Nicotin blockiert werden kann, steuert über die als Neurotransmitter wirkenden Catecholamine Noradrenalin und Adrenalin die Aktivität bzw. den Tonus der Zielzellen (Herzmuskel [z.B. Schlagfrequenz des

vegetatives Nervensystem. Tab. Wirkungsvergleich einer Aktivität des Parasympathicus und des Sympaticus an einigen Zielorganen, s. hierzu auch Farbtafel XXII. [veränd. n. E.-J. Speckmann, w. Wittkowski, *Bau u. Funktion des menschlichen Körpers*, Urban & Fischer, 19. Auflage, München 1998].

Zielorgan	Parasympathicus	Sympathicus
Auge	Pupillenverengung	Pupillenerweiterung
Herz	Frequenzabnahme	Frequenzzunahme
Venen		Gefäßverengung
Arterien		Gefäßverengung (Magen-Darm-Trakt, Nieren, Skelettmuskel) Gefäßerweiterung (ebenfalls Skelettmuskel)
Haut		Gefäßverengung, Schweißsekretion
Mundpeicheldrüsen	dünnflüssige Sekretion	zähflüssige Sekretion
Leber	Glycogen-Synthese	Glycogenolyse
Gallenblase	Kontraktion	Erschlaffung
Pankreas	Steigerung der exokrinen Sekretion	geringe Verminderung der exokrinen Sekretion, Hemmung der Insulinausschüttung
Magen-Darmtrakt	Steigerung der Motilität Erschlaffung der Schließmuskeln Steigerung der Sekretion	Abnahme der Motilität Kontraktion der Schließmuskeln Hemmung der Sekretion / kein Effekt

Herzens, Tab.], Drüsen, glatte Muskulatur). Wirkstoffe, die diesen Einfluss auf die Zielzellen steigern werden als Sympathicomimetika, solche die ihn vermindern als Sympathicolytika bezeichnet.
2) Der • ***Parasympathicus*** (parasympathisches Nervensystem), dessen Erregungsleitung wie beim Sympathicus über den Neurotransmitter Acetylcholin verläuft, nutzt diesen Transmitter auch zur Erregungsübertragung auf die Zielzellen. Die Wirkung einer gesteigerten Parasympathicus-Aktivität hängt (analog den Vorgängen beim Sympathicus) von den jeweiligen Zielzellen ab (Tab.).
Sympathicus und Parasymopathicus wirken häufig antagonistisch auf die gleichen Zielzellen/Organe (Tab.).
3) Das ↗ *enterische Nervensystem* wird gesondert besprochen, in der älteren Literatur werden nur Sympathicus und Parasympathicus als eigenständige Teilsysteme des v.N. betrachtet (Essay: ↗ *Das enterische Nervensystem*).

Veillonellae, kleine, gramnegative, streng anaerobe Kokken (kugelförmige Bakterien) mit hohem Nährbodenanspruch. V. sind Parasiten des Verdauungs- (↗ *Darmflora*) und Respirationstraktes sowie der Harnwege von Mensch und Tier. V. sind neben anderen Miroorganismen bei Zahnfleischentzündungen anzutreffen.

Vektoren, Ⓔ *vectors*, 1) Überträger von Krankheitserregern des Menschen oder der Tiere. V. im weiteren Sinne können unbelebt (Staub, Tröpfchen, Abwasser, Kleidungsstücke, Schlachtprodukte) oder im engeren Sinne belebt (vor allem ↗ *Arthropoden*, Vögel) sein. Bei belebten V. unterscheidet man zwischen einer kurzzeitigen mechanischen Weitergabe durch äußere Anheftung des Erregers und einer Übertragung nach Eindringen des Erregers in die V., wo sie einen bestimmten Entwicklungszyklus durchlaufen und unterschiedlich lange persistieren können. V. spielen besonders bei • *parasitären Infektionen* durch • *Protozoen* eine Rolle (z.B. Malaria, Schlafkrankheit). Eine Lebensmittelinfektion, bei der Fliegen und Kakerlaken eine Rolle als V. spielen ist z.B. die • *Amöbenruhr*.
2) In der Gentechnik Bezeichnung für *in vitro* erzeugte Nucleinsäuremoleküle (z.B. ↗ *Plasmide*), die zur Einschleusung von Nucleinsäure in eine Empfängerzelle geeignet sind (↗ *Transformation*).

Vena portae, Syn. für ↗ *Pfortader*.

Vending, 1) Syn. für ↗ *Automatenverpflegung*, Verkauf von Lebensmitteln und sonstigen Waren des täglichen Bedarfs durch Automaten. 2) Der Bundesverband Deutscher Verpflegungs- und Vending-Unternehmen e.V. (BDV) versteht unter der *Vending-Branche* nur einen Teil des deutschen Automatenmarktes: die Hersteller und Betreiber (Operatoren) von Getränke- und Verpflegungsautomaten, die Hersteller automatengeeigneter Lebensmittel, die Hersteller von Automatenbechern, Wasserfiltern und Zahlungssystemen für Automaten, die Unternehmen für den technischen Service an Automaten und Zahlungssystemen sowie Fachverlage und Beratungsunternehmen. Nach brancheninternen Schätzungen werden in Deutschland ca. 365.000 Getränke- und Verpflegungsautomaten betrieben. Nicht zur Vending-Branche zählen z.B. Musik-, Sport- und Unterhaltungsautomaten, Zigaretten-, Kaugummi-, Fahrkarten und Parkscheinautomaten.

Venenthrombose, Ⓔ *venous thrombosis*, ↗ *Thrombose* im Venensystem, die zu verringertem oder ganz erliegendem Blutfluss (• *Durchblutungsstörung*) mit Gefahr einer Thromboembolie führt. Risikofaktoren für die Ausbildung von V. sind u.a.: Krampfadern, Adipositas, Hypotonie, Diabetes mellitus, Schwangerschaft.

verarbeitete Euchema-Algen, (E 407a), ↗ *Carrageen*. Aufgrund von tierexperimentellen Hinweisen auf eine Beteiligung niedermolekularer Carrageen-Derivate an der Krebsentstehung, werden in der EG nur hochmolekulare Derivate eingesetzt, deren abschließende Bewertung jedoch noch aussteht [*Food & Recht* 12 (2001) 10].

Verarbeitungshilfen, *technische Hilfsstoffe*, Ⓔ *processing aids*, ↗ *Hilfsstoffe*.

Veraschung, Ⓔ *incineration*, Verfahren der direkten ↗ *Nährstoffbestimmung*, bei mehrstündigem Erhitzen der Trockensubstanz auf 550 °C zersetzen sich alle Kohlenstoffverbindungen, als Rohasche bleibt die ↗ *anorganische Substanz* zurück.

VERA-Studie, Abk. für *Verbundstudie Ernährungserhebung und Risikofaktorenanalytik*, vom Institut für Ernährungswissenschaft der Universität Gießen organisierte und koordinierte Querschnittsstudie an einer Unterstichprobe der • *Nationalen Verzehrsstudie* (NVS) in den Jahren 1987–1989. Ziel war es, neben der Energie- und Nährstoffaufnahme den Ernährungszustand der Bevölkerung in Westdeutschland über klinisch-chemische Merkmale zu charakterisieren. Dazu wurden an 2.006 zufällig in 20 Regionen ausgewählten Teilnehmern der NVS im Alter ab 18 Jahren über 100 Messwerte erhoben, darunter die Blutkonzentrationen von Lipiden, Glucose, Harnsäure, Leberenzymen, zahlreichen Vitaminen und Mineralstoffen sowie die Belastung mit Schwermetallen. Außerdem wurden Trinkwasserproben im Haushalt jedes Probanden entnommen und auf ihren Nitrat- und Jodgehalt untersucht.
Wesentliche Ergebnisse der V. waren u.a.:
1) klinischer Vitaminmangel kommt in Deutschland äußerst selten vor, die Vitaminversorgung schwankt jedoch zwischen verschiedenen sozialen Schichten erheblich,
2) Deutschland belegt mit fast 40% der Energieaufnahme aus Fetten im internationalen Vergleich einen der Spitzenplätze,
3) der Konsum zahlreicher Lebensmittel variiert in den unterschiedlichen Regionen Deutschlands deutlich, so liegt z.B. ein signifikant höherer Verzehr an frischem Gemüse und Wurstwaren in Süddeutschland vor.

Verband der amtlichen Chemiker, Ⓔ *Association of Official Analytical Chemists*, *AOAC international*, internationale Vereinigung von Naturwissenschaftlern zur Qualitätssicherung in der Forschung. Die AOAC wurde 1884 als *Association of Official Agricultural Chemists* (Vereinigung der amtlichen landwirtschaftlichen Chemiker) gegründet. 1965 wurde der Name in *Association of Official Analytical Chemists* (Vereinigung der amtlichen Chemiker) und dann 1991 in *AOAC International* geändert. Die AOAC ist eine unabhängige Vereinigung von ca. 4.000 Wissenschaftlern (z.B. Chemikern, Mikrobiologen, Biochemikern, Biologen, Toxikologen) aus Industrie, Regierung und Universitäten aus über 90 Ländern. Das Ziel der AOAC ist die Förderung von Methodenvalidierung und Qualitätssicherungsmaßnahmen in der Naturwissenschaft. Ihre Hauptaufgabe ist die Koordination der Entwicklung und die Validierung chemischer und mikrobiologischer analytischer Methoden. Die AOAC gibt diverse Zeitschriften heraus, wie z.B. *Journal of AOAC International*, *Official Methods of Analysis of AOAC International*, in denen die Mitglieder der AOAC ihre Forschungsergebnisse veröffentlichen können. ↗ *Internetadressen und Kontakte*.

Verband der deutschen Essenzenindustrie, *VDDEI*, Verband der Aromenindustrie in Deutschland, ↗ *Internetadressen und Kontakte*.

Verband der Diabetesberater/-innen in Deutschland e.V., *VDBD*, Verband deutscher Diabetesberater zur Aufklärung und Schulung von Menschen mit Diabetes mellitus. Der VDBD bietet zur Verbesserung der Lebensqualität und -dauer besondere Schulungen und Beratung für Diabetiker und deren Angehörige an, macht neue Erkenntnisse und Forschungsergebnisse zum Krankheitsbild bekannt und unterstützt und fördert Betroffene. Er schult und berät Fachkräfte, Institutionen und Organisationen. ↗ *Internetadressen und Kontakte*.

Verband der Diätassistenten – Deutscher Bundesverband e.V., *VDD*, 1957 gegründeter Berufsverband der Diätassistenten. Der VDD vertritt als einzige berufsständische Organisation die beruflichen, berufspolitischen und sozialen Interessen der Diätassistenten und hat ca. 4.500 Mitglieder (Stand 7/2000). Er setzt sich für die Erhaltung einer qualifizierten Aus-, Fort- und Weiterbildung, Sicherung, Verbesserung und Erweiterung des Berufsfeldes, Schaffung der Voraussetzungen für die freiberufliche Tätigkeit, Informationsvermittlung über aktuelle Probleme und neue wissenschaftliche Erkenntnisse auf dem Gebiet der Ernährung und Diätetik, Zusammenarbeit und Erfahrungsaustausch mit Institutionen und Verbänden des Gesundheitswesens sowie mit nationalen und internationalen Fachgesellschaften und die Bekanntmachung des Berufs in der Öffentlichkeit ein. Der VDD ist seit 1961 Mitglied im ↗ *Internationalen Komitee der Diätverbände* (International Committee of Dietetic Association – ICDA) und in der ↗ *Europäischen Föderation der Diätassistenten-Verbände* (European Federation of the Associations of Dietitians – EFAD). Für Mitglieder erscheint die Verbandszeitschrift „Diät+Information". ↗ *Internetadressen und Kontakte*.

Verband der Diplom-Oecotrophologen e.V., *VDOe*, 1973 gegründeter Berufsverband der Haushalts- und Ernährungswissenschaftler. Vorrangiges Ziel ist, Arbeitsgebiete für Diplom-Oecotrophologen zu erschließen und ihren qualifikationsgerechten Einsatz zu sichern. Der VDOE arbeitet vollkommen unabhängig und ohne Verfolgung wirtschaftlicher Ziele. Mitglieder des VDOE sind Absolventen und Studenten des Hochschulstudiums der ↗ *Oecotrophologie* und verwandter Disziplinen. Daneben können auch andere Personen, Verbände, Institutionen oder Organisationen Mitglied werden, wenn sie die Zielsetzung des Verbandes unterstützen. Der VDOE bietet für seine rund 2.800 Mitglieder (Stand 6/2000) spezielle Leistungen zur Qualifikation (Weiterbildungsprogramm, Zertifikat Ernährungsberater/-in VDOE, Wissenschaftspreise), zur Information (Jahrestagungen, Örtliche VDOE-Gruppen, verbandseigene Zeitschrift VDOE-Position) und zur beruflichen Unterstützung (Stellen-Infothek, Existenzgründung, Rechtsberatung, Versorgungsleistungen, VDOE-Beraterliste) an. ↗ *Internetadressen und Kontakte*.

Verband für Unabhängige Gesundheitsberatung e.V., *UGB*, 1981 in Gießen gegründeter, unabhängiger, ganzheitlich orientierter Verein zur Gesundheitsförderung mit mehr als 2000 Mitgliedern (Stand 7/2000). Er hat sich zum Ziel gesetzt, wirtschaftlich und ideologisch unabhängig, gesunderhaltende und umweltverträgliche Lebensweisen zu unterstützen und die Belange gesundheitsbewusster Verbraucher zu vertreten. Der UGB informiert Verbraucher, sodass sie eigenverantwortlich für ihre Gesundheit sorgen können, bildet Multiplikatoren aus und stellt ihnen Konzepte zur Gesundheitsförderung zur Verfügung. Seit 1983 findet jährlich der UGB-Kongress statt. Der UGB organisiert außerdem Fachtagungen, Aus- und Fortbildungsseminare in den Bereichen Ernährung, Fasten, Bewegung und Neue Lebensstile sowie UGB-Partnerschaften und das Netzwerk Gesundheitsförderung. Der Verband finanziert sich aus Einnahmen für Seminare/Kongresse sowie Mitgliedsbeiträgen und Spenden. Die UGB-Beratungs- und Verlags-GmbH vertreibt das UGB-Forum, Bücher sowie Broschüren und bietet Dienstleistungen im Bereich Gesundheitsförderung an. ↗ *Internetadressen und Kontakte*

Verbascose, E *verbascose*, ist ein Oligosaccharid (Pentasaccharid) mit folgender Struktur Gal(α1→6) Stachyose und gehört zu den Raffinose-Oligosacchariden. V. kommt in *Leguminosen* und Königskerzen (bot. *Verbascum*) vor. Da kein entsprechendes Enzym vorhanden ist, kann es im Dünndarm nicht verdaut werden. Die V. wird durch die Darmbakterien fermentiert. Die Gase verursachen Blähungen.

verborgenes Fett, Syn. für ↗ *unsichtbares Fett*.

Verbrauch, E *consumption*, ↗ *Lebensmittelverbrauch*.

Verbraucher, *Konsument*, E *consumer*, jeder, an den ↗ *Lebensmittel* oder ↗ *Bedarfsgegenstände* im Einzelhandel, beim Bauern oder bei ähnlichen Einrichtungen zur persönlichen Verwendung oder zur Verwendung im eigenen Haushalt abgegeben werden. Der V. wird aus lebensmittelrechtlicher Sicht als letztes Glied (• *Endverbraucher*) im Rahmen der Gewinnung, Erzeugung und Herstellung dieser Produkte gesehen. Deshalb werden auch Gaststätten, Kantinen und sonstige Einrichtungen zur Gemeinschaftsverpflegung aus lebensmittelrechtlicher Sicht dem V. gleichgestellt (s.u. *Großverbraucher*) Das europäische Recht stellt auf den kritischen und aufmerksamen V. ab, der sich über das von ihm erworbene Erzeugnis in entsprechender Weise informiert (vgl. • *Irreführungsverbot*). ↗ *Verbraucheraufklärung*, ↗ *Verbraucherschutz*.

• *Großverbraucher*, E *bulk consumer*, sind Betriebe der Gastronomie und der Gemeinschaftsverpflegung (Anstalten und Kantinen), die mindestens 30 Essen/d herstellen und ausgeben oder nur ausgeben (Definition der CMA). Bezugsquellen der Großverbraucher sind in Abhängigkeit vom Produktbereich vor allem der Liefergroßhandel, der produktspezifische Fachgroßhandel, der Lebensmittelgroßhandel, der lokale Einzelhandel (Fleisch), der Großmarkt und die Direktlieferung durch Hersteller/Industrie.

Verbraucherauffassung, E *consumer opinion*, ↗ *Verbrauchererwartung*.

Verbraucheraufklärung, *Verbraucherinformation*, E *consumer information*, die (möglichst) unabhängige Information des • *Verbrauchers* über die Zusammensetzung oder den Umgang mit Lebensmitteln. Durch wertfreie Beschreibungen sollen Verbrauchern Informationen zum Ernährungsverhalten, zum hygienischen Umgang mit Lebensmitteln, zur Aufbewahrung von Produkten im Haushalt, aber auch zu Themen wie Gentechnik und Bestrahlung u.ä. zur Verfügung gestellt werden. ↗ *Verbraucherberatung*, ↗ *Verbraucherschutz*, ↗ *Stiftung Warentest*. (Vgl. Essay: • *Ernährungspolitik*)

Verbraucherberatung, E *consumer advisory service*, Beratung einzelner Verbraucher oder Verbrauchergruppen mit dem Ziel, fehlerhaftes Verbraucherverhalten (im Spezialfall fehlerhaftes Ernährungsverhalten) zu vermeiden bzw. zu überwinden. Im Zentrum der V. stehen meist wirtschaftliche Probleme des individuellen Haushalts sowie Rechts- und Verfahrensfragen bei Käufen, Verkäufen oder Reklamationen von Waren oder Dienstleistungen. Ein spezieller Teil der Verbraucherberatung ist die ↗ *Ernährungsberatung*.
V. setzt eine gründliche Analyse des praktizierten Verbraucherverhaltens und die Ableitung von Empfehlungen über zukünftiges Verbraucherverhalten bzw. über notwendige Verhaltensänderungen im konkreten Fall voraus. Meist handelt es sich um Empfehlungen über langfristige/dauerhafte Verhaltensänderungen, um einen Rückfall in die beratungsbedürftige Ausgangssituation zu verhindern.
Vielseitige und sachgerechte V. wird von ↗ *Verbraucherzentralen* geleistet. Darüber hinaus gibt es private oder durch verbrauchernahe Institutionen (z.B. Krankenkassen und örtliche oder kommunale Einrichtungen) angebotene V. Unterstützend wirken Medien wie Presse, Rundfunk und Fernsehen, sofern es sich um die Verbreitung allgemeingültiger Grundsätze der V. handelt.

Verbrauchererwartung, E *consumer expectation*, die Erwartung des Abnehmers eines Produktes an dessen Beschaffenheit. Aus lebensmittelrechtlicher Sicht wird unterschieden zwischen der *berechtigten V.* des verständigen Durchschnittsverbrauchers und der allgemeinen • *Verbraucherauffassung*. Die berechtigte V. ist für die ↗ *Verkehrsauffassung* eines Lebensmittels von erheblicher Bedeutung. Berechtigte V. finden deshalb auch ihren Niederschlag in ↗ *Leitsätzen*, die die Zusammensetzung von Produkten beschreiben. Die berechtigte V. kann von dem • *Verbraucherwunsch* abweichen, wenn das Produkt nicht alle Eigenschaften aufweist, die der Verbraucher bei diesem Erzeugnis gerne hätte. Die allgemeine Verbraucherauffassung ist dagegen nur eine nicht konkret fassbare Vorstellung eines Konsumenten von einem Lebensmittel.

Verbraucherinformation, E *consumer information*, Syn. für ↗ *Verbraucheraufklärung*.

Verbraucher-Initiative, 1985 gegründeter Bundesverband kritischer Verbraucher, mit dem Ziel des ökologischen, gesundheitlichen und sozialen Verbraucherschutzes. Die V.-I. erhält eine staatliche institutionelle Förderung und finanziert sich durch Mitgliedsbeiträge (ca. 8.000 Einzelmitglieder, 150 Organisationen – Stand 2/2000) und Spenden. Die V.-I. engagiert sich in den verschiedensten Arbeitsbereichen: Ernährung und Landwirtschaft (z.B. Aufbau der Internet-Datenbank TransGen, die über Gentechnik bei Lebensmitteln informiert, und einer Datenbank Zusatzstoffe-online), Gesundheit und Kosmetik, Umwelt, Agenda 21, Unternehmen und Handel, ↗ *Fairer Handel*, Verbraucherarbeit international (Mitglied des europäischen Dachverbandes AEC – *Association Europeene des Consommateurs*) sowie Presse- und Öffentlichkeitsarbeit. Sie nimmt auch an Anhörungen des Bundestags, von Parteien und Verbänden teil. Sie gibt die Mitgliederzeitschrift „Verbraucher Konkret“ heraus, sowie zahlreiche Informationsbroschüren und Verbraucher-Telegramme. ↗ *Internetadressen und Kontakte*.

Verbraucherpolitik, E *consumer policy*, im Ernährungsbereich ein wichtiger Bestandteil der ↗ *Ernährungspolitik*. V. ist in der Marktwirtschaft unverzichtbar für die Durchsetzung von Verbraucherinteressen bei den Produktanbietern, für die Weiterentwicklung des Lebensmittelangebotes und des Marketings in der Ernährungswirtschaft. Im Vordergrund der V. stehen Maßnahmen des ↗ *Verbraucherschutzes*.
Die Verbraucherinteressen werden wahrgenommen durch Parteien, Volksvertretungen, Verbraucherausschüsse (von staatlichen Einrichtungen), Warenzeichenverbände und Zusammenschlüsse von Verbrauchern mit spezifischen Interessen (Hausfrauen, Ökogruppen usw.). Wegen der Spezifik der Interessen der verschiedenen Verbrauchergruppen ist die V. sehr heterogen und teilweise auch wenig strukturiert. Wachsende politische Initiative und Selbstorganisation der Verbraucher fördern ihre Wirksamkeit.

Verbraucherschutz, E *consumer protection*, der Schutz des Verbrauchers vor Gesundheitsschäden (• *gesundheitlicher Verbraucherschutz*) und vor Täuschung. Das ↗ *Lebensmittelrecht* ist Teil des Verbraucherschutzrechts. Dieser Schutz wird durch Vorgaben an das Behandeln, die Herstellung und das Inverkehrbringen von Lebensmitteln, durch die Lebensmittelüberwachung und durch die Ahndung von Verstößen, aber auch durch die Information des Verbrauchers, erreicht. So dienen z.B. Vorschriften zur ↗ *Lebensmittelkennzeichnung* der Information des Verbrauchers, Vorschriften zu ↗ *Höchstmengen* an Rückständen von bestimmten Schadstoffen dem vorbeugenden Gesundheitsschutz. Essay: ↗ *Verbraucherschutz und Ernährung*.
Verbraucherschutzorganisationen kontrollieren den V. und beraten Konsumenten über Maßnahmen zu seiner Einhaltung. Solche Instanzen sind in Deutschland das ↗ *Bundesministerium für Verbraucherschutz, Ernährung und Landwirtschaft*, die Gesundheitsministerien, das ↗ *Bundesinstitut für gesundheitlichen Verbraucherschutz* (BGVV), die staatliche ↗ *Gewerbeaufsicht*, die ↗ *Verbraucherzentralen* usw.

Verbraucherschutz und Ernährung in Deutschland

Elisabeth Dietz, Köln

Vom Verbraucherschutz ist häufig erst dann die Rede, wenn er fehlt. Das ist im Lebensmittelbereich zumeist bei Lebensmittelskandalen der Fall. Gemeint ist zumeist der gesundheitliche Verbraucherschutz. Daneben gibt es noch den wirtschaftlichen Verbraucherschutz, der sich u.a. auf das Kreditwesen und Versicherungen bezieht.

Sowohl Deutschland als auch Europa messen dem Verbraucherschutz große Bedeutung bei. Im Gründungsvertrag der Europäischen Gemeinschaft hat er seit 1997 einen eigenen Titel. In Artikel 153 heißt es: *„Zur Förderung der Interessen der Verbraucher und zur Gewährleistung eines hohen Verbraucherschutzniveaus leistet die Gemeinschaft einen Beitrag zum Schutz der Gesundheit, der Sicherheit und der wirtschaftlichen Interessen der Verbraucher sowie zur Förderung ihres Rechtes auf Information, Erziehung und Bildung von Vereinigungen zur Wahrung ihrer Interessen.“*

In Deutschland orientieren sich sowohl Lebensmittel- als auch Veterinärrecht am gesundheitlichen Verbraucherschutz. So verbietet das ↗ *Lebensmittel- und Bedarfsgegenständegesetz* in §8, Lebensmittel derart herzustellen oder zu behandeln, dass sie die Gesundheit schädigen können. Ebenso schützt dieses Gesetz den Verbraucher vor Täuschungen, d.h., Lebensmittel dürfen nicht unter irreführender Bezeichnung oder Aufmachung auf den Markt gebracht werden (↗ *Irreführungsverbot*). Hinzu kommt eine Vielzahl von Einzelvorschriften, die ebenfalls den Verbraucherschutz berücksichtigen. Trotzdem funktioniert der Verbraucherschutz nicht immer. Die Ursachen dafür sind vielfältig. Sie sind sowohl in der Organisationsstruktur der deutschen Bundes- und Landesbehörden zu suchen als auch in der Gesetzgebung. Und natürlich gibt es schwarze Schafe, die es vorsätzlich darauf anlegen, den Verbraucherschutz zu umgehen.

Verbraucherschutz funktioniert auf Länderebene nicht ...

Eine Schwierigkeit, den Verbraucherschutz sicher zu stellen, liegt im föderalen System der Bundesrepublik Deutschland: So ist die Bundesregierung im Bereich ↗ *Lebensmittelsicherheit* ausschließlich für die Gesetzgebung und die Mitwirkung Deutschlands in der EU zuständig. Für die Überwachung, also dafür, ob die gesetzlichen Vorgaben des Lebensmittel-, Futtermittel- und Veterinärrechts eingehalten werden, sind dagegen die Bundesländer zuständig. Das bedeutet, jedes Bundesland erlässt eigene Verwaltungsvorschriften. Bei 16 deutschen Ländern ergibt sich damit eine Vielzahl unterschiedlicher Vorgaben, die ausschließlich in einem einzigen Bundesland gelten.

Doch auch innerhalb eines Bundeslandes kann es Probleme geben, wenn verschiedene Ressorts zuständig sind. So gibt es Länder, bei denen die Überwachung von Schlachthöfen und Zerlegebetrieben in einem Ressort, die Überwachung der Fleisch-Verarbeitungsbetriebe in einem anderen Ressort untergebracht sind. Eine nicht unbedingt sinnvolle Trennung. Auch die Verwaltungsvorschriften selbst können hinderlich sein, wenn sie nicht auf dem aktuellen Stand sind. Trotz ↗ *HACCP* und Eigenkontrollen in Betrieben, die im Europäischen Recht verbindlich vorgeschrieben sind, gibt es noch Vorgaben, die fordern, dass z.B. in einem EG-Zerlegungsbetrieb täglich ein amtlicher Tierarzt anwesend ist. In Gegenden, in denen viele Fleisch-verarbeitende Betriebe angesiedelt sind, ist das für die Überwachungsbehörden personell und finanziell überhaupt nicht zu leisten. Solche überholten Vorschriften müssten „entstaubt“ werden.

Die Kosten der Lebensmittelüberwachung werden derzeit auf Bundesebene und ganz überwiegend auch auf Länderebene nicht durch Gebühren finanziert. Kostendeckende Gebühren sind nach den derzeitigen bundesrechtlichen Vorschriften nur in Einzelfällen und nicht für alle Maßnahmen der Lebensmittelüberwachung möglich.

Manchmal sind es sogar EU-Vorgaben, welche die Bundesländer entzweien und den Verbraucherschutz in Deutschland auf ein niedrigeres Niveau setzen. So war früher im Fleischhygienegesetz festgeschrieben, dass Rückstandskontrollen und bakteriologische Untersuchungen ausschließlich von staatlichen Untersuchungsämtern durchzuführen sind. Der Vorteil: Solche Einrichtungen sind unabhängiger als privatwirtschaftliche. Eine EG-Verordnung stellt es den Mitgliedstaaten frei, auch private Laboratorien damit zu beauftragen. Bayern und Baden-Württemberg machen von dieser Möglichkeit Gebrauch.

... und auf Bundesebene auch nicht

Obwohl sich seit 2001 einiges geändert hat, sind auf Bundesebene die Zuständigkeiten für den Verbraucherschutz auf viele Ressorts verteilt, u.a. das Wirtschaftsministerium, das Umweltministerium, das Gesundheitsministerium und das Ernährungsministerium. Es ist leicht vorstellbar, wie schwierig dadurch Abstimmungen und Absprachen werden. Ein Beispiel: Das ↗ *Bundesministerium für Verbraucherschutz, Ernährung und Landwirtschaft* (BMVEL) ist für den Lebensmittelbereich zuständig. Für die Zulassung von Tierarzneimitteln, die auch an Masttiere gegeben werden und somit ebenfalls in Lebensmittel gelangen können, ist aber nach wie vor das Gesundheitsministerium zuständig. Sollten die Tierarzneimittel jedoch als Rückstände in Lebensmitteln festgestellt werden, sind sie wieder ein Fall für das BMVEL, das für Rückstände in tierischen Lebensmitteln zuständig ist.

Die nachgeordneten Behörden – insbesondere die Bundesforschungsanstalten – befassen sich zu wenig mit der Lebensmittelsicherheit und damit mit dem Verbraucherschutz. Zu diesem Schluss kommt die Präsidentin des Bundesrechnungshofes als Bundesbeauftragte für Wirtschaftlichkeit in der Verwaltung Hedda von Wedel in ihrem Gutachten „Organisation des gesundheitlichen Verbraucherschutzes (Schwerpunkt Lebensmittel)". Sie bemängelt, dass die Arbeitsschwerpunkte der Bundesforschungsanstalten teilweise auf die Interessen von Landwirtschaft und Wirtschaft ausgerichtet gewesen seien: So habe die Bundesanstalt für Fleischforschung dazu beigetragen, die Wettbewerbsfähigkeit des deutschen Fleisch-verarbeitenden Gewerbes zu verbessern. Und die Bundesanstalt für Züchtungsforschung an Kulturpflanzen habe der mittelständischen Privatwirtschaft zugearbeitet. Ihrer Meinung nach sollten die bundeseigenen Forschungseinrichtungen künftig verstärkt in Problemlösungen zu Fragen der Lebensmittelsicherheit einbezogen werden.

Knappe Kassen contra Verbraucherschutz

Immer wieder wird gefordert, die Verbraucheraufklärung zu verbessern. Eine sinnvolle Forderung, denn nur wer informiert ist, kann verantwortliche, selbstbestimmte Kaufentscheidungen treffen. Für die Verbraucherinformation sind vor allem unabhängige Einrichtungen wie die ↗ *Verbraucherzentralen* geeignet. Sie genießen bei Verbrauchern hohes Ansehen und hohe Glaubwürdigkeit. Doch Verbraucherberatung kostet Geld. Und hier zeigt sich ein eklatanter Widerspruch zwischen der Forderung nach Verbraucherschutz und den tatsächlichen Gegebenheiten: Die finanzielle Situation der unabhängigen Verbrauchereinrichtungen in Bund und Ländern ist seit Jahren schwierig und angespannt.

Seit 1993 baut der Bund die Förderung der Verbraucherzentralen in den alten Bundesländern ab. In den neuen Bundesländern wurden die Bundeszuschüsse seit 1995 zurückgefahren und 2001 ganz eingestellt. Nicht überall konnten die Kürzungen durch Länderzuschüsse aufgefangen werden. Das hat zur Schließung von Beratungsstellen geführt. Zwischen 1996 und 1999 mussten 42 örtliche Einrichtungen der Verbraucherzentralen in den Ländern schließen. Damit sank die Zahl von 281 Beratungsstellen im Jahr 1996 auf 239 im Jahr 1999. Auch an der Dachorganisation der Verbraucherzentralen, der ↗ *Arbeitsgemeinschaft der Verbraucherverbände* (AgV) gingen die Sparmaßnahmen nicht vorbei. Seit 1996 musste sie ihr Personal um mehr als ein Drittel reduzieren.

Wirtschaftliche Aspekte haben Vorrang

Der Verbraucherschutz ist nicht nur deshalb unzureichend, weil die Rahmenbedingungen nicht stimmen. Vielmehr wird er ganz bewusst hintangestellt. Der Agrarbericht der Bundesregierung 2001 bringt es auf den Punkt: „Der BSE-Skandal markiert das Ende der Landwirtschaftspolitik alten Typs. In Zukunft hat der Verbraucherschutz in diesen sensiblen Bereichen der Agrar- und Ernährungspolitik Vorrang vor wirtschaftlichen Interessen." Umgekehrt bedeutet das, bislang gingen wirtschaftliche Interessen vor. Ähnlich sieht das auch der ↗ *Verbraucherzentrale Bundesverband* (vzbv), der „die Gleichberechtigung von Wirtschafts- und Verbraucherinteressen" fordert.

Diese Forderung ist auch im Jahr 2002 aktuell. Denn noch immer haben wirtschaftliche Interessen Vorrang vor Verbraucherschutz. Jüngstes Beispiel dafür sind BSE-Tests, die in privaten Labors nicht ordnungsgemäß durchgeführt wurden. Statt der vorgeschriebenen 60 Minuten Wartezeit bei den Testreihen verkürzte ein Labor sie um 15 Minuten. Drei derart verkürzte Untersuchungsreihen ermöglichen – zeitlich gesehen – eine zusätzliche Testreihe. Für das Labor bedeutet das bares Geld.

Es ist nicht das erste Mal, dass auf diese Art und Weise Profit gemacht wird. Letzten Endes ist durch sträfliche Vernachlässigung von Vorschriften zugunsten des Profits die BSE-Krise entstanden: Im Vereinigten Königreich senkten Hersteller die für die Tiermehlgewinnung vorgeschriebene Verarbeitungstemperatur; dadurch wurden die Scrapie-Erreger in Schafskadavern nicht mehr zerstört. Als solches Tiermehl an Rinder verfüttert wurde, erkrankten diese an einer neuen Tierseuche, die den Namen BSE erhielt. Beide Vorfälle sind Beispiele für die Nichtachtung des Verbraucherschutzes. Das gilt auch für fast alle anderen Lebensmittelskandale der letzten Jahre (Tab. 1).

Zumeist sind es die Hersteller und der Handel, die den Verbraucherschutz ignorieren. Aber nicht immer, denn auch Politiker machen sich manchmal zum Handlanger wirtschaftlicher Interessen.

Tab. 1: Die wichtigsten Lebensmittelskandale in Deutschland.

1987/88	– Nematoden in Seefisch – Einsatz unerlaubter Hormone (u.a. Clenbuterol) in der Kälbermast
1992	– Hormonverbot für Tierfutter wird „umgangen" – Glycol in „Prädikatswein"
1993/94	– gefälschte Herkunftsangaben bei Obst und Gemüse
1994	– unzulässige Verarbeitung von sog. Stichfleisch verhindert – Nematoden in Fischstäbchen – Spuren von Benzin/Terpentin in Mineralwasser – Pestizide in Tee
1995	– gefälschte Herkunftsangaben bei Hähnchen
1995	– billiges Antilopenfleisch als Wild deklariert – Schadstoffe in Eiern – synthetisches Apfelsaftkonzentrat als „naturrein" verkauft – Haltbarkeitsdaten bei Fleisch- und Wurstwaren überschritten
1994–1997	– Fungizide, Arsen, Pestizide, Weichmacher in Säuglingsnahrung
1997	– Nematoden im Fisch – amerikanische Walnüsse enthalten Methylbromid – Glycol im Wein durch Defekt im Abfüllbetrieb – verunreinigte Coca-Cola durch Defekt im Abfüllbetrieb
1999	– vergifteter Viktoriabarsch – Dioxin in Lebensmitteln
2000	– BSE in Deutschland
2001	– Maul- und Klauenseuche

Hersteller und Handel contra Verbraucherschutz

Wenn es darum geht, ihre Produkte an den Verbraucher zu bringen, sind Hersteller und Handel erfinderisch – ohne Rücksicht auf den Verbraucherschutz. Dabei schrecken sie auch vor „offensichtlichen Täuschungsabsichten" – so die AgV-Studie „Lebensmittelskandale in Deutschland" – nicht zurück. So werden z. B. billige Eier aus Legebatterien mit gefälschten Papieren zu Erzeugnissen aus Boden- oder Freilandhaltung umdeklariert. Letztere sind natürlich teurer als Käfigeier und bescheren dem Verkäufer ein Umsatzplus.

Manche holländischen Lebensmittel, wie Geflügel, Obst und Gemüse wechseln unerlaubterweise ihre Nationalität, da sie sich als „deutsche" Produkte besser verkaufen lassen.

Neben solchen betrügerischen Machenschaften sind Defekte im Produktionsablauf und oberflächliche oder fehlende Kontrollen Ursachen dafür, dass verunreinigte Lebensmittel in den Handel kommen, wie z.B. Coca-Cola mit Desinfektionsmittelrückständen.

Deutsche Politiker contra Verbraucherschutz

Von Politikern erwartet die Bevölkerung zu Recht, dass sie sich um den Verbraucherschutz kümmern. Doch auch in der Politik sind wirtschaftliche Interessen oft von übergeordneter Bedeutung. Besonders deutlich wurde das bei der BSE-Krise: 1985 wurden im Vereinigten Königreich die ersten Fälle von ↗ *Rinderwahnsinn* beobachtet und 1986 stand fest, dass es sich um eine neuartige Tierkrankheit handelt. Doch fast 15 Jahre lang taten deutsche Politiker so, als würde diese Seuche die Bundesrepublik Deutschland nicht betreffen. Und das selbst dann noch als in sämtlichen Nachbarländern BSE bereits akut war.

Die Politiker erklärten Deutschland kurzerhand als BSE-frei. Begründet wurde das damit, dass es hierzulande absolut unüblich sei, Tiermehl an Rinder zu verfüttern. Und die Importquoten von britischem Rindfleisch seien so niedrig, sodass auch von daher keine Gefahr drohe. Ein weiteres Argument: Alle aufgetretenen BSE-Fälle in Deutschland hätten ausschließlich Importrinder aus dem Vereinigten Königreich betroffen.

Diese Sichtweise erscheint im Nachhinein politisch gewollt. Denn es gab durchaus Hinweise auf BSE-Erkrankungen deutscher Rinder.

Landespolitiker, die sich nicht an die Verharmlosungstaktik hielten, wurden öffentlich diffamiert: „Blinden Aktionismus" warf Bundesgesundheitsminister Horst Seehofer im Februar 1995 den SPD-regierten Bundesländern vor, als diese beschlossen, britisches Rindfleisch zu boykottieren. Grund für den Boykott war Seehofers BSE-Verordnung, die den Importstopp für britisches Rindfleisch aufhob und es wieder für den deutschen Markt zuließ. Seine Begründung: Bei Tieren, die nach 1992 geboren worden seien, seien keine BSE-Fälle mehr registriert worden. Das Nachrichtenmagazin „Stern" warf dem Minister vor, sich über die Bedenken führender deutscher BSE-Forscher hinweg gesetzt zu haben.

Deutsche Politiker hielten auch dann noch an ihrer Überzeugung fest, als der Wissenschaftliche Lenkungsausschuss – das höchste Beratungsgremium der Europäischen Union – im Mai 2000 in seinem Gutachten zur BSE-Risikoeinstufung der Länder zu dem Schluss kommt, dass die Seuche in deutschen Rinderbeständen wahrscheinlich verbreitet sei, aber mit dem vorhandenen Überwachungssys-

tem nicht entdeckt und deshalb nicht alle Erkrankungen erkannt würden.
Das Bundeslandwirtschaftsministerium erklärte, der Bericht sei inakzeptabel und „beruhe auf Annahmen, die wissenschaftlich nicht belegt werden könnten und damit rein spekulativ seien." Und Bundeslandwirtschaftsminister Karl-Heinz Funke ließ weiterhin verlautbaren: Deutschland sei „BSE-frei" und deutsches Rindfleisch sicher.
An dieser Devise hielt die deutsche Regierung auch auf internationalem Parkett fest. Noch im Juni 2000 – also nur fünf Monate, bevor die BSE-Krise über Deutschland hereinbrach – unternahmen die deutschen Vertreter alles, um eine EU-Entscheidung zu verhindern, die das Vernichten von Risikomaterial – also Hirn, Augen (Netzhaut), Rückenmark, Nervengewebe, Mandeln, Knochenmark, Milz, Darm, Thymus, Drüsen, Lymphknoten – von geschlachteten Rindern vorsah. Als die Kommission drohte, diese Direktive auch gegen den Willen Deutschlands einzuführen, enthielten sich die Deutschen bei der entscheidenden Abstimmung, da solches Material ihrer Ansicht nach auch in Zukunft sehr wohl als Viehfutter dienen könne.
Zusammenfassend lässt sich feststellen: Die deutsche Politik war im Hinblick auf BSE auf Vertuschen und Verdrängen ausgerichtet. Nicht nur auf höchster Ebene, sondern auch darunter. Als nichts mehr zu beschönigen war, gaben etliche Experten und Ministerialbeamte zu, etwas gewusst zu haben, aber man habe ja nichts sagen dürfen. Der Bundesverband der Verbraucherzentralen und Verbraucherverbände und die Arbeitsgemeinschaft der Verbraucherverbände ziehen das Fazit aus der BSE- Krise: „Warnsignale wurden von den Verantwortlichen verdrängt und vertuscht, um vermeintliche wirtschaftliche Nachteile von der Anbieterseite abzuwenden." Eine Milchmädchenrechnung, denn „die nachrangige Behandlung der Verbraucherinteressen führte zu einem beispiellosen ökonomischen Zusammenbruch des deutschen Rindfleischmarktes." Dieses Desaster hätte durch eine besonnenere Politik verhindert oder zumindest abgemildert werden können.
Im Nachhinein steht fest, deutsche Politiker haben in der BSE-Krise versagt. Aber vielleicht muss man den deutschen Ernährungsministern zu Gute halten, dass sie sich in einem Interessenkonflikt befanden. Ein und derselbe Minister vertrat gleichzeitig die Interessen der Verbraucher und der Landwirte.

Kein deutsches Phänomen

Natürlich waren es nicht allein deutsche Politiker, die in Sachen BSE versagt haben. Auch viele Politiker anderer Staaten haben den Verbraucherschutz den wirtschaftlichen Interessen geopfert.
Das gilt auch für den Dioxinskandal in Belgien von 1999. Darüber hinaus zeichnete er sich dadurch aus, dass die belgischen Behörden nur zögernd Informationen weitergaben, die EU-Kommission nicht rechtzeitig und nicht ausreichend über das Ausmaß der Verunreinigung informierten.
Die Hintergründe: Fette, die das Krebs erregende ↗ *Dioxin* enthielten, waren in Belgien in Futtermitteln verarbeitet und vor allem an Geflügel verfüttert worden. Das Gift tauchte in sehr hohen Konzentrationen in Geflügelerzeugnissen und Eiern auf.
Erst durch eine belgische Pressemitteilung und das europäische Schnellwarnsystem erfuhr die deutsche Bundesregierung Ende Mai 1999 von diesen Verunreinigungen. Mehrfach versicherte das belgische Landwirtschaftsministerium den deutschen Kollegen, nichts von diesen Futtermitteln sei nach Deutschland exportiert worden. Doch das stimmte nicht, zwei nordrhein-westfälische Höfe hatten diese Futtermittel erhalten. Zudem stellte sich später heraus, dass die belgischen Behörden bereits im März 1999 Kenntnis von den verseuchten Futtermitteln, das europäische Schnellwarnsystem aber nicht aktiviert hatten.
Nach Ansicht des Instituts für angewandte Verbraucherforschung e.V., Köln (IFAV) macht dieser Skandal Mängel bei der Information, der Administration und den Kontrollbehörden deutlich.

Lebensmittel-Kennzeichnung contra Verbraucherschutz

Verbraucherschutz bedeutet auch, Lebensmittel nicht so aufzumachen, dass sie den Verbraucher irreführen. Das legt § 17 des LMBG fest. Nach Ansicht des Verbraucherzentrale Bundesverbandes (vzbv) wird dagegen verstoßen. So werde z. B. auf Eierkartons eine idyllische Landschaft mit Fachwerkhaus abgebildet, obwohl die Eier in Wirklichkeit aus Käfighaltung stammen. Werbung mit solch ländlicher Idylle sei eine Irreführung der Verbraucher und ein bewusstes Ablenken von einer ökologisch fragwürdigen und nicht tiergerechten Form der Massentierhaltung, argumentiert der Bundesverband.
In anderen Fällen wird Verbraucherschutz durch die geltende Gesetzgebung ignoriert. Das ist z.B. bei der ↗ *Novel Food-Verordnung* der Fall. Sie regelt die Zulassung neuartiger Lebensmittel, zu denen auch genetisch veränderte Produkte zählen. Artikel 8 legt sehr allgemein fest, was bei der Kennzeichnung solcher Lebensmittel zusätzlich zu den sonst üblichen Angaben erforderlich ist. Genaue Durchführungsbestimmungen dazu gibt es nur für Produkte aus genetisch veränderten Sojabohnen bzw. Mais. Für alle anderen Lebensmittel wird über die Art und Weise der Kennzeichnung im Rahmen der Zulassung entschieden.
Grundsätzlich ist für gentechnisch veränderte Lebensmittel eine Kennzeichnung erforderlich, wenn

der genetisch veränderte Organismus im Endprodukt nachgewiesen werden kann. Enzyme oder Vitamine, die von genetisch veränderten Mikroorganismen synthetisiert werden, sind aufgrund dieser Vorgaben ebenso wenig zu kennzeichnen wie Sojaöl oder Lecithin. Denn in keinem von ihnen sind die genetisch veränderten Organismen enthalten. Auch Fleisch von Tieren, die mit genetisch veränderten Futtermitteln gemästet wurden, ist nicht kennzeichnungspflichtig. Ein weiterer nicht gerade verbraucherfreundlicher Aspekt: Werden in einem Lebensmittel genetisch veränderte Bestandteile in einer Menge von weniger als einem Prozent festgestellt, so gelten diese als Verunreinigungen. Erst bei höheren Anteilen geht man von einer fehlerhaften Kennzeichnung aus.

Gentechnik in geheimer Mission

Aus den lückenhaften Kennzeichnungsbestimmungen zu schließen, Gentechnik spiele bei Lebensmitteln in der Praxis keine Rolle, ist allerdings falsch (s.a. Essay: ↗ *Gentechnik und Lebensmittel*). Wie weit die Anwendung der Gentechnik in der Praxis fortgeschritten und wie wenig bekannt das ist, lässt sich am Beispiel von Brot und Backwaren aufzeigen. Viele Bäcker verwenden für Produkte Fertigbackmischungen, die schon jetzt einige Bestandteile enthalten, die mit Hilfe der Gentechnik gewonnen werden können, wie z.B. Enzyme oder Vitamin C, das als Mehlbehandlungsmittel eingesetzt wird. Sojamehl und Sojalecithin – ebenfalls oft ein Bestandteil in Backmischungen – stammen in der Regel zu einem bestimmten Anteil aus gentechnisch veränderten Soja-Pflanzen.

Ein anderes Beispiel sind die ACE-Drinks und andere ACE-Produkte, die mithilfe der Gentechnik hergestellt sein können. Oft sind sie mit β-Carotin angereichert, das ebenso wie das zugesetzte Vitamin C von gentechnisch veränderten Mikroorganismen stammen kann. Und das Vitamin E wird aus Sojabohnen hergestellt. Diese sind in der Regel zu einem gewissen Anteil gentechnisch verändert. Eine Kennzeichnung der gentechnischen Veränderung ist in keinem der genannten Beispiele erforderlich. Was würden Verbraucher sagen, wenn sie wüssten, dass Gentechnik in Lebensmitteln bereits Realität ist? Vier von fünf Deutschen lehnten in einer Umfrage der Lebensmittel Praxis vom Februar 2000 solche Lebensmittel ab.

Die Risikowahrnehmung des Verbrauchers

Vorbehalte gegen Nahrungsmittel gibt es nicht nur bei der Gentechnik, sondern das Misstrauen deutscher Verbraucher in Bezug auf die Qualität und Unbedenklichkeit von Nahrungsmitteln ist generell groß. Vor allem die BSE-Krise hat zu einer großen Verunsicherung geführt und zirka die Hälfte der Deutschen fühlte sich im Dezember 2000 einer Umfrage des Instituts für Demoskopie Allensbach zufolge persönlich durch BSE gefährdet. Ein halbes Jahr später hatte diese Angst nachgelassen und nur noch 40% fühlten sich gefährdet (s.a. Essay: ↗ *Medien und Ernährungsverhalten*). Zu diesem Zeitpunkt äußerten die Verbraucher die Hoffnung, dass man die Rinderseuche bald in den Griff bekomme. Allerdings schneidet im Jahr 2001 Fleisch bei der Beurteilung der Nahrungsmittelqualität im Vergleich zu 1994 schlechter ab. Positiver schätzen die Verbraucher dagegen Milchprodukte, Brot, Obst und Gemüse ein. Risiken werden zumindest im aktuellen zeitlichen Bezug von Verbrauchern durchaus wahrgenommen. Inzwischen sind sie weitgehend zu ihren alten Gewohnheiten zurückgekehrt. Fast jeder, der früher Fleisch konsumierte, greift wieder zu Fleisch. Nur entscheidet er sich etwas seltener für Rindfleisch. Und statt im anonymen Supermarkt oder großen Verbrauchermärkten kauft er es beim Metzger. Daneben ergeben die verschiedenen Befragungen noch einen anderen Aspekt, der für den Verbraucherschutz interessant ist. Die Verbraucher machen die Politiker für die BSE-Krise mit verantwortlich. 72% stellten fest: „Die Regierung hat beim Thema BSE zu lange gewartet, hat die Dinge schleifen lassen."

Kriterien für einen umfassenden Verbraucherschutz

In Deutschland ist u.a. der Bundesverband der Verbraucherzentralen (vzbv) für die Durchsetzung des Verbraucherschutzes zuständig. Seine Forderungen deuten darauf hin, dass es mit eben diesem nicht so weit her ist. So fordert der Verband u.a. die Bereitstellung unabhängiger, interessenneutraler Verbraucherberatung und Verbraucheraufklärung als Gegengewicht zur kommerziellen Werbung, volle Transparenz über die Eigenschaften und Qualität von Waren, sodass es Verbraucherinnen und Verbrauchern möglich wird, selbstbestimmt und eigenverantwortlich zu entscheiden.

Neben strukturellen Reformen wie der Einsetzung eines Bundestagsausschusses für Verbraucherfragen oder der Aufnahme eines Vetorechts des „Verbraucherschutzministeriums" im Kabinett analog zum Recht des Finanzministers fordert der Verband eine massive Stärkung der unabhängigen Verbraucher-Organisationen durch eine deutliche Erhöhung der öffentlich bereit gestellten Mittel sowie eine von Gängelung freie Praxis der Mittelvergabe und Mittelverwaltung. Außerdem soll ein Verbraucherfonds in Höhe von einem Prozent der Ausgaben der deutschen Wirtschaft für Werbung geschaffen werden.

Reform- bzw. Handlungsbedarf sieht der vzbv auch in anderen Bereichen. So müsse die Einhal-

tung gesetzlicher Vorschriften staatlich wirksam kontrolliert werden. Die „Abmagerungskur" der letzten Jahre in den Vollzugs- und Kontrollbehörden der Länder, bei der Lebensmittel- und Veterinäraufsicht sowie im Umweltschutz müsse rückgängig gemacht werden. Werden Verstöße gegen geltendes Recht aufgedeckt, so müssten diese fühlbar sanktioniert werden. Es müsse aufhören, dass sich Geldbußen in Größenordnungen bewegen, die „aus der Portokasse bezahlt werden können".
Die Informationsrechte der Verbraucher und Verbraucherinnen sowie der unabhängigen Verbraucher-Organisationen müssen grundsätzlich verbessert werden. Sie sollen ein Recht auf Offenlegung von Informationen bekommen, die der anbietenden Wirtschaft und den Behörden über Produkte und Dienstleistungen zur Verfügung stehen. Dieses Ansinnen soll über ein Verbraucherinformationsgesetz erreicht werden. Das soll auch über die „inneren Werte" von Waren und Dienstleistungen informieren, etwa Kriterien zum Tierschutz, zu ökologischen und sozialen Qualitätsmerkmalen.

Ausblick in die Zukunft

Als Folge der BSE-Krise werden die Zuständigkeiten der Ministerien und der nachgeordneten Behörden zurzeit neu geordnet. Basis dafür ist das so genannte Von-Wedel-Gutachten „Organisation des gesundheitlichen Verbraucherschutzes (Schwerpunkt Lebensmittel)", das die Präsidentin des Bundesrechnungshofes als Bundesbeauftragte für Wirtschaftlichkeit in der Verwaltung Hedda von Wedel erstellte. Der Bericht erschien im Juli 2001. Er deckt Schwachstellen auf und enthält Vorschläge für eine Neuordnung der Behörden. Dabei orientiert er sich an den Strukturen der europäischen Behörden für Lebensmittelsicherheit.
Der Bericht empfiehlt u.a. eine Verbesserung der Organisation des Bundesministeriums für Verbraucherschutz, Ernährung und Landwirtschaft einschließlich seiner nachgeordneten Behörden. Außerdem schlägt er vor, zwei neue Behörden zu gründen. Das ist inzwischen geschehen. Am 1. Januar 2002 nahmen das *Bundesinstitut für Risikobewertung* (BfR) und das *Bundesamt für Verbraucherschutz und Lebensmittelsicherheit* (BVL) ihre Arbeit auf. Das BfR ist für Risikobewertung und -kommunikation zuständig, das BVL soll die Zusammenarbeit von Bund und Ländern sowie mit den EU-Einrichtungen bei Kontrolle und Überwachung verbessern. Diese Aufgabentrennung soll Konflikte zwischen Risikobewertung und -management künftig vermeiden helfen. Gleichzeitig wird sicher gestellt, dass das BfR die Aufgabe der Risikobewertung ohne politischen und wirtschaftlichen Einfluss wahrnehmen kann. Das BVL muss die schwierige Aufgabe meistern, die Zusammenarbeit mit den Bundesländern zu verbessern, ohne in deren Eigenständigkeit einzugreifen. Denn der Bund besitzt für die Bereiche des gesundheitlichen Verbraucherschutzes weder Kontroll- noch Sanktionsmöglichkeiten. Die vorgeschlagenen organisatorischen Veränderungen werden ohne zusätzliche Kosten im Bereich der öffentlichen Verwaltung nicht zu realisieren sein. Es ist mit erhöhtem Personalaufwand bei Bund, Ländern und Kommunen zu rechnen.

Verbraucherpolitische Bilanz der Bundesregierung ein Jahr nach BSE

Bei der Umsetzung von gesetzlichen Regelungen hat es einige Veränderungen gegeben (Tab. 2). So ist die Produkthaftung seit Ende 2000 auf landwirtschaftliche Erzeugnisse ausgedehnt worden. Allerdings sind Verbesserungen zu fordern, z.B. die Erhöhung der Haftungsgrenze. Sie liegt derzeit bei 160 Mio DM, doch sind nach Ansicht des vzbv bei BSE bereits heute deutlich höhere Schadenskosten zu erwarten. Der Verband fordert auch eine Verlängerung der Verjährungsfrist für Schadenersatzansprüche, die derzeit zehn Jahre beträgt. Die Inkubationszeiten von Krankheitserregern können aber deutlich länger sein.
Auch das Verbraucherinformationsgesetz ist auf den Weg gebracht. Allerdings wird der Informationsanspruch gegenüber Unternehmen nicht so umfangreich ausfallen wie es sich der vzbv gewünscht hat. Der vom Bundesverbraucherschutzministerium ursprünglich geplante Auskunftsanspruch für Verbraucher auch gegenüber Unternehmen ist nach massivem Druck der Wirtschaft nicht mehr in dem jetzt vom BMVEL vorgelegten Gesetzentwurf vorgesehen. Dies macht deutlich, dass auch in Zukunft wirtschaftliche Interessen mit dem Verbraucherschutz konkurrieren.

Weiterführende Literatur:

1) *Organisation des gesundheitlichen Verbraucherschutzes (Schwerpunkt Lebensmittel): Empfehlungen der Präsidentin des Bundesrechnungshofes als Bundesbeauftragte für Wirtschaftlichkeit in der Verwaltung*. Hrsg. von der Präsidentin des Bundesrechnungshofes. Kohlhammer Stuttgart, Berlin, Köln (2001) Schriftenreihe der Bundesbeauftragten für Wirtschaftlichkeit in der Verwaltung; Bd. 8, ISBN 3-17-017198-4
2) Tagungsdokumentation BLL-Forum, *Organisation des gesundheitlichen Verbraucherschutzes in Deutschland* am 16. Oktober 2001 in Köln anlässlich der ANUGA 2001
3) PRÜFSTEINE des Bundesverb. der Verbraucherzentralen und Verbraucherverbände und der AG der Verbraucherverbände – AgV – zur Glaubwürdigkeit der Wende in der Verbraucherpolitik vom 17.1.2001
4) IFAV: Lebensmittelskandale in Deutschland,Studie im Auftrag der AgV e.V., Juni 2000

Tab. 2: Verbraucherpolitische Bilanz der Bundesregierung zum Stand 2002 aus Sicht des Verbraucherzentrale Bundesverband [vzbv: Darstellung im Internet und pers. Mitteilung].

Bereich	positiv	negativ	noch offen
Finanzierung der Verbraucherarbeit	Stärkung der Verbraucherarbeit auf Bundesebene	stetige Verschlechterung der Finanzsituation der Verbraucherzentralen auf Landesebene	verlässliche Finanzierung der Verbraucherarbeit durch Werbeabgabe
politischer Verbraucherschutz	Schaffung des Bundesministeriums für Verbraucherschutz	zu wenig Kompetenzen für das Verbraucherschutzministerium, kein Bundestagsausschuss für Verbraucherschutz	Verankerung des Verbraucherschutzes als politische Querschnittsaufgabe
behördlicher Verbraucherschutz	Schaffung des Bundesamtes für Verbraucherschutz und des Bundesinstituts für Risikobewertung parallel zu EU-Strukturen	einseitige Ausrichtung auf Lebensmittelüberwachung	engere Zusammenarbeit zwischen Bund und Ländern beim gesundheitlichen Verbraucherschutz
Verbraucherrecht	geplantes Verbraucher-Informationsgesetz stärkt Wahlfreiheit der Konsumenten		Verabschiedung offen Auskunftsanspruch gegenüber Unternehmen fraglich; Schaffung von Transparenzdatenbanken zu einzelnen Produkten
Landwirtschaft	Neuausrichtung der Agrarpolitik, Umbau der Agrarsubventionen, Förderung der ökologischen Landwirtschaft, Verbesserung des Tierschutzes		Umfassende Durchsetzung auf EU-Ebene, Begrenzung von Schlachttiertransporten; Verbesserung der Tierhaltung für weitere Tierarten
Öko-Lebensmittel	Einführung des Biosiegels schafft mehr Transparenz und Klarheit für Verbraucher	Kriterien für Qualitätssiegel für konventionelles Fleisch unzureichend	Einigung auf hohe Standards für Qualitätssiegel für konventionelles Fleisch
BSE	schärfere Maßnahmen zur Kontrolle von BSE; mehr Sicherheit für Verbraucher		
Lebensmittel-Kennzeichnung		Verbrauchertäuschung durch „Werbung mit ländlicher Idylle"; irreführende, unvollständige und unklare Lebensmittelkennzeichnung	umfassende Reform der Lebensmittelkennzeichnung steht aus

Verbraucherverbände, Ⓔ *consumer organisations*, ↗ *Arbeitsgemeinschaft der Verbraucherverbände*, ↗ *Verbraucher-Initiative*, ↗ *Verbraucherzentralen Bundesverband*.

Verbraucherverhalten, Ⓔ *consumer behaviour*, Syn. für ↗ *Konsumverhalten*.

Verbraucherwunsch, ↗ *Verbrauchererwartung*.

Verbraucherzentralen, von Anbietern, parteipolitisch und konfessionell unabhängige, überwiegend öffentlich finanzierte gemeinnützige Organisationen mit dem Ziel, Verbraucher in Fragen des privaten Konsums zu informieren und zu beraten. Die Tätigkeit umfasst das Verbraucherrecht, ggf. auch Klagen/Abmahnungen (Kaufverträge, Wettbewerbs-

recht) und andere Aspekte des Verbraucherschutzes genauso wie Informationen zum sach- und umweltgerechten Umgang mit Produkten. Neben anderen Themen ist die Ernährung ein zentrales Beratungsfeld. Die V. reagieren auf Einzelanfragen und sind genauso in der Öffentlichkeitsarbeit sowie der Jugend- und Erwachsenenbildung tätig.
Im Jahr 2000 haben sich die 16 deutschen V. der Länder mit weiteren verbraucherpolitisch aktiven Verbänden zum ***Verbraucherzentralen-Bundesverband*** *e.V.* (vzbv) zusammengeschlossen, der nun die Dachorganisation der • *Arbeitsgemeinschaft der Verbraucherverbände e.V.*, der Stiftung Verbraucherinstitut und des Verbraucherschutzvereins ist. ↗ *Internetadressen und Kontakte.*

Verbrauchsdatum, umgangssprachlich *Verfallsdatum*, E *use by date*, gibt bei leicht verderblichen Lebensmitteln, wie z.B. Hackfleisch, an, wie lange sie haltbar sind, anstelle der Angabe der ↗ *Mindesthaltbarkeit*. Nach Ablauf des V. soll der Verbraucher das Lebensmittel nicht mehr verzehren.

Verbrauchsfristen, E *consumption deadlines*, 1) ↗ *Mindesthaltbarkeit*; 2) ↗ *Verbrauchsdatum*.

verbrauchte Nahrungsmenge, ↗ *Nahrungsmenge*.

Verbreitungsrate, Syn. für ↗ *Prävalenzrate*.

Verbrennungswärme, E *heat of combustion*, die bei der Vollständigen Oxidation einer Substanz freiwerdende Wärmeenergie, sie kann mittels ↗ *direkter Kalorimetrie* bestimmt werden. Als „V." wird auch der Anteil an Wärmeenergie der bei Oxidationen im Stoffwechsel frei wird bezeichnet, er spielt bei der ↗ *Temperaturregulation* eine Rolle.

Verbundstudie Ernährungserhebung und Risikofaktorenanalytik, Syn. für ↗ *VERA-Studie*.

Verdachtsprobe, E *suspicious sample*, eine Probe, die aufgrund von abweichenden Auffälligkeiten im Vergleich zu dem entsprechenden Erzeugnis von Behörden zur Nachuntersuchung gezogen wird. Sie dient zur Prüfung, inwieweit eine von der ↗ *Verkehrsauffassung* abweichende Beschaffenheit oder Deklaration weiterhin vorliegt, gegen die Abhilfe geschaffen werden muss.

Verdaulichkeit, *Ausnutzung*, E *digestibility*, prozentualer Anteil eines Nährstoffs, der verdaut und resorbiert wird (↗ *Verdauung*). Man unterscheidet die *scheinbare V.* (E *apparent digestibility*) und die *wahre V.* (E *true digestibility*). Erstere berechnet sich als Differenz zwischen der aufgenommenen und der mit den Faeces ausgeschiedenen Menge, ohne Berücksichtigung endogen oder durch die Darmflora produzierter Anteile, z.B. Vitamine. Letztere umfasst den resorbierten Anteil, analytisch ermittelt aus den Faeces vor und nach der Belastung und der Relation der Differenz zur aufgenommenen Menge oder durch radioaktive Markierung des jeweiligen Nährstoffs und Messung des resorbierten Anteils. Die V. eines Lebensmittels/Nährstoffs ist abhängig von der physikalisch-chemischen Struktur, der Verfügbarkeit von ↗ *Verdauungsenzymen* und anderen Verdauungshilfen, z.B. ↗ *Gallensalzen*, und einer intakten Darmmucosa. Die V. variiert beim Gesunden zwischen ca. 95% für stärkereiche Kohlenhydrate und die meisten Fette, 80–95% für Proteine und ca. 10% für Eisen.

Verdauung(svorgang), *Digestion*, E *digestion, digestive process*, 1) im engen Wortsinn Aufbereitung der Nahrung in resorptionsfähige Komponenten durch physikalische und chemische Vorgänge in Mundhöhle, Magen und Dünndarm (Zerkleinerung, Emulgierung, enzymatische Aufspaltung). In der Praxis umfasst der Begriff häufig alle mit der Nahrung assoziierten Vorgänge im Gastrointestinaltrakt unter Einschluss von ↗ *Resorption*, Verwertung von Nahrungsbestandteilen durch die Darmflora sowie Weitertransport und Ausscheidung des Unverdaulichen (↗ *Faeces*). Die wichtigsten V.-organe sind:
Mund: Die Nahrung wird mechanisch zerkleinert und eingespeichelt; es beginnt die Kohlenhydrat-V. (↗ *Speichel*, ↗ *α-Amylase*), beim Säugling auch die Fett-V. (↗ *Zungengrundlipase*).
Magen: Die Nahrung wird mit Magensaft versetzt und durchmischt, vorübergehend gespeichert und fraktioniert an das Duodenum weitergegeben. Die V.-leistung im Magen ist vergleichsweise gering. Protein wird in begrenzter Menge abgebaut (↗ *Pepsinogen*; ↗ *Pepsin*), Kohlenhydrate und Fett etwas mehr. Verantwortlich dafür sind Speichelamylase und Zungengrundlipase, die beide im sauren pH-Bereich des Magens aktiv bleiben. Die Fett-V. im Magen nimmt allerdings nur beim Säugling einen nennenswerten Umfang an. Glucose und Alkohol können direkt aus dem Magen resorbiert werden.
Dünndarm: Das wichtigste Organ für die eigentliche V. und die Resorption der ↗ *Kohlenhydrate*, Lipide (↗ *Fettverdauung*; ↗ *Micellen*), ↗ *Proteine* und ↗ *Nucleinsäuren* aus dem Chymus.
Colon: Im Dünndarm nicht verdaute Nahrungsreste und ein Teil des Wassers gelangen ins Colon; sie werden durch die ↗ *Darmflora* weiter abgebaut zu ↗ *kurzkettigen Fettsäuren* und Darmgasen. Der auch im Colon unverdauliche Rest, beim Gesunden im Wesentlichen nicht-lösliche Ballaststoffe, wird weitertransportiert und mit den Faeces ausgeschieden.
Zu Krankheiten und Störungen, die die V. beeinträchtigen ↗ *Malabsorption*; ↗ *Verdauungsstörung*. 2) Intracelluläre Verdauung: ↗ *Lysosomen*.

Verdauungsapparat, E *alimentary/digestive system*, Summe aller Organe, die an der Nahrungsverwertung beteiligt sind, beginnend im Mund (Speichel), über Speiseröhre, Magen und Darm (↗ *Gastrointestinaltrakt*) zu Leber und Pankreas, die Verdauungssekrete bereitstellen. Die Abgrenzung der Begriffe V. und Gastrointestinaltrakt ist uneinheitlich.

Verdauungsbeschwerden, [E] *indigestion*, Syn. für ↗ *Verdauungsstörungen*.

Verdauungsenzyme, [E] *digestive enzymes*, Sammelbezeichnung für die an Verdauungsprozessen (↗ *Verdauung*) beteiligten •*Enzyme*. Sie katalysieren die hydrolytische Aufspaltung (↗ *Hydrolasen*) der Kohlenhydrate, Fette, Proteine und Nucleinsäuren aus der Nahrung in resorbierbare Komponenten. Reaktionsmechanismus und -geschwindigkeit, pH-Optimum, Spezifität, Co-Faktoren und andere Charakteristika der V. sind unterschiedlich. Einige V. werden mit den ↗ *Verdauungssekreten* sezerniert. Sie finden sich im Speichel sowie in Magen-, Dünndarm- und Pankreassekret; andere sind an der Dünndarmmucosa lokalisiert. Die wichtigsten Gruppen sind: ↗ *Amylasen*, ↗ *Disaccharidasen*, ↗ *Proteasen* (sezerniert als Zymogene), ↗ *Peptidasen*, ↗ *Lipasen* und ↗ *Nucleasen*.

Verdauungshormone, [E] *digestive hormones*, *gastrointestinal hormones*, Sammelbezeichnung für die am Verdauungsprozess beteiligten gastrointestinalen Peptidhormone. Sie steuern die Verdauungsvorgänge und tragen zur Regulierung der Nahrungsaufnahme bei. Die wichtigsten V. zeigt die *Tab.* Im erweiterten Sinn werden auch ↗ *Insulin* und ↗ *Glucagon* den V. zugerechnet.

Verdauungsinsuffizienz, Syn. für ↗ *Maldigestion*.

Verdauungskanal, *Verdauungstrakt*, [E] *alimentary canal*, Syn. für ↗ *Gastrointestinaltrakt*.

Verdauungsorgane, [E] *digestive organs*, ↗ *Verdauungsapparat*, ↗ *Gastrointestinaltrakt*.

Verdauungsphysiologie, [E] *digestive physiology*, Wissenschaft von den Verdauungsvorgängen (↗ *Verdauung*) bei Mensch und Tier.

Verdauungssäfte, Syn. für ↗ *Verdauungssekrete*.

Verdauungssekrete, [E] *digestive juices*, Sammelbezeichnung für die von verschiedenen Organen des Verdauungssystems sezernierten, für die Verdauungsvorgänge essenziellen Sekrete. Die V. umfassen ↗ *Speichel*, ↗ *Magensaft*, Dünndarmsaft (↗ *Dünndarm*), ↗ *Galle* und ↗ *Pankreassekret*.

Verdauungsstörungen, *Verdauungsbeschwerden*, *Dyspepsie*, *Indigestion*, [E] *indigestion, dyspepsia*. Beschwerden, die im Zusammenhang mit der Nahrungsaufnahme stehen. Der Begriff orientiert sich an der Symptomatik, im Wesentlichen Völlegefühl, Flatulenz, Sodbrennen, Erbrechen, Schmerzen im Oberbauch, und allgemeines Unwohlsein nach der Mahlzeit. Die Ursachen sind vielfältig: ↗ *Ulcus*; ↗ *Refluxösophagitis*, Leber-, Gallen- und Pankreaserkrankungen (↗ *Maldigestion*; ↗ *Malabsorption*), auch ↗ *Colon irritabile*; die Therapie ist abhängig von der Diagnose. Häufig genügt die ↗ *Leichte Vollkost*.
In der Pädiatrie wird der Begriff Dyspepsie für Ernährungsstörungen im Säuglingsalter mit Diarrhö

Verdauungshormone. Tab. [Quelle: mod. n. G. Rehner u. H. Daniel, *Biochemie der Ernährung*, Spektrum Akademischer Verlag, Heidelberg, 1999, 277]

Hormon	Hauptwirkungen
↗ *Gastrin*	Stimulierung der HCl-Sekretion im Magen
↗ *Cholecystokinin*	Stimulierung der Sekretion von Pankreasenzymen; Gallenblasenkontraktion
↗ *Secretin*	Hemmung der HCl-Sekretion; Stimulierung der Volumen- und Bicarbonatsekretion des exokrinen Pankreas
↗ *Somatostatin*	Hemmung der Gastrin- und Pepsinogensekretion; Stimulierung der Mucusproduktion; Unterdrückung der VIP- und Neurotensinsekretion
↗ *vasoaktives intestinales Polypeptid* (VIP)	Hemmung der Magensekretion; Stimulierung des exokrinen Pankreas; steigert Durchblutung im Darm und stimuliert Wasser- und Elektrolytsekretion
Neurotensin	Hemmung der Magensekretion und der Magenentleerung
↗ *Motilin*	Stimulierung der Magenmotorik und der Pepsinogensekretion
↗ *gastrininhibie-rendes Polypep-tid* (GIP)	Stimulierung der Insulinsekretion nach oraler Kohlenhydrataufnahme; Hemmung der Magensaft- und HCl-Freisetzung
glucagonähnliches Peptid (GLP)	Stimulierung der Insulinsekretion nach oraler Kohlenhydrataufnahme
↗ *Enteroglucagon*	Stimulierung der Insulinsekretion; Hemmung der Magensekretion und -Motilität
Guanylin	Stimulierung der Cl- und Flüssigkeitssekretion im Darm

verwendet (↗ *Säuglingsdyspepsie*, s.a. ↗ *Fäulnisdyspepsie*).

Verdauungssystem, [E] *digestive system*, Syn. für ↗ *Gastrointestinaltrakt*.

Verdauungstrakt, [E] *digestive tract*, Syn. für ↗ *Gastrointestinaltrakt*.

Verderb von Nahrungsmitteln, *Lebensmittelverderb*, [E] *spoilage of foods*, der durch natürlichen Verfall oder unsachgemäße Lagerung begünstigte Prozess des Schlecht- bzw. Ungenießbarwerdens von Lebensmitteln. Maßnahmen zur Unterdrückung bzw. Minimierung von Verderbsvorgängen stehen im Mittelpunkt der Lebensmittelbe- und

-verarbeitung (↗ *Haltbarmachungsverfahren*). Vor allem der mikrobiologische Verderb, aber auch chemischer, insbesondere enzymatisch bedingter, sind von Bedeutung. Hauptverursacher sind überwiegend *Mikroorganismen*, die in der Regel von außen auf die Lebensmittel bzw. Rohstoffe treffen. Deren Wachstum führt zum Abbau von Inhaltsstoffen sowie zur Anreicherung von Stoffwechselprodukten (z.B. Amine, Alkohole, Säuren, Ester, Aldehyde, Toxine; ↗ *Lebensmittelintoxikation*, ↗ *Lebensmittelinfektion*), die zunächst Aussehen, Geruch und Geschmack verändern und dann zum völligen Verderb führen können.
Enzymatisch bedingte Veränderungen können sowohl durch produkteigene Enzyme (Autolyse) als auch durch Fremdenzyme ausgelöst werden. Vor allem hydrolytische Spaltungen von Kohlenhydraten, Fetten und Proteinen sowie oxidative Veränderungen von Fetten und Vitaminen sind für den Verderb wesentlich, wobei häufig Beeinträchtigungen der sensorischen Qualität auftreten. Die wichtigsten nicht-enzymatischen, qualitätsmindernden Reaktionen sind Autoxidations-, Bräunungs- und Hydrolysevorgänge bei niedrigen pH-Werten. Die Autoxidation ist v.a. beim Fettverderb von Bedeutung (↗ *Lipidperoxidation*). Entstehende Hydroperoxide werden zu geruchs- und geschmacksaktiven Produkten abgebaut. Außerdem wird die Oxidation anderer Inhaltsstoffe (z.B. Vitamin C, β-Carotin) gefördert. Beim Erhitzen kommt es häufig zur Reaktion von Aminosäuren und Zuckern (↗ *Maillard-Reaktion*). Die braunen Reaktionsprodukte (unlösliche Melanoidine) sind sensorisch verändert und die beteiligten Zucker und Proteinbestandteile nicht mehr verfügbar. Beim Erhitzen säurehaltiger Produkte (z.B. Fruchtzubereitungen) kann eine Säurehydrolyse stattfinden, bei der Monosaccharide, als potenzielle Reaktionspartner für die Maillard-Reaktion, entstehen.
Als ***physikalischer Verderb*** gelten Vorgänge, die durch Einwirkung von Temperatur, Licht und mechanische Beanspruchung bedingt sind. ↗ *Zubereitungsverluste*.

Verdickungsmittel, *Dickungsmittel*, Ⓔ *thickening agents*, Stoffe, die die ↗ *Viskosität* eines Lebensmittels erhöhen. Es sind hochmolekulare organische Verbindungen, die Wasser aufsaugen, aufquellen und in zähflüssige echte oder kolloidale Lösungen übergehen. Sie werden aus höheren Pflanzen, Algen, biotechnisch aus Mikroorganismen oder durch Umsetzung von Cellulose oder Stärke gewonnen (Tab.). Manche V. sind gleichzeitig ↗ *Geliermittel*. V. sind unterschiedlich empfindlich gegen Hitze, Säure und Metallionen. Sie stabilisieren Emulsionen und Suspensionen, einige wirken als ↗ *Frischhaltemittel* und verzögern das Altbackenwerden von Brot. Manche dienen als ↗ *Trägerstoffe*. V. verbessern das ↗ *Mundgefühl* von Lebensmitteln, deren Formstabilität und Textur. Angewendet werden V. bei Suppen, Soßen, Desserts, Cremes, Speiseeis, Milcherzeugnissen, Käsezubereitungen, und als • *Fettersatzstoff* bei kalorienverminderten Lebensmitteln.

Verdickungsmittel. Tab.

E-Nr.	Substanz
E401–E 405	↗ *Alginsäure* und Alginate
E 406	↗ *Agar-Agar*
E 407	↗ *Carrageen*
E 410	↗ *Johannisbrotkernmehl*
E 412	↗ *Guarkernmehl*
E 413	↗ *Traganth*
E 414	↗ *Gummi arabicum*
E 415	↗ *Xanthan*
E 416	↗ *Karayagummi*
E 417	↗ *Tarakernmehl*
E 418	↗ *Gellan*
E 440	↗ *Pektine*
E 461	Methylcellulose
E 466	↗ *Carboxymethylcellulose*
E 1404 - E 1451	↗ *modifizierte Stärken*
	außerdem: Mehl, ↗ *Stärke* bzw. ↗ *Dextrine*, ↗ *Gelatine*

Verein zur Förderung der gesunden Ernährung und Diätetik e.V., *VFED*, 1992 gegründeter Fachverband für Diätassistenten und Ernährungswissenschaftler mit rund 1950 Mitgliedern, davon 2,5% fördernde Mitglieder (juristische Personen), 2,5% außerordentliche Mitglieder (Verbände), 95% ordentliche Mitglieder (60% Diätassistenten, 30% Diplom-Oecotrophologen, 10% Apotheker und Ärzte (Stand 7/2000). Ziel ist die Vermittlung aktueller Erkenntnisse aus der Ernährung und Diätetik, die Aufklärung über die Bedeutung einer gesunden Ernährung und der diätetischen Therapie und die Förderung der Berufsgruppen im Bereich Ernährungsberatung. Der VFED organisiert Fortbildungen und Seminare und fördert die Öffentlichkeitsarbeit. Die europäische Kooperation zeigt sich an den Aachener Diätetik Fortbildungen (ADF) mit jährlich zwischen 1000 und 1250 Teilnehmern aus neun Ländern. ↗ *Internetadressen und Kontakte*.

Verein zur Förderung des Fairen Handels e.V., ↗ *TransFair*.

Verein zur Förderung von Gerechtigkeit im Welthandel, ↗ *Fair Trade e.V.*

Vereinigung der europäischen Gesellschaften für Ernährung, E *Federation of European Nutrition Societies*, FENS, Verband von 23 europäischen Ernährungsgesellschaften zur Förderung der Ernährungsforschung und zur Verbesserung der Ernährungsaufklärung. Die FENS wurde ca. 1970 von 16 europäischen Ernährungsgesellschaften gegründet, jede repräsentiert ein Land (A, DK, BRD, DDR, SF, F, GR, I, NL, N, PL, RO, S, CH, UK, YU). Weitere Mitglieder sind Belgien, Bulgarien, die Tschechische Republik, Estland, Ungarn, Irland, Portugal und Spanien (Stand 9/2000). Deutschland ist heute durch die ↗ *Deutsche Gesellschaft für Ernährung* vertreten. Ziel der FENS ist, dem öffentlichen Interesse an einer verstärkten Forschung und Erziehung in Ernährungswissenschaften Rechnung zu tragen. Sie will den Erfahrungsaustausch der Ernährungswissenschaftler allgemein und im speziellen der europäischen Wissenschaftler durch Tagungen, Diskussionen, Informationsaustausch fördern. Hauptaktivität ist die Planung und Durchführung der Europäischen Ernährungskonferenz, die alle 4 Jahre ausgerichtet wird. Das offizielles FENS-Journal, *Annals of Nutrition & Metabolism* (Europäische Zeitschrift für Ernährungswissenschaft, Stoffwechselstörungen und Diätetik) erscheint zweimonatlich. ↗ *Internetadressen und Kontakte*.

Vereinigung Getreide-, Markt- und Ernährungsforschung, *GMF*, 1959 gegründete, deutschlandweit wissenschaftlich tätige Gesellschaft als Schnittstelle für Informationen rund um Getreide, Mehl und Brot. Die GMF betreibt Markt- und Ernährungsforschung auf dem Gebiet der Getreideprodukte. Ihre Aufgabe ist es, kooperative Forschungsprojekte durchzuführen, und die Ergebnisse in Aufklärungsarbeit über die Bedeutung von Getreide, Mehl und Brot in der menschlichen Ernährung umzusetzen. Die aktuelle Informationsarbeit leistet die GMF GmbH, deren Gesellschafter Gemeinschaftsorganisationen der Agrar- und Mühlenwirtschaft sind. ↗ *Internetadressen und Kontakte*.

Verfallsdatum, E *expiry date*, umgangssprachlich für Verbrauchsdatum oder Mindesthaltbarkeitsdatum. Für Lebensmittel gibt es jedoch im lebensmittelrechtlichen Sinn kein V., sondern nur ein ↗ *Mindesthaltbarkeitsdatum* und ein ↗ *Verbrauchsdatum*. V. findet man jedoch auf Arzneimittelpackungen. Pharmaka sollen nach dem jeweils angegebenen Datum nicht mehr angewendet werden.

Verfälschung, E *adulteration*, kurz für ↗ *Lebensmittelverfälschung*.

Vergällen, ↗ *Denaturierung*.

Vergiftung, Syn. für ↗ *Intoxikation*. ↗ *Lebensmittelvergiftung*.

Verhaltensanalyse, E *behaviour analysis*, In der Verhaltenstherapie bzw. der ↗ *verhaltensmodifizierenden Beratung* diagnostiziert man keine relativ abstrakten Persönlichkeitsmerkmale und etikettiert den Klienten entsprechend (der Klient ist „adipös"), sondern beschreibt im Rahmen der Verhaltensanalyse bewusst nur sein Problemverhalten (der Klient isst vier Stücke Sahnetorte), die vorausgehenden Ereignisse (der Klient hat sich über seine Mutter geärgert) und die nachfolgenden Konsequenzen (der Klient ist satt und zufrieden). Ziele der V. sind 1) die genaue Beschreibung des Problemverhaltens im jeweiligen Umfeld, 2) die Analyse der Faktoren, durch die das Problemverhalten ausgelöst bzw. aufrechterhalten (verstärkt) wird, 3) die Gewinnung von Informationen für die Festlegung der Behandlungsziele, und 4) die Gewinnung von Informationen für die Therapieplanung und -durchführung. Die Methoden der V. sind die – möglichst systematische – Beobachtung und die Befragung des Klienten oder ihm nahestehender dritter Personen, wie z.B. Familienangehöriger oder Arbeitskollegen. Solche Befragungen können direkt innerhalb eines Gesprächs oder mittels Fragebögen durchgeführt werden.

Verhaltensforschung, E *behavioural research*, Teilgebiet der Biologie und Psychologie, das Ursache und Funktion von Verhalten bei Mensch und Tier untersucht und vergleicht. s.a. ↗ *Ernährungsforschung*.

Verhaltensmodifikation, E *behaviour modification*, die Veränderung unerwünschten Verhaltens mit der Methode der ↗ *verhaltensmodifizierenden Beratung*.

verhaltensmodifizierende Beratung, *Verhaltenstherapie*, E *behavioral modification*, aus der Verhaltenslehre (• *Behaviorismus*) heraus entwickelte Therapieform.

Der ***klassischen Verhaltenstherapie*** liegt das Stimulus-Reaktions-Modell zugrunde, d.h. die Annahme, dass ein Verhalten immer die Reaktion auf Umweltreize bzw. bestimmte Situationen (Stimuli) ist. Der Mensch kontrolliert sein Verhalten also nicht selbst, sondern es wird durchVerstärker in der Umwelt determiniert. Unerwünschtes Verhalten ist eine erlernte, unangemessenen Reaktion auf Stimuli. Wichtige Elemente der v.M. sind daher • *Verhaltensanalyse*, Stimulus-Kontrolle (Vermeidung verhaltensauslösender Reize) und Verstärkungstechniken (Belohnung für gezeigtes gewünschtes Verhalten).

Bei der *kognitiven Verhaltenstherapie* werden Gedanken, Einstellungen und Gefühle in die Verhaltensanalyse integriert. Unerwünschtes Verhalten ist danach nicht nur eine Reaktion auf bestimmte Reize, sondern es entsteht durch kognitive Prozes-

se, die zu einer falschen Einschätzung der Situation führen. Die kognitive Umstrukturierung stellt daher ein wichtiges Element bei der kognitiven Verhaltenstherapie dar.
Die *moderne Verhaltenstherapie* bedient sich kognitiver und nicht-kognitiver Verfahren und hat eine Fülle möglicher Behandlungsmethoden entwickelt, die jedoch immer auf eine Verhaltensanalyse aufbauen.
Mögliche Methoden und Techniken der v.B. sind z.B.: ↗ *Aversionstherapie*, ↗ *Implosionstherapie*, ↗ *Selbstinstruktion*, ↗ *Selbstkontrolle*, ↗ *systematische Desensibilisierung*, ↗ *Reizüberflutung*, ↗ *Selbstsicherheitstraining* und ↗ *Rückfallverhinderung*. In der Ernährungsberatung wird die v.B. vor allem in der Adipositastherapie und in der Therapie von Essstörungen eingesetzt.

Verhaltensmuster, E *behaviour pattern*, Komplex von einzelnen Verhaltensweisen, die in charakteristischer Weise miteinander verbunden sind und gleichzeitig oder nacheinander ablaufen können. Ein V. kann in unterschiedlichen Situationen aktiviert werden (z.B. Aggressivität/verlegenes Lächeln beim „Ertappt werden“, Chips-Essen während des Fernsehens, Alkohol-/Zigarettenkosnum bei Stresssituationen), wobei es den Erfordernissen der Situation angepasst wird, in den Grundzügen jedoch gleich und damit identifizierbar bleibt (s.a. ↗ *Ernährungsverhaltensmuster*, vgl. • *Interaktionsmuster*).

Verhaltensstörung, E *behavior disorder*, Sammelbegriff für auffälliges oder abweichendes Verhalten. Vergleichsmaßstab kann die Mehrheit der Bevölkerung, eine Bevölkerungsgruppe, aber auch die betroffene Person selbst in vergleichbaren Situationen sein. Auffälligkeiten können zu schwach oder intensive Reaktionen, zu häufig oder zu selten gezeigte Verhaltensweisen sowie fehlerhaftes oder der Situation unangemessenes Verhalten sein. Als abweichend bezeichnet man Verhalten, das nicht den gültigen gesellschaftlichen Regeln, Normen, Vorschriften oder Verhaltenserwartungen entspricht. V. im Ernährungsbereich sind ↗ *Essstörungen*: ↗ *Anorexia nervosa*, ↗ *Bulimia nervosa* und ↗ *Ess-Sucht*.

Verhaltenstherapie, Syn. für ↗ *verhaltensmodifizierende Beratung*.

Verhungern, E *to die for starvation*, ↗ *Hungertod*.

Verkehrsauffassung, E k.e.B., die Auffassung aller am Verkehr mit Lebensmitteln beteiligten Kreise (Hersteller, Händler und ↗ *Verbraucher*) über die Beschaffenheit eines Lebensmittels. Basis ist der geübte redliche Handelsbrauch, ergänzt durch die vom Durchschnittsverbraucher gehegte berechtigte Erwartung (• *Verbrauchererwartung*) an das Produkt. Die Festlegung einer V. dient dem Schutz des Verbrauchers vor Täuschung. Für einzelne Lebensmittel sind V. in Rechtsvorschriften oder ↗ *Leitsätzen* festgeschrieben. Vgl. • *Verkehrsbezeichnung*.

Verkehrsbezeichnung, schweiz. *Sachbezeichnung*, E *name*, EU-weit die handelsübliche Bezeichnung, die gemäß lebensmittelrechtlichen Vorschriften auf der Verpackung angegeben werden muss und das Produkt beschreibt. Eine V. kann eine in Rechtsvorschriften festgelegte Bezeichnung (z.B. Orangensaft, Margarine) oder eine nach allgemeiner ↗ *Verkehrsauffassung* übliche Bezeichnung (z.B. Tomatensuppe) sein. Gibt es keine rechtlich vorgegebene Bezeichnung, kann auch eine beschreibende Bezeichnung des Lebensmittels, unter Angabe der wertbestimmenden oder geschmacksgebenden Bestandteile (• *quantitative Zutatenkennzeichnung*) sowie sonstiger typischer Merkmale als V. verwendet werden. Fantasiebezeichnungen ersetzen eine V. nicht.

Verkehrsfähigkeit, E *suitability for commercial sale*, die Eignung eines Produktes zum Vertrieb oder Verkauf. Für Lebensmittel bedeutet dies, dass das Erzeugnis weder verdorben noch gesundheitsschädlich (↗ *Lebensmittelsicherheit*) ist und mit den entsprechenden lebensmittelrechtlich vorgegebenen Kennzeichnungselementen versehen ist (↗ *Lebensmittelkennzeichnung*), damit sich der Verbraucher über die Art und Zusammensetzung des Produktes informieren kann.

Verkehrsgastronomie, *Verpflegung für Reisende*, E *transport catering*, Oberbegriff für Verpflegungsangebote für Reisende in ↗ *Autobahnraststätten*, Bahnhöfen und Flughäfen sowie in Zügen, Flugzeugen und auf Schiffen (• *Bordverpflegung*).

Verkehrsqualität, E *quality of the product*, die Qualität, mit der ein Produkt verkauft wird. Diese Qualität sollte den Erwartungen des Verbrauchers entsprechen. ↗ *Lebensmittelqualität*.

Verkleisterung, ↗ *Stärkeverkleisterung*.

Verordnung, Begriff aus dem ↗ *EU-Recht*. Die vollständige Bezeichnung einzelner V. ist nachstehend nur dann als Stichwort aufgeführt, wenn die V. an anderer Stelle als Synonym oder im unmittelbaren Bezug genannt ist.

Verordnung über die Behandlung von Lebensmitteln mit Elektronen-, Gamma-, und Röntgenstrahlen oder ultravioletten Strahlen, ↗ *Lebensmittelbestrahlung*.

Verordnung über die Kennzeichnung von Lebensmitteln, Syn. für ↗ *Lebensmittelkennzeichnungsverordnung*.

Verordnung über die Zulassung von Zusatzstoffen zu Lebensmitteln, Syn. für ↗ *Zusatzstoff-Zulassungsverordnung*.

Verordnung über Fertigpackungen, Syn. für ↗ *Fertigpackungsverordnung*.

Verordnung über Hackfleisch, Schabefleisch und anderes zerkleinertes rohes Fleisch, *Hackfleischverordnung*, ↗ *Hackfleich*.

Verordnung über Höchstmengen an Pflanzenschutz- und Schädlingsbekämpfungsmitteln, Düngemitteln und sonstigen Mitteln in oder auf Lebensmitteln und Tabakerzeugnissen, Syn. für ↗ *Rückstandshöchstmengen-Verordnung*.

Verordnung über Kaffee, Zichorie, Kaffee-Ersatz und Kaffeezusätze, Syn. für ↗ *Kaffee-Verordnung*.

Verordnung über Nährwertangaben bei Lebensmitteln, Syn. für ↗ *Nährwertkennzeichnungsverordnung*.

Verordnung über natürliches Mineralwasser, Quellwasser und Tafelwasser, Syn. für ↗ *Mineral- und Tafelwasserverordnung*.

Verordnung über neuartige Lebensmittel und neuartige Lebensmittelzutaten, Syn. für ↗ *Novel-Food-Verordnung*.

Verordnungen über „Diätetische Lebensmittel", ↗ *Diätverordnung*, ↗ *diätetische Lebensmittel*.

Verotoxin, *SLT*, Abk. für Ⓔ *shiga-like-toxin* (↗ *Shigatoxine*), ein Exotoxin aus enterohämorrhagischen Stämmen von ↗ *Escherichia coli*. Acht V.-Varianten aus zwei Hauptgruppen sind bislang bekannt. Nach Bindung an Zellwandrezeptoren im Endothel kapillarer Blutgefäße blockieren sie dort die Proteinsynthese. Als Folge können hämolytische Anämie, Nierenversagen, Anurie, Thrombozytopenie und Hautblutungen auftreten. Neben dem Botulinus-Toxin zählt V. zu den stärksten mikrobiellen Giften.

Verpflegung, ↗ *Catering*, ↗ *Außer-Haus-Verpflegung*, ↗ *Gemeinschaftsverpflegung*.

Verpflegung im Bildungs- und Ausbildungsbereich, Ⓔ *food service in educational institutions*, Bereich der • *Gemeinschaftsverpflegung*, zu dem die Verpflegung in Schulen (↗ *Schulverpflegung*), Mensen (↗ *Mensa*) und in vorschulischen Einrichtungen (↗ *Verpflegung in Kindertagesstätten*) gehören. Diese Einrichtungen bieten im Allgemeinen nur eine ↗ *Teilverpflegung* an. Die Verpflegungsangebote in Schullandheimen und Fort- und Weiterbildungsstätten hingegen sind auf eine ↗ *Vollverpflegung* ausgerichtet.

Verpflegung in Großhaushalten, Ⓔ *institutional feeding, institutional foodservice*, Syn. für ↗ *Anstaltsverpflegung*.

Verpflegung in Justizvollzugsanstalten, ↗ *Anstaltsverpflegung*.

Verpflegung in Kindertagesstätten, Ⓔ *food supply in day care centres for children*, Teilbereich der • *Verpflegung im Bildungs- und Ausbildungsbereich*. Tageseinrichtungen für Kinder mit einer Betreuung von mindestens 6h/d einschl. eines Mittagessens werden auch als Kindertagesstätten bezeichnet. Diese Ganztagsbetreuung wird derzeit von ca. 25.500 Einrichtungen in Deutschland angeboten und umfasst zu großen Teilen Verpflegungsangebote sowie Ernährungserziehung. Nach einer Repräsentativerhebung besteht das Verpflegungsangebot in über der Hälfte der befragten Einrichtungen nur aus einem Mittagessen. Zusätzliche Mahlzeiten sind eine Zwischenmahlzeit am Nachmittag, gefolgt von einem Frühstück. Getränke stehen jedoch beinahe in allen Einrichtungen zur freien Verfügung. Das Angebot der warmen Mittagsmahlzeit erfolgt über verschiedene ↗ *Verpflegungssysteme*, vorrangig über Verteilerküchen, gefolgt von Zubereitungsküchen und Mischküchen mit tiefgefrorenen Speisen. [Ernährungssituation in Kindertagesstätten: Die Kindertagesstätten-Ernährungs-Situations-Studie „KESS". Deutsche Gesellschaft für Ernährung e.V. (Hrsg.): Ernährungsbericht 2000, Frankfurt, S. 97–114]

Verpflegung mit gekühlten Speisen, Ⓔ *cook-chill*, Syn. für ↗ *Kühlkostsystem*.

Verpflegungssysteme, Ⓔ *feeding system*, der Gesamtablauf von der Planung bis zur Ausgabe von Speisen und Getränken einschl. der Entsorgung. Dabei wird zur Kennzeichnung des Systems auf die Art der Herstellung warmer Mahlzeiten abgestellt. Die wichtigsten Merkmale zur Kennzeichnung eines V. sind die Zahl der Essensteilnehmer, die Art der für die Speisen verwendeten Ausgangswaren und ihre Zubereitung, die jeweils erforderliche Geräte- und Raumausstattung sowie die Art der Speisenverteilung bzw. Speisenausgabe (vgl. • *Essen auf Rädern*). Die noch in den 80er Jahren anzutreffenden verschiedenen Systeme wie die ↗ *Zubereitungsküche*, ↗ *Mischküche*, ↗ *Aufbereitungsküche* für tiefgefrorene bzw. gekühlte Speisen oder eine ↗ *Verteilerküche* für warmgehaltene Speisen aus einer Zentral- oder Fernküche sind heute teilweise modifiziert und werden durch Mischformen ergänzt. Dies ist auf die Entwicklung und Verwendung von ↗ *vorgefertigten Lebensmitteln* sowie auf die Entwicklung in der Gerätetechnik zurückzuführen. Bei der Beurteilung eines V. ist zum einen die Speisenqualität mit den Aspekten ernährungsphysiologische und sensorische Qualität sowie der möglichen Angebotsbreite von Speisen zu beachten. Zum anderen sind die durch das jeweilige System verursachten Kosten wie der Lebensmitteleinsatz-, die Personal-, die Betriebs- und Investitionskosten zu berücksichtigen.

Verschlussikterus, *Gallengangsverschluss*, Ⓔ *occlusion of the bile duct*, extrahepatischer Verschluss der • *Gallengänge*, meist verursacht durch Gallensteine, seltener durch ein Carcinom. V. äußert sich in ↗ *Ikterus*, häufig mit Fettintoleranz und Übelkeit. Die Therapie der Wahl ist die chirurgische Entfernung der Abflussbehinderung.

Verschlusskrankheiten, Ⓔ *occlusive disease*, ↗ *arterielle Verschlusskrankheiten*.

Verseifung, Ⓔ *saponification*, im weitesten Sinn jede hydrolytische Spaltung organischer Verbindungen. Der Begriff stammt von der Seifensiederei (Seifen sind Alkalisalze von Fettsäuren). Er wird heute bevorzugt verwendet für die nicht enzymatische Spaltung von Fettsäureestern (*Fetthydrolyse, Fettspaltung*), z.B. Acylglycerinen, unter Freisetzung von freien Fettsäuren oder ihren Salzen und Glycerin. Der enzymatisch katalysierte Vorgang in Lebensmitteln und im Organismus wird als ↗ *Lipolyse* bezeichnet.

Verseifungszahl, Ⓔ *saponification value*, eine ↗ *Fettkennzahl*.

Versorgungssystem, Ⓔ *supplying system*, Art und Weise des Lebensmittelvertriebs vom Produzenten (↗ *Urproduktion*, Be- und Verarbeitung) bis zum Lebensmittelkonsumenten (Außer-Haus-Verpflegung, individuelle Hauswirtschaft). Die Tab. zeigt schematisch die verschiedenen V. Danach gibt es zwei prinzipiell verschiedene Arten von V., die in der Praxis oft zu unterschiedlichen Anteilen miteinander vermischt sind. In den industriell wenig entwickelten Ländern liefert die individuelle ↗ *Selbstversorgung* (s.a. ↗ *Subsistenzwirtschaft*) den Hauptanteil der verfügbaren Lebensmittel. In den industriell entwickelten Ländern ist dagegen der subsistenzwirtschaftliche Anteil an der Nahrungsversorgung der Bevölkerung sehr gering (unter 10%).

verstecktes Fett, *verborgenes Fett*, *unsichtbares Fett*, Ⓔ *hidden fat*, *invisible fat*, Begriff aus der ↗ *Ernährungsberatung* für Fett in Lebensmitteln, das für den Laien nicht auf Anhieb erkennbar ist. V.F. findet sich im Wesentlichen in Fleisch- und Wurstwaren, Milcherzeugnissen, Käse, Nüssen, Eiscreme, Süßwaren, Backwaren und anderen vorgefertigten Lebensmitteln (Tab. S. 408). V.F. bildet zusammen mit dem • *sichtbaren Fett* das • *Nahrungsfett*.
Bei den vorherrschenden Ernährungsgewohnheiten liegt in vielen Ländern, so auch in Deutschland, Österreich und der Schweiz, mehr als die Hälfte des Nahrungsfettes als v.F. vor, bevorzugt aus tierischen Lebensmitteln (↗ *tierisches Fett*, z.B. • *Rinderfett*). Empfehlungen gehen dahin, den Anteil dieser Lebensmittel an der Gesamtkost einzuschränken zugunsten fettärmerer Varianten und/oder pflanzlicher Lebensmittel (s.a. ↗ *fettmodifizierte Kost*). Vegetarische oder vegetarisch betonte Kost enthält in der Regel nur wenig v.F.

Verstopfung, Syn. für ↗ *Obstipation*.

Verteilerküche, *Warmverpflegungssystem*, Ⓔ *distribution kitchen*, • *Verpflegungssystem*, in welchem die aus einer Großküche (Zentral-, oder Fernküche) angelieferten warmen und evtl. auch kalten Speisen nur noch verteilt werden. Die Speisenqualität hängt hier nicht nur von der Qualität der angelieferten Speisen, sondern in hohem Maße auch von der Warmhaltezeit bis zum Verzehr ab. So sind nach einer Warmhaltedauer von einer Stunde bei verschiedenen Speisen schon erhebliche Geschmackseinbußen festzustellen. Je nach Umfang der Anlieferung kann eine Ergänzungkost, z.B. frische Salate und Desserts notwendig sein (↗ *Relaisküche*). Da Zulieferbetriebe häufig für einen heterogenen Abnehmerkreis produzieren, ist bei Verteilerküchen in Kindertagesstätten und Schulen (• *Schulverpflegung*) die Speisen- und Menüauswahl auf Kindergarten- bzw. Schulkinder abzustimmen.

Versorgungssystem. Tab. Charakteristik von Lebensmittelversorgungssystemen.

ohne Vertriebssystem (individuelle Selbstversorgungssysteme, ↗ *Subsistenzwirtschaft*)	mit Vertriebssystem (Vermarktungssysteme)			
	Planwirtschaft		Marktwirtschaft	
	a) kontingentierter Verbrauch	b) kontingentierungsfreier Verbrauch	a) Direktvermarktung	b) Vermarktung über Zwischenhändler
	Verbraucher: individuelle Hauswirtschaft und Außer-Haus-Verpflegung			
Merkmale:				
Naturaltausch	Ware-Geld-Beziehungen			
Anzahl Erzeuger = Anzahl Verbraucher	Anzahl Erzeuger < Anzahl Verbraucher			
Kleinst- und Kleinbetriebe/ Familienbetriebe	Mittel und Großbetriebe			
niedriger Grad der Arbeitsteilung	hoher Grad der Arbeitsteilung			
Mechanisierungsgrad und Produktivität niedrig	Grad der Mechanisierung und Automatisierung sowie Produktivität hoch			

verstecktes Fett. Tab. Beispiele für v. F. (bezogen auf jeweils 1 Portion). [aus: *Kalorien mundgerecht*, Umschau, Frankfurt/M., 11. Aufl. 1998]

		verstecktes Fett [g]
1/4 l	Milch, 3,5% Fett	9
30 g	Schnittkäse, 40% F.i.T.	7
30 g	Weichkäse, 60% F.i.T.	10
15 g (1 EL)	Schlagsahne	5
125 g	Rindfleisch (Hals/Kamm)	10
125 g	Schweinelende	3
30 g	Salami	10
125 g	Brathuhn/Poulet	12
100 g	Heringsfilet	18
50 g	Erdnüsse, geröstet	25
20 g (1 EL)	Kürbiskerne	10
75 g	Eiscreme	9
50 g	Vollmilchschokolade	15
120 g (1 Stück)	Sahnetorte	25

Verteilungsvolumen, E *volume of distribution*, Begriff aus der • *Pharmakokinetik*: der Quotient aus der Menge einer Substanz (z. B. Nährstoff, Arzneimittel, Isotop) in mg oder mg/kg KG und deren Plasmakonzentration in mg/l. Die resultierende Dimension (l oder l/kg KG) der pysiologischen bzw. pharmakologischen Kenngröße ist eine Volumengröße, wobei von einer homologen Stoffverteilung ausgegangen wird.

Verträglich(keit), *Bekömmlichkeit*, E *easily digestible, light*, nicht klar definierter Begriff, der die individuelle Reaktion von Personen auf Nahrungsinhaltsstoffe beschreibt. Sie wird im Extremfall bestimmt durch ↗ *Lebensmittelallergien*, ↗ *Lebensmittelintoleranzen* oder Enzymopathien (z. B. ↗ *Lactose-Intoleranz*). Der Begriff wird auch verwandt im Zusammenhang mit der blähungsauslösenden Wirkung z. B. von ↗ *Leguminosen* oder ↗ *Pilzen*.

Vertrauensbereich, *Konfidenzintervall*, E *confidence interval*, die mit statistischen Methoden berechenbare Spanne, innerhalb derer mit einer gegebenen Wahrscheinlichkeit (zumeist 95%) der wahre Wert eines Parameters (z. B. eines Mittelwertes, eines Regressionskoeffizienten oder eines relativen Risikos) liegt.

vertretbare Tagesdosis, *duldbare tägliche Aufnahme*, *DTA*, E • *acceptable daily intake*, • *ADI*, ist die Menge eines Stoffes in Milligramm, die pro Tag und Kilo Körpergewicht ohne Bedenken über die gesamte Lebenszeit verzehrt werden kann, die Angabe erfolgt international auch als TDI-Wert für E *tolerable daily intake*. TDI- bzw. • *ADI-Wert* sind kein Gefahrenlimit; geringfügige oder kurzzeitige Überschreitungen sind akzeptabel. Der ADI orientiert sich an den Ergebnissen von toxikologischen Untersuchungen (vgl. • *no observed effect level*) z. B. der JECFA (• *Joint FAO/WHO Expert Committee on Food Additives*) und beinhaltet einen hohen Sicherheitsfaktor (meist 100). Der tatsächliche Verzehr z. B. von • *Zusatzstoffen* liegt in aller Regel nur bei einem Bruchteil des ADI.

Verumgruppe, *Studiengruppe*, Gruppe von Personen in einer ↗ *experimentellen Studie*, die einer zu prüfenden Behandlung auch wirklich unterworfen wird. Von dem in der V. zu beobachtenden Effekt wird jener subtrahiert, der in der • *Kontrollgruppe* (= Placebogruppe) aufgetreten ist. Die Differenz dieser Effekte ist als Wirkung der Behandlung zu interpretieren.

Verunreinigung, in der • *Lebensmittelanalytik* eine ↗ *Lebensmittelkontamination*, durch Stoffe, die ungewollt/unbeabsichtigt und ohne Verschulden des Herstellers in oder auf Lebensmittel gelangt sind. Neben Verpackungsmaterialien (↗ *Kunststoffmonomere*) fungieren hier vor allem die Umwelt, aber auch Herstellungsbedingungen (↗ *Nitratbelastung*) als Kontaminationsquelle. Für einige Stoffe aus Verpackungen existieren Vorschriften mit Grenzwerten, für Umweltchemikalien im Wesentlichen bisher nicht (Ausnahme ↗ *Quecksilber* in Fischen).

Verweildauer (von Speisen) ↗ *intestinale Transitzeit*.

verwertbare Kohlenhydrate, E *available carbohydrates*, ↗ *Kohlenhydrate* (Abschnitt Vorkommen in Lebensmitteln).

very low density lipoproteins, E für Lipoproteine sehr niedriger Dichte, ↗ *VLDL*.

verzehrfertige Lebensmittel, *genussfertige Lebensmittel*, veralt. *konsumfertige/servierfertige Lebensmittel*, E *ready to eat food*, • *vorgefertigte Lebensmittel*, die ohne weitere Behandlung (vgl. • *aufbereitungsfertige Lebensmittel*) und Tätigkeit, ggfs. nach Entfernen einer Verpackung, verzehrt werden können. Beispiele sind Obstkompott, Backwaren, Wurst, Käse, Speiseeis etc.

Verzehrprodukte, (österr.), nach österreichischem Lebensmittelgesetz Stoffe, die dazu bestimmt sind, von Menschen gegessen, gekaut oder getrunken zu werden, ohne überwiegend Ernährungs- oder Genusszwecken zu dienen oder Arzneimittel zu sein. ↗ *Nahrungsergänzungsmittel*.

Verzehrsempfehlungen, Syn. für ↗ *Ernährungsempfehlungen*.

Verzehrserhebung, Ⓔ *food assessment*, Bezeichnung für die *direkten* Methoden zur ↗ *Ernährungserhebung*, V. können retrospektiv (auf den Lebensmittelverzehr in der Vergangenheit gerichtet) oder prospektiv (auf den gegenwärtigen Lebensmittelverzehr gerichtet) sein.
Der Vorteil retrospektiver Verfahren besteht in der geringeren Probandenbelastung und dem geringeren Zeit- und Kostenaufwand, ihr Nachteil in der Abhängigkeit von der Gedächtnisleistung des Probanden, einer möglichen ↗ *Verzerrung* infolge seines eingeschränkten Gesundheitszustands und der geringen Fähigkeit, Tagesschwankungen im Lebensmittelverzehr abzubilden. Zu den retrospektiven Methoden zählen das ↗ *24-Stunden-Erinnerungsprotokoll*.
Der Vorteil prospektiver Methoden besteht in der höheren Genauigkeit und der Möglichkeit, tägliche Schwankungen im Lebensmittelverzehr und damit Ernährungsmuster zu erfassen. Nachteilig ist der höhere Zeit- und Kostenaufwand (sowohl für die Erhebung selbst als auch für die Auswertung), die stärkere Probandenbelastung und die damit verbundene Gefahr des ↗ *Underreporting* bzw. des *Undereating*. Zu den prospektiven Methoden der V. gehört das ↗ *Verzehrsprotokoll*, sowie die aufwändige Bestimmung mittels Doppelportionstechnik (Ⓔ *duplicate portion analysis)* bzw. von Anteilen der verzehrten Portionen (Ⓔ *aliquot sampling technique*).

Verzehrsgewohnheiten, ↗ *Ernährungsgewohnheiten*.

Verzehrshäufigkeiten-Fragebogen, Ⓔ *food frequency questionaire*, Fragebogen zur direkten, retrospektiven Verzehrserhebung, die – manuell oder elektronisch ausgewertet – eine schnelle Erstellung von Verzehrsprotokollen ermöglichen. Die befragten Personen geben auf dem Fragebogen bei den einzelnen Lebensmitteln (bis zu 300, die meist nach Gruppen/Mahlzeiten sortiert sind) entweder die Anzahl der Portionen bzw. verzehrten Haushaltsmaße oder nur Kategorien (von „nie" bis „mehrmals täglich") an. Wie auch bei anderen • *Fragebogenmethoden* ist eine vorherige Einweisung bzw. ein Probelauf oder die regelmäßige Betreuung der Befragten nötig (Erläuterung der Haushaltsmaße, ggf. Skizzen, Vermeiden von Fehlklassifizierungen [z.B. Salat/Fleischsalat], Möglichkeit handschriftlicher Ergänzungen).

Verzehrsprotokoll, *Ernährungsprotokoll*, *Ernährungstagebuch*, *Lebensmittelverzehrsprotokoll*, *Nahrungsmittelprotokoll*, Ⓔ food diary, eine prospektive Methode zur • *Verzehrserhebung*, bei der die Probanden über einen festgelegten Zeitraum (üblicherweise 3, 4 oder 7 Tage) die Art und Menge der von ihnen aufgenommenen Lebensmittel sowie die Tageszeit des Verzehrs festhalten. Als Medium der Protokollierung dienen zumeist Formblätter oder Protokollhefte, seltener Sprachrecorder. Man unterscheidet zwischen einem Wiegeprotokoll (Wäge-Protokoll-Methode; Ⓔ *weighed dietary record*, Benutzung von Waagen zur Mengenfeststellung) oder einem Schätzprotokoll (Ⓔ *estimated dietary record*, Abschätzung der aufgenommenen Menge mit Hilfe von haushaltsüblichen Maßen wie Teelöffel, Esslöffel, Tasse, Glas usw., vgl. • *Verzehrshäufigkeiten-Fragebogen*).
In jedem Fall anzustreben ist eine möglichst genaue Beschreibung des jeweils verzehrten Produkts bzw. der Handelsmarke. Dies ermöglicht im nachfolgenden, ebenfalls aufwändigen Schritt eine präzisere Übertragung der Lebensmitteldaten in die aufgenommenen Mengen an Nahrungsenergie und Nährstoffen. Hierfür kommen meist EDV-Programme zum Einsatz, in die Datenbanken (z.B. der ↗ Bundeslebensmittelschlüssel, BLS) mit Durchschnittsangaben zum Gehalt der meisten Lebensmittel an Nahrungsenergie und Nährstoffen integriert sind (↗ Ernährungssoftware).
Ein V. erfordert vom Probanden wegen der erheblichen Belastung ein hohes Maß an Kooperationsbereitschaft. Ist diese Compliance gering, so treten ↗ *Underreporting* bzw. *Undereating* auf. Dennoch besteht der Vorzug von V. gegenüber anderen Methoden zur Verzehrserhebung in einer relativ hohen Genauigkeit bei noch vertretbarer Belastung des Probanden und vertretbarem Zeit- und Kostenaufwand seitens des Untersuchers. Vorteilhaft ist weiter, dass sich mit V. Tagesschwankungen in der Lebensmittelaufnahme und damit Verzehrsmuster gut erheben lassen.

Verzehrsqualität, ↗ *Lebensmittelqualität*.

Verzehrsstudie, Ⓔ *food study/survey*, Studie zur Ermittlung von Daten zum Verzehr und Ernährungsverhalten (↗ *Ernährungserhebung*, ↗ *Verzehrserhebung*), Beispiel für Deutschland ist die ↗ *Nationale Verzehrsstudie*.

Verzehrsverhalten, ↗ *Ernährungsverhalten*.

verzehrte Nahrungsmenge, ↗ *Nahrungsmenge*.

Verzehrverhältnis, Syn. für ↗ *consumption ratio*.

Verzerrung, *systematischer Fehler*, Ⓔ *bias*, systematische Abweichung der mittels einer epidemiologischen Studie gewonnenen Parameter vom wahren Wert. Damit verknüpft ist der Begriff der Genauigkeit (Ⓔ *accuracy*), die um so geringer wird, je mehr die Verzerrung anwächst. Grundsätzlich lassen sich ↗ *Informationsverzerrung* (z.B. ↗ *underreporting*), Selektionsverzerrung (Auswahl-Verzerrung) und die durch *Confounder* (↗ *Störfaktoren*) ausgelöste V. unterscheiden. Da sich V. entscheidend auf die Qualität eines Studienergebnisses und die zu ziehenden Schlussfolgerungen auswirken, muss streng auf ihre Eliminierung geachtet werden.

verzögerte Wirkung, Ⓔ *delayed effect*, das zeitlich verzögerte Auftreten von durch Stoffe ausgelösten Veränderungen biologischer Funktionen und/ oder Strukturen (↗ *Latenz*). Die Ausprägung bzw. Verzögerung einer Wirkung wird durch zahlreiche Faktoren beeinflusst. Je nach Art der Substanz (Pharmakon, Toxin) und des biologischen Effektes kann dies auf drei Ebenen erfolgen: ↗ *Pharmakokinetik*, also Bereitstellung am Wirkort (abhängig von Dosis, Applikationsart, Verfügbarkeit, Elimination, Verteilung), Rezeptorkinetik (Interaktion mit Bindungsstellen) und Transduktion (Transformation in den Effekt).

Verzögerungsinsulin, *Depot-Insulin*, *Basalinsulin*, *Basisinsulin*, *Langzeitinsulin*, *Intermediärinsulin*, Ⓔ *depot insulin*, lang wirkendes, mit Verzögerungsstoffen (• *NPH*, Surfen oder Zink) verarbeitetes • *Insulin*. Die Wirkung des V. setzt nach ca. 2 Stunden ein, sein Wirkungsmaximum erreicht es nach 4–6 Stunden (z.B. zur • *Basis-Bolus-Therapie*). Die Wirkung klingt nach 8–12 Stunden ab. Sie ist abhängig vom Verzögerungsstoff, von der Insulinmenge und vom Injektionsort. Der empfohlene Injektionsbereich für das V. ist der Oberschenkel. Das an den Verzögerungsstoff gebundene Insulin befindet sich im Bodensatz des Insulinfläschchens bzw. der Penpatrone (↗ *Pen*). Um die gewünschte Wirkung dieser Insuline zu erzielen, muss das V. vor dem Spritzen gut gemischt werden. Ein häufiges, zu starkes Schütteln kann allerdings die Wirkung des Insulins durch Beeinträchtigung seiner Struktur vermindern (also besser: „gerührt, nicht geschüttelt", Anm. der Verf.).

Verzweigtketten-Ketonurie, Ⓔ *branched-chain ketoaciduria* = *BCKA*, Syn. für ↗ *Ahornsirup-Krankheit*.

Verzweigtketten-α-Ketosäuredehydrogenase-Komplex EC 1.2.4.4, Ⓔ *branched-chain keto acid dehydrogenase complex* = *BCKAD*, Multienzymkomplex, der die oxidative Decarboxylierung der Ketoanaloga der Aminosäuren L-Leucin, L-Isoleucin und L-Valin katalysiert (Abbau der • *verzweigtkettigen Aminosäuren*). Die Reaktion ist irreversibel; Defekte des V.: • *Ahornsirupkrankheit*.

verzweigtkettige Aminosäuren, Ⓔ *branched chain amino acids*, die Aminosäuren mit verzweigter Kohlenstoffkette: ↗ *L-Leucin*, ↗ *L-Isoleucin* und ↗ *L-Valin*. Ihr Abbau erfolgt außer in Niere, Leber und Herzmuskel bei Belastung hauptsächlich in • *Muskelzellen*, die Endprodukte können direkt (Acetyl-CoA, Succinyl-CoA) oder indirekt (Acetoacetat, Propionyl-CoA) in den Tricarbonsäure-Zyklus eingeschleust werden. Während der Muskelbelastung wird der dort lokalisierte ↗ *Verzweigtketten-α-Ketosäuredehydrogenase-Komplex* aus der inaktiven Form durch Phhosphorylierung aktiviert, so dass die v.A. zur Energieversorgung des Muskels genutzt werden können. Dieser Schritt ist bei der • *Ahornsirup-Krankheit* blockiert (Abb. dort), das neurotoxische Intermediat des Leucin-Abbaus α-Ketoisocapronsäure wird angehäuft. Bei vorliegendem Enzymdefekt ist eine strikt leucin-, isoleucin- und valinarme Diät indiziert.

verzweigtkettige Fettsäuren, *Isofettsäuren*, Ⓔ *branched-chain fatty acids*, gesättigte und ungesättigte ↗ *Fettsäuren*, die eine oder mehrere Verzweigungen in der C-Kette aufweisen. Im Organismus kommen bevorzugt mehrfach methylverzweigte Fettsäuren vor als Abbauprodukte der Isoprenoide (↗ *Terpene*). Sie werden durch α-Oxidation analog den ungeradzahligen Fettsäuren zu Isobutyryl-, Acetyl- und Propionyl-CoA abgebaut (↗ *Fettstoffwechsel*). V.F. finden sich in den Oberflächenlipiden der Haut, im Haarfett und im Wollwachs. In Lebensmitteln sind sie mengenmäßig unbedeutend, langkettige v.F. finden sich in ↗ *Fischölen* und im Fett der Wiederkäuer (↗ *Phytansäure*, Pristansäure), kurzkettige in Aromastoffen.

Vesica fellea, Syn. für ↗ *Gallenblase*.

Vesper, Ⓔ *snack, break*, von griech. „hespéra" = Abendzeit, vorwiegend in Süddeutschland und Österreich verwendete Bezeichnung für eine Zwischenmahlzeit (besonders am Nachmittag) oder das Abendbrot. ↗ *Mahlzeiten*.

Veterinärkontrolle, Ⓔ *veterinary control*, die Kontrolle der Betriebe durch einen amtlichen Tierarzt. V. erfolgen bei Betrieben, die Fleisch, Fisch und/oder Milch verarbeiten oder offen vertreiben, z.B. Metzgereien und Molkereien.

VFED, Abk. für ↗ *Verein zur Förderung der gesunden Ernährung und Diätetik e.V.*

Vibrio, Gattung der Familie • *Vibrionaceae* mit für Mensch und Fische pathogenen Spezies (• *Lebensmittelinfektion*). V.-Bakterien sind gerade oder gebogene, bewegliche, anspruchslose, gramnegative und fakultativ anaerobe Stäbchen mit polarer Geißel (oder einem Geißelbündel). Wichtige Vertreter sind *V. cholerae* (Erreger der ↗ *Cholera*) und *V. parahämolyticus* (in See- und Meeresfrüchten vorkommender Erreger von akuter ↗ *Enteritis* beim Menschen).

Vibrionaceae, Bakterienfamilie, zu der Gattungen wie ↗ *Aeromonas* und ↗ *Vibrio* gehören.

Vicia faba, bot. für ↗ *Ackerbohne*.

Vicin, *Divicin-5-β-Glucosid*, *Viciosid*, Ⓔ *vicine*, neben • *Convicin* ein Pyrimidinderivat, das glycosidisch gebunden in der Ackerbohne (bot. *Vicia faba*) vorkommt. V. zählt zu den ↗ *sekundären Pflanzenstoffen* und wird im Gastrointestinaltrakt durch β-Glucosidase (EC 3.2.1.119) gespalten. Die entstehenden Aglycone Divicin und Isouramil können bei Menschen mit genetischem Enzymdefekt der Glucose-6-Phosphat-Dehydrogenase (G6PD, EC 1.1.1.49) zum ↗ *Favismus* führen. V. und Convicin sind relativ hitzestabil und werden erst durch langes Einweichen und Erhitzen inaktiviert.

Viehzucht, Ⓔ *lifestock production, animal husbandry*, die Vermehrung und Mast von Nutztieren zur Produktion von Lebensmitteln und anderen tierischen Rohstoffen, oft auch Syn. für ↗ *Tierzucht*.

Villi intestinales, Syn. für ↗ *Darmzotten*, Ⓔ *intestinal villi*.

Vinylchlorid, *Chlorethylen, VC*, Ⓔ *vinyl chloride*, $H_2C{=}CH{-}Cl$, farb- und geruchloses, bei hohen Konzentrationen süßlich riechendes, leicht polymerisierendes Gas (Ausgangsmaterial für Kunststoffe) mit cancerogenem Potenzial (↗ *krebserzeugend*, Kategorie 1). Die Symptome einer akuten V.-Vergiftung sind Augenbrennen, Entzündung von Lunge und Niere, Zyanose und narkotische Effekte. Nach chronischer Arbeitsplatzexposition kommt es zur Ausprägung der V.-Krankheit (charakteristische Schädigung der Leber mit Speiseröhren- und/oder Magen-Krampfadern, Milzvergrößerung, Thrombocytopenie sowie Schädigung der arteriellen Durchblutung im Bereich der Hände und der Haut). Eine erhöhte Inzidenz maligner Lebertumoren (V. verursacht einen beim Menschen sehr seltenen Tumor, ein von den Endothelzellen der Sinusoide ausgehendes Hämangiosarkom, Latenz bis 20 Jahre) ist nachgewiesen, wobei die carcinogene Wirkung auf dem V.-Intermediat Chlorethylenoxid basiert. Die Bestimmung der Stoffwechselprodukte Thiodiglycolsäure und Hydroxyethylmercaptursäure im Harn kann zur ärztlichen Überwachung genutzt werden. Da eine Migration von V. in Lebensmittel nachgewiesen ist, dürfen Grenzwerte für den Restmonomergehalt in Polyvinylchlorid- (PVC)-Lebensmittelverpackungen nicht überschritten werden.

4-Vinylguajacol, Ⓔ *4-vinylguaiacol*, wichtiger Aromastoff im Kaffee-Aroma (• *Schlüsselaromastoffe*). V. entsteht wahrscheinlich aus Feruloylchinasäuren (↗ *Chlorogensäuren*) beim Erhitzen, auch schon beim ↗ *Dämpfen*. Es riecht würzig.

VIP, Abk. für ↗ *vasoaktives Intestinal(poly)peptid*.

Viren, Ⓔ *viruses*, sich nur in lebenden Zellen vermehrende, besonders kleine Krankheitserreger (15–300 nm) mit fünf spezifischen Charakteristika: 1) V. enthalten als genetisches Material nur DNA oder nur RNA. 2) Es erfolgt keine Teilung, die Reproduktion läuft nur durch ihre Nucleinsäure. 3) Es findet kein Wachstum in der extrazellulären Ruhephase statt. 4) V. besitzen keine Stoffwechselenzyme. 5) Die Replikation erolgt mithilfe der Wirtszellen-Ribosomen.

Als • *Infektionserreger* haben im Ernährungszusammenhang Bedeutung für den Menschen: ↗ *Adenoviren*, Enteroviren (↗ *Coxsackie-Viren*, ↗ *ECHO-Viren*, das ↗ *Polio-Virus*) das ↗ *Hepatitis-A-Virus*, das ↗ *Machupo-Virus*, das ↗ *MKS-Virus*, ↗ *Reoviren* und das ↗ *Vaccinia-Virus*.

Auch Nutzpflanzen werden durch V. geschädigt; die ↗ *Virusresistenz von Nutzpflanzen* ist ein wichtiges Ziel klassicher Pflanzenzüchtung und gentechnischer Methoden.

Virushepatitis, *Hepatitis infectiosa*, Ⓔ *virus/viral hepatitis*, durch • *Viren* ausgelöste ↗ *Hepatitis*, die u.a. zu ↗ *Ikterus* (• *Gelbsucht*) führt.

Formen: Infektion mit ↗ *Hepatitis-A-Virus*, auch durch Lebensmittelinfektion (= *Hepatitis epidemica*) übertragbar (die häufigste V. in Deutschland); Infektion mit Hepatitis-B-Virus, übertragen durch Körperkontakt, Geschlechtsverkehr, aber auch durch mangelhaft kontrollierte Blutkonserven, kontaminierte Injektionsnadeln, (zweithäufigste V. in Deutschland). Infektion mit anderen Virustypen (C, D, E, G und ungeklärte Virustypen), die teils über Körperkontakt, teils auch als Lebensmittelinfektion übertragen werden.

Virusresistenz von Nutzpflanzen, Ⓔ *virus resistance of crops*, die Fähigkeit einer ↗ *Nutzpflanze* sich vor einem Virusbefall zu schützen. Pflanzenviren lassen sich nicht wirkungsvoll mit Chemikalien bekämpfen, deshalb ist man auf Maßnahmen wie Fruchtwechsel, Saatgutbehandlung, Beseitigung von Unkraut und Pflanzenabfällen, Bekämpfung der Virusüberträger und dem Anbau resistenter Sorten angewiesen. Es gibt Pflanzen, die sich von Natur aus effektiv gegen viele • *Viren* schützen können. Für traditionelle Züchtungsmethoden stehen die entsprechenden Resistenzgene vielfach nicht zur Verfügung. Die ↗ *Gentechnik* könnte jedoch einen wichtigen Beitrag zur Züchtung virusresistenter Nutzpflanzen beitragen. Inzwischen wurden transgene Pflanzen (Kürbis, Papaya, ↗ *Zuckerrüben*) entwickelt, die sich durch Expression eines Virushüllproteins (↗ *Genexpression*) erfolgreich vor dem entsprechenden Virus schützen können. In den letzten Jahren wurden weitere Strategien zur Züchtung virusresistenter Pflanzen entwickelt (↗ *transgene Organismen*). Durch den gentechnischen Eingriff soll die Virusvermehrung in den Pflanzen oder der Virustransport von Pflanzenzelle zu Pflanzenzelle unterbunden, beziehungsweise die Pflanzen dazu befähigt werden, Abwehr- oder antivirale Proteine zu produzieren. Vgl. Essay: • *Gentechnik und Lebensmittel*.

Viskosität, *Zähigkeit*, Ⓔ *viscosity*, [von lat. *viscosus*, klebrig], eine Materialkostante (η), die den Koeffizienten der inneren Reibung einer Flüssigkeit ausdrückt. SI-Einheit für η: $1\ kg/m \times s = 1\ N \times s/m^2 = 1\ Pa \times s$. Mit den Gesetzmäßigkeiten der V. befasst sich die • *Rheologie*.

Die V. wird durch die Temperatur, die Molekularstruktur und den Druck beeinflusst. So ist z.B. die V. von Wasser bei 50 °C nur noch halb so groß wie bei 20 °C. Liegen die Moleküle der Flüssigkeit als permanente Dipole vor, so gibt es höhere zwischenmolekulare Kräfte, wie beispielsweise Wasserstoffbrückenbindungen zwischen den Alkylresten der Fettsäuren,

die um so zahlreicher sind, je geordneter sich diese aneinander lagern können. Mit wachsender Länge der Alkylreste erhöht sich auch die V. (daher sind Lipide mit kurzkettigen und/oder ungesättigten Fettsäuren bei Raumtemperatur flüssig, solch mit langkettigen gesättigten Fettsäuren pastos oder fest).
(Ernährungs)physiologisch spielt die V. eine Rolle a) auf molekularer Ebene für alle von • *Diffusion* abhängigen Prozesse, b) für die Kapillardurchblutung (Mikrozirkulation) bzw. den Kraftaufwand (Blutdruck), um diese aufrecht zu erhalten (↗ *Blutviskosität*); c) die sensorischen Eigenschaften eines Lebensmittels (↗ *Konsistenz*) und den Schluckakt (↗ *Speichel*, ↗ *Schluckstörungen*), d) die Darmentleerung.
V. ist außerdem ein wichtiger Faktor für die (maschinelle) Lebensmittelverarbeitung.

Vitalstoffe, Ⓔ k.e.B., Begriff aus dem Umfeld der alternativen Ernährungsformen, eingeführt um 1950 von dem deutschen Biochemiker Hans Schweigart. M.O. • *Bruker* bezeichnet Vitamine, Mineralstoffe, Spurenelemente, Enzyme, ungesättigte Fettsäuren, Ballaststoffe und Aromastoffe in Lebensmitteln für die • *Vollwertkost* als V. Nur unverarbeitete (lebendige) Lebensmittel enthalten danach V. Verarbeitete Lebensmittel, z.B. industriell vorgefertigte Lebensmittel (tote Nahrungsmittel), enthalten keine V., sie gelten deshalb als minderwertig. In der ↗ *orthomolekularen Ernährung* ist der Begriff V. syn. für essenzielle Nährstoffe, die es zu supplementieren gilt.

Vitamere, Ⓔ *vitamers*, in Analogie zum Begriff Iso*mere* gebildeter Begriff für Substanzen ähnlicher Molekülstruktur (• *Vitaminanaloga*), die die Wirkung eines bestimmten Vitamins haben, z.B. die Vitamere der Vitamin-A-Gruppe (↗ *Retinol*) oder die V. von ↗ *Vitamin E*.

Vitamin A, Ⓔ *vitamin A*, Syn. für ↗ *Retinol* und Retinoide mit Vitaminaktivität.

Vitamin-A-Aldehyd, Syn. für ↗ *Retinal*.

Vitamin B_1, Ⓔ *vitamin B_1*, Syn. für ↗ *Thiamin*.

Vitamin B_2, Ⓔ *vitamin B_6*, Syn. für ↗ *Riboflavin*.

Vitamin B_6, Ⓔ *vitamin B_6*, Syn. für ↗ *Pyridoxin*.

Vitamin-B_6-Antagonisten, Ⓔ *vitamin B_6 antagonists*, ↗ *Pyridoxin*.

Vitamin B_{12}, Ⓔ *vitamin B_{12}*, Syn. für ↗ *Cobalamin* (der Begriff Vitamin B_{12} fasst mehrere Cobalaminverbindungen zusammen).

Vitamin-B_{12}-Mangel, Ⓔ *vitamin B_{12} deficiency*, Syn. für ↗ *Cobalamin-Mangel*.

Vitamin-B-(Komplex), Ⓔ *vitamin B (complex)*. Der Vitamin-B-Komplex setzt sich zusammen aus ↗ *Thiamin* (Vitamin B_1), ↗ *Riboflavin* (Vitamin B_2), ↗ *Niacin*, ↗ *Folsäure*, ↗ *Pantothensäure*, ↗ *Pyridoxin* (Vitamin B_6), ↗ *Biotin* und ↗ *Cobalamin* (Vitamin B_{12}). Die Vitamine dieses Komplexes sind in ihrer Wirkung sehr ähnlich. Sie kommen meist gemeinsam vor, sodass ↗ *Hypovitaminosen* eines einzelnen Vitamins dieses Komplexes selten sind, in der Regel handelt es sich um Mischformen.

Vitamin C, Ⓔ *vitamin C, ascorbic acid*, Syn. für ↗ *Ascorbinsäure*.

Vitamin C_3, Ⓔ *vitamin C_3*, Syn. für ↗ *Erythorbsäure*.

Vitamin D, Ⓔ *vitamin D*, Syn. für ↗ *Calciferol*. Die Calciferole stehen strukturell den Steroiden nahe. Die beiden wichtigsten sind *Ergocalciferol* (Vitamin D_2) und *Cholecalciferol* (Vitamin D_3), die im Körper aus ihren Provitaminen Ergosterin bzw. 7-Dehydrocholesterin durch Photo- und Thermoisomerisierung gebildet werden können.

Vitamin D_2, *Ergocalciferol*, ↗ *Calciferole*.

Vitamin D_3, *Cholecalciferol*, ↗ *Califerole*.

Vitamin-D-bindendes Protein, *DBP*, *Transcalciferin*, Ⓔ *vitamin D binding protein*, ↗ *Calciferole*.

Vitamin-D-resistente Rachitis, ↗ *Rachitis*.

Vitamin E, *Antisterilitätsvitamin*, *Tocopherole*, *Tocotrienole*, Ⓔ *vitamin E*, *tocopherols*, *tocotrienols*. Der Begriff Vitamin E gilt als Sammelbegriff für alle natürlichen und synthetischen Tocopherol-, und Tocotrienolderivate (Abb.), die qualitativ die biologische Aktivität von α-Tocopherol zeigen. α-Tocopherol ist ein Derivat des 6-Chromanols mit einer gesättigten Phytolseitenkette (2,5,7,8-Tetramethyl-2-[4´,8´,12´-trimethyl-dodecyl]-6-chromanol). Die natürlich vorkommenden Tocopherole haben an den Positionen 2, 4´ und 8´ die R-Konfiguration (z.B. RRR-α-Tocopherol). Tocotrienole tragen am Chromanolring die gleichen Methylvarianten, jedoch finden sich an der Phytolseitenkette drei Doppelbindungen (3´,7´,11´).
Eigenschaften: V. E ist fettlöslich und bildet ein viskoses, hellgelbes Öl. Das UV-Absorptionsmaximum liegt bei 292 nm. V. E zeigt Fluoreszenz (Excitation bei 293 nm, Emission bei 329 nm). Es ist empfindlich gegenüber Sauerstoff und Licht.
Vorkommen: Einen hohen *Gehalt* an V. E haben Pflanzenöle (13–50 mg%), Nüsse (12–22 mg%), Sonnenblumenkerne (22 mg%) und Weizenkeime (25 mg%. Mittlere Gehalte findet man in Fisch (0,9–1,6 mg%), Fleisch (0,5–1,1 mg%) und Butter (2,2 mg%). Die *Zubereitungsverluste* betragen ca. 50%, die *körpereigenen Reserven* reichen für 2–6 Wochen.
Bedarf (nach DGE): Der Bedarf richtet sich nach der Aufnahme an Polyenfettsäuren: Pro 1 g Dienfettsäure (bzw. Dienäquivalent) werden 0,5 mg RRR-α-Tocopherol benötigt, die Schätzwerte für die angemessene Zufuhr nach DACH zeigt die Tab.
Tocopheroläquivalente (TÄ): 1 mg RRR-α-Tocopherol = 1 αTÄ (Tocopheroläquivalent), 1 αTÄ = 1,49 IE (Internationale Einheit). Bei anderen Tocopherol-Derivaten gilt die Umrechnung:
1 TÄ = 1,1 mg RRR-α-Tocopherylacetat = 2 mg RRR-β-Tocopherol = 4 mg RRR-γ-Tocopherol = 100 mg RRR-δ-Tocopherol = 3,3 mg RRR-α-Tocotrienol = 1,49 mg all-rac-α-Tocopherylacetat [DACH, *Refe-*

renzwerte für die Nährstoffzufuhr, Umschau-Braus Verlag, Frankfurt, 2000].

Resorption, Metabolismus: V. E wird zusammen mit Fetten unter Einwirkung von Gallensäuren und Pankreasenzymen im Dünndarm resorbiert. Tocopherylester werden im Dünndarm von Pankreaslipasen und/oder Esterasen der Darmmucosa hydrolysiert. Nach der Resorption wird V. E in Chylomikronen gebunden und über den Ductus endolymphaticus in das systemische Blut abgegeben. In der Leber wird es in VLDL inkorporiert und an das Blut abgegeben. Im Blut findet man V. E in allen Lipoproteinfraktionen und den Blutzellen. α-Tocopherol findet man in allen Geweben, v.a. aber in Nebennierenrinde und Fettgewebe (bezogen auf das Feuchtgewicht), wobei die genauen Mechanismen der zellulären Aufnahme, des intrazellulären Transports und der intrazellulären Verteilung noch weitgehend unerforscht sind. Eine Metabolisierung des Tocopherols im engeren Sinne gibt es nicht. Die bedeutendste Abbaureaktion ist wahrscheinlich die Oxidation zu Tocopherylchinon. Über den Urin wird weniger als 1% des oral aufgenommenen V. E, vermutlich als *Simons Metabolit* (Glucuronid aus Tocopheronolacton) ausgeschieden. Der Großteil wird mit den Fäzes eliminiert (Tocopherylchinon, Tocopherylhydrochinon, Polymerisationsprodukte).

Biochemische Funktionen: In tierischen Zellen ist V. E Bestandteil aller biologischen Membranen. Man nimmt heute an, dass die wichtigste biologische Funktion darin besteht, Membranlipide, Lipoproteine und Depotfette vor dem Abbau durch Lipidperoxidation zu schützen. Die Peroxidation von Lipiden (L) durch Radikale (X) und die Kettenabbruchsreaktion durch Vitamin E (E) lässt sich in folgenden Schritten darstellen:

1. Initiation: LH + X• → L• + XH
2. Sauerstoffaddition: L• + O_2 → LOO•
3. Propagation: LH + LOO• → L• + LOOH
4. Kettenabbruch: E-OH + LOO• → E-O• + LOOH

Das entstandene Tocopheroylradikal ist resonanzstabilisiert und daher reaktionsträge und wird vermutlich durch ↗*Ascorbinsäure* wieder in Tocopherol umgewandelt (synergistische Schutzwirkung). Ascorbinsäure wird über das Glutathionsystem mit Hilfe von NADH oder NADPH ständig regeneriert.

Mangel: Hypovitaminose E ist beim Menschen sehr selten. Mangelsymptome bei Tieren sind speziesabhängig und unterschiedlich ausgeprägt. Bei Ratten kommt es zu Störungen im Bereich der Reproduktion (daher Tocopherol von griech. *tocos* Geburt und *pherein* hervorbringen, Antisterilitätsvitamin). Beim Menschen wurde eine Avitaminose bei Frühgeburten, aber auch als Folge von Fettmalabsorption und Störungen der Gallen- und Pankre-

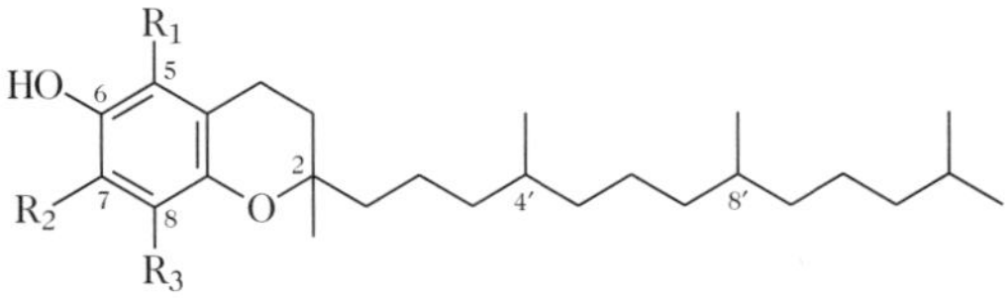

	R_1	R_2	R_3
α-Tocopherol	CH_3	CH_3	CH_3
β-Tocopherol	CH_3	H	CH_3
γ-Tocopherol	H	CH_3	CH_3
δ-Tocopherol	H	H	CH_3
Tocol	H	H	H

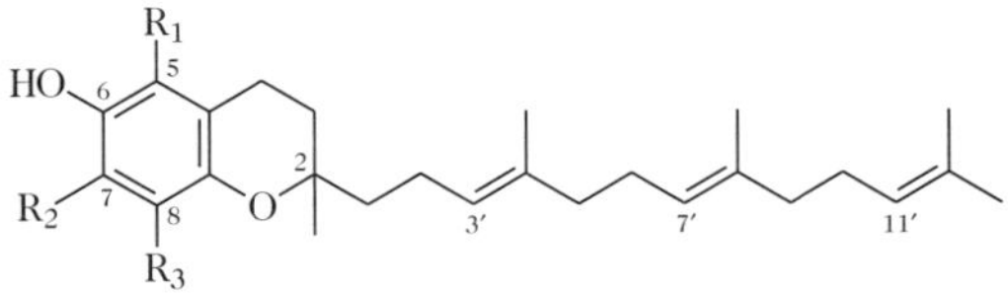

	R_1	R_2	R_3
α-Tocotrienol	CH_3	CH_3	CH_3
β-Tocotrienol	CH_3	H	CH_3
γ-Tocotrienol	H	CH_3	CH_3
δ-Tocotrienol	H	H	CH_3
Tocotrienol	H	H	H

Vitamin E. Strukturformeln von Tocopherol und Tocotrienol.

Vitamin E. Tab. Geschätzte angemessene Zufuhr. [Quelle: DACH, *Referenzwerte für die Nährstoffzufuhr*, Umschau-Braus Verlag, Frankfurt, 2000]

Alter	Tocopheroläquivalente[1] [mg/d]	
	Männer	Frauen
bis 4 Monate	3	
4–12 Monate	4	
1–4 Jahre	6	5
4–7 Jahre	8	
7–10 Jahre	10	9
10–13 Jahre	13	11
13–15 Jahre	14	12
15–25 Jahre	15	12
25–51 Jahre	14	12
51–65 Jahre	13	12
65 Jahre und älter	12	11
Schwangere		13
Stillende[2]		17

[1] s. Stichworttext, Abschnitt Tocopheroläquivalente. [2] = Zulage von ca. 260 mg Tocopheroläquivalente/100 g abgegebene Milch

assekretion bei Kindern und Erwachsenen beobachtet. Symptome eines V.-E-Mangels sind Membranschäden (verkürzte Lebenszeit der Erythrocyten), Myopathie, Neuropathie und Anämie.
Überdosierung: Weder akute (1g/d) noch chronische (100–300mg/d) Toxizität sind bekannt.
Therapeutischer Einsatz: Bei klinischen V.-E-Mangelzuständen genügen 10–20mg/d, Risikogruppen (Raucher, Personen, die starker oxidativer Belastung z.B. durch Umweltgifte sowie physischem oder psychischem Stress ausgesetzt sind) können bis 100mg/d empfohlen werden.
Statusbestimmung: Die V.-E-Konzentrationsbestimmung im Plasma erfolgt bevorzugt mittels HPLC. Der Normalwert beträgt 1mg/100ml (Gesamttocopherolwert).
Lebensmitteltechnologische Anwendungen: Sie werden unter dem Stichwort • *Tocopherole* besprochen.

Vitamin-E-Äquivalent, Ⓔ *vitamin E equivalent*. 1αTÄ = 1,49IE (Internationale Einheit), ↗ *Vitamin E*, Abschnitt Tocopheroläquivalente.

Vitamin F, Ⓔ *vitamin F*, veraltetes Syn. für ↗ *essenzielle Fettsäuren* und ↗ *Linolsäure* gleichermaßen. Der Begriff wurde geprägt zu einer Zeit, als man annahm, Linolsäure sei die einzige essenzielle Fettsäure für den Menschen.

Vitamin G, Ⓔ *vitamin B_2, riboflavin*, veralt. für ↗ *Riboflavin*.

Vitamin H, Ⓔ *vitamin H*, Syn. für ↗ *Biotin*.

Vitamin K, *Menachinon* (Vitamin K_2) und *Phyllochinon* (Vitamin K_1), Ⓔ *vitamin K, menaquinone, phylloquinone*. Die Grundstruktur aller Vitamin-K-Formen ist das 2-Methyl-1,4-naphthochinon (Menadion, Vitamin K_3, Abb.). In Position C3 ist eine ungesättigte isoprenoide Seitenkette angefügt. Vitamin K_1 besitzt als Seitenkette einen Phytylrest, die Vitamin K_2-Gruppe eine variable Anzahl an Isoprenoideinheiten (Menachinone, MK-n).
Eigenschaften: Die K-Vitamine gehören zu den • *fettlöslichen Vitaminen*. V. K_1 bildet ein gelbes Öl. Es ist lichtempfindlich, instabil unter alkalischen Bedingungen, aber hitzestabil. Die charakteristischen Absorptionsbanden liegen zwischen 240–270nm.
Vorkommen: Das natürlich vorkommende V. K wird von Pflanzen (V. K_1) und Mikroorganismen (V. K_2) synthetisiert, V. K_2 auch von den Bakterien der • *Darmflora*. Einen hohen *Gehalt* findet man in grünem Blattgemüse (über 100 µg%), Sojaprodukten (bis 200 µg%), Leber (56–89 µg%) und Weizenkeimen (131 µg%). Mittlere Gehalte haben Hülsenfrüchte (40–80 µg%) und div. Gemüse (17–80 µg%). Die *Zubereitungsverluste* sind gering, die *körpereigenen Reserven* reichen aus für 2–6 Wochen.
Bedarf (nach DGE): Der Bedarf liegt für Erwachsene bei 60–80µg/d (Tab.).
Resorption, Metabolismus: Das mit der Nahrung aufgenommene V. K wird unter Mitwirkung von Gallensalzen und Pankreaslipase (Emulgatoren) im proximalen Dünndarm durch aktiven Transport aufgenommen. An Chylomikronen und VLDL gebunden gelangt es über die Lymphe in den Ductus thoracicus. Die Resorptionsrate beträgt 20–70%. Über den Blutweg gelangt V. K in die Leber. Im rauen endoplasmatischen Reticulum der Hepatocyten wird V. K zu seiner biologisch aktiven Form reduziert (Vitamin-K-Hydrochinon). Im Plasma wird es in Form von VLDL oder LDL transportiert. 50% des aufgenommenen V. K werden in glucuronidierter Form über die Gallenwege mit dem Stuhl ausgeschieden, 20% finden sich in wasserlöslicher Form im Urin wieder.
Biochemische Funktionen: V. K ist an der Überführung der Blutgerinnungsproteine (Faktor II [Prothrombin], Faktoren VII, IX, X, Protein C und Protein S) in ihre gerinnungswirksamen Formen durch γ-Carboxylierung beteiligt (↗ *Blutgerinnung*). V. K wirkt hierbei als Cofaktor der γ-Glutamylcarboxylase und wird in ein 2,3-Epoxid umgewandelt. Die Gerinnungsfaktoren können nun über ihre Carboxyglutamatreste in Gegenwart von Ca^{2+} an Phospholipidmembranen gebunden werden. Das Vitamin-K-2,3-Epoxid wird in zwei Schritten zu V. K regeneriert (Epoxid-Reduktase). Daneben ist V. K bei der Bildung von Osteocalcin beteiligt (γ-Carboxylierungsreaktion, Synthese in Osteoblasten), das in allen schnell wachsenden Knochenabschnitten zu finden ist. Auch bei Artherocalcin (Zusammenhang mit Arteriosklerose) und dem renalen Gla-Protein (renaler Ca^{2+}-Stoffwechsel) handelt es sich um Vitamin-K-abhängige carboxylierte Proteine. ↗ *Vitamin-K-Antagonisten*.
Mangel: Ein ernährungsbedingter, klinisch symptomatischer V.-K-Mangel kommt beim Gesunden nicht vor. Bei parenteraler Ernährung ohne Substitution und Fettresorptionsstörungen (Darmerkrankungen) können Mangelzustände ebenso entstehen, wie bei Antibiotikatherapien und Antikoagulanzientherapie. Klinische Symptome eines V.-K-Mangels sind Spontanblutungen, bei Neugeborenen insbesondere Hirnblutungen und eine verlängerte Thromboplastinzeit (Quickwert, ↗ *Prothrombin*).
Überdosierung: Eine Vitamin-K-Hypervitaminose ist nur bei der hochdosierten Substitutionstherapie bei Neugeborenen bekannt. Sie führt dort zu Hämolyse und Hyperbilirubinämie.
Therapie: Da der transplazentale Transfer von V. K limitiert ist, wird eine prophylaktische Substitution bei Neugeborenen empfohlen (1mg einmalig).
Statusbestimmung: Die Plasmakonzentration liegt bei 0,3–1,0ng/ml. Beim • *Koller-Test* wird V. K einmalig intravenös gegeben. Kommt es daraufhin zu einem Anstieg des Quick-Wertes (↗ *Prothrombin*), so deutet das auf eine Vitamin-K-Resorptionsstörung hin.

Vitamin-K-Antagonisten, Ⓔ *vitamin K antagonist*, zu den • *Aggregationshemmern* gerechnete

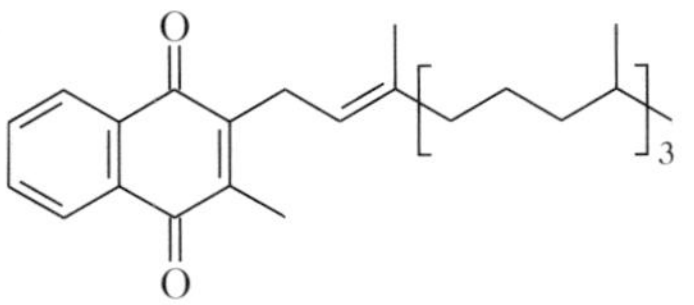

Phyllochinon
Vitamin K_1

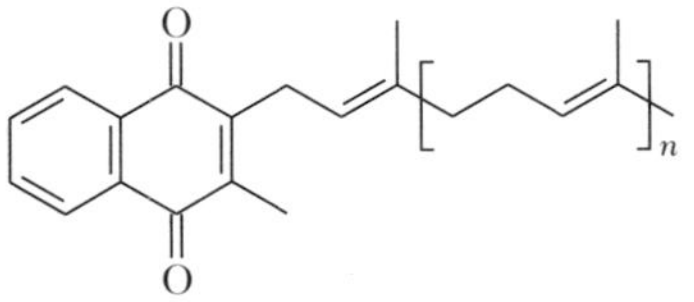

Menachinone
$n = 4$, Vitamin K_2 (20)

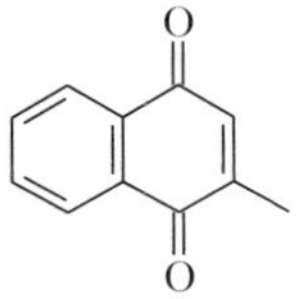

Menadion
Vitamin K_3

Vitamin K. Strukturformeln von Vitamin-K-Verbindungen.

Substanzen, die die Wirkung von Vitamin K hemmen bzw. aufheben, sie kommen als toxische Substanzen in einigen Pflanzen vor, haben aber auch therapeutische Bedeutung als Medikamente, die die Neigung zu ↗ *Blutgerinnung* (Herzinfarktprophylaxe) verringern sollen.
Zu den V. zählen beispielsweise ↗ *Dicumarol*, sowie die Medikamente Warfarin (Antithrombotikum, hemmt bei der Prothrombinsynthese die Vitamin-K-Reduktase und die Vitamin-K-Epoxid-Reduktase) und Marcumar (Antithrombotikum).

Vitamin P, gelegentlich verwendete – nicht korrekte – Bezeichnung für den sekundären Pflanzenstoff ↗ *Rutin*.

Vitamin PP, [E] *vitamin PP*, PP als Abk. für [E] *pellagra preventative*, Syn. für chem. Nicotinsäure (↗ *Niacin*) und Nicotinsäureamid (Niacinamid).

Vitamin T, irreführendes Syn. für ↗ *L-Carnitin*.

Vitaminabbau, [E] *vitamin degradation*, 1) der Metabolismus im Organismus wird unter den einzelnen Vitaminen beschrieben; 2) ↗ *Vitaminverlust*.

vitaminähnliche Substanzen, Syn. für ↗ *Vitaminoide*.

Vitaminanaloga, [E] *vitamin analogues*, synthetische oder natürliche Strukturanaloge der ↗ *Vitamine*, die entweder deren biologische Wirkung (wenn auch in unterschiedlichem Ausmaß) haben (↗ *Vitamere*), oder zu diesen antagonistisch wirken (↗ *Antivitamine*) wie ↗ *Dicumarol*, das strukturelle Ähnlichkeit zu ↗ *Vitamin K* besitzt.

Vitaminantagonisten, [E] *vitamin antagonists*, Syn. für ↗ *Antivitamine*.

Vitamine, [E] *vitamins*, erstmals von Kasimir • *Funk* (1911) gebrauchter Begriff, der ihn aus der Zusammensetzung von lat. *vita*, Leben und Amine als chemischem Bestandteil der bis dato entdeckten Vitamine prägte. V. sind für den Menschen • *essenzielle Nährstoffe* (durch Defektmutation im Laufe der Evolution wude die Biosynthesekette unterbrochen). Der Körper kann sie (bis auf V. D, ↗ *Calciferol*) nicht selbst synthetisieren und ist auf die Zufuhr der V. bzw. ihrer Provitamine angewiesen. Unterversorgung führt entsprechend zu ↗ *Hypovitaminosen* bzw. charakteristischen ↗ *Vitaminmangelkrankheiten* (= Avitaminosen).
Aufgrund ihrer chemischen Struktur und der dadurch bedingten Löslichkeit unterscheidet man zwischen wasserlöslichen (↗ *Ascorbinsäure*, ↗ *Biotin*, ↗ *Cobalamin*, ↗ *Folsäure*, ↗ *Niacin*, ↗ *Pantothensäure*, ↗ *Pyridoxin*, ↗ *Riboflavin* und ↗ *Thiamin*) und fettlöslichen V. (↗ *Calciferol*, ↗ *Vitamin K*, ↗ *Retinol* und ↗ *Vitamin E*).
Physiologische Bedeutung: V. werden im Gegensatz zu essenziellen Aminosäuren und essenziellen Fettsäuren nicht zur Energiegewinnung oder zum Aufbau von Organstrukturen herangezogen, sondern dienen als Wirkstoffe, oft als Bestandteile von Coenzymen bei katalytischen Reaktionen (vgl. • *Biokatalysatoren*). Früher gab es eine Vielzahl

Vitamin K. Tab. Geschätzte angemessene Zufuhr. [Quelle: DACH, *Referenzwerte für die Nährstoffzufuhr*, Umschau-Braus Verlag, Frankfurt, 2000]

Alter	Vitamin K [µg/d]	
	Männer	Frauen
bis 4 Monate	4	
4–12 Monate	10	
1–4 Jahre	15	
4–7 Jahre	20	
7–10 Jahre	30	
10–13 Jahre	40	
13–15 Jahre	50	
15–51 Jahre	70	60
51 Jahre und älter	80	65
Schwangere		60
Stillende		60

von Bezeichnungen für jedes V. (mit Buchstaben, oder nach ihrer Wirkung z.B. Antisterilitätsvitamin, Antiperniziosafaktor etc.). Seit der Aufklärung der chemischen Strukturen werden strukturbezogene Namen verwendet, die die Bezeichnung über Buchstaben zunehmend überflüssig macht. Produziert werden Vitamine von Pflanzen und Mikroorganismen. In den Tierorganismus gelangen sie mit der Nahrung und durch die Darmbakterien, wenn sie in Darmabschnitten synthetisiert werden, in denen eine Resorption stattfinden kann. Wiederkäuer sind aufgrund der Bakterienbesiedelung im Pansen unabhängig von exogener Zufuhr. Der Mensch benötigt eine gemischte, abwechslungsreiche Kost, da kein Lebensmittel existiert, das alle Vitamine in ausreichender Menge und im richtigen Verhältnis enthält. ↗ *Vitaminverluste* während der Lagerung und der Zubereitung von Lebensmitteln können teilweise beträchtlich sein, sie werden bei der industriellen Fertigung teilweise durch ↗ *Lebensmittelanreicherung* kompensiert, teilweise haben die zugesetzten (Pro-)Vitamine auch lebensmitteltechnologische Funktion (z.B. als Farbstoffe, Antioxidanzien, unter den jeweiligen Stichworten beschrieben).
Überversorgung: Vor allem bei den fettlöslichen Vitaminen kann es durch überhöhte Zufuhr zu ↗ *Hypervitaminosen* kommen, so ist z.B. für Retinsäure (↗ *Retinol*) eine akute Toxizität und fruchtschädigende Wirkung bei stark überhöhter Zufuhr nachgewiesen worden. Vitamin-C-Megadosen (Megavitamin-Therapie) wurden von Linus ↗ *Pauling* zur Prophylaxe und Heilung verschiedener Erkrankungen propagiert. Die medikamentöse Verabreichung von V., die über den jeweiligen Zufuhrempfehlungen für Gesunde liegen, werden bei den einzelnen V. beschrieben.

Vitaminierung, Ⓔ *vitaminisation*, ↗ *Lebensmittelanreicherung* mit ↗ *Vitaminen*.

Vitaminkombinationen, *Multivitaminpräparate*, ↗ *Nahrungsergänzungsmittel*.

Vitaminmangel, Ⓔ *vitamin deficiency*, ↗ *Vitaminmangelkrankheiten*.

Vitaminmangelkrankheiten, *Avitaminosen*, Ⓔ *avitaminoses*, *vitamin deficiency syndromes*, in Folge einer längeren Unterversorgung mit Vitaminen (vgl. • *Hypovitaminose*) auftretende Mangelkrankheiten, die für das jeweilige Vitamin bzw. eine Vitamingruppe charakteristisch sind (Tab.). Ihre Symptome und Maßnahmen der Therapie sind unter dem jeweiligen Stichwort beschrieben. Während in den westlichen Industrienationen V. nur selten und aufgrund sehr einseitiger Ernährungsweisen (auch bei Mangelernährung im Alter) bzw. bei Alkoholmissbrauch, selten auch als Folge anderer Grunderkrankungen (↗ *Cobalaminmangel*, ↗ *Malabsorption*) auftreten, sind V. in den sog. Entwicklungsländern häufige Folge von • *Mangelernährung* (vgl. • *Protein-Energie-Mangelsyndrome*), • *Nährstoffmangel* verfügbarer Lebensmittel und Erkrankungen (z.B. AIDS, Tuberkulose, Parasiten). ↗ *Welternährungslage*.

Vitaminmangelkrankheiten. Tab.

Krankheit	Unterversorgung mit
↗ *Ariboflavinose*	↗ *Riboflavin*
↗ *Beriberi*	↗ *Thiamin*
Durchblutungsstörungen (unspezifisch, sog. • *burning feet syndrome*)	↗ *Pantothensäure*
↗ *Erblindung* (Formen)	↗ *Retinol*
↗ *Keratomalazie*	↗ *Retinol*
↗ *megaloblastische Anämie* (unspezifisch)	↗ *Folsäure*, ↗ *Cobalamin*
↗ *Osteomalazie*	↗ *Calciferole* (und andere Störungen des Calcium- oder Phosphatstoffwechsels)
↗ *Pellagra*	↗ *Niacin*, außerdem Mangel an Tryptophan durch Mangel an ↗ *Biotin* und/oder ↗ *Pyridoxin*
↗ *perniziöse Anämie*	↗ *Cobalamin* (s.a. ↗ *Folsäuremangel*)
↗ *Rachitis* (Formen)	↗ *Calciferole*
↗ *Skorbut*	↗ *Ascorbinsäure*
↗ *Xerophthalmie*	↗ *Retinol*

Vitaminoide, *vitaminähnliche Substanzen*, Ⓔ *vitaminoids*, gelegentlich gebrauchter Sammelbegriff für Substanzen, die nicht zu den Vitaminen zählen, da sie im gesunden menschlichen Organismus in ausreichender Konzentration synthetisiert werden, so dass ihre Zufuhr mit der Nahrung nur unter bestimmten physiologischen Situationen nötig wird (worauf ihre Vermarktung als ↗ *Nahrungsergänzungsmittel* abzielt). Die Bezeichnung bedingt essenzieller Nährstoff bzw. ↗ *semiessenzieller Metabolit* sollte daher bevorzugt werden, zumal die physiologischen Gewebekonzentration im Vergleich zu Vitaminen relativ hoch sind. Beispiele: ↗ *Inositole*, ↗ *Cholin*, ↗ *Carnitin*, ↗ *Taurin*, ↗ *Ubichinon*.

Vitaminpräparate, ↗ *Nahrungsergänzungsmittel*.

Vitaminräuber, Ⓔ k.e.B., Lebensmittel, die dem Körper für ihre Verstoffwechselung erforderliche Vitamine „rauben", da sie selbst keine oder fast keine Vitamine enthalten, diese aber für ihre Verstoffwechselung benötigen. Gemeint sind Zucker (• *Industriezucker*) und • *Auszugsmehle* und damit hergestellte Produkte, die die Versorgung mit Vitamin B_1 gefährden sollen. Die These findet sich bei alternativen Ernährungsformen, sie ist in dieser Ausschließlichkeit wissenschaftlich nicht belegbar. Nur bei extrem hoher Aufnahme isolierter Kohlenhydrate (Zucker, Stärke) und gleichzeitig knapper Gesamtenergiezufuhr muss, wie bei allen Extremdiäten, mit einer Unterversorgung an essenziellen Nährstoffen gerechnet werden.

Vitaminstatus, *Vitaminversorgung*, Ⓔ *vitamin status*, der Versorgungsgrad des Organismus (Mangel, Überversorgung) bezogen auf ein bestimmtes Vitamin. Der V. kann anhand laborchemischer Parameter (Blutanalyse, auch zur Abschätzung der vorhandenen Körperspeicher, s.a. die Ergebnisse der ↗ *VERA-Studie*) oder anhand funktioneller Aspekte (nicht für alle Vitamine durchführbar), z.B. Blutgerinnung und Vitamin-K-Status, abgeschätzt werden. Bestimmungsmethoden werden bei den einzelnen ↗ *Vitaminen* besprochen.

Vitaminsubstitution, Ⓔ *vitamin substitution*, zu therapeutischen Zwecken bei bestimmten (krankheitsbedingten) Stoffwechsellagen verabreichte Vitamin-Präparate. Angaben zur Dosierung und ggf. Gefahr von Überdosierungen werden unter den jeweiligen Stichwörtern gemacht.

Vitaminunterversorgung, Ⓔ *unsufficient vitamin supply*, unter dem Bedarf liegende Zufuhr von ↗ *Vitaminen*, kann mittel- und langfristig zu ↗ *Vitaminmangelkrankheiten* führen.

Vitaminverlust, Ⓔ *loss of vitamins*, die Verringerung des Vitamingehalts von Lebensmitteln während der Haltbarmachung (vgl. • *Ultrahocherhitzung*), bei Transport/Lagerung bzw. Verarbeitung/ Zubereitung.

Die Lagerung von Nahrungsmitteln kann je nach Dauer und Bedingungen zu nicht unerheblichen Verlusten an • *Vitaminen* führen, bei Kartoffeln z.B. bis zu 80% des Vitamins C bei Lagerung über 12 Monate. Nicht alle Vitamine sind gleich empfindlich. Eine große Rolle bei Vitaminverlusten (vor allem an Folsäure und Vitamin B_2) spielen Licht, Luft (Sauerstoff) und Hitze, daneben ultraviolette Strahlung und saurer bzw. basischer pH-Wert. Des Weiteren treten ↗ *Zubereitungsverluste*, abhängig von der verwendeten Kochmethode und Bearbeitung auf (z.B. entsprechend dem Ausmahlgrad beim Mehl). Um größere Verluste zu vermeiden, sollten generell vier Regeln befolgt werden:

1) Frische Nahrungsmittel verwenden;
2) wenig Wasser bei der Zubereitung verwenden;
3) Kochzeiten kurz halten und
4) nach Zubereitung rasch verzehren.

Vitaminversorgung, Syn. für ↗ *Vitaminstatus*.

Vitamin-Wechselwirkungen, Ⓔ *vitamin interactions*, die Tatsache, dass sich die meisten Vitamine (nur in geringem Umfang: Vit. D, Vit. K) in Ihrer Wirkung zueinander synergistisch verhalten bzw. ihre maximale Wiksamkeit nur bei ausreichender Versorgung mit anderen Vitaminen entfalten können. V.-W. beruhen darauf, dass Vitamine Cofaktoren komplex regulierter Stoffwechselwege unter Beteiligung mehrere Vitamine sind.

VLCD, Abk. für Ⓔ *very low calorie diet*, ↗ *extrem niedrig kalorische Kost*.

VLDL, Abk. für Ⓔ *very low density lipoproteins*, • *Lipoproteine sehr niedriger Dichte*, triglyceridreiche • *Lipoproteine*, welche aus der Leber sezerniert werden und im Plasma in einem Dichtebereich von <1,006 kg/l flottieren. VLDL werden weitgehend kontinuierlich aus der Leber sezerniert. Sie enthalten als Lipidanteil u.a. Triglyceride und in geringem Maße Cholesterinester und Phospholipide. Wesentliches ↗ *Apolipoprotein* ist das Apolipoprotein B, daneben enthalten VLDL auch ApoE, sowie ApoCI, CII und CIII.

VLDL werden im Plasma zu kleineren, dichteren Lipoproteinen (VLDL-Remnants, ↗ *IDL*) und ↗ *LDL* umgewandelt. Im Gegensatz zu LDL haben VLDL eine relativ kurze Halbwertszeit im Plasma (Stunden). Durch VLDL-Sekretion kann die Leber Lipide in die Peripherie transportieren (sie werden über den ↗ *LDL-Rezeptor* in die Zellen aufgenommen). Bei bestimmten Krankheiten (Diabetes mellitus, Adipositas) kommt es zu einer vermehrten Sekretion von VLDL aus der Leber. Dies manifestiert sich als ↗ *Hypertriglyzeridämie* und/oder ↗ *Hypercholsterinämie* (Therapie s. dort).

VLDL-Remnants, Syn. für Lipoproteine intermediärer Dichte, ↗ *IDL*.

Vogel-Ei-Syndrom, Sonderfall der • *Hühnerei-Allergie*, es entsteht zunächst eine Sensibilisierung gegen Vogelfedern, z.B. eines zuhause gehaltenen Papageien oder Wellensittichs. Später entwickelt sich dann eine ↗ *Kreuzallergie* gegen Eigelb, die vornehmlich auf das mit dem Serumalbumin der Vögel verwandte α-Livetin zurückzuführen ist.

Voit, Carl von (1831–1908), deutscher Physiologe, Schüler von Justus von • *Liebig*, leitete zusammen mit Max Josef von • *Pettenkofer* in München das damals international bedeutsamste Zentrum für Stoffwechsel- und Ernährungsforschung. Zu Voits Schülern gehören Max ↗ *Rubner* und W. O. ↗ *Atwater*. V. verbesserte die pettenkofersche ↗ *Respirationskammer* und ermittelte den ↗ *respiratorischen Quotienten* für Protein, Kohlenhydrate und Fett. Er erkannte den Zusammenhang zwischen Muskelarbeit und Energieverbrauch und entwickelte die nach ihm benannten Ernährungsempfehlungen (↗ *voitsches Kostmaß*). Seine Verbesserungsvorschläge für die ↗ *Truppenverpflegung* und die Verköstigung in „öffentlichen Anstalten" waren wegweisend. Die *Deutsche Gesellschaft für Ernährung* verleiht seit 1961 die Carl-von-Voit-Medaille an verdiente Ernährungsforscher für ihr Lebenswerk.

voitsches Kostmaß, von Carl von • *Voit* anhand von Ernährungserhebungen an Industriearbeitern und Soldaten entwickelte Empfehlungen für die Nährstoffzufuhr: 118g Eiweiß (für Schwerarbeiter 145g), 500g Kohlenhydrate und 56g Fett pro Tag (12.770kJ bzw. 3.055kcal). W. O. Atwater und Max Rubner kamen bei ihren Studien zu vergleichbaren Zahlenwerten.

Volierenhaltung, *Käfighaltung*, ↗ *Eier*.

Volksernährung, E *public nutrition*, Sammelbegriff für die Versorgungslage mit Lebensmitteln sowie die Ernährungssituation und den Ernährungszustand der Gesamtbevölkerung eines Landes. Sie wird weitgehend bestimmt von der Leistungsfähigkeit der inländischen Agrarproduktion, den Möglichkeiten der Be- und Verarbeitung von Nahrungsgütern und der Wirtschaftskraft, um Agrarprodukte importieren zu können. Der Stand der Volksernährung ist ein wesentliches Merkmal für die Beurteilung des Lebensstandards der Bevölkerung.

Volksgesundheit, eine nicht klar definierte Bezeichnung, die mitunter als Übersetzung des Begriffs ↗ *Public Health* dient.

Volksheilkunde, *Volksmedizin*, die Gesamtheit der von medizinischen Laien tradierten Vorstellungen von Abläufen der Krankheitsheilung und der therapeutischen Anwendungen z.B. von ↗ *Heilpflanzen* (und ↗ *Gewürzen*) und anorganischen Substanzen. Im europäischen Raum bereits im Mittelalter niedergelegt in sog. Kräuterbüchern, finden sich einige (überprüfte) Anwendungen heute in der Phytomedizin und dem Wissen um ↗ *sekundäre Pflanzenstoffe* wieder. Zur V. müssen aber auch auf religiösen/magischen Anschauungen beruhende Heilverfahren auch von Kulturkreisen außerhalb Europas gezählt werden.

Volkszählung, *Zensus*, E *census*, die an einer Stichprobe (*Mikrozensus*, in Deutschland ca. 250.000 Haushalte) oder der Gesamtbevölkerung (*Makrozensus*) Erhebung von Daten zur • *Bevölkerungsstruktur*, aber auch (datenschutzrechtlich umstritten) zu Details des Lebensstandards.

Völlegefühl, E *fullness, sensation of repletion, abdominal distension*, aufgeblähter Bauch und/oder das Empfinden, der Magen/Darm sei überreichlich gefüllt. V. tritt i.d.R. nach der Nahrungsaufnahme auf. V. kann verursacht sein durch eine übergroße Nahrungsmenge, ungewohnt ballaststoffreiche Kost (Darmgase) oder krankhafte Störungen im Gastrointestinaltrakt, z.B. eine akute ↗ *Gastritis* (↗ *Verdauungsstörungen*).

vollgehärtete Fette, ↗ *Fetthärtung*.

Vollgetreide, Getreide, welches ggf. nur entspelzt ist, sonst aber alle Randschichten (↗ *Getreidekorn*) enthält (↗ *Vollkorn*, vgl. • *Mehltype*). Im Brauereiwesen wird für Vollgerste auch der max. Anteil an zerbrochenen Körnern (nicht mehr keimfähig) festgelegt. Vgl. • *Auxone*, • *Kollath*, • *anthroposophische Ernährung*.

Vollkonserven, durch Hitzebehandlung langfristig haltbar gemachte Lebensmittel (↗ *Konserven*, ↗ *Haltbarmachungsverfahren*).

Vollkorn, E *whole grain*, in der Zusammensetzung (V.-brot, V.-mehl, V.-nudeln) bedeutet, dass das eingesetzte Mehl in der Zusammensetzung der natürlichen Zusammensetzung (Keim, Randschichten) des vermahlenen Getreides entspricht (Ausmahlungsgrad). Bei V.-brot darf zur Verbesserung des Teig-/Backverhaltens max. 10% Mehl eines geringeren Ausmahlungsgrades zugesetzt werden.

Vollkornprodukte, *Vollkornerzeugnisse*, E *whole grain products*, ↗ *Ballaststoffe*, ↗ *Brot*, ↗ *Getreide*, ↗ *Mehltype*, ↗ *Teigwaren*, ↗ *Vollkorn*.

Vollkost, E *prudent diet*, im Energie- und Nährstoffgehalt bedarfsangepasste Ernährung für den Stoffwechselgesunden (↗ *vollwertige Ernährung*). In der Gemeinschaftsverpflegung wird der Begriff verwendet als Abgrenzung zur ↗ *leichten Vollkost* und zu Diätkostformen. Die so definierte V. („Normalkost") entspricht den ernährungsphysiologischen Anforderungen nicht immer in vollem Umfang. Vgl. • *Mischkost*.

Vollküche, Syn. für ↗ *Zubereitungsküche*.

Vollmilch, E *whole milk*, ↗ *Milch*.

Vollmilchpulver, *Milchpulver*, *Trockenmilchpulver*, durch Sprühtrocknung oder Walzentrocknung (↗ *Trocknen*) als Milchdauerware auf einen Wassergehalt <5% (bei mind. 26% Fett) getrocknete Vollmilch (seltener Magermilch). Nach Anweisung zubereitet ergibt V. ein sensorisch der ↗ *Milch* ähnliches Produkt. In der Lebensmitelindustrie wird V. zur Herstellung von Schokolade, Süßwaren, Backwaren und Milchprodukten (Käse, Jogurt) eingesetzt.

Vollverpflegung, *Ganztagsverpflegung*, E *total food supply*, Verpflegung, bei der alle Mahlzeiten, d.h. alle am Tag und in der Nacht benötigten Speisen und Getränke zur Deckung des gesamten täglichen Bedarfes, von der selben Institution bereitgestellt werden, z.B. alle Mahlzeiten im Krankenhaus bei stationärer Aufnahme (↗ *Krankenhausverpflegung*) oder im Altenpflegeheim (• *Anstaltsverpflegung*; • *Truppenverpflegung*). Bei der V. ist die ernährungsphysiologische Qualität der Speisen besonders wichtig, da eine bedarfsgerechte Nährstoffversorgung allein durch die • *Gemeinschaftsverpflegung* erreicht werden muss. Eine Bewertung der Nährstoffversorgung kann mit Hilfe der ↗ *Zufuhrempfehlungen* für die entsprechende Bevölkerungsgruppe erfolgen (• *Speisenplangestaltung*).

Vollwert-Ernährung, E k.e.B., von Claus Leitzmann (geb. 1933) und Mitarbeitern an der Universität Gießen begründete, ganzheitliche • *alternative Ernährungsform*, die versucht, alle Facetten des ↗ *Ernährungssystems* gleichermaßen zu berücksichtigen. Die V. orientiert sich an den Wertvorstellungen der Lebensreformbewegung (M. O. ↗ *Bircher-Benner*, Werner • *Kollath*) unter Einbeziehung moderner wissenschaftlicher Erkenntnisse. Die V. versteht sich als eine Form der Normalkost nach den Prinzipien der • *vollwertigen Ernährung*. Lebensmittel werden nach ihrem Verarbeitungsgrad in vier • *Wertstufen* eingeteilt von „sehr empfehlenswert" bis „nicht empfehlenswert". Ge- und Verbote gibt es nicht. Empfohlen werden möglichst wenig bearbeitete, ↗ *biologisch erzeugte Lebensmittel* aus heimischer Produktion oder fair gehandelte. Kleine Mengen Fleisch aus ↗ *ökologischem Landbau* und Fisch (1–2mal pro Woche) sind „empfehlenswert", aber nicht unbedingt erforderlich (Tab.); viele Anhänger der V. ernähren sich vegetarisch bzw. semi-vegetarisch (↗ *Vegetarismus*, ↗ *Semi-Vegetarier*). V. hat auch in der ↗ *Gemeinschaftsverpflegung* ihren Platz.

Ernährungswissenschaftliche Bewertung: Die V. ist bei sachgerechter Lebensmittelauswahl als Dauerkost geeignet, auch für Kinder und Diätbedürftige. Die Bevorzugung von Vollgetreideprodukten, Gemüse und Obst entspricht den Forderungen der Ernährungswissenschaft. Die reservierte Haltung gegenüber jeder Art der Lebensmittelverarbeitung und die Empfehlung, nur biologisch erzeugte Lebensmittel zu verwenden, ist primär ökologisch begründet und in diesem Kontext unbestritten. Ernährungsphysiologisch können vorgefertigte Produkte aus konventionellen Lebensmitteln den für die V. empfohlenen Erzeugnissen ebenbürtig sein.

V. ist nicht zu verwechseln mit der ↗ *Vollwertkost* nach M. O. Bruker. Umgangssprachlich werden die Begriffe oft synonym gebraucht für jede Art betont vegetarischer Kostformen mit Lebensmitteln aus ökologischem Landbau.

vollwertige Ernährung, 🄴 *prudent diet*, nach aktuellen wissenschaftlichen Erkenntnissen ernährungsphysiologisch ausgewogene Ernährung. Die v.E. kann aus unterschiedlichsten Lebensmitteln zusammengestellt sein; entscheidend sind allein der Energie- und Nährstoffgehalt sowie der Gehalt an anderen gesundheitlich relevanten Lebensmittelinhaltsstoffen. Richtlinien für die Zusammenstellung einer v. E. liefern in den deutschsprachigen Ländern die D-A-CH ↗ *Referenzwerte* für die Nährstoffzufuhr, in den USA und Kanada die *Dietary Reference Intakes*. Sie sind bestimmt für Stoffwechselgesunde; für Diätbedürftige können einzelne Vorgaben indikationsbezogen modifiziert werden.

Die ↗ *Deutsche Gesellschaft für Ernährung* e.V. hat für die Ernährungsberatung nach diesen Vorgaben 10 Regeln zusammengestellt (• *Ernährungsempfehlungen*):
– vielseitig, aber nicht zuviel;
– weniger fettreiche Lebensmittel;
– würzig, aber nicht salzig;
– weniger Süßes;
– mehr Vollkornprodukte;
– reichlich Gemüse, Kartoffeln und Obst;
– weniger tierisches Eiweiß;
– trinken von Alkohol mit Verstand;
– öfters kleine Mahlzeiten;
– schmackhaft und nährstoffschonend zubereiten.

Die v.E. ist nicht identisch mit der ↗ *Vollwert-Ernährung*. Letztere orientiert sich ernährungsphysiologisch an der v.E., bezieht darüber hinaus aber noch andere Aspekte in die Bewertung ein.

Vollwertkost, 🄴 k.e.B., von M. O. • *Bruker* propagierte • *alternative Ernährungsform* auf der Grundlage der Lehre von W. • *Kollath* und eigener klinischer Erfahrungen. Die Nahrung wird eingeteilt in naturbelassene Produkte, bevorzugt pflanzlich (Lebensmittel), Teilnahrung, z.B. Säfte, und verarbeitete (denaturierte) Lebensmittel, z.B. Auszugsmehle, Stärken und isolierte Zucker (tote Nahrungsmittel; Präparate). Letztere enthalten keine ↗ *Vitalstoffe* mehr, sie werden abgelehnt ebenso wie raffinierte Fette und Obst- und Gemüsesäfte

Vollwert-Ernährung. Tab. Empfehlungen für die Vollwert-Ernährung. [Quelle: Koerber, K. von, Männle, T., Leitzmann, C.: *Vollwert-Ernährung, Konzeption einer zeitgemäßen Ernährungsweise*. Karl F. Haug, Heidelberg, 1993]

reichlich	Vollkornprodukte
	Gemüse, Obst (auch als Rohkost)
	Kartoffeln, Hülsenfrüchte
	Wasser, Früchte- und Kräutertee
	Gewürze, Kräuter
mäßig	Nüsse, Ölsamen
	Butter, kaltgepresste Öle
	Milch(produkte)
	Jodsalz
gering	nicht-Vollkornprodukte
	konservierte Lebensmittel
	isolierte Zucker
	Fleisch- und Wurstwaren
	Eier, raffinierte Fette
	Alkohol, schwarzer Tee, Kaffee
	Tafelsalz, nicht jodiert

für Magen-, Darm-, Leber- und Galleempfindliche. Im Mittelpunkt der V. stehen unbehandelte, pflanzliche Lebensmittel aus ↗ *ökologischem Landbau*: ↗ *Vollgetreide* in Form von ↗ *Frischkornbrei*, ↗ *Rohkost* (Gemüse, Salate) und naturbelassene Fette (Butter, kaltgepresste Speiseöle). Die V. soll zivilisationsbedingte Krankheiten verhüten bzw. heilen, unter anderem Herz- und Gefäßerkrankungen, Erkrankungen von Magen, Darm, Leber, Galle und Pankreas, Rheuma, Arthrose, allergische Erkrankungen einschließlich Asthma, Migräne und Krebs.
Ernährungswissenschaftliche Bewertung: Die V. ist ballaststoffreich und vergleichsweise fettarm. Sie ist bei sachgerechter Lebensmittelwahl als Dauerkost für den Erwachsenen akzeptabel, die Heilversprechen sind allerdings wissenschaftlich nicht haltbar und können gefährlich werden, wenn Patienten dadurch von der ärztlich verordneten Diät oder anderen notwendigen Behandlungsverfahren abgehalten werden (↗ *Zöliakie*). Die Empfehlung von Rohmilch und Vollgetreide für die Ernährung nicht gestillter Säuglinge ist bedenklich (↗ *Frischkornmilch*, ↗ *Säuglingsernährung*).
V. ist nicht zu verwechseln mit • *Vollwert-Ernährung*. Umgangssprachlich werden die Begriffe oft synonym gebraucht für jede Art betont vegetarischer Kostformen mit Lebensmitteln aus ökologischem Landbau.

Vorbeugung, ↗ *Prävention*.

vorgefertigte Lebensmittel, *Convenience-Lebensmittel*, E *convenience food*, (von E *convenience*, Bequemlichkeit), Bezeichnung für industriell be- oder verarbeitete Lebensmittel, bei denen bestimmte Be- und Verarbeitungsstufen vom Herstellbetrieb übernommen werden. Zusätzlich zur hierdurch bedingten Zeitersparnis und Erleichterung bei der Zubereitung der Speisen bieten v.L. je nach Be- und Verarbeitungsgrad (Tab.) eine gewisse Rezepturleistung, einen bestimmten Qualitätsstandard, eine garantierte Mindesthaltbarkeit und beim Großverbraucher Ersparnis an Gerät und Investitionskosten, außerdem teilweise minimierte Transportkosten.
Die zu Definitionszwecken gebildete Kategorisierung der v.L. lässt den Verbraucher jedoch nicht erkennen, welch vielfältige Nahrungsprodukte hierunter fallen, die auch aus ernährungsphysiologischer Sicht nicht einheitlich bewertet werden können. So ist, obwohl der Absatz von v.L. steigend ist, ihr Image z.T. sehr schlecht – nicht nur im Bereich der alternativen Ernährungsformen (vgl. z.B. • *anthroposophische Ernährung*) und die Bedenken der Verbraucher gegenüber der technischen Verarbeitung der Produkte sind groß.

Vormilch, Syn. für ↗ *Kolostrum*.

Vorratshaltung, *Bevorratung*, E *(food) storage*, im Ernährungszusammenhang die sachgerechte Lagerung von Lebensmitteln (als Rohware oder verarbeitete Lebensmittel) zum Zwecke des wirtschaftlichen Einkaufs, mittel- und langfristiger Versorgung (in Selbstversorgersystemen auch zur Überbrückung der Zeiten zwischen den Ernten) sowie in Krisenzeiten (Lebensmittelbevorratung) auch zur staatlich geregelten Sicherstellung einer (bedarfs-)gerechten Versorgung aller Bevölkerungsteile.
Neben den Lagerbedingungen und -möglichkeiten spielen ↗ *Haltbarmachungsverfahren* für die V. eine große Rolle, um den Verderb von Lebensmitteln zu vermeiden. Nährstoffverluste im Verlauf der Lagerzeit sind zu berücksichtigen. Hygienemaßnahmen, sachgerechte Verpackung, aber auch der Einsatz von Schädlingsbekämpfungsmitteln (↗ *Pestizide*) helfen, Lagerverluste durch • *Vorratschädlinge* zu minimieren.

Vorratsschädlinge, E *(storage) pests*, hauptsächlich aus den Gruppe der Insekten und der Wirbeltiere stammende Organismen, die Lebensmittelvorräte durch Fraß und/oder Kontamination mit Kot bzw. Krankheitserregern für den menschlichen Verzehr ungeeignet machen. Insekten können z.B. bereits mit dem Erntegut oder durch undichte Gefäße in die gelagerte Ware gelangen und sich dort massenhaft vermehren (↗ *Vorratshaltung*). Zusatzlich zu Ernteverlusten durch Witterung oder Schädlinge verringern V. (neben Pilzen und Mikroorganismen, die zum Verderb von Nahrungsmitteln führen,) die weltweit zur Verfügung stehende Nahrungsmenge erheblich.

Vorschulkinder, E *preschool children*, ↗ *Kinderernährung*.

Vorwettkampfernährung, E *pre-exercise meals*, Essay: ↗ *Ernährung und Leistungssport*.

Vorzugsmilch, amer. *certified milk*, ↗ *Verkehrsbezeichnung* für • *Rohmilch* mit natürlichem Fettgehalt (3,7–4%), die in Fertigpackungen über den Handel abgegeben wird. Gewinnung und Vertrieb von V. unterliegen besonders strengen Hygieneanforderungen. Der Begriff V. wird im Umfeld der alternativen Ernährungsformen als Syn. für Rohmilch verwendet.

VP, Abk. für Vasopressin, Syn. für ↗ *antidiuretisches Hormon*.

vorgefertigte Lebensmittel. Tab. Kategorien.

vorgefertigte Lebensmittel	
a) ↗ *teilfertige Lebensmittel* – ↗ *küchenfertige Lebensmittel* – ↗ *garfertige Lebensmittel* – zubereitungsfertige Lebensmittel (↗ *aufbereitungsfertige Lebensmittel*)	b) ↗ *verzehrfertige Lebensmittel* (s.a. ↗ *Fertiggerichte*)

W

W, in der Einbuchstabenschreibweise der Aminosäuren Abk. für ↗ *L-Tryptophan*.

Wacholder, bot. *Juniperus communis*, Ⓔ *juniper*, immergrünes Zypressengewächs (*Cupressaceae*) Mitteleuropas. Die blauschwarzen Beeren enthalten bis zu 2% etherische Öle, v.a. ↗ *Pinen*, Camphen, Cadinen und Juniperol. Sie dienen zum Würzen von Wild, Geflügel, Fisch, Sauerkraut und geräucherten Lebensmitteln sowie zur Herstellung von Branntwein (z.B. Gin, Genever, Steinhäger).

Wachse, *Cera*, Ⓔ *waxes*, Ester • *langkettiger Fettsäuren* (C24–C36; • *Hydroxyfettsäuren*) mit langkettigen Alkoholen (ab C16, • *Fettalkohole*). W. haben fettähnliche Eigenschaften (vgl. • *Lipide*), sind aber beständiger, da hydrolytisch und oxidativ kaum abbaubar. Tiere und Pflanzen bilden W. (↗ *Bienenwachs*, Wollwachs, Walrat, ↗ *Carnaubawachs*). • *Pflanzenwachse* dienen dem Schutz von Blättern und Früchten vor Austrocknung. Bei der • *Winterisierung* von Speiseölen kristallieren W. aus.

Lebensmitteltechnologische Anwendungen: Natürliche, aus pflanzlichen, tierischen oder mineralischen Quellen gewonnene oder synthetisch hergestellte W. werden oft in Mischungen untereinander als ↗ *Überzugsmittel* für Obst, besonders Citrusfrüchte, ↗ *Rieselhilfsmittel*, ↗ *Formtrennmittel* und ↗ *Kaumassen* verwendet (Tab.). Sie sind für den Menschen unverdaulich.

Wachse. Als Zusatzstoff eingesetzte Wachse.

E-Nr./INS-Nr.	Substanz
E 901	↗ *Bienenwachs*
E 902	↗ *Candelillawachs*
E 903	↗ *Carnaubawachs*
INS 905	↗ *Paraffine*
INS 907	↗ *mikrokristallines Wachs*
INS 910	↗ *Wachsester*
E 912	↗ *Montansäureester*
E 914	↗ *Polyethylenwachsoxidate*

Wachsester (INS 910), Ⓔ *wax esters*, Ester von Speisefettsäuren mit unverzweigten Fettalkoholen der geradzahligen Kohlenstoffzahlen 10–22 (• *Wachse*), sie dienen als ↗ *Kaumassen*.

Wachsmaisstärke, Ⓔ *waxy maize/corn starch*, native ↗ *Maisstärke*, isoliert aus Wachsmais, einer Züchtung, deren Stärkeanteil zu ca. 98% aus ↗ *Amylopektin* besteht. W. ist ein vielseitig eingesetzter Rohstoff in der Lebensmittelverarbeitung, auch modifiziert (↗ *modifizierte Stärken*).

Wachstum, Ⓔ *growth*, 1) Zunahme der Körpermasse (erfassbar über ↗ *Gewichtskurven*) und/oder der Körpergröße sowie einzelner Körpermaße (Extremitäten, ↗ *Kopfumfang*,) im Verlauf der Embryonalentwicklung bis zum Abschluss der Pubertät. Im Verlauf des W. ändern sich ↗ *anthropometrische Indices* sowie die ↗ *Körperzusammensetzung*, deren Untersuchung gibt Aufschluss über eine normale Entwicklung oder eine evtl. vorliegende Wachstumstörung, die durch ↗ *Mangelernährung*, aber auch durch Krankheiten auftreten können. Die für die Zunahme der Körpersubstanz und den erhöhten Stoffwechsel während des W. der jeweiligen Altersgruppen – teilweise geschlechtsspezifisch – nötigen Zulagen sind in den ↗ *Referenzwerten* für die Nährstoffzufuhr berücksichtigt. So nimmt ein Kind im Alter von 12 Jahren unter Normalbedingungen 5 kg Körpermasse, davon 150 g Stickstoff (= 0,4 g/d) im Jahr zu. Die positive Stickstoffbilanz steht (auch beim Erwachsenen) unter Kontrolle anaboler Hormone (↗ *Anabolika*) sowie des Wachstumshormons ↗ *Somatotropin*.
Das unterschiedliche Längen-/Umfangswachstum einzelner Körperbereiche (Arme, Beine, Rumpf) im Verlauf des W. wird als *allometrisches* Wachstum bezeichnet.
Der Begriff W. wird beim Erwachsenen auch für das W. einzelner Organe (z.B. Muskelwachstum, Tumore) verwandt, dieses W. kann dann wie unter Punkt 2 beschrieben werden.
2) Die Zunahme der Individuen einer Population (↗ *Bevölkerungswachstum*), in Zellkulturen bzw. bei einzelligen Organismen auch unmittelbar die Zellzahl (gemessen als Zelldichte/Volumen). Dieses W. lässt sich über unterschiedliche Messgrößen charakterisieren, die wie die Wachstumsrate z.B. auf die Geschwindigkeit des Wachstums abzielen (lineares W., exponentielles W.) und kann in Wachstumskurven grafisch dargestellt werden.
3) Betriebs-/volkswirtschaftlicher Begriff, der – aus den obigen Bedeutungen abgeleitet – die Zunahme wirtschaftlicher Kenngrößen bezeichnet, teilweise auch verbrämt („negatives Wachstum").

Wachstumsbeschleuniger, Ⓔ *growth accelerators*, 1) ↗ *Anabolika*; 2) ↗ *Phytohormone* bzw. deren synthetische Analoga, die z.B. (Längen-) wachstum und Fruchtbildung/reife von Pflanzen steigern. Sie können zur Ertragssteigerung, aber auch als Herbizid eingesetzt werden.

Wachstumsfaktoren, Ⓔ *growth factors*, von ↗ *Proto-Onkogenen* gebildete Peptide, deren physiologische Funktion die Steuerung der Zellteilungsrate unterschiedlicher Zielzellen im Körper ist. Das Ein- und Ausschalten der Zellproliferation hat zentrale Bedeutung in der Embryonalentwicklung (Gewebe-/Organdifferenziereung), bei der Wundheilung, aber auch bei der malignen Entartung von Zellen. W. werden nach ihrem Bildungsort oder Ihrer Wirkung benannt (z.B. Blutplättchen-W., E *platelet derived growth factor, PDGF*, insulinähnlicher W., E *insulin like growth factor, IGF*).

Wachstumshemmung, E *stunting*, *growth impairment*, *growth retardation*, ↗ *Mangelentwicklung*.

Wachstumshormone, E *growth hormones*, 1) im engeren Sinn Syn. für das Hormon ↗ *Somatotropin*, welches unter physiologischen Bedingungen das Wachstum steuert, aber auch in der Tierzucht als • *Masthilfsmittel* und versuchsweise in transgenen Tieren zur Erzielung von schnellerem/stärkerem Wachstum eingesetzt wird. Vgl. Essay: • *Gentechnik und Lebensmittel*. 2) Sammelbegriff, für Hormone, die das Wachstum von Zellen, Organen oder des Organismus fördern (z.B. ↗ *Anabolika*). S.a. ↗ *Wachstumsfaktoren*.

Wachstumskurven, E *growth charts*, Darstellung, bei der Wachstumsparameter (Körpergröße [= ↗ *Somatogramm*], Individuen-/Zellzahl) gegen die Zeit aufgetragen werden. Aus der Auftragung z.B. des 5., 50. oder 95. ↗ *Perzentils* der Körpergröße von Kindern jeder Altersgruppe gegen das Lebensalter kann z.B. eine vorliegende ↗ *Mangelentwicklung* erkannt werden (↗ *Kopfumfang*).
W. sind aber auch grafische Darstellungen der Bevölkerungsentwicklung oder der Zelldichte in mikrobiologischen Kulturen.

Wachstumsregulatoren, E *growth regulators*, 1) ↗ *Wachstumshormone*, ↗ *Wachstumsfaktoren*; 2) ↗ *Phytohormone*.

Wachstumsverzögerung, E *growth retardation*, Syn. für ↗ *Mangelentwicklung*.

Wachtel, E ↗ *quail*, ↗ *Wild(fleisch)* Tab.

Waerland-Kost, E *Waerland diet*, von dem schwedisch-finnischen Naturphilosophen und Mediziner Åre Waerland (1876–1955) begründete lacto-vegetabile Kost mit wenig Milch(produkten) als Bestandteil einer einfachen, naturnahen Lebensweise (vgl. • *Lacto-Vegetarismus*, • *alternative Ernährungsformen*). Die W. besteht aus Kartoffeln, in der Schale gekocht, dazu ↗ *Rohkost* (Vollgetreide, Gemüse, Obst, gut gekaut) und unverarbeitete, nicht pasteurisierte Milch(produkte) in kleinen Mengen Fleisch, Fisch, Eier, Weißzucker und Süßwaren, Kaffee, Tee und andere Genussmittel, scharfe Gewürze, Kochsalz, Citrusfrüchte und Konservierungsstoffe werden gemieden. Die W. soll die Ausscheidung saurer Stoffwechselprodukte fördern und so der ↗ *Übersäuerung* des Körpers entgegenwirken und Krankheiten verhüten bzw. heilen.
Ernährungswissenschaftliche Bewertung: W. ist bei sorgfältiger Lebensmittelauswahl als Dauerkost für gesunde Erwachsene akzeptabel, die Eisen- und Jod-Versorgung kann problematisch werden. Für Schwangere, Stillende und Kinder ist die W. nicht geeignet (Calciummangel). Die These der Übersäuerung des Körpers beim Verzehr tierischer Lebensmittel ist wissenschaftlich nicht haltbar. Auch die Aussage, Krankheiten seien durch naturnahe Lebensführung allein zu verhüten bzw. zu heilen, ist nicht zutreffend.

Wäge-Protokoll(-Methode), • *Wiegemethode*, *Protokoll-Gewichts-Methode*, E *weighed dietary record*, *weighed food record*, eine prospektive Methode zur • *Verzehrserhebung*, bei der die Probanden über einen festgelegten Zeitraum (üblicherweise 3, 4 oder 7 Tage) alle aufgenommenen Lebensmittel vor dem Verzehr abwiegen und mit einer möglichst genauen Beschreibung des jeweiligen Produkts bzw. der Handelsmarke sowie der Tageszeit des Verzehrs in einem Protokollheft festhalten. Liegt die Zubereitung einzelner Mahlzeiten nicht in ihrer Hand (z.B. im Falle einer Außer-Haus-Verpflegung), so müssen die Probanden die Verzehrsmengen abschätzen. Dies wird ihnen häufig durch Abbildungen unterschiedlicher Portionsgrößen erleichtert. Die protokollierten Verzehrsmengen werden, zumeist mit Hilfe entsprechender ↗ *Ernährungssoftware*, in die aufgenommenen Mengen an Nahrungsenergie und Nährstoffen übertragen.
Die W. gilt noch immer als genaueste Methode zur Verzehrserhebung. Allerdings garantiert auch sie keine vollständige Erfassung aller verzehrten Lebensmittel (↗ *Underreporting*). Zudem hängt sie, vor allem mit wachsender Erfassungsdauer, erheblich von der ↗ *Compliance* der Probanden ab. Dies kann sich neben einem Underreporting auch im Undereating niederschlagen.

wahre Verdaulichkeit, *WV*, ↗ *Verdaulichkeit*; Formel: ↗ *Proteinqualität* Tab.

Waist-(to-)Hip-Ratio, *WHR*, E für ↗ *Taille/Hüfte-Quotient*.

Waldmeister, *Maikraut*, *wohlriechendes Labkraut*, bot. *Galium odoratum*, E *sweet woodruff*, in Laubwäldern Mitteleuropas beheimatetes Würzkraut (Fam. Rötegewächse, *Rubiaceae*). Es dient zur Aromatisierung der Waldmeisterbowle (Maibowle). Da der wesentliche Aromastoff, ↗ *Cumarin*, in höherer Konzentration toxisch wirkt (Kopfschmerzen, Benommenheit, Leberschäden), sollten für die Herstellung der Bowle im Haushalt nicht mehr als 3g/l verwendet werden. Mit W. aromatisierte Weinerzeugnisse dürfen nicht mehr als 5ppm Cumarin enthalten. Zur Aromatisierung von Süßspeisen wird künstliches Aroma verwendet.

Walnuss, bot. *Juglans regia*, Ⓔ *walnut*, ↗ *Nüsse*.

Walnussöl, Ⓔ *walnut oil*, aus den Samen des Walnussbaums (*Juglans regia*) • *kaltgepresstes Speiseöl*. W. ist eine regionale Spezialität in Teilen Frankreichs und der Schweiz. Das Fettsäuremuster (54–65% Linolsäure, 9–15% ↗ *α-Linolensäure*, 14–21% Ölsäure, 7–11% Palmitin- und Stearinsäure) kommt mit dem hohen Anteil an ungesättigten Fettsäuren und dem Linolsäure-/Linolensäure-Verhältnis von 5:1 den Empfehlungen der Ernährungsexperten nahe (DACH-Referenzwerte für die Nährstoffzufuhr), es ähnelt dem des • *Sojaöls*.

Walöl, Ⓔ *whale oil*, Fett aus den Speckschichten von Blau- und Finnwal mit hohem Anteil an ↗ *langkettigen mehrfach ungesättigten Fettsäuren*. W. war lange Zeit ein wichtiger Rohstoff für Margarine und Backfette (↗ *Fetthärtung*). Mit dem Washingtoner Artenschutzabkommen und verschärften Fangverboten in den letzten Jahren ist der Walfang stark zurückgegangen. In Europa spielt W. für die Ernährung keine Rolle mehr. W. ist nicht zu verwechseln mit ↗ *Walrat*.

Walrat, *Spermazet*, *Cetaceum*, wachsartige Masse, reich an Estern der Palmitinsäure, die aus Stirnhöhle und Rückenmarkskanal von (Pott)walen gewonnen wird und im Gegensatz zu • *Walöl* hauptsächlich als Grundlage für ↗ *Wachse* und Salben der Kosmetikaindustrie dient(e).

Walzentrocknung, Ⓔ *roller drying*, *drum drying*, Verfahren zum • *Trocknen* flüssiger oder pastöser Lebensmittel durch Kontaktwärme. Das Gut wird auf von innen mit Dampf auf maximal 150°C beheizte und sich je nach Gut mit unterschiedlicher Geschwindigkeit drehende Walzen (Einwalzen-, Zweiwalzen- und Mehrwalzentrockner) verteilt. Spätestens nach einer Walzendrehung wird es mit Schabemessern abgelöst und i.d.R vermahlen. Typische durch W. hergestellte Produkte sind ↗ *Vollmilchpulver*, ↗ *Kartoffelflocken* und ↗ *Trockenei*.

Wangenbrand, Syn. für ↗ *Noma*.

Warburg, Otto Heinrich (1883–1970), deutscher Biochemiker, Nobelpreisträger für Medizin 1931. W. erforschte die Mechanismen der Atmung, Gärung und Photosynthese, seine Apparaturen zur Messung des Gaswechsels werden weltweit angewandt (Warburg-Apparat). Die Entdeckung der katalytischen Wirkung von Eisen für die Zellatmung und die Isolierung des ersten Flavoprotein-Enzyms, ↗ *Cytochrom-Oxidase* (warburgsches Atmungsenzym), waren wegweisend für die moderne Zellforschung. Die Theorie der „anaeroben Glycolyse" als Ursache für die maligne Entartung von Zellen hat sich nicht bestätigt, sie fand jedoch Eingang in verschiedene Krebsdiäten (↗ *Anti-Krebs-Diäten*, vgl. • *Extremdiäten* Tabelle).

Warenkorb, Ⓔ k.e.B., deskriptive Bezeichnung ausgewählter Güter des privaten Verbrauchs. Er wurde 1955 vom Deutschen Verein für öffentliche und private Fürsorge zusammengestellt. Er dient als Bedarfsbemessungsgrundlage und bestimmt ein staatlich verordnetes, soziokulturelles Existenzminimum (↗ *Armut*). Die Zusammensetzung des W. orientiert sich an den tatsächlichen Verbrauchsgewohnheiten unterer Einkommensgruppen, wie sie durch die ↗ *Einkommens- und Verbrauchsstichprobe* erfassst werden (↗ *Ernährungsbericht*).
Der W. setzt sich aus Gruppen von Gütern zusammen, die nach Menge und Qualität differenziert werden und zur Berechnung des • *Preisindex* herangezogen werden. Die Preisindizes messen die Preisentwicklung (• *Lebensmittelpreise*) sowohl auf der Ebene des privaten Verbrauchs als auch auf der Stufe des Einzelhandelsverkaufs. Bezugsgrösse ist ein Basisjahr, damit Veränderungen nachgewiesen werden können. Für 1999 wird das Basisjahr 1995 herangezogen. Kritik am W. bezieht sich neben der Zusammensetzung auch auf dessen träge Anpassung an sich real verändernde Verzehrsgewohnheiten. [Statistisches Bundesamt (Hrsg.) *Preise*. Fachserie 17 Reihe 7. Preisindizes für die Lebenshaltung 1999]

Warfarin, Ⓔ *warfarin*, $C_{19}H_{16}O_4$, 1944 entwickeltes Präparat, das als Antikoagulans (Verminderung des Risikos von Thrombosen nach Operationen) und Rodentizid (verursacht bei Ratten keine Köderscheu) verwendet wird (Abb.). W. ist embryotoxisch (nicht teratogen) und führt bei Kindern, deren Mütter in der Gravidität mit W. behandelt wurden zur W.-Embryophatie (Skelettfehlbildung mit typischen punktförmigen Kalkeinlagerungen). Als MAK-Wert: 0,5 mg/m³.

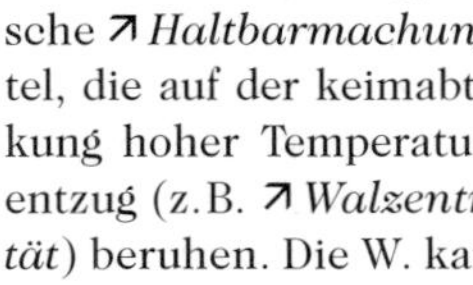

Warfarin

Wärmebehandlung, Sammelbegriff für thermische ↗ *Haltbarmachungsverfahren* für Lebensmittel, die auf der keimabtötenden/hemmenden Wirkung hoher Temperaturen und/oder dem Wasserentzug (z.B. ↗ *Walzentrocknung*; ↗ *Wasseraktivität*) beruhen. Die W. kann zu ↗ *Nährstoffverlusten* und -veränderungen (↗ *Maillard-Reaktion*) führen.

Wärmeenergie, *Wärmemenge*, Ⓔ *thermal energy*, *heat energy*, die Summe der Bewegungsenergie (kinetischen Energie) bzw. Schwingungsenergie aller Atome/Moleküle in Gasen, Flüssigkeiten und Festkörpern. Führt man einem thermodynamischen System (↗ *Thermodynamik*) W. zu, kommt es zum Temperaturanstieg durch Erhöhung der Teilchengeschwindigkeit (brownsche Molekularbewegung,

Wärmebewegung) und Wärmeausdehnung. Die W. unterliegt, wie alle Energiearten, dem Gesetz von der Erhaltung der • *Energie*. Sie kann aus anderen Energieformen (z.B. elektrischer, mechanischer oder chemischer Energie) gewonnen und in technischen Prozessen (↗ *Wirkungsgrad*) fast restlos in diese überführt werden:
$Q = c \times m \times \Delta T$
wobei Q = Wärmeenergie, c = spezifische Wärmekapazität des zu erwärmenden Stoffes bzw. seiner Bestandteile in J/kg × K, m = Masse des Körpes in kg, ΔT = Temperaturdifferenz, mit der Q erzeugt wird in Kelvin (K) = $t_2 - t_1$. Die SI-Einheit der W. (Q) ist die das ↗ *Joule*.
Für Organismen stellt W. praktisch ein Abfallprodukt der Stoffwechselprozesse dar (Muskelkontraktionen, Stoffumsetzungen unter weitgehender Erhaltung der gespeicherten chemischen Energie, Oxidationen zur Bereitstellung von Reduktionsäquivalenten bzw. energiereichen Phosphaten). Der Mensch als homoiothermer Organismus (Warmblütler mit möglichst konstanter Körpertemperatur), kann die im Stoffwechsel erzeugte W. zur ↗ *Temperaturregulation* nutzen, wenn die Umgebungstemperatur unter der optimalen Körpertemperatur liegt; im umgekehrten Fall muss dem Körper durch Verdunstung von Schweiß W. entzogen werden. Die Produktion von W. als Hauptzweck einer Stoffwechselreaktion ist die sog. ↗ *zitterfreie Thermogenese*.

Wärmekapazität, ↗ *Wasserwärmekapazität*.

wärmend, Ⓔ *warming*, ↗ *Mundgefühl*.

Wärmeproduktion, die als Folge von Stoffwechselreaktionen freigesetzte ↗ *Wärmeenergie*, insbesondere die ↗ *zitterfreie Thermogenese* in den • *Adipocyten* des • *braunen Fettgewebes*. ↗ *Temperaturregulation*.

Wärmeregulation, Syn. für ↗ *Temperaturregulation*.

Wärmewagen(system), Ⓔ *bulk system*, • *Speisenverteilsystem* mit beheizbaren Wagen. Nach der Produktion werden die warmen Speisen direkt in Mehrportionsbehälter abgefüllt und in Wagen eingesetzt. Außerdem sind die Wagen mit Kaltfächern für den gleichzeitigen Transport kalter Speisen wie Salate sowie mit Fächern für das erforderliche Geschirr und Besteck ausgestattet. Nach dem Transport an den Ausgabeort findet dann die Einzelportionierung statt. Das W. wird vorrangig auf Stationen in Krankenhäusern/Heimen eingesetzt. Im Gegensatz zum Tablettsystem (↗ *Bandausgabe*) kann hier noch auf individuelle Wünsche bei der Portionsgröße und Komponentenart, z.B. Kartoffeln statt Reis, eingegangen werden.

Warmhalteverluste, ↗ *Nährstoffverluste*.

Warmverpflegungssystem, Syn. für ↗ *Verteilerküche*.

Wasser, Ⓔ *water*, H_2O, • *essenzieller Nährstoff*, der mit ca. 60% den mengenmäßig größte Anteil des menschlichen Körpers bildet (↗ *Gesamtkörperwasser*; ↗ *Körperzusammensetzung*). Drei Viertel des im Körper vorhanden W. befinden sich im Intrazellulärraum, nur ein Viertel im Extrazellulärraum. Davon entfallen 3 l auf die Blutflüssigkeit während ca. 9 l zwischen den Zellen zirkulieren (↗ *interstitielle Flüssigkeit*).
Funktionen: Häufig werden im physiologischen Zusammenhang die Begriffe W. und Flüssigkeit (obwohl im Wortsinn nicht korrekt) synonym verwandt. Die Bedeutung des W. für den menschlichen Organismus (und alle Lebewesen) liegt in der Summe seiner Eigenschaften:
Wasser ist zugleich Lösungsmittel für Stoffwechselreaktion und Stoffwechselprodukt/-intermediat (z.B. Oxidationswasser). ↗ *Wassermangel* führt innerhalb weniger Tage zu schwerwiegenden Schäden. ↗ *Harnpflichtige Substanzen* können nicht mehr ausgeschieden werden, es kommt zur Bluteindickung und Kreislaufversagen. Osmotisch aktive Substanzen, wie z.B. Kochsalz oder Harnstoff, die mit dem Harn ausgeschieden werden, benötigen bei vermehrter Zufuhr oder Bildung im Körper eine erhöhte Wasserzufuhr für die Ausscheidung über die Niere. Da bei geringer Nahrungsaufnahme das in Lebensmitteln enthaltene Wasser sowie ↗ *Oxidationswasser* fehlt, gleichzeitig aber vermehrt harnpflichtige Substanzen anfallen, sollte umso mehr getrunken werden, je weniger man isst.
Wasser besitzt eine hohe Wärmeleitfähigkeit und eine hohe Wärmekapazität (Temperaturregulation).
Wasser ist in Form der Hydrathülle oder als lipophobe Phase wichtiger Strukturbestandteil von anorganischen Ionen oder Biomolekülen (Biomembranen, Proteine).
Die im Vergleich zur Dichte geringe Viskosität des W. ist wichtig für Transportprozesse gelöster Substanzen bzw. wässriger Emulsionen.
Die Aufnahme des W. erfolgt direkt über Getränke sowie das in fester Nahrung enthaltene Wasser und indirekt über das im Stoffwechsel gebildete Oxidationswasser. Die Ausscheidung erfolgt außer über die Niere (↗ *Harn*) und die ↗ *Faeces* über die Haut (↗ *Schweißsekretion*) und die Feuchte der Atemluft.
Wasserbedarf: Säuglinge haben aufgrund ihrer relativ größeren Körperoberfläche und der noch nicht voll ausgebildeten renalen Konzentrationsfähigkeit einen relativ höheren Wasserbedarf als Schulkinder und Erwachsene. Die Richtwerte für die Gesamtwasserzufuhr betragen beim Erwachsenen etwa 250 ml/MJ (1 ml/kcal), beim älteren Menschen mehr als 250 ml/MJ und beim gestillten Säugling etwa 360 ml/MJ (Tab.). Die Flüssigkeitsaufnahme unter normalen Ernährungsbedingungen erfolgt, bevor es zum Auftreten von ↗ *Durst*

Wasser. Tab. Richtwerte für die tägliche Zufuhr von Wasser. [Quelle: DACH, *Referenzwerte für die Nährstoffzufuhr*, Umschau-Braus Verlag, Frankfurt, 2000]

Alter	Wasserzufuhr [ml/d]		
	Getränke[1]	feste Nahrung	Gesamt[2]
bis 4 Monate[3]	620	–	680
4–12 Monate	400	500	1000
1–4 Jahre	820	350	1300
4–7 Jahre	940	480	1600
7–10 Jahre	970	600	1800
10–13 Jahre	1170	710	2150
13–15 Jahre	1330	810	2450
15–19 Jahre	1530	920	2800
19–25 Jahre	1470	890	2700
25–51 Jahre	1410	860	2600
51–65 Jahre	1230	740	2250
65 Jahre und älter	1310	680	2250
Schwangere	1470	890	2700
Stillende[2]	1710	1000	3100

1 = Errechnet als Differenz aus der Gesamtaufnahme, abzüglich der Zufuhr durch feste Nahrung und Oxidationswasser.
2 = Die Gesamtaufnahme (gerundete Werte) abzüglich der Zufuhr durch Getränke und feste Nahrung ergibt die Zufuhr durch Oxidationswasser (nicht gesondert ausgewiesen).
3 = Schätzwert

kommt (↗ *Wasserhaushalt*). Besonders bei älteren Menschen kann jedoch das Durstgefühl so stark eingeschränkt sein, dass ein Flüssigkeitsdefizit nicht adäquat wahrgenommen und ausgeglichen wird.
Bei normalem Trinkverhalten ist eine zu hohe Wasseraufnahme nicht wahrscheinlich, die Fähigkeit zur Ausscheidung von Wasser bei kurzzeitiger Belastung liegt für Erwachsene bei ca. 1 l/h. (Deutlich niedriger z.B. bei ↗ *Leberzirrhose*, Erkrankungen der ↗ *Niere* und Einnahme von ↗ *Diuretika*.) Beim Säugling/Kleinkind kann es zur akuten • *Wasserintoxikation* kommen: Die Risikoschwelle für die Ausbildung eines Hirnödems mit Krampfanfall liegt bei einer Absenkung des Serum-Natriumspiegels von 140 mmol/l auf 120 mmol/l. Hierfür muss ein Erwachsener mit ca. 42 l Körperwasser 6 l Wasser innerhalb kurzer Zeit aufnehmen. Ein einjähriges Kind von 10 kg Gewicht und einem Körperwasser von 6,5 l benötigt hierzu 0,92 l und ein einen Monat alter Säugling (4 kg Gewicht, 2,8 l Körperwasser) nur 0,4 l.

Wasserabgabe, Ⓔ *output of water*, ↗ *Wasserhaushalt*.

Wasseraktivität, Ⓔ *activity of water*, Maß für die für mikrobielle und biochemische Reaktionen tatsächlich zur Verfügung stehende Wassermenge in Lebensmitteln. Die W. wird als • *aw-Wert* angegeben und ist definiert als Verhältnis des Wasserdampfdrucks über dem Lebensmittel (p) zum Wasserdampfdruck reinen Wassers (p_0) bei der gleichen Temperatur, aw = p/p_0. Reines Wasser hat einen aw-Wert von 1 und jeder Zusatz von wasserbindenden Substanzen wie Salz (• *Pökelung*, • *Salzen*), Zucker und Proteinen oder ein Wasserentzug durch • *Trocknen* oder Tiefgefrieren bewirkt eine Absenkung des aw-Wertes unter 1. Da Mikroorganismen für alle Stoffwechselaktivitäten Wasser benötigen, führt eine Absenkung des aw-Wertes zu einer immer stärkeren Wachstumshemmung. Lebensmittel mit einem aw-Wert >0,95 gelten als leicht verderblich (z.B. Fleisch, Eier, Fisch). Mittelgradig verderblich sind Lebensmittel mit einem aw-Wert <0,95 aber >0,91 (z.B. Rohwürste) und Lebensmittel mit einem aw-Wert <0,90 gelten als kaum verderblich (z.B. getrocknete Rohwürste, gereifter Hartkäse, hartgesalzene Fische, Honig, Mehl, Reis, und getrocknete Produkte wie Trockenmilch, Trockenkartoffeln etc.).

Wasseraufnahme, Ⓔ *water intake*, ↗ *Wasserhaushalt*.

Wasserbedarf, Ⓔ *water requirement*, die zur Aufrechterhaltung der Körperfunktionen und des Wohlbefindens nötige Menge an ↗ *Wasser*, die durch Trinken und mit der Nahrung zugeführt werden muss. Der W. ist individuell sehr unterschiedlich und wird bestimmt durch Alter, Gewicht, Geschlecht, körperliche Aktivität, Stoffwechselbedingungen und exogene Einflüsse. Beim Gesunden besteht ein Gleichgewicht zwischen Wasseraufnahme und Wasserverlust (↗ *Wasserhaushalt*). Ein erhöhter W. besteht bei hohem Energieumsatz, Hitze, trockener oder kalter Luft, erhöhter Kochsalz- und Proteinzufuhr sowie bei größeren Verlusten (enteral, Perspiratio sensibilis, Perspiratio insensibilis, Fieber). Durch sportliche Aktivität oder Hitzearbeit kann der W. im Extremfall auf über 10 l/d ansteigen. Je weniger man isst, desto mehr sollte man trinken, da bei geringerer Nahrungsaufnahme das Wasser aus Lebensmitteln und das anfallende ↗ *Oxidationswasser* im Körper fehlt. Ein hoher W. besteht auch bei Aufenthalt in großer Höhe, da der Wassergehalt der Luft sehr gering, das Atemminutenvolumen aber erhöht ist. Eine zu hohe Flüssigkeitsaufnahme ist beim Gesunden auszuschließen, da der Mensch 1 l Flüssigkeit pro Stunde ausscheiden kann.

Neugeborene und Kleinkinder: Der Körper des Neugeborenen besteht zu 79% aus Wasser. Im Alter von 10–16 Jahren hat sich der Wasseranteil des Körpers auf ca. 60% verringert. Der Wasserbestand

des Körpers muss im Säuglingsalter durch tägliche Trinkmengen aufrecht erhalten werden, die 1/5–1/6 des Körpergewichtes (max. 1.000 ml) entsprechen. Die Richtwerte für die tägliche Zufuhr von Wasser im Säuglings- und Kindesalter sind in der Tab. zum Stichwort ↗ *Wasser* zusammengestellt. [Deutsche Gesellschaft für Ernährung, *Empfehlungen für die Nährstoffzufuhr*. 5. Überarbeitung. Umschauverlag, 1991]
Stillende (↗ Stillzeit); ↗ Wasser Tab.

Wasserbilanz, E *water balance*, das Verhältnis der Wasserabgabe zu Wasseraufnahme eines Organismus, haufig auch synonym zum Begriff • *Wasserhaushalt* gebraucht. Die W. ist ausgeglichen, wenn die Differenz von Ausgabe und Abgabe gleich null ist. Die Abb. zeigt die wesentlichen Komponenten der Wasserabgabe und -aufnahme am Beispiel eines Erwachsenen. Der Aufrechterhaltung einer ausgeglichenen Wasserbilanz dienen zahlreiche Regelkreise des ↗ *Wasserhaushaltes*, die die W. sowohl auf der „Ausgabenseite" (Sekretion) als auch auf der „Einnahmenseite" (gesteigerte Flüssigkeitsaufnahme durch Durst) beeinflussen. Während eine zu hohe (positive) Wasserbilanz (Wasserintoxikation), außer bei Säuglingen und Kleinkindern aufgrund der hohen Ausscheidekapazität der Niere praktisch kaum auftritt (↗ *Wasser*), kann eine negative Wasserbilanz sehr wohl schnell zu problematischen Situationen (↗ *Dehydratation*) führen. Bereits bei einem Wasserverlust von 2% des Körpergewichtes kommt es zu starken Leistungseinschränkungen, ab 3% ist die Speichel- und Harnproduktion eingeschränkt, ab 5% tritt ein beschleunigter Puls und erhöhte Körpertemperatur auf; ein Wasserverlust von 20% des Körpergewichtes ist tödlich. Die maximale Überlebensdauer ohne Wasseraufnahme liegt (bei günstigsten Klimabedingungen) bei ca. 11–20 Tagen.
Starke Unterschiede in der Stabilität der W. gibt es auch zwischen Kindern und Erwachsenen: Ein Säugling tauscht die Hälfte seines ↗ *Extrazellulärvolumens* durch die Aufnahme und Abgabe von ca. 1 l Wasser aus, ein Erwachsener dagegen nur 1/7.

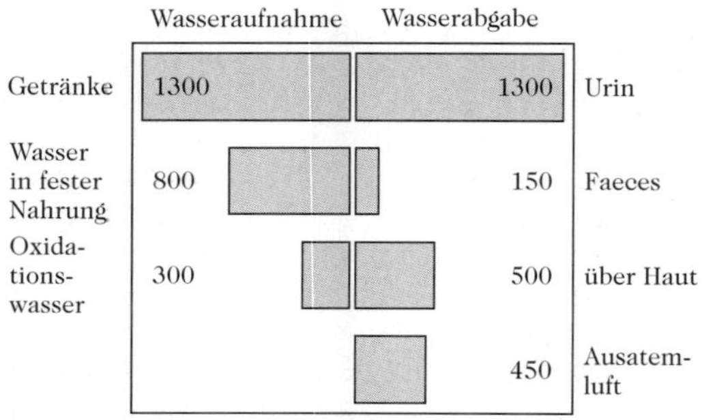

Wasserbilanz. W. am Beispiel eines Erwachsenen mit ausgeglicherer Bilanz. [n. B. Eschenbruch, *Wasser und Mineralstoffe in der Ernährungsmedizin*. Umschau Zeitschriftenverlag, Frankfurt, 1994, mit. frdl. Genehm.]

Die durchschnittliche Verweildauer der Wassermoleküle im Körper des Erwachsenen beträgt etwa 15 d, beim Säugling hingegen nur 3–5 d. Der hohe Wasserumsatz beim Säugling bewirkt eine erhebliche Anfälligkeit gegen Störungen der W. durch erhöhte Verluste (• *Erbrechen*, ↗ *Diarrhö*, Fieber, Perspiratio insensibilis [↗ *Schweißsekretion*]).

Wasserbindungsvermögen, *Wasserbindungskapazität*, E *waterholding capacity*, der Anteil an Wasser, der von Körper- bzw. Nahrungssubstanzen z.B. als Quellungswasser bzw. in der Hydrathülle gebunden werden kann. Glycogen und Protein binden ca. das 3-fache des Trockengewichts an Wasser, Fett etwa 30%. Das W. spielt eine Rolle z.B. beim Gewichtsverlust unter einer Reduktionskost/bei Mangelernährung: Der Katabolismus von 100 g Glycogen oder Protein (bei totalem Fasten etwa vom 1.–7. Tag zur Energiebereitstellung herangezogen) bewirkt eine Abnahme des Körpergewichtes von bis zu 400 g, der von 100 g Fett (vermehrt ab dem 8. Fastentag genutzt) entsprechend von 130 g. Daher ist der Gewichtsverlust in der Anfangswoche am größten (z.B. 1,4 kg/d) und sinkt dann allmählich ab (z.B. auf 200 g/d).
Das hohe W. von ↗ *Ballaststoffen* der Nahrung muss durch eine entsprechend erhöhte Flüssigkeitszufuhr berücksichtigt werden.

Wasserdefizit, *Wassermangel*, E *water deficiency*, negative ↗ *Wasserbilanz* mit größerem Flüssigkeitsverlust als Flüssigkeitszufuhr.

Wasser-Elektrolyt-Haushalt, E *balance of water and electrolytes*, systemische und zelluläre Konzentrations- und Volumenregulationen der Wasser- und Elektrolytbilanzen überwiegend durch die Hormone ADH (antidiuretisches Hormon, Adiuretin, Vasopressin), das vor allem die renale Wasserausscheidung vermindert, Angiotensin II, das Durst auslöst und die Aldosteronsekretion anregt, und Aldosteron, das die renale Elektrolyt- und damit auch Flüssigkeitsresorption steigert. ↗ *Elektrolythaushalt*; ↗ *Wasserhaushalt*.

Wassergehalt, *Feuchtigkeitsgehalt*, (von Lebensmitteln), 1) Deckung des Flüssigkeitsbedarfs: ↗ *Wasser*; 2) Einfluss auf Haltbarkeit: ↗ *Wasseraktivität*.

Wasserharnruhr, Syn. für ↗ *Diabetes insipidus*.

Wasserhärte, E *water hardness*, Maß für den Gehalt an gelösten natürlich vorkommenden Calcium- und Magnesiumverbindungen im Wasser, die aus den Böden und Gesteinen bei der Bodenpassage herausgelöst wurden. Die wichtigsten Bestandteile sind Salze des Calciums/Magnesiums (insbes. Chloride, Sulfate und Hydrogencarbonate), die man als sog. Härtebildner bezeichnet. Außerdem können Spuren von Eisen, Kupfer und Mangan enthalten sein. Beim Erhitzen über 50–60 °C (z.B. in Kaffeemaschinen [vgl. • *Kaffeezubereitungen*]) werden • *Hydrogencarbonate* zu unlöslichen Carbonaten zersetzt. Diesen Teil der W., den man durch Kochen entfernen kann, bezeichnet man als Carbonathärte (KH, früher: temporäre Härte). Die Härte, deren Calcium- und Magnesium-Salze nicht durch Kochen ausgefällt werden können (Sulfat- und Chlorid-Ionen) bezeichnete man als permanente Härte. Die Erdalkalimetall-Ionen (Ca^{2+} und Mg^{2+}) bilden die Gesamthärte (GH), die im Allgemeinen zu 70–85% als Ca- und zu 30–15% als Mg-Härte vorliegt. Die Kennzeichnung der W. erfolgt in Millimol Gesamthärte pro Liter (mmol/l). Die frühere Kennzeichnung in • *Härtegraden* ist dennoch gebräuchlich. ↗ *Hartwassersyndrom*.

Wasserhaushalt, 1) Syn. für ↗ *Wasserbilanz*; 2) Ⓔ *water household, water balance, Flüssigkeitshaushalt*, die Gesamtheit aller an der • *Wasseraufnahme*, • *Wasserabgabe* und der Regulation einer ausgeglichenen ↗ *Wasserbilanz* beteiligten Mechanismen. Bedingt durch die zugrunde liegenden Mechanismen des Transports von Wasser und der Konzentrationsbestimmung von Flüssigkeiten ist der W. mit dem • *Elektrolythaushalt* in Form eines • *Wasser-Elektrolyt-Haushaltes* verbunden.

Regulation der Wasseraufnahme: Eine ausreichende Versorgung des Organismus mit dem essenziellen Nährstoff ↗ *Wasser* wird über die • *Durstregulation* erreicht. Die Empfindung „Durst" tritt ab einem Wasserverlust von ca. 0,5% des Körpergewichtes ein (beim Erwachsenen ca. 350 ml). Dieser Wert wird als Durstschwelle bezeichnet. Der Wasserverlust kann vom Organismus über Osmorezeptoren (reagieren auf die ↗ *Osmolalität* des Blutplasmas, vgl. • *Osmoregulation*) und Dehnungsrezeptoren (reagieren auf die Dehung der Gefäßwand der großen Venen) sowie durch Barorezeptoren (reagieren auf den hydrostatischen Druck im Aortenbogen und dem Sinus caroticus) wahrgenommen werden. Die Signale der Rezeptoren werden vom Zentralnervensystem verarbeitet (↗ *Durstzentrum*). Das durstbedingte Trinken wird meist vor einem kompletten Ausgleich des Plasmavolumens beendet (präresorptive Durststillung, möglicherweise ausgelöst durch Dehnungsrezeptoren des Magens). Da der Volumenausgleich (• *Isovolämie*) des Blutplasmas zeitlich von der Wasseraufnahme durch Trinken versetzt ist, wird so eine zu hohe Wasseraufnahme, die zumindest energetisch ungünstig wäre, ggf. zur • *Hyperhydratation* bzw. • *Hypervolämie* führen würde, vermieden.

Regulation der Wasserabgabe: Diese setzt an der Wasserausscheidung bzw. Rückresorption in der Niere an und wird über das ↗ *Renin-Angiotensin-Aldosteron-System reguliert*.

Wasser-in-Öl-Emulsion, ↗ *Emulsion*.

Wasserintoxikation, *Wasservergiftung*, sehr seltene, durch unphysiologisch hohe Wasserzufuhr ausgelöste Absenkung des Serum-Natriumspiegels von 140 mmol/l auf 120 mmol/l, die zu lebensbedrohlichen Komplikationen führen kann. ↗ *Wasser*.

Wasserkrebs, (eine Infektionskrankheit) Syn. für ↗ *Noma*.

wasserlösliche Vitamine, Ⓔ *water-soluble vitamins*, ↗ *Vitamine*, die aufgrund ihrer chemischen Struktur in Wasser löslich sind. Diese Löslichkeit bewirkt, dass sie im Cytoplasma der Zellen und in den Zellzwischenräumen lokalisiert sind. Sie können im Gegensatz zu den • *fettlöslichen Vitaminen* nicht im Körper gespeichert werden (Ausnahme Vitamin B_{12} [↗ *Cobalamin*] in der Leber). Zu den w. V. zählen: ↗ *Ascorbinsäure*, ↗ *Biotin*, ↗ *Cobalamin*, ↗ *Folsäure*, ↗ *Niacin*, ↗ *Pantothensäure*, ↗ *Pyridoxin*, ↗ *Riboflavin* und ↗ *Thiamin*.

Wassermangel, Syn. für ↗ *Wasserdefizit*.

Wassermelone, bot. *Citrullus lunatus*, Ⓔ *water melon*, ↗ *Melone*.

Wasserresorption, Ⓔ *water absorption*, die Aufnahme von Wasser aus dem Lumen des Darmes (65% im Dünndarm, 35% im Dickdarm), sie ist eng an die Absorption von Glucose, Aminosäuren, Hydrogencarbonat und Natrium(chlorid) gekoppelt (SGLT1, Ⓔ *sodium dependent glucose transporter*, ↗ *Transportsysteme*), nur ein geringer Anteil wird durch osmotische Mechanismen resorbiert.

1) Im Magen findet keine W. statt, vielmehr wird im Falle eines hypertonen Speisebreies Wasser sezerniert (im umgekehrten Falle, z.B. wenn reines Wasser getrunken wird, wird im Duodenum NaCl sezerniert). Im Normalfall ist der Speisebrei im Jejunum isoton, es findet nur eine geringe osmotische W. statt. Sind Zucker und/oder Aminosäuren bzw. Hydrogencarbonat (aus Galle und Pankreassekret) im Darminhalt vorhanden, führt deren aktiver, an die Natriumabsorption gekoppelter Transport durch die Zellen der Darmmucosa ins Blutplasma zu einem passiven Wassernachstrom. Dieser Mechanismus macht klar, warum zur Flüssigkeitssubstitution bei starker Diarrhö reines Wasser ungeeignet ist, es führt vielmehr zu einem weiteren Ausstrom von Elektrolyten ins Darmlumen und kann nicht resorbiert werden. Optimale W. wird bei Kohlenhydratkonzentrationen von 60–80 g/l (z.B. Saftschorlen im Verhältnis 1:2–1:4, ↗ *orale Rehydratation*).
2) Im Bereich von Ileum und Colon ist die W. nicht an die Resorption von Monosacchariden, Aminosäuren und/oder Hydrogencarbonat gekoppelt. Hier werden Natrium und Chlorid-Ionen aus dem Lumen im Austausch gegen Protonen und Hydrogencarbonat-Ionen aus dem Blut aufgenommen. Im Darmlumen wird das entstehende Hydrogencarbonat durch ↗ *Carboanhydrase* in Wasser und CO_2

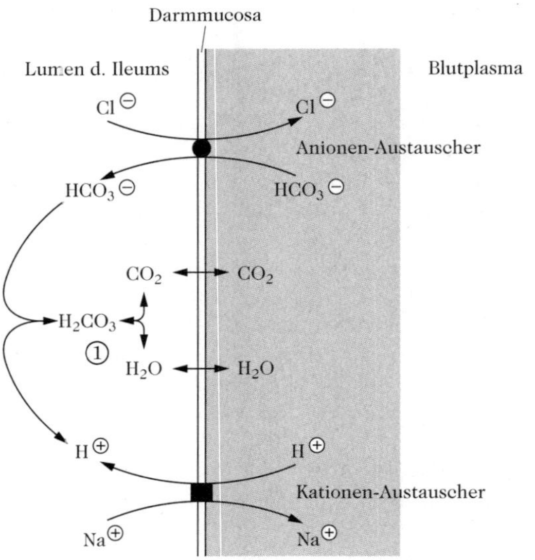

Wasserresorption. Mechanismus der W. im Bereich von Ileum und Colon. Die W. ist hier an den Austausch von (ionisiertem) Natriumchlorid aus dem Darmlumen gegen Hydrogencarbonat aus dem Blutplasma gekoppelt. 1 = durch Carboanhydrase katalysierte Spaltung von Hydrogencarbonat zu CO_2 und Wasser. [n. G. Löffler u. P.E. Petrides, *Biochemie und Pathobiochemie*, 6. Auflage, Springer, 1998]

gespalten (Abb.), was zu einer absinkenden Osmolarität des Darmlumens führt und die osmotische Wasseraufnahme in die Darmmucosa ermöglicht. Carboanhydrase-Hemmer wirken daher als ↗ *Diuretika*.
3) Eine ↗ *Rückresoption* von Wasser unter der Regulation des ↗ *Renin-Angiotensin-Aldosteron-Systems* findet in der ↗ *Niere* statt.

Wasserstoff, *H*, Ⓔ *hydrogen*, das häufigste Element im Universum und als Bestandteil praktisch aller organischen Verbindungen sowie des Wassers wichtiges ↗ *Bioelement*. Besondere Bedeutung hat H. für die strukturelle Stabilisierung von Molekülen (z.B. die Wasserstoffbrückenbindung in Proteinen und Nucleinsäuren, der Dipolcharakter von Wasser), sowie als Reaktionspartner in Redoxreaktionen, die formal als H-Übertragung (in Form von Elektronen und Protonen) aufgefasst werden können (↗ *Reduktionsäquivalente*). Der ↗ *pH-Wert* ist ein Maß für die Konzentration der H^+-Ionen (Protonen) einer wässrigen Lösung. Molekularer H (als H_2) wird im ↗ *Wasserstoff-Atemgastest* bestimmt. Neben den beiden stabilen H-Isotopen ^1H (Protium) und ^2H (Deuterium) spielt auch das radioaktive ^3H (Tritium) für physiologische Untersuchungsverfahren eine Rolle.
In der Lebensmitteltechnologie wird H_2 für die katalysator-vermittelte Hydrierung von Fetten eingesetzt (↗ *Fetthärtung*).

Wasserstoff-Atemgastest, *Wasserstoff-Exhalationstest*, Ⓔ *hydrogen exhalation assay*, Form der • *Atemgasanalyse*, bei der der Anteil von Wasserstoff (H_2) aus mikrobieller Fermentation der Lactose, der aus dem Darm über das Blut in die Ausatemluft gelangt, Rückschlüsse auf das Ausmaß einer evtl. • *Lactose-Intoleranz* gibt.

Wasserstoffperoxid, veralt. *Wasserstoffsuperoxid*, Ⓔ *hydrogen peroxide*, H_2O_2, farblose, mit Wasser mischbare Flüssigkeit, deren Zersetzungsneigung (Zerfall zu Wasser und Sauerstoff) mit steigender Temperatur (>20 °C) zunimmt. W. reagiert mehrheitlich oxidierend, kann aber auch reduzieren. Es wird in tierischen und pflanzlichen Geweben durch Enzyme (z.B. Oxidasen) gebildet und durch Enzyme (z.B. Katalasen, Peroxidasen) unter Abgabe von Sauerstoff oder Substratoxidation zersetzt. Obwohl W. selbst kein freies Radikal ist, ist es eine Quelle für ↗ *Hydroxylradikale*, die durch Interaktion mit Übergangsmetallionen (↗ *Fenton-Reaktion*) entstehen. W.-Lösungen und -Dämpfe wirken auf Haut und Schleimhäute stark ätzend (insbesondere auf Augen und Atemwege). Oral aufgenommen führt W. zu inneren Blutungen. Als MAK-Wert gelten 1 ml/m^3 bzw. 1,4 mg/m^3. 3%ige Verdünnungen wurden früher zur Munddesinfektion verwendet.
Lebensmitteltechnologische Anwendungen: W. ist ein starkes Oxidationsmittel, mit dem man oxidationsempfindliche Verunreinigungen aus Trinkwasser entfernen kann. Außerdem dient es als • *Bleichmittel* für Stärke, Gelatine und Fischmarinaden.

Wasserstoffsuperoxid, veralt. für ↗ *Wasserstoffperoxid*.

Wassersucht, Ⓔ *anasarca, dropsy, hydrops*, Syn. für ↗ *Ödem*.

Wasserwärmekapazität, Ⓔ *heat capacity of water*, das Vermögen des Wassers Wärme zu speichern. Man unterscheidet die spezifische W. (c_W) und die molare W. (C_W).
Die *spezifische W.*(c_W), ist eine massenunabhängige Größe und entspricht der Wärmemenge Q, die nötig ist, um die Temperatur von 1 kg Wasser 1 Kelvin (oder auch 1 °C) zu erhöhen. Sie ist eine Materialkonstante für Wasser und beträgt (bei 14,5 °C = 287,66 Kelvin) 4,186 kJ/kg × K. In der ↗ *Kalorimetrie* wird sie als Bezugseinheit für die Wärmekapazität anderer Stoffe verwendet. Aufgrund der hohen W. kann dem Wasser eine relativ große Wärmemenge zugeführt oder entzogen werden, ohne dass sich seine Temperatur wesentlich ändert. Wasser ist daher ideales Medium zur ↗ *Temperaturregulation* des Organismus, der zu etwa 60% aus Wasser besteht.
Die *molare W.* (C_W, auch Molwärme genannt) ist die Wärmemenge Q, die man 1 mol Wasser zuführen muss, um seine Temperatur um 1 Kelvin (K) zu

erhöhen. Es gilt: CW = c_w × M, gemessen in J/mol × K, sie beträgt 75,415 J/mol × K (bei 287,66 Kelvin).

Wasting-Syndrom, E *wasting syndrome*, *slim disease*, durch ↗ *Kachexie*, Diarrhö und Fieber gekennzeichneter Symptomenkomplex, der bei • *HIV-Infektion* und anderen Immunschwächen auftritt.

Weender-Analyse, E *Weender method*, Verfahren zur Ermittlung des Gehalts an ↗ *Rohfaser*. Als ↗ *Ballaststoffbestimmungsmethode* für Lebensmittel hat sie keine Bedeutung mehr.

Weibull-Stoldt-Methode, ein Verfahren zur ↗ *Fettbestimmung*/-analytik in Lebensmitteln.

Weichmacher, *Plastifikatoren*, E *plasticizer*, Substanzen, die polymeren Kunststoffen eine höhere Flexibilität, Dehnbarkeit, Elastizität (auch bei tiefen Temperaturen) verleihen. Durch ihre hohe Persistenz und Anreicherung in der Nahrungskette sind W. wie ↗ *Hexachlorbenzol* und ↗ *Phthalate* problematisch und ihre Verwendung teilweise verboten.

Weichtiere, *Schalentiere, Mollusken, Mollusca*, E *molluscs*, zum Verzehr bestimmte Tiere des weit verbreiteten und formenreichen Tierstamms Mollusca, mit den ↗ *Krebstieren* zusammen auch als • *Meeresfrüchte* bezeichnet. Sie bewohnen das Meer, Süßgewässer oder das Land. Ihr wirbelloser Körper gliedert sich in Kopf, Fuß und Eingeweidesack. In der Ernährung bedeutende Schalentiere sind Schnecken, Muscheln, Austern und Tinten„fische" (Tab.). Da W. leicht verderben, werden sie im Binnenland i.d.R. tiefgefroren oder konserviert angeboten. Bei Verwendung frischer Muscheln oder Austern sollte darauf geachtet werden, dass die Schalen fest geschlossen sind.

Weichtiere sind eiweißreich und fettarm, weisen allerdings zum Teil erhebliche Cholesteringehalte auf. Der Schadstoffgehalt ist vergleichbar mit dem von ↗ *Fisch*. Die sog. ↗ *„Muschelvergiftung"* ist nicht auf Toxine der ↗ *Muschel*, sondern auf bestimmte Mikroalgen (Plankton) zurückzuführen, die von der Muschel als Nahrung aufgenommen werden. In Deutschland dürfen fettlösliche Algentoxine in Muscheln nicht enthalten sein, für wasserlösliche Algentoxine wurde ein Grenzwert von 400 µg/kg Schalentierfleisch festgelegt.

Weight Watchers, E für „die auf das Gewicht achten", kommerzielles Unternehmen mit dem Schwerpunkt ↗ *„Gewichtsreduktionsprogramm"*. Die W. W. wurden 1963 von der Amerikanerin Jean Nidetch initiiert; seit 1970 gibt es sie auch in Deutschland (zur Zeit in Deutschland: ca. 1000 Gruppen in 600 Orten). Leitgedanke ist, dass Abnehmen in einer Gruppe durch die Unterstützung Gleichgesinnter erfolgreicher verläuft als in einer Einzelaktion. Voraussetzung für die Teilnahme am Programm ist die mit einer Aufnahmegebühr verbundene Mitgliedschaft. Die wöchentlich stattfindenden Gruppentreffen sind ebenfalls kostenpflichtig; eine Kostenerstattung durch die jeweiligen Krankenkassen teilweise möglich. Das zur Gewichtsreduktion entwickelte Programm umfasst drei Bereiche:

1) ***Ernährung:*** Die Empfehlungen des W.-W.-eigenen Programms „ErfolgsSignale Plus" entsprechen den Anforderungen an eine ausgewogene kalorienreduzierte Mischkost.

2) ***Verhalten:*** Der Aspekt beinhaltet die dauerhafte Änderung der Ernährungsgewohnheiten, z.B. durch das Führen eines ↗ *Ernährungsprotokolles* und durch Hilfestellungen beim Umgang mit besonderen Situationen (z.B. Einladungen, Feiertage).

3) ***Bewegung:*** Den Teilnehmern wird ein Gymnastik-Programm für zu Hause empfohlen. Die Unterstützung und Motivation durch die Gruppe stellt eine weitere wichtige Therapie-Säule dar (↗ *Bewegungstherapie*, ↗ *körperliche Aktivität*).

Kursleiter sind in der Regel ehemalige W.-W.-Teilnehmer, die erfolgreich abgenommen und eine Schulung zur Durchführung der Gruppenkurse absolviert haben. Je nach Abnahmewunsch gibt es zwei Varianten: Das Kurzprogramm für eine Gewichtsabnahme bis zu 5 kg, das Serviceprogramm (incl. telefonischer Betreuung) für eine über 5 kg hinausgehende Gewichtsreduktion. Das Programm stellt insgesamt eine ernährungsphysiologisch akzeptable Möglichkeit zur Gewichtsabnahme dar. Allerdings fehlt eine ärztliche Untersuchung sowie die medizinische Indikation zur Gewichtsreduktion. Zum Unternehmen gehört auch der Vertrieb von Kochbüchern, Einkaufsführern und speziellen kalorienbewussten Lebensmitteln.

Weichtiere. Tab. Zusammensetzung (Sp=Spuren, n=nicht analysiert).

Lebensmittel (100g essbarer Anteil)	Energie (kcal)	Eiweiß (g)	Fett (g)	Cholesterin (mg)	Eisen (mg)	Selen (µg)	Fluorid (µg)	Jod (µg)	Vitamin A (µg)	Vitamin D (µg)
Auster	66	9,0	1,2	250	5,8	28	120	58	93	8,0
Jakobsmuschel	63	15,6	0,1	104	1,8	n	n	n	Sp	Sp
Miesmuschel	51	9,8	1,3	160	5,1	43	n	130	54	Sp
Tintenfisch	72	16,0	0,9	20	0,8	65	65	20	3	2,7

Wein, Ⓔ wine, Getränk aus alkoholisch vergorenem und halbvergorenem Traubensaft. In der EU sind Hunderte von Rebsorten zugelassen, wovon sich allerdings nur wenige bewährt haben. Wein wird aus roten oder weißen Trauben oder einem Gemisch aus beidem hergestellt (Tab. 1). Nach dem Zeitpunkt der Ernte (Weinlese) unterscheidet man Vorlese, Hauptlese und Spätlese. Werden besonders gute reife Trauben aussortiert, so wird daraus die sog. Auslese (Tab. 2).

Wein. Tab. 1. Weinkategorien.

Weißwein	weiße Trauben
Rotwein	Rotweintrauben, rotgekeltert (Vergärung der Maische)
Rosé	Rotweintrauben
Weißherbst	Rotweintrauben einer einzigen Rebsorte, hellgekeltert
Rotling/Schillerwein/Badisch Rotgold	Verschnitt von Weißwein- und Rotweintrauben

Nach der Lese werden die Trauben in Traubenmühlen eingemaischt und gepresst und der ↗ Trester (Schalen und Stiele) abgetrennt. Bei der Herstellung von Rotwein wird die Maische vor der Abtrennung des Tresters einige Tage angegoren, wobei sich die Anthocyan-Farbstoffe aus der Schale lösen.
Da in nördlichen Anbaugebieten das Stadium der Vollreife nicht immer erreicht wird, darf eine Mostbehandlung in Form von •Zuckerzusatz vorgenommen werden (max. 30°Oe, Tab. 3). Ein hoher Säuregehalt darf mittels Calciumcarbonat vermindert werden (mind. 0,5g Weinsäure pro Liter muss im

Wein. Tab. 2. Besondere Lesearten.

Spätlese	Trauben werden erst nach der allgemeinen Lese in vollreifem Zustand geerntet
Auslese	sorgfältig ausgelesene Trauben unter Aussonderung aller nicht vollreifen, fehlerhaften oder kranken Beeren
Beerenauslese	Verwendung edelfauler (Befall mit dem Pilz *Botrytis cinerea*) und überreifer Trauben
Trockenbeerenauslese	aus überreifen oder edelfaulen, weitgehend rosinenartig eingeschrumpften Beeren
Eiswein	Trauben, die bei der Lese und Kelterung gefroren sind

Wein. Tab. 3. Mostgewicht und Alkoholgehalt.

Mostgewicht (Zuckergehalt) in Oechsle (°Oe)
gibt an, wie viel g 1 Liter Most bei 18°C mehr wiegt als 1 Liter Wasser
10°Oe entspricht einer Dichte von 1,010, 20°Oe entspricht einer Dichte von 1,020, usw.
Zuckergehalt des Mostes (%) = (°Oe/4)–2
das Mostgewicht liegt meist zwischen 50 und 110°Oe

Wein verbleiben). Eine Säuerung für Trauben in südlichen Anbaugebieten ist ebenfalls möglich. Die Maische darf außerdem geschwefelt werden, um eine Braunfärbung und weitere oxidative Prozesse zu verhindern und die Entwicklung von wilden Hefen, Essigsäurebakterien und Schimmelpilzen zu unterdrücken.
Die Vergärung des Mostes kann spontan oder nach Zusatz von Hefereinkulturen erfolgen. Die Hauptgärung erfolgt bei Rotwein bei ca. 21°C und bei Weißwein bei ca. 13°C und dauert etwa eine Woche. Danach wird der Wein filtriert und in Fässern nachgegoren.
Die anschließenden önologischen Verfahren (Kellerbehandlung) umfassen die Schwefelung (↗ Schwefeldioxid, stabilisiert die Farbe und verhindert eine Essigsäuregärung), Schönung (alle Maßnahmen, mit denen Trübstoffe aus dem Wein entfernt werden) und Weinverbesserung (Zugelassen: Entsäuerung bzw. Säuerung, sowie das Verschneiden, d.h. Mischen mehrerer Weine).
Der Zuckergehalt des Traubenmostes wird bis auf 1,5–2,5g/l vergoren. Ein Zuckergehalt in dieser Höhe ist geschmacklich nicht wahrnehmbar. In Auslesen und Spätlesen verbleibt nach der Gärung ein höherer Restzuckergehalt (natürliche •Restsüße), weil die Gärung bei einem Alkoholgehalt von 12–15Vol.% aufhört. Restsüße Weine können außerdem hergestellt werden, indem die Gärung künstlich unterbrochen wird, der Wein abfiltriert und steril abgefüllt wird oder indem vollständig vergorener Wein mit sog. Süßreserve (kurz angegorener Most) versetzt wird. Nicht natürlich restsüße Weine müssen steril abgefüllt, pasteurisiert oder mit Konservierungsmitteln (Sorbinsäure) versetzt werden.
Die Weinherstellung und Vermarktung unterliegt Regelungen der Europäischen Union (VO [EWG] Nr. 822/87) und dem Weingesetz (Neufassung von 1998). Danach werden sieben Hauptgruppen von Weinen unterschieden (Tab. 4).
Als Weinfehler wird jeder unerwünschte Geschmack, und Geruch und abweichendes Aussehen bezeichnet. Weinfehler sind z.B. Trübungen (unterschiedliche Ursachen), Braunfärbung (lange

Wein. Tab. 4. Hauptgruppen von Weinen.

1. Tafelwein
- aus empfohlenen oder zugelassenen Rebsorten hergestellter Wein der untersten Kategorie nach EG-Recht
- vorhandener Alkoholgehalt[1]: 8,5–15 Vol%.
- Gesamtsäuregehalt: mind. 4,5 g/l
- eine Anreicherung ist zulässig
- *Landwein*: Tafelwein von gehobener Qualität (nicht aufkonzentriert, aus festgelegten Gebieten, Restzuckergehalt nicht höher als für „halbtrocken" zulässig, Mindestalkoholgehalt 0,5 Vol% höher)

2. Qualitätswein bestimmter Anbaugebiete
- verwendete Trauben dürfen nur aus einem zugelassenen Anbaugebiet stammen
- Anreicherung und Säuerung (Entsäuerung) ist erlaubt
- vorhandener Alkoholgehalt([1]) mind. 7 %vol., Gesamtalkoholgehalt ([1]) mind. 9 %vol.
- *Qualitätsweine mit Prädikat* (Kabinett, Spätlese, Auslese, Beerenauslese, Trockenbeerenauslese, Eiswein): besondere Anforderungen an das Lesegut und den Alkoholgehalt, keine Anreicherung

3. Likörwein (z.B. Portwein, Sherry, Malaga)
- Zusatz von Alkohol und ggf. Traubenmostkonzentrat
- vorhandener Alkoholgehalt([1]): 15–22 %vol., Gesamtalkohol i.d.R. mind. 17,5 %vol.

4. Schaumwein
- Wein, bei dem das bei der Gärung entstehende Kohlendioxid im Wein gehalten wird (Flaschengärung, Tankgärverfahren; Überdruck bei 20°C mind. 3 bar)
- Kohlendioxid darf nur aus der Gärung stammen
- *Qualitätsschaumwein* (Sekt): besondere Anforderungen an vorhandenen Alkoholgehalt([1]) (mind. 10 %vol.), Kohlendioxidgehalt (Mindestüberdruck 3,5 bar bei 20°C) und Herstellungsdauer
- *Champagner*: aus einer bestimmten Traubensorte der Champagne, Flaschengärung

5. Schaumwein mit zugesetzter Kohlensäure
- Kohlendioxid wird nachträglich zugesetzt (Imprägnierverfahren)
- muss ausreichend deklariert werden

6. Perlwein
- im Vergleich zum Schaumwein niedrigerer Kohlensäuregehalt (Überdruck max. 1–2,5 bar)
- aus der Gärung stammende Kohlensäure (Tankgärverfahren)

7. Perlwein mit zugesetzter Kohlensäure
- Kohlendioxid wird nachträglich zugesetzt (Imprägnierverfahren)
- muss ausreichend deklariert werden

[1] Alkoholgehalte in Wein:
- vorhandener Alkoholgehalt: Vol.-% des reinen Ethanols in 100 ml Wein bei 20°C
- potenzieller Alkoholgehalt: Vol.-% des reinen Ethanols der theoretisch aus dem Zucker von 100 ml Wein vergoren werden kann, gemessen bei 20°C
- Gesamtalkoholgehalt: Summe aus vorhandenem und potentiellem Alkoholgehalt
- natürlicher Alkoholgehalt: Gesamtalkoholgehalt vor der Anreicherung

Lagerung, zu geringe Schwefelung) und Korkgeschmack (fehlerhafter Kork).

Bei der *Etikettierung* von Wein wird zwischen vorgeschriebenen (obligatorischen) und zulässigen (fakultativen) Angaben unterschieden. Es gilt das Verbotsprinzip, d.h. alle zusätzlichen Angaben sind verboten. Die Vorschriften zur Etikettierung sind für die einzelnen Hauptgruppen der Weine unterschiedlich. Generell vorgeschriebene Angaben sind z.B. Qualitätsangabe (z.B. Tafelwein, Qualitätswein), Nennvolumen, Abfüller, vorhandener Alkoholgehalt, Losnummer. Hilfreich für den Verbraucher sind auch die Geschmacksangaben (zulässige Angabe):

– „trocken": Restzuckergehalt max. 4–9 g/l, wenn der in g/l Weinsäure ausgedrückte Gesamtsäuregehalt höchstens 2 g/l niedriger als der Restzuckergehalt liegt (s.a. ↗ *Diabetiker-Wein*),

– „halbtrocken": Restzuckergehalt max. 12–18 g/l, wenn der in g/l Weinsäure ausgedrückte Gesamtsäuregehalt höchstens 10 g/l niedriger als der Restzuckergehalt liegt,

– „lieblich": wenn die für „halbtrocken" festgelegten Werte überschritten werden, Restzuckergehalt max. 45 g/l, und

– „süß": Restzuckergehalt mind. 45 g/l.

Ernährungsphysiologische Bewertung: Sie wird im Wesentlichen durch den Alkoholgehalt bestimmt (↗ *Alkohol*), der einen hohen Energiegehalt (ca. 7 kcal/g) aufweist. W. enthält weiterhin Mineralstoffe, (z.B. Kalium, Magnesium) und Säuren. Rotwein zeichnet sich durch den hohen Gehalt an Polyphenolen/Flavonoiden (↗ *Resveratrol*) aus, die eine deutlich antioxidative Wirkung auf Plasmalipoproteine (LDL) ausüben. Daher soll mäßiger

Rotweinkonsum vor Arteriosklerose schützen. Mit Blick auf die Problematik des Alkoholkonsums wird diese, v.a. in der Populärliteratur gegebene „Empfehlung" in der Fachwelt kontrovers diskutiert, zumal vergleichbare Gehalte an sekundären Pflanzenstoffen auch in rotem Traubensaft vorliegen.

Der Weinverbrauch lag in Deutschland 1998 bei 23 l/Kopf/Jahr. Deutschland war 1998 viertgrößter Weinexporteur (nach Frankreich, Italien und Spanien) und mit 11 Mio. hl größter Weinimporteur.

Weinbeeren, Syn. für ↗ *Weintrauben*.

Weinbrand, ↗ *Spirituosen* Tab. 2.

Weinessig, ↗ *Essig*.

Weingeist, veralt. Syn. für (reinen) Ethanol, ↗ *Alkohol*.

Weinraute, bot. *Ruta graveolens*, Ⓔ *common rue*, Würzkraut aus Mittel- und Südeuropa (Fam. *Rutaceae*). Die fleischigen, mit Flaum bedeckten Blätter besitzen ein intensiv-aromatisches, bitteres Aroma. Hauptinhaltsstoffe sind etherische Öle (bis 0,4%), vorwiegend Methylnonylketon, Rutinsäure (0,5–5%; ↗ *Rutin*), Harze, Bitter-, und Gerbstoffe. W. wird sparsam zum Würzen von Salaten, Fleisch, Soßen und Suppen verwendet. In der Naturheilkunde wird sie als appetitanregendes, verdauungsförderndes und nervenstärkendes Mittel eingesetzt. In größeren Mengen kann sie jedoch toxisch wirken und Verdauungsstörungen hervorrufen, phototoxische Wirkungen entfalten (setzt den Lichtschutz der Haut herab) und bei Schwangeren zu Fehlgeburten führen.

Weinsäure (E 334), Ⓔ *tartaric acid*, eine • *Fruchtsäure* und ihre Salze, die Tartrate, Ⓔ *tartrates* (E 335, E 336, E 337, E 354), werden technisch aus dem sich in Weinfässern ablagernden Rohweinstein (• *Weinstein*) gewonnen, der hauptsächlich aus Kaliumhydrogentartrat besteht. W. hat ein ähnliches Geschmacksprofil wie ↗ *Citronensäure* und wird als • *Säuerungsmittel* und als • *Säureregulator* eingesetzt. Angewendet werden W. (E 334), Natriumtartrat (E 335), Kaliumtartrat (E 336), Natrium-Kaliumtartrat (E 337) und Calciumtartrat (E 354) bei Erfrischungsgetränken, Obst- und Gemüsesäften, Getränke- und Brausepulvern, Sauerkonserven, Marmeladen, Konfitüren, Süßwaren, Speiseeis und als Säureträger für Backpulver. W. und Tartrate sind auch Bestandteile von ↗ *Kutterhilfsmitteln*. Magnesiumtartrat und das Cholinsalz der W. dienen als Kochsalzersatz. • *Metaweinsäure* wird als Stabilisator eingesetzt.

W. kommt als optisch aktive Verbindung (R- bzw. S-Weinsäure), deren ↗ *Racemat* (Formel s. dort) als Traubensäure bezeichnet wird, sowie als optisch inaktive meso-Weinsäure vor.

Weinsäureester der Mono- und Diglyceride von Speisefettsäuren (E 472 d), Ⓔ *tartaric acid esters of mono- and diglycerides of fatty acids*, sind ↗ *Emulgatoren* und wegen ihrer starken Wechselwirkung mit Gluten wichtige Bestandteile von ↗ *Backmitteln* für Weizenmehl.

Weinstein, ↗ *Weinsäure*.

Weintrauben, *Weinbeeren*, Ⓔ *grapes*, die eigtl. in Rispen (nicht Trauben) angeordneten Beerenfrüchte der Weinrebe, bot. *Vitis vinifera* bzw. ihrer Kulturformen. Die Weinrebe ist eine der ältesten Kulturpflanzen. Neben der Gewinnung von ↗ *Wein* werden rote und weiße W. für Traubensaft (bzgl. des Flavonoidgehaltes ähnlich positiv zu bewerten wie Wein; ↗ *Resveratrol*) und getrocknet als Rosinen genutzt. In kleinen Mengen wird aus den Samen auch ↗ *Traubenkernöl* gewonnen.

Weiterbildungen im Bereich Ernährung und Hauswirtschaft, betriebliche oder außerbetriebliche berufliche Zusatzqualifikationen auf dem Gebiet der Ernährungs- und Hauswirtschaft, das Spektrum ist groß, Beispiele sind:

Brauereitechniker/in, Dorfhelfer/in, Energieberater/in, Hauswirtschaftsleiter/in, Techniker für Milchwirtschaft und Molkereitechnik, diätetisch geschulte/r Koch/Köchin, Küchenmeister/in, Küchenleiter/in, Diabetesberater/in, ↗ *ernährungsbeauftragter Arzt*, ernährungsmedizinische/r Berater/in.

Weißbuch der EU zur Lebensmittelsicherheit, Vorschriften der europäischen Kommission zum gemeinschaftlichen Vorgehen beim Thema Gesundheitsschutz bei Lebensmitteln. Die wichtigsten Vorschläge dieses Weißbuches sind:

– die Einrichtung einer Europäischen Lebensmittelbehörde, die ein Höchstmaß an Unabhängigkeit, wissenschaftlicher Kompetenz und Transparenz aufweisen soll;

– neue Rechtsvorschriften zur ↗ *Lebensmittelsicherheit*, um alle Bereiche der Lebensmittelherstellung vom Erzeuger bis zum Verbraucher zu erfassen;

– die Überwachung der Anwendung der Rechtsvorschriften im Rahmen der amtlichen ↗ *Lebensmittelüberwachung*;

– die Information des Verbrauchers.

weißes Fettgewebe, Ⓔ *white adipose tissue, WAT*, ↗ *Fettgewebe*.

Weißkohl, *Weißkraut*, bot. *Brassica oleracea convar. capitata var. alba*, Ⓔ *white cabbage*, ↗ *Kohlgemüse*.

Weißmehl, *Auszugsmehl*, Ⓔ *flour of low extraction rate*, *white flour*, *patent flour*, Weizenmehl mit einem Ausmahlungsgrad von 60–70%, vorwiegend aus dem ↗ *Endosperm*. Die Randschichten des Korns sind kaum enthalten. W. ist stärkereich mit vergleichsweise niedrigem Vitamin- und Mineralstoffgehalt (• *Lebensmittelanreicherung*). Es eignet sich für Feinbackwaren (Deutschland: ↗ *Mehltype* 405, Österreich: 480). Vertreter alternativer Ernährungsformen lehnen W. ab als „denaturiert" und wertgemindert.

Weißschwielenkrankheit, Ⓔ *leukoplakia*, Syn. für ↗ *Leukoplakie*.

Weißwein, Ⓔ *white wine*, ↗ *Wein*.

Weißzucker, *raffinierter Zucker*, Ⓔ *refined sugar*, umgangssprachlich für ↗ *Haushaltszucker*. Anhänger alternativer Ernährungsformen gebrauchen den Begriff abwertend als Syn. für ↗ *Industriezucker*. W. in Lebensmitteln schließt deren Kennzeichnung mit dem Markenzeichen der Neuform Vereinigung Deutscher Reformhäuser e.G. aus (vgl. • *Reformkost*).

Weizen, bot. *Triticum aestivum*, Ⓔ *wheat*, schon seit ca. 10.000 Jahren genutzte, zunächst als Wildfrucht gesammelte, später kultivierte Getreideart (*Gramineae*). Die verschiedenen W.-Arten werden nach der Chromosomenzahl in Gruppen eingeteilt (Tab. 1).

Von den bespelzten W.-Arten wird nur noch • *Dinkel* in größerer Menge angebaut. Er wurde um 1900 weitgehend durch den Weichweizen verdrängt, hat jedoch in den letzten Jahren im Zuge der Vollwerternährung, auch als Grünkern (in der Milchreife geerntet), wieder an Bedeutung gewonnen.

90% des Anbaus entfällt auf Weichweizen, der in erster Linie als • *Brotgetreide* und zur Herstellung weiterer Backwaren dient, aber auch zu Gries, Mehl und anderen Getreideerzeugnissen verarbeitet wird. Hartweizen wird vorwiegend zur Teigwarenherstellung verwendet (Tab. 2.).

Weizen. Tab. 1. Einteilung der Weizenarten.

Gruppe	Wildform	Kulturformen
diploider Weizen (Einkornreihe)	*T. boeoticum*	*T. monococcum* (• *Einkorn*)
tetraploider Weizen (Emmerreihe)	*T. dicoccoides* (Wilder Emmer)	**bespelzt:** *T. dicoccon* (• *Emmer*) **unbespelzt:** – *T. durum* (Hartweizen) – *T. turgidum* (Rauhweizen)
hexaploider Weizen (Dinkelreihe)	–	**bespelzt:** *T. spelta* (• *Dinkel*) **unbespelzt:** *T. aestivum* (Weichweizen)

Weizen. Tab. 2. Weizenerzeugnisse.

Bulgur	– wird hergestellt, indem Weizen gedämpft und anschließend getrocknet, von der Kleie befreit und zerkleinert wird – ist nährstoffreicher als Grieß oder Couscous, weil er noch den Weizenkeim enthält – dient als Beilage
Couscous	– aus Weizengrieß und -mehl hergestelltes Erzeugnis – aus den Ausgangsprodukten werden unter Wasserzugabe durch Rollen oder Walzen kleine Körner geformt – Instant-Couscous ist bereits vorgegart – dient als Beilage zu Fleisch und Gemüsegerichten
Flocken	– sind gedämpfte, zwischen Walzen gequetschte Weizenkörner – als Vollkornerzeugnis sind sie besonders nährstoffreich – werden hauptsächlich zur Herstellung von Müsli verwendet
Grieß	– durch Vermahlen des Mehlkörpers hergestelltes feinkörniges Erzeugnis – kann aus Weich- oder Hartweizen hergestellt werden – dient zur Herstellung von Teigwaren (Hartweizengrieß), Suppen, Brei oder Pudding (Weichweizengrieß)
Grütze	– meist aus geschälten Getreidekörnern durch Zerhacken hergestellt – wird mit Wasser, Fleisch- bzw. Gemüsebrühe oder Milch gekocht
Kleie	– gereinigter Siebrückstand der Mehlgewinnung – dient zur Anreicherung von Speisen mit Ballaststoffen
Mehl	– feingemahlenes Erzeugnis mit unterschiedlichem ↗ *Ausmahlungsgrad* – wird zum Großteil, v.a. zu Brot und Backwaren weiterverarbeitet
Puffweizen	– mit dem Extruder hergestelltes Produkt (Weizenkörner werden unter hohem Druck gedämpft und durch plötzlichen Druckabfall aufgepufft) – dienen als Zutat für Müsli
Weizenkeime	– ernährungsphysiologisch wertvollstes Weizenerzeugnis – fallen bei der Herstellung von Auszugsmehl an – werden zur Verbesserung der Haltbarkeit kurz erhitzt – sind reich an essenziellen Fettsäuren, Protein, B-Vitaminen und Vitamin E

Für den Energie- und Nährstoffgehalt von W. vgl. • *Getreide*. W. besitzt einen hohen Gehalt an sog. Klebereiweiß (↗ *Kleber*), was für die Backeigenschaften entscheidend ist. Personen mit ↗ *Zöliakie* müssen Produkte aus W. meiden. W. bzw. W.-produkte können auch Auslöser von ↗ *Getreidepollenallergie* bzw. ↗ *Getreideallergie* sein.
W. wird weltweit in gemäßigten und subtropischen Regionen angebaut. In der weltweiten Produktion von Getreide liegt Weizen mit ca. 590 Mio. t nach Mais an zweiter Stelle (1998). Die wichtigsten Produktionsländer sind China, die USA, Indien und Russland.
Seit etwa 10 Jahren werden neue Weizensorten auch mit Hilfe gentechnischer Methoden erzeugt. Vorrangige Ziele sind die Ertragssicherung z.B. durch Pilzresistenz und Resistenz gegenüber anderen Krankheiten sowie die Qualitätsverbesserung z.B. durch Veränderung der Stärkezusammensetzung oder Eliminierung von Allergenen (↗ *Gentechnik*).
Der Weizenverbrauch lag 1998/99 in Deutschland bei 59 kg pro Kopf und Jahr.

Weizenkeimöl, Ⓔ *wheat germ oil*, • *Getreidekeimöl* (• *pflanzliches Fett*), das als Nebenprodukt der Trocken- und Nassvermahlung von ↗ *Weizen* durch Auspressen der Rückstände (Kleie mit Keimen) gewonnen wird. Von ernährungsphysiologischem Interesse sind das Fettsäuremuster (ca. 55% Linolsäure, 8% α-Linolensäure, je 17% gesättigte und einfach ungesättigte Fettsäuren) und der hohe Gehalt an ↗ *Fettbegleitstoffen*, davon ca. 250 mg Tocopherole (155 mg α-Tocopherol). W. wird hauptsächlich kaltgepresst im Reformwarenhandel und für diätetische Zwecke angeboten oder anderen Speiseölen zugemischt zur Anhebung des Tocopherolgehaltes.

Weizenkleber, Ⓔ *gluten*, Syn. für ↗ *Kleber*.

Weizen(speise)kleie, Ⓔ *wheat bran*, ↗ *Kleie*.

Weizenstärke, Ⓔ *wheat starch*, durch Nassvermahlung aus Weizenkörnern isolierte und getrocknete oder aus Weizenmehl gewonnene ↗ *Stärke*, die in unveränderter Form (native W.), physikalisch und/oder chemisch modifiziert (↗ *modifizierte Stärke*) oder als Rohstoff für die Weiterverarbeitung zu Maltodextrinen, Glucose- und Fructosesirupen und Glucose großtechnisch produziert und vielfältig eingesetzt wird. In der Lebensmittelverarbeitung wird W. wegen ihrer guten Backeigenschaften für Backwaren bevorzugt, auch für diätetische Lebensmittel, z.B. eiweißarme Backmischungen. Wegen des Restproteingehaltes (0,3–0,5%) ist W. nicht geeignet für die Ernährung bei ↗ *Zöliakie* und bei Weizenallergie (glutenfreie Ernährung).

Weltbevölkerung, Ⓔ *world population*, ↗ *Welternährungslage*; ↗ *Bevölkerungspolitik*; s.a. Essay: ↗ *Entwicklungsländer*.

Welternährungslage, *Welternährungssituation*, Ⓔ *world food situation*, die Ernährungssituation der Weltbevölkerung, sie wird geprägt durch eine hohe Rate an Fehlernährung. Dabei spielen sowohl die Unterernährung und Mangelernährung aufgrund von • *Armut* als auch – in zunehmendem Maße – die Überernährung eine wichtige Rolle.
• ***Unterernährung:*** Laut Welternährungsorganisation (FAO) litten im Jahr 2000 790 Mio. Menschen (das sind 20% der ca. 80% der Weltbevölkerung, die in den • *Entwicklungsländern* leben) an Unterernährung. Dabei ist sowohl die Gesamtanzahl als auch die Zahl der untergewichtigen Kinder rückläufig. Der größte absolute Erfolg in der Bekämpfung der Unterernährung wurde in Asien verzeichnet, der größte relative Erfolg in Lateinamerika. Der afrikanische Kontinent dagegen weist eine Verdoppelung des Anteils an unterernährten Kindern im Vergleich zu 1980 auf. Dies hängt u.a. mit dem immensen Bevölkerungswachstum in der Region zusammen. Die am meisten vom chronischen Hunger betroffenen Regionen der Welt befinden sich in Südasien und in Afrika südlich der Sahara (Tab.). Aber auch in den industrialisierten Ländern (v.a. in den USA) ist aufgrund zunehmender Verarmung eine Zunahme an unterernährten Bevölkerungsgruppen zu beobachten.

Welternährungssituation. Tab. Prävalenz von Unterernährung bei Kindern nach Regionen. [n. Worldwatch Institute, *Zur Lage der Welt 2000*, Fischer Verlag, Frankfurt, 2000]

Region	Kinder mit Untergewicht (Mio.)		Kinder mit Untergewicht (%)	
	1980	2000	1980	2000
Afrika	22	38	26	29
Asien	146	108	44	29
Lateinamerika/ Karibik	7	3	14	6
Summe	176	150	37	27

• ***Mangelernährung:*** Als bedeutendes Ernährungsproblem ist weiterhin die Unterversorgung mit Mikronährstoffen zu betrachten. Die Verbreitung der Mikronährstoffmangelerkrankungen zeigt laut WHO folgendes Muster: ca. 14% der Weltbevölkerung leidet an • *Jodmangel*, 200 Mio. Menschen haben einen Kropf und ca. 30 Mio. weisen mentale Störungen aufgrund von Jodunterversorgung auf. 42% aller Kinder unter fünf Jahren weltweit leiden an Vitamin-A-Mangel, da ihnen ihre Nahrung zu wenig von diesem Nährstoff liefert. Als Folge erblinden jährlich bis zu 500.000 Kinder teilweise oder ganz, zwei Drittel dieser Kinder sterben innerhalb der nächsten Monate an dieser • *Vitaminmangelkrankheit*. Die höchste Prävalenz zeigt der Eisenmangel mit 3,6 Mrd. Betroffenen. Hiervon sind 2 Mrd. anämisch (• *Mangelanämie*). Dieser • *Nährstoffmangel* betrifft nicht nur Frauen und Kinder in Entwicklungsländern, sondern ist auch häufig in Industrienationen anzutreffen (Prävalenz in Entwicklungsländern: ca. 60%, Prävalenz in Industrieländern: ca. 18%). Weitere Mikronährstoffdefizite, die v.a. früher aktuell waren (z.B. Skorbut, Beriberi etc.), treten heute nur noch unter Ausnahmesituationen auf, z.B. bei Flüchtlingen. Der Unterernährung bzw. Mangelernährung soll mit dem Konzept der Ernährungssicherung (↗ *Ernährungssicherheit*) entgegengewirkt werden.

• ***Überernährung:*** Auch in Ländern, in denen ↗ *Nahrungssicherheit* besteht, kommt es durch den Konsum von energie- und fettreichen Nahrungsmitteln mit geringer Nährstoffdichte bei gleichzeitiger geringer körperlicher Tätigkeit zur • *Fehlernährung*. Daher kann es in einzelnen Bevölkerungsgruppen trotz überhöhter Energiezufuhr zu einem Mangel an einzelnen Nährstoffen kommen. Es treten vermehrt ernährungsbedingte Zivilisationskrankheiten wie Adipositas, atherosklerotische Erkrankungen oder Diabetes mellitus auf. In den Industriestaaten sind bis zu 50% der Bevölkerung übergewichtig. Gleichzeitig ist in den sog. Schwellenländern und in den reichen Bevölkerungsschichten in den Entwicklungsländern mit zunehmender wirtschaftlicher Entwicklung ein Anstieg dieser Krankheiten zu verzeichnen.

Perspektiven: Vor allem in den Entwicklungsländern wird es zu einer starken Zunahme der Bevölkerungszahlen und damit zu einem erhöhten Nahrungsbedarf kommen. Gleichzeitig steigt der Trend zur Verstädterung (Urbanisierung) und Wüstenbildung (Desertifikation) in bereits vorhandenen Anbauflächen. Um den Mehrbedarf an Nahrungsmitteln zu decken, muss die landwirtschaftliche Produktion gesteigert und die Anbauflächen erweitert werden. Dabei ist jedoch auf eine nachhaltige Ressourcenbewirtschaftung zu achten. Neuerdings wird auch der Anbau gentechnisch veränderter Pflanzen als Perspektive diskutiert. Gleichzeitig muss in den Industrieländern ein Gesundheitsbewusstsein bezüglich der Überernährung geschaffen werden. Ernährungserziehung schon im Vorschulalter und gezielte Prävention ernährungsbedingter Erkrankungen sind dazu unerlässlich.

Welternährungsorganisation, *Ernährungs- und Landwirtschaftsorganisation der Vereinten Nationen*, E *Food and Agriculture Organization of the United Nations*, *FAO*, größte autonome Organisation innerhalb der Vereinten Nationen (ca. 180 Mitgliedsstaaten sowie die EU als Mitgliedsorganisation, mehr als 4.300 Mitarbeiter weltweit [Stand 12/1999]). Die FAO wurde im Oktober 1945 mit dem Auftrag gegründet, den Ernährungszustand und den Lebensstandard sowie die Lebensbedingungen der ländlichen Bevölkerungen zu verbessern. Von der FAO unterstützte Projekte erhalten jährlich mehr als 300 Mio US-$ von Geberorganisationen und Regierungen zur Investition in landwirtschaftliche und ländliche Entwicklungsprojekte. Seit ihren Anfängen hat die FAO dafür gearbeitet, Armut und Hunger zu mildern durch die Förderung landwirtschaftlicher Entwicklung, verbesserte Ernährung und das Bemühen um Lebensmittelsicherheit – jeder soll jederzeit die Lebensmittel zur Verfügung haben, die er für ein aktives und gesundes Leben braucht. Die FAO bietet direkte Entwicklungsunterstützung, sammelt, analysiert und verbreitet Informationen, stellt Regierungen Politik- und Planungsberatung zur Verfügung und dient als internationales Forum für die Diskussion von Fragen der Ernährung und Landwirtschaft. Die FAO spielt auch eine wichtige Rolle bei der Bekämpfung von Notfällen in der Nahrungsmittelversorgung und in der Landwirtschaft. Ein spezifischer Schwerpunkt der Organisation ist die Förderung nachhaltiger Landwirtschaft und ländlicher Entwicklung, eine Langzeitstrategie für die Erhaltung und Nutzung der natürlichen Ressourcen. ↗ *Internetadressen und Kontakte*

Welternährungspolitik, E *world nutrition policy*, ↗ *Ernährungspolitik* im Weltmaßstab. Schwerpunkte sind die Bekämpfung permanenten Hungers in armen Regionen, Hilfsmaßnahmen bei Hungerkatastrophen sowie der Abbau von Überernährung in reichen Ländern. Dafür werden ↗ *Ernährungsprogramme* erarbeitet, deren Realisierung maßgeblich von Weltorganisationen wie FAO (↗ *Welternährungsorganisation*), WHO (↗ *Weltgesundheitsorganisation*) oder ↗ *UNICEF* koordiniert und finanziert werden.

Welternährungsprogramm, *WEP*, E *World food programme, WFP*, im Jahre 1961 von den Vereinten Nationen und der Welternährungsorganisation (FAO) gegründetes Steuerungsgremium der multilateralen • *Entwicklungszusammenarbeit*. Seinen Sitz hat es in Rom. Die Hauptaufgabe des WEP ist es, akute • *Hungersnöte* durch den Einsatz von überschüssigen Nahrungsmittelreserven aus Industrieländern (v.a. USA) zu bekämpfen. In Notsituationen koordiniert das WEP die • *Lebensmittelhilfe* der Geberländer. Es unterstützt außerdem Vorhaben, in denen Lebensmittelhife zur ökonomischen und sozialen Entwicklung eingesetzt wird. Diese Vorhaben zielen hauptsächlich auf den Ausbau der Landwirtschaft und die Verbesserung der ländlichen Infrastruktur in • *Entwicklungsländern* ab. Gefördert werden dabei Selbsthilfeprojekte, bei denen Arbeitskräfte durch Nahrungsmittel entlohnt werden („*food-for-work*"-Maßnahmen), z.B. Projekte des ländlichen Straßenbaus, Bewässerungskanäle etc. Außerdem unterstützt das WEP Speisungsprogramme für bedürftige Bevölkerungsgruppen (z.B. Schulkinder, Krankhenhauspatienten). Zunehmend wird das WEP auch im Bereich akuter Nothilfemaßnahmen tätig. Zielgruppe sind hier v.a. Bürgerkriegsflüchtlinge und Opfer von Naturkatastrophen (z.B. Dürren). Auch die BRD stellt dem W. jährlich Beiträge für Projekte und Nothilfemaßnahmen zur Verfügung (Regulärbeitrag 1998: 45 Mio. DM).

Welternährungssituation, Ⓔ *world food situation*, Syn. für ↗ *Welternährungslage*.

Welternährungstag, Ⓔ *world food day*, Gedenktag aus Anlass der Gründung der Ernährungs- und Landwirtschaftsorganisation der Vereinten Nationen (FAO, ↗ *Welternährungsorganisation*) am 16. Oktober 1945. Er soll die Menschen in den Industrieländern mahnen, solidarisch zu handeln, um die wirtschaftlichen, sozialen und politischen Ursachen von Hunger und Unterernährung zu überwinden und die notwendigen Voraussetzungen für regionale, nationale und globale Ernährungssicherheit zu schaffen. Das Menschenrecht auf Nahrung steht dabei im Mittelpunkt.

Weltgesundheitsorganisation, Ⓔ *World Health Organization* (WHO), einzige internationale Fachorganisation für Gesundheitsfragen mit dem Zweck, allen Völkern zur Erreichung des bestmöglichen Gesundheitszustandes zu verhelfen. Die WHO wurde 1948 gegründet. Der 7. April, der Tag an dem ihre Satzung in Kraft trat, wird seitdem als Weltgesundheitstag gefeiert. Seit ihrem Bestehen sind nahezu alle Staaten der Welt der WHO beigetreten (inzwischen 191 Nationen). Die Struktur der WHO setzt sich aus der Zentrale in Genf und sechs dezentralen Regionalbüros zusammen, um gezielt auf unterschiedliche regionale Gesundheitsprobleme und Bedürfnisse einzugehen. Das europäische Regionalbüro hat seinen Sitz in Kopenhagen.
Die WHO hat sich zum Ziel gesetzt, das „höchstmögliche Maß an Gesundheit für Alle" zu erreichen. Dazu gehört nach WHO-Auffassung ein menschenwürdiges Umfeld mit ausreichender Ernährung, angemessenem Bildungsstandard, stabiler Ökologie und sozialer Gerechtigkeit. Sie koordiniert das internationale Gesundheitswesen und formuliert die globalen Gesundheitsziele. Sie erarbeitet internationale Standards und Richtlinien, formuliert Qualitätskriterien für pharmazeutische Produkte und legt Schadstoffhöchstgrenzen im Umweltbereich fest. Zu ihren Aufgaben gehört zudem die weltweite Erfassung und Analyse von Gesundheitsdaten (↗ *International Classification of Diseases*). In Entwicklungsländern beteiligt sie sich an Gesundheits- und Impfprogrammen. Auf Anfrage hilft die WHO auch einzelnen Staaten beim Aufbau eines nationalen Gesundheitswesens. Beispiele für erfolgreiche WHO-Arbeit: 1980 die Ausrottung der Pocken. Gesundheitsförderung von Kindern: Durch weltweite Impfprogramme sind heute 90% aller Kinder weltweit gegen die sechs häufigsten Kinderkrankheiten (Diphtherie, Tetanus, Keuchhusten, Kinderlähmung, Masern und Tuberkulose) geimpft (in den 70er Jahren waren es gerade 5%). Auch das globale Programm zur AIDS-Bekämpfung zeigt erste positive Ergebnisse.
Finanziert wird die WHO über ein ordentliches und ein außerordentliches Budget. Das ordentliche Budget, das sich aus den Mitgliedsbeiträgen bildet, beträgt für 1998/1999 rund 842 Mio US-Dollar. Das außerordentliche Budget fasst die freiwilligen Beiträge von Mitgliedsländern und anderen Organisationen zusammen. Diese außerordentlichen Beiträge sind meist zweckgebunden, beispielsweise für ein spezifisches Impfprogramm bestimmt, und betragen insgesamt etwa 956 Millionen Dollar.
Zukünftige Arbeitschwerpunkte sind die Eindämmung chronischer Krankheiten sowie die Bekämpfung alter und neuer Infektionskrankheiten. Als weitere Herausforderung sieht die WHO die gesundheitlichen Auswirkungen zunehmender Globalisierung und neuer Technologien. Die WHO arbeitet weiterhin daran, den deutlichen Abstand in der Lebenserwartung zwischen Entwicklungs- und Industrienationen abzubauen. Ein weiterer Schwerpunkt wird der Abbau der Mütter- und Säuglingssterblichkeit sein (s.a. ↗ *Stillen*, ↗ *Stillförderung*). ↗ *Internetadressen und Kontakte*

Weltmarkt, Ⓔ *world market*, die Gesamtheit der internationalen Handels-/Wirtschaftsvorgänge. Der W. auf dem Ernährungssektor betrifft hauptsächlich den Handel mit Agrarprodukten (Lebensmittel und Lebensmittelrohstoffe einschl. Saat- und Pflanzgut sowie Lebendvieh). Die weltweit größten Agrarhandelsnationen (sowohl Importeure als auch Exporteure) und ihre wertmäßigen Außenhandelsumsätze zeigt die Abb.
Unter den verschiedenen Agrarprodukten stellt Getreide den größten Einzelbeitrag am Welthandelsagrarumsatz. 1997/98 betrug die Ausfuhr an ↗ *Getreide* (ohne Reis) etwa 190 Mio. t, davon war etwa die Hälfte Weizen. Hauptgetreideexporteure waren die USA (82 Mio. t), Kanada (24 Mio. t) und die Europäische Union (23 Mio. t). Hauptimporteur war der Ferne Osten mit 73 Mio. t.

Auf dem W. werden Warenumsatzmengen und Weltmarktpreise wesentlich durch die Festlegungen der Welthandelsorganisation (Ⓔ *World Trade Organization*, WTO) beeinflusst. Sie haben das Ziel, Zollschranken und andere Einfuhrbeschränkungen auch auf dem Agrarsektor abzubauen.

WEP, Abk. für ↗ *Welternährungsprogramm*.

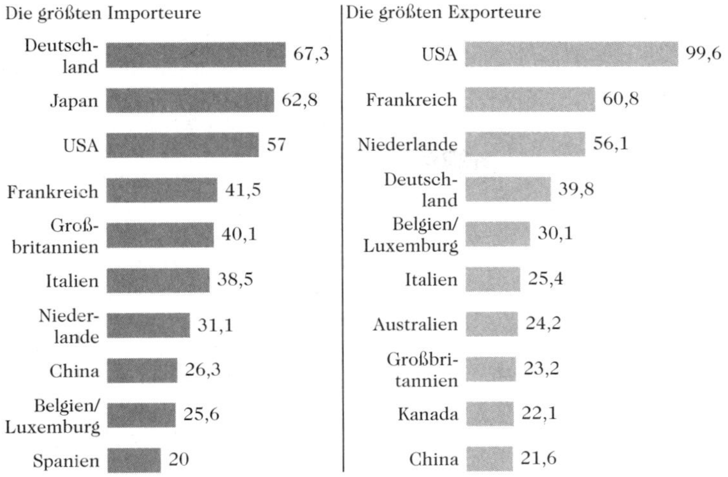

Weltmarkt. Welthandel mit Agrarprodukten 1996 in Mrd. DM [FAO-Angaben].

Werbeaussage, Ⓔ *claim*, jede Werbung für ein Produkt. Im Lebensmittelbereich sind neben allgemeinen W. zu den Produkten insbesondere ↗ *Nährwert-bezogene Werbeaussagen*, ↗ *gesundheitsbezogene Werbeaussagen* und ↗ *krankheitsbezogene Werbeaussagen* von Bedeutung. S.a. Essay: ↗ *Funktionelle Lebensmittel*.

Werbeverbot für Muttermilchersatzprodukte, ↗ *Säuglingsnahrungswerbegesetz*.

Werbung, Ⓔ *advertising*, Maßnahmen im Bereich der Absatzförderung, um den Verbraucher über Produkte oder Leistungen zu informieren und ihn zu deren Erwerb zu motivieren. Die W. wirkt durch ihren Aufforderungscharakter in Richtung einer Handlungsauslösung, ohne dass es immer dazu kommen muss.

Die W. ist heute ein wesentlicher Teil des ↗ *Marketing*, Werbepsychologie ein Bestandteil der Marktpsychologie. Sie ist unter den Bedingungen der heutigen Marktwirtschaft und der Konkurrenz unter den Lebensmittelanbietern ein unentbehrliches Marketinginstrument, das teuer sein kann, aber oft auch erhebliche wirtschaftliche Vorteile bringt. Zur W. im weiteren Sinne gehören Öffentlichkeitsarbeit (Medienarbeit, Sponsoring, Anzeigen, Ausstellungen, Verkostungen usw.), attraktive Warenpräsentation (z.B. Preisauszeichnung, kaufbegünstigende Verpackung, Dekoration und Warenanordnung) und gute Verkaufskultur (käuferorientierte Bedienung und Kassierung, freundliches Ambiente, ausreichend Parkmöglichkeiten usw.).

W. auf dem Lebensmittelsektor orientiert sich oft an einzelnen Qualitätsaspekten der Produkte (Frische, Haltbarkeit, Zusammensetzung usw.), darüber hinaus an der Güte des Produktionsverfahrens (z.B. ökologische Produktion) sowie an einem geringen Zubereitungsaufwand und an der Preiswürdigkeit der Lebensmittel. Gesundheitsbezogene Werbung im Sinne der Paragraphen 18, Abs. 1 sowie 22, Abs. 1 und 2 des Lebensmittel- und Bedarfsgegenständegesetzes ist nicht erlaubt, es bestehen weitere Regelungen zu speziellen ↗ *Werbeaussagen* (s.a. ↗ *Säuglingsnahrungswerbegesetz*).

Werksverpflegung, Syn. für ↗ *Betriebsverpflegung*.

Wermut, *Echter Wermut*, *Absinth*, *bitterer Beifuß*, *Wurmkraut*, bot. *Artemisia absinthium*, Ⓔ *wormswood*, im östlichen Mittelmeerraum beheimatete Staude der Familie der Korbblütler (*Compositae*), die als Heil- und Würzkraut dient. Zum Teil werden unter der Bezeichnung W. auch alle Gewürzpflanzen der Gattung *Artemisia* zusammengefasst. W. besitzt einen intensiv-aromatischen, stark bitteren Geschmack. Das Aroma ist auf den Gehalt an etherischen Ölen (bis 2%, davon 25–70% Thujol und 3–12% Thujon) zurückzuführen, der bittere Geschmack stammt von den Bitterglycosiden ↗ *Absinthin*, Absinthiin und Anabsinthin sowie Gerbsäuren und Harzen.

Zum Würzen von Speisen ist Wermut nahezu unbedeutend. Er kann für fette Fleischspeisen (Schwein, Lamm) verwendet werden. Eine große Bedeutung hat W. jedoch bei der Herstellung von Aperitifs, Kräuterweinen und -likören, wie z.B. Cinzano, Martini und Vermouth di Torino. Da Thujon in höheren Dosierungen toxisch wirkt (Krämpfe, Lähmungen, Verwirrtheitszustände), ist die Verwendung von W. eingeschränkt worden und/oder es wurden für den Thujongehalt Grenzwerte festgelegt. Absinth-Likör ist in Deutschland seit 1923 verboten. Zur Herstellung von Kräuterlikören und Wermutwein dürfen wässrige Extrakte verwendet werden, da Thujol nicht wasserlöslich ist. Die Grenzwerte für Thujol in alkoholischen Getränken betragen 5–25 mg/l je nach Alkoholgehalt in Wein und 35 mg/l in Magenbitter. In der Heilkunde wird

W. vor allem als appetitanregendes, antiseptisches und verdauungsförderndes Mittel eingesetzt. Der Genuss von Wermuttee ist unbedenklich.

Wertminderung, Ⓔ *reduction of value*, (negative) Abweichung der Beschaffenheit eines Produktes von der ↗ *Verkehrsauffassung* (• *Lebensmittelverfälschung*). Ein wertgemindertes Produkt entspricht nicht der Verbrauchererwartung an dieses Erzeugnis (z.B. ist die Zusammensetzung anders), ist aber nicht verdorben. Es darf nur unter ausreichender Kenntlichmachung der Abweichung vertrieben werden. Bei Abweichungen in der Zusammensetzung kann hierfür schon die Angabe des Zutatenverzeichnisses ausreichen.

Wertstufen von Lebensmitteln, Ⓔ k.e.B., ↗ *Vollwert-Ernährung*.

Wettkampfernährung, Essay: ↗ *Ernährung und Leistungssport*.

WFP, Abk. für Ⓔ *World Food Programme*, ↗ *Welternährungsprogramm*.

Whipple-Krankheit, *Morbus Whipple*, *intestinale Lipodystrophie*, Ⓔ *Whipple's disease*, *intestinal lipodystrophy*, von dem US-amerikanischen Pathologen George Hoyt Whipple (1878–1976) erstmals beschriebene, seltene bakterielle Infektion. Die W. befällt zunächst die Dünndarmmucosa und äußert sich klinisch in einer schweren Störung des Allgemeinbefindens mit ausgeprägter ↗ *Malabsorption*; später können nahezu alle Organe infiziert sein. Der Erreger, *Tropheryma whippelii*, wird aus Dünndarmbiopsie-Material identifiziert, auch durch Nachweis der bakteriellen Gene. Die W. tritt bevorzugt bei Männern im 3.–4. Lebensjahrzehnt auf; sie führt unbehandelt zum Tode. Die Inzidenz wird in Deutschland mit 30 Neuerkrankungen/Jahr angegeben. Antibiotikatherapie über 12 Monate, bei cerebralem Befall mit liquorgängigen Produkten, kann bei rechtzeitiger Diagnosestellung zur vollständigen Ausheilung führen. Gezielte ↗ *Realimentation* gleicht die meist erheblichen Nahrungsdefizite aus.

Whisky, ↗ *Spirituosen* Tab. 2.

WHO, Abk. für Ⓔ *World Health Organization*, ↗ *Weltgesundheitsorganisation*.

Widerstand, ↗ *Ganzkörperleitfähigkeit*.

Wiederkäuen, Syn. für ↗ *Rumination*.

Wiederkäuer, *Ruminantia*, Ⓔ *ruminants*, Unterordnung der Paarhufer (Ordnung *Artiodactyla*) mit fünf Familien, von denen Hirschartige (*Cervidae*) und Rinderartige (*Bovidae*) für die menschliche Ernährung Bedeutung haben. W. sind hochspezialisierte ↗ *Pflanzenfresser*, die ihre Nahrung z.T. zweimal kauen (Wiederkäuen). Das Verdauungssystem ist stark modifiziert: charakteristisch ist ein Magen mit mehreren Kammern, der bei den Boviden und Cerviden in vier Abschnitte gegliedert ist: Pansen (Rumen), Netzmagen (Reticulum), Blättermagen (Omasus) und Labmagen (Abomasus).

Die zerkaute Pflanzennahrung gelangt zunächst in den Pansen zum Einweichen, Durchmischen und weiteren Zerkleinern. Feine Partikel werden zu diesem Zweck zwischen Pansen und dem nachfolgenden Netzmagen hin- und herbewegt, gröbere Bestandteile hingegen hochgewürgt und erneut zerkleinert (Wiederkäuen). Dabei befördert der Netzmagen die Nahrung portionsweise durch rückläufige peristaltische Bewegung der Speiseröhre in den Mund, wo sie mehrfach gekaut, reichlich mit Speichel versetzt und erneut geschluckt wird. Der Nahrungsbrei wandert anschließend wieder zurück in den Pansen. Dieser beherbergt große Mengen von Symbionten (Bakterien, Hefen und Protozoen), mit deren Hilfe sie die hauptsächlich aus Cellulose bestehenden Gräser und Kräuter in Propionsäure, Essigsäure, Buttersäure und Zucker abbauen. Die Symbionten produzieren zu diesem Zweck das cellulosespaltende Ferment Cellulase, das von den W. nicht gebildet werden kann, und liefern darüber hinaus mit ihrer eigenen Substanz das für den Stoffwechsel benötigte Protein. Der Pansen gleicht einer großen, cellulosezersetzenden, mikrobiellen Gärkammer; wesentliche Nährstoffe stammen somit nicht aus der pflanzlichen Nahrung, sondern aus der Biomasse der Pansenbakterien. Im Blättermagen, mit seiner blattartig vergrößerten Oberfläche, wird Wasser absorbiert und zurückgewonnen. Der eingedickte Speisebrei wird nachfolgend in den Labmagen befördert. Erst hier werden die Mikroorganismen mittels sekretierter Salzsäure, ↗ *Pepsin* und Labferment (↗ *Chymosin*) abgetötet und im Anschluss daran mitverdaut. Die Resorption der Nährstoffe erfolgt schließlich im sehr langen Darm der W.
Die Verfütterung von ↗ *Tiermehl* an W. ist im Zusammenhang mit der Prionenkrankheit BSE (↗ *Rinderwahnsinn*) EU-weit seit 1994 verboten.

Wiegemethode, Syn. für ↗ *Wäge-Protokoll-Methode*.

Wiegeprotokoll, 1) ↗ *Wäge-Protokoll-Methode*; 2) in Wiegekarten eingetragene Veränderungen des Körpergewichts, z.B. zur Erstellung von ↗ *Wachstumskurven*.

Wild(fleisch), *Wildbret*, Ⓔ *game*, Fleisch von abgeschossenen, wild lebenden Tieren, die zum menschlichen Genuss geeignet sind. Unterschieden werden Haarwild und Federwild (Tab.).
Die Jagd ist an bestimmte Zeiten gebunden (Ausnahmen: Schwarzwild, Wildkaninchen). Haarwild muss nach dem Erlegen direkt an Ort und Stelle ausgeweidet werden (Ausnahmen: Hasen, Wildkaninchen). Für die Verbesserung von Zartheit und Geschmack muss Wild reifen (↗ *Fleischreifung*). Um die Nachfrage an W. zu decken, werden zunehmend v.a. Damwild, aber auch andere Wildarten in Gehegen gehalten. Diese, trotzdem als W. bezeich-

Wildfleisch. Tab. Einteilung

Wildfleisch	
Haarwild = Fell tragende Tiere	Federwild = gefiederte Wildtiere:
Rotwild, Damwild, Reh, Sikawild, Elchwild, Muffelwild, Gamswild, Antilopen, Wildschwein, Hase, Wildkaninchen	Fasan, Rebhuhn, Perlhuhn, Wachtel, Wildtaube, Wildente, Wildgans, Strauß

neten Tiere, werden nicht geschlachtet, sondern geschossen. Das Fleisch ist saftiger gegenüber dem aus freier Wildbahn.
Der ernährungsphysiologische Wert entspricht im Wesentlichen dem von • *Fleisch* der Schlachttiere. W. zeichnet sich durch einen besonders geringen Fettgehalt aus. Es ist reich an Mineralstoffen, wie Eisen, Zink und Kupfer sowie an Vitamin B_2.

Wildfrüchte, *Wildobst*, Ⓔ *wild fruits*, essbare Früchte wildwachsender Bäume/Sträucher. Von einigen dieser W. gibt es auch Kulturformen. Die wildwachsenden Arten sind aber meist deutlich nährstoffreicher (v.a. Vitamin C) und enthalten höhere Konzentrationen an sekundären Pflanzenstoffen als die Zuchtformen. Sie sind meist aromatischer, häufig reicher an organischen Säuren und schmecken weniger süß. Die wichtigsten W. und ihre Inhaltsstoffe zeigt die Tab.

Wildgeflügel, ↗ *Wild*.

Wildgemüse, Ⓔ *wild vegetable*, essbare Pflanzenteile heimischer • *Wildpflanzen*, die in Abgrenzung zu ↗ *Wildkräutern* nicht in geringen Mengen, als geschmackgebende Zutat anderen Lebensmitteln zugegeben, sondern als eigenständige Speisen zubereitet werden bzw. in größeren Mengen Bestandteil von Gerichten sind. Der Übergang zu Wildkräutern ist allerdings fließend. W. besitzen meist ein intensiveres Aroma als kultivierte Nutzpflanzen und zeichnen sich insgesamt durch eine hohe

Wildfrüchte. Tab. Eigenschaften und Nährstoffgehalt einiger der wichtigsten Wildfrüchte [Quelle: H. Scherz u. F. Senser: *Die Zusammensetzung der Lebensmittel*, 6. Aufl. medpharm, Stuttgart, 2000]

Lebensmittel (100g)	Eigenschaften	Energie [kcal]	Calcium [mg]	Magnesium [mg]	Eisen [mg]	Vitamin C [mg]	Carotinoide, gesamt [mg]	Fruchtsäuren gesamt [mg]
Ebereschenfrucht (*Sorbus aucuparia* L. var. *edulis*) Ⓔ *rowanberry*	– Früchte sind roh nicht genießbar – eignen sich zur Herstellung von Saft, Sirup, Gelee und Kompott	85	42	17	1,5	98	2,5	2,4
Hagebutte (*Rosa canina*) Ⓔ *rose hip*	– Früchte müssen von den Kernen und den sie umgebenden Haaren befreit werden – dienen zur Herstellung von Marmelade, Mus und Tee	94	257	104	0,5	1250	4,8	
Holunderbeere (schwarzer) (*Sambucus nigra*) Ⓔ *elderberry*	– unreife Früchte enthalten das blausäurehaltige Glycosid Sambunigrin, das beim Garen zerstört wird – kann zu Saft, Gelee, Likör, Sirup u.a. verarbeitet werden	54	35			18	0,4	0,9
↗ *Sanddornbeere* (*Hippophae rhamnoides*) Ⓔ *sea buckthorn*	– Beeren besitzen einen herb-sauren Geschmack – können z.B. zu Saft, Mus, und Marmelade verarbeitet werden	89	42	30	0,4	450	1,5	1,9
Schlehe (*Prunus spinosa*) Ⓔ *blackthorn*	– die gerbstoffreichen Früchte sind erst nach Frosteinwirkung genießbar – werden zur Herstellung von Säften, Marmelade, Gelees, Likör und Branntwein verwendet	47						3,1

Nährstoffdichte aus (Tab.). Vor allem der Gehalt an Vitamin-C, β-Carotin, Mineralstoffen (z. B. Calcium und Eisen), Ballaststoffen und sekundären Pflanzenstoffen ist hervorzuheben. Der niedrige Nitratgehalt ist ebenfalls günstig. Allerdings sollte der Sammelort sorgfältig ausgewählt werden und Standorte mit hoher Umweltbelastung (v. a. Straßenrand) sowie hygienisch problematische Bereiche (z. B. Weiden, Stadtparks) gemieden werden. W. werden für die menschliche Ernährung kaum genutzt. Das Interesse an W. ist jedoch in den letzten Jahren gestiegen.

Wildgemüse. Tab. Nährstoffgehalt einiger Wildgemüse. [Quelle: H. Scherz u. F. Senser: *Die Zusammensetzung der Lebensmittel*, 6. Aufl. medpharm, Stuttgart, 2000]

Lebensmittel (100g)	Eigenschaften	Energie [kcal]	Protein [g]	Kohlenhydrate [g]	Ballaststoffe [g]	Calcium [mg]	Magnesium [µg]	Eisen [mg]	Vitamin A [mg]	Vitamin C [mg]
Breitwegerich (*Plantago major*) E *broadleaf plantain*	– würziges Aroma – junge Blätter werden als Salatzutat verwendet – ältere Blätter sollten gegart werden	24	3,4	1,8	1,7	412	43	4,3		88
Giersch (*Aegopodium podagraria*) E *gout weed*	– besitzt einen petersilienartigen Geruch und Geschmack – junge Blätter werden roh als Salatkraut, in Kräuterquark etc. verwendet, ältere, derbere Blätter gegart; er kann auch getrocknet verwendet werden	39	8,4	0,5		132	35	2,9	0,7	142
Große Brennessel (*Urtica diodica*) E *stinging nettle*	– wird roh verzehrt oder wie Spinat zubereitet – dient auch zur Herstellung von Kräutersaft oder -tee	40	7,4	1,3	3,1	713	80	4,1	0,7	333
Große Klette (*Arctium lappa*) E *great burdock*	– verwendet werden die Blätter, Blattstiele, Blütenstiele und das Mark der Stiele – alle Teile werden gegart verzehrt	28	6,2	0,8	4,2					100
Guter Heinrich (*Chenopodium bonus-henricus*) E *good king Henry*	– geruchlos bis schwach-würzig – nur die jungen Blätter werden als Salat verzehrt – sonst spinatähnliche Zubereitung	38	6,5	1,9		130	51	2,9	0,9	219
↗ *Löwenzahn* (*Taraxacum officinale*) E *dandelion*	– junge Blätter werden als Salat verzehrt, ältere gegart – seltener werden auch Blütenknospen und Blüten verwendet	27	2,9	2,4	3,0	165	37	3,3	1,3	68
↗ *Sauerampfer* (*Rumex acetosa*) E *garden sorrel*	– hoher Gehalt an Oxalsäure und anderen organischen Säuren – eignet sich für Salat, Kräuterquark und Sauerampfersuppe	21	3,2	1,2	2,0	58	33	2,1	0,2	117
Vogelmiere (*Stellaria media*)	– sehr milder, frischer Geschmack – wird als Salat zubereitet	7	1,8	0	1,8	150	44	4,6	0,4	77

Wildkräuter, Ⓔ *wild herbs*, heimische • *Wildpflanzen*, die aufgrund ihres Gehaltes an Aromastoffen gesammelt werden und meist frisch als geschmack- und/oder geruchgebende Zutaten zu Speisen, meist als Salatzutat, verwendet werden (vgl. • *Wildgemüse*). W. besitzen i.d.R. ein intensiveres Aroma als kultivierte Kräuter und zeichnen sich insgesamt durch einen hohen Gehalt an β-Carotin und Vitamin C, Mineralstoffen (z.B. Calcium und Eisen) und sekundären Pflanzenstoffen aus. Aufgrund spezifischer Wirkungen der sekundären Pflanzenstoffe zählen viele auch zu den ↗ *Heilpflanzen*. Die Anzahl der möglichen nutzbaren W. ist groß (Tab.). Trotzdem werden sie – v.a. in den Industrienationen – für die menschliche Ernährung kaum verwendet.

Wildkräuter. Tab. Einige der bekanntesten W.

Bezeichnung	Eigenschaften
Bärlauch (*Allium ursinum*) Ⓔ *bear's garlic*	– Zwiebelgewächs – intensives knoblauch-ähnliches Aroma aufgrund des Gehalts an Allicin und anderer Sulfide – wird wie Knoblauch verwendet
Gundermann (*Glechoma hederacea*) Ⓔ *ground ivy*	– intensiv-würziges Aroma – reich an etherischen Ölen – wird zum Würzen von Salaten, Suppen, Quark u.a. verwendet
Scharbockskraut (*Ranunculus ficaria*) Ⓔ *fig-wort*	– nur bis zum Erscheinen der ersten Blüten verwendbar – säuerlich-frisches Aroma – wird hauptsächlich als Salatzutat verwendet
Barbarakraut / Winterkresse (*Barbarea vulgaris*) Ⓔ *bitter winterkress*	– an Kresse erinnerndes säuerlich-herbes Aroma – als Zutat zu Salat und Rohkost oder zum Würzen z.B. von Gemüsebrühe zu verwenden
Beifuß (*Artemisia vulgaris*) Ⓔ *mugwort*	– enthält bis zu 0,2% etherische Öle (v.a. Cineol) – würzig-bitterer Geschmack – die Blütenrispen werden frisch oder getrocknet v.a. für (fette) Fleischgerichte und würzige Soßen verwendet
Kleiner und großer Wiesenknopf (*Sanguisorba minor* und *S. major*) Ⓔ *salad burnet*	– nussartiges, würziges bis leicht scharfes Aroma – reich an etherischen Ölen, Gerbstoffen und Saponinen – zum Würzen von Salaten, frisch für Suppen und kalte Soßen – verliert beim Garen und Trocknen sein Aroma

Wildpflanzen, Ⓔ *wild plants*, i.w.S. alle nicht züchterisch bearbeiteten und nicht kultivierten Pflanzen, i.e.S. eine Untergruppe der ↗ *Nutzpflanzen*, die für den Menschen verwertet, jedoch nicht kultiviert werden. Die W. bzw. ihre nutzbaren Teile werden gesammelt (s.a. ↗ *Kulturpflanzen*). Insgesamt etwa 97% der ca. 20.000 heute genutzten Pflanzen gehören zu den W. Man unterteilt die W. in Nahrungspflanzen, zu denen meist auch die Gewürz-, Genussmittel- und Futterpflanzen gezählt werden, in Arzneipflanzen und technisch genutzte Pflanzen. Die Nahrungspflanzen werden entsprechend der Unterscheidung von Obst und Gemüsesorten in Wildobst bzw. ↗ *Wildfrüchte* und ↗ *Wildgemüse* unterteilt, als Gewürzpflanzen dienende W. werden als ↗ *Wildkräuter* bezeichnet.

Williams, Cicely, D. (1893–1992), britische Kinderärztin. Sie wurde bekannt mit ihren Studien an mangelernährten Kindern in tropischen und subtropischen Gebieten Afrikas. W. prägte den Begriff ↗ *Kwashiorkor* für die medizinische und ernährungswissenschaftliche Fachliteratur.

Wilson-Krankheit, *Morbus Wilson, hepatolentikuläre Degeneration, Kupferspeicherkrankheit,* Ⓔ *Wilson's disease, hepatolenticular degeneration*, autosomal-rezessiv • *erbliche Stoffwechselerkrankung* (Chromosom 13) des Kupfer-Stoffwechsels, benannt nach dem britischen Arzt Samuel Alexander Kinnier Wilson (1878–1937). Ein Transportdefekt für Kupfer (Cu) in der Leber (↗ *Caeruloplasmin*) hemmt die Cu-Ausscheidung über die Galle; Cu reichert sich zunächst in der Leber, später auch im Zentralnervensystem, in den Nieren und anderen Organen an. Die Hauptsymptome der W. sind ↗ *Hepatitis*/↗ *Leberzirrhose* und neurologische Ausfälle. Die Krankheit manifestiert sich zwischen dem 5. und 30. Lebensjahr; die Inzidenz liegt weltweit bei ca. 1:30.000; ethnische Unterschiede sind nicht bekannt. Therapeutisch stehen die Cu-Chelatbildner D-Penicillamin und Trientine sowie Zinkpräparate (Hemmung der Cu-Resorption) zur Verfügung. Da D-Penicillamin ein ↗ *Pyridoxin*-Antagonist ist, muss dieses substituiert werden. Zink induziert die Synthese von Metallothionein im Darm, welches die Cu-Resorption durch intrazelluläre Bindung überschüssiger Cu-Ionen hemmt. Bei Therapieresistenz kann eine Lebertransplantation nötig sein. Die Prognose der W. ist bei frühzeitiger Diagnose gut.

Ernährungstherapie: Die lebenslang nötige medikamentöse Therapie sollte durch eine kupferarme Diät unterstützt werden. Diese entspricht einer ↗ *Vollkost* ohne kupferreiche Lebensmittel wie Kaffee, Schwarztee, Vollkornprodukte, Trockenobst, Nüsse, Emmentaler- und Edamerkäse, Innereien, Pilze, Kakao und Schokolade. Andere Milch(produkte), Getreide, Zucker, Obst und nicht-Blatt-Gemüsesorten können großzügig angeboten werden. Bei kupferarmer Kost können Vitamine der B-Gruppe, Eisen und Zink zu kritischen Nährstoffen werden. Es sollte kein Kupfergeschirr verwendet werden, bei Kupferrohren muss eine Überprüfung des Leitungswassers erfolgen.

Windstoßer, ↗ *Anti-Krebs-Diäten*.

Winterisierung, *Entstearinisierung*, Ⓔ *winterisation*, Sonderform der • *Fettfraktionierung* durch Kältebehandlung von Speiseölen (z.B. • *Sonnenblumenöl*), wobei hochschmelzende ↗ *Acylglycerine* und ↗ *Wachse* auskristallisieren. Die flüssige Phase wird durch Vakuum- oder Pressfiltration abgetrennt. Die Öle bleiben dadurch auch bei Kühlschranktemperatur klar und durchsichtig. Der Vorgang schließt sich meist an die ↗ *Fettraffination* an. Kaltgepresste Speiseöle dürfen nicht winterisiert werden.

Wintersteiners Substanz F, veralt. Syn. für ↗ *Cortison*.

Winzer/in, ↗ *Ausbildungsberufe im Bereich Ernährung/Hauswirtschaft* Tab.

Wirkungsgrad, Ⓔ *efficiency*, der Energieanteil in Prozent, der aus einer Energieform (z.B. chemische Energie) in eine andere Energieform (z.B. mechanische Energie) überführt werden kann, also nicht als • *Wärmeenergie* frei wird. Der W. kann für Maschinen und Kraftwerke genauso ermittelt werden wie für chemische Umsetzungen im Stoffwechsel. Im Falle der ↗ *zitterfreien Thermogenese* wird der W. der ↗ *Atmungskette* durch ↗ *Entkopplung* gezielt verringert, sodass vermehrt Wärme erzeugt wird.

Wirsing, bot. *Brassica oleracea convar. capitata var. sabauda*, Ⓔ *savoy*, ↗ *Kohlgemüse*.

Wissenschaftlicher Lebensmittelausschuss bei der EG, Ⓔ *Scientific Committee for Food*, *SCF*, EU-Ausschuss im Bereich der Verbrauchergesundheit und Lebensmittelsicherheit. Der SCF wurde 1997 mit sieben anderen wissenschaftlichen Ausschüssen im Bereich der Verbrauchergesundheit und der Lebensmittelsicherheit von der Europäischen Kommission (Beschluss 97/579/EG) eingesetzt. Der SCF erstellt Gutachten, die als Grundlage der EU-Rechtsvorschriften in folgenden Bereichen dienen: Verbrauchergesundheit und Lebensmittelsicherheit; Verzehr von Nahrungsmitteln; Toxikologie und der Hygiene im gesamten Verlauf der Nahrungsmittelproduktion; Ernährung; Anwendung der Agrar- und Nahrungsmitteltechniken; Materialien, die mit Nahrungsmitteln in Berührung kommen (z.B. Verpackungsmaterialien). Der SCF muss in den in den Rechtsvorschriften der Gemeinschaft vorgesehenen Fällen gehört werden. Er setzt sich aus höchstens 19 unabhängigen Mitgliedern zusammen. Die Kohärenz zwischen den Arbeiten des SCF und der Arbeit der übrigen Wissenschaftlichen Ausschüsse gewährleistet der Wissenschaftliche Lenkungsausschuss, der die Arbeiten koordiniert und Überschneidungen verhindern soll.

Wodka, ↗ *Spirituosen* Tab. 2.

Wohlbefinden, Ⓔ *wellness*, Begriff, der den ganzheitlichen – nicht auf reine Abwesenheit von Krankheit beschränkten – Aspekt von ↗ *Gesundheit* zum Ausdruck bringt. „*Wellness*“ ist aktuell ein Zeitgeist-Begriff, der gegenüber der körperlichen „Fitness“ auch den psychischen Bereich einschließt, und damit an die bereits im Altertum bekannte Aussage „ein gesunder Geist [wohnt] in einem gesunden Körper“ anknüpft.

Wohlfühlgewicht, Ⓔ *wellness weight*, psychologisch definiertes ↗ *Körpergewicht* oberhalb BMI 25 als Ergebnis einer Gewichtsreduktion, bei dem sich die Person wohlfühlt und dieses Gewicht auch weiterhin halten kann ohne dass ständig ein restriktives Essverhalten notwendig ist. Gegen das W. ist nichts einzuwenden, wenn keine mit dem ↗ *Übergewicht* assoziierten Begleiterkrankungen oder Risikofaktoren vorliegen.

Wohlstandsgesellschaft, Ⓔ *affluent society*, Industriegesellschaften mit einem hohen Versorgungsgrad der Bevölkerung. Die W. ist dadurch gekennzeichnet, dass sich die Produktion nicht nach dem Bedarf der Bevölkerung richtet, sondern dass ständig neue Erzeugnisse auf den Markt kommen und die Verbraucher durch Werbung animiert werden, diese zu konsumieren (↗ *Konsumgesellschaft*).
In ihren negativen Auswirkungen (Ressourcenverbrauch, Verschwendung von Umwelt und Lebensmitteln, auch auf Kosten weniger priviligierter Bevölkerungsteile/Staaten, übermäßige Nahrungszufuhr und zu geringe körperliche Aktivität) führt die W. als • *Überflussgesellschaft* zu den bekannten Problemen des Einzelnen (ernährungsabhängige Erkrankungen, z.B. Adipositas, Diabetes mellitus, Herz-Kreislauf-Erkrankungen, ↗ *Zivilisationskrankheiten*), des Staates (Kosten des Gesundheitswesens, Umweltprobleme) sowie der Staatengemeinschaft (Nord-Süd-Gefälle, Gegensätze arm/reich usw.).

Wolfsmilchgewächse, *Euphorbiaceen*, bot. *Euphorbiaceae*, Pflanzenfamilie mit etwa 4.500 Arten, von denen viele einen charakteristischen, kautschukhaltigen, meist giftigen Milchsaft enthalten. Unter den W. sind einige wichtige Nutzpflanzen. Besonders bedeutend ist der Parakautschukbaum (*Hevea brasiliensis*), ein wichtiger Kautschuklieferant. Weiterhin werden Crotonöl (starkes Abführmittel), Rizinusöl (Abführmittel) und ↗ *Candelillawachs* aus W. gewonnen. Auch ↗ *Maniok* gehört zu den W.

Wolgapilz, *Wolgaqualle*, *Teepilz*, Syn. für ↗ *Kombucha*.

Wollfett, Syn. für ↗ *Lanolin*.

Wollwachs, Syn. für ↗ *Lanolin*.

Wolmansche Krankheit, *Wolman Syndrom*, *Cholesterin-Speicherkrankheit*, Ⓔ *Wolman disease*, autosomal-rezessiv vererbte ↗ *lysosomale Speicherkrankheit*, bei der Cholesterin/Cholesterinester in Leber, Milz, Dünndarm, Nebennieren, Gehirn u.a. gespeichert werden. Zugrunde liegt eine fehlende/mangelnde Aktivität der lysosomalen sauren Lipase (Cholesterinester-Hydrolase). Die W.K. manifestiert sich wenige Wochen nach der Geburt mit heftigem Erbrechen, Diarrhö, aufgetriebenem Bauch, Fieber und fehlender Gewichtszunahme. Bereits kurz nach der Geburt treten eine Vergrößerung der Leber und Milz sowie neurologische Auffälligkeiten und Verkalkungen der Nebenniere auf. Der Tod tritt meist nach 3–4 Monaten infolge Kachexie bei massiven peripheren Ödemen auf. Eine Therapie ist bislang nicht bekannt. Totale parenterale Ernährung hat keinen Einfluss auf den Krankheitsverlauf. Eine Knochenmarktransplantation konnte vereinzelt die Symptomatik verbessern und die Überlebenszeit verlängern.

WONF, Abk. für Ⓔ ↗ *with other natural flavo(u)rs*; ↗ *Natural with other natural flavo(u)rs*.

Worcester(shire)sauce, ↗ *Würzsoßen*.

World Health Organization, *WHO*, Ⓔ für ↗ *Weltgesundheitsorganisation*.

WPF, Abk. für Ⓔ *World Food Programme*, ↗ *Welternährungsprogramm*.

Wundheilungsstörung, Ⓔ *wound healing impairment*, verlangsamte und/oder fehlerhafte (Blutungen, Narben) Wundheilung. Mögliche ernährungsbedingte Ursachen: Vitaminmangel, Hypoproteinämie bei Mangelernährung sowie Mangel an Spurenelementen (↗ *Zink*).

Wunschgewicht, Ⓔ *desired weight*, meist illusionäre Vorstellung der Patienten von dem Zielgewicht, das mit einer Gewichtsreduktion erreicht werden soll bzw. kann. Alle Versuche, das Übergewicht oder die Adipositas drastisch, z.B. auf Werte wie im Jugendalter zu redizieren, führen zu Fehlschlägen, Enttäuschungen und erneuten Zunahmen des Körpergewichts. Das W. ist kein Ziel der Ernährungstherapie. Statt dessen ist ein langfristig angelegter, stufenweiser, den Patienten nicht überfordernder Gewichtsverlust, der zur Reduktion von Begleiterkrankungen und zur Verbesserung des Gesundheitsverhaltens des Patienten führt, ein realistisches Ziel. ↗ *Wohlfühlgewicht*, ↗ *Körpergewicht*.

Wurmbefall, Ⓔ *verminosis*, allgemeine Bezeichnung für nachweisbares Vorkommen von ↗ *Helminthen*, bei Menschen unabhängig davon, ob sichtbare klinische Symptome in Erscheinung treten (↗ *Helminthose*) oder nicht.

Wurmkrankheit, Ⓔ *helminthiasis*, Syn. für ↗ *Helminthose*.

Wurstwaren, Ⓔ *sausages*, ↗ *Fleischerzeugnisse*.

Würze, *Speisewürze*, *hydrolysiertes pflanzliches oder tierisches Eiweiß*, Ⓔ *hydrolyzed vegetable protein, hydrolyzed plant protein, HVP/hydrolyzed animal protein, HAP*, gemäß den Leitsätzen des Deutschen Lebensmittelbuchs „flüssiges [• *Flüssigwürze*], pastenförmiges oder trockenes Erzeugnis, das den Geschmack und/oder Geruch von Suppen, Fleischbrühen und anderen Lebensmitteln beeinflusst“. Als Rohstoffe dienen z.B. Fleisch- und Blutmehle, Knochenbrühextrakt und Rückstände aus der Fischverarbeitung, aber auch Hefe, Hefeextrakt, Getreidekleber, Sojabohnen (vgl. • *Sojasauce*) und Pressrückstände der Speiseölgewinnung. Das enthaltene Protein wird in der Regel durch Zugabe von Salzsäure hydrolysiert und anschließend mit Natronlauge oder Natriumcarbonat (Soda) neutralisiert. Dabei entsteht das für den Geschmack und die Haltbarkeit bedeutende Kochsalz (Gehalt 15–20%). ↗ *Hefeextrakte* können auch salzarm hergestellt werden. Weiterhin entsteht bei der Hydrolyse Ameisensäure, die den konservierenden Effekt des Kochsalzes unterstützt, so dass in der Regel keine weiteren Konservierungsstoffe erforderlich sind. Bei der Einwirkung von Salzsäure auf Fette wird außerdem das im Tierversuch cancerogene und leberschädigende 1,3-↗ *Dichlorpropanol* gebildet. Durch Verbesserung der Herstellungsverfahren wurde dessen Konzentration im Endprodukt von einigen mg/kg auf ca. 0,05 mg/kg gesenkt. Dieser Wert gilt als empfohlener Richtwert.

Die W. wurde erstmals von Julius Maggi 1888 entwickelt und in den Handel gebracht. Wegen des hohen Gehaltes an Glutaminsäure (Natriumglutamat) werden W. als ↗ *Geschmacksverstärker* eingesetzt (↗ *Flavor-modifizierende Substanzen*).

Wurzelgemüse, Ⓔ *root vegetables*, handelsübliche Bezeichnung für Gemüsesorten, bei denen die Wurzel den essbaren Anteil der Pflanze darstellt. Bei diesen Gemüsesorten dient die Wurzel als ein Speicherorgan, das durch sekundäres Dickenwachstum eine sog. Rübe bildet. Zu den W. gehören z.B. ↗ *Karotte*, ↗ *Pastinake*, Radieschen, ↗ *Rettich*, ↗ *Schwarzwurzeln* und ↗ *Meerettich*.

Würzmittel, Ⓔ *condiments*, Oberbegriff für natürlich vorkommende, verarbeitete oder synthetisch hergestellte Stoffe mit unterschiedlichster Zusammensetzung, die wegen ihrer geschmack- und/oder geruchgebenden Eigenschaften Lebensmitteln zugesetzt werden (Tab.). Sie werden entweder nach ihrer Zusammensetzung (z.B. Selleriesalz, Currywürzer) oder nach der Verwendung (z.B. Gulaschgewürz, Grillwürzer) bezeichnet.

Würzsoßen, verzehrsfertige Feinkostprodukte mit ausgeprägt würzigem Geschmack, die aus zerkleinerten/flüssigen Zutaten, z.B. Tomatenmark, frischem/getrocknetem Obst oder Gemüse, Essig, Zucker und Gewürzen hergestellt werden (Tab.). Sie werden z.T. mit Verdickungsmitteln stabilisiert und durch Pasteurisieren oder Konservierungsstoffe haltbar gemacht.

Würzmittel. Tab. Einteilung nach den Leitsätzen des Deutschen Lebensmittelbuchs.

Würzmittel	Zusammensetzung	Beispiele
↗ *Gewürze* und Kräuter	Pflanzenteile (Blüten, Früchte, Knospen, Samen, Rinde, Wurzeln und Zwiebeln), meist getrocknet	Pfeffer, Zimt, Gewürznelken, Muskat, Safran
Gewürzmischungen	Mischungen ausschließlich aus Gewürzen	Kräuter der Provence, Gulaschgewürz
Gewürzzubereitungen, -präparate	Mischung aus Gewürzen (mind. 60 %) und anderen geschmackbeeinflussenden Zutaten	Zwiebel-Pfeffer-Gewürzzubereitung, Gewürzzubereitung für Brathähnchen
Gewürzsalze	Mischung aus Speisesalz (mind. 40 %) und Gewürzen oder Gewürzzubereitungen/-präparaten (mind. 15 % Gewürze, Ausnahme: Knoblauch), evtl. Verwendung von Würze	Selleriesalz, Kräutersalz, Brathähnchen-Gewürzsalz
Präparate mit würzenden Zutaten	Mischungen von technologisch wirksamen Stoffen mit Gewürzen, anderen geschmackgebenden Substanzen, Gewürzzubereitungen und/oder Gewürzaromen (Extrakt aus Gewürzen)	Präparat zur Reifung und Würzung von Rohwurst
Gewürzaromazubereitungen	Gewürzzubereitungen, bei denen Gewürze teilweise oder vollständig durch Gewürzaromen (Extrakte aus Gewürzen) ersetzt sind	Gewürzaromazubereitung für Brathähnchen
Gewürzaromasalze	Gewürzsalze, bei denen Gewürze teilweise oder vollständig durch Gewürzaromen (Extrakte aus Gewürzen) ersetzt sind	Kräuteraromasalz
↗ *Würzen*	hydrolysierte eiweißreiche Präparate (z.B. aus Fleischmehl, Blutmehl, Knochenbrühextrakt, Hefe, Soja, Pressrückstände der Speiseölgewinnung), ca. 15–20 % Kochsalz	Speisewürze, Sojasoße
Würzmischungen	Geschmacksverstärker, Speisesalz, Zuckerarten oder andere Trägerstoffe, außerdem Würzen und/oder Hefe, Gemüse, Pilze, Gewürze, Kräuter oder Extrakte daraus	Currywürzer, Grillwürzer
↗ *Würzsoßen*	zerkleinerte und/oder flüssige Zutaten, mit ausgeprägt würzendem Geschmack	Worcestersauce, Cumberland-Sauce

Würzsoßen. Tab. Wesentliche Zutaten ausgewählter Würzsoßen.

Würzsoße	wesentliche Zutaten
Tomatenketchup	Tomatenmark, Essig, Zucker, Salz, Gewürze
Tabascosauce	Chillies, Essig, Salz
Worcestershiresauce	Malzessig, Anchovis, Tamarindenmus, Sherry, Rum
Mango-Chutney	Mango, Curry, Tamarindenmus, Ingwer
Cumberland-Sauce	Rotwein, Senf, Johannisbeer- und Apfelgelee, Salz, Pfeffer, Orangenschalen

X

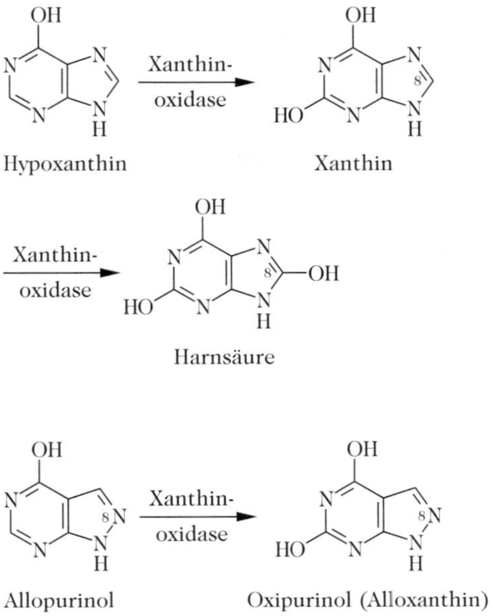

Xanthin-Oxidase. *Oben:* Die physiologische Reaktion der Oxidation von Hypoxanthin zu Harnsäure. *Unten:* Oxidation des Hypoxanthin-Strukturanalogons Allopurinol.

X, in der Einbuchstabenschreibweise der ↗*Aminosäuren* Abk. für eine unbekannte Aminosäure.

Xanthan (E 415), Ⓔ *xanthan gum*, ist ein von der Bakterienart *Xanthomonas campestris* gebildetes Heteropolysaccharid (• *Einzellerpolysaccharid*). Es ist in heißem und kaltem Wasser, nicht aber in Ethanol löslich. X. bildet extrem hochviskose Lösungen mit pseudoplastischem Charakter und wird als • *Verdickungsmittel* genutzt. Die Viskosität von Lösungen ist weitgehend unabhängig von Temperatur, pH-Wert und Elektrolytzusätzen. Lösungen sind gut hitzebeständig, besonders in Anwesenheit geringer Mengen an Kaliumionen. Sie sind ohne merklichen Viskositätsverlust sterilisierbar. X. ist gut verträglich mit anderen Verdickungsmitteln. In Kombination mit • *Johannisbrotkernmehl* wirkt X. als Geliermittel. X. erhöht die Wasserbindung von Teigen und wirkt als ↗*Frischhaltemittel*. Es vermindert die Eiskristallbildung bei Speiseeis. Es bildet feste Filme und eignet sich deshalb auch als ↗*Überzugsmittel*. Angewendet wird X. bei Tiefkühlerzeugnissen, Suppen, Soßen, Schlagschäumen, Speiseeis, Desserts, Backwaren, Fettemulsionen, Getränken, Fisch-, Fleisch- und Gemüsekonserven.

Xanthelasma, ↗*Xanthom(a)*.

Xanthin, *2,6-Dihydroxypurin*, Ⓔ *xanthine*, farblose Kristalle, die in heißem Wasser schwer, in kaltem praktisch unlöslich sind. X. ist Zwischenprodukt der Guanosinmonophosphat-Biosynthese und des Nucleotidabbaus (Adenin; Guanin) zu ↗*Harnsäure*. Bei ↗*Xanthinoxidase-Mangel* kristallisiert X. in Nieren und ableitenden Harnwegen aus; es wird als Xanthingrieß mit dem Harn ausgeschieden.

In Lebensmitteln sind die ↗*Methylxanthine* ↗*Coffein*, ↗*Theobromin* und ↗*Theophyllin* von Bedeutung.

Xanthin-Dehydrogenase, Syn. für ↗*Xanthin-Oxidase*.

Xanthin-Oxidase, *Xanthin-Dehydrogenase*, *Schardinger-Enzym*, ein zu den Eisen- und Molybdän-haltigen Flavinenzymen zählendes dimeres Enzym des aeroben Purinabbaus, das ↗*Hypoxanthin* zu Xanthin und dieses zu Harnsäure oxidiert (Abb.):

1) Hypoxanthin + H_2O + O_2 → Xanthin + H_2O_2;

2) Xanthin + H_2O + O_2 → Harnsäure + H_2O_2.

X. hat nur geringe Substratspezifität, da auch andere Purine, z.B. Adenin, aliphatische und aromatische Aldehyde, Pyrimidine, Pteridine und andere heterozyklische Verbindungen oxidiert werden. Auch Strukturanaloga des Hypoxanthins (• *Allopurinol*) werden umgesetzt.

Ein Mangel an X. führt zu Xanthinurie (↗*Hypoxanthin-Oxidase[Dehydrogenase-]Mangel*).

In Lebensmitteln kommt X. besonders reichlich in der Milch (Sekretenzym) vor, ihre Aktivität kann zur Unterscheidung frischer, nicht erhitzter Milch von erhitzter oder pasteurisierter Milch dienen.

X. und Xanthin-Dehydrogenase werden in einigen Literaturstellen als unterschiedliche Enzyme betrachtet, wobei mit X. das ursprüngliche Schardinger-Enzym aus der Milch (EC 1.2.3.2) und mit Xanthin-Dehydrogenase ein Enzym aus der (Hühner)leber (EC 1.2.1.37) gemeint ist. Diese beiden Enzyme sowie die Aldehyd-Oxidase (EC 1.2.3.1) haben eine sehr große Ähnlichkeit bezüglich ihrer Zusammensetzung und vermutlich ihres Katalysemechanismus, unterscheiden sich jedoch in der Substratspezifität.

Xanthin-Oxidase(Dehydrogenase)-Mangel, *Xanthinurie*, Ⓔ *xanthine oxidase deficiency*; *hereditary xanthinuria*, autosomal rezessiv • *erbliche Stoffwechselerkrankung*. Durch einen Defekt der • *Xanthin-Oxidase*/-Dehydrogenase, EC 1.2.1.37 (Ⓔ *xanthine oxidase*, *xanthine dehydrogenase*), bei einem Teil der Patienten auch der Aldehydoxidase, EC 1.2.3.1 (Ⓔ *aldehyde oxidase*) ist die Oxidation von Hypoxanthin zu • *Xanthin* und weiter zu ↗*Harnsäure* blockiert. Xanthin und Hypoxan-

thin werden im Harn ausgeschieden; Xanthinsteine lagern sich im Nierengewebe und in den abführenden Harnwegen ab; sie können zu akutem Nierenversagen führen. X. manifestiert sich in der Regel ab dem Kleinkindalter; die Störung wird mit purinarmer Diät, reichlich Flüssigkeit und bei Vorliegen einer Restaktivität der Xanthinoxidase mit ↗*Allopurinol* behandelt. Bei Aldehyd-Oxidasemangel kann Allopurinol nicht oxidiert werden.
Neben den genannten Störungen ist ein Defekt des molybdänhaltigen Cofaktors bekannt; Letzterer betrifft auch die Sulfitoxidase, EC 1.18.3.1 (E *sulfite oxidase*); die Folge ist zusätzlich eine Anhäufung SO_2-haltiger Metabolite und die unzureichende Bildung von anorganischem Sulfat (↗*Sulfit-Oxidasemangel*).

Xanthinsteine, E *xanthine calculi*, ↗*Harnsteine*; ↗*Xanthin*; ↗*Xanthinoxidase-Mangel*.

Xanthinurie, E *xanthinuria*, Syn. für ↗*Xanthinoxidase-Mangel*.

Xanthodermie, E *xanthodermia*, *xanthochromia*, Syn. für ↗*Carotinodermie*.

Xanthom(a), E *xanthoma*, gutartiger, bis zu 3 cm großer Tumor unterschiedlicher Lokalisiation bei Fettstoffwechselstörungen (Hypercholesterinämie, Hyperlipoproteinämie; vgl. •*Phytosterine*). Das sog. *Xanthoma tuberosum* (nur bis ca. 8 mm) tritt symmetrisch auf beiden Körperseiten (z. B. Ellenbogen, Hände) auf der Haut oder der Mundschleimhaut auf, gehäuftes Auftreten wird als •*Xanthomatose* bezeichnet.
Die früher ebenfalls als X. bezeichneten gelblich-bräunlichen Hautveränderungen im Bereich der Augenlider und dem oberen Wangenbereich bei Diabetes mellitus oder Fettstoffwechselstörungen werden heute als •*Xanthelasma* (Mz. –men) bezeichnet.

Xanthomatose, E ↗*xanthomatosis*, ↗*Xanthom*.

Xanthomzellen, Syn. für ↗*Schaumzellen*.

Xanthophylle, *Oxycarotinoide*, E *xanthophylls*, sind sauerstoffhaltige, farbige Verbindungen aus der Gruppe der •*Carotinoide* und zählen zu den •*sekundären Pflanzenstoffen*. X. leiten sich von den •*Carotinen* ab und besitzen mindestens ein Molekül Sauerstoff in ihrem Ringsystem. Sie sind vor allem in grün gefärbtem Gemüse, v. a. Blattgemüse wie Spinat (10 mg/100 g), Salat und Grünkohl (20 mg/100 g), aber auch in anderen Kohlarten in höheren Konzentrationen zu finden. In Obst kommen sie in weitaus geringeren Mengen vor. X. finden sich außerdem auch im Fettgewebe von Fischen, Vögeln und Säugern, als Farbstoff bei gepanzerten Schalentieren sowie im Eigelb. X. sind hitzeempfindlich, ihre Struktur kann durch Erhitzen bei der Lebensmittelzubereitung zu 60–100% zerstört werden. Zu den bekanntesten X. zählen ↗*Astaxanthin*, ↗*Canthaxanthin*, ↗*β-Cryptoxanthin*, ↗*Lutein* und ↗*Zeaxanthin*. Die für die Lebensmittelindustrie als Farbstoffe zugelassenen Xanthophylle tragen die Bezeichnung E 16a–g.

Xanthosinphosphate, E *xanthosine phosphates*, zu den ↗*Nucleotiden* zählende Phosphorsäureester des Xanthosins (Xao, 9-β -D-Ribofuranosylxanthin, ein β-glycosidisches Nucleosid aus D-Ribose und der Purinbase ↗*Xanthin*). Von Bedeutung ist Xanthosin-5'-monophosphat, XMP, als Zwischenprodukt bei der ↗*Purinbiosynthese*.

Xanthuren-Acidurie, *Kynureninase-Mangel*, E *xanthurenic aciduria*, eine erbliche Stoffwechselerkrankung, verursacht durch fehlende/mangelnde Aktivität der Kynureninase (EC 3.7.1.3). 3-Hydroxykynurenin wird nicht in 3-Hydroxyanthranilsäure und Kynurenin nicht in Anthranilsäure umgewandelt. Im Harn treten erhöhte Konzentrationen an Xanthurensäure, Kynurenin und 3-Hydroxykynurenin – insbesondere nach Aufnahme von ↗*Tryptophan* – auf. Einige Patienten zeigen geistige Entwicklungsverzögerung, andere sind symptomlos.

Xenical®, Medikament, das die Gewichtsreduktion durch partielle Hemmung der ↗*Pankreaslipase* unterstützt. Die Fettverdauung und -resorption werden durch X. um ca. 30% vermindert, das unverdaute Fett wird mit den Faeces ausgeschieden, die Energieaufnahme wird entsprechend reduziert.Das Medikament ist bei einem BMI von >30 bzw. bei einem BMI von >25 und gleichzeitg bestehenden, mit dem ↗*Übergewicht* assoziierten Erkrankungen indiziert. Es soll stets in Verbindung mit einer leicht kalorienreduzierten Kost, deren Fettanteil nicht mehr als 30% der insgesamt aufgenommenen Energie entspricht, eingesetzt werden. Gewichtsabnahmen von 10–15% des Körpergewichtes sind in einem halben Jahr erreichbar.

Xenobiotika, E *xenobiotics*, Stoffe, die einem bestimmten Ökosystem oder Organismus fremd/unnatürlich sind, unabhängig von der Herkunft (biogen oder abiotisch), den spezifischen Eigenschaften und der chemischen Struktur. Im engeren Sinne umfassen X. in der Umwelt des Menschen, im engsten Sinne in seiner Nahrung nicht natürlich vorkommende Stoffe anthropogenen Ursprungs (↗*Pestizide*, ↗*genotoxische Stoffe*, Arzneimittel, ↗*Schwermetalle*). X. unterliegen der •*Biotransformation*, wobei dem ↗*Cytochrom P450* eine zentrale Rolle zukommt.

Xenoöstrogene, E *xenooestrogens*, Sammelbezeichnung für hormonell aktive Substanzen in der Umwelt. Die X. (auch als endokrine Modulatoren oder „Umwelthormone" bezeichnet) sind Chemikalien synthetischer oder natürlicher Herkunft, die entweder wie körpereigene Hormone (agonistisch) wirken oder deren Wirkung abschwächen (antagonistisch) können. X. wurden für das Absinken der

Spermienzahl beim Menschen verantwortlich gemacht. Auch Reproduktions- und Entwicklungsstörungen bei Tieren und eine Zunahme bestimmter maligner Erkrankungen beim Menschen, wie Brust- und Hodenkrebs, werden mit X. in Verbindung gebracht. Die heute verfügbaren Informationen über Wirkungsweise, Dosis-Abhängigkeit und Art der Exposition lassen das Ausmaß der Gefährdung des Menschen gering erscheinen. Die ökotoxikologischen Auswirkungen sind weniger klar.

Xeroderma pigmentosum, *Melanosis lenticularis progressiva*, E *xeroderma pigmentosum*, Gruppe autosomal-rezessiv vererbbarer Krankheiten, die durch Defekte der DNA-Reparatursysteme verursacht werden und durch hohe UV-Empfindlichkeit, ausgeprägte chronische Lichtschäden, frühzeitiges Auftreten von Altershaut und Neigung zu Hauttumoren charakterisiert sind. Die Inzidenz beträgt $1:10^6$ Lebendgeborene. Der Tod tritt meist infolge metastasierender Malignome vor Abschluss des 3. Lebensjahrzehnts ein. Eine Prophylaxe neuer Hauttumoren kann durch langfristige Verabreichung oral gegebener Retinoide (↗ *Retinol*) versucht werden. Jedoch werden die hierfür erforderlichen hohen Dosen von 25–30 mg/d oft nur schwer toleriert. Die Prophylaxe besteht in lebenslangem strengem Lichtschutz der Haut und Augen sowie dem Vermeiden von Carcinogenen (z. B. Rauchen).

Xerophthalmie, E *xerophthalmia*, Hauptsymtom (neben Nachtblindheit und Hyperkeratose von Haut und Schleimhäuten) des Vitamin-A-Mangels (• *Vitaminmangelkrankheit*; ↗ *Retinol*), welches häufig in Kombination mit ↗ *Protein-Energie-Mangelsyndromen* auftritt. Die Strukturveränderung der Augenbindehaut (• *Bitotische Flecken*) sowie Verhornung der Cornea führen unbehandelt zum Erblinden (↗ *Keratomalazie*). Vitamin A-Mangel kann in jedem Alter auftreten, jedoch sind am häufigsten Kinder unter fünf Jahren betroffen. Aufgrund erhöhter Anfälligkeit für Kindererkrankungen kommt es in dieser Altersgruppe zu einem gesteigerten Vitamin A- Bedarf und somit ist das Risiko eines Mangels groß.

Xerose, *Xerosis*, E *xerosis*, unphysiologische Trockenheit der Haut (Xerodermie), der Schleimhäute oder des Auges (bei ↗ *Xerophthalmie*).

Xylan, *Holzgummi*, *Hemicellulose A*, E *xylan*, Polysaccharid (75–150 Monomere) aus 90% D-Xylose (neben Glucose, Galactose u. a. Monosacchariden bzw. Uronsäuren). X. ist in Pflanzen ubiquitäre Begleitsubstanz der Cellulose. ↗ *Hemicellulosen*.

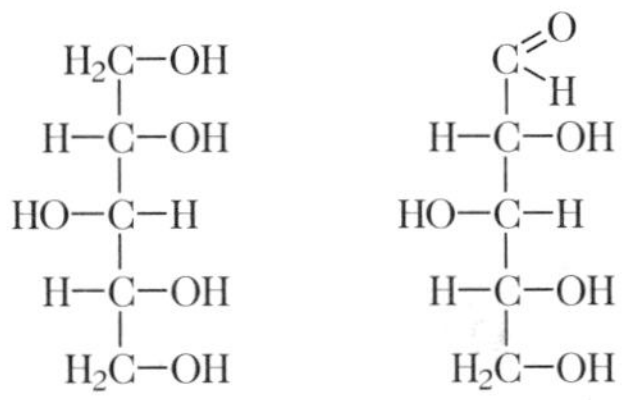

Xylit Xylose

Xylit. Der Zuckeralkohol Xylit (links) und die Aldopentose D-Xylose.

Xylit (E 967, ADI –), E *xylitol*, ein • *Zuckeralkohol*, der durch Hydrierung von • *Xylose* hergestellt wird (Abb.). X. dient als • *Zuckeraustauschstoff* und ist etwa gleich süß wie Saccharose mit einem reinen Süßgeschmack, der von einem kühlenden Effekt begleitet ist. X. ist in Lösungen gut hydrolyse-, temperatur- und lagerstabil. Es wird insulinunabhängig, jedoch kalorisch nicht voll metabolisiert und ist deshalb für Diabetiker verträglich. X. wirkt antikariogen (↗ *Zahnpflegekaugummi*). Verwendet wird X. hauptsächlich in Süßwaren und Kaugummi, teilweise in Abmischung mit ↗ *Süßstoffen*.

D-Xylose, *Holzzucker*, Kohlenhydrat aus der Gruppe der Aldopentosen, das aus dem • *Xylan* verschiedener Holzarten gewonnen werden kann. X. wird im Dünndarm aktiv resorbiert. 40% davon werden in unveränderter Form ausgeschieden. Die direkte Beziehung zwischen der resorbierten und der mit dem Urin ausgeschiedenen Menge oral verabreichter D-X. ist Basis des • *Xylose(resorptions)tests*. Dieser wird bei Verdacht auf Resorptionsstörungen/ ↗ *Malabsorption* z.B. bei ↗ *Zöliakie* eingesetzt.
D-X. dient zur Herstellung von ↗ *Xylit*.

Xylose-Isomerase, *D-Xylose-Ketoisomerase* (EC 5.3.1.5), E *xylose isomerase*, mikrobielle Enzyme, welche die Isomerisierung von D-Xylose zu D-Xylulose katalysieren. Isoenzyme, die als Substrat auch Glucose akzeptieren (↗ *Glucose-Isomerase*), werden zur Herstellung von Invertzucker eingesetzt.

Xylose(resorptions)test, *Fishberg-Friedfeld-u.-Clark-Test*, E *xylose-absorption test*, D-Xylose.

Xylosurie, Syn. für ↗ *Pentosurie*.

Xylulose, E *xylulose*, ↗ *Monosaccharid* aus der Gruppe der Ketopentosen. X. kommt im Organismus in D- und L-Konfiguration vor als Zwischenprodukt im Glucuronatabbau (Glucuronatweg) und ↗ *Pentosephosphat-Zyklus*. Bei einem Defekt der L-Xylulose-Reduktase (EC 1.1.1.10) in der Leber werden größere Mengen an X. im Harn ausgeschieden (↗ *Pentosurie*).

Y

Y, in der Einbuchstabenschreibweise der Aminosäuren Abk. für ↗ *L-Thyrosin*.

Yam(s)wurzel, *Yam*, bot. *Dioscorea spp.*, Ⓔ *yam*, Sammelbegriff für ca. 600 Dioscorea-Arten (*Dioscoreaceae*, Yamswurzelgewächse), Lianen der Tropen/Subtropen Amerikas, Afrikas und Asiens, die stärkehaltige Wurzelknollen bilden, einige auch Sprossknollen oder Rhizome.
Etwa 13 Arten werden als stärkehaltiges Hauptnahrungsmittel in größerem Ausmaß kultiviert, v.a. Wasseryam (*D. alata*) und Asiatischer Yam (*D. esculenta*) in Asien, Kartoffelyam (*D. bulbifera*) in Asien, Australien und Afrika, Weißer Yam (*D. rotundata*) und Gelber Yam (*D. cayenensis*) in Westafrika. Die Knollen erreichen 30–70 cm Länge und können bis über 20 kg schwer werden. Sie werden gekocht verzehrt, z.T auch roh gebraten bzw. geröstet oder zu Mehl oder Stärke verarbeitet. Y. enthält 15–25% Stärke, 1–3% Eiweiß und bis zu 0,2% Fett. Einige Arten enthalten das giftige Alkaloid Dioscorin, das durch Einweichen und Kochen der Knollen zerstört wird. Von der Pharmaindustrie werden dioscorinreiche Arten zur Herstellung von Steroidhormonen verwendet.
Die Weltproduktion liegt bei 30 Mio t (1994).

Yersinia enterocolitica, kleine, gramnegative Stäbchenbakterien der Familie • *Enterobacteriaceae*. *Y. e.* ist der Erreger der • *Yersinose*, einer Infektionskrankheit, die bei Kindern v.a. mit Gastroenterocolitis (auch ulzerös) und Adenitis mesenterica (Bild einer scheinbaren Blinddarmentzündung), bei Erwachsenen v.a. mit Hautveränderungen (Erythema nodosum), Gelenkentzündungen, Septikämie (ev. Leberabszesse) verbunden ist. Die Therapie erfolgt mittels Antibiotika.

Yersiniose, Ⓔ *yersiniosis*, ↗ *Yersinia enterocolitica*.

Yin/Yang-Prinzip, Ⓔ *Yin/Yang principle*, Grundlage der ↗ *chinesischen Ernährungslehre*; ↗ *makrobiotische Ernährung*.

yo-yo-dieting, ↗ *Jo-Jo-Effekt*.

Ysop, bot. *Hyssopus officinalis spp. officinalis*, Ⓔ *hyssop*, in Kleinasien beheimateter, in Mittel- und Südeuropa als Gewürzkraut kultivierter Strauch der Familie der Lippenblütler (*Labiatae/Lamiaceae*) mit thymianähnlichem, leicht bitterem Aroma. Seine Blätter enthalten bis zu 0,3% etherische Öle, v.a. Pinocamphon und Pinen, außerdem ein Bitterstoffglycosid, das für den bitteren Geschmack verantwortlich ist. Y. wird zum Würzen von Suppen, Soßen, Salaten und Fleisch sowie zur Herstellung von Kräuterlikören verwendet.

Yucca, region. Syn. für ↗ *Maniok*.

Yuksow-Krankheit, Syn. für ↗ *Haff-Krankheit*.

Yusho-Krankheit, *Reisölkrankheit*, Ⓔ *Yusho disease*, Erkrankung die in Japan 1968 bei über 1.700 Personen auftrat, die über Wochen und Monate hinweg mit polychlorierten Biphenylen (PCB) und polychlorierten Dibenzofuranen (PCDF) kontaminiertes Reisöl verzehrten. Symptome waren v.a. Akne, Ödeme, dunkle Pigmentierung der Haut sowie nervöse und gastrointestinale Störungen (Schwindel und Erbrechen). Bei Frauen, die während der Schwangerschaft von Y. betroffen waren, kam es zu Totgeburten. Bei Lebendgeburten zeigten sich Hyperpigmentierungen von Haut und Mundschleimhaut, hyperplastische Veränderungen des Zahnfleisches, abnorme Verkalkungen der Schädelknochen, früh einsetzendes Zahnen und deutliches Untergewicht. Bei den männlichen Betroffenen wurde eine erhöhte leberkrebsbedingte Mortalität festgestellt.

Z, in der Einbuchstabenschreibweise der ↗ *Aminosäuren* Abk. für L-Glutaminsäure (Glu), L-Glutamin (Gln), L-4-Carboxyglutaminsäure (Gla) oder Pyroglutaminsäure (Glp), wenn diese z.B. über eine Peptidanalyse bestimmt wurden, die im nativen Protein vorliegende Aminosäure daher methodisch nicht näher charakterisiert werden kann.

Zabel, ↗ *Anti-Krebs-Diäten*.

ZADI, Abk. für ↗ *Zentralstelle für Agrardokumentation und -information*.

Zahnbein, *Dentin*, [E] *dentine*, ↗ *Zähne*.

Zahnbelag, Syn. für ↗ *Dentalplaque*.

Zahndurchbruch, *Dentition*, [E] *dentition*, der Durchbruch der Milchzähne („Zahnen“, ↗ *Milchgebissentwicklung*, kontinuierlich zwischen dem 6. und 30. Lebensmonat) bzw. der bleibenden Zähne (in Phasen). Die 1. Phase des Gebisswechsels mit dem Z. der mittleren und seitlichen Schneidezähne und der ersten Molaren findet im Alter von 6–9 Jahren statt, die 2. Phase (erste Prämolare, Eckzähne, zweite Prämolare und zweite Molare) im Alter von 10–12 Jahren und die dritte Phase (Weisheitszähne) im Alter zwischen 17 und 25 Jahren.

Der Z. geht gelegentlich mit einer Rötung der Gingiva einher und kann dann Unruhe, Trinkunlust und Nahrungsverweigerung hervorrufen. Fieber und Krämpfe („Zahnkrämpfe“) stehen damit nicht im Zusammenhang.

Zähne, *Dentes*, [E] *teeth*, in den Zahnfächern (Alveolen) von Ober- und Unterkiefer eingebettete Organe zur Nahrungszerkleinerung (↗ *Kauen*) und Lautbildung. Hauptsubstanz der Z. ist das Zahnbein (Dentin) von knochenähnlicher, aber härterer Struktur, welches die Zahnhöhle (Pulpahöhle) mit der blutgefäßreichen Pulpa (Zahnmark) mit den Zahnnerven, welche sich in die Wurzelkanäle der Zahnwurzel fortsetzt, umschließt (Abb.). Im Zahnfach verankert sind die Z. elastisch über die Wurzelhaut. Im Bereich der Zahnkrone ist der extrem harte ↗ *Zahnschmelz* aufgelagert.

In zwei Phasen des ↗ *Zahndurchbruchs* kommt es beim Menschen zunächst zur • *Milchgebissentwicklung*. Die 20 Milchzähne ([E] *milk teeth*) werden später durch max. 32 bleibende Zähne ersetzt. Sie haben neben den oben beschriebenen auch eine wichtige Funktion als Platzhalter der nachfolgenden bleibenden Zähne, weshalb die Prophylaxe und Behandlung von ↗ *Zahnkaries* hier besonders wichtig ist.

Zahnfäule, [E] *tooth decay*, Syn. für ↗ *Zahnkaries*.

Zahnfleisch, *Gingiva*, [E] *gingiva*, Teil der Mundauskleidung; Stützgewebe, das Zähne und Alveolenknochen umgibt und ihnen anhaftet.

Zahnfleischerkrankungen, [E] *gingival diseases*, Sammelbegriff für Erkrankungen und Veränderungen des Zahnfleischs. Entzündungen des Zahnfleischs (• *Gingivitis*), Bildung von Zahnfleischta-

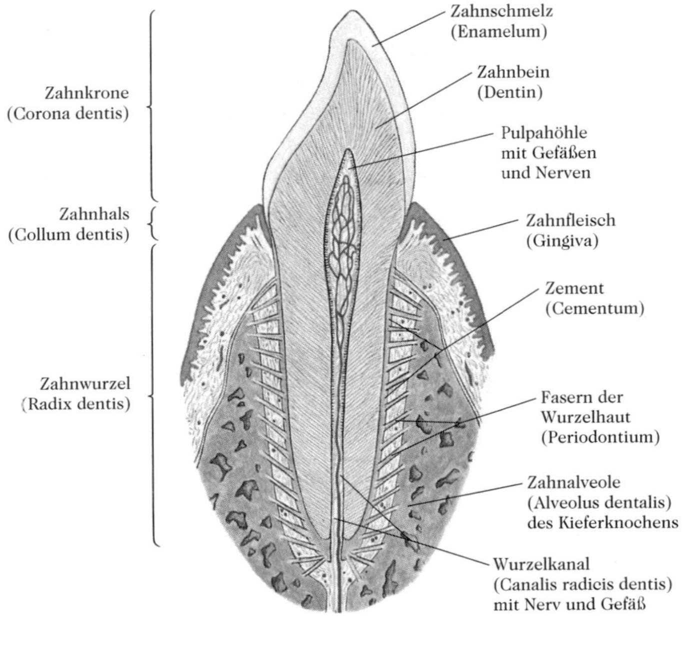

Zähne. Schematischer Längsschnitt durch Zahn und Zahnhöhle. (Aus: E.-J. Speckmann u. W. Wittkowski, *Bau und Funktion des menschlichen Körpers,* 19. Aufl. Urban & Fischer, 2000]

schen und fortschreitender Schwund von Zahnfleisch mit Sichtbarwerden des Zahnhalses treten bei Parodontosis marginalis auf (↗ *Parodontosis*). Zerfall des Zahnfleischs mit Geschwürbildung (Gingivitis ulcerosa) tritt u. a. bei • *Arsenvergiftungen* oder • *Quecksilber*vergiftungen auf.

Zahnfluorose, Syn. für ↗ *Dentalfluorose*.

zahnfreundliche Süßigkeiten, E *non cariogenic/caries protective sweets/candy*, Süßigkeiten, in denen Saccharose gegen ↗ *Zuckeraustauschstoffe* von geringerer Kariogeneität ersetzt wurden. ↗ *Zahnpflegekaugummi*.

Zahnkaries, *Zahnfäule, Karies*, E *dental caries, tooth decay*, häufigste aller Zahnerkrankungen mit Zerstörung der Hartsubstanz des Milchgebisses und der bleibenden Zähne, die infolge eines Ungleichgewichts zwischen sauren, zahnangreifenden (• *Demineralisierung*) und remineralisierenden schützenden Faktoren entsteht. Z. ist ein multikausaler Prozess, ausschlaggebende Faktoren sind: kariesanfällige Zähne, Menge und Art der Bakterien im Zahnbelag, bakteriell vergärbare Saccharide sowie Dauer des Säureangriffs auf die Zahnoberfläche. Je größer die Zahl der ↗ *Plaquebakterien* in den ↗ *Dentalplaques*, desto ausgeprägter ist der bakterielle Zucker- bzw. Kohlenhydratabbau zu verschiedenen organischen Säuren und der nachfolgende Säureangriff bzw. die Demineralisation des Zahnschmelzes. Unter den zahlreichen Bakterien der Mundhöhle hat *Streptococcus mutans* die höchste Kariogenität. Von den Zuckern sind nach der • *Saccharose* Glucose, Fructose, Maltose und Lactose am stärksten • *kariogen*. Besonders schädlich ist der Genuss von Süßigkeiten (Bonbons, Schokolade, gesüßte Tees und andere zuckerhaltige Getränke) zwischen den Mahlzeiten (↗ *Nursing-Bottle-Syndrom*). Aber auch Bananen und andere süße Obstsorten fördern die Plaquebildung und damit Z. als • *ernährungsabhängige Erkrankung*. Z. tritt vornehmlich an oberen Kontaktflächen des Zahns (Fissuren und Grübchen), am Zahnfleischansatz und den Zahnzwischenräumen auf, wo Speisereste leicht anhaften und die Selbstreinigung durch Kauen und Speichelfluss erschwert ist. Aus einer oberflächlich beginnenden Demineralisation (Herauslösen von Calcium und Phosphat) können sich sukzessive die kariöse Zerstörung von Zahnschmelz und Zahnbein (Dentin), ein Einbruch der Z. in das Zahnmark und letztlich ein eitriger Zerfall des Zahns mit eitrigem Wurzelabszess entwickeln. Beginnende kariöse Prozesse sind bei Einhaltung einer wirksamen ↗ *Kariesprophylaxe* reversibel.

Im Säuglings- und Kleinkindalter ist eine effektive Mundhygiene zur Entfernung der Zahnbeläge noch nicht möglich. Die Zähne des Milchgebisses sind durch die ↗ *Süßpräferenz* in diesem Lebensabschnitt in hohem Maße kariesanfällig. Auf die Einhaltung der Kariesprophylaxe mit Fluorid ist daher besonderer Wert zu legen.

Zahnkariesvorbeugung, Syn. für ↗ *Kariesprophylaxe*.

Zahnpflegekaugummi, E *caries preventive/protective chewing gum*, Kaugummi mit zahnfreundlichen, d. h. nicht kariogenen und/oder antikariogenen Süßungsmitteln (↗ *Kariogenität*). ↗ *Plaquebakterien* sind nicht in der Lage, • *Zuckeraustauschstoffe* wie Xylit und • *Süßstoffe* wie Saccharin, Cyclamat und Acesulfam K abzubauen und zu verwerten, oder der Abbau verläuft, wie im Fall der Zuckeraustauschstoffe Sorbit, Mannit und Isomalt, sehr langsam bzw. erst nach einer Adaptionsphase. • *Xylit* ist häufiger Bestandteil von Z. Es gilt als antikariogen, da bei regelmäßiger Xylitaufnahme und längerer Xylitwirkung im Mund die Plaquemenge und die Zahl von *Streptococcus mutans* verringert wird. Xylit hemmt zudem die Anhaftung von bakteriellen Mucopolysacchariden auf der Zahnoberfläche. Die Verwendung von Z. regt den Speichelfluss an, wodurch Zahnreinigung und remineralisierende Effekte im ↗ *Zahnschmelz* unterstützt werden. Studien über die Wirkung von Z. berichten über Kariesreduktion um 40–60% im Verlauf eines 2-jährigen Beobachtungszeitraums.

Zahnschmelz, *Enamelum*, E *dental enamel, tooth enamel*, weißlich glänzende, hartgewebige Umkleidung der Zahnkrone zum Schutz des Zahns (• *Zähne*) gegenüber mechanischer Beanspruchung. Er ist besonders ausgeprägt an den Schneide- und Mahlflächen der Zähne. Z. ist das härteste Gewebe des menschlichen Organismus, er besteht hauptsächlich aus Calcium-Hydroxylapatit bzw. Fluorapatit und aus einem geringen Anteil (2–4%) organischen Materials. Er ist frei von Nerven und Blutgefäßen. Die Kombination von Rachitis- und Kariesprophylaxe (bedarfsangepasste Zufuhr von • *Fluorid* und • *Calciferol* [Vitamin D]) unterstützt die normale Mineralisation des Z. und die Zahnschmelzhärtung in der Phase der Schmelzbildung. Ziel der systemischen • *Fluoridierung* vor dem Zahndurchbruch ist die Erhöhung des Fluorapatitanteils ($Ca_5[PO]_3F$) im Zahnschmelz durch Austausch von Hydroxylgruppen des Calcium-Hydroxylapatits gegen Fluorid. Mit zunehmendem Fluorapatitanteil steigt die Härte des Z. und die Widerstandsfähigkeit gegenüber einer ↗ *Säureerosion der Zähne*. Eine lebenslang beibehaltene Fluoridierung fördert die Remineralisation des Z. bei beginnenden kariösen Läsionen. Ein gewisser Schutz des Z. kann auch durch • *Zahnpflegekaugummi* erreicht werden.

Zahnschmelzbildungsstörungen (E *dental enamal dysfunctions/irregularities*) führen zu Fehlstellen im Zahnschmelz, zumeist an Schneidezähnen und

Prämolaren (vordere zweihöckerige Backenzähne). Sie sind die Folge von Mineralisationsstörungen in der Phase der Schmelzbildung und -reifung.

Zartmacher, E *tenderizer*, ↗ *Fleischzartmacher*.

Zearalenon, E *zearalenone*, $C_{18}H_{22}O_5$, • *Mycotoxin* mit östrogener Wirkung (Abb.). Es zählt zu den • *Phytoöstrogenen* (↗ *Xenoöstrogene*) und weist eine 100fache relative Östrogenwirksamkeit auf. Der Verdacht auf Cancerogenität besteht. Z. wird u.a. von *Fusarium roseum* in Heu, Futtermitteln und v.a. Mais insbesondere bei kühlen Temperaturen (12–14 °C) gebildet (Mykotoxikosen). Bei Haus- oder Weidetieren kann die Aufnahme zu Uterushypertrophie, Vulvovaginitis und Fertilitätsstörungen führen. Z. wird als aktiver Metabolit α-Zearalenol mit der Milch ausgeschieden und kann bei Mädchen zu einer vorzeitigen Geschlechtsreife, bei Frauen zu Störungen im Östrus und bei Männern zur Abnahme der Fertilität führen. Die Verwendung von Z. und Derivaten zur Östrogensubstitution wurde eingestellt, nachdem in Mäusen nach Langzeitverfütterung eine cancerogene Wirkung festgestellt wurde. Z. wirkt bei Ratten und Schweinen teratogen.

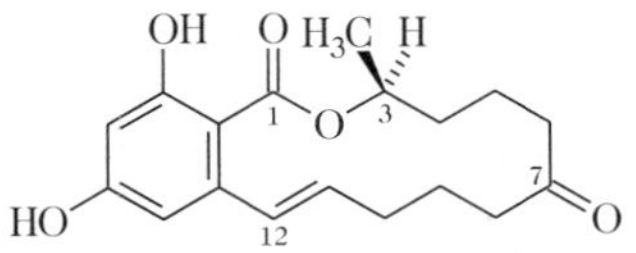

Zearalenon

Zeaxanthin, *Zeaxanthol*, *Anchovyxanthin*, *all-trans-β-carotin-3,3´-diol*, E *zeaxanthin*, gelborangefarbenes Carotinoid aus der Gruppe der • *Xanthophylle* (Abb.). Der • *sekundäre Pflanzenstoff* Z. besitzt keine Provitamin-A-Aktivität und wurde erstmals als Farbstoff des Mais (*Zea mays*) isoliert. Daneben kommt es in Gerste, Safran, Pilzen und grünem Gemüse (v.a. Blattgemüse) vor. Grünkohl enthält ca. 22 mg eines Gemisches an Z. und • *Lutein* pro 100g, weitere Quellen sind Spinat und Eidotter.

Zeaxanthol, Syn. für ↗ *Zeaxanthin*.

ZEBS, Abk. für ↗ *Zentrale Erfassungs- und Bewertungsstelle für Umweltchemikalien*.

ZEF, Abk. für ↗ *Zentrum für Entwicklungsforschung*.

Zein, E *zein*, Prolaminfraktion (↗ *Prolamine*) des Maisproteins. Z. enthält kaum Lysin und Tryptophan; die ↗ *biologische Wertigkeit* des Proteins ist deshalb äußerst gering. Z. macht in klassischen Maissorten knapp die Hälfte des Gesamtproteins aus, in Neuzüchtungen liegt der Anteil niedriger.

Z-E-Isomerie, bei ungesättigten Verbindungen gebräuchliche Bezeichnung für ↗ *cis-trans-Isomerie*.

Zeit/Intensitäts-Verfahren, E *time/intensity procedure*, Verfahren, um zeitliche Veränderungen in der Intensität sensorischer Eindrücke von dem Augenblick an, in dem das Produkt im Mundraum ist, bis zum Ausklang des Eindrucks zu quantifzieren (Abb.).

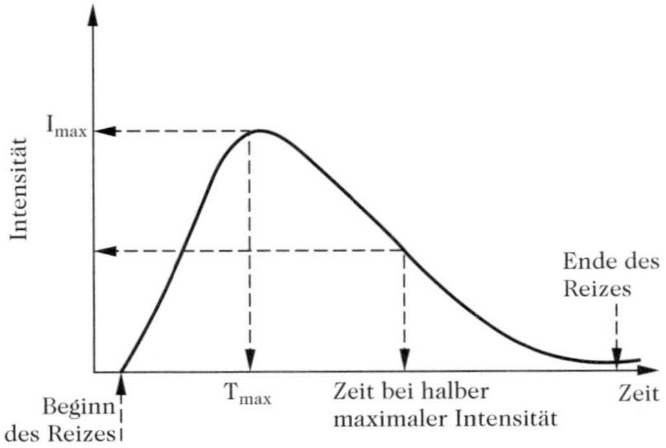

Zeit/Intensitäts-Verfahren. I_{max} = maximale Intensität und T_{max} = Zeit bei maximaler Intensität.

Zelladhäsionsmoleküle, *Adhäsine*, Rezeptormoleküle auf der Oberfläche von Epithelzellen, die die Anheftung von Bakterien vermitteln und so die bakterielle Besiedlung von Schleimhäuten begünstigen. Die vermehrte Bildung von Z. auf der Rachenschleimhaut bei Mangelernährung leistet Infektionen (Lungenentzündung, Tuberkulose etc.) Vorschub.

Zellatmung, *„innere Atmung"*, E *cellular respiration*, die oxidative Umsetzung (↗ *Atmungskette*) von Substraten zu CO_2 und H_2O im ↗ *Energiestoffwechsel* der Zellen.

Zellbiologie, *Zellenlehre*, *Cytologie*, E *cytology*, (gr. *cytos*, Höhlung, Zelle; *logos*, Lehre), die Wissenschaft und Lehre vom Bau und den Funktionen der Zelle als Teilgebiet der Biologie. Zusammen mit der ↗ *Histologie* (Gewebelehre) deren Grundlage sie ist, bildet sie das Fachgebiet der „mikroskopischen Anatomie" und ist zugleich auch die Basis der Biochemie und Pathobiochemie. Die Gentechnik bedient sich ebenfalls der Methoden und Erkenntnisse der Z.

Die Z. als Lehre wurde von M. Schleiden (1838) und T. Schwann (1839) begründet. Sie waren der

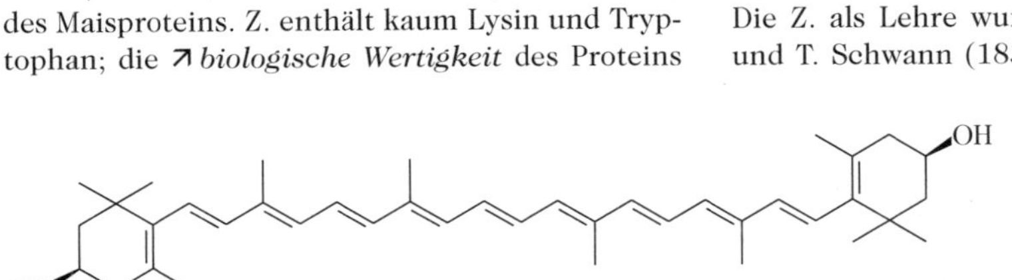

Zeaxanthin

Auffassung, dass der tierische und pflanzliche Organismus aus einer Vielzahl anatomisch begrenzbarer Zellen besteht, die als kleinste lebendige Einheiten gedeutet wurden.
Die Z. beschäftigt sich mit dem Aufbau, der Funktion sowie den physiologischen und pathologischen Veränderungen der Zellen. Sie untersucht Struktur und Aktivitäten der Zellbestandteile, Mechanismen der Zellteilung und -differenzierung, Entwicklung von Geschlechtszellen, Befruchtung, Entstehung des Embryos, Zellschäden (z.B. die Fehlentwicklung bei Krebs), Zellimmunität und die Mechanismen der Vererbung (Genetik).

Zelldifferenzierung, Ⓔ *cellular differentiation*, die Spezialisierung einzelner Zellen bzw. von Zellgruppen innerhalb von Geweben auf bestimmte strukturelle/physiologische Funktionen. Während die Cygote (befruchtete Eizelle) und die Stammzellen im Prinzip „omnipotent" sind, da sie die gesamte genetische Information des Organismus enthalten, kommt es im Rahmen der Z. während der Embryonal- und Fetalentwicklung, aber auch bei der Wundheilung, durch differenzielle ↗ *Genexpression* zu einem zeitlichen und räumlichen Muster unterschiedlicher Genaktivität.
In der Biotechnologie spielt die Z. u.a. eine Rolle, wenn z.B. Gewebe oder (bei Pflanzen) ganze Organismen aus Zellkulturen regeneriert werden sollen.

Zellgifte, Syn. für ↗ *Cytotoxine*.

Zellhyperplasie, ↗ *Hyperplasie*.

Zellhypertrophie, ↗ *Hypertrophie*.

Zellkern, *Nucleus*, Ⓔ *nucleus*, bei ↗ *Eukaryoten* das von einer doppellagigen Membran umgebene ↗ *Organell*, in welchem der Hauptteil der zellulären genetischen Information in Form von ↗ *Chromosomen* lokalisiert ist.

Zellkompartimente, ↗ *Kompartimentierung*.

Zellkultur, Ⓔ *cell culture*, die Haltung und Vermehrung von Zellen *in vitro* unter sterilen Bedingungen auf/in festen oder flüssigen Nährböden bzw. Kulturmedien unter definierten und kontrollierten Bedingungen (u.a. Temperatur, pH-Wert – bei pflanzlichen Z. Belichtung).
Z. dienen u.a. der Aufklärung von Stoffwechselreaktionen (auch zu Testzwecken der Toxikologie als Ersatz/Ergänzung von Tierversuchen) sowie v.a. der Produktgewinnung (z.B. Gewinnung von Sekundärmetaboliten durch pflanzliche Z. und medizinisch bedeutsamer Enzyme und Hormone durch tierische Z.), Biotransformationen eingeschlossen.

Zellmasse, Ⓔ *cellular mass*, 1) in ↗ *Zellkulturen* die erzielte Biomasse, meist indirekt über die Zellzahl oder optische Dichte bestimmt; 2) eines der drei Kompartimente des Drei-Kompartimentmodells der ↗ *Körperzusammensetzung*.

Zellmembran, Ⓔ *cellular membrane*, bei tierischen Zellen die äußere ↗ *Biomembran*.

Zellorganellen, Ⓔ *cellular organelles*, Syn. für ↗ *Organellen*.

Zelltoxizität, *Cytotoxizität*, Ⓔ *cytotoxicity*, zellschädigende bzw. zellvergiftende Eigenschaften und Wirkungen von chemischen Substanzen (↗ *Cytotoxine*) oder Zellen. Cytotoxisch wirken z.B. in der Tumortherapie eingesetzte Cytostatika (Arzneimittel, die das Tumorwachstum hemmen), bestimmte Pflanzeninhaltsstoffe (z.B. ↗ *Ricin* aus Rizinussamen) aber auch spezielle Zellen des Immunsystems, die Killerzellen, Monocyten und Makrophagen, die z.B. virusinfizierte Zellen oder Tumorzellen erkennen und zerstören können. Bei der zellvermittelten Z. werden nach Erkennung von Zielzellen mit bestimmten Oberflächenantigenen lysosomale Enzyme aus der cytotoxischen Zelle (z.B. Killer-Lymphocyten) freigesetzt. Die so genannten Perforine führen zur Ausbildung von Poren und zum Zelltod der Zielzelle. Gleichzeitig werden über ↗ *Cytokine* gewebsständige Makrophagen aktiviert, die die zerstörten Zellen phagocytieren.

zelluläre Toxikologie, Ⓔ *cellular toxicology*, Teilgebiet der • *Toxikologie*, das sich mit den Wirkungsmechanismen cytotoxischer, genotoxischer und tumorpromovierender Chemikalien am zellulären Modell befasst. Dabei spielen Untersuchungen zur Entstehung von direkten Schäden auf das Erbgut und deren biologischen Konsequenzen in frisch isolierten Zellen und etablierten Zelllinien eine wichtige Rolle. Die z.T. soll die Kenntnisse der Wirkungsmechanismen von Chemikalien und damit die Bewertung ihrer Gesundheitsgefährlichkeit zu verbessern. Darüber hinaus geht es u.a. um die Identifizierung und Gewebslokalisierung der Enzyme, die an der Aktivierung organischer Umweltchemikalien zu toxischen Produkten beteiligt sind. Darauf aufbauend können Zellsysteme zur Prädiktion organspezifischer cyto- und genotoxischer Wirkungen entwickelt werden. Organspezifisch gebildete reaktive Metabolite und ihre Bedeutung für die tumorerzeugende Wirkung von Cancerogenen sind ebenso Untersuchungsgegenstand wie die Analyse der Wirkung von Tumorpromotoren auf zelluläre Regulationsmechanismen wie Zellproliferation, Apoptose und interzelluläre Kommunikation. ↗ *Zellbiologie*.

Zellwand, Ⓔ *cell wall*, nur bei ↗ *Bakterien* (↗ *Mucopolysaccharide*, ↗ *Proteoglycane*), ↗ *Pilzen* (↗ *Chitin*) und Pflanzen (↗ *Hemicellulosen*, ↗ *Cellulose*; ↗ *Lignin*) vorhandene, außerhalb der Zellmembran gelegene Struktur mit Stütz- und Schutzfunktion. Häufig wird der Begriff fälschlich als Syn. für ↗ *Zellmembran* gebraucht. In Nahrungsmitteln vorhandene Zellwandbestandteile haben als ↗ *Ballaststoffe* Bedeutung.

Zellweger Syndrom, *cerebrohepatorenales Syndrom*, *ZHR-Syndrom*, Ⓔ *Zellweger syndrome*, autosomal-rezessiv vererbte Störung der ↗ *Peroxisomen*-Biogenese. In den Peroxisomen finden u.a. die Plasmalogen-Synthese, Gallensäurensynthese, Cholesterinbiosynthese, β-Oxidation bestimmter langkettiger gesättigter Fettsäuren, ungesättigter sowie verzweigtkettiger Fettsäuren statt. Ein Mangel oder eine defizitäre Zusammensetzung von Peroxisomen führt daher zu multiplen biochemischen Anomalien, deren diätetische Behandlung nicht möglich ist, da die betroffenen Kinder bereits mit schweren morphologischen Defekten und funktionellen Störungen geboren werden und meist im ersten Lebenshalbjahr sterben.

Zentrale Erfassungs- und Bewertungsstelle für Umweltchemikalien, *ZEBS*, Einrichtung des ↗ *Bundesinstituts für den gesundheitlichen Verbraucherschutz und Veterinärmedizin* (BgVV), die sich mit einem bundesweiten ↗ *Lebensmittel-Monitoring* zu Schadstoffen, Verunreinigungen und Pflanzenschutzmitteln befasst. Die Sammlung und Bewertung über das Vorkommen und die Gehalte an Rückständen in Lebensmitteln dient dem vorbeugenden gesundheitlichen ↗ *Verbraucherschutz*. Als Gegenmaßnahme und um Gesundheitsrisiken zu vermindern, werden z.B. in Abständen aktualisierte Richtwerte zu Schwermetallen in Lebensmitteln herausgegeben.

zentrale Fettgewebeverteilung, *androide F., abdominale F., abdominal-viscerale F.*, ↗ *Fettgewebeverteilung*.

Zentralküche, *Fernküche*, 🄴 *central kitchen*, Großküche, die Speisen für mehrere Abnahmestellen produziert. Diese Form wird gewählt, wenn z.B. ein Träger mehrere Einrichtungen an verschiedenen Standorten zu versorgen hat und nicht in jeder Einrichtung eine ↗ *Zubereitungsküche* betreiben kann. Z. fertigen einzelne Speisenkomponenten oder fertige Menüs, die für verschiedene ↗ *Verpflegungssysteme* verwendet werden. Bei einer Entkoppelung von Produktion und Ausgabe können die Speisen z. B. gekühlt (↗ *Kühlkostsystem*) verteilt und am Verzehrsort wieder aufbereitet werden. Eine häufige Variante ist die Auslieferung warmer (und auch kalter) Speisen an ↗ *Verteilerküchen*.

Zentralnervensystem, *ZNS*, 🄴 *central nervous system*, Sammelbegriff für das Gehirn mit seinen unterschiedlichen Abschnitten sowie das Rückenmark. Im ZNS befindet sich der Großteil der Nervenzellen. ↗ *Vegetatives Nervensystem*.

Zentralstelle für Agrardokumentation und -information, *ZADI*, zentrale wissenschaftliche Informationseinrichtung des ↗ *Bundesministeriums für Verbraucherschutz, Ernährung und Landwirtschaft* (BMVEL). Die ZADI besteht aus drei Informationszentren: 1) Verbraucherschutz und Ernährung, 2) Land- und Forstwirtschaft, 3) biologische Vielfalt. Zu den Dienstleistungen zählen Beratungs-, Koordinations-, Forschungs- und Entwicklungsarbeiten insbesondere im Bereich datenbankgestützter Informationssysteme über Internet (vgl. • *Informations- und Dokumentationsstelle*). ↗ *Internetadressen und Kontakte*.

Zentrum für Entwicklungsforschung, *ZEF*, 1997 gegründete, international und interdisziplinär ausgerichtete Forschungseinrichtung an der Universität Bonn. Das ZEF arbeitet inhaltlich und organisatorisch mit dem Zentrum für Europäische Integrationsforschung (ZEI; http://www.zei.de) zusammen. Gemeinsam bilden beide Zentren das Internationale Wissenschaftsforum Bonn (IWB).
Das ZEF betreibt ergebnis- und anwendungsorientierte Forschung zu politischen, wirtschaftlichen, sozialen, ökologischen, kulturellen und technologischen Aspekten der Entwicklung und deren Zusammenhängen (↗ *Ernährungsindex*). Ziel ist die Lösung globaler, regionaler und lokaler Entwicklungsprobleme. Darüber hinaus pflegt das ZEF den aktiven Dialog mit politischen Entscheidungsträgern (Politikberatung), Nichtregierungsorganisationen, nationalen und internationalen Organisationen der Entwicklungszusammenarbeit sowie dem privaten Sektor, wobei Wert auf Unabhängigkeit und eine fachlich fundierte Meinungsbildung gelegt wird. ↗ *Internetadressen und Kontakte*.

Zerstäubungstrocknung, Syn. für ↗ *Sprühtrocknung*.

Zeugen Jehovas, 🄴 *Jehovah's Witnesses*, 1878/99 von Charles Taze Russell gegründete und nach 1914 durch Franklin Rutherford reformierte christliche Sekte apokalyptischer Ausrichtung, die die Lehren der evangelischen und katholischen Konfessionen weitgehend ablehnt. Z.J. essen kein Blut, also auch keine Blutwurst. Alkohol ist gemäß der Bibel in Maßen erlaubt. Darüber hinaus kennen Z. keine • *religiösen Ernährungsvorschriften*.

Zichorie, Züchtungen der Gattung ↗ *Cichorium*.

Ziegenfleisch, 🄴 *goat meat*, überwiegend von jungen Ziegen (2–4 Monate) mit einem Schlachtgewicht von 8–10 kg stammendes Fleisch. Es ähnelt in der Zusammensetzung und Farbe dem Lammfleisch. Z. ist in Deutschland mengenmäßig unbedeutend. Der Konsum von Schaf- und Z. zusammen betrug 1998 0,8 kg pro Kopf (Gesamtfleischverzehr 60,0 kg). (Zusammensetzung vgl. • *Fleisch*)

Ziegenmilch, 🄴 *goat's milk*, ist als reine Z. oder eine selbsthergestellte Säuglingsnahrung auf der Basis von Z. (wie einige andere Formen der • *alternativen Säuglingsernährung*) nicht für die Ernährung von Säuglingen geeignet. Da Z. im Vergleich zu Muttermilch und Kuhmilch weniger Folsäure enthält, besteht das Risiko einer ↗ *Ziegenmilchanämie* (↗ *megaloblastische Anämie*). In einer gemischten Kost ab dem 2. Lebensjahr ist die Verwendung von Z. grundsätzlich möglich, da dabei über 80% der Folsäure aus anderen Lebensmitteln stammt. Wegen des geringen Gehalts an Vitamin B_{12} in Z. ist jedoch auf eine ausreichende Versorgung mit diesem Vitamin aus Fleisch, Fisch und Eiern zu achten.

Ziegenmilchanämie, ↗ *Ziegenmilch*, ↗ *megaloblastische Anämie*.

Ziehfette, Syn. für ↗ *Backfette*.

Zielgröße, E *outcome*, Syn. für Endpunkt.

Zielgruppe, E *target group*, Teil der Bevölkerung, der von einer Maßnahme (z.B. Werbung, Schulung) erreicht werden soll und der gleiche Merkmale (z.B. demographische oder psychologische) aufweist. So sollten vor jedem Schulungs-Projekt Fragen zur Zielgruppe beantwortet werden: *An wen* sollen sich die Schulungsbemühungen richten? *Welches Alter*, *welche Ausbildung* und *wie viel Erfahrung* bringen die Teilnehmer mit? *Welche Interessen* hat die Z.? *Welche Erwartungen* werden von der Z. an das Projekt gestellt? Wie ist die Ausstattung und Vertrautheit der Z. mit den notwenigen Materialien?
Gegebenfalls muss zwischen den Ansprüchen und Bedürfnissen der Z. (Lernende) und der Projektgruppe (Lehrende) vermittelt werden. Erst nach der Beantwortung dieser Fragen können die Inhalte strukturiert, eine Didaktik aufgebaut oder ein Konzept erstellt werden.

Zieve-Syndrom, E *zieve´s syndrome*, bei ↗ *Alkoholismus* auftretender Symptomkomplex aus • *Alkoholfettleber* (teilw. mit Leberzirrhose), akuter hämolytischer Anämie und ↗ *Hyperlipoproteinämie* von Typ V und ggf. akuter ↗ *Pankreatitis*.

Zimt, E cinnamon, Rinde von Zweigen des in Ceylon beheimateten Zimtbaumes (Kaneel, Cinnamomum verum) oder der in China und Hinterindien beheimateten Zimtkassie (Cinnamomum aromaticum). Von den immergrünen Lorbeergewächsen (Lauraceae) werden die zweijährigen Schössling abgeschlagen und entrindet. Beim Ceylon-Zimt wird nur die innere Rindenschicht verwendet. Z. enthält bis zu 4% etherische Öle (↗ Zimtöl), überwiegend ↗ Zimtaldehyd, Ceylon-Zimt auch Eugenol. Der in Stangen- oder Pulverform gehandelte Z. wird zum Würzen von Backwaren, Glühwein, Obsterzeugnissen, Schokolade u.a. Süßwaren verwendet.

Zimtaldehyd, E *cinnamic aldehyde*, einer der ersten ↗ *Aromastoffe*, die von der Aromenindustrie (↗ *Aromen*) eingesetzt wurden. Z. ist Hauptbestandteil von Zimt- und Cassiaöl, darüber hinaus kommt er noch in einer Reihe anderer ↗ *etherischer Öle* vor. Sein Geruch erinnert stark an Zimt. 1884 wurde Z. erstmals von Peine synthetisiert.

Zimtöl, E *cinnamon oil*, aus Blättern und Rinde des Zimtbaumes gewonnenes ↗ *etherisches Öl*. Man unterscheidet das „echte" Z. aus Ceylon-Zimt und das „chinesische" Z. des China-Zimts, das auch als Kassiaöl bezeichnet wird. Z. besteht aus bis zu 80% ↗ *Zimtaldehyd* und ca. 10% Eugenol. Kassiaöl enthält im Gegensatz zum „echten" Z. kein Eugenol. Die isolierten Öle werden als Aromastoffe vielseitig verwendet, z.B. bei der Herstellung von Backwaren, v.a. in der Weihnachtsbäckerei, und dienen als Likörzusatz.

Zingiber officinale, bot. für ↗ *Ingwer*.

Zink, *Zn*, E *zinc*, Schwermetall der II. Nebengruppe des Periodensystems und wichtiges • *Spurenelement*. Der Zinkbestand des Menschen beträgt etwa 2g in sehr unterschiedlichen Konzentrationen auf die Organe verteilt (ca. 70% in Knochen, Haut und Haaren). Da der Körper keine großen Zn-Speicher enthält, die er bei Mangel moblisieren könnte, ist eine kontinuierliche Zufuhr mit der Nahrung notwendig.
Vorkommen: Gute Zn-Quellen sind Rindfleisch, Schweinefleisch, Geflügel, Ei, Milch oder Käse. Technische Maßnahmen bei der Lebensmittelzubereitung (z.B. Ausmahlungsgrad des Mehles) können zu erheblichen Zn-Verlusten führen. Durch Kochen oder Lagern von säurehaltigen Lebensmitteln in galvanotechnisch mit Zn-Überzügen versehenen Gefäßen kann der Gehalt jedoch auch ansteigen.
Bedarf: Die empfohlene *Zufuhr* von Zn wird für Frauen mit 7mg/d und Männer mit 10mg/d angegeben. In der Schwangerschaft ist eine Mehrzufuhr von 3mg, in der Stillzeit von 4mg pro Tag angebracht (Tab.).
Resorption, Metabolismus: Die durchschnittliche *Absorptionsrate* für Zn bei gemischter Kost liegt bei nur 30%. Generell ist die Absorption aus tierischen Lebensmitteln besser als aus pflanzlichen. Aufgrund absorptionsfördernder Liganden in der Frauenmilch ist die Absorption aus dieser wesentlich besser als aus Kuhmilch. Die Komplexbildner Histidin und Cystein können die Absorption verbessern, während Phytinsäure diese verschlechtert. Auch ein hoher Calciumgehalt der Nahrung, Stresssituationen, chirurgische Eingriffe und parasitäre Erkrankungen können die Absorption vermindern. Die Nettoabsorption von Zn wird von einem beachtlichen enteropankreatischen Kreislauf überlagert.
Biochemische Funktionen: Zn ist Bestandteil zahlreicher Metalloenzyme (DNA-, RNA-Polymerase, Carboanhydrase, alkalische Phosphatase, Phospholipasen etc.) und ist für die Aktivierung vieler Enzyme im Kohlenhydrat-, Eiweiß- und Fettstoffwechsel von Bedeutung. Bekannt sind auch die Wirkungen von Z. als Aktivator von Hormonen und Rezeptoren, sowie bei der Insulinspeicherung und im Immunsystem.

Mangel: Ein • *Zinkmangel* führt zu zahlreichen Funktionsstörungen. Bekannte klinische Zeichen einer Mangelversorgung sind Verminderung der Geschmacksempfindung, Appetitlosigkeit, Dermatitis, Haarausfall, gestörte Wundheilung, Wachstumsverzögerungen und eine erhöhte Infektanfälligkeit. Die ↗ *Akrodermatitis enteropathica* ist eine autosomal rezessiv vererbte Dermatose infolge verminderter Zinkabsorption. Zinkmangel tritt bei Malabsorptionssyndromen (z.B. ↗ *Crohn-Krankheit*, ↗ *Zöliakie*), parenteraler Ernährung, bei Behandlung mit Chelatbildnern und bei großflächigen Verbrennungen auf. Ab dem vierten Monat der Schwangerschaft ist der Zn-Bedarf erhöht. Zinkmangel in der Schwangerschaft wirkt in hohem Maße teratogen und führt zu Entwicklungsstörungen des Zentralnervensystems. Die Konzentration von Zn in Leukocyten von Schwangeren korreliert mit dem Geburtsgewicht der Neugeborenen und zeigt eine inverse Beziehung zur Häufigkeit bei Geburt untergewichtiger Säuglinge. Die Bedeutung der Zn-Versorgung für die Entstehung des Schwangerschaftshypertonus, des protrahierten Geburtsverlaufs oder des vorzeitigen Blasensprungs wird diskutiert.

Überdosierung: Die Toxizitätsschwelle für Zn liegt hoch. Eine *akute Vergiftung* mit 2g Zn verursacht Magen-Darm-Störungen und Fieber, eine *chronische* mit >110mg/d eine hypochrome Anämie und Neutropenie auf Grund der Wechselwirkung von Zn mit ↗ *Kupfer*. Da auch eine kurzfristige Zufuhr von 50mg/d zu Wechselwirkungen mit dem Eisen- und Kupferstoffwechsel führt, wird von einer Zufuhr über 30mg Zn/d abgeraten.

Zink. Tab. Empfohlene Zufuhr. [Quelle: DACH, *Referenzwerte für die Nährstoffzufuhr,* Umschau-Braus Verlag, Frankfurt, 2000]

Alter	Zink [mg/d] Männer	Zink [mg/d] Frauen
bis 4 Monate[1]	1	
4–12 Monate	2	
1–4 Jahre	3	
4–7 Jahre	5	
7–10 Jahre	7	
10–13 Jahre	9	7
13–15 Jahre	9,5	7
15 Jahre und älter	10	7
Schwangere		10
Stillende		10

1 = Schätzwert

Zinkmangelsyndrom, Syn. für ↗ *Akrodermatitis enteropathica*.

Zinn, *Sn*, Ⓔ *tin*, zu den Schwermetallen zählendes Element aus der IV. Hauptgruppe des Periodensystems. Metallisches Sn wird im Allgemeinen als ungiftig betrachtet, da selbst größere Mengen von Sn-Salzen nur vorübergehend zu Störungen im Verdauungstrakt führen. Dagegen sind viele der Sn-organischen Verbindungen toxisch (Tetramethylverbindungen z.B. sind zentrale Nervengifte, verursachen Hirnödem mit Hirndruck, Krämpfe, Atem-Kreislaufdepression), weshalb für diese Gruppe ein MAK-Wert von 0,1mg/m^3 gilt. Giftig ist auch das gasförmige Stannan (Sn-Wasserstoff, SnH_4). Als sichere, unbedenkliche Konzentration gelten bis 200mg Sn/kg Nahrung. Die tägliche Aufnahme variiert zwischen 0,2 und 17mg/d. Obwohl sich Sn im Tierversuch als essenzielles Spurenelement erwies, ist seine biologische Bedeutung für den Menschen noch unklar.

Zinn-(II)-chlorid (E 512, ADI –), Ⓔ *stannous chloride*, wird als ↗ *Farbstabilisator* in Spargelkonserven verwendet. Infolge seiner reduzierenden Wirkung trägt Z. dazu bei, die weiße Farbe des Spargels zu erhalten. Wie bei den anderen Chloriden, bestimmt das Kation die lebensmitteltechnologische Verwendung. In hohen Konzentrationen führt Z. zu Magenreizungen.

zirkuläre Kommunikation, ↗ *Interaktionsstörungen*.

Zitronat, *Zedrat*, *Sukkade*, Ⓔ *candied lemmon peel*, kandierte Schale der unreifen Zedratzitrone (*Citrus medica*). Die ovale, 1–1,5 kg schwere saftarme Frucht besitzt eine dicke Fruchtschale, die bis zu 70% der Gesamtfruchtmasse ausmachen kann. Die Schale wird bis zum Kandieren in Salz- oder Meerwasser eingelegt. Das Kandieren dauert 12–15 Tage, bis ein Zuckergehalt von mind. 65% erreicht ist. Z. dient zur Aromatisierung von Gebäck (z.B. Stollen) und hält dieses saftig.

Zitrone, bot. *Citrus limon*, Ⓔ *lemon*, ↗ *Citrusfrüchte*.

Zitrusöle, *Agrumenöle*, (ital.: *agro*; sauer, bitter), Ⓔ *citrus oils*, Sammelbegriff für ↗ *etherische Öle* aus den Schalen von ↗ *Citrusfrüchten*. Zu den Inhaltsstoffen der Z. zählen v.a. ↗ *Terpene* (u.a. Limonen, Linalool, Citral), einige Aldehyde und Ester sowie verschiedene ↗ *Bitterstoffe*.

zitterfreie Thermogenese , Ⓔ *non-shivering thermogenesis*, Sonderform der • *Thermogenese* bei Neugeborenen und Säuglingen. Diese sind im Gegensatz zu Kindern und Erwachsenen nicht in der Lage, bei Absinken der Umgebungstemperatur durch Muskelzittern Wärme zu erzeugen. Die endogene Wärmeerzeugung erfolgt ausschließlich durch das ↗ *braune Fettgewebe*. Beim Absinken der Umgebungstemperatur verstärkt sich der Blut-

zufluss zu Körperregionen, in denen das braune Fettgewebe angelegt ist (Nackenregion, Fettpolster der Nieren und Nebennieren). Die erhöhte Sauerstoffzufuhr ist die Voraussetzung für die Wärmeproduktion durch die β-Oxidation der Fettsäuren in den Mitochondrien des braunen Fettgewebes. Stimulatoren der zitterfreien Thermogenese sind das sympathische Nervensystem, Noradrenalin, Adrenalin und die Schilddrüsenhormone. Inhibierend wirken Prostaglandin E und Adenosin. Da das braune Fettgewebe erst im letzten Trimester der Schwangerschaft angelegt wird, sind Frühgeborene nicht zu einer nennenswerten Thermoregulation in der Lage. Sie bedürfen daher eines besonderen Wärmeschutzes.
Auch die ↗ *induzierte Thermogenese* gehört zur z.T. Bei Säuglingen kann die Eiweißverdauung einen Anstieg des Energieverbrauchs von bis zu 30% über den Basalwert erzeugen. Eiweißansatz/-speicherung haben diesen Effekt nicht. Fett und Kohlenhydrate haben reduzierenden Einfluss auf die thermische Wirkung der Nahrung. Sie rufen nur Anstiege um 4–6% hervor. Bei normaler Ernährung des Säuglings fließen 7–8% der Gesamtenergiezufuhr in den thermischen Effekt der Nahrung, bei älteren Kindern etwa 5%.

Zitterthermogenese, E *shivering thermogenesis*, ↗ *Thermogenese*, die in Verbindung mit Muskelzittern steht.

Zivilisationskrankheiten, E *civilization diseases, diseases of modern society*, Sammelbegriff für alle Erkrankungen, die mit dem Lebensstil der industrialisierten Nationen in Verbindung gebracht werden. Zu den Z. werden beispielsweise Übergewicht/Adipositas, Diabetes mellitus sowie Herz-Kreislauf-Erkrankungen und assoziierte Krankheitsbilder, aber auch Rückenschmerzen und Krebs gerechnet. Als auslösende/begünstigende Faktoren des modernen Lebensstiles gelten u.a. Überernährung, mangelnde körperliche Aktivität, Umweltchemikalien und Stress. Da die Möglichkeit/Bereitschaft zur echten Lebens-/Ernährungsumstellung in weiten Teilen der Bevölkerung eher gering ist, stellen die Z. ein immer größeres gesundheitspolitisches (↗ *Prävention*) und volkswirtschaftliches (↗ *Kosten ernährungsabhängiger Krankheiten*) Problem dar. Das Spektrum der Lösungsansätze reicht von seriösen Präventionsprogrammen (↗ *Gesundheitsförderung*) über mehr oder weniger begründete ↗ *alternative Ernährungsformen*, unreflektiertem Einsatz von ↗ *Nahrungsergänzungsmitteln* bis hin zu ↗ *Extremdiäten*. ↗ *Ernährungsabhängige Erkrankungen*.

Ziziphin, ↗ *Flavor-modifizierende Substanzen* (Tab.).

Zn, Elementsymbol für ↗ *Zink*.

ZNS, Abk. für ↗ *Zentralnervensystem*.

Znüni, schweizer./region. für ↗ *Vesper*. ↗ *Mahlzeiten*.

Zöliakie, *gluteninduzierte Enteropathie, glutensensitive Enteropathie,* (beim [Klein]kind), *einheimische (idiopathische) Sprue* (beim Erwachsenen), E *coeliac disease*, chronisch-entzündliche • *Darmerkrankung* im Bereich des Dünndarms mit zunehmender Atrophie – ausgelöst durch Klebereiweiße (• *Gluten*, insbesondere die • *Gliadin*-Fraktion) von • *Getreide*. Inzidenz in Europa: 1:600 bis 1:1.000. Charakteristisch ist die Trias: Malabsorption – • *Darmzottenatrophie* – Gluten-Intoleranz. Vereinzelt kommt es auch zu schockähnlichen Erscheinungen (Gliadin-Schock).
Obwohl der ätiologische Zusammenhang mit der Gluten-Aufnahme außer Zweifel steht, fehlen gesicherte Hinweise zur Pathogenese. Vermutet werden toxische und/oder immunologische Mechanismen (Fehlregulation des • *Darm-assoziierten Immunsystems*; • *Autoimmunerkrankung*). Das Krankheitsbild der Z. entwickelt sich bei Säuglingen mit entsprechender Disposition nach Einführung glutenhaltiger Nahrungsmittel (Beikost). Die klinischen Zeichen sind Appetitlosigkeit, eine missmutige Stimmung, Blässe, Gewichtsstillstand, Gewichtsabnahme, Abmagerung, Auftreibung des Bauches, Durchfall mit Steatorrhö, beim Erwachsenen kann ↗ *Koilonychie* auftreten. Die Schädigung der Darmschleimhaut führt zu sekundärem • *Lactasemangel*; auch • *Saccharose-Isomaltose-Malabsorption* wird beobachtet. Im Serum lassen sich Gliadinantikörper der IgA- und IgG-Klasse sowie Endomysiumantikörper nachweisen (s.a. ↗ *HLA-System*). Die Sicherung der Diagnose erfolgt durch Nachweis der subtotalen bis totalen Zottenatrophie durch Dünndarmschleimhautbiopsie und deren Rückbildung durch glutenfreie Kost.
Ernährungstherapie: Entscheidend ist die Eliminierung des Gliadins aus der Nahrung (glutenfreie Ernährung, d.h. Verzicht auf Produkte aus Weizen, Roggen, Hafer, Gerste, Dinkel). Reis, Mais (↗ *Maisstärke*), Buchweizen und Hirse werden von zöliakiekranken Patienten gut vertragen. • *Fettarme Ernährung* ist von Vorteil. Die Z. tritt häufig zusammen mit einer anderen Form der Gluten-Intoleranz, der • *Duhring-Brocq-Krankheit* auf.

Zollinger-Ellison-Syndrom, durch gut- oder bösartige Tumore, welche ↗ *Gastrin* bilden, ausgelöste Dauerstimulation der Magensäure-Sekretion, die zu entsprechender Geschwürbildung (Magengeschwür, Zwölffingerdarmgeschwür) führt. Therapie: Tumorresektion sowie symptomatische Ulcus-Behandlung.

Zoomarinsäure, Syn. für ↗ *Palmitoleinsäure*.

Zoonose, E *zoonosis*, ursprünglich von R. Virchow (1821–1902) geprägter Begriff für Infektionskrankheiten, die vom Haustier auf den Menschen übertragbar sind. Heute verstehen wir nach der

WHO-Definition darunter Krankheiten und • *parasitäre Infektionen*, deren Erreger (Viren, Bakterien, Pilze, • *Protozoen*, Helminthen, Articulata) unter natürlichen Bedingungen zwischen Wirbeltieren und dem Menschen übertragen werden. Von besonderer Bedeutung sind dabei ↗ *Listeriose*, ↗ *Taeniasis*, ↗ *Toxoplasmose* und ↗ *Trichinellose*. Für Maßnahmen des gesundheitlichen Verbraucherschutzes zum Schutz vor Z. ist u.a. das • *Bundesinstitut für gesundheitlichen Verbraucherschutz und Veterinärmedizin* (BgVV) zuständig.

Zoosterine, Ⓔ *zoosterols*, • *Sterine*, die in tierischen Organismen vorkommen; das wichtigste Z. ist das ↗ *Cholesterin*.

Zotten, Syn. für ↗ *Darmzotten*.

Zottenatrophie, ↗ *Zöliakie*.

Z-Stellung, Ⓔ *cis-configuration*, Syn. für ↗ *cis-Stellung*.

Zubereitung, Ⓔ *preparation*, 1) im Ernährungszusammenhang alle mit der • *Lebensmittelverarbeitung* bzw. • *Speisenzubereitung* (↗ *Zubereitungsküche*) verbundenen Arbeitsschritte im Privathaushalt bzw. in der Großküche. Neben kulinarischen (Geschmack, Aussehen), hygienischen und betriebswirtschaftlichen (Einsatz von Rohware, Energie und Arbeitszeit; ↗ *Zubereitungsküche*) Aspekten ist von besonderer Relevanz die mit den Zubereitungsverfahren verbundene Beeinflussung des Nährstoffgehaltes der Speisen (Zubereitungsverluste). 2) Warenkundlicher Begriff, für auf bestimmte Weise behandelte Lebensmittel(kombinationen), z.B. „Mett" als Hackfleisch-Zubereitung, Kräutermischungen als Gewürze oder Tee, bei Frischkäse-Zubereitung.

Zubereitungsfette, Syn. für ↗ *Koch-, Back- und Bratfette*.

Zubereitungsküche, *konventionelle Küche*, *Vollküche*, *Frischkostsystem*, Ⓔ *preparation kitchen*, • *Verpflegungssystem*, bei dem die Speisen aus unterschiedlicher Ausgangsware selbst hergestellt und direkt im Anschluss an die Zubereitung ausgegeben werden. Ausgangsware können hierbei frische Lebensmittel, tiefgefrorene Ware (z.B. Fischfilet), Trockenprodukte (z.B. für Soßen und Kartoffelspeisen) oder Konserven sein (z.B. Obstkonserven für Nachspeisen). Diese vorgefertigten Lebensmittel werden zur Speisenherstellung in unterschiedlichem Ausmaß mit frischer Ware kombiniert eingesetzt. Die Spannbreite reicht von einer weitgehenden Selbstzubereitung der Speisen aus nicht vorgefertigter Ausgangsware bis zur Zubereitung von Speisen aus Ausgangsware mit hohen Convenience-Graden. Die Übergänge zu einer ↗ *Mischküche* sind fließend. Vgl. • *Aufbereitungsküche*.

Zubereitungsverluste, • *Nährstoffverluste* beim Zubereiten von Lebensmitteln. Je nach Art des Lebensmittels und der Zubereitung können große Verluste an Vitaminen und Mineralstoffen entstehen, die jedoch von zahleichen Einflussfaktoren abhängen und schwer zu quantifizieren sind. Auch liegen nicht für alle ↗ *Nährstoffe* ausreichende Untersuchungsergebnisse vor. Die Z. beim Vorbereiten entstehen vorwiegend durch das insbesondere in Großküchen angewandte Wässern von Gemüse. Hierbei treten Auslaugverluste (↗ *Auslaugen*) an wasserlöslichen Vitaminen wie Vitamin C und B-Vitaminen sowie an Mineralstoffen wie Kalium und Magnesium auf. Das kurze Waschen der möglichst wenig zerkleinerten Lebensmittel führt dahingegen kaum zu Z.

Das Zerkleinern von Obst und Gemüse führt zur Freisetzung von Enzymen und dadurch bedingtem Abbau von Vitamin C und sollte möglichst kurz vor der weiteren Zubereitung erfolgen. Der Einfluss des Garens auf die Z. hängt vorwiegend vom ↗ *Garverfahren* und vom angestrebten Garegrad ab und betrifft vorwiegend wärme- und oxidationsempfindliche Vitamine sowie wasserlösliche Mineralstoffe. Zu den schonendsten Garverfahren zählen das Dämpfen und das Dünsten. Beim Kochen können die Z. (Kochverlust) durch Weiterverwendung des Kochwassers reduziert werden.

Bei der industriellen Herstellung teilfertiger oder fertiger Erzeugnisse hängen die Z. von der Art des angewandten Verfahrens ab sowie von der angestrebten Haltbarkeitsdauer. So ist beim Sterilisieren (↗ *Sterilisation*) sowie bei der Herstellung von Trockenprodukten (↗ *Trocknen von Lebensmitteln*) mit größeren Verlusten an thermolabilen und oxidationsempfindlichen Nährstoffen zu rechnen, wohingegen Kühlen bzw. Tiefkühlen als nährwertschonende Verfahren anzusehen sind. Es kann nicht generell vorausgesetzt werden, dass das haushaltsmäßige Zubereiten von Lebensmitteln zu geringeren Z. führt als das industrielle. Durch z.T. bessere Lagerbedingungen, kürzere Lagerzeiten und Optimierung der Prozesse können die Z. bei industrieller Herstellung sogar geringer sein, z.B. bei Tiefkühlgemüse gegenüber der Zubereitung länger gelagerter „frischer" Gemüse im Haushalt.

Zucchini, *Zucchino*, *Zucchetti*, bot. *Cucurbita pepo convar. giromontiina*, Ⓔ *zucchini*, *courgette*, kleiner, gurkenähnlicher Sommerkürbis (↗ *Kürbis*). Die Bezeichnung kommt von ital. *Zucca* (= Kürbis) und bedeutet kleiner Kürbis. Die Einzahl „Zucchino" wird im deutschsprachigen Raum kaum verwendet. Die Früchte, die ausgewachsen über 40 cm lang und über 2 kg schwer sind, kommen im Jungstadium (ca. 10–20 cm) auf den Markt. Neben grünschaligen sind auch gelbschalige Früchte sowie Z. mit Blüte erhältlich. Z. werden roh, häufiger jedoch gekocht oder gebraten verzehrt und dienen oft als Zutat zu Eintöpfen und Aufläufen. Z.

bestehen zu 92% aus Wasser und sind deshalb energiearm (18kcal/100g). Sie enthalten 17mg/100g Vitamin C.

Zucchino, Singular von ↗ *Zucchini*, ↗ *Kürbis*.

Züchtung, 1) ↗ *Tierzucht*, Ⓔ *animal breeding*; 2) ↗ *Pflanzenzüchtung*, Ⓔ *plant breeding*.

Zucker, Ⓔ *sugar*, 1) Sammelbezeichnung für alle süßschmeckenden • *Kohlenhydrate*, im Wesentlichen Mono- und Disaccharide; 2) *Haushaltszucker*, Handelsbezeichnung für ↗ *Saccharose* bzw. durch EG-Recht und Zuckerarten-Verordnung geregelter Begriff für Weißzucker und Raffinade (Tab.). Bei zusammengesetzten Lebensmitteln darf „Z." auch als Sammelbegriff für alle Saccharoseerzeugnisse in der Zutatenliste stehen.

Saccharose wird im Wesentlichen aus • *Zuckerrohr* (*Saccharum officinarum*, Rohrzucker – 2/3 der Weltproduktion) und • *Zuckerrübe* (*Beta vulgaris*, Rübenzucker – Hauptlieferant in Europa) gewonnen, daneben auch aus Zuckerahorn (*Acer saccharum*), Zuckerpalmen (*Arenga pinnata*) und Zuckerhirse (*Sorghum saccharatum*).

Die Weltzuckerproduktion lag 1998 bei 124 Mio. t. Wesentliche Exportländer sind Kuba, Australien, Frankreich, Brasilien, Thailand und Deutschland, typische Importländer sind Russland, China, Japan, USA, Indien und Großbritannien. Es liegt ein weltweites Ungleichgewicht zwischen Produktion und Nachfrage zugunsten der Produktion vor, was zu hohen Lagerbeständen (1998 40% des Jahresverbrauchs) führt. In Deutschland wurde 1998 mit über 4 Mio. t deutlich mehr Zucker produziert als verbraucht (Selbstversorgungsgrad 145%). Der • *Zuckerkonsum* betrug in Deutschland 1998 33,5kg/Person/Jahr. Er blieb in den letzten 30 Jahren relativ konstant. Generell ist der Zuckerkonsum in den westlichen Industrieländern leicht rückläufig.

Für die *Zuckerherstellung* aus Zuckerrüben, werden die Rüben zunächst gewaschen und geschnitzelt und mit heißem Wasser extrahiert, so dass ein Rohsaft mit ca. 12–14% Zucker entsteht. Durch Reinigungsprozesse werden Protein, Pektin und weitere Nichtzuckerstoffe entfernt (Erhitzung mit Calciumoxid, Entfernung von Calciumüberschüssen durch nachfolgende Behandlung mit Kohlendioxid, bei der unlösliches Calciumcarbonat gebildet wird). Der gereinigte Dünnsaft wird anschließend zu Dicksaft (ca. 55–65% Zucker) eingedampft, wobei Bräunungsprodukte entstehen. Mit einer Zentrifuge wird der • *Rohzucker* (über 90% Zucker) vom Ablauf (• *Melasse*) getrennt. Die Reinigung des Rohzuckers erfolgt durch *Affination* (Auswaschung; Dampfbehandlung und Zentrifugieren) und *Raffination* (↗ *Raffinade*), bei der der Zucker wieder gelöst, mit Aktivkohle behandelt und erneut auskristallisiert wird (Umkristallisation). Die extrahierten Rübenschnitzel werden zu Futtermittel verarbeitet (melassierte Trockenschnitzel-Pellets). Bei der Verarbeitung von Zuckerrohr wird nach dessen Zerkleinerung durch mehrfach hintereinandergeschaltete Walzenstühle (Rohrmühle) Rohrsaft ausgepresst. Teilweise werden Extraktionsschritte zwischengeschaltet. Das entzuckerte Rohr (Bargasse) dient als Brennstoff. Die Reinigung und Kristallisation erfolgt ähnlich wie beim Rübenzucker. Der höhere Anteil an ↗ *Invertzucker* bleibt bei der Verarbeitung erhalten.

Das *Warensortiment* bei Z. kann unterschieden werden in Angebotsformen von reinem Zucker (Saccharin), Zucker mit Zusätzen für spezielle Verwendungszwecke und Zucker-Produkten (Tab.).

Der Übergang von Zucker-Produkten zu ↗ *Zuckerwaren* ist fließend.

In der *Ernährung* dient Z. als reiner Energielieferant (394kcal/100g). Er enthält keine Vitamine und Mineralstoffe und wird deshalb auch als „leere Kalorien" bezeichnet. Ein hoher Zuckeranteil in der Ernährung verringert die Nährstoffdichte und begünstigt so Nährstoffunterversorgungen. Hoher Zuckerkonsum fördert außerdem Überernährung (hierfür ist allerdings der hohe Fettgehalt vieler Süßigkeiten von größerer Bedeutung als der Zuckeranteil) und die Entstehung von ↗ *Zahnkaries*. Rohzucker und weißer Z. unterscheiden sich aus ernährungsphysiologischer Sicht nicht, da der Vitamin- und Mineralstoffanteil in Rohzucker mengenmäßig unbedeutend ist.

Zuckeralkohole, *Alditole*, Ⓔ *sugar alcohols*, in der Natur weit verbreitete Reduktionsprodukte der ↗ *Monosaccharide* aus der Gruppe der • *Polyole*. Sie werden bezeichnet, indem man die Endung -ose des entsprechenden Monosaccharids durch -it (zunehmend auch die Ⓔ Endung *-itol*). ersetzt. Je nach Zahl der C-Atome unterscheidet man auch zwischen Pentiten, Hexiten usw. Wichtige – teilweise als ↗ *Zuckeraustauchstoffe* eingesetzte – natürliche Z. sind ↗ *D-Glycerin*, D-Galactit, ↗ *D-Mannit*, ↗ *D-Sorbit*, ↗ *D-Ribit*, ↗ *D-Xylit*.

Zuckerarten, ↗ *Zucker*.

Zuckerartenverordnung, ↗ *Zucker*.

Zuckeraustauschstoffe, umgangssprachlich auch • *„Diabetikerzucker"*, Ⓔ *bulk sweeteners*, *nutritive sweeteners*, Süßungsmittel, die insulinunabhängig metabolisiert werden und deshalb in gewissen Grenzen für Diabetiker verträglich sind (↗ *diätetische Lebensmittel für Diabetiker*). Die meisten Z. werden kalorisch weniger verwertet als Saccharose und sind nicht kariogen (Einsatz in ↗ *Zahnpflegekaugummi*). Fructose ist stärker süß, Xylit und Maltit sind etwa gleich süß wie Saccharose mit zuckerähnlichem Geschmack. Beim Auflösen der Z. in Wasser wird Wärme gebunden, dadurch vermitteln sie im Mund einen kühlenden Effekt, be-

Zucker. Tab. Warensortiment (Beispiele).

Zucker	
Brauner Zucker	Rohzucker, nicht vollständig gereinigtes Zwischenprodukt der Zuckerherstellung, enthält Melasse
Doppelraffinade	besonders reine ↗ *Raffinade*, durch wiederholtes Umkochen gewonnen
Einmachzucker	Raffinadezucker mit feiner oder grober Körnung; er schäumt nicht, weil die in der Rübe enthaltenen Saponine vollständig entfernt wurden
Farin	Mehlzucker, von franz. *farine*, Mehl; er wird aus dem Zuckerablauf (Sirup) gewonnen, enthält Melasse, hat eine gelbe bis braune Farbe und einen malzigen Geschmack
Flüssigzucker	reine Zuckerlösung, wasserhell oder karamelisiert mit einem Saccharosegehalt von 65–80 %
Kandis	Zuckerkristalle unterschiedlicher Größe, aus reinen Zuckerlösungen gewonnen, brauner Kandis unter Zusatz von karamelisiertem Zucker
↗ *Raffinade*	aus Weißzucker durch Umkristallisierung (Raffination) gewonnen, muss besonderen Anforderungen hinsichtlich der Reinheit entsprechen (EWG-Qualität I)
Weißzucker	Affinade, durch Affination aus Rohzucker gewonnen, billigste Zuckersorte für den Verbrauch (EWG-Qualität II)
Würfelzucker	aus angefeuchteter Raffinade zu Würfeln geformt
Zucker mit Zusätzen	
Gelierzucker	Produkt aus Raffinade, Pektin und Citronen- oder Weinsäure für die Herstellung von Konfitüren, Marmeladen und Gelees
Vanillezucker	Mischung von Zucker mit echtem, geriebenem Vanillemark (mind. 5 %)
Vanillinzucker	mit ↗ *Vanillin* (mind. 1 %) oder ↗ *Ethylvanillin* (mind. 0,46 %) aromatisierter Zucker
Zucker-Produkte	
Fondant	feinkristalline zähe Masse (Zuckerkristalle in gesättigter Zuckerlösung) aus Zucker und Glucose, auch unter Zusatz von Glucosesirup, Invertzucker oder Sorbit; in der Süßwarenherstellung verwendet
Glucosesirup, Stärkesirup	aus teilweiser Hydrolyse von Stärke gewonnenes Gemisch aus Mono-, Di-, Oligosacchariden und Dextrin; Saccharoseanteil je nach Verzuckerungsgrad zwischen 25 und 50 %; Anwendung hauptsächlich in der Süßwarenindustrie
↗ *Invertzucker*	durch Hydrolyse von Saccharose (enzymatisch oder durch Säure) gewonnenes Gemisch aus gleichen Teilen Glucose und Fructose, natürlich vorkommend in Honig und Früchten; Invertzuckercreme wird als Kunsthonig angeboten
↗ *Karamel(zucker)*	durch Erhitzung von Zucker entstehendes dunkelbraunes Zersetzungsprodukt mit charakteristischem Aroma (durch Maltol, Diacetyl, Pyruvataldehyd, Furane)
Speisesirup	Produkt aus gereinigten Zucker- und Kandisabläufen mit Zusatz von Stärkesirup und Invertzucker
↗ *Zuckerkulör*	Zusatzstoff E150, Produkt mit hoher Farbintensität, schmeckt nicht mehr süß

sonders Xylit. Manche Z. dienen auch als Feuchthaltemittel, namentlich Sorbit. Als Z. eingesetzt werden: ↗ *Fructose*, ↗ *Sorbit* (vgl. • *Sorbose*), ↗ *Mannit*, ↗ *Isomalt*, ↗ *Maltit*, ↗ *Lactit* und ↗ *Xylit*.

Zuckercouleur, ↗ *Zuckerkulör*.

Zuckerersatzstoffe, 1) ↗ *Zuckeraustauschstoffe*, 2) ↗ *Süßstoffe*.

Zuckerester von Speisefettsäuren (E 473), 🄴 *sucrose esters of fatty acids*, Ester der Saccharose mit Speisefettsäuren, v.a. Stearin- und Palmitinsäure. Sie dienen als • *Emulgatoren* und als Aufschlagmittel. In stärkehaltigen Lebensmitteln erhöhen sie die Verkleisterungstemperatur (↗ *Verkleisterung*). In Schokolademassen wird die ↗ *Viskosität* und die Fließgrenze herabgesetzt. Man verwendet Z. bei Fettemulsionen, Feinen Backwaren, Soßen, Desserts, Getränken, Eiscreme, Süßwaren, Kaugummi und Instantprodukten.

Zuckerglyceride (E 474), 🄴 *sucroglycerides*, komplexe Mischungen aus Glycerinfettsäureestern (Glyceriden) und ↗ *Zuckerestern von Speisefettsäuren*. Sie sind letzteren in der Wirkung sehr ähnlich und werden als • *Emulgatoren* in Fettemulsionen, Feinen Backwaren, Soßen, Getränken, Dessertspeisen, Eiscreme, Süßwaren, Kaugummi und Instantprodukten verwendet.

Zuckerkonsum, Ⓔ *sugar consumption*, ↗ *Zucker*.

Zuckerkrankheit, umgangssprachl. Syn für ↗ *Diabetes mellitus*.

Zuckerkulör (E 150), Ⓔ *caramel*, dunkelbraune bis schwarze Flüssigkeiten oder feste Massen unterschiedlicher Zusammensetzung, die als • *Farbstoffe* bei vielerlei Lebensmitteln verwendet werden. Von Z. zu unterscheiden sind zuckrige aromatische Produkte, wie ↗ *Karamelzucker* und Karamelsirup, die man durch bloßes Erhitzen von Saccharose herstellt und die als Geschmacksstoffe dienen. Je nach Art der Herstellung unterscheidet man zwischen vier Arten von Z.:

Zuckerkulör I: *Einfache Alkohol-Z., kaustische Z.* (E 150 a, ADI –) aus Saccharose, evtl. mit Zusatz von Laugen oder Säuren. Z. I ist alkoholstabil und besonders geeignet für Spirituosen und Süßwaren.

Zuckerkulör II: *Sulfitlaugen-Z., kaustische Sulfitkulör* (E 150 b, ADI 200 mg), aus Saccharose und sulfithaltigen Verbindungen. Z. II ist ebenfalls alkoholstabil und besonders geeignet für Spirituosen.

Zuckerkulör III: *Ammoniak-Zuckerkulör* (E 150 c, ADI 200 mg), aus Saccharose und Ammoniumverbindungen. Z. III ist geeignet für Bier, Suppen und Soßen.

Zuckerkulör IV: *Ammoniumsulfit-Zuckerkulör* (E 150 d, ADI 200 mg), aus Saccharose und Ammoniumsulfit. Z. IV ist säurestabil und besonders geeignet für alkoholfreie, kohlensäurehaltige Erfrischungsgetränke.

Zuckermais, *Gemüsemais*, bot. *Zea mays convar. saccharata*, Ⓔ *sweet corn*, Maisart, die im Stadium der Milchreife geerntet und als Gemüse verzehrt wird. Z. unterscheidet sich vom Standardmais (↗ *Mais*) dadurch, dass die Umwandlung von Zucker in Stärke verlangsamt stattfindet und zudem vermehrt Zucker gebildet wird, sodass der Zuckergehalt im Korn (hauptsächlich Saccharose) bis zu 10–15% betragen kann (Standardmais ca. 2%). Z. ist hauptsächlich konserviert im Handel, er wird auch als Viehfutter verwendet.

Zuckermelone, bot. *Cucumis melo*, Ⓔ *sweet melon*, ↗ *Melonen*.

Zuckerrohr, *Saccharum officinarum*, Ⓔ *sugar cane*, weltweit in tropischen/subtropischen Regionen kultiviertes, schilfähnliches, bis zu 8 m hohes Gras (Familie: *Graminaceae*). Es kommt als 20–30 cm lange Sprossabschnitte mit einem Durchmesser von ca. 7 cm in den Handel. Das Mark enthält 7–20% Rohrzucker. Es wird roh verzehrt oder zu Zuckerrohrsaft gepresst, der als Getränk dient, zum weitaus größten Teil jedoch durch Eindampfung bis zum Auskristallieren zu ↗ *Zucker* verarbeitet. Die Weltproduktion an Z. lag 1994 ca. 260 Mio. t. Über 60% der Weltzuckerproduktion stammen aus Z.

Zuckerrübe, bot. *Beta vulgaris ssp. vulgaris var. altissima*, Ⓔ *sugar beet*, zweijähriges Gänsefußgewächs (*Chenopodiaceae*), das im ersten Jahr eine fleischige Rübe mit einem Zuckergehalt von 18–22% bildet. Für die Verarbeitung zu ↗ *Zucker* wird die Rübe gereinigt und geschnitzelt. Der Zuckerentzug erfolgt unter Zugabe von Wasser per Diffusion. Anschließend muss der Rohzuckersaft gereinigt und eingedampft werden. Die Nebenprodukte der Zuckerherstellung werden als Viehfutter verwendet. Die Weltzuckerrübenernte lag 1994 bei 260 Mio. t, Rübenzucker macht ca. 38% der Weltzuckerproduktion aus. In der Z.-Züchtung werden inzwischen auch gentechnische Methoden angewendet. Vorrangige Ziele sind Virusresistenz (Wurzelbärtigkeit, Rhizomania) und die Erhöhung der Herbizidresistenz (Essay: ↗ *Gentechnik und Lebensmittel*).

Zucker/Säuren-Saugerflaschen-Syndrom, Syn. für ↗ *Nursing-Bottle-Syndrom*.

Zuckertee-Syndrom, Syn. für ↗ *Nursing-Bottle-Syndrom*.

Zuckerverzehr, *Zuckerkonsum*, ↗ *Zucker*.

Zuckerwaren, Ⓔ *confectionery*, • *Süßwaren*, für die in erster Linie Zucker (Saccharose) sowie Stärkesirup, Invertzuckersirup und andere Zucker-Produkte (↗ *Zucker*) verarbeitet werden. Weiterhin können Lebensmittel wie Fette, Nüsse, Honig, Mandeln, Milch-, Kakaoerzeugnisse und andere enthalten sein. Z. sind ernährungsphysiologisch als ungünstig einzustufen. Sie weisen einen hohen Energiegehalt auf, der vorwiegend vom enthaltenen Zucker stammt. Die Nährstoffdichte ist gering.

Zuckerzusatz, Ⓔ *addition of sugar*, der Zusatz von Mono- und Disacchariden oder von Zutaten (z.B. Honig, Ahornsirup etc.), die zum Süßen eines Lebensmittels verwendet werden. Der Zusatz dieser Zutaten ist im Zutatenverzeichnis des Lebensmittels ersichtlich. In bestimmten Fällen muss ein Z. nicht gekennzeichnet werden, z.B. bei der Weinherstellung im Rahmen der Mostbehandlung oder bei der Fruchtsaftherstellung zum Ausgleich eines witterungsbedingten Mangels an natürlichem Zucker. Enthält ein Lebensmittel die Kennzeichnung „ohne Zuckerzusatz", dürfen jedoch weder Zuckerarten noch Zutaten, die auf grund ihrer süßenden Eigenschaften verwendet werden, enthalten sein (Richtlinie 94/35/EG über Süßungsmittel, die in Lebensmitteln verwendet werden dürfen).

Zufallsstichprobe, Ⓔ *random sample*, eine ↗ *Stichprobe* aus einer Grundgesamtheit (Population; Gesamtheit von Versuchstieren, Messwerten, Untersuchungsproben), in die jede der zugehörigen Einheiten (Probanden, einzelne Versuchstiere, Einzelmessungen, Einzelproben) mit der gleichen Wahrscheinlichkeit ausgewählt werden kann.

Demzufolge ist beispielsweise die aus einer Bezugspopulation (Zielpopulation) zu ziehende Z. (Studienpopulation) dadurch charakterisiert, dass jede mögliche Studienpopulation mit der gleichen Wahrscheinlichkeit gezogen werden kann.

Zufuhrempfehlungen (für Nährstoffe), Empfehlungen für die Nährstoffzufuhr, (E *recommended dietary allowances* = RDAs), umgangssprachlich für ↗ *Referenzwerte* für die Nährstoffzufuhr. S.a. ↗ *Ernährungsempfehlungen*.

Zulassungsverfahren, E *proceedings of registration*, das Verfahren zur Zulassung des Vertriebs von ↗ *neuartigen Lebensmitteln*, d.h. Lebensmittel, die noch in keinem nennenswerten Umfang EU-weit für den menschlichen Verzehr verwendet werden, aber auch für ↗ *Zusatzstoffe* und andere Stoffe zur Herstellung von Lebensmitteln sowie das Verfahren zur Zulassung von Arzneimitteln. Im Rahmen des Z. muss eine toxikologische Bewertung (↗ *Toxikologie*) sowohl für die neuartigen Lebensmittel als auch für Zusatzstoffe erfolgen. Für die Zulassung von Zusatzstoffen muss darüber hinaus die technologische Notwendigkeit bewiesen werden.

Zunge, E *tongue*, 1) Sinnesorgan für Geschmackseindrücke (gustatorische Eindrücke; ↗ *Sinne*, ↗ *Geschmack*), welches auch für den Kau- und Schluckvorgang sowie die Lautbildung wichtig ist. 2) *Als Lebensmittel:* Z. von Schlachttieren (Schwein, Kalb, Rind) wird zu den Innereien gerechnet und besteht praktisch ausschließlich aus Muskelfleisch.

Zungengrundlipase, E *lipase secreted from the lingual serous glands*, im sauren Milieu wirksame Neutralfett-spaltende Hydrolase (↗ *Lipasen*). Die Z. wird beim jungen Säugling in der Mundhöhle gebildet und gelangt mit der Nahrung in den Magen, wo sie die Fettverdauung katalysiert. Beim Erwachsenen lässt sich praktisch keine Z. mehr nachweisen.

zusammenziehend, Syn. für ↗ *adstringierend*.

Zusatzernährung, E *supplementary feeding*, Ernährung mit ↗ *Nahrungssupplementen*.

Zusatznahrung, *Ergänzungsnahrung*, (schweiz.), nach schweizerischer Lebensmittelverordnung ein Lebensmittel , das die normale Ernährung derart ergänzt, dass besondere ernährungsphysiologische Bedürfnisse gedeckt werden können. ↗ *Nahrungsergänzungsmittel*.

Zusatzstoffe, *Lebensmittelzusatzstoffe*, E *additives*, *food additives*, am. *intentional food additives*, Stoffe, die in fast allen Bereichen der Lebensmitteltechnik bei der Herstellung, Verarbeitung, Zubereitung, Behandlung, Verpackung, Beförderung oder Lagerung der Lebensmittel benutzt werden, um den Nährwert, die Lagerfähigkeit und die sensorischen oder sonstigen Eigenschaften von Lebensmitteln zu erhalten oder zu verbessern und technologische Prozesse möglich zu machen oder zu erleichtern.

Z. dürfen bei Lebensmitteln grundsätzlich nur verwendet werden, wenn sie ausdrücklich zugelassen sind. In der Europäischen Union (EU) dürfen Z. nur dann genehmigt werden, wenn
– sie technisch notwendig sind,
– wenn die • *gesundheitliche Unbedenklichkeit* für den Verbraucher als erwiesen gilt und
– wenn der Verbraucher durch ihre Verwendung nicht irregeführt wird.

Darüber hinaus muss die Verwendung eines Z. dem Verbraucher nachweisbare Vorteile bieten. Die Zulassungen der Z. enthalten meist Angaben darüber, welchen Lebensmitteln welcher Z. in welchen Konzentrationen und evtl. unter welchen Bedingungen zugesetzt werden darf. Bei • *unbehandelten Lebensmitteln* dürfen Z. nicht eingesetzt werden.

Die Definition, ob ein Stoff im Einzelfall Z. ist oder nicht, kann von Land zu Land unterschiedlich sein. In den meisten Ländern, außer in den USA, sind Stoffe, die nur vorübergehend mit Lebensmitteln in Berührung kommen, wie Verpackungsmittel oder ↗ *Verarbeitungshilfen* keine Z. oder sie bedürfen, wie z.B. in Deutschland, keiner besonderen Zulassung. In der EU sind bisher nur die aus technologischen Gründen notwendigen Z. rechtlich geregelt und die Z. für Wein, nicht aber ↗ *Aromastoffe*, ↗ *Kaumassen*, Stoffe zur Trinkwasserbehandlung und Z., die man aus ernährungsphysiologischen Gründen benutzt, wie Vitamine, Mineralstoffe und Spurenelemente (vgl. • *Lebensmittelanreicherung*). Die europaweit zugelassenen Z. tragen drei- bis vierziffrige ↗ *E-Nummern* als Kurzbezeichnungen, die auch bei der Etikettierung verwendet werden dürfen. Z. müssen auf dem Zutatenverzeichnis mit ihrem • *Klassennamen* (Tab.) angegeben werden, der den Anwendungsgrund nennt.

Zusatzstoffe. Klassennamen der Zusatzstoffe.

Klasse	E-Nummerngruppe*
↗ *Antioxidanzien*	E 300ff.
↗ *Backtriebmittel* (s.a. ↗ *Backmittel*; ↗ *Mehlbehandlungsmittel*)	
↗ *Emulgatoren*	E 400ff.
↗ *Farbstoffe*	E 100ff.
↗ *Festigungsmittel*	
↗ *Feuchthaltemittel* (s.a. ↗ *Frischhaltemittel*)	
↗ *Geliermittel*	E 400ff.
↗ *Geschmacksverstärker*	

(s. Fortsetzung)

Zusatzstoffe. – Fortsetzung.

Klasse	E-Nummerngruppe*
↗ *Konservierungsstoffe*	E 200ff.
↗ *modifizierte Stärken*	
↗ *Phosphate*	
↗ *Rieselhilfsmittel* (s.a. ↗ *Formtrennmittel*)	
↗ *Säuerungsmittel*	
↗ *Säureregulatoren*	
↗ *Schmelzsalze*	
↗ *Stabilisatoren*	
↗ *Süßstoffe*	E 950ff.
↗ *Trägerstoffe*	
↗ *Überzugsmittel*	
↗ *Verdickungsmittel*	E 400ff.
↗ *Zuckeraustauschstoffe*	

* Zuordnung der Hauptvertreter. Überschneidungen der Nummernkreise bzw. mehrfache Zuordnungen einzelner Zusatzstoffe möglich.

Zusatzstoffintoleranz, Ⓔ *intolerance against food additives*, teilweise ungeklärte Intoleranzreaktionen (↗ *Lebensmittelintoleranz*; ↗ *Pseudoallergie*) gegen einzelne ↗ *Zusatzstoffe*, z.B. Glutaminsäure (↗ *Glutamat-Intoleranz*), ↗ *Azofarbstoffe*, (weitere Informationen unter den betreffenden Substanzen).

Zusatzstoffrecht, Ⓔ *legislation concerning additives*, Regelungen, die die Zulassung und den Einsatz von ↗ *Zusatzstoffen* beschreiben. EU-weit gibt es einheitliche Reinheitsanforderungen für die zugelassenen Zusatzstoffe. In diesen Vorschriften sind auch die Bezeichnung der einzelnen Zusatzstoffe (in Verbindung mit der jeweilig eindeutigen ↗ *E-Nummer*) und ihr Einsatz zu bestimmten technologischen Zwecken für bestimmte Lebensmittel (z.T. mit Mengenbegrenzung) festgelegt.

Zusatzstoff-Zulassungsverordnung, *Verordnung über die Zulassung von Zusatzstoffen zu Lebensmitteln*, regelt den Einsatz von ↗ *Zusatzstoffen* in Lebensmitteln (vgl. • *carry-over[-effect]*). ↗ *Zusatzstoffrecht*.

Zutat, Ⓔ *ingredient*, jeder Stoff, der bei der Herstellung eines ↗ *Lebensmittels* verwendet wird und unverändert oder verändert noch im Enderzeugnis vorhanden ist (vgl. • *Inhaltsstoffe*). Keine Z. sind nicht zugesetzte Bestandteile einer Zutat, z.B. Fett in der Sahne, Coffein im Kaffee. ↗ *Zusatzstoffe* sind auch Z. Davon ausgenommen sind Zusatzstoffe, die in einer Z. enthalten sind und die im Enderzeugnis keine technologische Wirkung mehr haben (↗ *Carry-over Effekt*), z.B. das Trennmittel Siliciumdioxid aus Speisesalz in einer feuchten Dosensuppe. Auch technische Hilfsstoffe sind keine Z. im Sinne der lebensmittelrechtlichen Definition, da sie während der Herstellung eines Lebensmittels wieder entfernt werden. Z. müssen im ↗ *Zutatenverzeichnis* aufgelistet werden.

Zutatenverzeichnis, Ⓔ *ingredient list*, die Aufzählung der • *Zutaten* in absteigender Reihenfolge ihres Gewichtsanteils (• *quantitative Zutatenkennzeichnung*) zum Zeitpunkt ihrer Verwendung bei der Herstellung des Lebensmittels. Die Zutaten sind mit ihrer Verkehrsbezeichnung anzugeben. Für einige Zutaten bzw. Zutatengruppen gibt es Kennzeichnungserleichterungen. So kann z.B. Kartoffel- und Maisstärke nur als „Stärke“, Gewürze mit einer Menge unter 2% nur als „Gewürze“ angegeben werden. ↗ *Zusatzstoffe* müssen mit dem Klassennamen, der die Funktion des Zusatzstoffes in dem Lebensmittel beschreibt und ihrer Bezeichnung oder E-Nummer angegeben werden (z.B. Säuerungsmittel Citronensäure oder Säuerungsmittel E330). Die E-Nummern sind EU-weit einheitlich und auch in der Schweiz entsprechend in der Lebensmittelverordnung umgesetzt.

Zvieri, schweizer./regional. Syn. für ↗ *Vesper*.

Zwangsernährung, Ⓔ *force-feeding*, • *künstliche Ernährung*, enteral oder parenteral, die bei akuter Lebensgefahr gegen den Willen des Betroffenen von einem Arzt angeordnet wird. Z. kann bei • *Hungerstreik* im Strafvollzug oder in Untersuchungshaft angeordnet werden oder bei Personen mit vormundschaftsgerichtlich angeordneter Betreuung. Eine Pflicht zur Anordnung von Z. besteht in Deutschland nur, wenn die Nahrungsverweigerung nicht Ausdruck der freien Willensbestimmung des Betroffenen ist (psychische Ausnahmesituation; Anorexia nervosa).

Zwangspolyurie, Ⓔ *forced polyuria*, gesteigerte, vom üblichen Tag-Nacht-Rhythmus abgekoppelte Harnentleerung als Symptom der bei ↗ *Isosthenurie* erhöhten Harnmenge. ↗ *Polyurie*.

Zweidrittelmilch, *2/3-Milch*, Rezept für Selbstherstellung von Säuglingsnahrung. Die Z. besteht aus 65ml Trinkmilch (vgl. • *Milchnährschaden*) und 35ml Wasser für 100ml Nahrung. Die Verwendung von Z. in der ↗ *Säuglingsernährung* ist ernährungsphysiologisch nicht empfehlenswert. ↗ *Halbmilch*.

Zwei-Komponenten-Modell, *Zwei-Kompartiment-Modell* (der Körperzusammensetzung), ↗ *Körperzusammensetzung*.

Zwei-Spritzen-Therapie, Syn. für ↗ *konventionelle Insulintherapie*.

Zwergwuchs, Ⓔ *dwarfism*, veralt. für Minderwuchs, der erblich, hormonell oder durch Unterernährung bedingt sein kann; ↗ *Mangelentwicklung*; ↗ *Retardierung*.

z-Wert, Ⓔ *z-value*, Größe zur Beschreibung der Hitzeresistenz von Mikroorganismen bei unterschiedlichen Temperaturen. Temperaturerhöhung in °C, die notwendig ist, um den • *D-Wert* auf ein Zehntel zu reduzieren. z-W. und D-Wert bilden die Grundlage für die Berechnung von Erhitzungsprogrammen für die Konservenherstellung.

Zwetsche, *Zwetschge*, *Hauspflaume*, bot. *Prunus domestica ssp. domestica*, Ⓔ *plum*, eine Unterart der ↗ *Pflaume*.

Zwiebel, *Küchenzwiebel*, bot. *Allium cepa var. cepa*, Ⓔ *onion*, (als Gewürz oder Gemüse) ↗ *Zwiebelgemüse*.

Zwiebelgemüse, *Zwiebelgewürze*, Gemüsesorten und Gewürze der Gattung *Allium* (Fam. Liliengewächse, *Liliaceae*). Sie zeichnen sich dadurch aus, dass die Achse gestaucht ist und eine Scheibe, den sog. Zwiebelkuchen/-boden bildet. Auf diesem sitzen die schuppen- oder röhrenförmigen Blätter, die im unteren Bereich Speicherfunktion übernehmen und im oberen Bereich Chlorophyll einlagern und daher grün gefärbt sind. Als Nährstoff wird bei Z. Zucker gespeichert, keine Stärke. Dadurch besitzen sie einen leicht süßlichen Geschmack. Gegessen wird entweder nur das Speicherorgan oder sämtliche oberirdischen Pflanzenteile. Z. werden sortenabhängig überwiegend als Gemüse oder als Gewürz verwendet. Teilweise werden die Allium-Arten deshalb in Z. und Zwiebelgewürze unterteilt. Die Übergänge sind jedoch fließend. Zu den wichtigsten Z. zählen die (Küchen)-Zwiebel, Lauch/Porree, Schalotte, Perlzwiebel, Frühlingszwiebel, ↗ *Knoblauch*, ↗ *Schnittlauch* und Bärlauch.

Den Nährstoffgehalt der Z. zeigt die Tab. Der scharfe Geschmack der Z. beruht auf schwefelhaltigen Substanzen, z.B. dem beißend riechenden ↗ *Allicin* und dem tränenauslösenden Thiopropanalsulfoxid, ↗ *sekundären Pflanzenstoffen* mit antimikrobiellen, anticancerogenen und verdauungsfördernden Wirkungen, sowie Einfluss auf Blutgerinnung und Immunsystem. Vor allem der Zusammenhang zwischen dem hohen Verzehr von Z. und einer geringen Magenkrebshäufigkeit konnte in verschiedenen Studien nachgewiesen werden [B. Watzl., C. Leitzmann, *Bioaktive Substanzen in Lebensmitteln*, 1999]. Hervorzuheben ist außerdem der hohe Gehalt an Quercetin, ein in Lebensmitteln häufig vorkommendes Flavonoid (Zwiebel: 35 mg/100 g, Knoblauch: 3 mg/100 g).

Zwiebelgewürze, ↗ *Zwiebelgemüse*.

Zwiemilchernährung, *Zweimilchernährung*, Ⓔ *partial breast-feeding*, *supplementary feeding*, Fütterung eines Säuglings mit Muttermilch und einem ↗ *Muttermilchersatzprodukt*. Nur wenn häufiges Anlegen wirklich nicht mehr zur Sättigung führt, sollte nach dem Stillen eine Säuglingsanfangsnahrung nach Bedarf des Kindes gefüttert werden. Z. ist so lange sinnvoll, wie die tägliche Muttermilchmenge mindestens einer Mahlzeit entspricht. ↗ *Stillen*.

Zwischenmahlzeit, *Imbiss*, Ⓔ *snack*, ↗ *Mahlzeiten*, die zwischen den Hauptmahlzeiten bzw. als Spätmahlzeit verzehrt werden. Im Rahmen der Behandlung des ↗ *Diabetes mellitus* kann die Einnahme von Z. sinnvoll oder notwendig sein, z.B. im Rahmen einer Insulintherapie oder zur Vermeidung von

Zwiebelgemüse. Tab. Energie- und Nährstoffgehalt verschiedener Zwiebelgemüse (Heseker, 1999, für Bärlauch: Souci, Fachmann, Kraut, 2000)

Nährstoffe/ Energie (in 100 g)	Bärlauch *Allium ursinum* (Ⓔ *bear's garlic*)	Knoblauch *Allium sativum* (Ⓔ *garlic*)	Schnittlauch *Allium schoenoprasum* (Ⓔ *chives*)	Lauch *Allium porrum* (Ⓔ *leek*)	Zwiebel *Allium cepa* (Ⓔ *onion*)
Energie [kcal]	12	121	27	24	28
Wasser [g]	89	64	84	89	88
Protein [g]		6,1	3,6	2,2	1,3
Fett [g]		0,1	0,7	0,3	0,3
Kohlenhydrate [g]	2,9	24,0	1,6	3,2	4,9
Ballaststoffe [g]	1,2	4,1	6,3	2,3	1,8
Mineralstoffe					
– Kalium [mg]	336	620	434	235	175
– Calcium [mg]	76	38	129	87	31
– Magnesium [mg]	22	25	44	18	11
– Eisen [mg]	2,9	1,4	1,6	1,0	0,5
Vitamine					
– β-Carotin [µg]		10	300	1000	7
– Folsäure [µg]		5	20	103	7
– Vitamin C [mg]	150	14	47	26	9

Heißhungerattacken. Entgegen früheren Auffassungen ist jedoch die Einhaltung von Z. beim Diabetiker keine Regelempfehlung mehr. Statt der zusätzlichen Einnahme einer Z. ist es in Anbetracht des großen Anteils übergewichtiger Diabetiker oft sinnvoller, anstelle von Zusatzkohlenhydraten in Form von Z. die bei der vorherigen Mahlzeit verabreichte Medikamenten- bzw. Insulindosis zu reduzieren, um eine Gewichtsabnahme zu fördern. Ob Z. für einen Patienten sinnvoll sind, muss vom betreuenden Diabetologen und der Diabetesfachkraft gemeinsam mit dem Patienten festgelegt werden.

Zwischenstoffwechsel, Syn. für ↗ *Intermediärstoffwechsel*.

Zwischenverpflegung, Form der • *Betriebsverpflegung*, bei der Speisen und Getränke nicht im Rahmen einer klassischen Hauptmahlzeit verzehrt werden. Es sind verschiedene Angebotsformen anzutreffen: der Verkauf über Automaten (↗ *Automatenverpflegung*), in Selbstbedienungsläden („Shops"), in Verkaufswagen, über einen Kiosk (Verkaufstresen) und in Cafeterien und Kantinen. So wird es auch Mitarbeitern bei Schichtdiensten, Nacht- oder Sonntagsarbeit ermöglicht, sich im Betrieb zu verpflegen, teilweise auch Einkäufe für zu Hause/die Freizeit zu erledigen. Das Angebot in Selbstbedienungsläden kann auch Non-Food-Bereiche (Zeitungen, Hygiene- und Geschenkartikel, Tabakwaren usw.) umfassen. ↗ *Imbiss*.

Zwischenwirt, E *intermediate host, secondary host*, Tiere oder Menschen, die im Lebenszyklus ↗ *heteroxener Parasiten* wie • *Helminthen* – z.B. Bandwürmer (• *Cestoden*) – und einiger • *Protozoen* die Jugendstadien beherbergen. Ohne sie kann der Entwicklungszyklus der Parasiten nicht ablaufen, es kommt zu keiner • *parasitären Infektion*.

Zwölffingerdarm, Syn. für ↗ *Duodenum*, E *duodenum*.

Zwölffingerdarmgeschwür, *Ulcus duodeni*, E *duodenal ulcer*, Geschwür im Bereich des ↗ *Duodenums*, für dessen Entstehung ähnliche Faktoren wie für das (in Deutschland etwa 5-mal seltener auftretende) ↗ *Magengeschwür* verantwortlich sind.
Ernährungstherapie: ↗ *Leichte Vollkost* (s.a. ↗ *Ulcus-Diät*). Medikamentös kommen • *Antihistaminika* und Säureblocker zum Einsatz, bei Infektion mit ↗ *Helicobacter pylori* entsprechend Antibiotika.

zyklische Fettsäuren, E *cyclic fatty acid monomers, CFAM*, • *Fettsäuren* mit einem intramolekularen Ring aus 3, 5 oder 6 C-Einheiten, gesättigt oder mit Doppelbindung(en) im Ring.
Vorkommen: Z.F. mit 3 oder 5 Ringen kommen in pflanzlichen Fetten vor, z.B. ↗ *Sterculiasäure* und ↗ *Malvaliasäure* in Baumwollsaatöl (s.a. ↗ *Chaulmoograsäure*). Sie werden bei der Fettraffination weitgehend entfernt und spielen deshalb für die Ernährung in Industrieländern praktisch keine Rolle. Z.F. mit 5 und 6 Ringen entstehen als Reaktionsprodukte bei thermischer Belastung polyenfettsäurereicher Fette unter Luftabschluss (• *Fetterhitzen*). In überhitzten Frittierfetten (240 °C) wurden Konzentrationen bis max. 1% gemessen, bei sachgerechtem Erhitzen (<200 °C) liegt die Konzentration deutlich niedriger (<0,1%).
(Patho)physiologische Bedeutung: Z.F. sind resorbierbar, in höheren Konzentrationen sind sie toxisch. Sie werden in körpereigene Lipide eingelagert (Herz, Leber, Fettgewebe), die β-Oxidation ist nur bis zum Ring möglich, im Tierexperiment steigt die Aktivität der ↗ *Cytochrom-P450*-Reduktase in der Leber an als Indikator für einen Entgiftungsprozess. An Zellkulturen wurde eine co-carcinogene Wirkung mit Aflatoxin beobachtet. Frittierfette und Bratgut müssen regelmäßig überprüft werden, um einen überhöhten Gehalt an z.F. im zubereiteten Lebensmittel auszuschließen.

zyklisches Adenosin-3',5'-monophosphat, ↗ *Adenosinphosphate*.

Zymogene, *Proenzyme*, E *zymogens*, proteolytisch inaktive Vorstufen insbesondere von proteolytischen ↗ *Enzymen* der Verdauung (z.B. ↗ *Chymotrypsinogen*, ↗ *Trypsinogen*, ↗ *Trypsin* und die Vorstufen der Exopeptidasen, z.B. ↗ *Carboxypeptidasen*, ↗ *Aminopeptidasen*) oder der Blutgerinnung (z.B. Prothrombin), die am Wirkort (nicht am Bildungsort) durch limitierte Proteolyse in die wirksame Form umgewandelt werden (Tab.). Durch die Synthese in Form der proteolytisch inaktiven Pro-Enzyme werden die exokrinen Zellen vor einem proteolytischen Angriff geschützt. Trypsininhibitoren schützen das Pankreas gegen eine Selbstverdauung (Pankreasenzyme). Im Dünndarm wird Trypsinogen durch das Enzym Enteropeptidase in Trypsin überführt, das nicht nur Trypsinogen, sondern auch andere Z. zu aktivieren vermag. Z.-Granula sind im Pankreas bereits im frühen Pränatalstadium nachweisbar.

Zyto..., *Cyto...*; s.a. Zell....

Zymogene. Zymogene gastrointestinaler Enzyme. [n. G. Rehner u. H. Daniel, *Biochemie der Ernährung*, Spektrum Akademischer Verlag, Heidelberg, 1999]

Enzym	Zymogen	Bildungsort
↗ *Pepsin*	Pepsinogen	Magenschleimhaut
↗ *Trypsin*	Trypsinogen	Pankreas
↗ *Chymotrypsin*	Chymotrypsinogen	Pankreas
↗ *Carboxypeptidase* A und B	Procarboxypeptidasen	Pankreas
↗ *Elastase*	Proelastase	Pankreas

Internetadressen und Kontakte

Internetadressen und Kontakte zum Thema Ernährung, nach dem alphabetischen Erscheinen im Lexikon. Schlüsselbegriffe in Fettschrift. Telefon- und Faxvorwahlen bei Anwahl aus Deutschland. Das http:// wurde den Internetadressen nur dann vorangestellt, wenn diese von der häufigeren Schreibweise abweichen (z.B. ohne www.). [Stand: 29. April 2002]

Band 1:

Allergie- und umweltkrankes Kind e.V. (AUK)
Westerholter Straße 142,
D-45892 Gelsenkirchen
Tel: 0209-30530/Fax: 0209-30530
Internet: http://members.aol.com/aukge
eMail: aukge@aol.com

Amerikanische Gesellschaft für **Ernährungswissenschaften** (American Society for Nutritional Sciences, ASNS)
Division of Nutritional Sciences,
111 Savage Hall, Cornell University, Ithaca,
NY 14853-6301, USA
Tel: 001-607-255-2290
Fax: 001-607-255-1033
Internet: www.faseb.org/asns
eMail: kmr5@cornell.edu

Amerikanische Gesundheitsstiftung
(American Health Foundation, AHF)
320 East 43rd Street, New York, NY 10017, USA
Internet: www.ahf.org
eMail: ahf@ahf.org

ANAD e.V. – Beratungsstelle für **Ess-Störungen**
Seitzstraße 8 Rückgebäude, D-80538 München
Tel: 089-2423996-0/Fax: 089-2423996-6
Internet: http://anad-pathways.de
eMail: kontakt@anad-pathways.de

Anonyme Alkoholiker (AA)
Gemeinsames Dienstbüro,
Postfach 460227, D-80910 München
Tel: 089-31695-00
Fax: 089-3165100
Internet: www.anonyme-alkoholiker.de
eMail: info@anonyme-alkoholiker.de

Anonyme **Ess-Süchtige** Interessengemeinschaft e.V. (Overeaters Anonymous, OA)
Postfach 106206, D-28062 Bremen
Tel: 0421-327224/Fax: 02151-77949931

Arbeitgeberverband der **Mütter- und Väterberatung** der Schweiz und des Fürstentums Liechtenstein
Dingenharterstraße 9, CH-8500 Frauenfeld
Tel: 0041-52-721-5601
Internet: www.muetterberatung.ch
eMail: chgysi@leunet.ch

Arbeitsgemeinschaft **Allergiekrankes Kind** e.V., (AAK)
Nassaustraße 32, D-35745 Herborn
Tel: 02772-9287-0/Fax: 02772-9287-48
Internet: www.aak.de
eMail: aak-ev@t-online.de

Arbeitsgemeinschaft der **Verbraucherverbände** e.V.
Jetzt: **Verbraucherzentrale** Bundesverband e.V.
Marktgrafenstr. 66, 10969 Berlin
Webseite im Aufbau
eMail: info@vzbv.de

Arbeitsgemeinschaft der **Wissenschaftlichen Medizinischen Fachgesellschaften**, (AWMF)
Moorenstraße 5, Gebäude 15.12,
Heinrich-Heine-Universität, D-40225 Düsseldorf
Tel: 0211-312828/Fax: 0211-316819
Internet: www.rz.uni-duesseldorf.de/www/awmf
eMail: awmf@uni-duesseldorf.de

Arbeitsgemeinschaft **Ernährungsverhalten** e.V., (AGEV)
Postfach 100106, D-83001 Rosenheim
Tel und Fax: 08031-68467
Internet: www.agev-rosenheim.de
eMail: agev@agev-rosenheim.de

Arbeitsgemeinschaft für **naturnahen Obst-, Gemüse- und Feldfruchtanbau** e.V. (ANOG e.V.)
Pützchens Chaussee 60, D-53227 Bonn
Tel: 0228-491262/Fax: 0228-461558
Internet: www.bonnet.de/anog
eMail: anogev@t-online.de

Arbeitsgemeinschaft **Gestose**-Frauen e.V.
Kapellener Straße 67a, D-47661 Issum
Tel: 02835-2628/Fax: 02835-2945
Internet: www.gestose-frauen.de
eMail: info@gestose-frauen.de

Arbeitsgemeinschaft **Ökologischer Landbau** (AGÖL)
Brandschneise 1, D-64295 Darmstadt
Tel: 06155-2081/Fax: 06155-2083
Internet: www.agoel.de, eMail: agoel@t-online.de

Arbeitskreis **Ernährung und Verhalten** AEV
(ehemals Schweizerische Phosphatliga)
Postfach, 8062 Zürich
Tel: 0041-62212-0051/Fax: 0041-62212-0053
eMail:verein@aev-schweiz.ch

Arbeitskreis **Jodmangel**
Postfach 1541, D-64505 Groß-Gerau
Tel: 06152-40021/Fax: 06152-81788
Internet: www.jodmangel.de
eMail: info@praxis-press.de

Auswertungs- und Informationsdienst für **Ernährung, Landwirtschaft und Forsten** e.V. (**aid**)
Friedrich-Ebert-Straße 3, D-53177 Bonn
Tel: 0228-8499-0/Fax: 0228-8499-177
Internet: www.aid-online.de, eMail: aid@aid.de

Beratungszentrum bei **Ess-Störungen**
Dick & Dünn e.V.
Innsbrucker Straße 25, D-10825 Berlin
Tel: 030-8544994/Fax: 030-8548442

Berufsgenossenschaft
Nahrungsmittel und Gaststätten (BGN)
Dynamostraße 7–11, D-68165 Mannheim
Tel: 0621-4456-0
Internet: www.bgn.de, eMail: info@bgn.de

Berufsverband **Agrar, Ernährung, Umwelt** e.V.
Kasernenstraße 14, D-53111 Bonn
Tel: 0228-96305-0/Fax: 0228-96305-11
Internet: www.vdl.de
eMail: vdlbv.bonn@t-online.de

Biokreis Ostbayern e.V.
Heiliggeist-/Ecke Hennengasse, D-94032 Passau
Tel: 0851-32333/Fax: 0851-32332
eMail: biokreis@t-online.de

Bioland e.V.
Kaiserstraße 18, D-55116 Mainz
Tel: 06131-239790/Fax: 06131-2397927
Internet: www.bioland.de
eMail: info@bioland.de

Biopark e.V.
Karl-Liebknecht-Straße 26, D-19395 Karow
Tel: 038738-70309/Fax: 038738-70024
Internet: www.biopark.de
eMail: biopark@compuserve.de

Bund **diabetischer Kinder und Jugendlicher** e.V.
Diabetes-Zentrum
Hahnbrunner Straße 46, D-67659 Kaiserslautern
Tel: 0631-76488/Fax: 0631-97222

Bund für **Lebensmittelrecht**
und Lebensmittelkunde e.V. (BLL)
Godesberger Allee 142–148, D-53175 Bonn
Tel: 0228-819930/Fax: 0228-375069
Internet www.bll.de
eMail: bll@bll-online.de

Bundesanstalt für **Fleischforschung**
E.-C.-Baumann-Straße 20, D-95326 Kulmbach
Tel: 09221-803-1/Fax: 09221-803-244
Internet www.bfa-fleisch.de
eMail: baff@compuserve.com

Bundesanstalt für
Getreide-, Kartoffel- und Fettforschung
Schützenberg 12, D-32756 Detmold
Tel: 05231-741-0/Fax: 05231-741-100
Internet: www.bagkf.de
eMail: bagkf@bagkf.de

Bundesanstalt für **Landwirtschaft und Ernährung**
Adickesallee 40, D-60322 Frankfurt
Tel: 069-1564-0/Fax: 069-1564-444
Internet: http://www.ble.de

Bundesanstalt für **Milchforschung**
Hermann-Weigmann-Straße 1, D-24103 Kiel
Tel: 0431-609-1/Fax: 0431-609-2222
Internet: www.bafm.de, eMail: bafm@bafm.de

Bundesärztekammer
Herbert-Lewin-Straße 1, D-50931 Köln
Tel: 0221-4004-0/Fax: 0221-4004-388
Internet: www.bundesaerztekammer.de

Bundesfachverband **Ess-Störung** e.V.
Kurt-Schumacher-Straße 2, D-34117 Kassel
Tel: 0561-713493
Fax: 0561-710227

Bundesforschungsanstalt
für **Ernährung** (BFE)
Haid-und-Neu-Straße 9, D-76131 Karlsruhe
Tel: 0721-6625-0/Fax: 0721-6625-111
Internet: http://bfa-ernaehrung.de
eMail: al.bfe@bfe.uni-karlsruhe.de

Bundesforschungsanstalt für **Fischerei**
Palmaille 9, D-22767 Hamburg
Tel: 040-38905-0/Fax: 040-38905-200
Internet: www.dainet.de/bfafi
eMail: iud@bfa-fisch.de

Bundesforschungsanstalt für **Landwirtschaft**
Bundesallee 50, D-38116 Braunschweig
Tel: 0531-596-1/Fax: 0531-596-814
Internet: www.fal.de
eMail: praesident@fal.de

Bundesforschungsanstalt für
Viruskrankheiten der Tiere
Boddenblick 5a, D-17498 Insel Riems bei Greifswald
Tel: 038351-7-0/Fax: 038351-7-219
Internet: www.dainet.de/bfav
eMail: thomas.c.mettenleiter@rie.bfav.de

Bundesministerium für **Gesundheit**
Am Propsthof 78 A, D-53121 Bonn
Tel: 0228-941-0/Fax: 0228-941-4900
Internet: www.bmgesundheit.de
eMail: poststelle@bmg.bund.de

Bundesministerium für **Verbraucherschutz,**
Ernährung und Landwirtschaft (BMVEL)
Rochusstraße 1, D-53123 Bonn und
Wilhelmstr. 54, D-10117 Berlin
Tel. 0228-529-0 od. Tel: 030-2006-0
Fax: 0228-529-4262 od. Fax: 030-2006-4262
Internet: www.bmvel.bund.de
eMail: internet @bmvel.bund.de

Bundesverband **Naturkost Naturwaren** –
Einzelhandel e.V. und – Großhandel e.V.
Robert-Bosch-Straße 6, D-50354 Hürth
Tel: 02233-96338-22/Fax: 02233-96338-20
Internet: www.n-bnn.de
eMail: bnn-einzelhandel@t-online.de

Bundesverband Produzenten
ökologischer Produkte e.V.
(neuer Kontakt lag bei
Redaktionsschluss nicht vor)

Bundesvereinigung der Deutschen
Ernährungsindustrie e.V.
Godesberger Allee 142-148, D-53175 Bonn
Tel: 0228-30829-0/Fax: 0228-30829-99
Internet: www.bve-online.de/eMail: bve@bve-online.de

Bundesvereinigung für **Gesundheit** e.V.
Heilsbachstraße 30, D-53123 Bonn
Tel: 0228-98727-0/Fax: 0228-6420024
Internet: www.bfge.de
bfge.pp@bfge-1.de

Bundeszentrale für **gesundheitliche Aufklärung**
Ostmerheimer Straße 220, D-51109 Köln
Tel: 0221-8992-0/Fax: 0221-8992-300
Internet: www.bzga.de
eMail: ernährung@bzga.de

Centrale Marketing-Gesellschaft
der Deutschen **Agrarwirtschaft** mbH (CMA)
Koblenzer Straße 148, D-53177 Bonn
Tel: 0228-847-0/Fax: 0228-847-202
Internet: www.cma.de
eMail: info@cma.de

Demeter Bund e.V.
Brandschneise 2, D-64295 Darmstadt
Tel: 06155-8469-0/Fax: 06155-8469-11
Internet: www.demeter.de
eMail: demeterbd@aol.com

Deutsche **Adipositas**-Gesellschaft e.V.
c/o Prof. Dr. H. Hauner,
Diabetes-Forschungsinstitut,
Auf'm Hennekamp 65, D-40225 Düsseldorf
Tel: 0211-3382-315/Fax: 0211-3382-603
Internet: www.adipositas-gesellschaft.de
eMail: hauner@dfi.uni-duesseldorf.de

Deutsche Akademie für **Ernährungsmedizin** e.V.
Reichsgrafenstraße 11, D-79102 Freiburg
Tel: 0761-78980/Fax: 0761-72024
Internet: www.daem.de

Deutsche Arbeitsgemeinschaft
Selbsthilfegruppen e.V.
Friedrichstraße 28, D-35392 Gießen
Tel: 0641-9945612

Deutsche **Diabetes**-Gesellschaft e.V.
Bürkle-de-la-Camp-Platz 1, D-44789 Bochum
Tel: 0234-93095-6/Fax: 0234-93095-7
Internet: www.deutsche-diabetes-gesellschaft.de
eMail: deutsche-diabetes-ges.ddg@t-online.de

Deutsche **Diabetes**-Stiftung –
Stiftung zur Bekämpfung der Zuckerkrankheit
Unsöldstraße 5, D-80538 München
Tel: 089-21096119/Fax: 089-21096120
Internet: www.diabetesstiftung.de
eMail: info@dds-deutschediabetes-stiftung.de

Deutsche **Diabetes**-Union e.V.
Geschäftsstelle, Drosselweg 16, D-82152 Krailing
Tel: 089-8571249/Fax: 089-8576488
Internet: www.diabetesweb.de/gesellschaften/ddu.htm

Deutsche Forschungsanstalt für **Lebensmittelchemie**
Lichtenbergstraße 4, D-85748 Garching
Tel: 089-289-14170/Fax: 089-289-14183

Deutsche Gesellschaft für **Ernährung** (DGE)
Godesberger Allee 18, D-53175 Bonn
Tel: 0228/3776-600/Fax: 0228/3776-800
Internet: www.dge.de

Deutsche Gesellschaft für **Ernährungsmedizin**
c/o Dr. M. Adolph,
Zentralklinikum Augsburg,
Stenglinstraße 2, D-86156 Augsburg
Tel: 0821-400-2393/Fax: 0821-400-3316
Internet: www.dgern.de

Deutsche Gesellschaft für **Fettwissenschaft** e.V.
Varrentrappstraße 40–42, D-60486 Frankfurt am Main
Tel: 069-7917-529/Fax: 069-7917-564
Internet: www.dgfett.de
eMail: f.amoneit@gdch.de

Deutsche Gesellschaft für **Hauswirtschaft** e.V.
Mühlenstraße 8, D-52080 Aachen-Haarennet
Tel: 0241-166429/Fax: 0241-962446
Internet: www.dghev.de
eMail: dgh@poweronline

Deutsche Gesellschaft für Prävention
und Rehabilitation von
Herz-Kreislauf-Erkrankungen e.V.
Friedrich-Ebert-Ring 38, D-56068 Koblenz
Tel: 0261-309-231
Fax: 0261-309-232
Internet: www.dgpr.de
eMail: info@dgpr.de

Deutsche Gesellschaft zur Bekämpfung von
Fettstoffwechselstörungen und ihren Folge-
erkrankungen e.V. (**Lipidliga**),
c/o Dr. Heike Kantner,
Waldklausenweg 20, D-81377 München
Tel: 089-7191001/Fax: 089-7142687
Internet: www.lipid-liga.de
eMail: lipid-liga@t-online.de

Deutsche **Herzstiftung** e.V.
Vogtstraße 50, D-60322 Frankfurt
Tel: 069-955128-0/Fax: 069-955128-313
Internet: www.herzstiftung.de
eMail: herzstiftung@compuserve.com

Deutsche **Krebshilfe** e.V.
Thomas-Mann-Straße 40, D-53111 Bonn
Tel: 0228-72990-0/Fax: 0228-72990-11
Internet: www.krebshilfe.de
deutsche@krebshilfe.de

Deutsche **Landwirtschafts**-Gesellschaft e.V. (DLG)
Eschborner Landstraße 122, D-60489 Frankfurt:
Tel: 069-24788-0
Fax: 069-24788-115
Internet: www.dlg-frankfurt.de
eMail: info@dlg-frankfurt.de

Deutsche Liga zur Bekämpfung des
hohen Blutdrucks e.V.
Berliner Straße 46, D-69120 Heidelberg
Tel: 06221-411774/Fax: 06221-402274
Internet: www.paritaet.org/hochdruckliga

Deutsche **Morbus Crohn/Colitis ulcerosa**
Vereinigung e.V. – Bundesverband
Paracelsusstraße 15, D-51375 Leverkusen
Tel: 0214-87608-0/Fax: 0214-87608-88
Internet: www.dccv.de
eMail: info@dccv.de

Deutsche **Zöliakie**gesellschaft e.V.
Filderhauptstraße 61, D-70599 Stuttgart
Tel: 0711-454514/Fax: 0711-4567817
Internet: www.dzg-online.de
eMail: info@dzg-online.de

Deutscher **Allergie- und Asthmabund** e.V.
Bundesgeschäftsstelle,
Hindenburgstraße 110, D-41061 Mönchengladbach
Tel: 02161-81494-0/Fax: 02161-81494-30
Internet: www.daab.de
eMail: info@daab.de

Deutscher **Diabetiker** Bund e.V.
Bundesgeschäftsstelle,
Danziger Weg 1, D-58511 Lüdenscheid
Tel: 02351-989153/Fax: 02351-989150
Internet: www.diabetikerbund.de
eMail: deutscherdiabetikerbund.bv@t-online.de

Deutscher **Diabetiker**-Verband e.V.
Diabetes-Zentrum,
Hahnbrunner Straße 46, D-67659 Kaiserslautern
Tel: 0631-76488/Fax: 0631-97222

Deutscher **Hausfrauen**-Bund e.V.
Coburger Straße 19, D-53113 Bonn
Tel: 0228-237718/Fax: 0228-238858
Internet: www.hausfrauenbund.de
eMail: hausfrauenbund@t-online.de

Deutsches **Agrarinformationsnetz** (DAInet)
Internet www.dainet.de

Deutsches Institut für **Ernährungsforschung**
Arthur-Scheunert-Allee 114-116,
D-14558 Bergholz-Rehbrücke
Tel: 033200-88-0/Fax:033200-88-444
Internet: www.dife.de
eMail: dittrich@www.dife.de

Deutsches Institut für **Gütesicherung und Kennzeichnung** e.V. (**RAL**)
Siegburger Straße 39, 53757 Sankt Augustin
Tel: 02241-1605-0/Fax: 02241-1605-11
Internet: www.ral.de
eMail: ral-institut@t-online.de

Deutsches Institut für **medizinische Dokumentation und Information** (DIMDI)
Weisshausstraße 27, D-50939 Köln
Tel: 0221-4724-1/Fax: 0221-411429
Internet: www.dimdi.de
eMail: helpdesk@dimdi.de

EcoVin – Bundesverband **Ökologischer Weinbau** e.V.
Zuckerberg 19, 55276 D-Oppenheim
Tel: 06133-1640/Fax: 06133-1609
Internet: www.ecovin.de
eMail: ecovin@t-online.de

Europäische Akademie für
Ernährungswissenschaften
EANS Secretariat, PO Box 114,
NL-3130 AC Vlaardingen
Tel: 0031-10-4605160/Fax: 0031-10-4605993
Internet: www.eans.net
eMail: info@eans.net

Europäische Föderation der **Diätassistenten**-Verbände
EFAD-Sekretariat, Ziegeleiweg 4, D-46446 Emmerich
Tel: 02822-68367
Internet: www.efad.org
eMail: Secretariat@efad.org

Europäische Gesellschaft für **pädiatrische Gastroenterologie, Hepatologie und Ernährung**
c/o Prof. Dr. M. J. Lentze,
Zentrum für Kinderheilkunde der Universität Bonn,
Adenauerallee 119, D-53113 Bonn
Tel: 0228-287-3213/Fax: 0228-287-3314

Europäisches Institut für
Lebensmittel- und Ernährungswissenschaften e.V.
Amselweg 7, D-65239 Hochheim
Tel: 06145-970201/Fax: 06145-970202
Internet: www.eule.com
eMail: ugonder@eule.com

Fachinformationssystem
Ernährung, Land- und Forstwirtschaft
Internet: www.fis-elf.de
eMail: uw@zadi.de

Fair Trade e.V. –Verein zur Förderung von Gerechtigkeit im **Welthandel**
Bruch 4, D-42279 Wuppertal
Tel: 0202-6489-230/Fax: 0202-6489-235
Internet: www.fairtrade.de
eMail: info@fairtrade.de

Band 2:

Fördergemeinschaft
Nachhaltige Landwirtschaft, (FNL)
Rochusstraße 18a, D-53123 Bonn
Tel: 0228-97993-0/Fax: 0228-97993-40
eMail: info@fnl.de

Forschungsinstitut für **Kinderernährung**
Heinstück 11, D-44225 Dortmund
Tel: 0231-714021/Fax: 0231-711581
Internet: www.fke-do.de

Forschungskreis der **Ernährungsindustrie** e.V.
Godesberger Allee 142-148, D-53175 Bonn
Tel: 0228-372031/Fax: 0228-376150
Internet: www.bn.shuttle.de/fei-bonn
eMail: fei@fei-bonn.bn.shuttle.de

Frankfurter Zentrum für **Ess-Störungen**
Hansaallee 18, D-60322 Frankfurt/Main
Tel: 069-550176/Fax: 069-5961723
eMail: fz.ess-stoerungen@t-online.de

Gäa e.V. – Vereinigung Ökologischer Landbau
Am Beutlerpark 2, 01217 Dresden
Tel: 0351-4012389/Fax: 0351-4015519
eMail: gaea.sachsen@t-online.de

Gesellschaft für angewandte
Vitaminforschung e.V. (GVF)
Kontakt: Endenicher Allee 11–13, 53115 Bonn
Tel: 0228-656610/Fax: 0228-692055
eMail: gvf@uni-bonn.de

Gesellschaft für **funktionsgerechte Ernährung** e.V. (GFE)
Leipziger Straße 14, 91438 Bad Windsheim
Tel: 09841-2120/Fax: 09841-2120
eMail: ckoeniger@t-online.de

Gesellschaft zur Förderung der Partnerschaft mit der **Dritten Welt** mbH (gepa)
Gewerbepark Wagner, Bruch 4, 42279 Wuppertal
Tel: 0202-26683-0
Fax: 0202-26683-10
Internet: www.gepa3.de

Gesellschaft zur Förderung des **Integrierten Landbaus** mbH (FIL)
Rochusstraße 18a, 53123 Bonn
Tel: 0228-97993-0/Fax: 0228-97993-40

Gütegemeinschaft Diät und Vollkost e.V. (GDV)
Moorenstraße 80, 40225 Düsseldorf
Tel: 0211-333985/Fax: 0211-317691

Hand in Hand, **Ökologie und Fairer Handel**
Rapunzel Naturkost AG
Haldergasse 9, D-87764 Legau
Tel: 08330-910-0/Fax: 08330-910-188
Internet: www.rapunzel.de

Hessische Arbeitsgemeinschaft für **Gesundheitserziehung** e.V.
Heinrich-Heine-Straße 44–46, D-35039 Marburg
Tel: 06421-6007-0/Fax: 06421-6007-11
Internet: www.hage.de
eMail: hage-mr@t-online.de

Informations- und Dokumentationsstelle am Institut für Ernährungswissenschaft der Justus-Liebig-Universität Giessen (IUD)
Goethestr. 55, 35390 Giessen
Tel: 0641-99-39101
Fax: 0641-75517
Internet: www.nutriinfo.de
eMail: info.ernaehrung@ernaehrung.uni-giessen.de

International Organization of the **Flavo(u)r Industry** (IOFI)
8 Rue Charles Humbert, CH-1205 Genf.

Institut für **Ernährung für Zentralamerika und Panama** (INCAP)
Carretera Roosevelt, Zona 11
Apartad Postaal 1188-01901
Ciudad de Guatemala, Guatemala
Tel: 00502-4723762
Fax: 00502-4736529
Internet: www.incap.org.gt
eMail: mfischer@incap.org.gt

Institut für **Landwirtschaft und Umwelt** (ilu)
Rochusstraße 18a, 53123 Bonn
Tel: 0228-9783430/Fax: 0228-9799340
Internet: www.fnl.de

Insuliner
Narzissenweg 17, D-57548 Kirchen-Freusburg
Tel: 02741-930040/Fax: 02741-930041
Internet: www.insuliner.de
eMail: insuliner@t-online.de

Internationale **Diabetes-Föderation (IDF)**
1 rue Defacqz, B–1000 Brüssel, Belgien
Tel: 0032-2-538-5511/Fax: 0032-2-538-5114
Internet: http://www.idf.org
eMail: idf@idf.org

Internationale Union für **Ernährungswissenschaften**
c/o School of Public Health, ECLA
Box 951772, Los Angeles, California, 90095-1772, USA
Tel: 001-310-2069639/Fax: 001-310-7941805
Internet: http://www.iuns.org
eMail: info@iuns.org

Internationale Union für **Gesundheitsförderung und Gesundheitserziehung**
6 rue Auguste Comte, F-92170 Vanves, France
Tel: 0033-1-464500-59/Fax: 0033-1-464500-45
Internet: www.iuhpe.nyu.edu
eMail: iuhpemcl@worldnet.fr

Internionale Union für reine und angewandteChemie (**IUPAC**)
Secretariat, PO Box 13757
Research Triangle Park, NC 27709-3757, USA
Tel:001-919-485-870/Fax: 001-919-485-8706
Internet: www.iupac.org
eMail: secretariat@iupac.org

International Conferderation for **Dietetic Associations**
ICDA Secretariat,
c/o Dietitians of Canada,
480 University Avenue, Suite 604, Toronto, ON M5G 1V2, Canada
Tel: 001-416-596-0857/Fax: 001-416-596-0603
Internet: www.dietitians.ca/icda

International Federation of **Organic Agriculture Movements** (IFOAM)
c/o Ökozentrum Imsbach, D-66636 Tholey-Theley
Tel: 06853-5190/Fax: 06853-30110
Internet: www.ifoam.org
IFOAM@t-online.de

International **Life Sciences** Institute
ILSI Europa, Avenue E. Mounier 83
Box 6, B-1200 Brüssel, Belgien
Tel: 0032-2-771-0014/Fax: 0032-2-762-0044
Internet: www.ilsi.org
ilsi@ilsi.org

Joint FAO/WHO Expert Committee on **Food Additives**
Viale delle Terme di Caracalla, I - 00100 Rom
Tel: 0039-6-5705-1/Fax: 0039-6-5705-3152
Internet: www.fao.org/es/Jecfa/Jecfa.htm
eMail: jecfa@fao.org

Krebsregister
Arbeitsgemeinschaft bevölkerungsbezogener Krebsregister in Deutschland:
c/o Dr. Joachim Schüz
Inst. f. mediz. Statistik u. Dokumentation
Universität Mainz, D-55101 Mainz
Tel: 06131/173113/Fax: 06131/172968
eMail: schuez@imsd.uni-mainz.de

Lebensmittelversuchsanstalt (LVA)
– Forschungsinstitut der Ernährungswirtschaft
Blaasstraße 29, A-1190 Wien
Tel: 0043-1-3688555/Fax: 0043-1-368855520
Internet: www.lva.co.at
eMail: lva@lva.co.at

Mensa (Studentenwerk)
Internet: www.studentenwerke.de/mensa/index.htm

MONICA-Studien
WHO, Office of Health Communication,
Cardiovascular Disease,
CH-1211Genf 27
für Deutschland:
Inst. f. Epidemiologie,
GSF Forschungszentrum für Umwelt und Gesundheit
PF 1129, D-85758 Oberschleißheim

Mukoviszidose e.V.
Bendenweg 101, 53121 Bonn
Tel: 0228/98780-0/Fax: 0228/98780-77
Internet: www.mukoviszidose-ev.de

Mütter- und Väterberatungsstelle (Schweiz)
Asylstrasse 90, Postfach, CH-8030 Zürich
Tel: 0041-1-382-3033/Fax: 0041-1-382-3035
Internet: www.muetterberatung.ch
eMail: info@Muetterberatung.ch

Band 3:

Nahrungs- und Arzneimittelaufsicht
(Food and Drug Administration, FDA) der USA
FDA Headquarters,
Office of Consumer Affairs,
HFE-88, 5600 Fishers Lane,
Rockville, MD 20857
USA
Internet: www.cfsan.fda.gov

Nationale Kontakt- und Informationsstelle zur Anregung und Unterstützung von **Selbsthilfegruppen**
Albrecht-Achilles-Straße 65, 10709 Berlin
Tel: 030-8914019/Fax: 030-8934014
Internet: www.nakos.de
eMail: nakos@gmx.de

Naturland-Verband für naturgemäßen Landbau e.V.
Kleinhaderner Weg 1, 82166 Gräfelfing
Tel: 089-898082-0/Fax: 089-898082-90
Internet: www.naturland.de
eMail: naturland@naturland.de

Neuform Vereinigung
Deutscher Reformhäuser e.G.
Internet: www.forum-gesundes-leben.de
sowie: www.reformhaus.de

Öko-Prüfzeichen (GmbH)
(auch Informationsstelle Bio-Siegel)
Rochusstraße 2, 53123 Bonn
Tel: 0228-9777-700/Fax: 0228-9777-799
Internet: www.oekopruefzeichen.de
eMail: presse@oepz.de

Ökosiegel e.V.
Barnser Ring 1, 29581 Gerdau
Tel und Fax: 05808-1834

Organisation für wirtschaftliche Zusammenarbeit und Entwicklung, engl. *Organization for Economic Co-operation and Development*, OECD
2, rue André-Pascal, F-75775 Paris Cedex 16, France
Tel: 0033-1-45017388
Internet: www.oecd.org
eMail: webmaster@oecd.org

Österreichische Arbeitsgemeinschaft **Zöliakie**
Anton-Baumgartner-Straße 44/C5/2302
A-1230 Wien
Internet: www.go.to/zoeliakie
eMail: argezoeliakie@chello.at

Österreichische Gesellschaft für Ernährung
Zaunergasse 1–3, A-1030 Wien
Tel: 0043-1-7147193/Fax: 0043-1-7186146
Internet: univie.ac.at/oege
eMail: oege@magnet.at

Phosphatliga
Schweizerische Phosphatliga, s. Arbeitskreis Ernährung und Verhalten.

Reformkost
s. *Neuform Vereinigung Deutscher Reformhäuser e. G.*

Rote Liste
Arzneimittelverzeichnis für Deutschland
Internet: www.rote-liste.de

Schnitzer-Gesundheitsforum
Internet: www.dr-schnitzer.de/healthforum.de

Stiftung Warentest
Lützowplatz 11–13, 10785 Berlin
Tel: 030-2631-0/Fax: 030-2611074
Internet:www.warentest.de

Schweizerische Gesellschaft für Ernährungsforschung SVE
Effingerstraße 2, CH-3001 Bern
Tel: 0041-31-3850001/Fax: 0041-31-3850005

Schweizerische Vereinigung für Ernährung SVE
Effingerstraße 2, CH-3001 Bern
Tel: 0041-31-3850001/Fax: 0041-31-3850005
Internet: www.sve.org
eMail: info@sve.org

Schweizerischer Verein der Mütterberaterinnen SVM
Asylstrasse 90, Postfach, CH - 8030 Zürich
Tel: 0041-1-382-3033/Fax: 0041-1-382-3035
Internet: www.muetterberatung.ch
eMAil: info@Muetterberatung.ch

TransFair – Verein zur Förderung des Fairen Handels e.V.
Remigiusstraße 21, 50937 Köln
Tel: 0221-942040-0/Fax: 0221-942040-40
Internet: www.transfair.org
eMail:info@transfair.org

UNICEF Deutschland
Höninger Weg 104, 50969 Köln
Tel: 0221-93650-0/Fax: 0221-93650-279
Internet: www.unicef.de
eMail: mail@unicef.de

Verband der amtlichen Chemiker
(Association of Official Analytical Chemists, AOAC international)

Verband der deutschen Essenzenindustrie (VDDEI)
Meckenheimer Allee 87, 53115 Bonn.

Verband der Diabetesberater/-innen in Deutschland e.V. (VDBD)
Krahkampweg 108, 40226 Düsseldorf
Tel: 0211-1566217

Verband der Diätassistenten - Deutscher Bundesverband e.V. (VDD)
Bismarckstraße 96, 40210 Düsseldorf
Tel: 0211-162175/Fax: 0211-357389
Internet: www.vdd.de

Verband der Diplom-Oecotrophologen e.V. (VDOe)
Giershausener Weg 15a, 50767 Köln
Tel: 0221-799-343/Fax: 0221-799-401
Internet: www.vdoe.de
eMail: vdoe@netcologne.de

Verband für Unabhängige Gesundheitsberatung e.V. (UGB)
Geschäftsstelle Gießen – Deutschland
Sandusweg 3, 35435 Gießen-Wettenberg
Tel: 0641-80896-0/Fax: 0641-80896-50
Internet: www.ugb.de
eMail: info@ugb.de

Verbraucher-Initiative
Elsenstraße 106, 12435 Berlin
Tel: 030-5360733/Fax: 030-53607345
Internet: www.verbraucher.org
eMail: mail@verbraucher.org

Verbraucher-Zentralen
Verbraucherzentrale-Bundesverband e.V. (vzbv)
– auch für die Verbracherzentralen der Länder –
Markgrafenstr. 66, 10969 Berlin
Tel: 030/25800-0/Fax: 030/25800-518
Internet: www.vzbv.de
eMail: info@vzbv.de

Verein zur Förderung der gesunden Ernährung und Diätetik e.V. (VFED)
c/o St. Franziskus-Krankenhaus
Morillenhang 27, 52074 Aachen
Tel: 0241-507300/Fax: 0241-507311
Internet: www.VFED.de
vfed@rmi.de

Vereinigung der europäischen Gesellschaften für Ernährung
(Federation of European Nutrition Societies, FENS)
FENS Sekretariat, Trosterudveien 19
N-0778 Oslo, Norwegen
Tel: + 47 22 49 40 58/Fax: + 47 22 92 11 35
Internet: www.nutrition.uio.no/fens
siri.damman@hotmail.no

Vereinigung Getreide-, Markt- und Ernährungsforschung (GMF)
Beueler Bahnhofsplatz 18, 53225 Bonn
Tel: 0228-42125-0, Fax: 0228-4797559
Internet: www.gmf-info.de
info@gmf-info.de

Welternährungsorganisation
Ernährungs- und Landwirtschaftsorganisation der Vereinten Nationen,
Food and Agriculture Organization of the United Nations (FAO)
Viale delle Terme di Caracalla, I - 00100 Rom
Tel: 0039-6-57051/ Fax: 0039-6-57053152
Internet: www.fao.org

Weltgesundheitsorganisation
World Health Organization (WHO), Nutrition Unit,
CH - 1211 Genf 27,
Tel: 0041-22-7913326/Fax: 0041-22-7910746
Internet: www.who.int
eMail: info@who.ch

Zentralstelle für Agrardokumentation und -information (ZADI)
Villichgasse 17, 53177 Bonn
Tel: 0228-9548-0
Fax: 0228-9548-111
Internet: www.zadi.de
eMail: zadi@zadi.de

Zentrum für Entwicklungsforschung (ZEF)
Walter-Flex-Str. 3, 53113 Bonn
Internet: www.zef.de